Indikation
Befundung

Leitfaden

Arbeitstechnik
Differentialdiagnose

Radiologie

Autoren
Dr. Roland C. Bittner, Reinhard Roßdeutscher, Berlin

Reihenherausgeber
Dr. A. Schäffler, Ulm; U. Renz, Lübeck

Grafik: P. Zimmerling, D. Saalfeld und K. Wesker, Berlin

Mit einem **Geleitwort** von Prof. Dr. Dr. h.c. R. Felix

GUSTAV FISCHER

Gustav Fischer Verlag
Stuttgart · Jena · New York · 1996

Zuschriften und Kritik an:
Dr. R. C. Bittner
Strahlen- und Poliklinik, Virchow-Klinikum, Med. Fakultät der Humboldt-Universität zu Berlin,
Augustenburger Platz 1, D-13353 Berlin
R. Roßdeutscher
Röntgen-Abteilung, Lungenklinik Heckeshorn, Krankenhaus Zehlendorf
Zum Heckeshorn 33, D-14109 Berlin

Wichtiger Hinweis

Die Erkenntnisse in der Medizin unterliegen laufendem Wandel durch Forschung und klinische Erfahrungen. Die Autoren dieses Werkes haben große Sorgfalt darauf verwendet, daß die gemachten Angaben zu Medikamenten (Handels- und Freinamen) hinsichtlich Indikation, Dosierung und unerwünschten Wirkungen dem derzeitigen Wissensstand entsprechen. Das entbindet den Benutzer aber nicht von der Verpflichtung, anhand der Beipackzettel der Präparate zu überprüfen, ob die dort gemachten Angaben von denen in diesem Buch abweichen, und die Anwendung und Dosierung in eigener Verantwortung zu bestimmen.

Die Deutschen Bibliothek - CIP-Einheitsaufnahme

Leitfaden Radiologie: Indikation, Befundung, Arbeitstechnik, Differentialdiagnose / hrsg. von Roland C. Bittner; Reinhard Roßdeutscher. Grafik: P. Zimmerling ... Mit einem Geleitw. von R. Felix. - Stuttgart; Jena; Ulm: G. Fischer, 1996
ISBN 3-437-41210-8
NE: Bittner, Roland C. [Hrsg.]

Herstellerische Betreuung: PRO EDIT GmbH, D-69126 Heidelberg
Lektorat: Frau S. Osteen, D-69118 Heidelberg
Abbildungen: Petra Zimmerling, Karl Wesker, D-14057 Berlin
Satz: D. Saalfeld, D-14059 Berlin
Umschlag: SRP, D-89028 Ulm mit Bildern von: Susanne Adler/Merville (oben li.), Abt. f. Klinische Nuklearmedizin/Philipps-Universität Marburg (oben re.), Petra Zimmerling/Berlin (unten li.), Gerda Raichle/Ulm (unten re.)
Druck: Clausen & Bosse, Leck

Printed in Germany

Geleitwort

Herr Bittner und Herr Roßdeutscher haben das schwierige Unterfangen gemeistert, die gesamte Diagnostische Radiologie, d.h. die bildgebende Diagnostik inklusive der interventionellen Maßnahmen in einem Kittel-gängigen Taschenbuch unterzubringen, ohne dabei wesentliche Lücken gelassen zu haben.

Das Ziel der Autoren ist gelungen, eine Essenz gesammelter klinischer Erfahrungen und neuester wissenschaftlicher Erkenntnisse in komprimierter und leicht verständlicher Form darzubieten. Sie haben dabei bewußt auf direkte Bildreproduktionen aus grundsätzlichen Erwägungen verzichtet und haben die verschiedenen Fragen in Skizzenform als leicht verständliche und anschauliche Befundpräsentation aufbereitet; davon zeugen über 1000 sorgfältig erstellte Computergraphiken.

Hundert Jahre nach der Entdeckung der Röntgenstrahlen hat die Diagnostische Radiologie eine nur schwer überschaubare Breite angenommen, und hinzu kommt ein permanenter Aktualisierungsdruck, da die Radiologie eines der höchst innovationsfreudigen Fächer in der gesamten klinischen Medizin geworden ist und zudem noch der Innovation der übrigen klinischen Fächer stetig Rechnung tragen muß.

Auf dem deutschen Markt gibt es derzeit kein vergleichbares Werk, und es reiht sich ein in das bewährte Konzept der Klinischen Leitfäden. Gleichzeitig soll es kein Ersatz für praktische eigene Erfahrung sein, es kann den Erwerb von Erfahrung aber unterstützen und bei der heute geforderten Geschwindigkeit helfen, die richtige Entscheidung zu treffen, und auch als Hilfe in der Not dienen.

Dem Werk wünsche ich eine freundliche Aufnahme bei den deutschsprachigen Ärzten.

Berlin, im Frühjahr 1996 R. Felix

Vorwort der Reihenherausgeber

Das Informationsbedürfnis des Mediziners in Klinik und Praxis ist immens.

Im ärztlichen Alltag müssen Informationen

- schnell verfügbar
- vollständig und zuverlässig
- direkt anwendbar sein.

Die Bände der Reihe „Leitfaden“ wollen dem Rechnung tragen. Das Konzept der Reihe wurde von Ärzten während der ersten Jahre ihrer Klinischen Tätigkeit entwickelt. „Leitfäden“ verstehen sich als Nachschlagewerke für Fakten und Arbeitstechniken, die für die ärztliche Arbeit notwendig sind.

„Leitfäden“ enthalten konkrete und praxistaugliche Informationen zum diagnostischen und therapeutischen Vorgehen, praktische Tips und Hinweise auf vermeidbare Fehler. Besonderer Wert wird auf die Berücksichtigung fächerübergreifender Fragestellungen gelegt.

Wir freuen uns, daß mit dem „Leitfaden“ Radiologie eine schmerzliche Lücke innerhalb der Leitfaden-Reihe geschlossen ist und hoffen, daß sich der Band bei der Betreuung Ihrer Patientinnen und Patienten bewähren wird.

Lübeck und Ulm — Ulrich Renz, Arne Schäffler

Vorwort der Autoren

Wie die meisten Kollegen hatten auch wir selbstgefertigte Notizbücher bei der täglichen und vor allem nächtlichen Arbeit als „Begleiter in der Kitteltasche“. Wenn auch handliche Werke über radiologische Anatomie, Methoden und Differentialdiagnosen vorliegen, so gibt es für die Radiologie doch noch wenig Vergleichbares, das zugleich

- anatomische Skizzen
- Tabellen zu Diagnose und Differentialdiagnose
- Empfehlungen zu Untersuchungsgängen
- Klassifikationen und Stadieneinteilungen
- Röntgenzeichen und
- graphische Synopsen

auf kleinem Format kompakt zusammenfaßt.

Wir wollen diese Lücke mit dem vorliegenden Taschenbuch schließen. Viele Kollegen haben uns dazu ermuntert. Die Leser und Benutzer des „Leitfaden Radiologie“ sind gebeten, uns ihre Anregungen, Kommentare und Kritik mitzuteilen.

Herzlich bedanken möchten wir uns bei unseren Grafikern Petra Zimmerling, Dorothee Saalfeld und Karl Wesker, sowie bei Frau S. Osteen, die den Entstehungsprozeß durch Höhen und Tiefen mit Erfahrung und Geduld begleitet hat.

Berlin im Frühjahr 1996 R.C. Bittner und R. Roßdeutscher

Inhalt

➤ **Orbita, HNO, Schilddrüse, Kiefer/Zähne**

➤ **Orbita, HNO, Schilddrüse, Kiefer/Zähne**

Abkürzungen

A., Aa.	Arterie, Arterien
a	Jahr (annum)
acc.	accessorius, -ia, -ium
ACG	Akromioklavikulargelenk
ACTH	adrenocorticotropic hormone
add.	adductor
ADH	antidiuretisches Hormon
AFA	Anode-Film-Abstand
AFP	Alpha-Fetoprotein
AK	Antikörper
Al	Aluminium
Amp.	Ampulle
Angio	Angiographie
Anr.	Anreicherung
ant.	anterior
ap	anterior-posterior
ARDS	adult respiratory distress syndrome
ASD	Atriumseptumdefekt
ASR	Achillessehnenreflex
ASS	Acetylsalicylsäure
AV	arteriovenös
AVM	arteriovenöse Malformation
AZ	Allgemeinzustand
bds.	beidseitig
BE	base excess; Broteinheit
BGA	Blutgasanalyse; Bundesgesundheitsamt
BO	Bronchiolitis obliterans
BOOP	bronchiolitis obliterans with organizing pneumonia = Bronchiolitis obliterans mit organisierender Pneumonie
brev.	brevis, -e
BS	Bandscheibe
BSR	Bizepssehnenreflex
BWS	Brustwirbelsäule
CA	Chefarzt
Ca.	Carcinoma, Karzinom
CAPD	continuous ambulatory peritoneal dialysis
caud.	caudal, caudalis, -e
CCM	kongestive Kardiomyopathie
centr.	centralis, -e
CEP	chronische eosinophile Pneumonie
charakt.	charakteristisch
chron.	chronisch
Cis	Carcinoma in situ
CMC	Karpometakarpal(gelenk)
CMV	Cytomegalievirus
COLD	chronic obstructive lung disease
CPPD	calciumpyrophosphate dihydrate deposition disease
cran.	cranial, cranialis, -le
CT	Computertomographie, -gramm
CWP	Kohlenstaubpneumokoniose
d	Tag (dies)
DCM	dilatative Kardiomyopathie
DD	Differentialdiagnose, Differenzierung
Def.	Definition
DIP	desquamative interstitial pneumonitis
DIP	distales Interphalangeal(gelenk)
DISH	diffuse idiopathische Skelettyperostose
dist.	distal
DL	Durchleuchtung
DMSA	Dimercaptobernsteinsäure
DSA	digitale Subtraktions-Angiographie
EA	Erwachsenenalter
EAA	exogene allergische Alveolitis
ED	Encephalomyelitis disseminata
EDTA	Ethylendiamintetraessigsäure
EO	endokrine Orbitopathie
ext.	extensor
ext.	externus, -na, -num
FAA	Film-Anoden/Fokus-Abstand
FIGO	Fédération Internationale de Gynécologie et d'Obstétrique

FHA	Fokus-Haut-Abstand
FK	Fremdkörper
flex.	flexor
For.	Foramen
Forts.	Fortsetzung
front.	frontal, frontalis, -le
Ga 67	Gallium-67
GFR	glomeruläre Filtrationsrate
GH	Großhirn
GI-	Gastrointestinal-
GIT	Gastrointestinaltrakt
Gl.	Glandula
Gy	Gray
h	Stunde (hora)
HBR	Herzbinnenraumszintigraphie
HCM	hypertrophische Kardiomyopathie
HD	Hämodialyse
HE, HU	Houndsfield-Einheiten, -Units
HHD	hypertone Herzkrankheit
HIDA	Diäthylaminodiacetat
HIV	human immunodeficiency virus
HMPAO	Hexa-methyl-propylen-aminoxim
HOPS	hirnorganisches Psychosyndrom
HR	high resolution
HTX	Herztransplantation
i.a.	intraarteriell
ICR	Interkostalraum
ICRP	International Committee on Radiological Protection
IHD	ischämische Herzkrankheit
incl.	inklusive
inf.	inferior, inferius
insbes.	insbesondere
int.	internus, -na, -num
IPF	idiopathische pulmonale Fibrose
IPH	idiopathische pulmonale Hypertension
ISF, ISG	Iliosakralfuge, -gelenk
iso.	isodens, -intens (im Vergleich mit...)
J 131	Jod-131
KA	Kindesalter
KBW	Kleinhirnbrückenwinkel
KE	Kontrasteinlauf
KG	Körpergewicht
KH	Kleinhirn
klin.	klinisch
KM	Kontrastmittel
KMT	Knochenmarktransplantation
kor.	koronal, koronar
kV	Kilovolt
LAM	Lymphangioleiomyomatose
LAO	links-anterior-oblique (Projektionsrichtung)
lat.	lateral, lateralis, -e
LCA	linke Koronararterie
LDH	Lactatdehydrogenase
li.	links
Lig., Ligg.	Ligamentum, -ta
Lj.	Lebensjahr
LK	Lymphknoten
long.	longus
LPO	links-posterior-oblique (Projektionsrichtung)
LTX	Lebertransplantation
LWS	Lendenwirbelsäule
M.	Morbus
M., Mm.	Musculus, Musculi
m.	männlich
m	Monat (mens)
MAA	makroaggregierte Albuminpartikel
MAC	Mycobacterium-avium-intracellulare-Komplex
MAG3	Mercaptoacetytriglycin
MAI	Mycobacterium(-ose) avium intracellulare
MALT	mucosa-associated lymphoid tissue
max.	maximal
MCL	Medioklavikularlinie
MCP	Metakarpophalangeal(gelenk)
MDP	Magen-Darm-Passage
med.	medial, medialis, -e
MF	Mittelfeld

MH	Morbus Hodgkin
MIBG	Meta-Jod-Benzylguanidin
min	Minute
MIP	maximum intensity projection
MKE	Mitralklappenersatz
ML	Mittellappen
MRA	Magnetresonanz-Angiographie
MRM	Magnetresonanz-Mammographie
MRT	Magnetresonanz-Tomographie, -Tomogramm
MTP	Metatarsophalangealgelenk
N., Nn.	Nervus, Nervi
nAnB-	nonA-nonB- (Hepatitis)
NBKS	Nierenbeckenkelchsystem
NHH	Nasenhaupthöhle
NHL	Non-Hodgkin-Lymphom
NNH	Nasennebenhöhle(n)
NNM	Nebennierenmark
NNR	Nebennierenrinde
Npl.	Neoplasie, Neoplasma
NTX	Nierentransplantation
OA	Oberarzt
occ.	okzipital, occipitalis, -le
OCM	obstruktive Kardiomyopathie
of	okzipitofrontal
OF	Oberfeld
OFA	Objekt-Film-Abstand
OK	Oberkiefer
OL	Oberlappen
om	okzipitomental
Op., op.	Operation, operativ
OSG	oberes Sprunggelenk
PA	Pulmonalarterie
pa	posterior-anterior
PAP	pulmonale alveoläre Proteinose
Pat.	Patient
path.	pathologisch
PCP	Pneumocystis-carinii-Pneumonie
PEEP	positive endexspiratory pressure
PHS	pulmonale Hämosiderose
PIP	proximales Interphalangealgelenk
PLC	pulmonale Lymphangiosis carcinomatosa
PNET	primitive neuroectodermal tumor
p.o.	per os, peroral
poll.	Pollux, pollucis
post.	posterior, -rius
Proc., Procc.	Processus (Singular/Plural)
prox.	proximal
PSR	Patellarsehnenreflex
PTX	Lungentransplantation
QHA	Quelle-Haut-Abstand
R., Rr.	Ramus, Rami
RAO	rechts-anterior-oblique (Projektionsrichtung)
RCA	rechte Koronararterie
RCM	restriktive Kardiomyopathie
re.	rechts
RF	Raumforderung
Rö, rö	Röntgen, röntgenologisch
RöV	Röntgenverordnung
RPO	rechts-posterior-oblique (Projektionsrichtung)
RR	(Riva/Rocci) = Blutdruck
RSV	respiratory syncytial virus
s	Sekunde
SAB	Subarachnoidalblutung
SD	Schilddrüse
seitl.	seitlich
SHT	Schädel-Hirn-Trauma
SI	Signalintensität, signal intensity
SLE	systemischer Lupus erythematodes
Sono	Sonographie, Ultraschall
SPECT	single photon emission computed tomography
s. S.	siehe Seite ...
Staph.	Staphylokokkus
sup.	superior, -ius
superf.	superficialis, -le
Sv	Sievert
Sy.	Syndrom
symm.	symmetrisch
Szinti	Szintigramm

T., Tt.	Tendo, Tendines
T1, T2	T1-betontes Bild, T2-betontes Bild (in der MRT)
Tbc	Tuberkulose
Tc 99m	Technetium-99m
TEP	Totalendoprothese
Tis	Tumor in situ
Tl 201	Thallium-201
Tr.	Trunkus
transv.	transversal
TSR	Trizepssehnenreflex
UF	Unterfeld
UIP	usual interstitial pneumonitis
UK	Unterkiefer
UL	Unterlappen
US	Ultraschall, Sonographie
USG	unteres Sprunggelenk
V., Vv.	Vena, Venae
V. a.	Verdacht auf
VCI	Vena cava inferior
VCS	Vena cava superior
VIP	vasoaktives intestinales Peptid
vs.	versus
VSD	Ventrikelseptumdefekt
w.	weiblich
WHO	World Health Organization
WK	Wirbelkörper
WS	Wirbelsäule
ZF	Zwerchfell
Z.n.	Zustand nach
ZNS	Zentralnervensystem
ZWR	Zwischenwirbelraum
↑	hoch, erhöht, höher
↓	niedrig, erniedrigt, niedriger
→	mittel, gleich, konstant

1 Notfallmaßnahmen

Allgemeine Notfallmaßnahmen (ABCD-Regel)

A **Atemwege:** freimachen, FK-Entfernung aus Mund-Nasen-Rachen-Raum, Kopf überstrecken, Unterkiefer nach vorn/oben ziehen (Esmarch-Handgriff).

B **Beatmung:** Mund/Mund, Mund/Nase, Mund/Tubus (Guedel, Safar), Maske (Ambu-Beutel) mit 100% O_2.

Intubation: Laryngoskop, Endotrachealtubus (bei Erwachsenen und Kindern > 12 Lj. ⇒ M 7-9/bei Kindern > 2 Lj. < 12 Lj. ⇒ M 5-6,5/bei Säuglingen bzw. Kindern bis 2 Lj. ⇒ M 3,5-4,5) mit Führungsdraht, 10 ml Spritze zur Tubusblockung, Klemme, (Absauger).

Bei Glottisödem/frustraner Intubation ⇒ Notfallkoniotomie/Notfalltracheotomie mit 3-5 dicken Braunülen zwischen Schild- und Ringknorpel. Beatmungserfolg kontrollieren!
Zunächst 4x schnelle Beatmung, dann Herzmassage/Beatmung 5:1 (2 Helfer) bzw. 5:2 (ein Helfer).

C **„Circulation"/Kreislauf:** bei Herzstillstand zunächst präkordialer Faustschlag, anschließend gegebenenfalls Herzmassage ⇒ Lagerung auf harter Unterlage, Druckpunkt unteres Sternumdrittel, bei Kindern Sternummitte (1-2 Finger!).
Ca. 4-5 cm eindrücken, bei Kleinkindern 2-3 cm. Frequenz: Erwachsene 70/min, Kinder 90/min, Säuglinge 120/min.

D **„Drugs"/medikamentöse Therapie:** großlumiger peripherer venöser Zugang!
Adrenalin 0,5-1 mg in 10 ml 0,9% NaCl, langsam i.v., Gabe auch endobronchial über Tubus möglich! Mehrfache Wiederholung nach jeweils 3-5 min möglich.
Atropin 0,5-1 mg i.v. bei Bradykardie. **Lidocain** 1 mg/kg KG i.v. oder endobronchial, mehrfache Wiederholung alle 10 min möglich.
Natriumbicarbonat 8,4%, initial prophylaktische Pufferung mit 1 ml/kg KG, Korrektur entsprechend BGA anschließend ($NaHCO_3$ in ml ⇒ negativer BE x kg x 0,3).

Erste Hilfe bei Strahlenunfällen

- **Konventionelle Nothilfe hat absoluten Vorrang!**
- Dekontamination kontaminierter Verletzter vor Transport, soweit möglich. Kontaminierte Stellen/Personen abdecken/umhüllen vor Transport. Kontrolle vor Transport, eventuell Dekontamination.
- Durch ermächtigen Arzt/Strahlenschutzbeauftragten Feststellung von: Strahlenquelle, -art, -energie, -intensität, Aktivität, Strahlungsfeld, Abstand/Position des/r Exponierten zur Strahlenquelle, Dauer der Exposition, Dosisverteilung, Dosimetersicherung/-ablesung, Schätzung der Körper-/Teilkörperdosis.

Ganzkörperdosis > 100 mSv/Teilkörperdosis > 1,2 Sv ⇒ regionales Strahlenschutzzentrum informieren.

1

Ganzkörperexposition

Dosis (Gy)	Frühsymptome	Erste Hilfe	Weitere Maßnahmen
0,03 bis 0,1	keine	keine	ermächtigten Arzt informieren
0,1 bis 1	keine	keine	Anamnese/Befund, regionales Strahlenschutzzentrum informieren, Blutentnahme: Status/Gerinnung/ Chromosomenanalyse
1 bis 2	selten Strahlenkater, Übelkeit/Erbrechen möglich	Lagerung, Beruhigung, venöser Zugang	wie oben
2 bis 5	Übelkeit/Erbrechen Hautrötung	Lagerung, Beruhigung, Kälteschutz, venöser Zugang	wie oben, **zusätzlich** laufende Überwachung, Schocktherapie, Einweisung in Spezialabteilung nach Vermittlung durch Strahlenschutzzentrum
> 5	Übelkeit/Erbrechen, Diarrhoe, Hautveränderungen, Kreislaufkollaps/Schock	Lagerung, Beruhigung, Kälteschutz, venöser Zugang	wie oben mit Zusatzmaßnahmen

Dekontamination

Hände/Arme/Beine/Füße: gesamte kontaminierte Hautoberfläche mit Seife und weicher Kunststoffbürste unter lauwarmem, fließendem Wasser 3 min sorgfältig waschen, ausgiebig abspülen. Vorgang 3-4 x wiederholen. Kontrollmessung. Gegebenenfalls mit Abriebpaste gesamten Vorgang wiederholen. Kontrollmessung.

Haare: Kopf nach hinten geneigt, mit Shampoo sorgfältig durch Hilfsperson waschen (Handschuhe!), ausgiebig spülen unter fließendem Wasser. Mit 3% Zitronensäure gesamten Vorgang wiederholen. Föntrocknung. Kontrollmessung.

Augen: Augenlider spreizen, ausgiebig ausspülen unter fließendem Wasser, von innen nach außen!

Ganzkörper: gesamte Kleidung entfernen, verpacken. Sofort lauwarm duschen, anschließend mit Seife sorgfältig waschen, ausgiebig abspülen, abtrocknen. Vorgang 3-4 x wiederholen. Kontrollmessung. Gegebenenfalls mit 3% Zitronensäure lokal nachspülen. Kontrollmessung.

Bei weiterbestehender Kontamination Information des zuständigen Strahlenschutzarztes/-beauftragten, spezielle Dekontaminationsmittel anfordern.
Kontaminierte offene Wunden unter fließendem Wasser spülen, **bei hochradiotoxischen Stoffen/hoher Aktivität venöse Stauung, falls möglich.** Sterile Abdeckung.

1

Verbrennungen

Verbrennungen: Neuner-Regel (%)

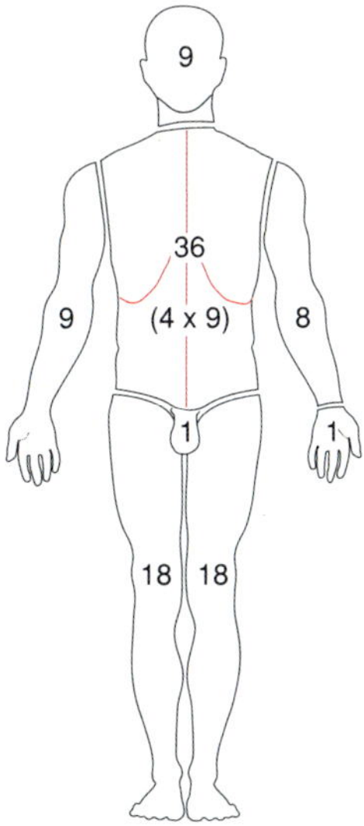

Grad I
Rötung, Schwellung, Schmerz (keine Narbenbildung).

Grad IIa
Rötung, Schwellung, Schmerz, Blasenbildung (keine Narbenbildung).

Grad IIb
Haut anämisch (keine Blutversorgung, Glasspatelprobe negativ), Schmerz, Blasenbildung (Narbenbildung).

Grad III
Haut grau-/weißfleckig, Totalnekrose, Analgesie.

Erste Hilfe bei Verbrennungen
Schockprophylaxe, gegebenenfalls ABCD-Maßnahmen.
Erstversorgung mit/unter kaltem Leitungswasser (mindestens 10 min) ⇒ Tiefenwirkung wird reduziert. Schmerzbekämpfung mit Morphin 5-10 mg in 10 ml 0,9% NaCl i.v. über 10 min **(CAVE! Atemdepression!).**

Blutungen/Eisenmangelanämie: Radiologische Diagnostik

- **Magen-Darm-Passage/Kolonkontrasteinlauf/Enteroklysma (Sellink).**
- **CT-Thorax/-Abdomen.**
- **Nuklearmedizinische Suche nach Gastrointestinalblutung:** Meckel-Divertikel-Nachweis mit Tc-99m-Pertechnetat; Blutungssuche mit Tc-99m-Zinn-Schwefel-Kolloid (ab ca. 0,05 ml/min), Nachweis intermittierender Blutungen mit Tc-99m-markierten Erythrozyten (ab ca. 5 ml ausgetretenes Blut, ab 0,02 ml/min).
- **(Super)selektive Angiographie der Aa. mesentericae.**
- **i.v. Urographie.**
- **Fe-59-Ganzkörpereisenverlustmessung.**

1

Vermeidung, Prophylaxe und Behandlung von KM-Zwischenfällen

(Empfehlungen!, Änderungen möglich, Irrtum vorbehalten)

- **Ausführliche KM-/Risikoanamnese vor der Untersuchung zwingend!**
- **Ausführliche, verständliche schriftliche und mündliche Aufklärung des Pat. bzw. seines Erziehungsberechtigten über KM-Risiken in adäquatem zeitlichen Abstand zur Untersuchung rechtlich vorgeschrieben, handschriftliche Ergänzungen des Aufklärungsbogens durch den aufklärenden Arzt gelten u. U. als Aufklärungsnachweis!**
- **Schriftliches Einverständnis des Pat. bzw. seines Erziehungsberechtigten! Ausnahme: nicht kooperationsfähiger Pat./Notfall, stellvertretend schriftliches Einverständnis des zuweisenden/betreuenden Arztes (nur im Ausnahmefall der Untersucher!).**
- **Bei Kindern unter 16 Jahren schriftliches Einverständnis beider anwesenden Erziehungsberechtigten bzw. schriftliches Einverständnis eines anwesenden Erziehungsberechtigten (gegebenenfalls für beide!). Ausnahme: nicht kooperationsfähiger Pat./Notfall, stellvertretend schriftliches Einverständnis des zuweisenden/betreuenden Arztes (nur im Ausnahmefall der Untersucher!).**

Risikopotentialabschätzung: Kinder/ > 65 Lj., SD-Erkrankung, Nierenfunktionsstörung, Paraproteinämie, schwerer Hypertonus, kardiopulmonale Erkrankung, Leberinsuffizienz, Diabetes mellitus, bekannte Allergie, Heuschnupfen, Asthma, bekannte leichte Unverträglichkeitsreaktion bei vorheriger KM-Gabe, anamnestisch schwere Unverträglichkeitsreaktion, Interleukin-II-Therapie!

Immer nichtionisches KM! Bei Kindern/ >65 Lj. geringstmögliche Dosis. Risikopotential bestimmen/ausschließen. **Vor der Untersuchung immer peripheren weitlumigen venösen Zugang legen!**

SD-Erkrankung/-Überfunktion: bei Notfällen und V. a. SD-Erkrankung ⇒ 15 min vor KM-Gabe 40 Tropfen Irenat®, nach 2 h weitere 20 Tropfen, über eine Woche 3 x 15 Tropfen/d. Bei Hyperthyreoseverdacht zusätzlich 10 mg Thiamazol/d, bei gallegängigen KM über mindestens 20 Tage. Bei manifester Hyperthyreose KM-Gabe nur bei Vitalindikation, Erhöhung auf 20 mg Thiamazol/d. Tägliche klinische und Laborwertkontrolle notwendig!

Nierenerkrankung: KM-Reduktion bei Kreatinin > 2 mg/dl. Ausreichende Hydrierung, eventuell forcierte Diurese, bei Kreatinin > 2 mg/dl KM nur bei vitaler Indikation, gegebenenfalls Dialyse/Plasmapherese organisieren.

Prophylaxe bei Allergieanamnese ohne bekannte KM-Unverträglichkeit

Körpergewicht/Alter	H_1-Antagonist: (z.B.: Fenistil®)	H_2-Antagonist: (z.B.: Tagamet®)
Kinder, 1.-8. Lj.	10-16 Tropfen p.o.	–
Kinder > 8 Lj./< 45 kg	1 Amp./4 mg	1 Amp./200 mg
45-90 kg	2 Amp./8 mg	2 Amp./400 mg
> 90 kg	3 Amp./12 mg	3 Amp./600 mg

⇒ **i.v. Infusion beider Substanzen in 50 ml physiologischer NaCl über 3-5 min!**
⇒ **KM-Gabe frühestens nach 15 min beginnen!**
⇒ **Cave! Sedationseffekt des H_1-Antagonisten!**

Bekannte KM-Unverträglichkeit

KM-Gabe nur bei Vitalindikation! Gegebenenfalls Absicherung durch verantwortlichen OA/CA/Hintergrunddienst! Obligat H_1- und H_2-Antagonisten-Infusion, zusätzlich obligat i.v. Fortecortin® mono 40 mg 15 min vor KM-Gabe. Anästhesiebereitschaft, Notfallausrüstung bereitstellen!

Komplikationen

Leichte Unverträglichkeitsreaktion: Unruhe, Übelkeit, Erbrechen, Hustenreiz, Gähnen, Niesen, Hitzegefühl, Juckreiz, Lidödem, Urtikaria, Rötung und Ödem von Haut/Schleimhaut.

⇒ **EKG-/RR-Kontrolle, O_2-Gabe (3-6 l/min), H_1- und H_2-Antagonisten-Infusion in 50 ml physiologischer NaCl über 3-5 min, gegebenenfalls i.v. Fortecortin® mono 40 mg.**

Schwere Unverträglichkeitsreaktion/Anaphylaxie/Kreislaufstillstand: Angstgefühl, Schweißausbruch, Blässe, Schüttelfrost, Rückenschmerz, generalisiertes Exanthem, Dyspnoe, Bronchospasmus, Asthmaanfall, Glottisödem, Tachykardie, RR-Abfall, Bewußtlosigkeit, Krampfanfälle, zentrale Pulse nicht tastbar.

⇒ **Sofort (!) Notfallmaßnahmen einleiten, Notarzt/Anästhesie/Intensivmedizin anfordern!**

Schockbehandlung (Empfehlung)

Atemwege freihalten, O_2-Gabe (3-6 l/min), gegebenenfalls Beatmung/Intubation, Volumensubstitution mit Plasmasteril, zusätzlich bis 1000 ml Ionosteril/Ringer-Lactat, bei RR-Abfall (mehrfach) i.v. Suprarenin (verdünnt 1:1000) 1-5 ml, permanente EKG-/RR-Kontrolle, i.v. Steroide hochdosiert (2-3 Amp. Fortecortin® mono 40 mg), H_1- und H_2-Antagonisten-Infusion in 50 ml physiologischer NaCl. Bei Asystolie Defibrillation, je nach Kreislaufsituation Katecholamine (Dopamin). Bei zunächst erfolgloser kardiopulmonaler Reanimation i.v. Natriumbicarbonatlösung 8,4% (1 ml/kg KG).

1

Durchschnittliche Passagezeiten für i.v. appliziertes KM

(Gefäßgesunde, 5 ml/s eines 10 ml KM-Bolus in die V. cubitalis rechts)

Gefäß	Bolusbeginn (s)	Bolusende (s)
V. subclavia	3 ± 1,3	8 ± 2
VCS	4 ± 1,5	9 ± 2,5
Aa. pulmonales	6 ± 2,5	10 ± 3
Arcus aortae	11 ± 3	18 ± 3,5
Aorta abdominalis	12 ± 4	20 ± 4
Aa. carotides int.	12 ± 4	20 ± 4
Aa. femorales superf.	13 ± 5	22 ± 5
Crurale art. Trifurkation	15 ± 7	25 ± 8
Vv. jugulares	18 ± 5	27 ± 6
VCI	17 ± 6	25 ± 6

2 Anatomie

Hirn: Transversalschnitte

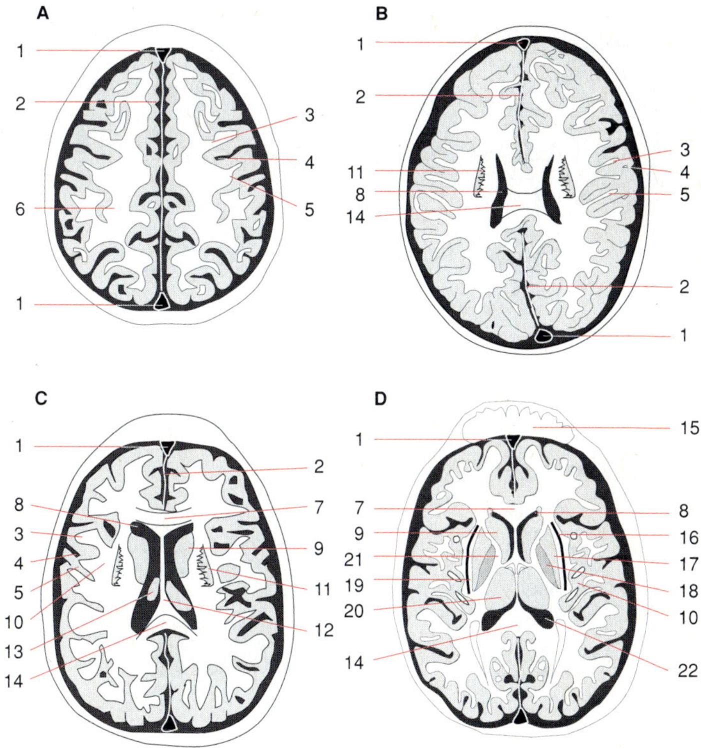

1 Sinus sag. sup.
2 Falx cerebri
3 Gyrus praecentralis
4 Sulcus centralis
5 Gyrus postcentralis
6 Centrum semiovale
7 Corpus callosum (Genu)
8 Seitenventrikel
9 Nucl. caudatus (Caput)
10 Insula
11 Corona radiata
12 Fornix
13 Plexus choroideus
14 C. callosum (Splenium)
15 Sinus frontalis
16 Claustrum
17 Putamen
18 Globus pallidus
19 Capsula externa
20 Thalamus
21 Capsula interna
22 Seitenventrikelhinterhorn
23 Bulbus oculi
24 N. opticus
25 A. cerebri media
26 Chiasma opticum
27 Hypothalamus
28 Crus cerebri
29 Nucleus ruber
30 Aquaeductus cerebri

➤ Hirn: Transversalschnitte

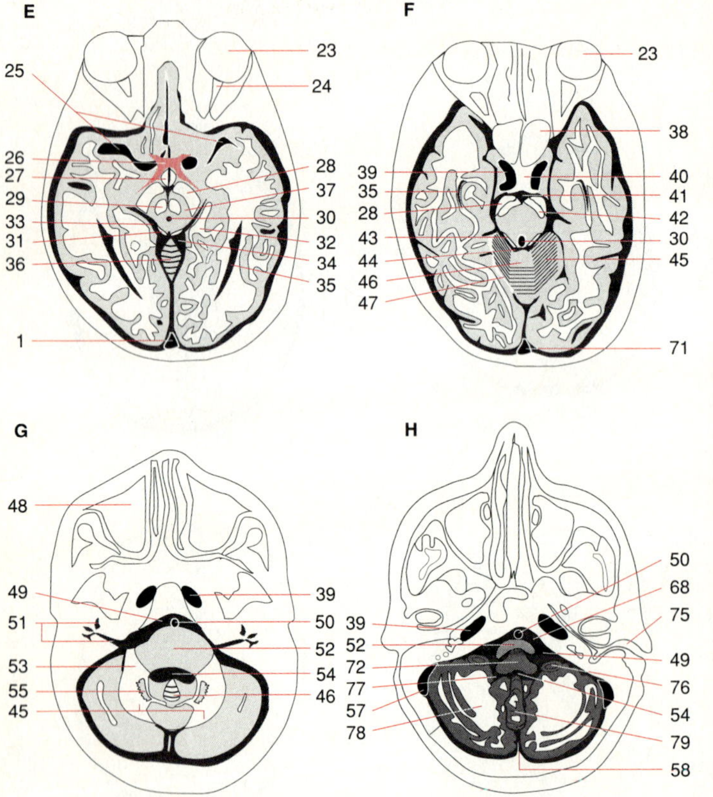

31 Colliculus cran.
32 Hippocampus
33 Cisterna ambiens
34 Cisterna venae cerebri magna
35 Temporalhorn
36 Lobulus cran. cerebelli
37 Mesencephalon
38 Sinus sphenoidalis
39 A. carotis interna
40 Hypophyse
41 Cisterna interpeduncularis
42 Substantia nigra
43 Colliculus caud.
44 Cisterna laminae quadrigeminae
45 Cerebellum
46 Vermis cerebelli
47 Tentorium
48 Sinus maxillaris
49 Cisterna pontocerebellaris
50 A. basilaris
51 N. vestibulocochlearis
52 Pons
53 Pedunculus cerebellaris med.
54 4. Ventrikel
55 Nucleus dentatus
56 Sinus rectus
57 Sinus sigmoideus
58 Cisterna magna
59 A. vertebralis
60 Epiphyse

Hirn: Koronarschnitte

I

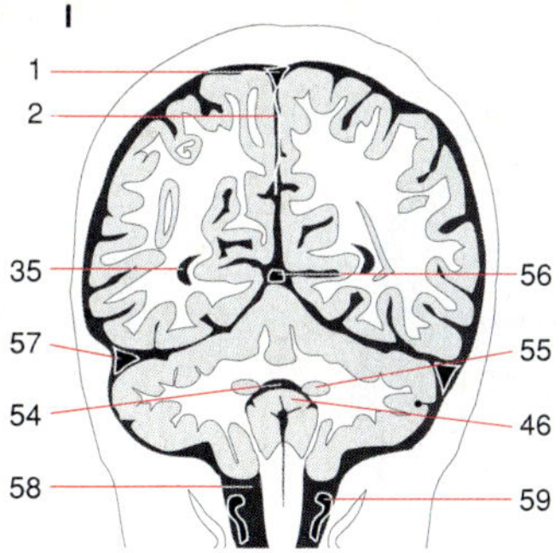

J

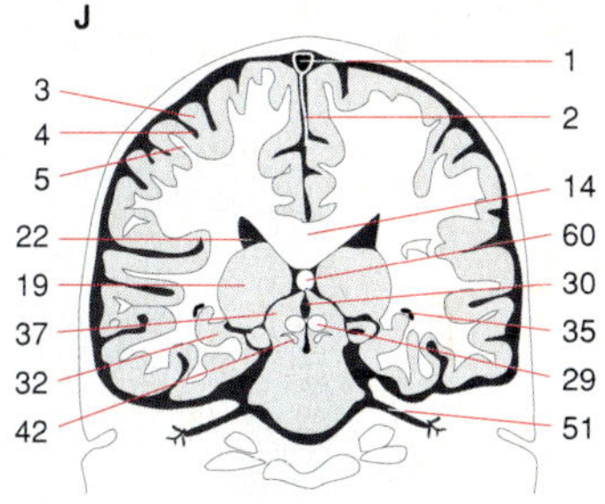

Hirn: Mediosagittalschnitt

K

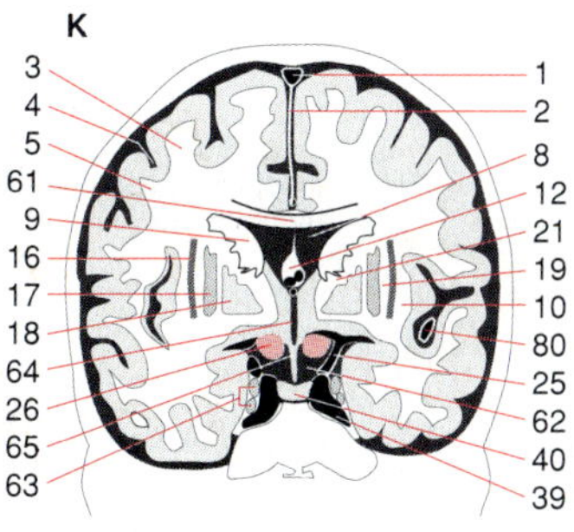

L

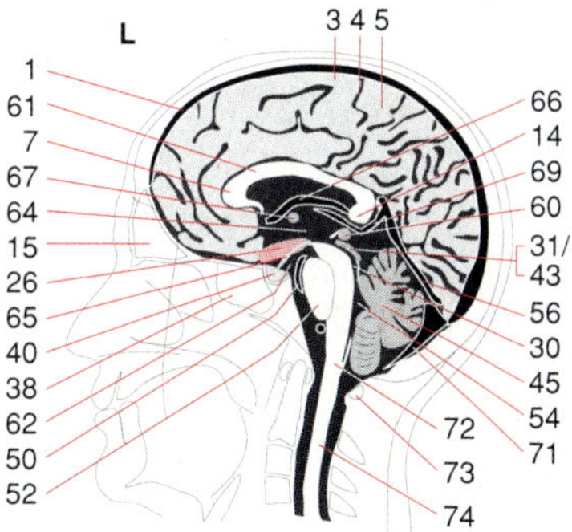

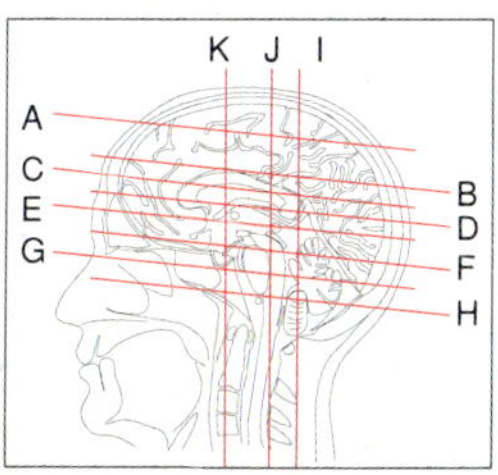

61 C. callosum (Truncus)
62 supraselläre Zisterne
63 Nn. oculomotorius, trochlearis, abducens
64 3. Ventrikel
65 Infundibulum
66 V. cerebri int.
67 Adhaesio interthalamica
68 präpontine Zisterne
69 V. cerebri magna (Galeni)
70 Tegmentum mesenceph.
71 Confluens sinuum
72 Medulla oblongata
73 Atlas (Arcus)
74 Myelon
75 Meatus acusticus ext.
76 Flocculus
77 For. Luschkae
78 Lobas caud. cerebelli
79 Uvula vermis (cerebelli)
80 Cisterna insularis

Hals: Transversalschnitte

A

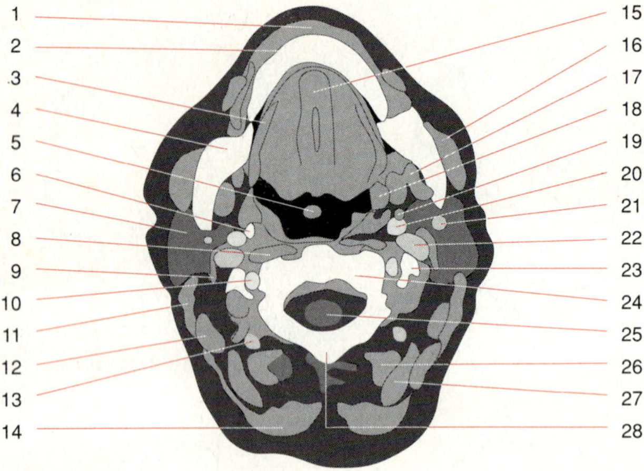

1 M. buccinator / M. orbicularis oris
2 Corpus mandibulae
3 M. mylohyoideus
4 Mandibula
5 Uvula im Vestibulum oris
6 Proc. styloideus
7 Glandula parotis
8 M. longus capitis/colli
9 M. digastricus
10 A. vertebralis
11 M. sternocleido-mastoideus
12 M. levator scapulae
13 V. cervicalis
14 M. splenius capitis
15 M. geniohyoideus
16 M. masseter
17 M. pterigoideus med.
18 Tonsille(nloge)
19 M. stylohyoideus
20 A. carotis int.
21 V. retromandibularis
22 V. jugularis int.
23 Proc. transversus
24 WK
25 Myelon
26 M. semispinalis capitis
27 M. longissimus cervicis
28 Proc. spinosus
29 M. constrictor pharyngis
30 M. sternothyreoideus
31 SD
32 A. carotis communis
33 M. scalenus ant.
34 V. jugularis ext.
35 M. scalenus med.
36 Plexus brachialis
37 M. scalenus post.
38 M. trapezius
39 Trachea
40 Cartilago cricoidea
41 Cornu inf.
42 M. sterno-/omohyoideus

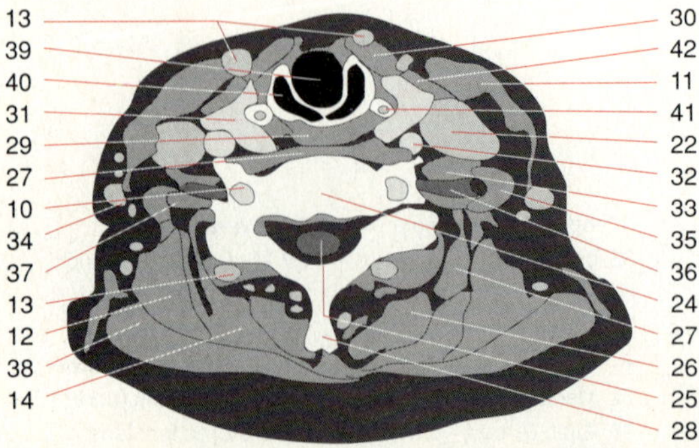

B

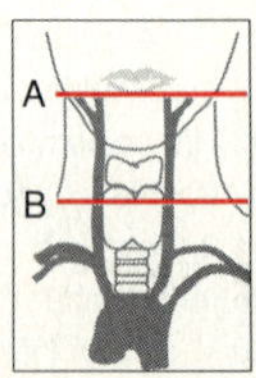

Schultergelenk

Transversalschnitt

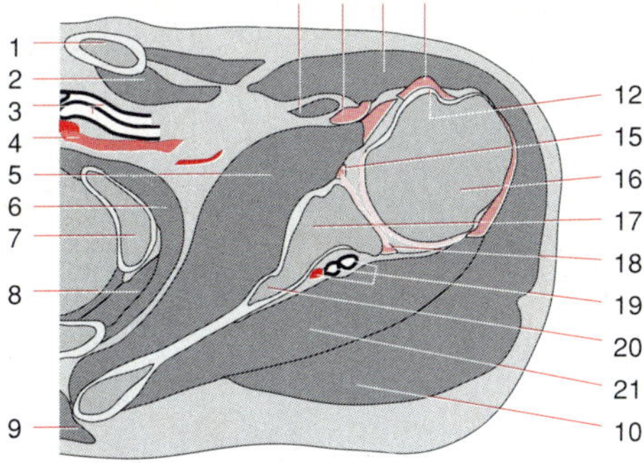

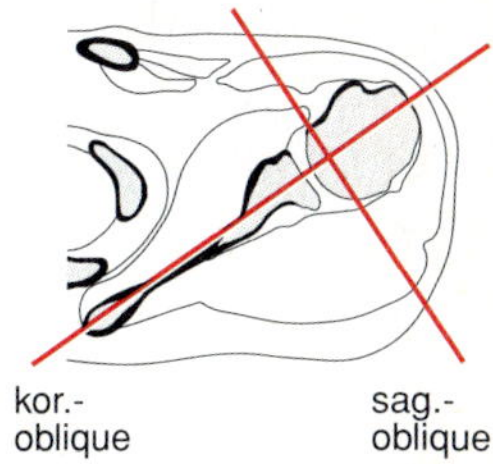

Koronarschnitt (oblique)

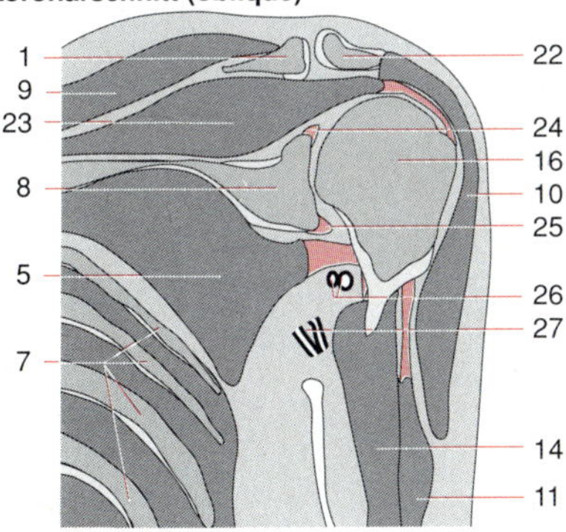

Sagittalschnitt (oblique)

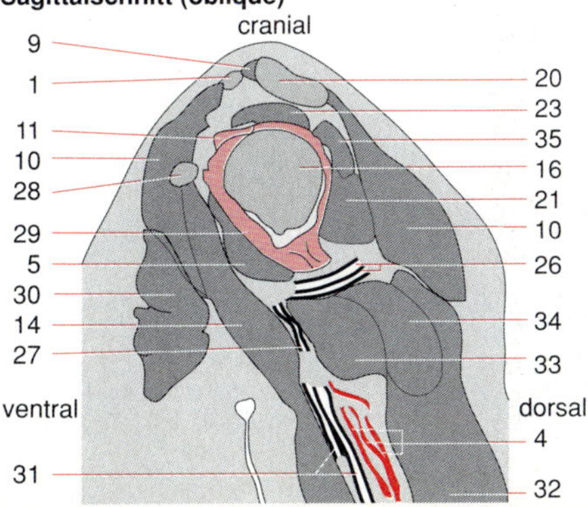

1 Clavicula
2 M. subclavius
3 A.+V. subclavia
4 Plexus brachialis
5 M. subscapularis
6 M. serratus ant.
7 Rippe
8 Mm. intercostales
9 M. trapezius
10 M. deltoideus
11 T./M. biceps brachii (caput long.)
12 Tuberculum minus
13 T./M. biceps brachii (caput brev.)
14 M. coracobrachialis
15 Labrum glenoidale ant.
16 Caput humeri
17 Collum scapulae
18 Labrum glenoidale post.
19 A., V.+N. suprascapularis
20 Scapula
21 M. teres minor
22 Akromion
23 T./M. supraspinatus
24 Labrum glenoidale sup.
25 Labrum glenoidale inf.
26 A.+V. circumflexa humeri post.
27 A.+V. axillaris
28 Proc. coracoideus
29 Gelenkkapsel
30 M. pectoralis major
31 A.+V. brachialis
32 M. triceps brachii
33 M. latissimus dorsi
34 M. teres major
35 M. infraspinatus

2

Plexus brachialis

A 5 Nervenwurzeln
B 3 Trunci
C 6 Divisiones (3 ventral / 3 dorsal)
D 3 Fasciculi

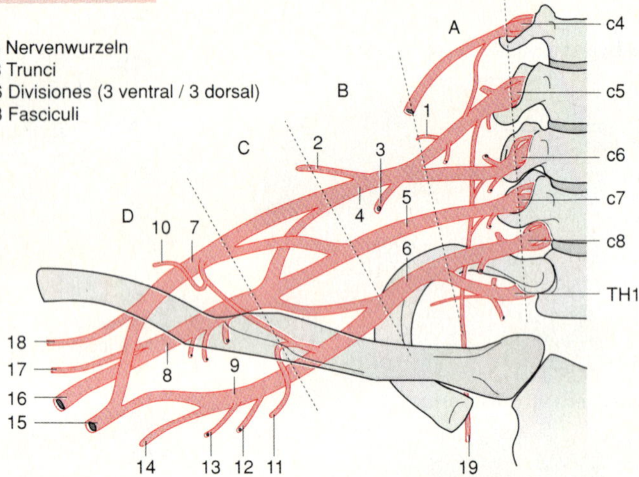

1 N. dorsalis scapulae
2 N. suprascapularis
3 N. subclavius
4 Truncus sup.
5 Truncus med.
6 Truncus inf.
7 Fasciculus lat.
8 Fasciculus post.
9 Fasciculus med.
10 N. pectoralis lat.
11 N. pectoralis med.
12 N. cutaneus brachii med.
13 N. cutaneus antebrachii med.
14 N. ulnaris
15 N. radialis
16 N. medianus
17 N. musculocutaneus
18 N. axillaris
19 N. thoracicus long.

Oberarmmitte: Transversalschnitt

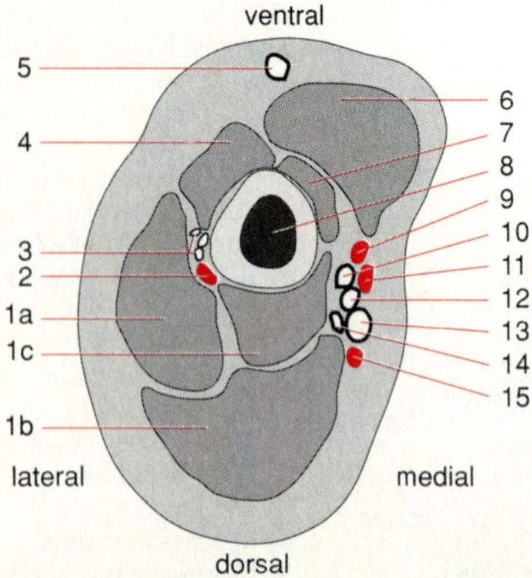

1a Caput lat.
1b Caput long.
1c Caput med.
} M. triceps brachii
2 N. radialis
3 Aa.+Vv. profunda brachii
4 M. brachialis
5 V. cephalica
6 M. biceps brachii
7 M. coracobrachialis
8 Humerus
9 N. musculocutaneus
10 A. brachialis
11 N. medianus
12 V. brachialis
13 V. basilaris
14 A. ulnaris collateralis sup.
15 N. ulnaris

Unterarmmitte: Transversalschnitt

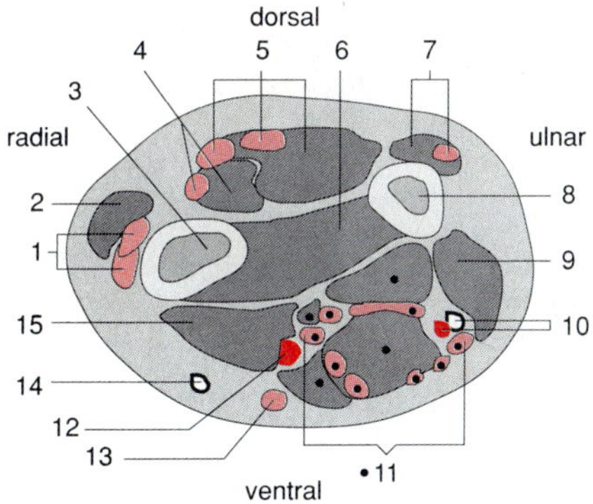

Mittelhand: Transversalschnitt

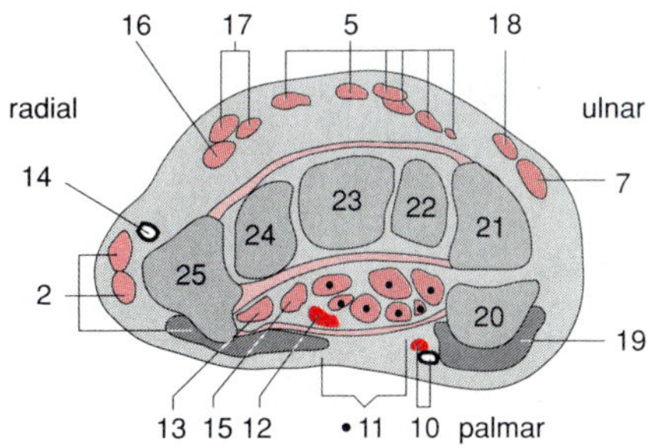

Mittelhand: Koronarschnitt

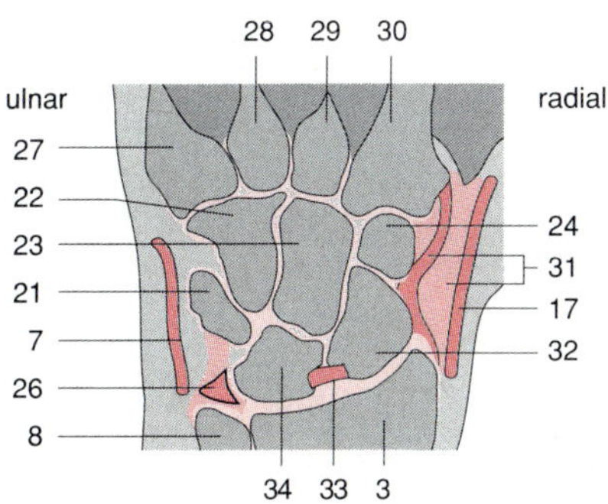

1 Tt./Mm. ext. carpi rad. long.+brev.
2 Mm. abd.+ext. poll. long.+brev.
3 Radius
4 T./M. ext. poll. long.
5 Tt./Mm. ext. dig.
6 M. pronator quadratus
7 T./M. ext. carpi ulnaris
8 Ulna
9 M. flex. carpi ulnaris
10 A.+N. ulnaris
11 Tt./Mm. flex. dig. superf.+prof.
12 N. medianus
13 T./M. flex. carpi radialis
14 A. radialis
15 T./M. flex. poll. long.
16 T./M. ext. poll. long.
17 Tt./Mm. ext. carpi radialis long.+brev.
18 T./M. ext. dig. min.
19 M. abd. dig. min.
20 Pisiforme
21 Triquetrum
22 Hamatum
23 Capitatum
24 Trapezoideum
25 Trapezium
26 dreieckiger Meniskus
27 Metacarpale V
28 Metacarpale IV
29 Metacarpale III
30 Metacarpale II
31 interossäre Lig. + Faszien
32 Naviculare (Scaphoid)
33 Lig. scapholunatum
34 Lunatum

Thorax: Transversalschnitte

A

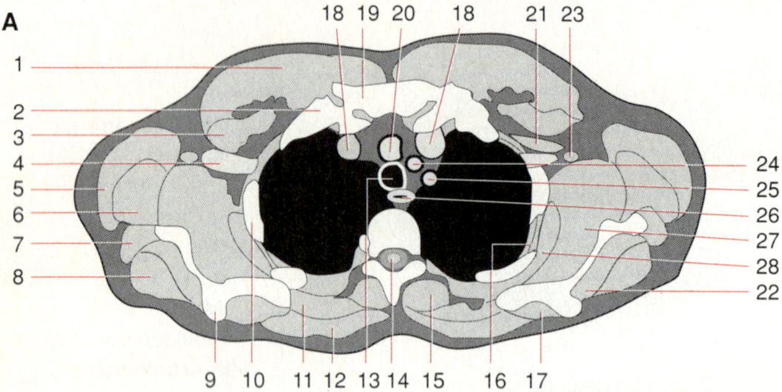

B

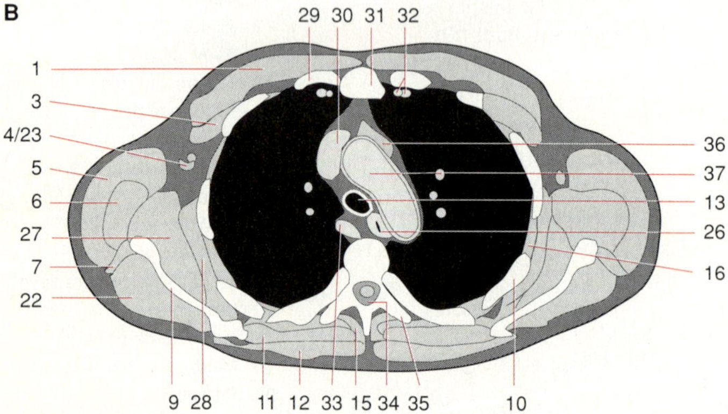

1 M. pectoralis major
2 Clavicula
3 M. pectoralis minor
4 V. axillaris
5 M. latissimus dorsi
6 M. teres major
7 M. teres minor
8 M. deltoideus
9 Scapula
10 Costa
11 Mm. rhomboidei major et minor
12 M. trapezius
13 Trachea
14 Myelon
15 M. erector trunci
16 Interkostalmuskulatur
17 M. supraspinatus
18 V. brachiocephalica
19 Manubrium
20 Truncus brachiocephalicus
21 Plexus brachialis
22 M. infraspinatus
23 A. axillaris
24 A. carotis communis
25 A. subclavia
26 Ösophagus
27 M. subscapularis
28 M. serratus ant.
29 Cartilago costalis
30 VCS
31 Corpus sterni
32 A.+V. thoracica int.
33 V. azygos
34 Duralsack
35 Proc. transversus
36 Recessus pericardialis
37 Arcus aortae
38 V. pulmonalis

➤ Thorax: Transversalschnitte

C

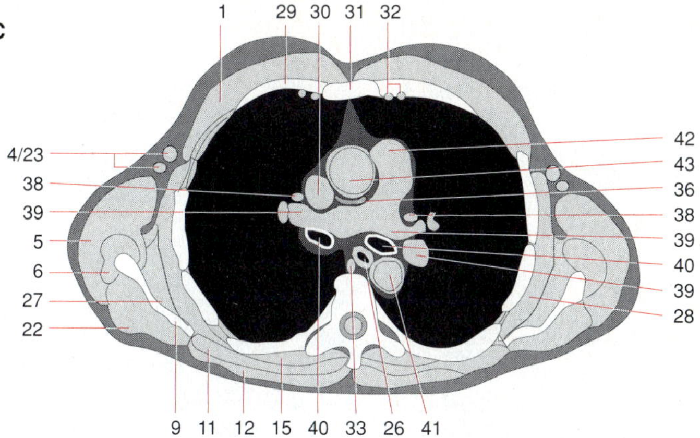

D

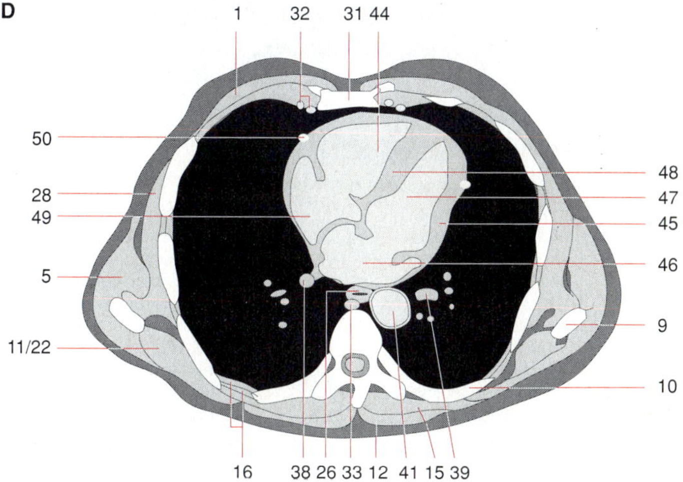

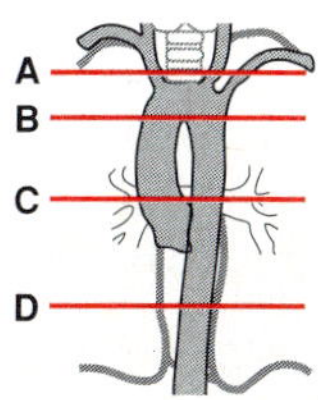

39 A. pulmonalis
40 Hauptbronchus
41 Aorta descendens
42 Truncus pulmonalis
43 Aorta ascendens
44 rechter Ventrikel
45 Myokard
46 linker Vorhof
47 linker Ventrikel
48 Septum interventriculare
49 rechter Vorhof
50 N. phrenicus

Thorax: Koronarschnitt dorsal

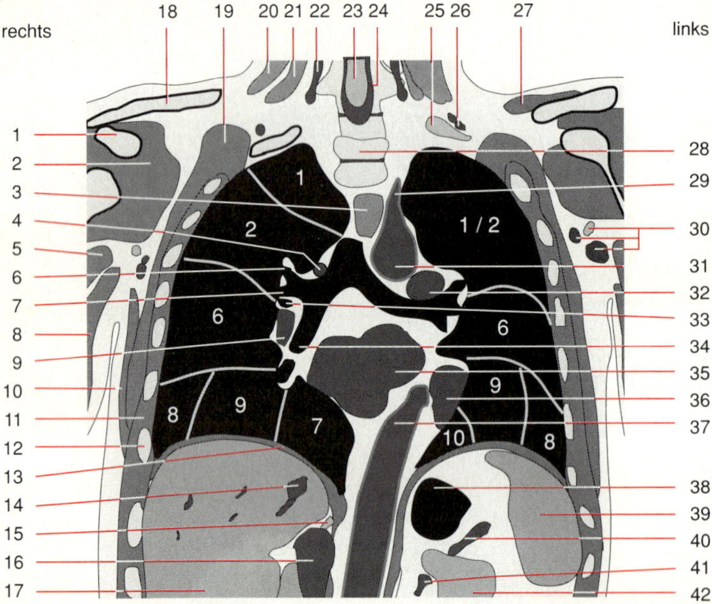

1 Scapula
2 M. subscapularis
3 Ösophagus
4 V. azygos
5 M. coracobrachialis
6 OL-Bronchus
7 ML-Bronchus
8 M. biceps brachii
9 rechte A. pulmonalis
10 M. latissimus dorsi
11 Interkostalmuskulatur
12 Rippe
13 Diaphragma
14 V. hepatica
15 rechte Gl. suprarenalis
16 VCI
17 Leber
18 Clavicula
19 Mm. rhomboidei/M. serratus ant.
20 M. sternocleidomastoideus
21 M. scalenus med.
22 A. vertebralis
23 zervikales Myelon
24 Duralsack
25 Plexus brachialis
26 A.+V. cervicalis superf.
27 M. deltoideus
28 WK TH1
29 linke A. subclavia
30 A.+V. axillaris/N. medianus
31 Arcus aortae
32 Truncus pulmonalis
33 V. pulmonalis
34 rechter UL-Bronchus
35 linker Vorhof
36 linker Ventrikel (Anschnitt)
37 Aorta abdominalis
38 Magenfundus
39 Milz
40 V. lienalis
41 linke V. renalis
42 linke Niere

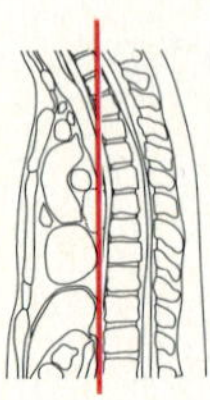

Thorax: Koronarschnitt ventral

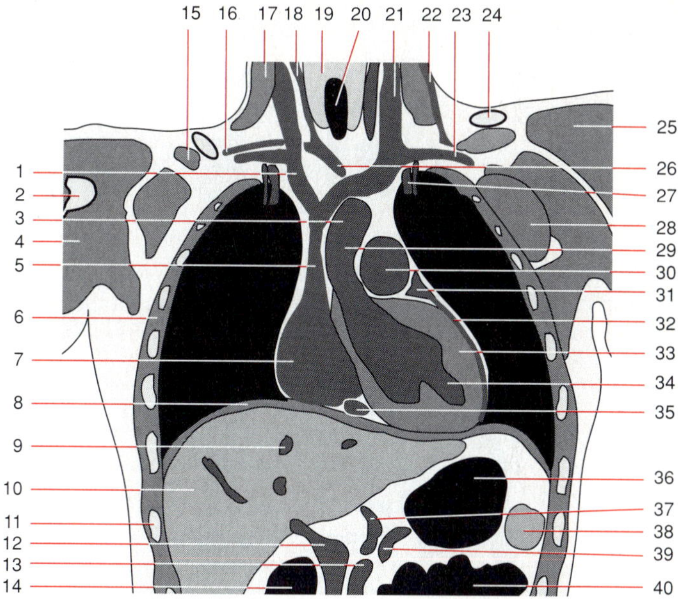

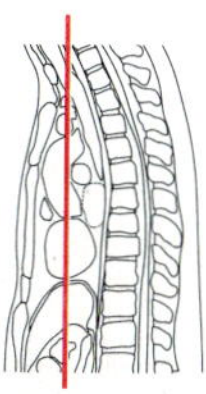

1 rechte V. brachiocephalica
2 Proc. coracoideus scapulae
3 Arcus aortae
4 M. pectoralis major/M. biceps brachii/M. coracobrachialis
5 VCS
6 Interkostalmuskulatur
7 rechter Vorhof
8 Diaphragma
9 V. hepatica
10 Leber
11 Rippe
12 V. portae
13 A. mesenterica sup.
14 rechte Kolonflexur
15 M. omohyoideus
16 rechte A. subclavia
17 M. sternocleidomastoideus
18 rechte A. carotis communis
19 SD
20 Trachea
21 linke V. jugularis int.
22 linke V. jugularis ext.
23 linke V. subclavia
24 Clavicula
25 M. deltoideus
26 Truncus brachiocephalicus
27 A.+V. thoracica int. (mammaria)
28 M. pectoralis minor
29 Aorta ascendens
30 Truncus pulmonalis
31 linker Recessus pericardialis sup. („Herzohr“)
32 Perikardspalt
33 Myokard
34 linker Ventrikel
35 Sinus coronarius
36 Magenfundus
37 Truncus coeliacus
38 Milz
39 A. lienalis
40 Jejunum/linke Kolonflexur

Thorax: Parasagittalschnitt rechts

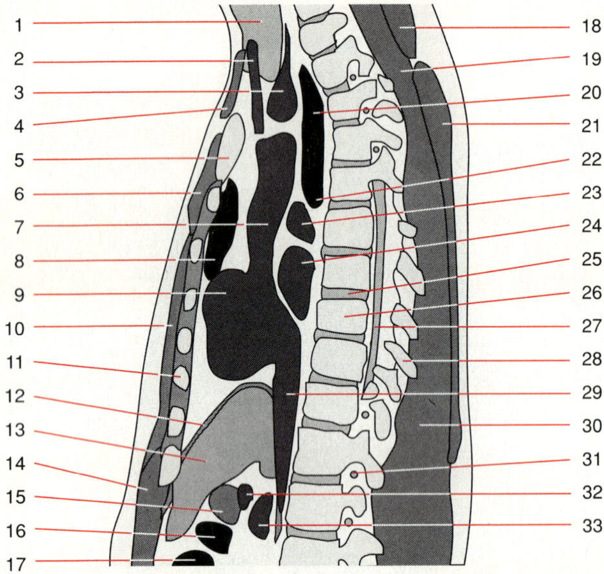

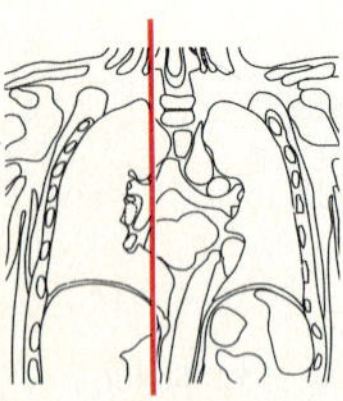

1 rechter SD-Lappen
2 rechte V. jugularis int.
3 Truncus brachiocephalicus/ A. carotis communis
4 M. sternocleidomastoideus
5 Manubrium/Sternoclaviculargelenk
6 Pars clavicularis des M. pectoralis major
7 VCS
8 rechte Lunge (Anschnitt)
9 rechter Vorhof
10 Pars sternocostalis des M. pectoralis major
11 Rippenknorpel
12 Diaphragma
13 Leber
14 M. rectus abdominis
15 Pankreas
16 Pylorus/Bulbus duodeni
17 Colon transversum
18 M. splenius capitis/cervicis
19 M. semispinalis capitis
20 Trachea
21 M. trapezius
22 rechter Hauptbronchus
23 rechte A. pulmonalis
24 linker Vorhof
25 BS
26 WK
27 Myelon (Anschnitt)
28 Proc. spinosus
29 VCI
30 M. erector spinae
31 Nervenwurzel
32 V. lienalis
33 V. mesenterica sup.

Thorax: Mediosagittalschnitt

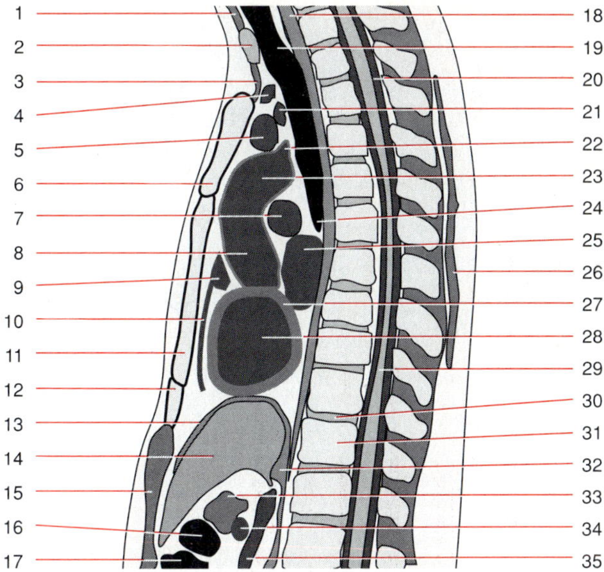

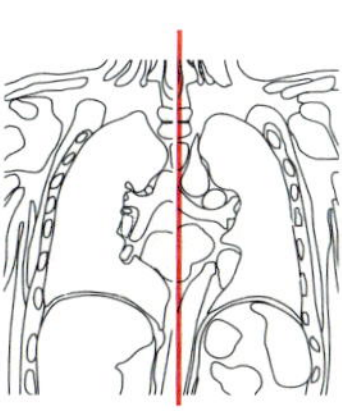

1 Cartilago cricoidea
2 Isthmus der SD
3 M. sternohyoideus
4 Arcus venosus juguli
5 linke V. brachiocephalica
6 Manubrium sterni
7 rechte A. pulmonalis
8 Aorta ascendens
9 Recessus pericardialis ant. sup.
10 Perikardspalt
11 Corpus sterni
12 Xiphoid
13 Diaphragma
14 Leber
15 M. rectus abdominis
16 Pylorusregion
17 Colon transversum
18 Ösophagus
19 Trachea
20 Duralsack
21 Truncus brachiocephalicus
22 Abgang der linken A. carotis communis
23 Arcus aortae
24 Carina
25 linker Vorhof
26 M. trapezius
27 Myokard
28 rechter Ventrikel
29 Myelon
30 BS
31 WK
32 Crus diaphragmalis
33 Pankreas
34 V. lienalis
35 A. mesenterica sup.

2

Abdomen: Transversalschnitte

A

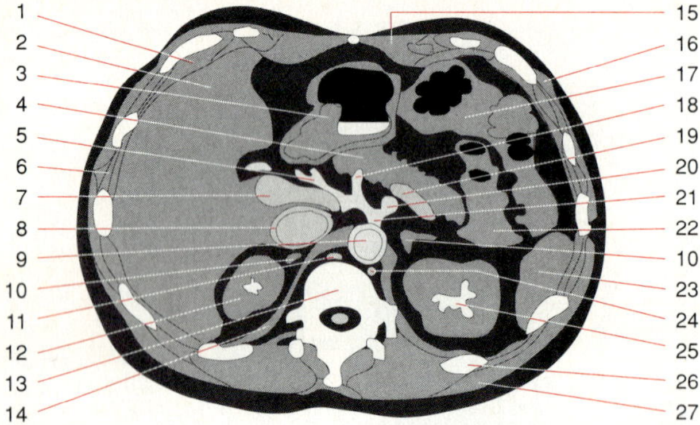

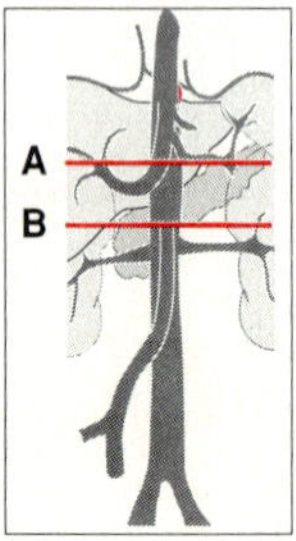

1 M. transv. abdominis
2 Leber
3 Magen
4 Pankreas
5 A. hepatica
6 M. intercostalis ext.
7 V. portae
8 VCI
9 Aorta abdominalis
10 Gl. suprarenalis
11 V. azygos
12 Niere
13 WK
14 Diaphragma
15 M. rectus abdominis
16 M. obliquus ext. abdominis
17 Kolon
18 A. gastrica sinistra
19 V. lienalis
20 A. lienalis
21 Truncus coeliacus
22 Jejunum
23 Milz
24 V. hemiazygos
25 Calices renales
26 Rippe
27 M. latissimus dorsi
28 M. intercostalis int.
29 Gallenblase
30 Duodenum
31 M. psoas
32 M. erector trunci
33 Proc. spinosus
34 V. mesenterica sup.
35 A. mesenterica sup.
36 V. renalis
37 Pelvis renalis
38 A. renalis
39 Myelon

B

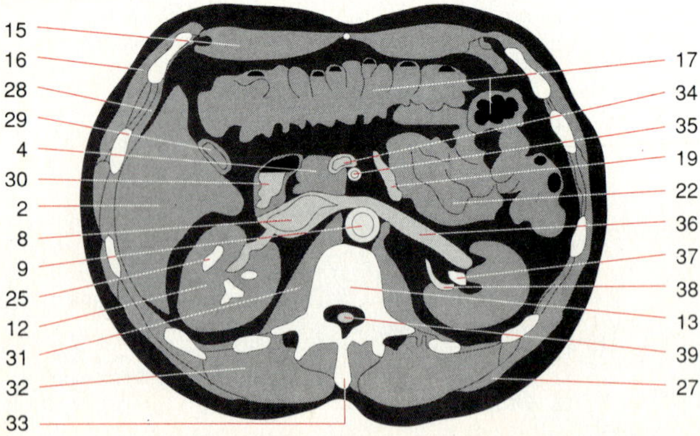

Abdomen: Faszienräume

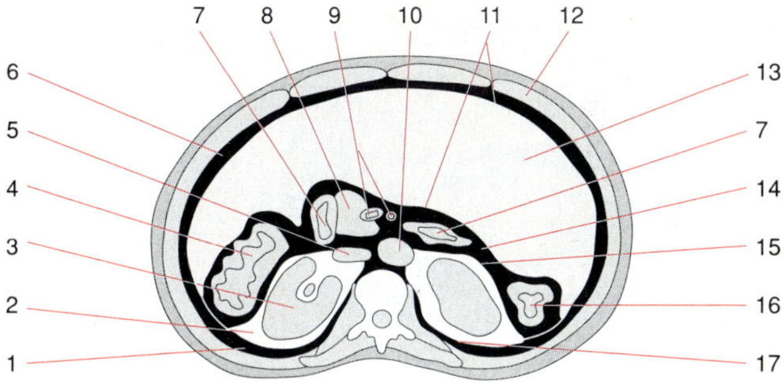

1 hinterer Pararenalraum
2 Perirenalraum
3 Niere
4 Colon ascendens
5 VCI
6 (prä)peritoneales Fett
7 Duodenum
8 Pankreas
9 V.+A. mesenterica sup.
10 Aorta abdominalis
11 Peritoneum
12 Bauchwandmuskulatur
13 Peritonealraum
14 vorderer Pararenalraum
15 Fascia renalis ant.
16 Colon descendens
17 Fascia renalis post.

Pelvis: Mediosagittalschnitte

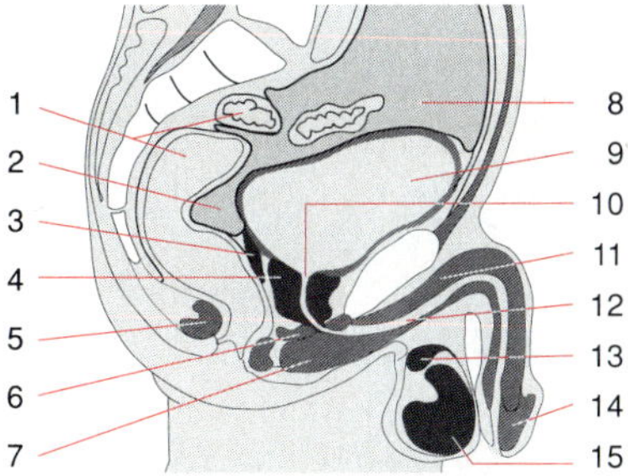

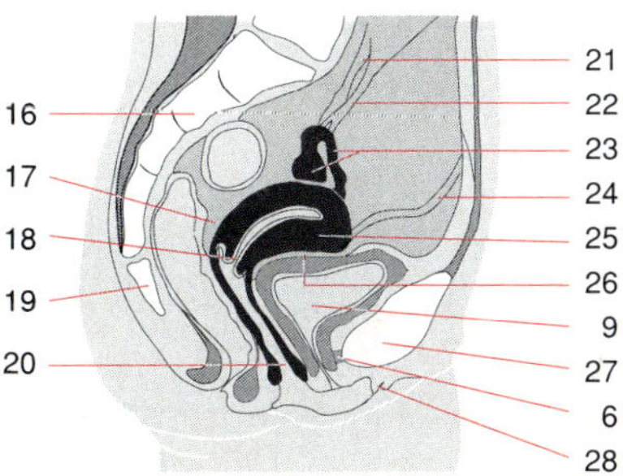

1 Sigma / Rektum
2 Spatium retrovesicale
3 Vesicula seminalis
4 Prostata
5 M. sphincter ani
6 M. transversus perinei prof. (Diaphragma urogenitale)
7 Corpus cavernosum urethrae
8 Bauchhöhle
9 Harnblase
10 Ostium urethrae
11 Corpus cavernosum penis
12 Urethra
13 Nebenhoden
14 Glans penis
15 Testis
16 Os sacrum
17 Excavatio rectouterina
18 Cervix uteri
19 Os coccygis
20 Vagina
21 Ureter
22 Lig. suspensorium ovarii
23 Tube / Ovar
24 Lig. teres uteri
25 Uterus
26 Excavatio vesicouterina
27 Symphyse
28 Klitoris

Pelvis: Transversalschnitte

A

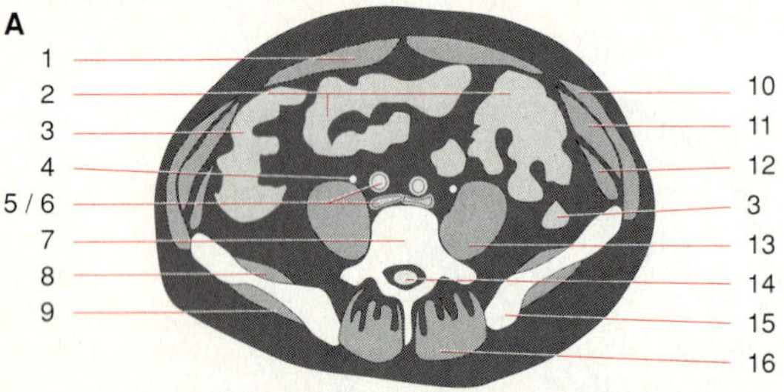

B

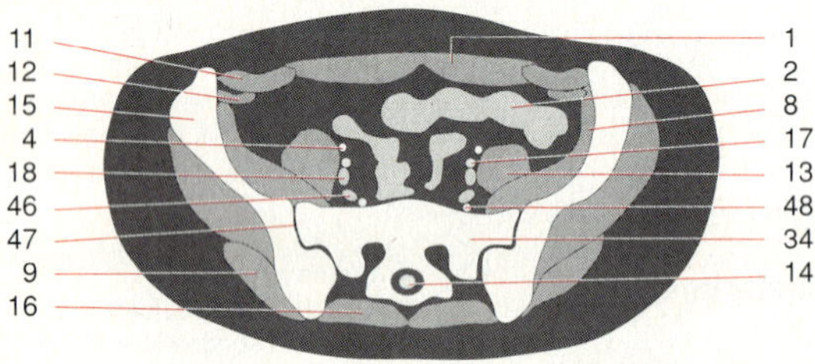

C ♀

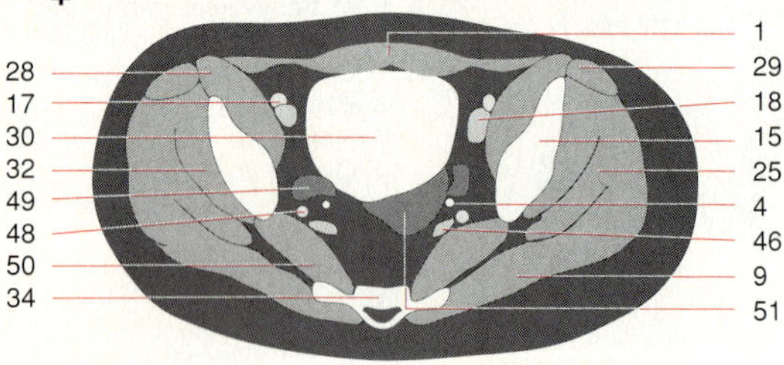

1 M. rectus abdominis
2 Ileum
3 Kolon
4 Ureter
5 A. iliaca communis
6 V. iliaca communis
7 Wirbelkörper
8 M. iliacus
9 M. glutaeus maximus
10 M. obliquus ext. abdominis
11 M. obliquus int. abdominis
12 M. transversus abdominis
13 M. psoas
14 Spinalkanal / Myelon
15 Ala ossis ilii
16 M. multifidus
17 A. iliaca ext.
18 V. iliaca ext.
19 M. sartorius
20 M. pectineus
21 M. rectus femoris
22 Caput femoris
23 Acetabulum
24 Vesiculae seminales
25 M. glutaeus medius

2

➤ Pelvis: Transversalschnitte

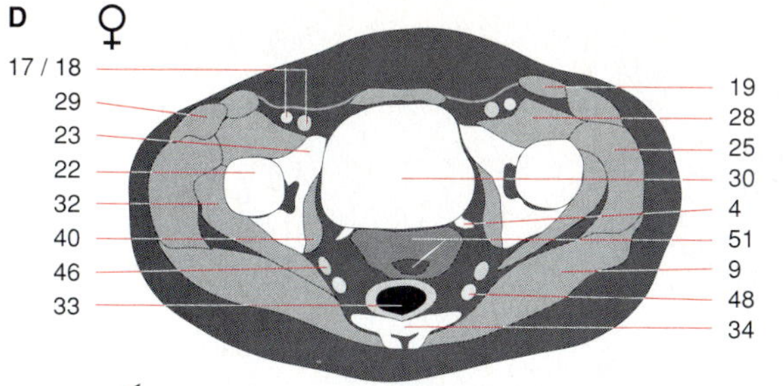

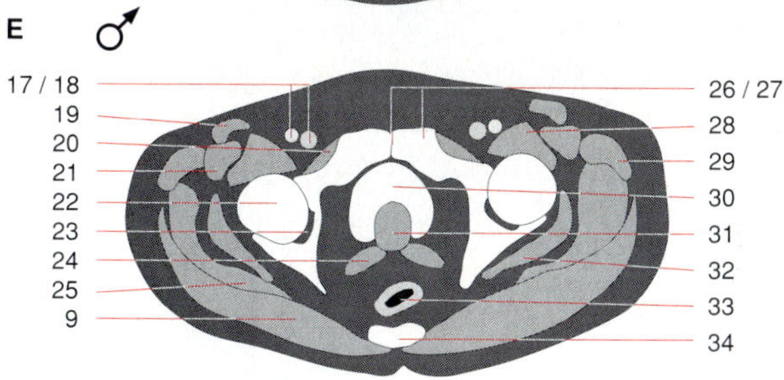

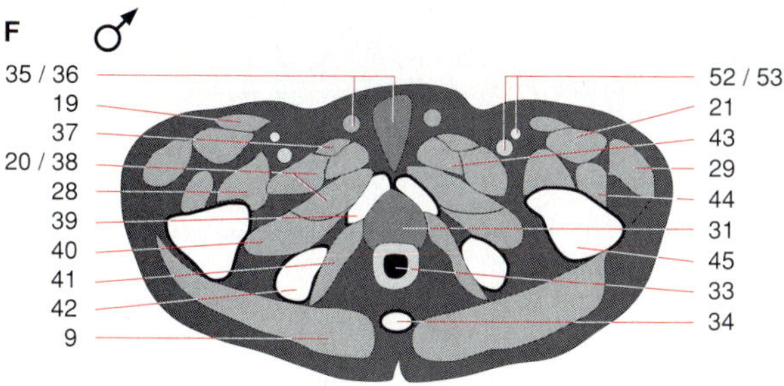

26 Symphyse
27 Ramus sup. ossis pubis
28 M. iliopsoas
29 M. tensor fasciae latae
30 Harnblase
31 Prostata
32 M. glutaeus minimus
33 Rektum
34 Os sacrum / Os coccygis
35 Funiculus spermaticus
36 Penis
37 M. adductor longus
38 M. adductor magnus
39 Ramus inf. ossis pubis
40 M. obturatorius ext.
41 M. obturatorius int.
42 Tuber ossis ischii
43 M. adductor brevis
44 M. vastus lat.
45 Femur
46 V. iliaca int.
47 ISG
48 A. iliaca int.
49 Ovar
50 M. piriformis
51 Uterus / Vagina
52 A. femoralis comm.
53 V. femoralis comm.

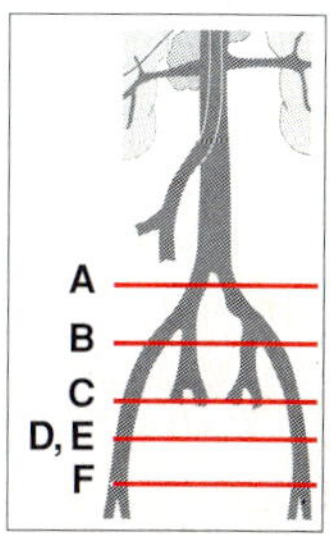

Pelvis/Oberschenkel: Koronarschnitt

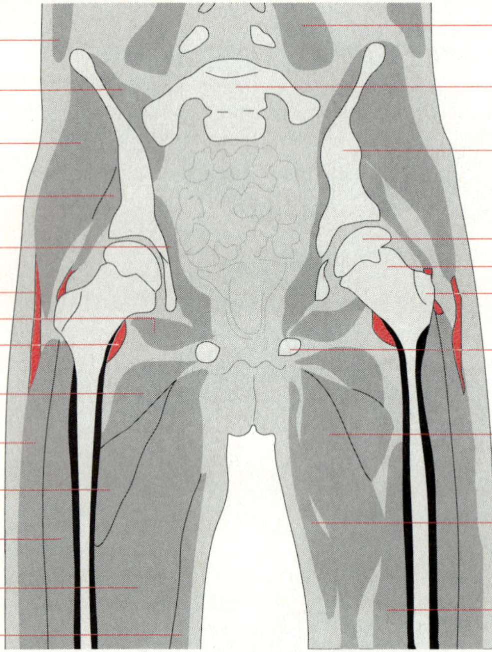

1	M. obliquus int.	12	M. tensor fasciae latae
2	M. psoas	13	M. obturatorius ext.
3	Sakrum	14	M. iliopsoas
4	M. iliacus	15	Ramus inf. ossis pubis
5	M. gluteus med.	16	M. add. brevis
6	Os ilium	17	M. vastus lat.
7	M. gluteus min.	18	M. add. long.
8	M. obturatorius int.	19	M. vastus intermedius
9	Caput femoris	20	M. add. magnus
10	Schenkelhals	21	M. vastus med.
11	Trochanter major	22	M. gracilis

Oberschenkel/Unterschenkel: Transversalschnitte

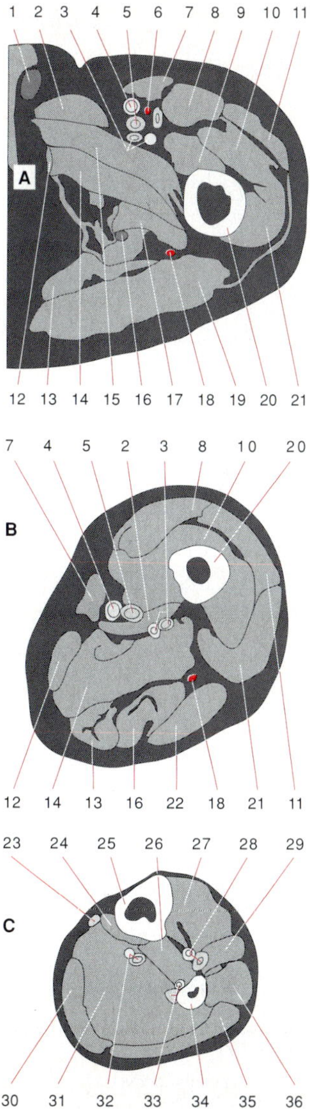

1 Ductus deferens / Testes
2 M. adductur longus
3 A. + V. profunda femoris
4 A. femoralis superficialis
5 V. femoralis superficialis
6 N. femoralis
7 M. sartorius
8 M. rectus femoris
9 M. pectineus
10 M. vastus intermedius
11 M. tensor fasciae latae
12 M. gracilis
13 M. semitendinosus
14 M. adductor magnus
15 M. adductor brevis
16 M. semimembranosus (Sehne)
17 M. quadratus femoris
18 N. ischiadicus
19 M. glutaeus maximus
20 Femur
21 M. vastus lat.
22 M. biceps femoris (Caput longum)
23 V. saphena magna
24 M. flexor digitorum longus
25 Tibia
26 M. tibialis post.
27 M. extensor hallucis longus
28 A. + V. tibialis ant.
29 M. extensor digitorum longus
30 M. gastrocnemius (Caput med.)
31 M. soleus
32 A. + V. tibialis post.
33 A. + V. fibularis
34 Fibula
35 M. gastrocnemius (Caput lat.)
36 M. peronaeus longus

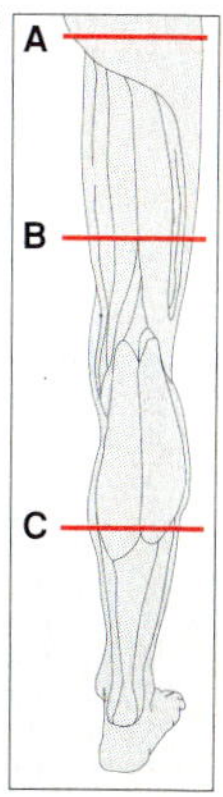

Kniegelenk

Transversalschnitt

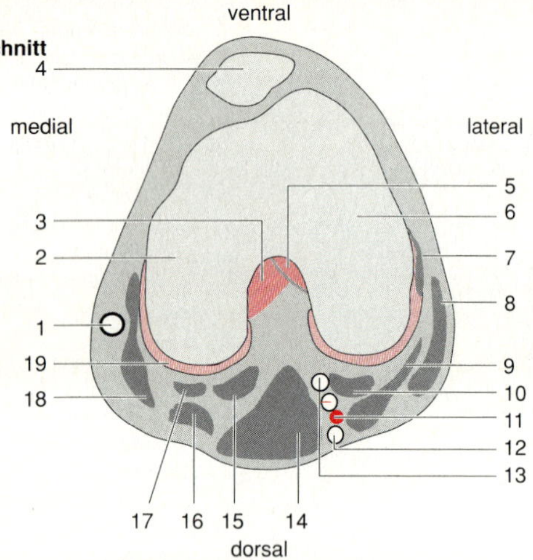

Koronarschnitt

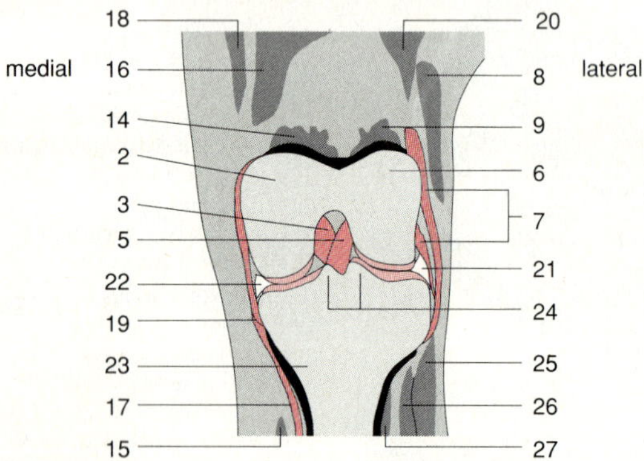

1 V. saphena magna
2 Condylus med.
3 Lig. cruciatum post.
4 Patella
5 Lig. cruciatum ant.
6 Condylus lat.
7 T./M. popliteus/Lig. coll. lat. (fibulare)/Gelenkkapsel
8 M. biceps femoris
9 M. gastrocnemius (caput lat.)
10 M. plantaris
11 N. tibialis
12 V. saphena parva
13 A.+V. poplitea
14 M. gastrocnemius (caput med.)
15 T./M. semitendinosus
16 T./M. semimembranosus
17 T./M. gracilis
18 M. sartorius
19 Lig. coll. med. (tibiale)/Gelenkkapsel
20 M. vastus lat.
21 Meniscus lat.
22 Meniscus med.
23 Tibia
24 Eminentiae intercondylares
25 M. peronaeus long.

➤ Kniegelenk

I (medial)

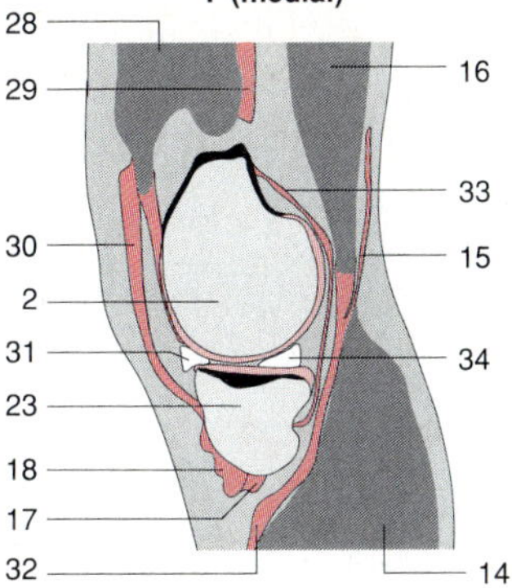

II (paramedian med.)

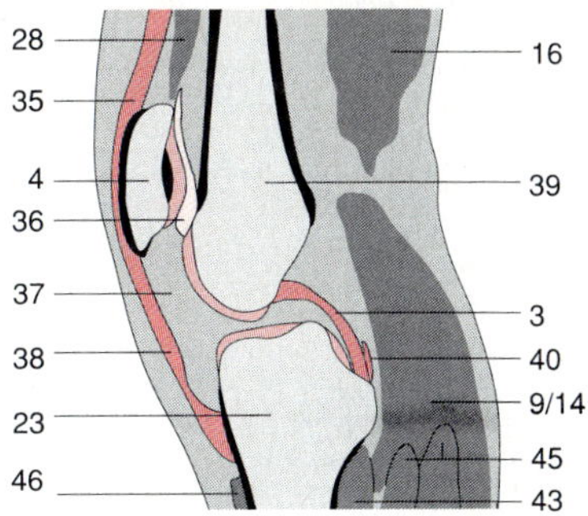

III (paramedian lat.)

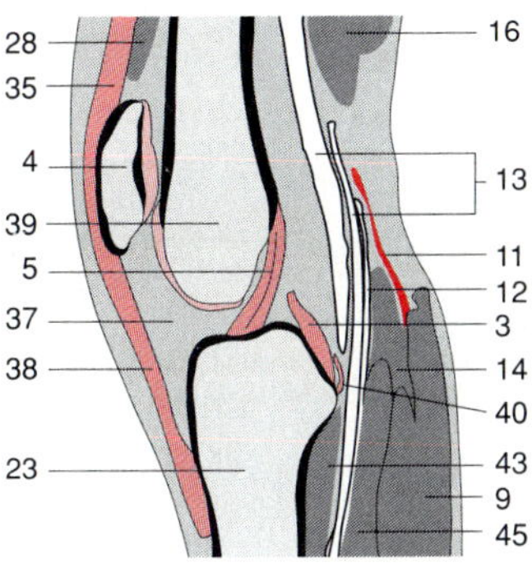

IV lateral

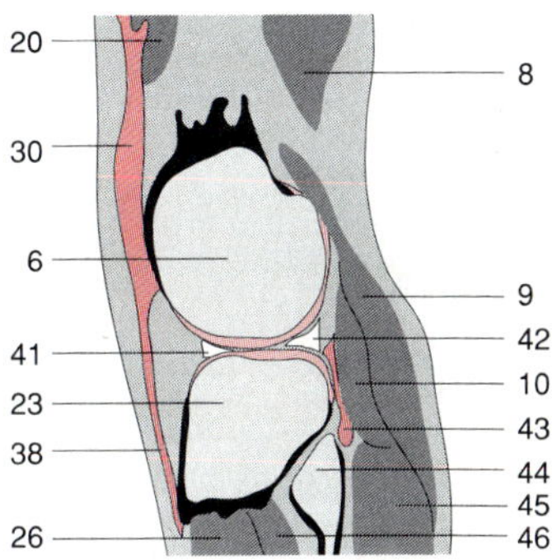

26 M. ext. dig. long.
27 M. tibialis post.
28 M. vastus med.
29 M. add. magnus
30 Retinaculum patellae
31 Cornu ant. meniscus med.
32 Pes anserinus
33 Gelenkkapsel
34 Cornu post. meniscus med.
35 T./M. quadriceps femoris
36 Bursa suprapatellaris
37 Hoffa-Fettkörper
38 Lig. patellae
39 Femur
40 Lig. meniscofemorale post.
41 Cornu ant. meniscus lat.
42 Cornu post. meniscus lat.
43 T./M. popliteus
44 Fibula
45 M. soleus
46 M. tibialis ant.

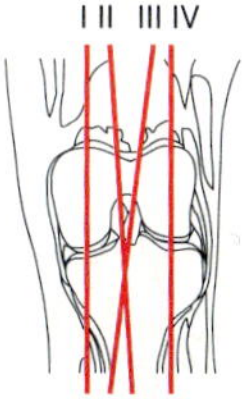

OSG: Transversalschnitt

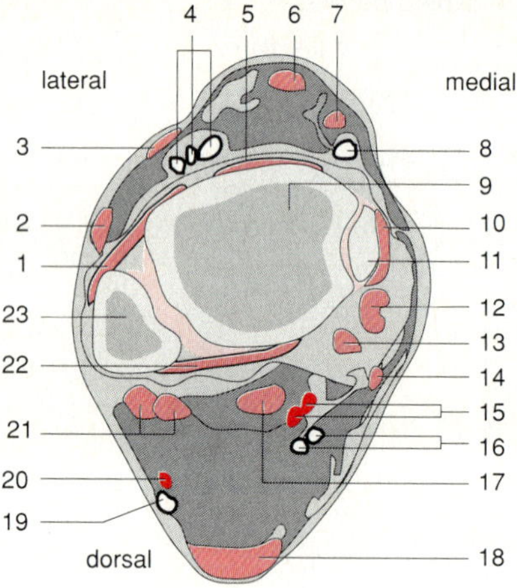

1 Lig. talofibulare ant.
2 Retinaculum ext.
3 Tt./Mm. ext. dig. long.
4 Aa.+Vv. dorsales pedis
5 Lig. talonaviculare
6 T./M. ext. hallucis long.
7 T./M. tibialis ant.
8 V. saphena magna
9 Talus
10 Lig. deltoideum (coll. med.)
11 Malleolus med. tibiae
12 T./M. tibialis post.
13 T./M. flex. dig. long.
14 Mm. flex. retinaculum
15 Nn. plantaris med.+lat.
16 A.+V. tibialis post.
17 T./M. flex. hallucis long.
18 Achillessehne
19 V. saphena parva
20 N. suralis
21 Tt./Mm. peronaeus long.+brev.
22 Lig. talofibulare post.
23 Fibula
24 Metatarsale II / III
25 Cuneiforme lat.
26 Cuneiforme intermed.
27 Naviculare
28 Lig. talocalcaneum interosseum
29 Lig. tibiotalare ant.
30 Tibia
31 Lig. tibiofibulare post.
32 Kalkaneus
33 M. abd. dig. min.
34 Kuboid
35 T. m. peronaeus longus
36 M. opp. dig. min.
37 Mm. lumbricales + interossei
38 Plantaraponeurose
39 M. flex. dig. brev.
40 M. quadratus plantae
41 M. abd. hallucis
42 Lig. calcaneofibulare

OSG/USG: Sagittalschnitt

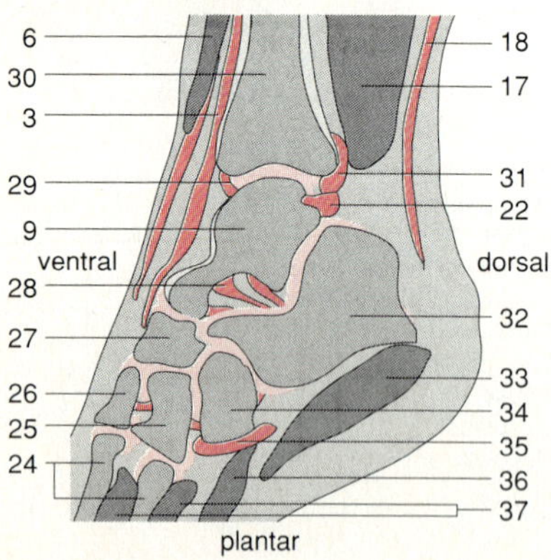

OSG/USG: Koronarschnitt

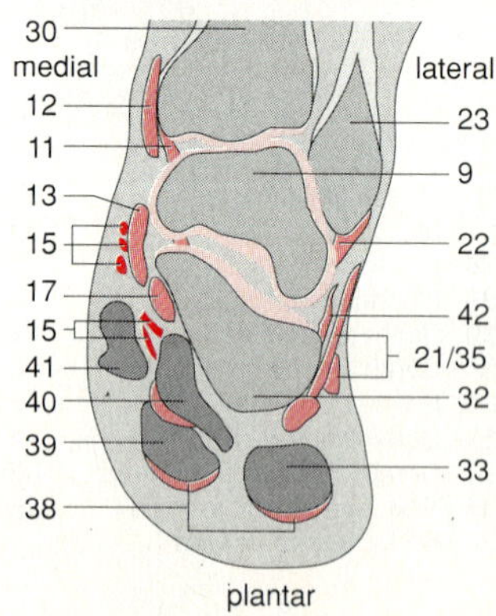

3 Technik

Test

Definition*

(alle Ergebnisse mit 100 multipliziert und in %)

Spezifität (rn/fp+rn)	Sensitivität (rp/rp+fn)
Positive Prädiktion (rp/rp+fp)	negative Prädiktion (rn/fn+rn)
Effizienz (rp+rn/rp+fp+fn+rn)	Vorhersagewahrscheinlichkeit (rp/rp+fp)
Falsch-positiv (fp/rp+fp)	falsch-negativ (rp/rn+fn)

* r = richtig, f = falsch, p = positiv, n = negativ

Ergebnisse

Bildbefund/Histologie	Positiv	Negativ
Positiv	richtig-positiv (rp) (Sensitivität)	falsch-positiv (fp)
Negativ	falsch-negativ (fn)	richtig-negativ (rn) (Spezifität)

Epidemiologische/demographische Parameter

Mortalität: $\frac{\text{Anzahl der Verstorbenen}}{\text{mittlere Bevölkerungszahl}}$

Letalität: $\frac{\text{Anzahl der Verstorbenen}}{\text{Anzahl der abgeschlossenen Erkrankungen}}$

Inzidenz: $\frac{\text{Anzahl der neu Erkrankten}}{\text{mittlere Bevölkerungszahl}}$

Prävalenz: $\frac{\text{Anzahl der Erkrankten}}{\text{mittlere Bevölkerungszahl}}$

Umrechnungstabelle

	kWh	eV	kpm	cal	J
1 kWh	1	$2{,}25 \cdot 10^{25}$	$3{,}67 \cdot 10^{5}$	$8{,}6 \cdot 10^{5}$	$3{,}6 \cdot 10^{6}$
1 eV	$4{,}45 \cdot 10^{-26}$	1	$1{,}63 \cdot 10^{-20}$	$3{,}8 \cdot 10^{-20}$	$1{,}6 \cdot 10^{-19}$
1 kpm	$2{,}73 \cdot 10^{-6}$	$6{,}12 \cdot 10^{19}$	1	2,34	9,81
1 cal	$1{,}16 \cdot 10^{-6}$	$2{,}61 \cdot 10^{19}$	0,427	1	4,19

Physikalische Einheiten

Basiseinheiten: Meter (m) - Länge, Sekunde (s) - Zeit, Kilogramm (kg) - Masse, Ampere (A) - elektrische Stromstärke, Kelvin (K) - Temperatur, Candela (cd) - Lichtstärke, Mol (mol) - Stoffmenge.

Abgeleitete Einheiten: 1 Joule (J) = 1 kg m^2/s^2 = 1 Ws - Energie, 1 Volt (V) = 1 J/As - elektrische Spannung, 1 Coulomb (C) = 1 As - elektrische Ladung, 1 Newton (N) = 1 kg m/s^2 = 1 J/m - Kraft, 1 Pascal (Pa) = 1 kg/ms^2 = 1 N/m^2 - Druck, 1 Weber (Wb) = 1 Vs - magnetischer Fluß, 1 Tesla (T) = 1 Vs/m^2 - magnetische Flußdichte (Feldstärke).

Sonderbezeichnungen: 1 Gray (Gy) = 1 J/kg - Energiedosis, 1 Sievert (Sv) = 1 J/kg - Äquivalentdosis, 1 Becquerel (Bq) = 1/s - Radioaktivität (Zerfall pro Zeiteinheit), 1 Hertz (Hz) = 1/s - Frequenz, 1 Bar (bar) = 10^5 Pa, 1 Ar (a) = 100 m^2 - Flächen, 1 Liter (l) = 10^{-3} m^3 - Rauminhalt, 1 Tonne (t) = 10^3 kg - Masse, 0° Celsius (C) = 273,15 K - Temperatur, 1 Kalorie (cal) = 4,184 J - Energie, 1 Atmosphäre (atm) = 1,013 · 10^5 Pa - physikalischer Druck, 1 Farad (F) = 1 C/V - elektrische Kapazität, 1 Ångström (Å) = 10^{-10} m - Wellenlänge, 1 Ohm (Ω) = 1 V/A - elektrischer Widerstand, 1 Lux (lx) = Beleuchtungsstärke, 1 Dioptrie (dpt) = 1/m - Brechkraft optischer Systeme, 1 Elektronenvolt (eV) = 1,6021892 · 10^{-19} J, 1 Minute (min) = 60 s - Zeit, 1 Stunde (h) = 60 min = 3600 s, 1 Tag (d) = 24 h = 86400 s, 1 Jahr (a) = 365 d.

Vorsilben bei physikalischen Einheiten

10^{-18}	**10^{-15}**	**10^{-12}**	**10^{-9}**	**10^{-6}**	**10^{-3}**	**10^{-2}**	**10^{-1}**	**10**
atto **a**	femto **f**	piko **p**	nano **n**	mikro **µ**	milli **m**	centi **c**	dezi **d**	deka **da**
10^{2}	**10^{3}**	**10^{6}**	**10^{9}**	**10^{12}**	**10^{15}**	**10^{18}**	**10^{21}**	
hekto **h**	kilo **k**	Mega **M**	Giga **G**	Tera **T**	Peta **P**	Exa **E**	Heta **H**	

Elektromagnetische Wellen

Art	Anwendung	Wellenlänge λ (m)	Frequenz ν (Hz)	Quantenenergie ε (eV)
Niederfrequenz	hörbares Spektrum	bis 10^5	bis 10^4	10^{-11}
Langwelle (LW) **Mittelwelle (MW)** **Kurzwelle (KW)** **Ultrakurzwelle (UKW)** **Dezimeterwelle**	Radio, Fernsehen und MRT	10^4 bis 10^2	10^5 bis 10^9	10^{-10} bis 10^{-5}
Radar	Radar	10^{-2}	10^{10} bis 10^{11}	10^{-4}
Mikrowelle	Kochgeräte, medizinische Anwendung	10^{-3} bis 10^{-4}	10^{11} bis 10^{12}	10^{-3} bis 10^{-2}
Infrarot	Thermographie	10^{-5}	10^{13} bis 10^{14}	10^{-1}
Sichtbares Licht		10^{-6}	10^{14} bis 10^{15}	1
Ultraviolett		10^{-7} bis 10^{-8}	10^{15} bis 10^{16}	10^1 bis 10^2
Rö-Strahlung **Gammastrahlung**	medizinische Anwendung	10^{-9} bis 10^{-13}	10^{17} bis 10^{22}	10^3 bis 10^8

Radioaktivität

α-Zerfall: Kern sendet α-Teilchen aus. Tochterkern hat eine um 2 kleinere Ordnungszahl und eine um 4 kleinere Massenzahl.

$\beta^{-/+}$-Zerfall: Kern sendet Elektron (β^-) oder Positron (β^+) aus. Tochterkern hat eine um 1 größere (β^-) oder kleinere (β^+) Ordnungszahl, die Massenzahl bleibt unverändert. Das ausgesandte Positron beim β^+-Zerfall vereinigt sich nach Abbremsung mit einem Hüllenelektron unter Aussendung von 2 γ-Quanten mit je 0,511 MeV (Vernichtungsstrahlung) und nachfolgender charakteristischer Rö-Emission des absorbierenden Stoffes. **Sonderform des β-Zerfalls:** K-Einfang, Einfang eines Hüllenelektrons strahlungslos in den Kern unter nachfolgender charakt. K-Rö-Emission des Tochterelements.

γ-Übergang: Kern sendet einen/mehrere γ-Quanten aus. Ordnungs- und Massenzahl bleiben unverändert. Vorgang meist während oder kurz nach α- oder β-Zerfall.

Isomere: Nuklide gleicher Massen- und Ordnungszahl in verschiedenen Anregungszuständen. **Sonderform isomerer Übergang:** innere Konversion, Anregungsenergie an Hüllenelektron abgegeben unter nachfolgender charakt. K-Rö-Emission.

Elementarteilchen

	Symbol	Ladung	Ruheenergie (MeV)	Zerfallszeit T1/2
Photon	γ	0	0	stabil
Leptonen:				
Elektron	β^-	–e	0,511	stabil
Positron	β^+	+e	0,511	–
Neutrino	ν	0	$<<10^{-3}$	stabil
Myon	$\mu^\pm$	±e	106	$1,5 \cdot 10^{-6}$ s
Mesonen:				
π-Meson	$\pi^\pm$	±e	139	$1,7 \cdot 10^{-8}$ s
π^0-Meson	π^0	0	135	$\approx 10^{-16}$ s
K-Meson	$K^\pm$	±e	494	$0,9 \cdot 10^{-8}$ s
K^0-Meson	K^0	0	493	$\approx 10^{-10}$ s
Baryonen:				
Proton	p	+e	938	stabil
Neutron	n	0	940	13 min
Δ-Teilchen	Δ	0	1115	$2,6 \cdot 10^{-10}$ s
Σ-Teilchen	$\Sigma^\pm$	±e	1189	$\approx 10^{-10}$ s
Nuklide:				
Deuteron	d	+e	1875	stabil
Triton	t	+e	2809	12 Jahre
α-Teilchen	α	+2e	3727	stabil

3

3

Schema: Röntgenröhre mit Blendenvorrichtung

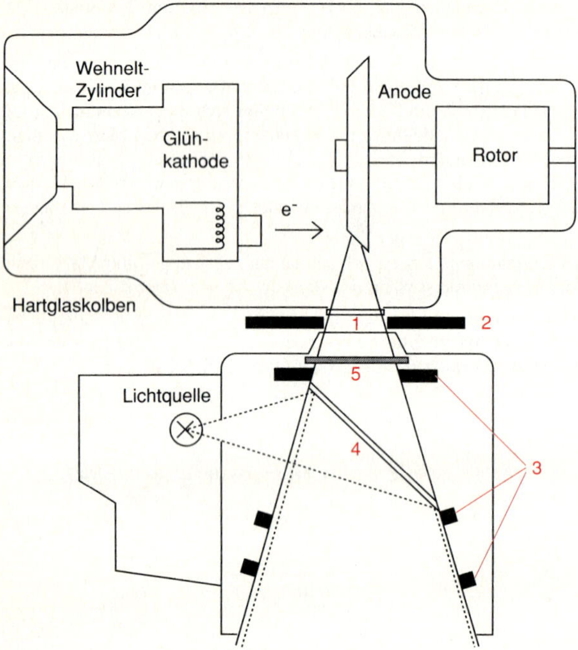

1 Beryllium-Austrittsfenster

2 Irisblende für DL-Betrieb

3 Bleilamellenblende

4 Spiegel des Lichtvisiers

5 Filter

3

Schema: Linearbeschleuniger

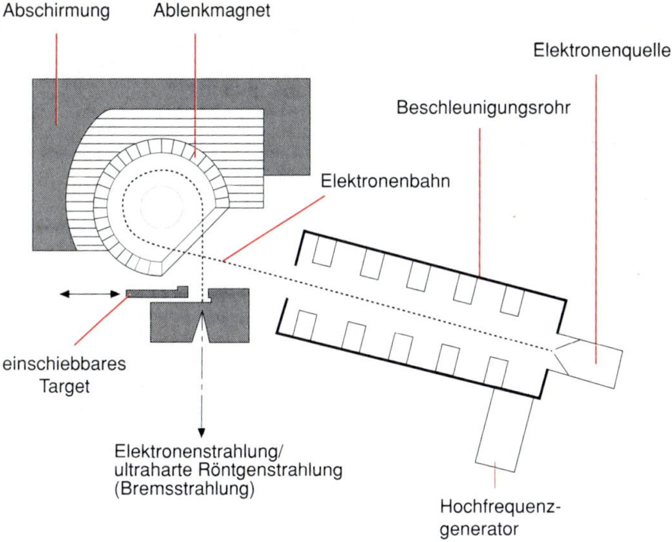

Schema: Zyklotron

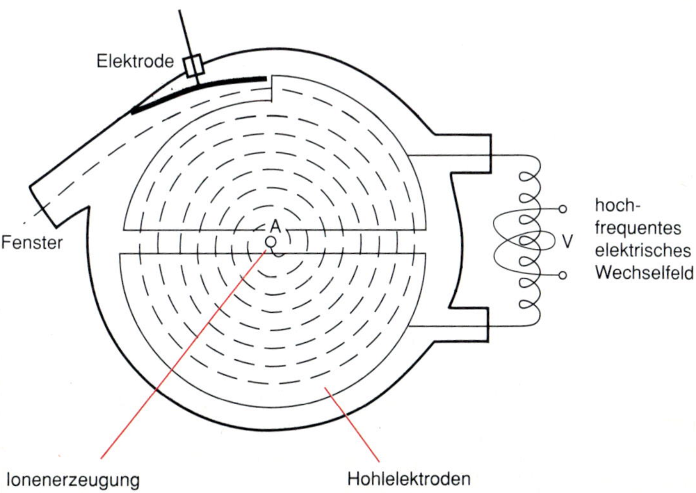

Synopsis: Schwächungsvorgänge

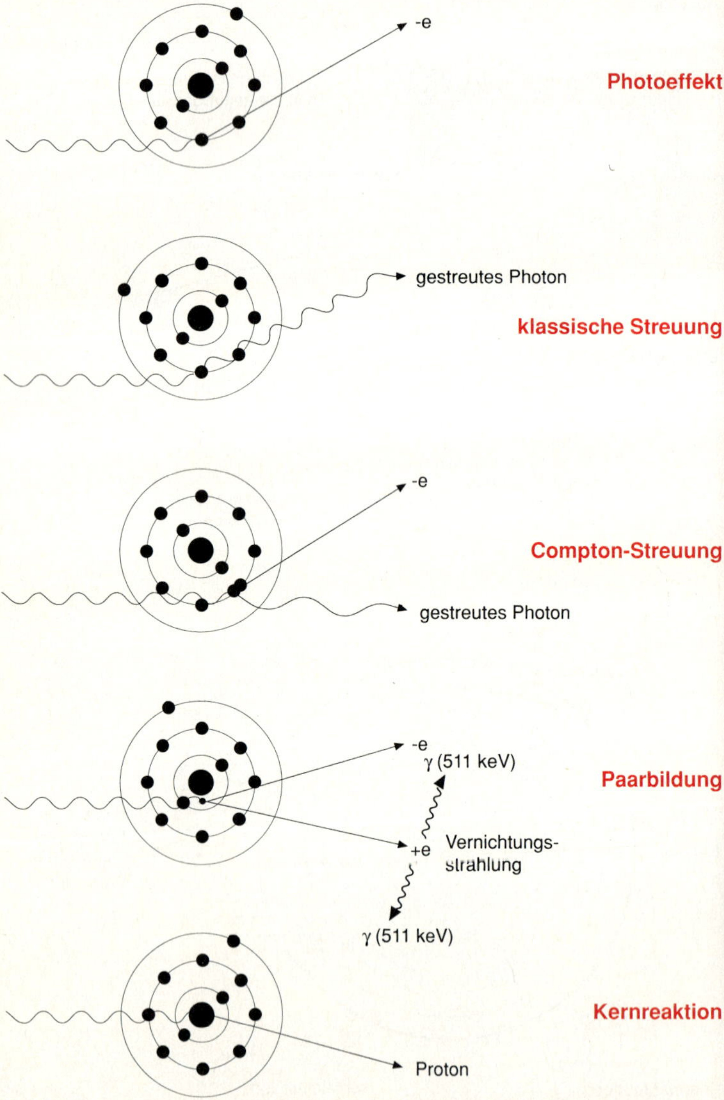

3

Schwächung in Abhängigkeit von der Röhrenspannung

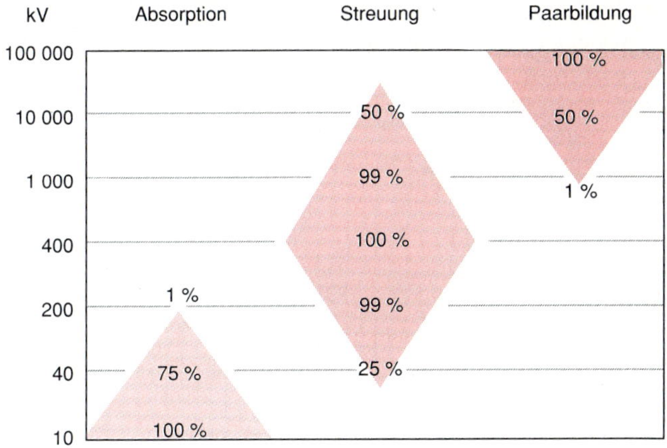

SE-Folienempfindlichkeiten

(Referenz: $CaWO_4$-Universal, Empfindlichkeitsstufe 100, 70 kV)

Empfindlichkeit	Folienart	Eigenschaften	Typen
Bis 100	Fein-/Feinstfolien	sehr hohe Detailerkennbarkeit, minimales Quantenrauschen, geringe Streustrahlenempfindlichkeit	**Quanta D,** Titan D, MR 100, Fine, SE 1 etc.
> 100 bis 300	Universalfolien	Standardfolie, hohe Detailerkennbarkeit, geringes Quantenrauschen	Quanta FD, Titan U, MR 200, Regular, SE 2 etc.
> 300 bis 600	hochverstärkend	noch gute Detailerkennbarkeit, erhebliches Quantenrauschen, dosissparende Standardfolie z.B. für gastrointestinale KM-Untersuchungen	Quanta II, Titan HS, MR 400, Rapid, SE 4 etc.
> 600	höchstverstärkend	verminderte Detailerkennbarkeit, massives Quantenrauschen, ausgeprägte Dosisreduktion (Kinder!), maximale Verstärkung	Quanta III, MR 800, Super Rapid, SE 6 etc.

Röntgentechnische Symbole

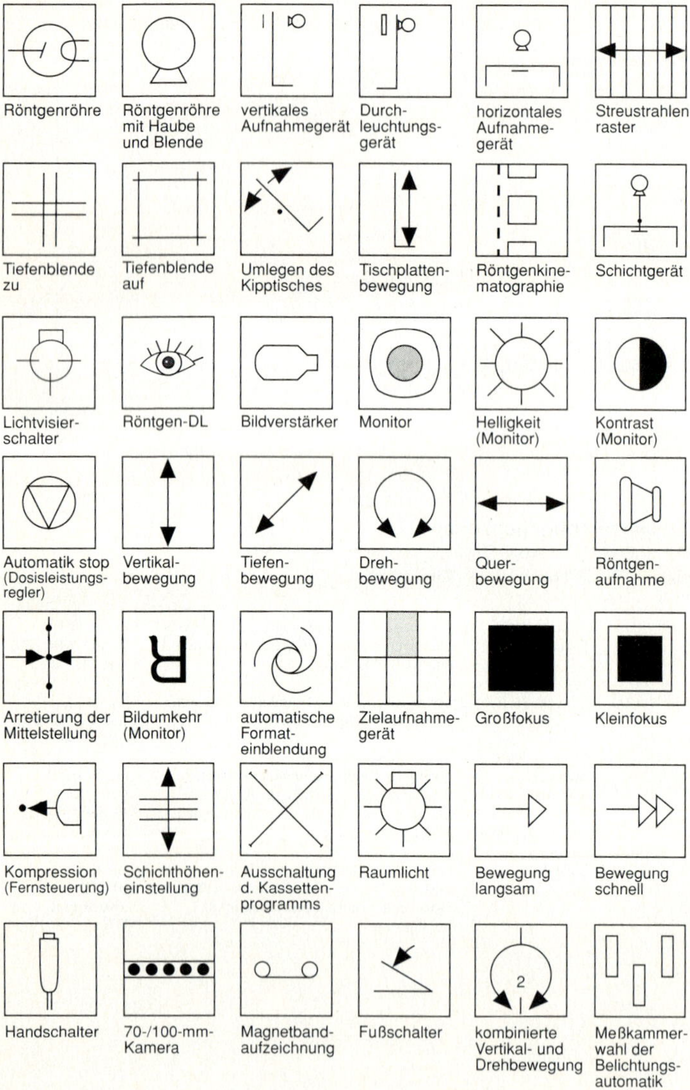

Effektive Äquivalentdosen (mSv) der wichtigsten/häufigsten Untersuchungen mit Anwendung von Rö-Strahlen

nach Lemke (1995); Keske (1995); Standardtechniken

Aufnahme/Untersuchung (f/m, mAs)	weiblich	männlich
Rö-Thorax pa (5/5)	0,04/0,04	0,04/0,04
Rö-Thorax seitlich (9/12)	0,05/0,05	0,05/0,05
Rö-Abdomenübersicht (55/55)	0,5/0,6	0,3/0,3
Rö-Becken ap (180/200)	1,3/1,9	1,1/1,5
Rö-Schädel pa (20/20)	0,01/0,01	0,01/0,01
Rö-Schädel seitlich (120/125)	0,06/0,03	0,05/0,03
Rö-NNH/Orbita (20/20)	0,02/0,02	0,02/0,02
Rö-LWS ap (180/180)	1,4/1,7	0,8/1
Rö-LWS seitlich (120/125)	1,2/1,8	0,6/1
Rö-BWS ap (80/82)	0,3/0,4	0,2/0,3
Rö-BWS seitlich (100/95)	0,2/0,2	0,2/0,2
Rö-HWS ap (98/100)	0,06/0,03	0,06/0,03
Rö-HWS seitlich (19/20)	0,02/0,02	0,02/0,02
Rö-Kolon-KE/Übersicht (57/60)	0,8/1	0,4/0,5
Rö-Galle (T-Drain) (13/13)	0,03/0,03	0,03/0,03
CT-Schädel nativ (500)	4,5	4
CT-Gesichtsschädel nativ (330)	1,8	1,6
CT-Hals nativ (290)	3,5	3
CT-HWS nativ (2 Segmente) (660)	2	2
CT-Thorax nativ (255)	12,5	7,5
CT-Oberbauch nativ (290)	11,5	8,5
CT-Abdomen nativ (290)	17	10
CT-LWS nativ (2 Segmente) (580)	7	5
CT-Becken (290)	13	6,5
i.a. DSA Hirn (A. carotis bds.)	21	24
i.v. DSA Becken/i.a. Bein	32	21
i.a. DSA Leber (prä-LTX)	35	23
Szinti. Knochen (700 MBq Tc-99m-DPD)	6	5,5
Szinti. Nierensequenz (50 MBq Tc-99m-MAG3)	0,3	0,3
Szinti. Nieren statisch (100 MBq Tc-99m-DMSA)	1,6	1,5
Szinti. GFR-Bestimmung (7 MBq Cr-51-EDTA)	0,02	0,02
Szinti. Schilddrüse (50 MBq Tc-99m-Pertechnetat)	0,7	0,6
Szinti. Lunge (100 MBq Tc-99m-MAA)	1,25	1,25
Szinti. MIBG (37 MBq J-131-MIBG)	8	8
Szinti. Myokard (75 MBq Tl-201-Cl)	13,5	22
Szinti. HBR (900 MBq Tc-99m-Ery)	8	7,5
Szinti. Lebersequenz (250 MBq Tc-99m-HIDA)	6,5	5,5
Szinti. Radiorenographie (0,2 MBq J-131-Hippuran)	0,01	0,01
Szinti. Gallium (100 MBq Ga-67)	12,5	11,5
Szinti. Hirn (500 MBq Tc-99m-HMPAO)	10,5	9,5

3

Strahlenarten für Therapiezwecke

(FHA/QHA: 100 cm, Feldgröße 100 cm^2)

Strahlenart	Energie (MeV)	Gewebeoberflächendosis in % der maximalen Dosis	Lage des Tiefendosismaximums (cm)	relative Tiefendosis (Dosisabfall auf 37%, cm)
Co_{60}	1,17/1,33	31	0,5	16
Rö-Strahlen - hart - ultrahart	 1/10 50	 55/22 13	 0,5/2,5 7	 11/24 44
Elektronen	1/10/50	96/86/88	0,1/1,7/5	0,3/4,5/19
Mesonen	84	10	22	22,5
Protonen	140	34	13	13,5
Neutronen	1/14	100/100	0/0	3,5/14,5

Tomographie: Schichtdicke/Schichtwinkel

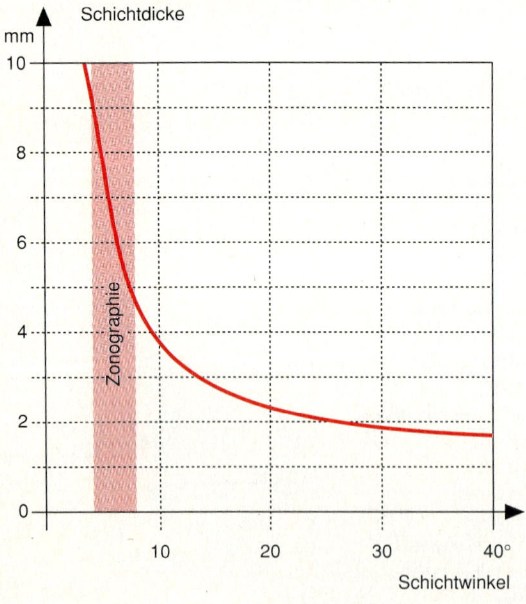

Synopsis: Tomographie

(Empfehlungen, *Abstand Tisch/Schichtebene)

Organ/ Region	Strahlengang	Zono-/Tomographie	Schichttiefe*	Schichtabstand
Orbitae	pa	Tomo, Ellipse/Kreis	ca. 2 - 7 cm	1/0,5 cm
Sella	seitlich	Tomo, Ellipse/Kreis	ca. 7 - 9 cm	0,2 - 0,5 cm
Dens	seitlich	Tomo, Ellipse/Kreis	ca. 13 - 15 cm	0,3 - 0,5 cm
HWS	ap seitlich	Tomo, Ellipse/Kreis Tomo, Ellipse/Kreis	ca. 8 - 10 cm ca. 13 - 15 cm	0,5 cm 0,5 cm
BWS	ap seitlich	Tomo, Ellipse/Kreis Tomo, Ellipse/Kreis	ca. 3 - 7 cm ca. 13 - 15 cm	0,5 cm 0,5 cm
LWS	ap seitlich	Tomo, Ellipse/Kreis Tomo, Ellipse/Kreis	ca. 5 - 9 cm ca. 13 - 15 cm	0,5 cm 0,5 cm
ISG	ap	Tomo, Ellipse/Kreis	ca. 3 - 6 cm	0,3 - 0,5 cm
Hüftgelenk	ap	Tomo, Ellipse/Kreis	ca. 8 - 10 cm	0,5 cm
Sternum	ap seitlich	Tomo, Ellipse/Kreis Tomo, Ellipse/Kreis	ca. 2 - 4 cm ca. 15 - 17 cm	0,3 cm 0,3 - 0,5 cm
Lunge/OF	ap seitlich	Tomo, linear 40°/ großer Kreis	ca. 6 - 13 cm ca. 8 - 13 cm	1 cm 1 cm
Lunge/MF, UF	ap seitlich	Tomo, linear 40°/ großer Kreis	ca. 5 - 18 cm ca. 5 - 13 cm	1 cm 1 cm
Lunge/bds.	ap	Tomo, linear 40°/ großer Kreis	ca. 5 - 18 cm	1 cm
Lunge/Hilus	ap	Tomo, linear 40°/großer Kreis (mit Hilusfilter)	ca. 8 - 11 cm	1/0,5 cm
Niere(n)	ap	Zono, 4°(-8°)/Tomo, linear 40°	ca. 7 - 11 cm	1/2 cm
Galle DHC	ap ap	Zono, 4°(-8°)/Tomo, linear 40°	ca. 5 - 7 cm ca. 7 - 10 cm	1 cm
Röhrenknochen	ap/seitlich	Tomo, Ellipse/Kreis	variabel	0,5 cm
Große Gelenke	ap/seitlich	Tomo, Ellipse/Kreis	variabel	0,5/1 cm
Kleine Knochen, kleine Gelenke	ap/seitlich	Tomo, hypozykloidal, Spirale	variabel	0,1 - 0,3 cm

CT-Dosisabschätzung

Geräte der 3./4. Generation: 5-15 mGy/Schicht!

Dosisbelastung in einem Bereich von 14 aneinandergrenzenden Schichten, auf die Schichtdicke normiert:

CT-Dosis-Index (mGy): $\frac{1}{h} \int_{-7}^{+7} D(z)\, dz$

Lokale Dosis:
D(z); Schichtdicke: h; bezogen auf 100 mAs Röhrenstrom; kV-abhängig.

3

Streustrahlenraster

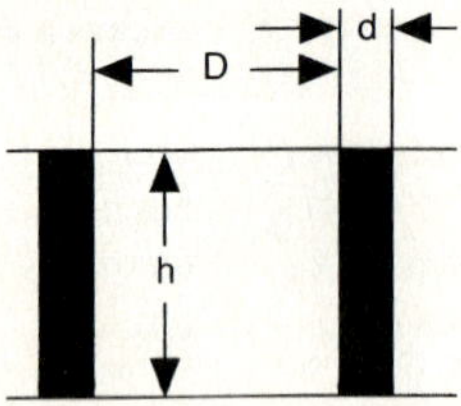

$$\text{Schachtverhältnis} = \frac{h}{D}$$

$$\text{Linienzahl } L = \frac{1}{D + d}$$

Bestimmung wahrer Distanzen/Größen im Rö-Bild

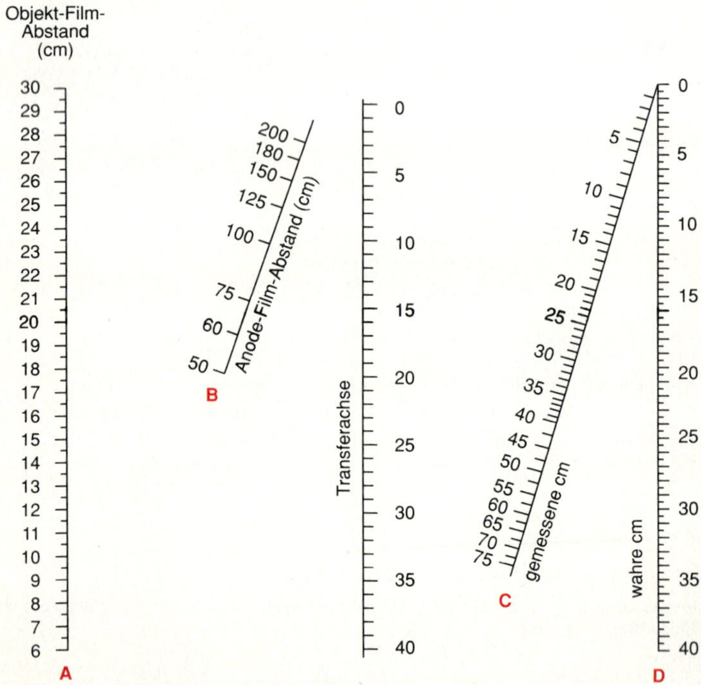

Linie von A durch B auf Transferachse,
weitere Linie von Punkt auf Transferachse durch C auf D

Hautdosisabschätzung

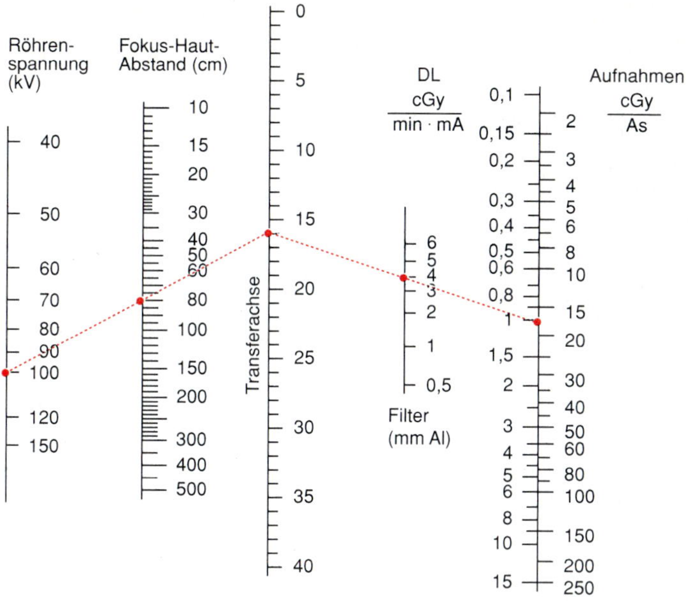

Krebsrisiko bei ionisierender Strahlung (Schätzwerte)

Gewebe/Organ	Sv^{-1}
Brust (f + m)	ca. $2{,}5 \cdot 10^{-3}$
Lunge	ca. $2 \cdot 10^{-3}$
Rotes Knochenmark	ca. $2 \cdot 10^{-3}$
Knochenoberfläche	ca. $5 \cdot 10^{-4}$
Schilddrüse	ca. $5 \cdot 10^{-4}$
Restkörper	ca. $5 \cdot 10^{-3}$

Photonenstrahlung: Relative Herdtiefendosis

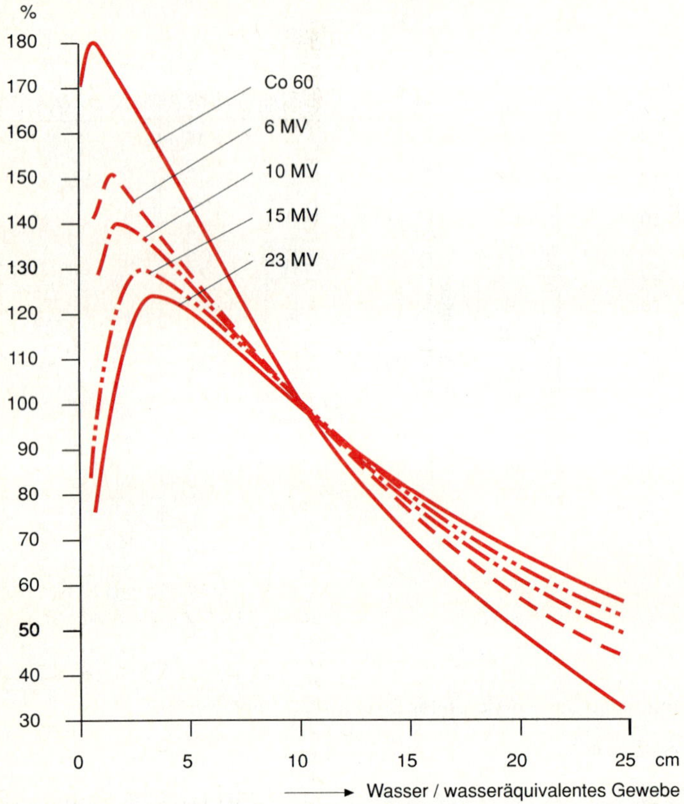

3

Elektronenstrahlung: Relative Herdtiefendosis

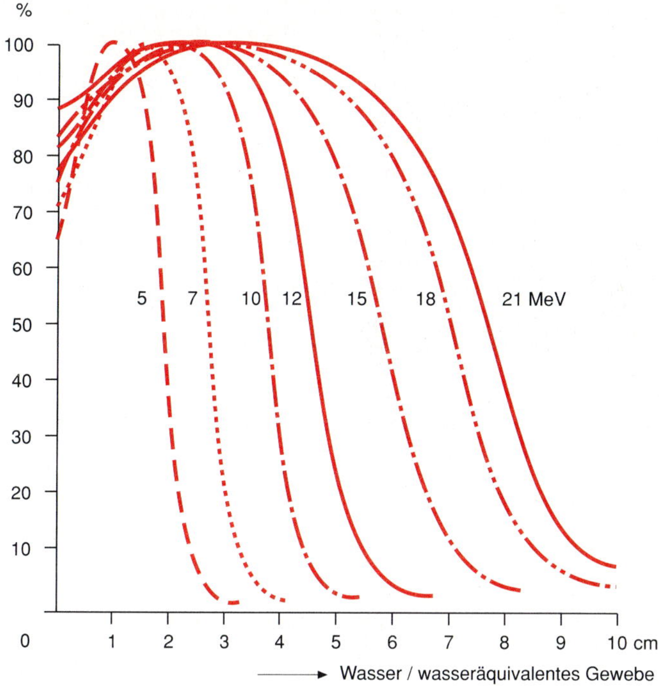

Effekte einzeitiger Ganzkörperexposition

Keine Schädigungen	300 mGy
Vorübergehende Knochenmarkdepression	500 mGy
Beginnende Strahlenkrankheit, schwere Knochenmarkdepression, vereinzelt letal	um 1 Gy
Mittlere letale Dosis, 50% letal	um 4 Gy
Letale Dosis, unbehandelt 100% letal, bis 50% Überleben mit Spezialbehandlung	7 Gy
Absolut letale Dosis, keine Überlebenschance	15 Gy

3

Strahlenschutz: Dosisbegriffe

Energiedosis (Gy): Quotient aus der Energie, die durch ionisierende Strahlung auf das Material in einem Volumenelement übertragen wird, und der Masse in diesem Volumenelement.

Äquivalentdosis (Sv): Produkt aus der Energiedosis und dem Bewertungsfaktor (für Rö-/Gamma-/Beta-/Elektronen- und Positronenstrahlung = 1, für Neutronen = 10, α-Strahlung aus Radionukliden = 20).

Ortsdosis (Sv): Äquivalentdosis für Weichteilgewebe, gemessen an einem bestimmten Ort.

Ortsdosisleistung (Sv/t): Die in einem kurzen Zeitintervall erzeugte Ortsdosis, dividiert durch die Länge des Zeitintervalls.

Personendosis (Sv): Äquivalentdosis für Weichteilgewebe, gemessen an einer für die Strahlenexposition repräsentativen Stelle der Körperoberfläche.

Ganzkörperdosis (Sv): Mittelwert der Äquivalentdosis über Kopf, Rumpf, Oberarmen und Oberschenkeln als Folge einer als homogen angenommenen Ganzkörperbestrahlung.

Teilkörperdosis (Sv): Mittelwert der Äquivalentdosis über das Volumen eines Körperabschnitts oder eines Organs.

Ionendosis (C/kg): Quotient aus der elektrischen Ladung, die durch ionisierende Strahlung in einem Volumenelement Luft erzeugt wird, und der Masse dieses Volumenelements.

Körperdosen/Jahr für beruflich strahlenexponierte Personen

Körperdosis	Kategorie A	Kategorie B
Effektive Dosis	50 mSv	15 mSv
a) Teilkörperdosis: Keimdrüsen, Uterus, rotes Knochenmark	50 mSv	15 mSv
b) Teilkörperdosis: alle Organe und Gewebe außer a), c), d)	150 mSv	45 mSv
c) Teilkörperdosis: Schilddrüse, Knochenoberfläche, Haut außer d)	300 mSv	90 mSv
d) Teilkörperdosis: Hände, Unterarme, Füße, Unterschenkel, Knöchel, einschließlich der jeweiligen Haut	500 mSv	150 mSv

Effektive Dosis in 3 aufeinanderfolgenden Monaten < Hälfte der Jahreswerte!
Personen < 18 Lj. ≤ 1/10 der Werte Kategorie A/B.
Bei gebärfähigen Frauen Uterusdosis in 1 Monat ≤ 5 mSv!

Strahlenschutzbereiche (von außen nach innen)

Bereich	Mögliche Körperdosis
Kein Strahlenschutzbereich	≤ 3 mSv/a
Außerbetrieblicher Überwachungsbereich (Daueraufenthalt erlaubt, freier Zutritt)	≤ 1,5 mSv/a, im Ausnahmefall ≤ 5 mSv/a
Betrieblicher Überwachungsbereich (Daueraufenthalt erlaubt, freier Zutritt)	≤ 5 mSv/a
Kontrollbereich (Zugänge kennzeichnungspflichtig, Zutritt nur für Personal und Patienten, Aufenthaltsdauer abhängig von Dosisbelastung)	≥ 15 mSv/a
Sperrbereich (zeitlich begrenzter Zutritt nur mit Sondergenehmigung, Kennzeichnungspflicht)	≥ 3 mSv/h

4 Varia und Allgemeines

Orientierungslinien/Regionen

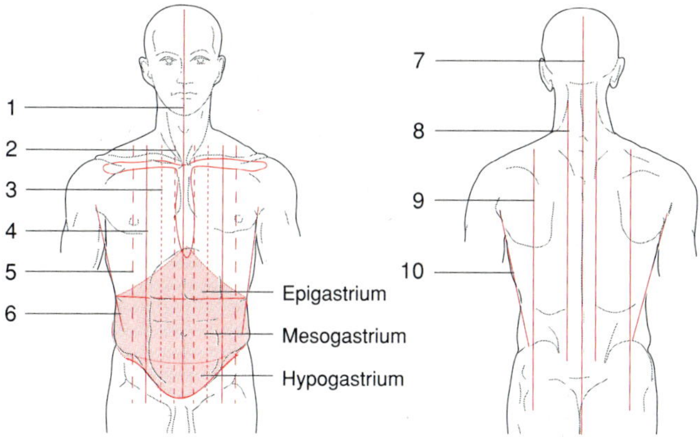

1	Linea med. ant.	6	Linea axillaris ant.
2	Linea sternalis	7	Linea med. post.
3	Linea parasternalis	8	Linea paravertebralis
4	Linea medioclavicularis	9	Linea scapularis
5	Linea mammillaris	10	Linea axillaris post.

Organogenese

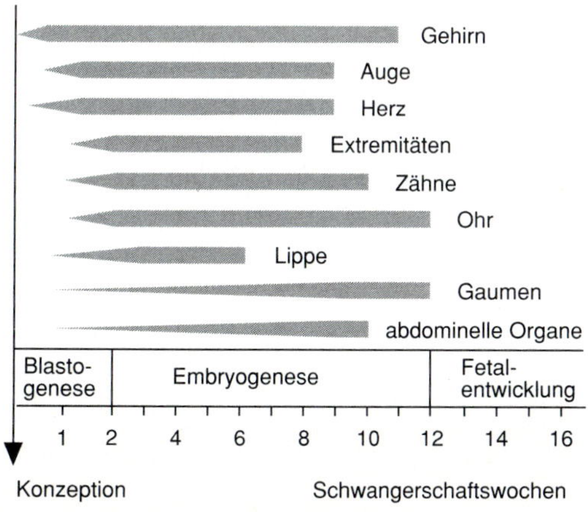

Bestimmung der Körperoberfläche (Kinder)

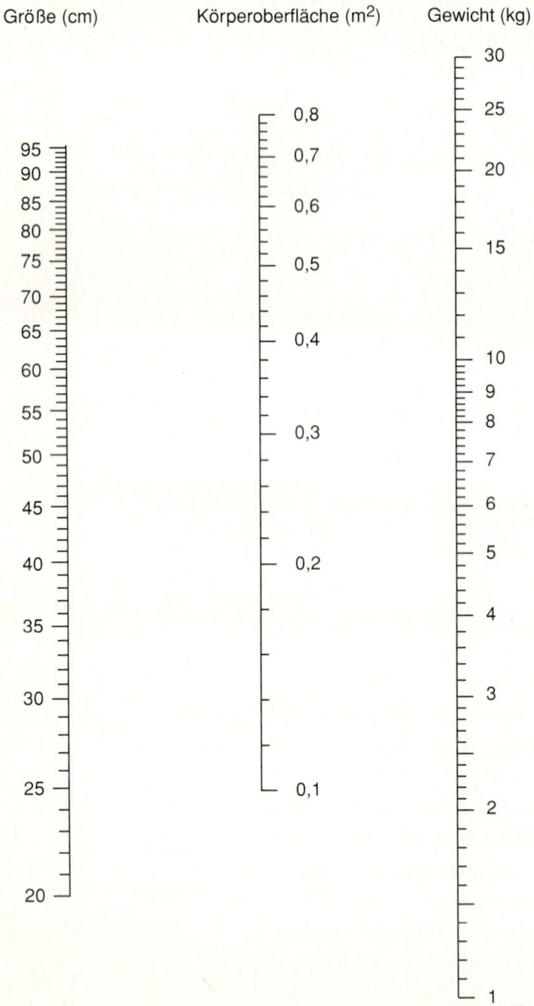

4

Bestimmung der Körperoberfläche (Erwachsene)

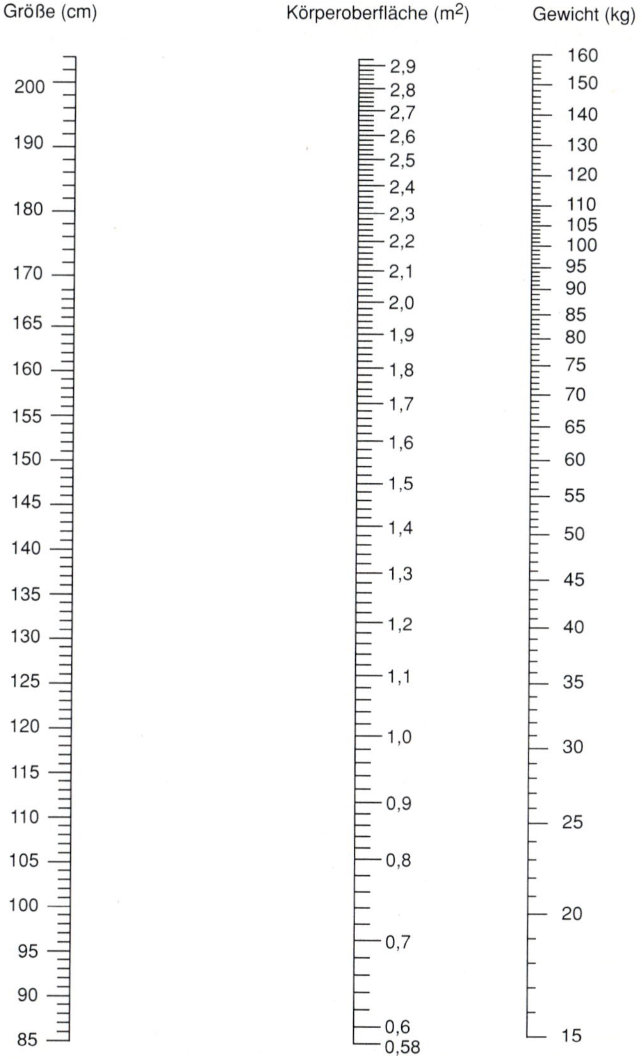

CT-Dichtewerte verschiedener Körpergewebe/-flüssigkeiten (80-140 kV)

Gewebe/Substanz	Dichte (HE)
BS, normal	+65 bis +75
Blut, geronnen	+70 bis +90
Blut, normal (venös)	+50 bis +60
Exsudat (> 30 g Protein/l)	> +18
Fett	-150 bis -85
Fettmischgewebe	-85 bis +50
Gallensekret	0 bis +80
Herz	+20 bis +50
Hirnsubstanz, weiß	+20 bis +35
Hirnsubstanz, grau	+35 bis +45
Knochen	+ 200 bis +3000
Knochen (Spongiosa)	+30 bis +230
Leber	+55 bis +70
Liquor	um +7
Luft	-1000
Lunge	-850 bis -500
Lymphome	+35 bis +55
Mammagewebe	-100 bis +50
Milz	+35 bis +55
Muskel	+35 bis +50
Myokard	+40 bis +50
Nebenniere	+10 bis +40
Niere	+20 bis +40
Pankreas	+25 bis +55
Perikarderguß	+10 bis +40
Plasma	+25 bis +30
Prostata	+40 bis +65
Ringer-Lösung	+10 bis +14
Schilddrüse	+60 bis +80
Transsudat (< 30 g Protein/l)	< +18
Uterus	+40 bis +55
Wasser	um 0

Individuelle Nierenfunktion/Kreatininclearance

$$\Rightarrow \frac{(150 - \text{Alter}) \times \text{Körpergewicht (kg)}}{\text{Kreatinin-Serumkonzentration } (\mu\text{mol/l})} \quad (\text{Männer } +10\%/\text{Frauen } -10\%)$$

Karnofsky-Index

Zustand	Index	Beschreibung
Keine Beschwerden, keine Anhaltspunkte für Erkrankung	100	normal aktiv
Normale Aktivitäten, geringe Krankheitssymptome	90	ambulant, selbstversorgend
Symptome bei Anstrengung	80	ambulant, selbstversorgend
Kann für sich sorgen, weder aktive Arbeit noch normal aktiv	70	weniger als 50% bettlägerig, selbstversorgend
Benötigt gelegentlich Hilfe, persönliche Bedürfnisse werden versehen	60	weniger als 50% bettlägerig, selbstversorgend
Braucht beträchtliche Hilfe, häufige medizinische Betreuung	50	mehr als 50% bettlägerig, braucht Hilfe
Beeinträchtigt, braucht Pflege und Unterstützung	40	mehr als 50% bettlägerig, braucht Hilfe
Schwer beeinträchtigt, Hospitalisation indiziert	30	Hospitalisation
Sehr krank, Hospitalisation, aktive und unterstützende Therapie	20	Hospitalisation
Moribund	10	
Tod	0	

Körperliche Veränderungen postmortal (ca.-Werte)

Unsichere Todeszeichen:
Hautblässe, Atemstillstand, Herz-/Kreislaufstillstand, fehlende Reflexe/Pupillenreaktion, Muskelatonie, Korneatrübung: Auge offen - 1 h/geschlossen - 24 h, Temperaturverlust (>10°C): unbedeckt - 1-2 h/bedeckt - 4-5 h.

Sichere Todeszeichen:

- **Totenflecke (Livores):** an abhängigen Partien: ab 30 min, am übrigen Körper: 1 h, konfluierend: 2 h, voll ausgeprägt: 4 h, bei Umlagerung wandernd: bis 4 h, bei Umlagerung unvollständig wandernd: 6-12 h, wegdrückbar: bis 10 h, nicht mehr wegdrückbar: 12 h.
- **Totenstarre (Rigor mortis):** Kiefergelenk: 2-3 h, ganzer Körper: 8-10 h, Wiederauftreten nach gewaltsamer Lösung: 7-8 h, spontane Lösung (Beginn): 48 h, vollständige Lösung: 3-4 d.
- **Autolyse/Fäulnis.**

4

TNM-Klassifikation

T	**Primärtumor**
Tis	Carcinoma in situ
T0	kein Primärtumor nachweisbar
T1-T4	Tumornachweis, zunehmende Größe und/oder lokale Ausdehnung
TX	keine ausreichenden Kriterien bekannt zur Bestimmung von Lokalisation und Ausdehnungsgrad des Primärtumors
N	**regionäre LK**
N0	kein Befall regionärer LK nachweisbar
N1-N3	LK-Befall nachweisbar, zunehmend
N4	fakultativ, bei Befall juxtaregionärer LK
NX	keine ausreichenden Kriterien zur Beurteilung der regionären LK
M	**Fernmetastasen**
M0	keine Fernmetastasen nachweisbar
M1	Fernmetastasen nachweisbar
MX	keine ausreichenden Kriterien zum Nachweis von Fernmetastasen

Befundsicherung

C1	Sicherung allein durch klinische Untersuchung
C2	Sicherung durch spezielle diagnostische Hilfsmittel (Radiologie!)
C3	Sicherung allein durch chirurgische Exploration
C4	Sicherung der Krankheitsausdehnung durch definitive chirurgische Intervention incl. vollständiger Untersuchung des Resektionspräparats
C5	Sicherung durch Autopsie

Präfix **y** ⇒ Klassifikation während/nach multimodaler Therapie
Präfix **p** ⇒ Klassifikation postop.-histopath.
Präfix **r** ⇒ bei Rezidiven

Grading

G1-G4	Malignitätsgrad (histologisch gesichert, gut/mäßig/schlecht differenziert/undifferenziert)
GX	Malignitätsgrad trotz histologischer Aufarbeitung nicht ermittelbar

M1-Spezifikation

Lunge - PUL, Knochen - OSS, Leber - HEP, Hirn - BRA, Lymphknoten - LYM, Knochenmark - MAR, Pleura - PLE, Haut - SKI, Augen - EYE, andere - OTH

R-Klassifikation (Residualtumor)

RX	keine Beurteilung möglich
R0	kein Residualtumor
R1/2	mikroskopischer/makroskopischer Residualtumor

Radiologisch relevante Zytostatikanebenwirkungen

Lungenfibrose: Busulfan (BSF/BUS), Carmustin (BCNU), Bleomycin (BLM)
Nierenversagen: Cisplatin (CDDP), Mitomycin (MM)
Zystitis: Cyclophosphamid (CMP/CTX), Ifosamid (IFO)
Enteritis, Ileus: Fluorouracil (FU), Vincristin (VCR)
Leberversagen: Mercaptopurin (MP), Methotrexat (MTX)
Kardiomyopathie: Daunorubicin (DRB), Doxorubicin (ADM), Mitoxantron (MIT)
Pulmonale Infiltrate: Mitomycin (MM)
Pankreatitis: Asparaginase (ASP)

Röntgendichte Medikamente

Acetacolamid, Acetylcarbromal, Antihistaminika (fakultativ), Barium, Bromisoval, Busulfan, Carbromal, Chloralhydrat, eisen-/jod-/kalium- und kalziumhaltige Medikamente, Phenothiazine (fakultativ), trizyklische Antidepressiva (fakultativ).

Meldepflichtige Infektionserkrankungen

(Pflicht jedes behandelnden/hinzugezogenen Arztes!)

Krankheit	Verdacht	Erkrankung	Tod	Ausscheider
AIDS	+ (HIV*!)	+	+	
Botulismus		+	+	+
Brucellose		+	+	
Cholera	+	+	+	+
Diphtherie		+	+	
Fleckfieber	+	+	+	
Gasbrand		+	+	
Gelbfieber		+	+	
Gonorrhoe*		+		
Hepatitis A/B/nAnB		+	+	
Influenza			+	
Lebensmittelintoxikation (bakteriell/viral)	+	+	+	+
Lepra	+	+	+	
Leptospirose		+	+	
Listeriose (kongenital)		+	+	
Lues**		+		
Lymphogranuloma inguinale*		+		
Malaria		+	+	
Masern			+	
Meningitis		+	+	
Milzbrand	+	+	+	
Paratyphus	+	+	+	+
Pertussis			+	

➤

4

➤ Meldepflichtige Infektionserkrankungen

(Pflicht jedes behandelnden/hinzugezogenen Arztes!)

Krankheit	Verdacht	Erkrankung	Tod	Ausscheider
Pest	+	+	+	
Pocken	+	+	+	
Poliomyelitis	+	+	+	
Puerperalsepsis			+	
Q-Fieber		+	+	
Rubeolenembryopathie		+	+	
Rotz			+	+
Rückfallfieber	+	+	+	
Salmonellose	+	+	+	+
Scharlach			+	
Shigellose/Ruhr	+	+	+	+
Tetanus		+	+	
Tollwut	+	+	+	
Toxoplasmose (kongenital)		+	+	
Trachom		+	+	
Tuberkulose		+	+	
Tularämie	+	+	+	
Typhus	+	+	+	+
Ulcus molle**		*		
Virales hämorrhagisches Fieber	+	+	+	
Yersiniose	+	+	+	+

* in Bayern namentliche Nennung, Erfassung von Risikopersonen
** bei Therapieverweigerung namentliche Meldung

Befallmuster bei Virusinfektionen

	ZNS	Auge	Lunge	Herz	Leber	Pankreas	GIT	Gelenke	LK	Haut
Adenovirus	+	+	+		+		+		+	
Coxsackievirus	+		+	+	+	+	+			+
Cytomegalievirus	(+)		(+)	+	+	+			+	+
ECHO-Virus	+	+	+	+			+			+
Ebstein-B.-Virus	+			+	+			+	+	+
FSME*	+		+				+			
Herpesvirus	+	+	+		+			+		+
Hepatitis-A/-B-Virus					+			+		
HIV-Virus	+				+		+		+	
Influenzavirus			+	+				+		
Masernvirus	+	+	+					+	+	+
Mumpsvirus	+			+	+	+			+	
Parainfluenzavirus			+							
Poliovirus	+									
Rubeolavirus	+				+	+	+	+	+	+
RS-Viren			+							
Rotaviren							+			

*Frühsommer-Meningoenzephalitis

4

4

Tumormarker

Bezeichnung	Vorkommen erhöhter Werte
Karzinoembryonales Antigen (CEA)	**gastrointestinale Tumoren (kolorektal!),** Mamma-Ca./muzinöses Ovarial-Ca., benigne gastrointestinale Erkrankungen, starke Raucher!
Alpha$_1$-Fetoprotein (AFP)	**Leberzell-Ca.,** benigne Lebererkrankungen, nichtseminomatöses Hoden-Ca., neurale Dysrhaphie, zusammen mit CEA!
CA 19-9	**Pankreas-**/Gallengang-/Magen-Ca., kolorektale Tumoren, benigne Leber-/Pankreaserkrankungen (Hepatitis/Pankreatitis!), Cholestase, zusammen mit CEA!
CA 50	entsprechend CA 19-9, weniger sensitiv
Prostataspezifisches Antigen (PSA)	**Prostata-Ca. (m > 50 Jahre),** benigne Prostataerkrankungen, nach diagnostischen Maßnahmen mit Prostatakompression/-alteration! Zur Tumorsuche geeignet!
Squamous cell carcinoma antigen (SCC)	**HNO-/Ösophagus-/Zervix-/Bronchial-Ca.,** andere Plattenepithel-Ca., benigne plattenepitheliale Tumoren, zusammen mit CEA gute Korrelation: Therapieerfolg/Markerabfall!
CA 72-4	**Magen-Ca.,** gastrointestinale Tumoren
CA 125	**Ovarial-**/Mamma- und andere Adeno-Ca., benigne Erkrankungen des weiblichen Genitale/GIT. Gute Korrelation: Therapieerfolg/Markerabfall!
CA 15-3	**Mamma-Ca.,** wie CA 125, zusammen mit CEA!
β_2-Mikroglobulin	**malignes Lymphom, Plasmozytom**
Humanes Chorion-gonadotropin (β-hCG)	**Hodentumoren, Chorionepitheliome,** Bronchial-Ca., Blasenmole, Gravidität, zusammen mit AFP. Gute Korrelation: Therapieerfolg/Markerabfall!
Calcitonin	**C-Zell-Ca. der SD, Bronchial-**/Nieren-/Ovarial-Ca.
Desoxythymidinkinase (TK)	**NHL**
Orosmucoid	**NHL**
Haptoglobin	**NHL**
NCAM	**kleinzelliges Bronchial-Ca.**
Prostataspezifische saure Phosphatase (PAP)	benigne/maligne Prostataerkrankungen
Phosphohexose-isomerase (PHI)	**Nierenzell-**/Urogenital-Ca.
Neuronspezifische Enolase (NSE)	**neurogene Tumoren, kleinzelliges Bronchial-Ca.,** chronische Lungenerkrankungen (**CAVE! > 60 min bis Zentrifugation ⇒ NSE ↑**)
Alkalische Phosphatase (AP)	Knochentumoren/-metastasen, Lebermetastasen, benigne Knochen- und Lebererkrankungen, Wachstumsphasen, Frakturheilung
Bence-Jones-Protein	**Plasmozytom**
Neopterin	Leukämien, maligne Lymphome, Entzündungen, AIDS

Tumormarker für Verlaufskontrollen

Bronchial-Ca. (kleinzellig)	NSE, NCAM
Bronchial-Ca. (epithelial)	SCC + CEA, CYFRA-21
Bronchial-Ca. (adeno)	CEA
C-Zell-SD-Ca.	Calcitonin
Ösophagus-Ca.	SCC + CEA
Zervix-Ca.	SCC + CEA
HNO-Ca. (epithelial)	SCC + CEA
Hypophysentumor	Prolaktin
Keimzelltumor	AFP, β-hCG
Kolorektales Ca.	CEA
Leberzell-Ca.	AFP
Magen-Ca.	Ca 72-4
Malignes Lymphom	β_2-Mikroglobulin, Neopterin
Mamma-Ca.	Ca 15-3 + CEA, Ca 125
Hypernephrom	PHI
Ovarial-Ca.	Ca 125
Pankreas-Ca.	Ca 19-9 + CEA, Ca 50
Plasmozytom	Bence-Jones-Protein, β_2-Mikroglobulin
Prostata-Ca.	PAP, PSA
Unspezifische Proliferationsmarker	CEA, TPA, TK, Ferritin

4

Synopsis: Panaritien

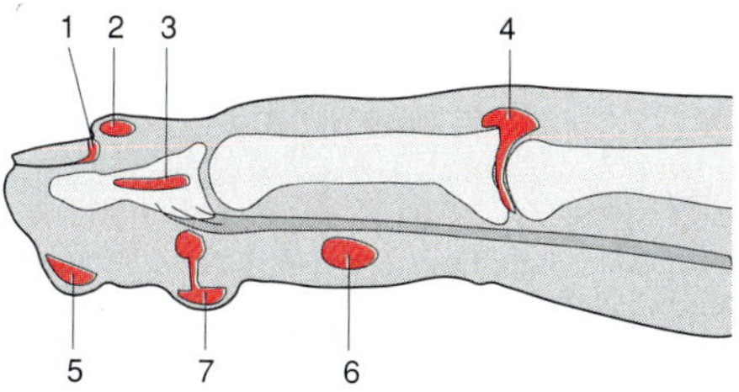

1 subungual
2 im Nagelwall
3 ossär
4 artikulär
5 kutan
6 subkutan
7 Kragenknopftyp

Osteomyelofibrose

Maligne: AML aller Typen, ALL, CML, Polycythaemia rubra vera, idiopathische Osteomyelofibrose, Haarzellenleukämie, Plasmozytom, MH, NHL, Knochenmarkkarzinose, systemische Mastozytose.

Nichtmaligne: M. Paget, Hypo-/Hyperparathyreoidismus, Osteoporose, renale Osteodystrophie, Vitamin-D-Mangel, SLE, Osteopetrosis, nach Thorotrast-Gabe, nach Radiatio.

Pulmonale Komplikationen nach Knochenmarktransplantation (KMT)

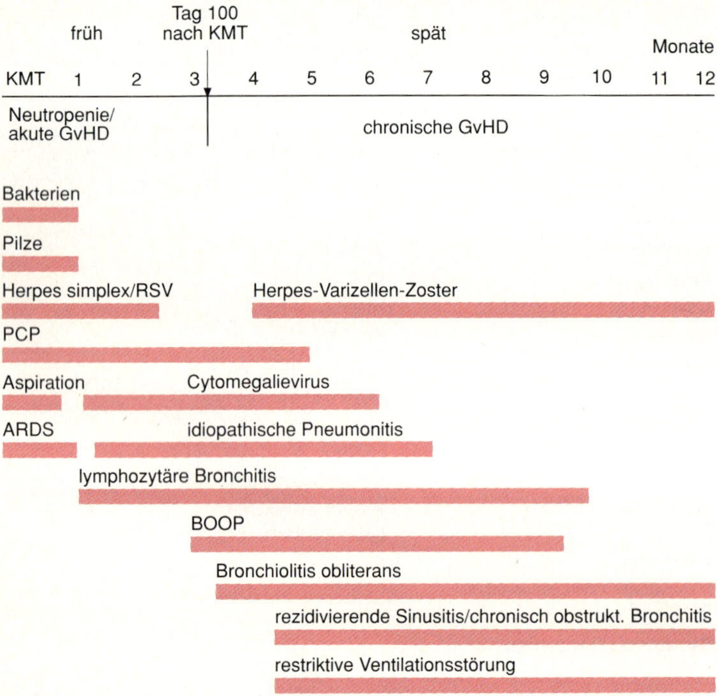

Maligne Lymphome: DD MH/NHL

MH: zweigipflig 3. und 6.-8. Dekade, **Befallmuster:** zentripetal, LK entlang der Körperachse. Befall epitrochlear, testikulär, gastrointestinal, seltener Waldeyer-Rachenring. 50% mediastinal, seltener untere mediastinale und parakardiale LK. **Typ A:** selten Befall abdomineller LK, **B-Symptomatik:** oft abdominelle LK. Regionaler Befall typisch. Knochenmarkbefall seltener. Seltener Leber-/Milzbefall (B-Symptomatik!).

NHL: heterogen, eher 6.-7. Dekade, **Befallmuster:** zentrifugal, multizentrisch. Befall epitrochlear, testikulär, gastrointestinal, häufig Waldeyer-Rachenring. 20% mediastinal. Häufig abdomineller LK-Befall. Regionaler Befall selten. Knochenmarkbefall häufig. Leberbefall möglich bei follikulärem Typ.

MH/NHL: Ann-Arbor-Klassifikation

Stadieneinteilung: (modifiziert; Organsymbole: N = LK, S = Milz, M = Knochenmark, D = Haut, H = Leber, L = Lunge, O = Knochen, P = Pleura, B = ZNS, R = Niere, W = weitere Organe. Lymphatisches Gewebe: LK, Milz, Thymus, Waldeyer-Rachenring).

I	Uniregionaler LK-Befall.
IE	Einzelner lokalisierter extranodaler Herd.
II	Multiregionaler LK-Befall auf einer Seite des Diaphragmas.
IIe	Wie II und/oder lokalisierte extranodale Herde auf einer Seite des Diaphragmas.
III	LK-Befall auf beiden Seiten des Diaphragmas.
IIIe	Wie III und/oder lokalisierte extranodale Herde auf beiden Seiten des Diaphragmas.
III 1	Infradiaphragmal, beschränkt auf Milz, coeliacale und/oder portale LK allein oder gemeinsam.
III 2	Infradiaphragmal, Befall paraaortaler, mesenterialer, iliacaler und/oder inguinaler LK allein oder gemeinsam.
IV	Diffuser/disseminierter Befall eines oder mehrerer extralymphatischer Organe mit/ohne LK-Befall (Knochenmark- und Leberbefall ⇒ IV).

Allgemeinsymptome: Stadien I-IV mit Zusatz **B** bei (ätiologisch nicht zu klärendem) **Fieber > 38°C (undulierend, Pel-Ebstein-Typ), Nachtschweiß, Gewichtsverlust > 10% KG in 6 Monaten.**
Zusatz **A** bei Fehlen von Allgemeinsymptomen.

Bulky disease (CT/MRT): befallener LK/Konglomerattumor 5/7,5 cm max. Durchmesser und/oder Mediastinaltumor (ohne Hili/Pericard) 5/7,5 cm.

4

MH: Histologie

Lymphozytenreich (bis 5%), (riesenzellarm), nodulär-sklerosierend (bis 35%), gemischtzellig (bis 50%), lymphozytenarm (bis 10%), (riesenzellreich).

NHL: Kiel-Klassifikation

Niedrigmaligne B-Zell-Lymphome	Niedrigmaligne T-Zell-Lymphome
Lymphozytisch: CLL, Prolymphozytenleukämie, Haarzelleukämie	**lymphozytisch:** CLL, Prolymphozytenleukämie
–	**kleinzellig zerebriform:** Mycosis fungoides, Sézary-Syndrom
Lymphoplasmozytisch/-zytoid: Immunozytom, M. Waldenström	**lymphoepitheloid** (Lennert-Lymphom)
Plasmozytisch (extramedulläres Plasmozytom)	**angioimmunoblastisch**
Zentroblastisch-zentrozytisch: follikulär diffus, diffus (M. Brill-Symmers)	**T-Zonen-Lymphom**
Zentrozytisch (Germinozytom)	**pleomorph, kleinzellig**

Hochmaligne B-Zell-Lymphome	Hochmaligne T-Zell-Lymphome
Zentroblastisch	**pleomorph, mittelgroßzellig/großzellig**
Immunoblastisch	**immunoblastisch** (Retikulosarkom)
Großzellig anaplastisch	**großzellig anaplastisch**
Burkitt-Lymphom	
Lymphoblastisch (akute Lymphoblastenleukämie)	**lymphoblastisch (akute Lymphoblastenleukämie)**

Außerhalb der Kiel-Klassifikation:

Großzelliges sklerosierendes B-Zell-Lymphom des Mediastinums: eigenständig, vermutlich thymogen, extranodal. Invasiv-destruierend, metastasierend in Niere, NN, ZNS, Gipfel 25. Lj., m:f = 1:2,5, DD nodulär-sklerosierender MH, Thymus-Ca.

Bestrahlungsfelder/LK-Regionen

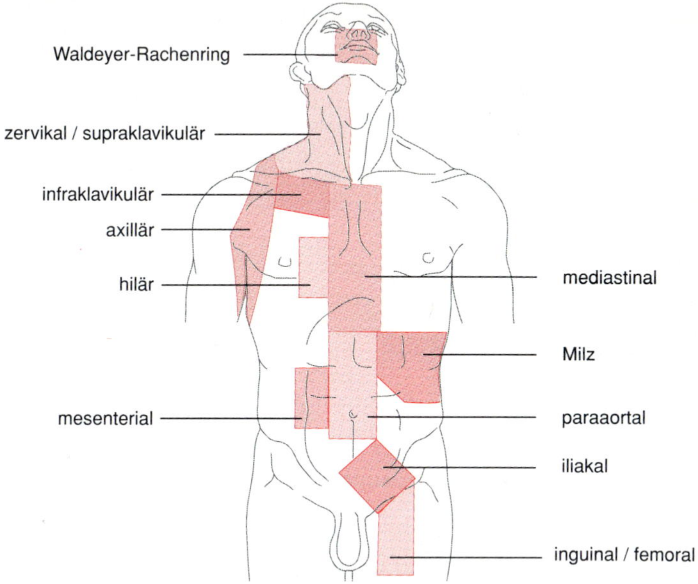

NHL: Kurative Radiatio (Empfehlung)

Risikofaktoren: Lymphomgröße > 5 cm, befallene LK-Regionen ≥ 5, LDH 250 U/l, schlechter (lymphombedingter) AZ.

Niedrigmalignes NHL Stadium I + II, CB-CC III ohne Risikofaktoren
- **Supradiaphragmaler Befall:** lokoregionär als total nodal irradiation (TNI), Dosis 30 Gy, Einzeldosis 1,8 bis 2 Gy/d (Dauer 3-4 Wochen). Boost: 10 Gy auf befallene Regionen. Nach 2-4 Wochen Pause Radiatio des unteren Abschnitts ⇒ umgekehrtes Y-Feld mit 30 Gy (Gesamtdosis 40 Gy).
- **Infradiaphragmaler Befall:** abdominell mit reduzierter Einzeldosis von 1,5 Gy/d (Gesamtdosis 25,5 Gy über 4 Wochen). Danach Boost bis 40 Gy auf befallene paraaortale LK. Nierenausblendung nach 13,5 Gy von dorsal. Zentraler Leberblock nach 25,5 Gy von ventral und dorsal. Nach 2-4 Wochen Pause Radiatio des oberen Abschnittes ⇒ Mantelfeld mit 30 Gy.

Niedrigmalignes NHL Stadium I + II, CB-CC III mit Risikofaktoren
primäre Chemotherapie (6 x COP), anschließend Radiatio (involved-field) mit 30 Gy.

Hochmalignes NHL Stadium 1A
Radiatio 40 Gy als Effektivdosis (Einzeldosis 1,8 - 2 Gy/d). Boost: 10 Gy auf befallene LK-Regionen. Anschließend Chemotherapie, bei Risikofaktoren auch initial **additive Radiatio bei hochmalignen NHL nach Therapieprotokoll.**

NHL-MALT-Lymphome: Isaacson-Klassifikation

(MALT: mucosa-associated lymphoid tissue)

B-Zell-Lymphome	T-Zell-Lymphome
Niedrigmalignes B-Zell-Lymphom (MALT)	Enteropathie-assoziiertes T-Zell-Lymphom (EATCL)
Hochmalignes B-Zell-Lymphom (MALT)	Andere Typen ohne Assoziation zu Enteropathien
Mediterranian lymphoma (immunoproliferative Dünndarmerkrankung), niedrigmaligne, gemischt, hochmaligne	
Zentrozytisches malignes Lymphom (lymphomatöse Polyposis)	
Burkitt-like-Lymphoma	
Andere Typen niedrig-/hochmaligner Lymphome mit entsprechenden peripheren LK	

Gastrointestinale Symptome klinisch manifest, diagnostisch wegweisend ⇒ Magen-/Darmläsionen.

NHL-MALT-Lymphome: Stadieneinteilung

IE	Befall eines extralymphatischen Organs/Gewebes.
I1E	Nur Befall der Mukosa/Submukosa.
I2E	Über I1E hinausgehender Befall.
II1E	Befall eines extralymphatischen Organs incl. der regionalen LK oder eines weiteren extralymphatischen Organs supra-/infradiaphragmal.
II2E	Befall eines extralymphatischen Organs, LK-Befall über die regionalen LK hinaus und möglicher weiterer lokalisierter Organbefall.
IIIE	Befall eines extralymphatischen Organs, LK-Befall supra- und infradiaphragmal incl. eines weiteren lokalisierten Befalls eines extralymphatischen Organs oder Gewebes oder der Milz (IIIS) oder von beidem (IIISE).
IV	Diffuser/disseminierter Organbefall mit/ohne LK-Befall.

Strahlenexposition: Biologische Endpunkte und Toleranzdosen

nach Emami (1991)

Organ	$TD_{5/5}$*(Gy) 1/3 - 2/3 - 3/3	$TD_{50/5}$**(Gy) 1/3 - 2/3 - 3/3	Biologischer Endpunkt
Hirn	60 - 50 - 45	75 - 65 - 60	Radionekrose
N. opticus	50	65	Erblindung
Chiasma opticum	50	65	Erblindung
Hypophyse	55	65	Funktionsausfall
Hirnstamm	50	65	Radionekrose
Linse	10	18	Katarakt
Retina	45	65	Erblindung
Myelon	50 - 50 - 47	70 - 70 - 70	Myelopathie
Larynx	79 -70	90 - 80	Knorpelnekrose
Mittelohr	50	65	Funktionsausfall
Speicheldrüsen	32	46	Xerostomie
Kiefergelenk	65 - 60	77 - 72	Trismus
SD	45	70	Funktionsausfall
Tränendrüse	35	50	Xerophthalmie
Lunge	45 - 30 - 18	65 - 40 - 25	Fibrose
Herz	60 - 45 - 40	70 - 55 - 50	Kardiomyopathie
Niere	50 - 30 - 23	40 - 40 - 28	Nephropathie
Leber	50 - 35 - 30	55 - 45 - 40	Leberversagen
Ösophagus	60 - 58 - 55	72 - 70 - 68	Striktur, Perforation
Magen	60 - 55 - 50	70 - 67 - 65	Perforation
Dünndarm	50 - 45 - 40	60 - 55 - 55	Nekrose, Perforation
Rektum	60	80	Nekrose, Fistel, Blutung
Femurkopf	65 - 60	77 - 72	Nekrose
Blase	80 - 65	85 - 80	Striktur, Nekrose
Ureter			Striktur
Plexus brachialis	62 - 61 - 60	77 - 76 - 75	Funktionsausfall
Lymphabfluß			Lymphödem
Rippen	50	65	Radionekrose
Bindegewebe			Dystrophie, Fibrose
Haut	70/60 - 55	70	Ulzeration
Knochen			Radionekrose
Gelenke			Arthrodese, Radionekrose

*** $TD_{5/5}$: 5% in 5 Jahren**
**** $TD_{50/5}$: 50% in 5 Jahren**

4

WS-Radiatio mit Einschluß des Myelons (Empfehlung)

Lokale Kontrolle: 16 MV-Photonen, direktes Stehfeld (Referenzpunkt WS-Vorderkante), 3 x 3 Gy bis 33 Gy im Referenzpunkt ⇒ 41 Gy Myelonbelastung.

Symptomatisch: 16 MV-Photonen, direktes Stehfeld (Referenzpunkt WS-Vorderkante), 1 x 5 Gy (2 mal), weiter 1 x 4 Gy (2 mal), weiter 3 x 3 Gy bis 30 Gy im Referenzpunkt ⇒ 45 Gy Myelonbelastung. Alternativ (NHL!) 3 x 3 Gy an 3 aufeinanderfolgenden Tagen, weiter 3 x 3 Gy bis 33 Gy, 41 Gy Myelonbelastung.

4 **Langfristige Tumorkontrolle (NHL/Plasmozytom):** 16 MV-Photonen, direktes Stehfeld (Referenzpunkt WS-Vorderkante), 5 x 2 Gy bis 40 Gy.

Tumorkontrolle bei Bronchial-Ca. mit WS-Infiltration: CT-gestützter Plan, isozentrische Gegenfelder, eventuell mit Ausblockung, 2 x 3 Gy bis 40 Gy, Myelonbelastung 50 Gy(!).

Blutungsquellen

Respirationstrakt: Epistaxis, pulmonale Hämosiderose, Infektionen/Entzündungen, Tumoren, Teleangiektasien, AVM (M. Osler).

GIT: Ösophagus: Varizen, Tumoren, Mallory-Weiss-Syndrom. **Magen:** Ulzera, Tumoren, Hiatushernie, Gastritis, hepatische Gastropathie (bei Leberzirrhose), Angiodysplasie, Hämangiome, Hypergastriämie, M. Ménétrier, Varizen. **Dünndarm:** Ulzera, Tumoren, Meckel-Divertikel, M. Crohn, diverse Enteritiden, Volvulus, arterielle/venöse Thrombosierung, Mesenterialinfarkt, Angiodysplasie, Parasitose/Helminthiden, Polypen, Streß/exzessiver Sport. **Kolon/Rektum:** Tumoren, Hämorrhoiden, Ulcera, Divertikulose, Polypen, M. Crohn, Colitis ulcerosa, Hämangiome, Amöbiasis, Angiodysplasie, Parasiten.

Urogenitaltrakt: Nieren-, Blasensteine, Tumoren, Angiodysplasie, (chronische) Infektionen/Entzündungen, (chronische) intravasale Hämolyse ⇒ diverse Hämoglobinurien, Hyper-/Polymenorrhoe, Menorrhagie/Metrorrhagie, Endometriose (5% extragenital!), (chronische) Entzündung/Infektion, Tumoren, Zysteneinblutung.

Plexus brachialis

Pars supraclavicularis

Plexuswurzeln

Ast zu M. longus colli und Mm. scaleni	C5-8
N. dors. scapulae	C5
Ast zum N. phrenicus	C5
N. thoracicus longus	C5-8

Truncus sup.

N. suprascapularis	C5, C6
N. subclavius	C5, C6

Pars infraclavicularis

Fasciculus lat.

N. pectoralis lat.	C5-7
N. musculocutaneus	(C4), C5-7
N. medianus (Radix lat.)	(C5), C6, C7

Fasciculus med.

N. pectoralis med.	C8, Th1
N. cutaneus brachii med.	Th1
N. cutaneus antebrachii med.	C8, Th1
N. ulnaris	(C7), C8, Th1
N. medianus (Radix med.)	C8, Th1

Fasciculus post.

N. subscapularis sup.	C5, C6, (C7)
N. subscapularis inf.	C5, C6
N. axillaris (circumflexus humeri)	C5, C6
N. thoracodorsalis	C6-8
N. radialis	C5-8, Th1

Wegener-Granulomatose: Klinische Manifestationen

Auge: Konjunktivitis, (Epi)Skleritis, korneosklerale Ulzera, Uveitis, retinale Vaskulitis, Optikusneuritis, Zentralarterienverschluß, Protrusio bulbi (retrobulbäres/orbitales Granulom), Stenose des Ductus lacrimalis.
Ohr: subakute/chronische Otitis (media/interna) oder Mastoiditis.
Nase: Epistaxis, nekrotisierende Entzündung, Chondritis, Septumperforation, Sattelnase.
NNH: Schleimhautschwellung, Pansinusitis, ossäre Destruktion.

Oropharynx: hyperplastische Gingivitis, Gaumenulzera.
Glandulae parotis/mandibulares: Sicca-Symptomatik, Schwellung.
Trachea, Bronchien: subglottische Larynxstenose, inflammatorischer Pseudotumor, Bronchialstenose.
Lunge: solitäre/multiple Rundherde, Pseudokavernen, lokalisierte/diffuse Infiltrate, Atelektasen, alveoläre Hämorrhagie.
Pleura: Erguß, inflammatorischer Pseudotumor.
Herz: granulomatöse Valvulitis (Aorten-/Mitralklappe), Perikarditis, Pankarditis, Koronaritis.
Nieren: nekrotisierende Glomerulonephritis (fokal/segmental), rapid progressive Glomerulonephritis, periglomeruläre Granulomatose.
Genitaltrakt: Orchitis, Epididymitis, Prostatitis.
Milz: Megalie, Infarkte.
GIT: Perforation.
Haut: Urtikaria, Effloreszenzen, Erytheme, Ulzerationen, Pyoderma gangraenosum, Vasculitis allergica.
Gelenke: Arthralgien, asymmetrische Polyarthritis (kleine/große Gelenke), Oligo-/Monarthritis, destruierende Arthritis, Sakroiliitis.
ZNS: Hirnnervenausfälle, Hirninfarkte, epileptiforme Anfälle, Myelitis transversa, Mononeuritis multiplex, symmetrische periphere Neuropathien.

5 Schädel und Hirn

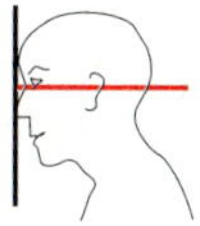

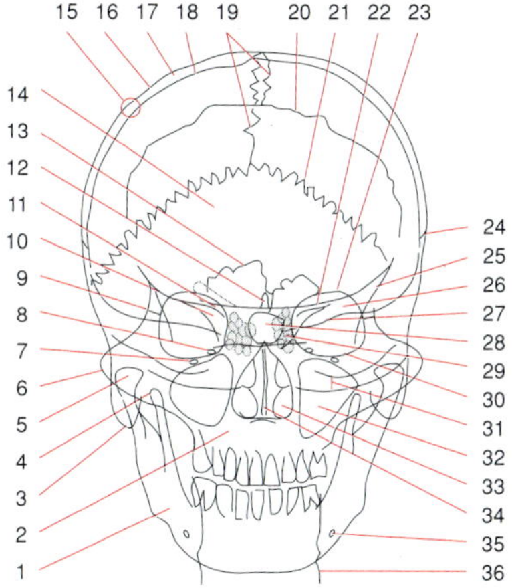

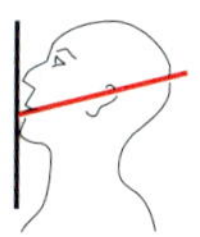

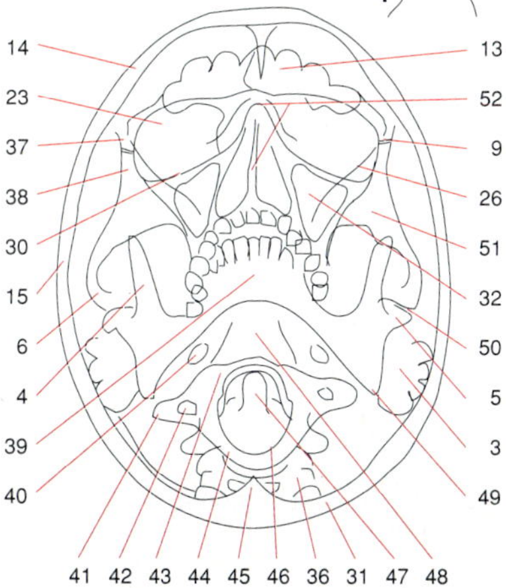

1 Mandibula
2 Maxilla
3 Proc. mastoideus
4 Proc. muscularis mandibulae
5 Capitulum mandibulae
6 Arcus zygomaticus
7 For. infraorbitale
8 Canalis rotundus
9 Sutura frontozygomatica
10 Fissura orbitalis
11 kleiner Keilbeinflügel
12 Crista galli
13 Sinus frontalis
14 Os frontale
15 Os parietale
16 Lamina ext.
17 Diploe
18 Lamina int.
19 Sutura sagittalis
20 Sutura coronalis
21 Sutura lambdoidea
22 Planum sphenoideum
23 Orbita
24 Sutura squamosa
25 Linea innominata
26 großer Keilbeinflügel
27 Pyramidenoberkante
28 Sinus sphenoidalis
29 Sinus ethmoidalis
30 Orbitaboden
31 Os occipitale
32 Sinus maxillaris
33 Concha nasalis inf.
34 Septum nasi
35 For. mentale
36 HWS
37 Proc. zygomaticus ossis front.
38 Proc. frontalis ossis zygomat.
39 Corpus mandibulae
40 For. ovale
41 Proc. transversus atlantis
42 For. transvers. atlantis
43 vorderer Atlasbogen
44 hinterer Atlasbogen
45 Protuberantia occipitalis int.
46 For. magnum
47 Dens axis
48 Pars basalis ossis occipitalis
49 Angulus mandibulae
50 Kiefergelenk
51 Os zygomaticum
52 Os nasale/Septum nasi

5

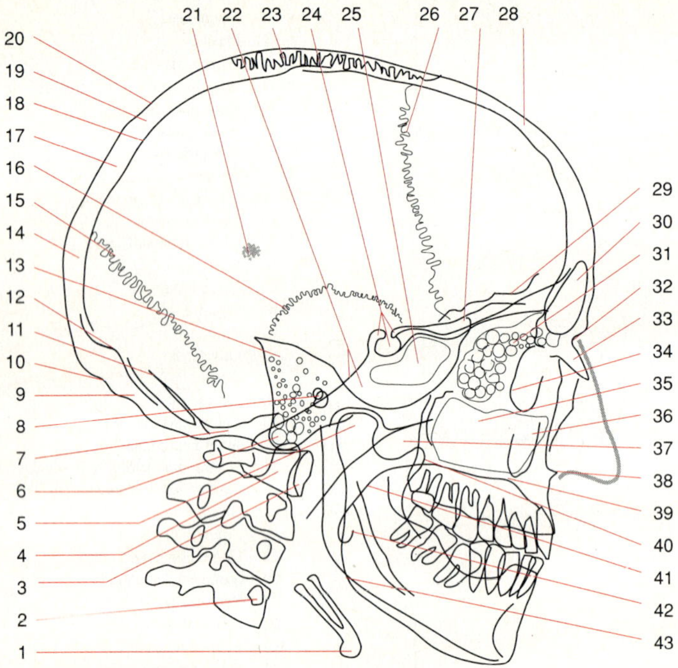

1 Zungenbein
2 For. transversarium
3 vorderer Atlasbogen
4 Dens axis
5 Kieferköpfchen
6 Pyramidenspitze
7 For. magnum
8 Meatus acusticus int./ext.
9 Hinterhauptschuppe
10 Protuberantia occip. ext.
11 Crista occip. int.
12 Protuberantia occip. int.
13 Pyramide
14 Os occipitale
15 Sutura lambdoidea
16 Sutura squamosa
17 Os parietale
18 Tabula int.
19 Diploe
20 Tabula ext.
21 Corpus pineale (verkalkt)
22 Clivus/Basis des Occiput
23 Sutura sagittalis
24 Proc. clinoideus post./Sella turcica/ Proc. clinoideus ant.
25 Sinus sphenoidalis
26 Sutura coronalis
27 Planum sphenoideum
28 Os frontale
29 Gegend der Sutura sphenofrontalis
30 Sinus frontalis
31 Sinus ethmoidalis
32 Nasion
33 Os nasale
34 Orbitarand
35 Sinus maxillaris
36 Proc. zygomaticus maxillae
37 Nasenrachenraum
38 Spina nasalis ant.
39 Palatum durum
40 Proc. muscularis mandibulae
41 Palatum molle
42 Uvula
43 Mandibula

Impressiones digitatae der Dura/Diploe vs. Frakturen: DD

Gefäßfurchen	Frakturen
Nur Tabula interna/Diploe	nicht begrenzt
Gering transparent	transparent
Unscharf	scharf
Meningealfurche zur Peripherie hin verengt, Diploevenen weit	keine regelhafte Breitenänderung, meist schmal
Verzweigt, bilateral, symmetrisch	unverzweigt, unilateral, asymmetrisch

Schädelmaße

Kalotte: Tabula int. 0,5 mm, Tabula ext. 1,5 mm, Kortikalis variabel ca. 3-8 mm.

Suturen: in der Regel ab 20. Lj. alle geschlossen.

Schädelbasis: Winkel Nasion/Basion 123°-152°, Winkel Clivus/For. magnum 119°-135°.

Foramina: For. ovale: bis 7x11 mm, For. spinosum: bis 3,5 mm, For. magnum: ca. 35 mm.

Sella: Länge 5-16 mm, Tiefe 4-12 mm, Sellabodendifferenz < 2 mm.

Schädelbasis: Maße und Kennlinien

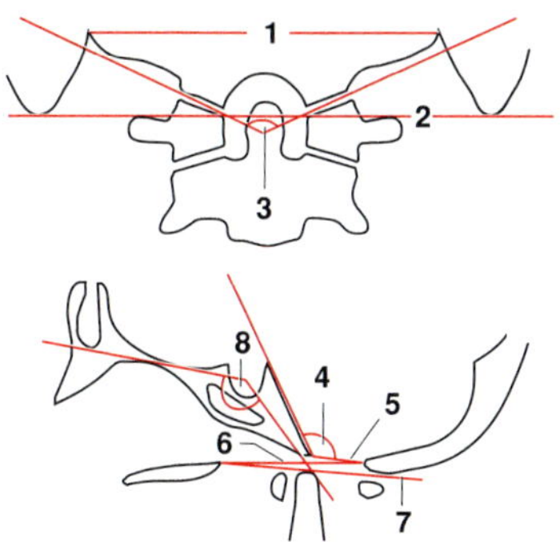

1 Biventer-Linie (nicht vom Dens überschritten)
2 Bimastoidlinie (Densspitze < 10 mm darüber)
3 Kondylenwinkel (~125°)
4 Boogard-Winkel (120° - 130°)
5 McRae-Linie (nicht vom Dens überschritten)
6 Chamberlain-Linie (Dens bis 4 mm darunter / 2 mm darüber)
7 McGregor-Linie (Dens < 5 mm darüber)
8 Basalwinkel (120° - 150°)

Schädelbasis: Durchtrittsstellen von Gefäßen/Nerven

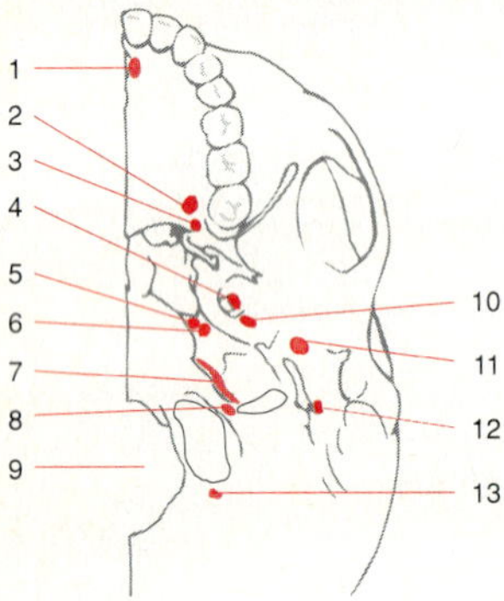

von caudal

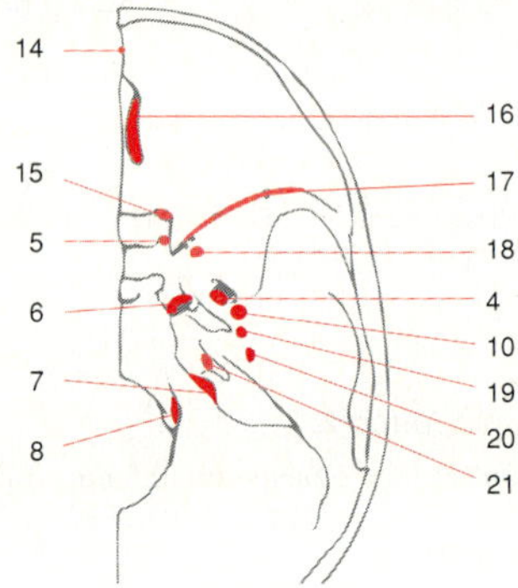

von cranial

1 For. incisivum (A.+N. nasopalatina)
2 For. palatinum maj. (A.+N. palatina major)
3 For. palatina min. (Aa.+Nn. palatini minor)
4 For. ovale (N. mandibularis, Plexus venosus)
5 Canalis caroticus (A. carotis int., Plexus sympathicus caroticus, Plexus venosus)
6 For. lacerum
7 For. jugulare (Sinus petrosus inf., N. glossopharyngeus [IX], N. vagus [X], R. ext. n. accessorius [XI], V. jugularis int., A. meningea post.)
8 Canalis hypoglossi (N. hypoglossus [XII], Plexus venosus)
9 Canalis condylaris (V. emissaria condylaris)
10 For. spinosum (R. meningeus n. mandibularis, A. meningea med.)
11 Fissura petrotympanica (Chorda tympani, A. tympanica ant.)
12 For. stylomastoideum (N. facialis, A. stylomastoidea)
13 For. magnum (Medulla oblongata, Radix spinalis n. accessorii, Aa. vertebrales, A. spinalis ant., Aa. spinales post., V. spinalis)

14 For. caecum
15 Canalis opticus (N. opticus [II], A. ophthalmica)
16 Lamina cribosa (Nn. olfactorii [I], A. ethmoidalis ant.)
17 Fissura orbitalis sup. (med.: N. nasociliaris, N. oculomotorius [III], N. abducens [VI], lat.: N. ophthalmicus [V], N. trochlearis [IV], N. frontalis, N. lacrimalis, V. ophthalmica sup.)
18 For. rotundum (N. maxillaris [V])
19 Canalis n. petrosi minor (N. petrosus minor, A. tympanica sup.)
20 Canalis n. petrosi major (N. petrosus major)
21 Porus acusticus int. (A.+V. labyrinthi, N. vestibulocochlearis [VIII], N. facialis [VII])

Varietäten/Fehlerquellen

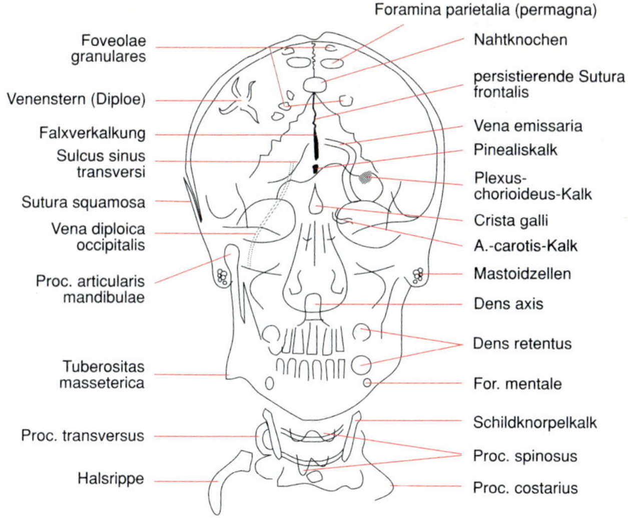

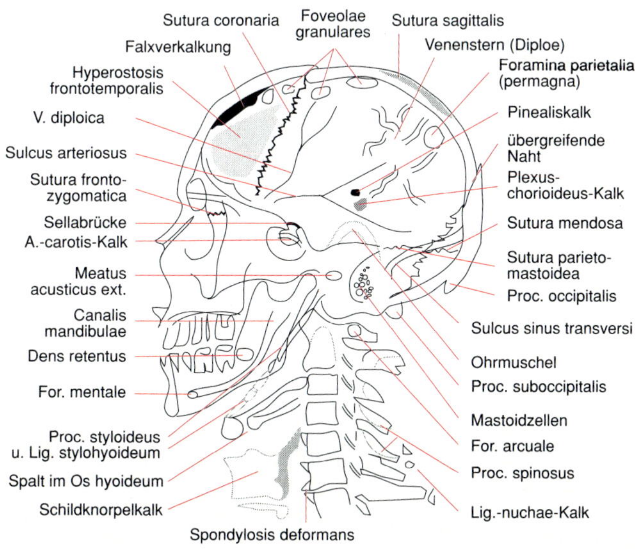

5

Schädel/NNH: Rö-Spezialaufnahmen

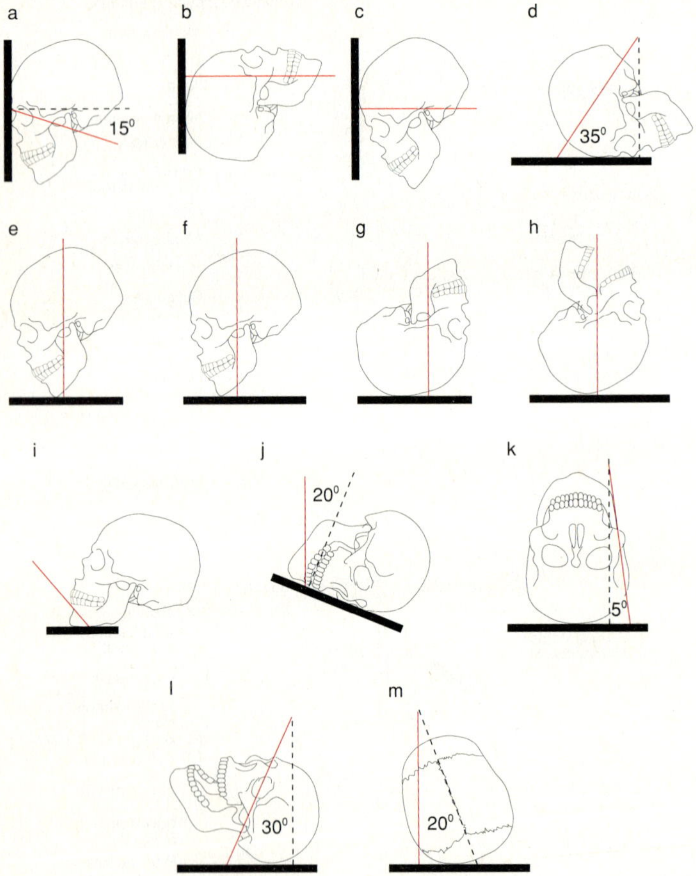

➤ Schädel/NNH: Rö-Spezialaufnahmen

a **NNH caudooccipitofrontal** (nach Carlsten): bessere Darstellung des hinteren Teils der Sinus maxillares.

b **NNH axial** (nach Schlosshauer): Darstellung der Sinus ethmoidales und des Sinus sphenoidalis von unten, Sinus frontalis und Sinus maxillares von Zähnen überlagert.

c **Sella turcica, nuchofrontal** (nach Haas): Sella ins Os frontale projiziert, gut beurteilbar.

d **Schädel nuchofrontal** (nach Haas): Vergleichsaufnahme des Mastoids, hinterer Atlasbogen gut beurteilbar.

e **Schädel axial** (nach Janker): gute Darstellung von Schädelbasis, For. magnum, Dens, Atlas, Os zygomaticum tangential.

f **Ossa zygomatica, Vergleichsaufnahme axial** (nach Bronner/Titterington): beide Ossa zygomatica unverkürzt dargestellt.

g **NNH überkippt axial** (nach Schlosshauer): exakte Beurteilung der Sinus frontales und ihrer Wanddicke, noch gute Beurteilung der Sinus ethmoidales

h **For. jugulare** (nach Mifka): beide Foramina werden gut einsehbar.

i **Mandibula ventr.:** zum Nachweis einer Kinnfraktur.

j **Mandibula „doppeltschräg"/„hängend":** anliegender Mandibulaast scharf abgebildet.

k **„Henkeltopf"-Aufnahme des Arcus zygomaticus** (nach Bronner): genaue Darstellung der Impression und Achsenverschiebung der Frakturfragmente.

l/m **Orbita-Ramus-Aufnahme** (nach Grant/Lanting): Projektion des Caput mandibulae in die Orbita, klare Darstellung des Tuberculum articulare und des Proc. condylaris.

5

Ossa accessoria der Kalotte

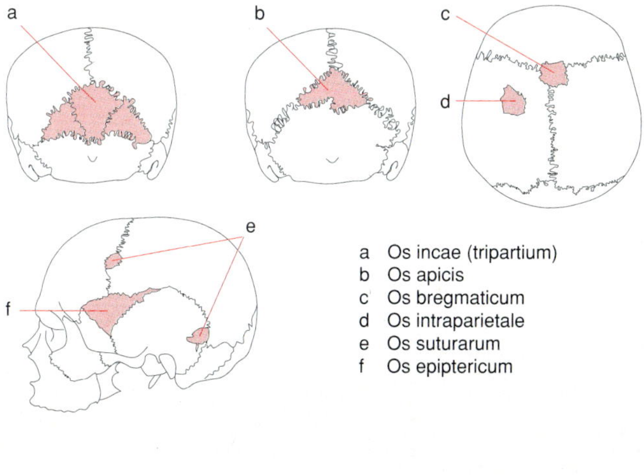

a Os incae (tripartium)
b Os apicis
c Os bregmaticum
d Os intraparietale
e Os suturarum
f Os epiptericum

5

Gyri/Sulci

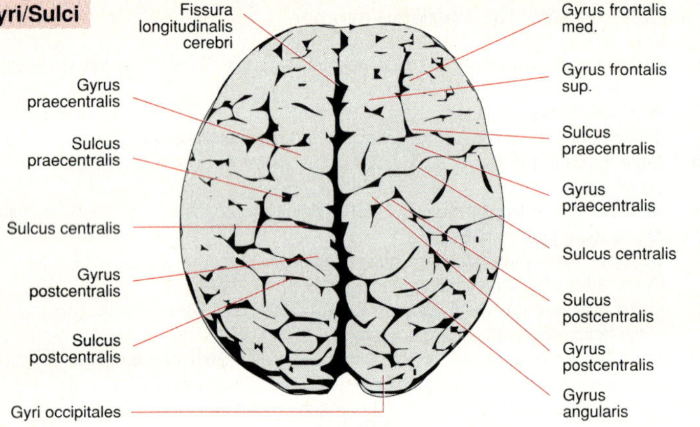

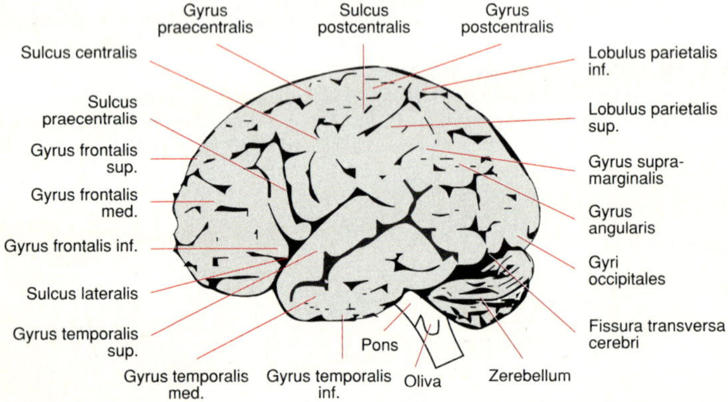

Mediosagittalschnitt

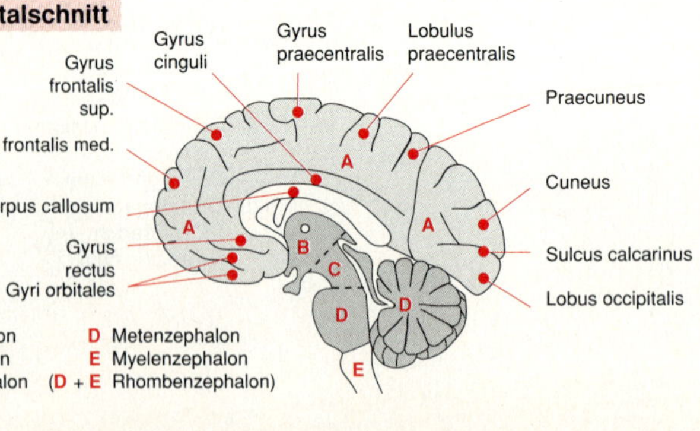

A Telenzephalon
B Dienzephalon
C Mesenzephalon
D Metenzephalon
E Myelenzephalon
(**D** + **E** Rhombenzephalon)

Hirnstamm: Mediosagittalschnitt

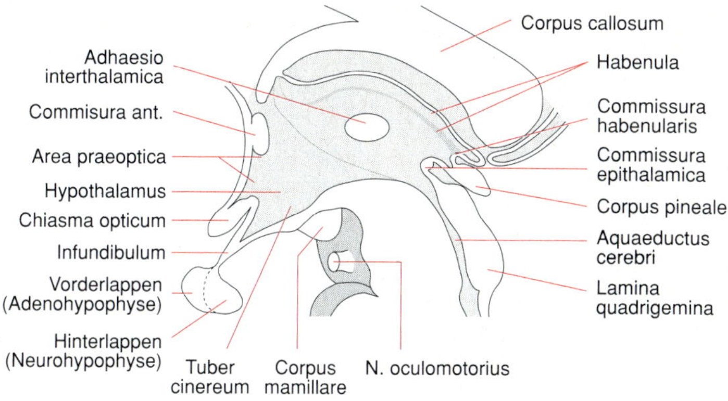

Mesenzephalon: Transversalschnitt

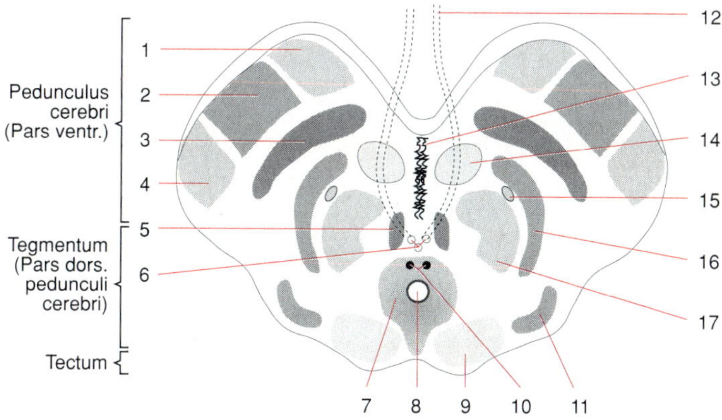

1 Fibrae frontopontinae
2 Fibrae corticospinales/-nucleares
3 Substantia nigra
4 Fibrae parietotemporopontinae
5 Fasciculus longitudinalis med.
6 Nuclei n. oculomotorii
7 Substantia grisea centralis
8 Aquaeductus (mesencephali)
9 Nucleus colliculi caud.
10 Nuclei n. trochlearis
11 Lemniscus lat.
12 N. oculomotorius
13 Decussationes tegmenti
14 Nucleus ruber
15 Tractus rubrospinalis
16 Lemniscus med.
17 Formatio reticularis

5

Hirnnervenkerne

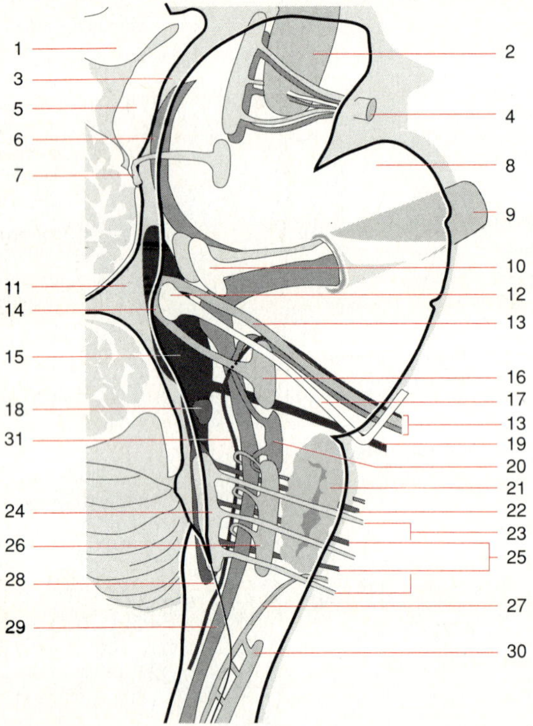

1 Epiphyse
2 Nucleus ruber
3 Aquaeductus cerebri
4 N. oculomotorius
5 Lamina quadrigemina
6 Tractus mesencephalicus trigemini
7 N. trochlearis
8 Pons
9 N. trigeminus
10 Nucleus motorius trigemini
11 4. Ventrikel
12 Nucleus abducentis
13 N. facialis
14 Genu internum n. facialis
15 Nucleus vestibularis
16 Nucleus n. facialis
17 N. abducens
18 Nucleus cochlearis
19 N. vestibulocochlearis
20 Nucleus salivatorius
21 Nucleus dentatus olivae
22 N. glossopharyngeus
23 N. hypoglossus
24 Nucleus hypoglossi
25 N. vagus
26 Nucleus ambiguus
27 N. accessorius
28 Canalis centralis
29 Tractus spinalis trigemini
30 Nucleus accessorii
31 Fasciculus solitarius

5

Großhirn: Gestufter Schnitt, koronar/axial

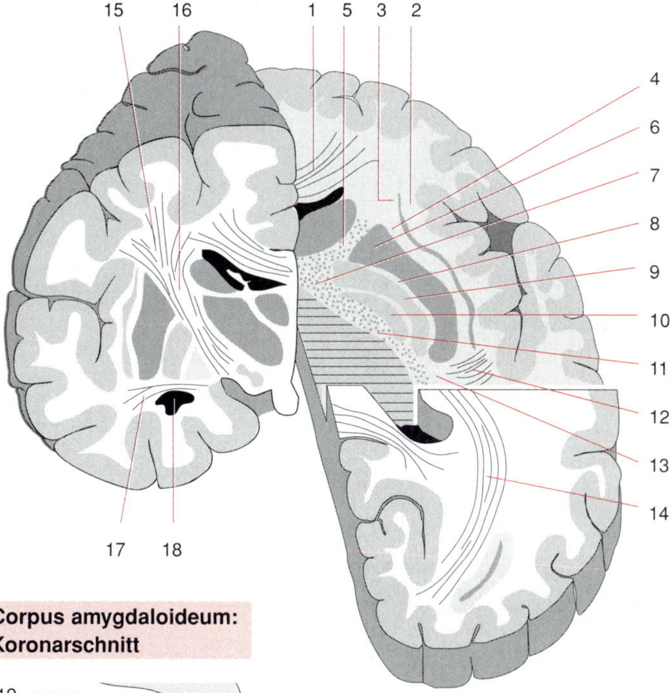

Corpus amygdaloideum: Koronarschnitt

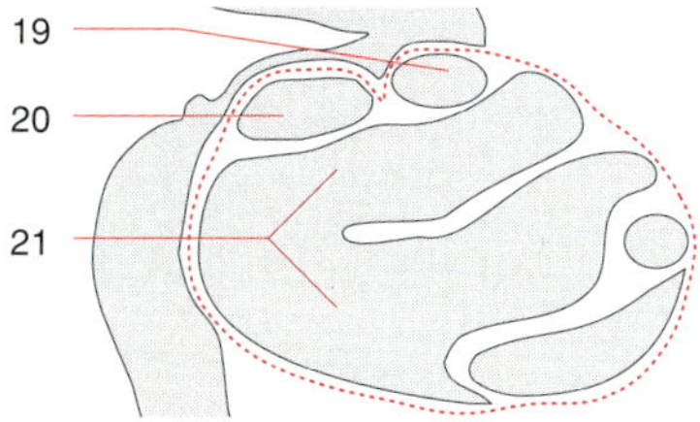

1 Commisura ant.
2 Capsula extrema
3 Claustrum
4 Capsula externa
5 Crus ant. capsulae internae
6 Putamen
7 Genu capsulae internae
8 Lamina medullaris lat.
9 Globus pallidus lat.
10 Globus pallidus med.
11 Crus post. capsulae internae
12 Radiatio acustica
13 Pars lenticularis capsulae internae
14 Radiatio optica
15 Corona radiata
16 Capsula interna
17 Pars sublenticularis capsulae internae
18 Seitenventrikel-Temporalhorn
19 Area amygdaloidea ant.
20 Pars corticomed.
21 Pars basolat.

Liquorräume

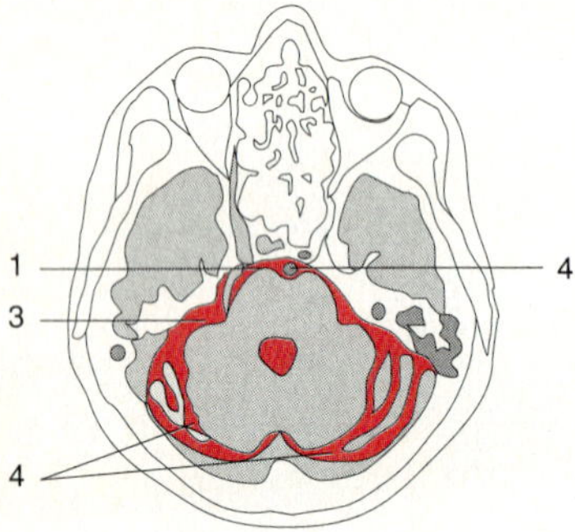

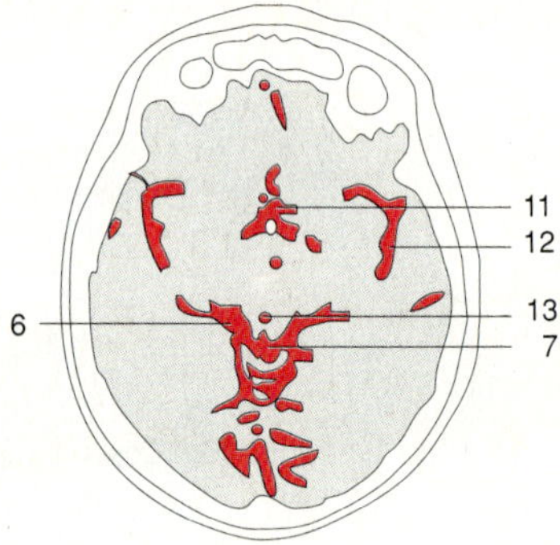

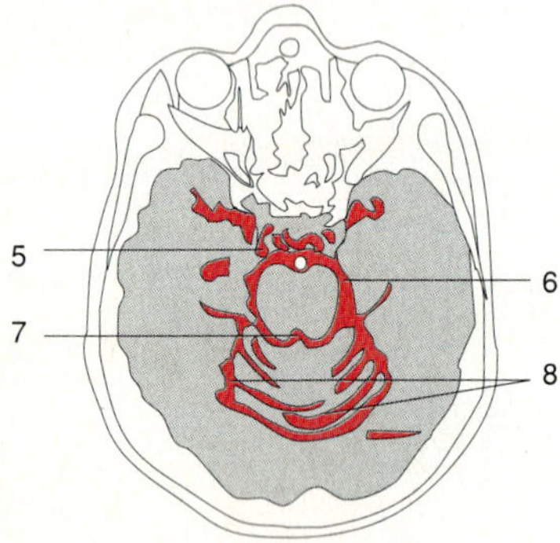

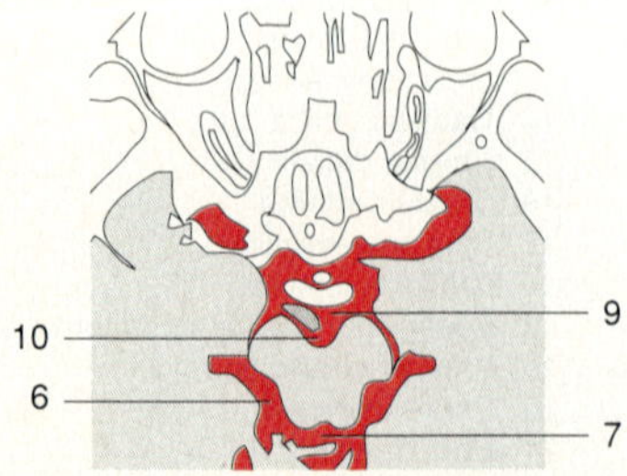

1 Cisterna praepontis
2 A. basilaris
3 Cisterna pontocerebellaris
4 Folia cerebelli
5 Cavum Meckeli
6 Cisterna perimesencephalica
7 Cisterna quadrigemina
8 Cisternae cerebellares sup.
9 Pentagon
10 Fossa interpeduncularis
11 Fissura longitudinalis sup.
12 Fissura Sylvii
13 Aquaeductus cerebri

Liquorräume: Weitenbestimmung

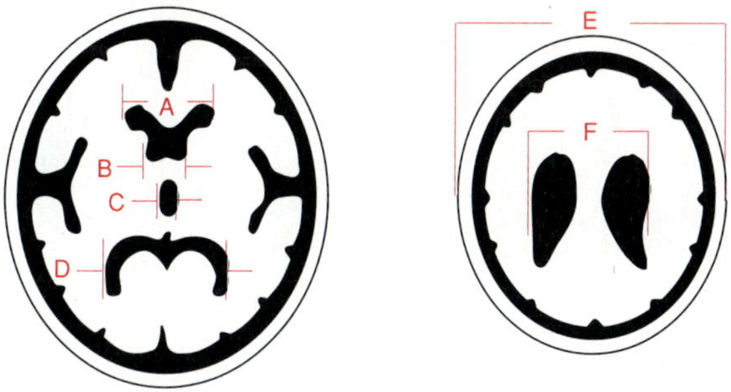

Meßwerte zur Weitenbestimmung der Liquorräume (CT/MRT)

	Normalbefund	Path. Befunde mäßiggradig	mittelgradig	hochgradig
Index Frontalhorn D/A	> 3,6	3,6-3,1	3,0-2,6	< 2,6
Huckmann-Zahl A+B (cm)	< 5,1	5,1-6,4	6,5-7,9	> 7,9
Breite 3. Ventrikel C (mm)	< 8	8-10	11-14	> 14
Index Cella-media E/F	> 4	4-3,6	3,5-3,0	< 3
Cisternae insulares	oft nicht sichtbar/ strichförmig/ < 3 mm	3-5 mm	6-9 mm	> 9 mm
Frontaler Interhemisphären-spalt	oft nicht sichtbar/ strichförmig/ < 3 mm	3-5 mm	6-9 mm	> 9 mm
Sulcusweite	oft nicht sichtbar/ strichförmig/ < 3 mm	3-5 mm	5-6 mm	> 6 mm

Synopsis: Wichtige sensible und motorische Bahnen/Zentren

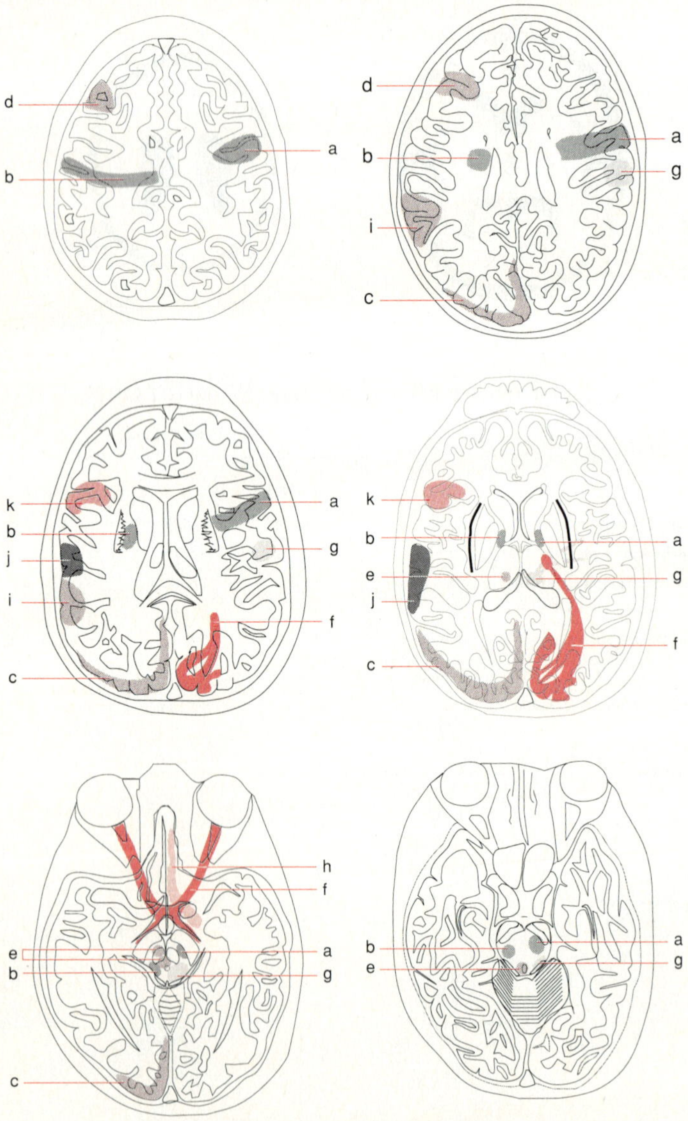

➤ Synopsis: Wichtige sensible und motorische Bahnen/Zentren

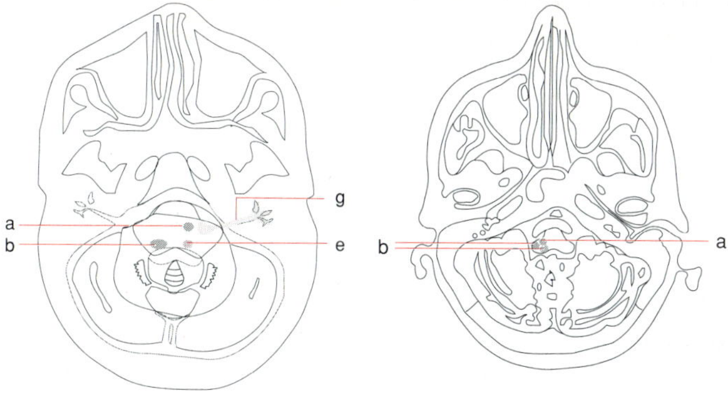

a Pyramidenbahn (Gyrus praecentralis) ( ) (spastische Hemiparese, bei Hirnstammläsion ipsilat. Hirnnervenparesen + kontralat. Hemiparese)

b sensible Bahnen (Gyrus postcentralis) ( ) (Sensibilitätsausfall / -störung)

c okzipitales Augenfeld (Augenmotorik) ( ) (Blickparesen)

d frontales Augenfeld (Augenmotorik) ( ) (Blickparesen)

e Augenmotorik, Kerne Nn. III, IV, VI ( ) (Doppelbilder, Mydriasis, Akkommodationshemmung)

f N. II, Radiato optica (Sulcus calcarinus), Tractus opticus, Chiasma ( ) (Erblindung, Hemianopsie, Photopsien)

g Tractus acusticus, Kerne N. VIII, Radiatio acustica, Hörzentrum (Heschl-Gyrus, Operculum temporale) ( ) (Innenohr-/kortikale Presbyakusis, akustische Halluzinationen)

h N. I, Tractus olfactorius ( ) (Anosmie, Dysosmie, Uncinatuskrise)

i* optisches Sprachzentrum (Gyrus angularis) ( ) (Alexie, Agraphie, Akalkulie)

j* sensorisches Sprachzentrum (Wernicke, Gyrus temp. superior) ( ) (sensorische Aphasie, Paraphrasie)

k* motorisches Sprachzentrum (Broca, Gyrus front. inf.) ( ) (motorische Aphasie)

* Rechtshänder

5

Reihenfolge der Myelinisierung der weißen Hirnsubstanz im MRT (1-1,5 Tesla)

Anatomische Region	T1	T2
Infratentoriell		
Medulla, dors.	Geburt	Geburt
Mittelhirn, dors.	Geburt	Geburt
Pedunculus cerebelli inf.	Geburt	Geburt
Pedunculus cerebelli sup.	Geburt	Geburt
Pedunculus cerebelli med.	Geburt bis 1. Monat	3.-6. Monat
Zentrales KH-Marklager	1.-3. Monat	8.-18. Monat (von zentral bis peripher)
Supratentoriell		
Tractus corticospinalis	Geburt (Genu post. der Capsula interna bis Mitte Centrum semiovale)	Geburt (Genu post. der Capsula interna bis Pedunculus cerebri)
Ventrolateraler Thalamus	Geburt	Geburt
Corpus callosum		
Splenium	3.-4. Monat	6. Monat
Korpus	4.-6. Monat	6.-8. Monat
Genu	6. Monat	8. Monat
Capsula interna		
Genu ant.	3. Monat	7.-11. Monat
Genu post.	Geburt	Geburt bis 7. Monat (von post. nach ant.)
Gyrus prae- und postcentr.	1. Monat	9.-12. Monat
Centrum semiovale	Geburt bis 1. Monat	2.-4. Monat
N. opticus, Chiasma, Tractus opticus	Geburt	Geburt bis 1. Monat
Radiatio optica	3. Monat	3. Monat
Subkortikales Marklager	8.-12. Monat	9.-18. Monat (von zentral nach peripher)
Erwachsenenaspekt	**12. Monat**	**18.-24. Monat**

5

Schädelverkalkungen: Tumoröse Genese

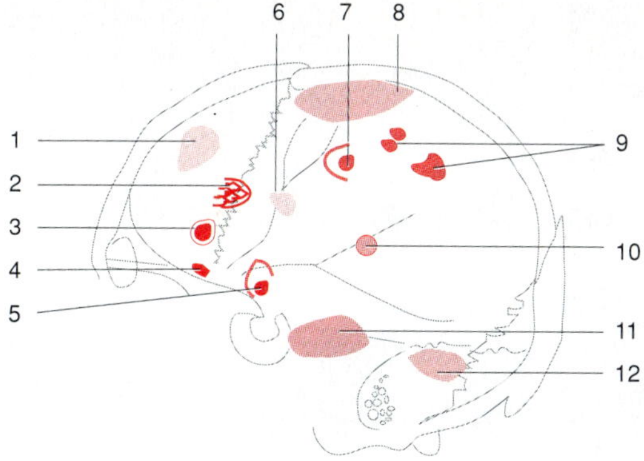

1 Astrozytom
2 Oligodendrogliom
3 Ependymom
4 Keilbeinmeningeom
5 Kraniopharyngeom
6 Corpus-callosum-Lipom
7 Epidermoid
8 Falxmeningeom
9 Gliom
10 Pinealom
11 Chordom
12 Tentoriummeningeom

Schädelverkalkungen: Nichttumoröse Genese

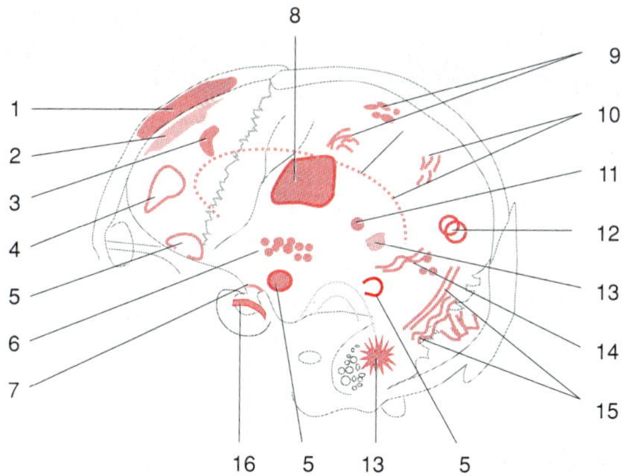

1 Hyperostosis front.
2 Falxverkalkung
3 verkalktes Hämatom
4 verkalktes Hämangiom
5 verkalktes Aneurysma
6 Stammganglienverkalkungen
7 Sellabrücke
8 verkalktes Durahämatom
9 verkalkte Toxoplasmoseherde
10 verkalkte Cytomegalieherde
11 verkalkte Epiphyse
12 verkalkte AVM
13 Plexuskalk
14 tuberöse Sklerose
15 Sturge-Weber-Syndrom
16 A.-carotis-Kalk

Kalotte: Osteolytische Veränderungen

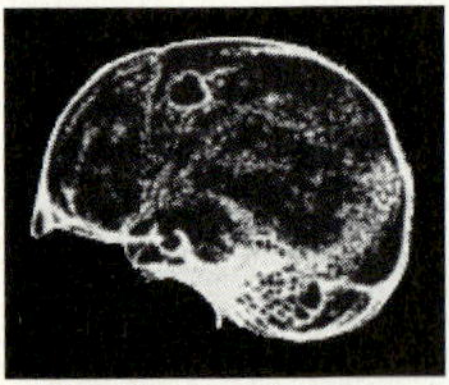
eosinophiles Granulom

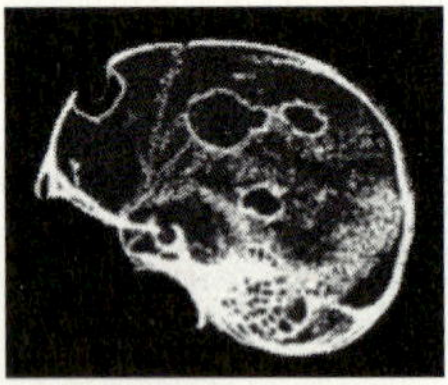
M. Hand-Schüller-Christian

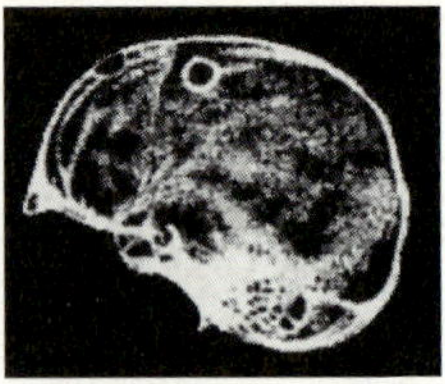
Dermoid(zyste)

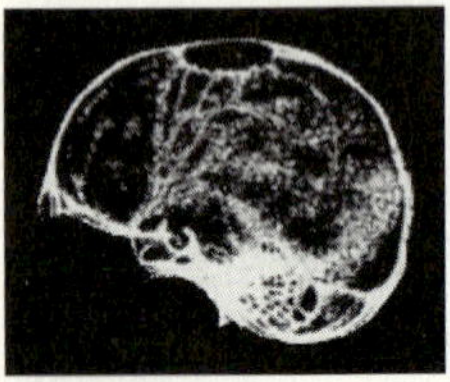
Meningeom

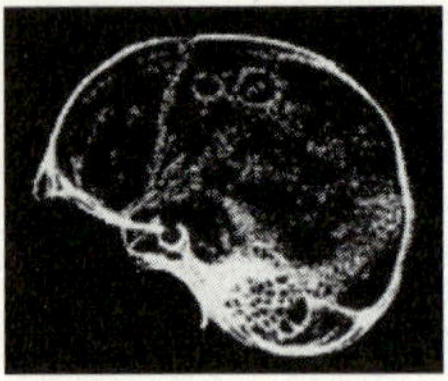
Tuberkulose

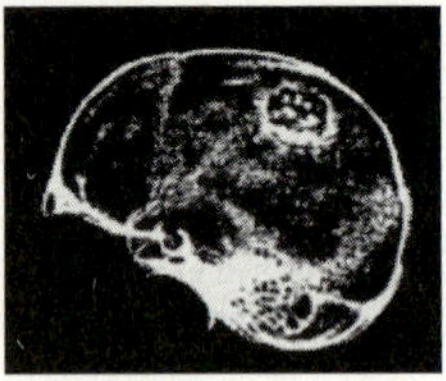
Osteomyelitis

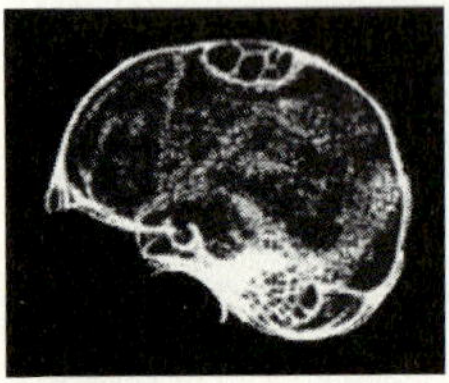
Osteoklastom

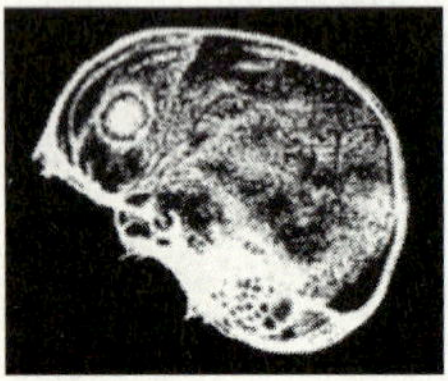
Hämangiom

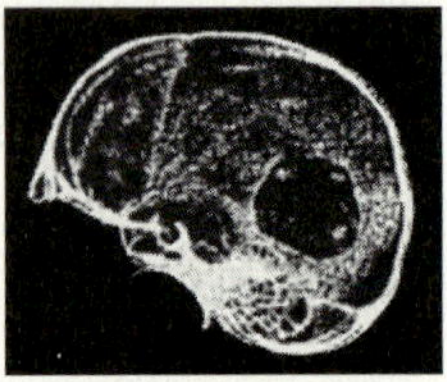
M. Paget (Frühstadium)

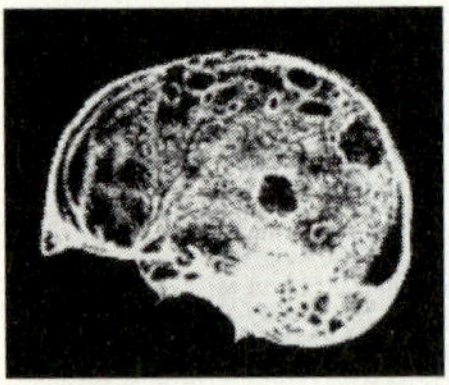
Metastasen

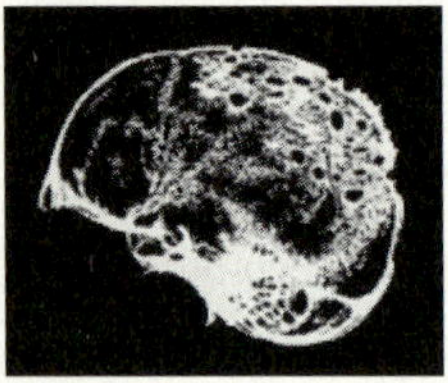
Leukämie

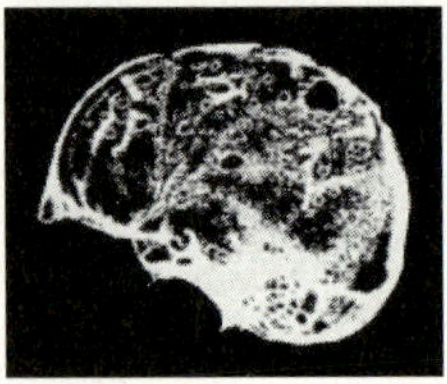
Plasmozytom

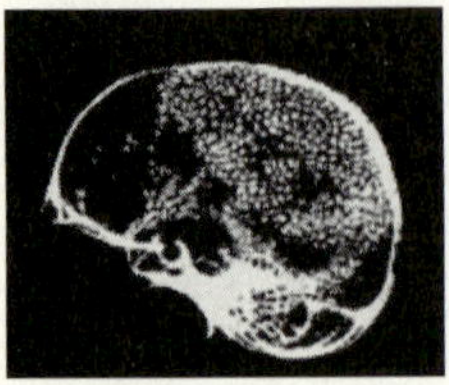
renale Osteodystrophie

Kalotte: Osteosklerotische Veränderungen

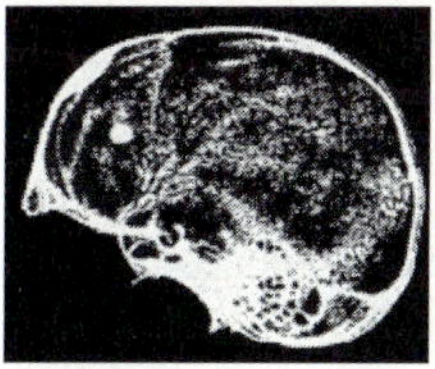

Osteom

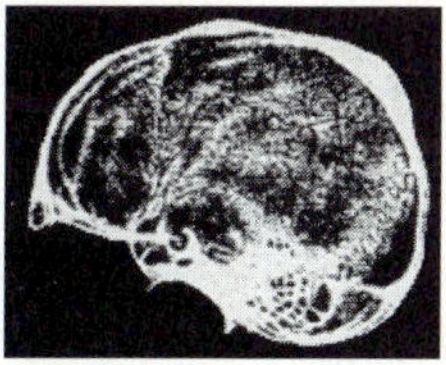

Rachitis

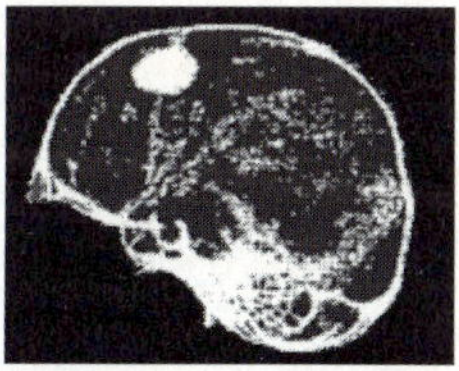

Meningeom, Verkalkung

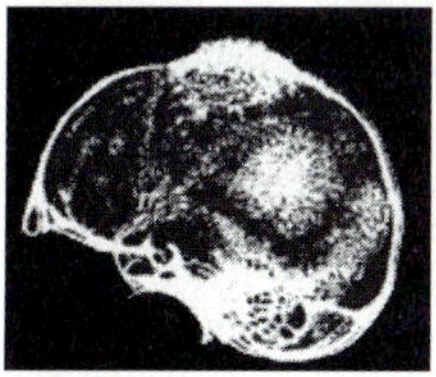

Meningeom, Hyperostose

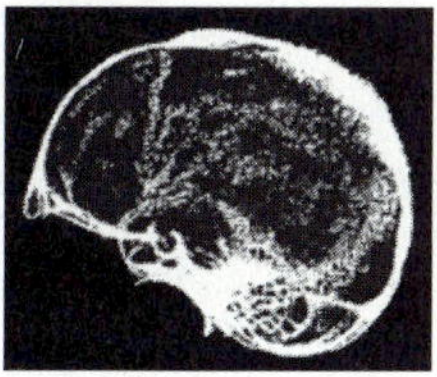

Anämie

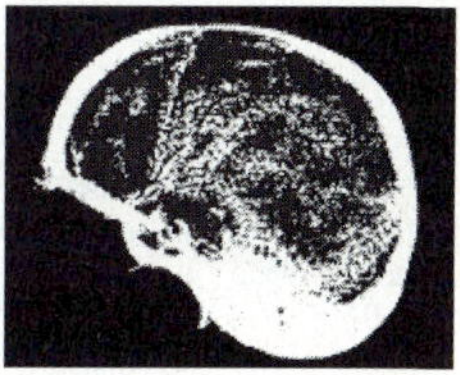

generalisierte Hyperostose

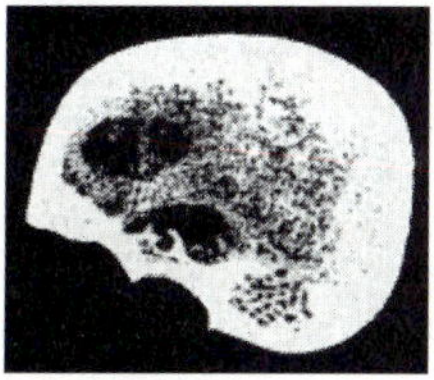

Marmorknochenkrankheit (Camurati-Engelmann)

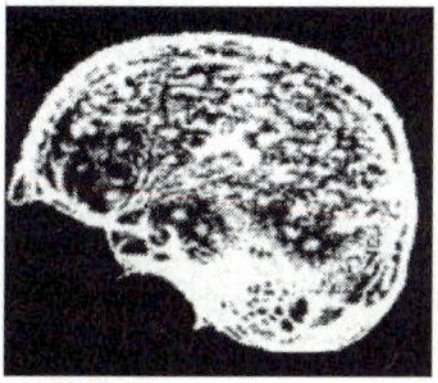

M. Paget

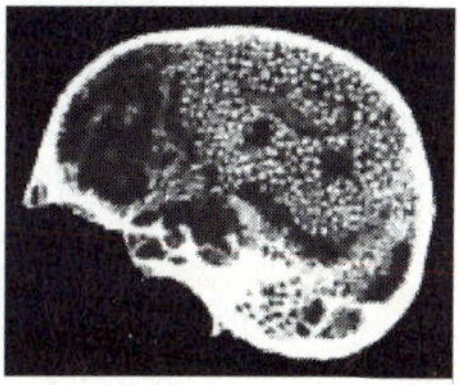

renale Osteodystrophie

SHT: Synopsis

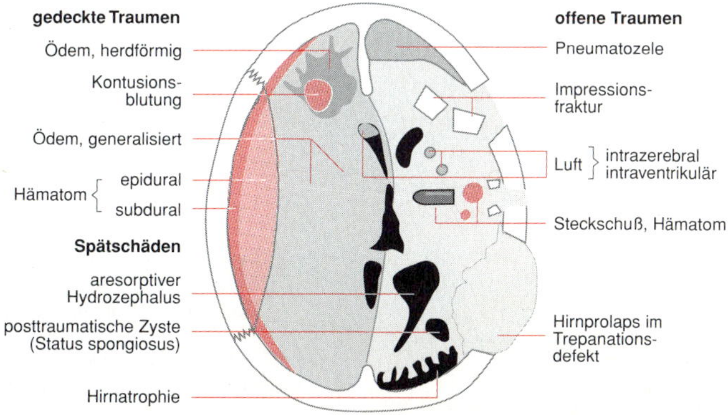

Dyszephalien

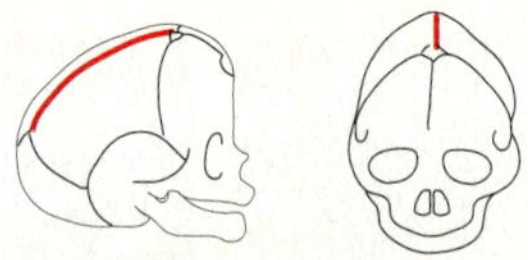

Langschädel (Scaphocephalus) bei Synostose der Sagittalnaht

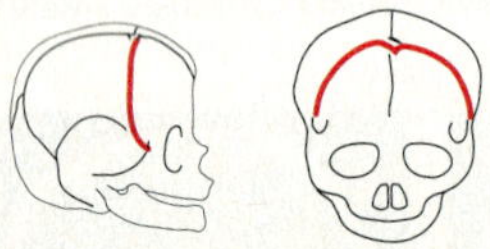

Breitschädel (Brachycephalus) bei symmetrischen Synostosen der Koronarnähte

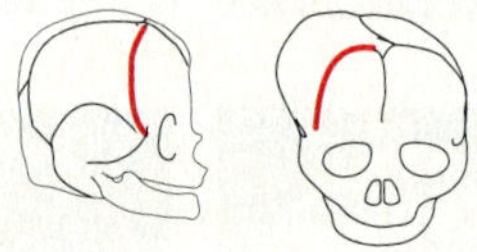

Schiefschädel (Plagiocephalus) bei einseitiger Synostose der Koronarnähte

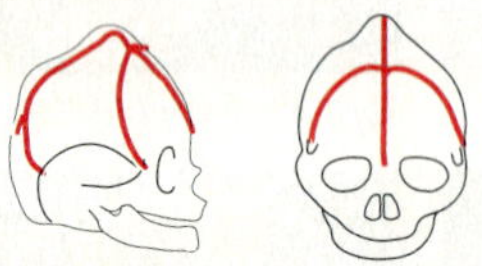

Spitzschädel (Oxycephalus) bei Synostosen der Koronar- und Sagittalnähte

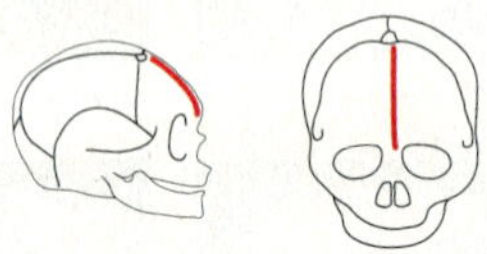

Kiel-/Kahnschädel (Trigonocephalus) bei Synostose der Frontalnaht

Schädelbasisfrakturen

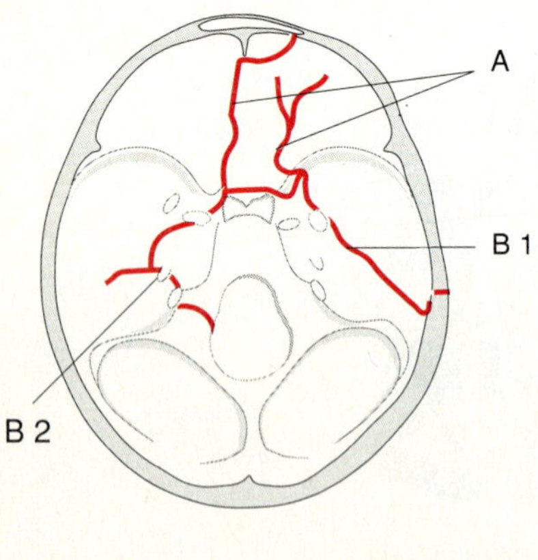

A frontobasal

B 1 Pyramidenlängsfraktur (Paukenhöhlendach, Antrum, Mastoid, äußerer Gehörgang)

B 2 Pyramidenquerfraktur (innerer Gehörgang, Labyrinth)

Hirn: Arterielle Gefäßversorgung

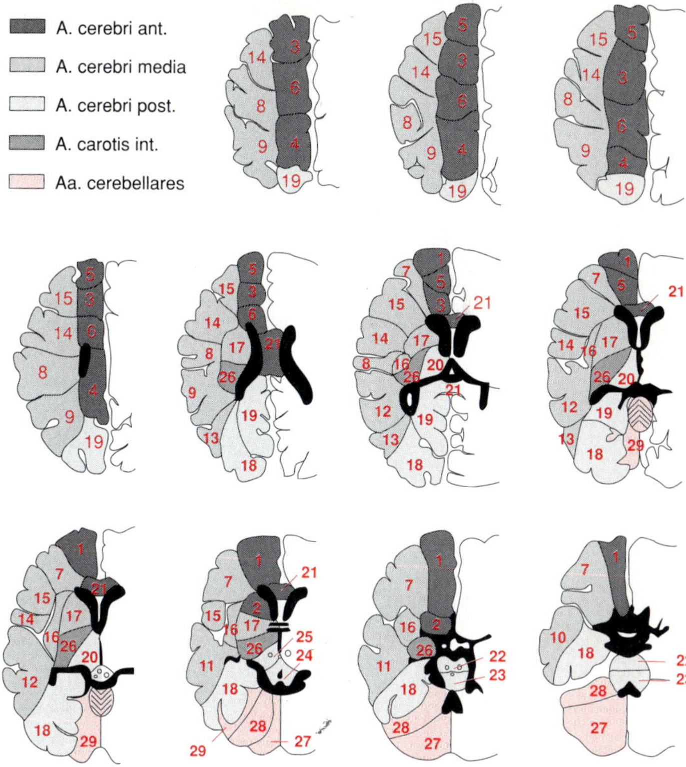

1 A. front. int. ant.
2 A. recurrens Heubner
3 A. front. int. post.
4 A. parietalis int. sup./inf.
5 A. frontalis int. med.
6 A. paracentralis
21 A. corporis callosi

7 A. praefront.
8 A. parietalis ant./post.
9 A. gyri angularis
10 A. temporalis ant.
11 A. temporalis med.
12 A. temporalis post.
13 A. temporooccipitalis
14 A. rolandica
15 A. praerolandica
16 Aa. insulares
17 Aa. lenticulostriatae

18 A. occipitotemporalis
19 Aa. parietooccipitalis/calcarina
20 Aa. thalamoperforantes/chorioideae post.
21 A. corporis callosi
22 Aa. paramedianae
23 Aa. circumferentes brev.
24 Aa. circumferentes long./Aa. mesencephalicae
25 A. centr. post. lat. (thalami post.)

26 A. chorioidea ant.

27 A. cerebelli inf. post.
28 A. cerebelli inf. ant.
29 A. cerebelli sup.

Hirnarterien: Frontal-/Lateralansicht

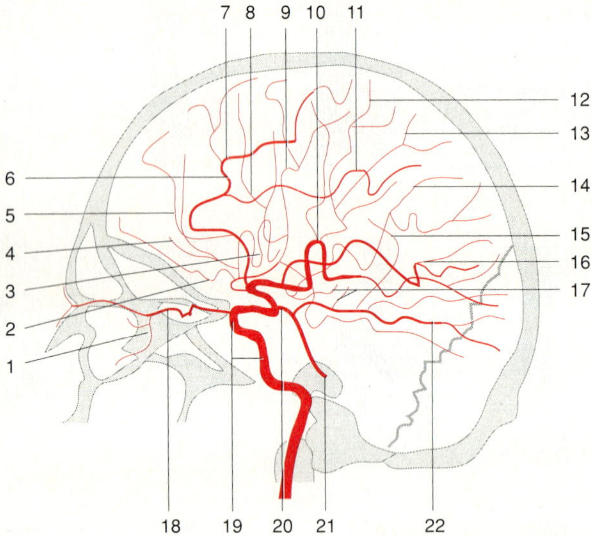

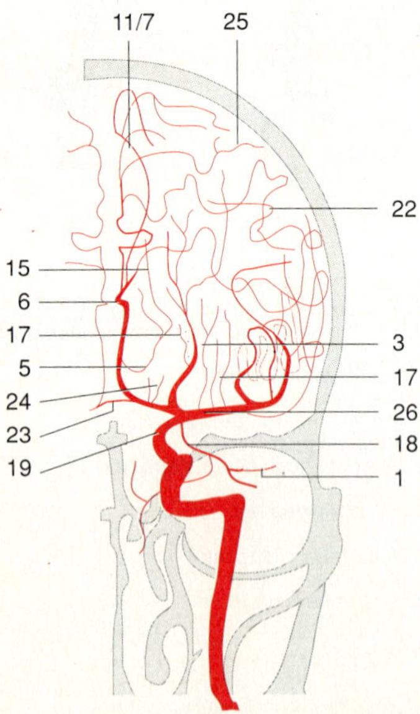

1 A. supratrochlearis
2 A. frontobasalis
3 Aa. striatae
4 A. orbitofrontalis
5 A. frontopolaris
6 A. cerebri ant.
7 A. calloso-marginalis
8 A. praecentralis
9 A. centralis
10 A. temporalis ant.
11 A. pericallosa
12 A. parietalis ant.
13 A. parietalis post.
14 A. gyri angularis
15 A. corporis callosi dors.
16 A. temporalis post.
17 A. chorioidea ant./post.
18 A. ophthalmica
19 A. carotis int.
20 A. communicans post.
21 A. basilaris
22 A. temporooccipitalis
23 A. communicans ant.
24 Aa. perforantes
25 A. frontalis post.
26 A. cerebri media

Hirnvenen: Sagittal-/Transversalansicht

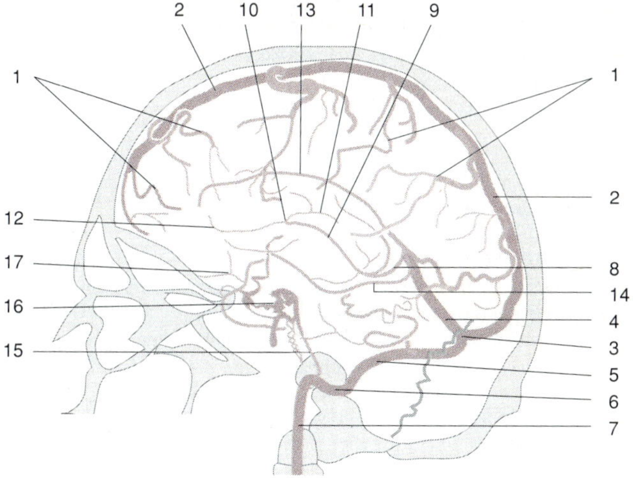

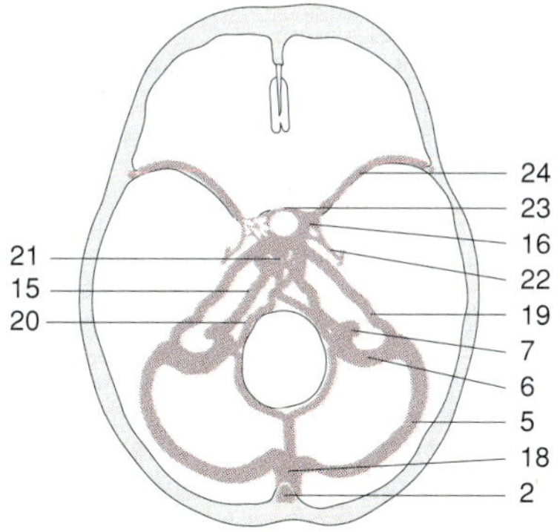

1 Vv. cerebri superf.
2 Sinus sagittalis sup.
3 Confluens sinuum
4 Sinus rectus
5 Sinus transversus
6 Sinus sigmoideus
7 V. jugularis int.
8 V. cerebri magna (Galeni)
9 V. cerebri int.
10 Angulus venosus
11 V. thalamostriata sup. (V. terminalis)
12 V. septi pellucidi ant.
13 Sinus sagittalis inf.
14 V. basalis (Rosenthal)
15 Sinus petrosus inf.
16 Sinus cavernosus
17 V. cerebri media superf. (V. fossae Sylvii)
18 Sinus occipitalis
19 Sinus petrosus sup.
20 Plexus basilaris
21 Sinus intercavernosus post.
22 Venenplexus des For. ovale
23 Sinus intercavernosus ant.
24 Sinus sphenoparietalis

Einteilung akuter zerebraler Durchblutungsstörungen

TIA: transitorische ischämische Attacke, Dauer max. 24 h.

PRIND: prolonged reversible ischemic neurological deficit, Dauer max. eine Woche.

Sich entwickelnder Apoplex: progressive stroke, über Stunden progressive apoplektiforme Symptomatik.

Apoplex: complete stroke, rasche Entwicklung einer stabilen neurologischen Symptomatik.

DD ischämischer Läsionen in CT/MRT

Zerebrale Mikroangiopathie

Lakunäre Infarkte: meist arterielle Hypertonie, 2-20 mm Größe, multipel, bevorzugt Stammganglien/Marklager/ventraler Hirnstamm/selten zerebellär. Hirnversorgende Gefäße meist unauffällig (ohne Makroangiopathie).

Subkortikale arteriosklerotische Enzephalopathie (SAE): oft arterielle Hypertonie, oft lakunäre Infarkte, vor allem charakt. „spongiöse" Demyelinisierung des Marklagers ⇒ periventrikuläre Dichteminderung, von ventral nach dorsal fortschreitend.

Zerebale Makroangiopathie

Hämodynamisch ausgelöste Infarkte: mit/ohne kortikale Beteiligung, Stenosen der zuführenden hirnversorgenden Gefäße durch Plaques, oft Kombination hochgradige extracran. Stenose/intracran. Kollateralstenose oder hochgradige intracran. Stenose z.B. A. cerebri med. Meist generalisierte AVK. Manifestation als Endstrom- oder Grenzzoneninfarkt. **Grenzzoneninfarkt:** zwischen 2/3 Gefäßterritorien: frontoparasag. (A. cerebri ant./A. cerebri med., beinbetonte Hemiparese), temporoparietal (A. cerebri med./A. cerebri post., homonyme Quadrantenanopsie nach caud.), alle 3 (variable Symptomatik). **Endstrominfarkt:** solitäre, selten konfluierende, über 2 cm große Läsionen, streng subkortikal, periventrikulär in der Corona radiata. Sonderfall: über 2 cm große Läsion, streng subkortikal, streng begrenzt auf Striatum incl. Endstromgebiet der Aa. lenticulostriatae.

Territorialinfarkte: durch Verschluß intracran. pialer Arterien, partiell/komplett. Solitäre, oft ausgedehnte kortikale Infarkte, strenge Begrenzung auf Versorgungsgebiete. Embolische/nichtembolische Genese. Oft AVK (nichtembolisch), Gefäßspasmus nach SAB/Angiitis/Meningitis.

Diffuse hypoxische Läsionen: systemische Hypoxidose/Anoxie (wie CO-Intoxikation), Hirnnekrosen anderer Ursache (Herzstillstand/Strangulation/Vergiftungen). Symmetrische Pallidumnekrosen/fleckförmige disseminierte unscharfe Marklagerläsionen. Spätstadium: massiver Hirnvolumenverlust, Marklagerschrumpfung.

Synopsis: Intrazerebrale ischämische Läsionen

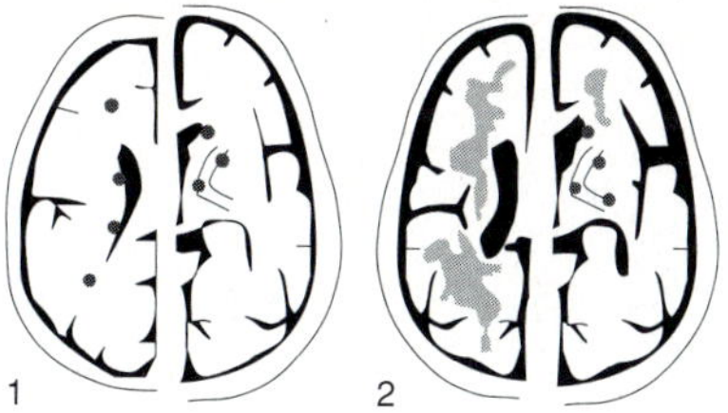

1 2

Zerebrale Mikroangiopathie

1 multiple lakunäre Infarkte, Prädilektionsstellen

2 subkortikale arteriosklerotische Enzephalopathie (M. Binswanger)

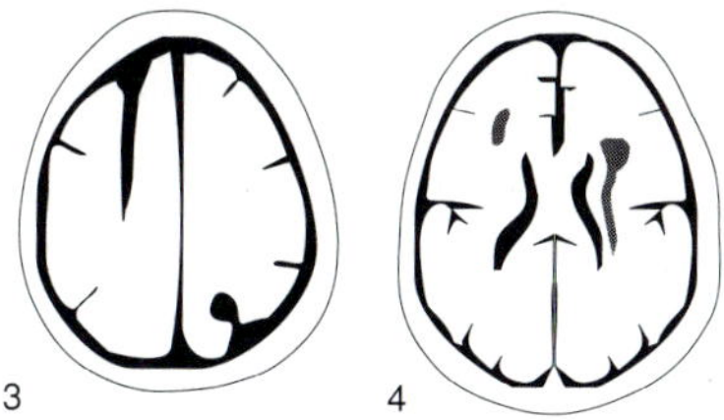

3 4

Hämodynamisch ausgelöste Infarkte

3 Grenzzoneninfarkte (subkortikal und kortikal)

4 Endstrominfarkte (streng subkortikal)

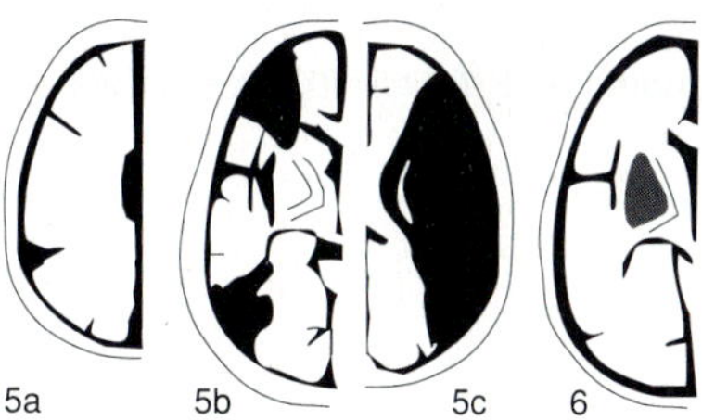

5a 5b 5c 6

Territorialinfarkte

5a kleiner peripherer Media-Ast

5b hinterer, mittlerer und vorderer Media-Ast

5c gesamtes Media-Territorium

6 Aa. lenticulostriatae

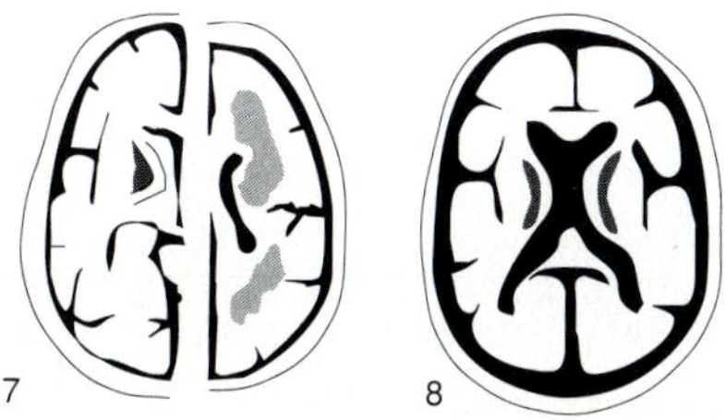

7 8

Hypoxie/Anoxie

7 Palliduminfarkte und Dichteminderung des Marklagers (CO-Vergiftung)

8 Palliduminfarkte, Hirnschrumpfung nach Anoxie/hämorrhagischem Schock

Synopsis: A.-cerebri-media-Infarkt (kortikal)

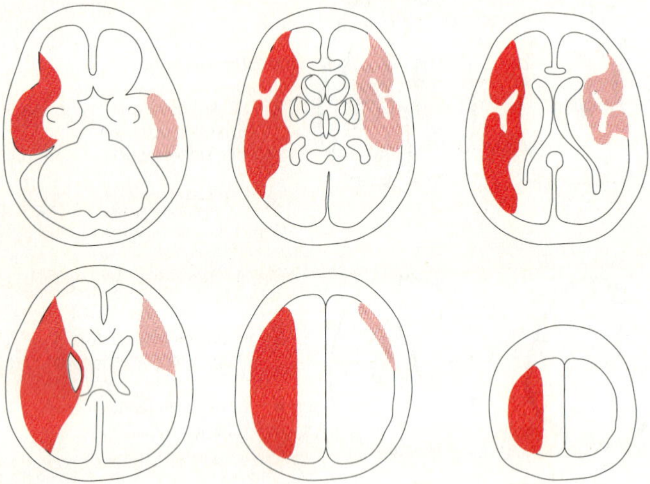

keine Kollateralen gute Kollateralisation

Zerebraler Infarkt: Dichte im CT, nativ/mit KM im zeitlichen Verlauf

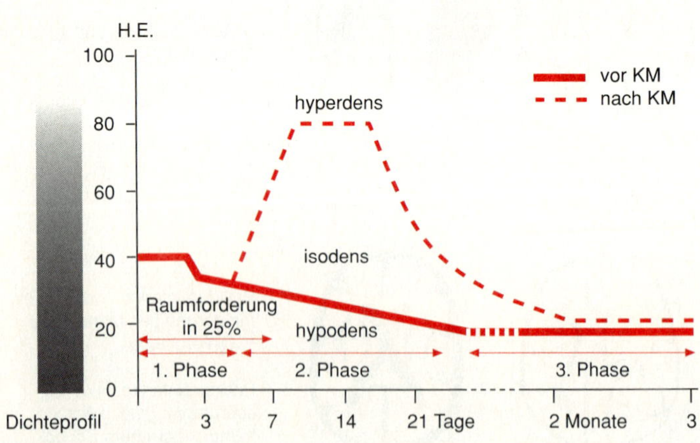

Vasopathien

Hirninfarkt: A. cerebri med. ca. 70%, A. cerebri ant. 13%, A. cerebri post. 10%, zerebelläre Arterien incl. A. basilaris 15%. **CT:** Infarktnachweis frühestens nach 4 h, hypodens. **MRT:** früherer Nachweis möglich durch Diffusionsaufnahmen, hypointens/hyperintens (T1/T2). KM-Anr. zwischen 4. d und 3./4. Woche, inhomogen/peripher betont, besser in der MRT nachweisbar.

Hämorrhagischer Infarkt: selten, unter 10%. **CT:** fleckförmige Hyperintensitäten in der Peripherie der Infarktzone. **MRT:** typisch hyperintens in T1/T2. **CT/MRT:** oft kortikale Hyperdensitäten/-intensitäten bei angrenzendem hypodensen/-intensen subkortikalen Marklager, insbes. A. cerebri post.

Basilaristhrombose: CT: selten dichtere A. basilaris/fehlende KM-Anr. **MRT:** signalreiches Gefäßlumen, in der MRA eindeutiger Nachweis. Im weiteren Verlauf oft Hirnstamminfarkte/Infarkte in den Versorgungsgebieten der A. cerebri post., A. cerebelli sup., A. cerebelli inf. ant. und A. cerebelli inf. post. Bei KH-Infarkt mit Ödem selten Verschlußhydrozephalus.

5

Venöser Infarkt/Sinusvenenthrombose: Thrombose durch Hyperkoagulabilität/lokale Entzündung/Tumor/SHT. In der Folge oft Insuffizienz der zerebralen venösen Drainage. Häufige kleine begleitende disseminierte bilaterale (subkortikale) Blutungen und hämorrhagische Infarkte. Im Nativ-CT thrombosierter Sinus als hyperdenses kalottennahes Band, thrombosierte kortikale Venen als hyperdense gewundene Streifen (cord sign). **Empty triangular sign** ⇒ charakt. bei KM-umspültem Thrombus im Sinus sagittalis sup.

Lokalisation intracranieller Blutungen

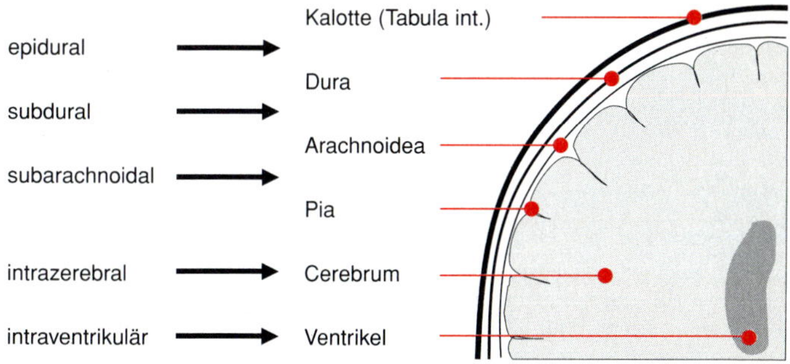

Hirnnervenstörungen

I./Olfactorius

Überwiegend frontobasal/Lamina cribosa: kongenital: Rhinozephalie, septo-optische Dysplasie, Zephalozele. **Traumatisch. Entzündlich:** Rhinitis atrophica, Polypen, (Kokainabusus). **Tumorös:** Meningeom, nasale RF (Rhabdomyosarkom, juveniles Angiofibrom), Aesthesio(neuro)blastom, Gliom, (Plattenepithel-)Ca.

II./Opticus

Intraokulär: kongenital: Coat-Erkrankung, Staphylom(a). **Traumatisch:** Hämatom, Linsen-/Retinaläsion. **Entzündlich. Tumorös:** z.B. Melanom, Metastase.

Nerval: entzündlich: Tuberkulose, Sarkoidose, Aktinomykose. Demyelinisierende Erkrankungen, M. Basedow, ischämische Neuritis optica. **Traumatisch. Tumorös:** Gliom, Meningeom.

Retrobulbär/Canalis opticus: entzündlich: EO, Pseudotumor. **Tumorös:** Lymphangiom, Hämangiom, Dermoid, malignes Lymphom, Metastase, fibröse Dysplasie, Tränendrüsentumoren. **Traumatisch.** Aneurysma.

Chiasmal: entzündlich: Tuberkulose, Sarkoidose, basale (bakterielle) Meningitis. **Tumorös:** selläre/supraselläre RF, Hypophysenadenom, Gliom, Meningeom, Kraniopharyngeom. Infarkt, AVM, Blutung.

Intrazerebral: entzündlich: ED, Enzephalitis, Abszeß. **Tumorös:** hirneigene Tumoren, Metastasen.

III./Oculomotorius, IV./Trochlearis, VI./Abducens

Orbital/Fissura orbitalis sup.: tumorös: Metastase, malignes Lymphom, Leukämie, Meningeom. **Entzündlich:** Pseudotumor, EO, (Tolosa-Hunt-Syndrom).

Sinus cavernosus: Thrombose, Fistel, Aneurysma. **Entzündlich:** Sarkoidose, Tolosa-Hunt-Syndrom. **Tumorös:** malignes Lymphom, Metastase, Meningeom, Neurinom.

Liquorraum: Ischämie, Aneurysma, Hernierung des Uncus (parahippocampalis). **Traumatisch. Entzündlich:** virale/bakterielle Meningitis, Tuberkulose, Borrelliose, Kokzidioidomykose, HIV-assoziierte Neuropathie, Tolosa-Hunt-Syndrom. **Tumorös:** malignes Lymphom, Leukämie, Hypophysenadenom, Kraniopharyngeom, Neurinom, Epidermoid.

Hirnstamm: Infarkt, AVM, Blutung, Gliom, Entmarkungsherd (z.B. ED). **Traumatisch.**

Sonstiges: Diabetes mellitus, Hypertonus, Myasthenia gravis.

V./Trigeminus

Peripher/sonstige: orbitale/mandibulare RF/Entzündungsherde. Trigeminusneuralgie.

Schädelbasis/Liquorraum: entzündlich: basale Meningitis, Sinusitis. Gefäßektasie/-elongation, Aneurysma. **Tumorös:** Meningeom, Neurinom, Epidermoid, Metastase, Chordom.

Sinus cavernosus: Thrombose, Fistel, Aneurysma. **Entzündlich:** Sarkoidose, Tolosa-Hunt-Syndrom. **Tumorös:** malignes Lymphom, Metastase, Meningeom, Neurinom.

Hirnstamm: Infarkt, AVM, Blutung, Gliom, Entmarkungsherd. **Traumatisch.**

VII./Facialis

Extracran./For. stylomastoideum: „Erkältung", Neurinom, Parotistumor/-entzündung, **Traumatisch.** Melkersson-Rosenthal-Syndrom.
Intramastoidal: tumorös: Neurinom, Metastase, Glomustumor. **Entzündlich:** Zoster oticus, Mastoiditis, Cholesteatom. **Traumatisch.**
KBW: AVM, Gefäßelongation/-ektasie, Aneurysma, Guillain-Barré-Syndrom. **Tumorös:** (Akustikus-)Neurinom, Meningeom, Glomustumor.
Hirnstamm: Infarkt, Metastase, Gliom, AVM, Blutung, Entmarkungsherde, Borreliose.

VIII./Vestibulocochlearis (Acusticus)

Neuronal/retrocochlear: KBW-RF, RF in Medulla oblongata/Hirnstamm. **Entzündlich.** Selten **traumatisch.**
Sensorisch/cochlear: kongenital: Mißbildung. Hörsturz, Otosklerose, M. Paget. **Entzündlich:** Otitis media, Cholesteatom, ossifizierende Labyrinthitis. **Traumatisch. Tumorös.**

5

IX./Glossopharyngeus, XI./Accessorius

For. jugulare/Liquorraum: AVM, Aneurysma, V.-jugularis-Thrombose. **Entzündlich:** basale Meningitis, Cholesteatom. **Traumatisch.** Postop. nach Neck-dissection, Tonsillektomie (IX), Drucklähmung (XI). **Tumorös:** Paragangliom, Glomustumor, Neurinom, Schwannom, Metastase, (Plattenepithel-)Ca. des Naso-/Oropharynx per continuitatem.
Hirnstamm: NHL, Rhabdomyosarkom. Wallenberg-Syndrom, Infarkt, Blutung, AVM, Entmarkungsherd, Gliom, Metastase.

X./Vagus

Intrazerebral: Infarkt, Entmarkungsherd, Gliom, Metastase, Blutung, AVM, Wallenberg-Syndrom, Bulbärparalyse.
Extrazerebral/intracran./For. jugulare: tumorös: Paragangliom, Glomustumor, Meningeom, Neurinom, NHL, Schwannom, Metastase, extracran. Ca. AVM, Aneurysma, V.-jugularis-Thrombose. **Entzündlich:** basale Meningitis, Cholesteatom. **Traumatisch.**
Extracran./peripher: postop. nach Neck-dissection, SD-Op. (N. recurrens). V.-jugularis-Thrombose, Aortenbogenaneurysma. **Entzündlich:** paravasal, mediastinal. **Tumorös:** Paragangliom, Glomustumor, Meningeom, Neurinom, NHL, Schwannom, Metastase, extracran. Plattenepithel-Ca., SD-Ca., Lungentumoren.

XII./Hypoglossus

Peripher: tumorös: Plattenepithel-Ca., NHL, Metastasen, Glomustumor, Neurinom. **Entzündlich:** Abszeß. **Traumatisch.**
Schädelbasis/Canalis hypoglossus: tumorös: Metastase, Chordom, Plattenepithel-Ca., Schwannom, Neurinom, Meningeom, primäre Knochentumoren. **Entzündlich:** Cholesteatom, Mastoiditis, basale Meningitis. **Traumatisch.**
Liquorraum: Aneurysma, SAB. **Tumorös:** Metastase, Chordom, Meningeom, Neurinom. **Entzündlich:** basale Meningitis. Arnold-Chiari-Syndrom.
Hirnstamm: AVM, Gefäßektasie/-elongation, Infarkt, Blutung, AVM, Entmarkungsherd, Bulbärparalyse, Gliom, Botulismus.

ZNS-Fehlbildungen

Dysgenesien

Holoprosenzephalie: Entwicklungsstörung des Vorderhirns, meist mit Anomalien des Gesichtsschädels kombiniert (Anophthalmie/Mikrophthalmie/Septum-nasi-Agenesie/Hasenscharte/Wolfsrachen). Fehlende Mittelhirnstrukturen (Falx cerebri/Interhemisphärenspalt/Corpus callosum/Septum pellucidum/Bulbus olfactorius). Verkümmerte Sylvius-Furchen. Monoventrikel.

Olfaktogenitale Dysplasie de Morsier: fehlende Mittellinienstrukturen, hypoplastisch: Septum pellucidum/Hypothalamus/Riechhirn/N. olfactorius. Zusätzlich Hypogonadismus/Anosmie/Amaurose/Retardierung/Epilepsie. Cisterna suprasellaris erweitert.

5

Dysrhaphien

Kranioschisis: Anenzephalie, Meroenzephalie.

Zephalozelen: meist okzipital, frontal. Seltener Schädelbasis.

Arnold-Chiari-Mißbildung: Verformung/Caudalverlagerung/Spaltung dorsomediale(s) KH/Medulla oblongata/oberes Spinalmark. **Typ I:** manifest im Jugend- bis Erwachsenenalter. KH-Tonsillen und caudale KH-Abschnitte in den Spinalkanal prolabiert. Syringo(hydro)myelie möglich. 4. Ventrikel regelrecht, kein Hydrozephalus. **Typ II:** bereits beim Säugling manifest. Zusätzlich auch 4. Ventrikel nach caudal prolabiert ⇒ Verschlußhydrozephalus. Fakultativ andere Mißbildungen: z.B. Falx-/Tentoriumhypoplasie, Corpus-callosum-Agenesie, lumbale Myelomeningozele. **Typ III:** wie II, zusätzlich okzipitale/hochzervikale Enzephalozele. **Typ IV:** wie III, zusätzlich ausgeprägte KH-Atrophie.

Dandy-Walker-Syndrom: Aplasie des KH-Unterwurms, zystische Auftreibung des 4. Ventrikels ⇒ Tentoriumhebung. Oft gleichzeitig Atresie der Foramina Magendii und Luschkae, Aquädukt stenosiert/abgeknickt.

Corpus-callosum-Dysgenesie: oft mit anderen Mißbildungen kombiniert. Erweiterter 3. Ventrikel, cranial verlagert zwischen die lateral abgedrängten Seitenventrikel. Cellae mediae sichelförmig, oft Hinterhörner ektatisch. Bei Septum-pellucidum-Agenesie frontaler Monoventrikel.

Dysrhaphische Äquivalente: Cavum septi pellucidi ⇒ (harmlose Variante, 10%). Septum-pellucidum-Zyste bei fehlendem Abfluß über Foramina Monroi. **Cavum Vergae** ⇒ Ausstülpung des Cavum septi pellucidi zwischen die Cellae mediae. **Cavum veli interpositi** ⇒ liquorhaltige Höhle von der Cisterna laminae quadrigeminae nach ventr.

Migrationsstörungen: schwerste Form: Agyrie/Lissenzephalie, oft mit Mikrozephalie/-gnathie kombiniert. Glatte Hirnoberfläche, Fissura Sylvii verplumpt. Leichtere Form: Pachygyrie/Mikrogyrie mit verplumpten Gyri, oft Hydrozephalus. Mikro(poly)gyrie: verkleinerte Hirnfurchungen, fokal oder generalisiert, erschwerte DD zu kortikaler Atrophie. Perisylvische Aplasie mit zystischem Defekt im Frontal-/Parietal-/Temporalhirn ⇒ primäre Arachnoidalzyste, Abgrenzung zu sekundären Arachnoidalzysten durch fehlende RF-Zeichen. Selten kortikale Heterotopien im periventrikulären Marklager.

Megal-/Mikroenzephalie oft mit Debilität verbunden, meist über-/unterproportioniert bei normalem Gesichtsschädel.

Dysgenesien/Dysrhaphien

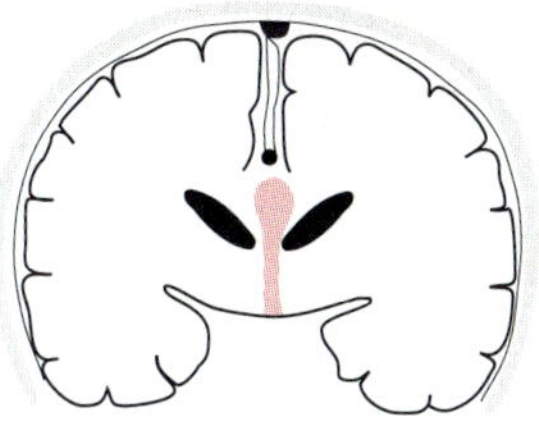
Corpus-callosum-Agenesie

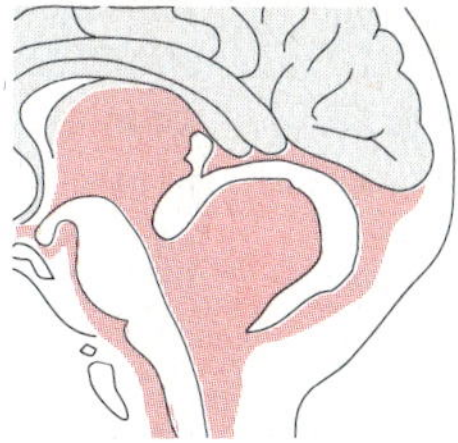
Dandy-Walker-Syndrom

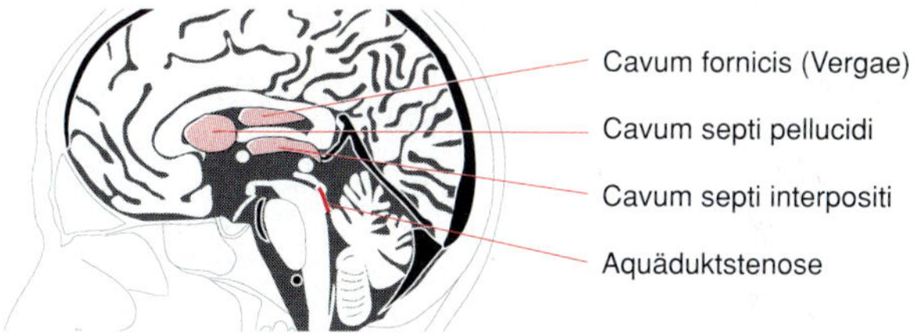

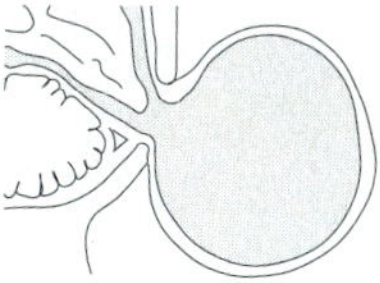
Meningozele

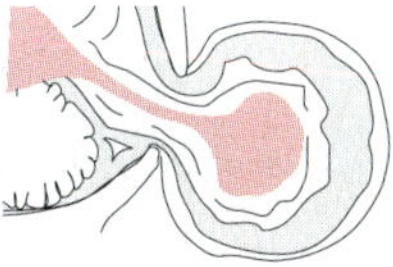
Enzephalo(zysto)meningozele

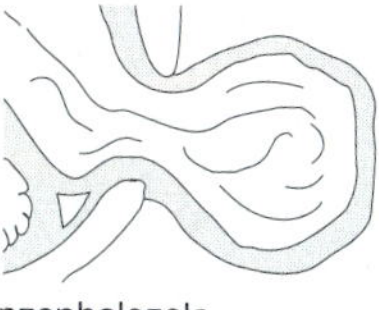
Enzephalozele

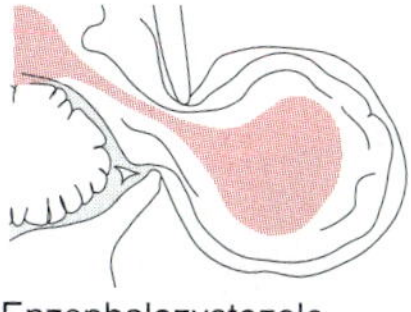
Enzephalozystozele

Holoprosenzephalie

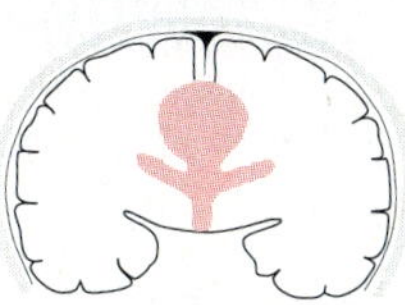
alobär

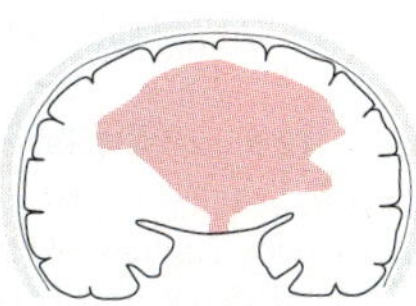
lobär

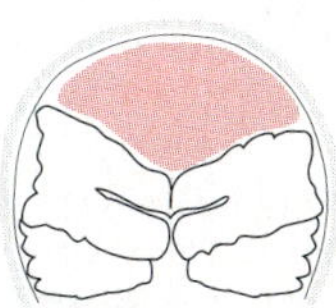
Zyste intradural

5

Zeitabhängige Veränderung von Blutungen im MRT (1-1,5 T)

(*SI relativ zum normalen Marklager)

Biochemisches Material	Zeitpunkt des Auftretens	SI (T1)*	SI (T2)*
Oxyhämoglobin	sofort - einige Stunden	isointens - erniedrigt	gering erhöht
Desoxyhämoglobin	Stunden - einige Tage	isointens - erniedrigt	nahezu signalfrei
Intrazelluläres Methämoglobin	die ersten Tage (sehr selten nachweisbar)	deutlich erhöht	nahezu signalfrei
Extrazelluläres Methämoglobin	einige Tage - Monate	deutlich erhöht	deutlich erhöht
Ferritin/Hämosiderin	einige Tage - unbestimmt	isointens - erniedrigt	nahezu signalfrei

Synopsis: Intrazerebrale Blutung, zeitlicher Verlauf im MRT

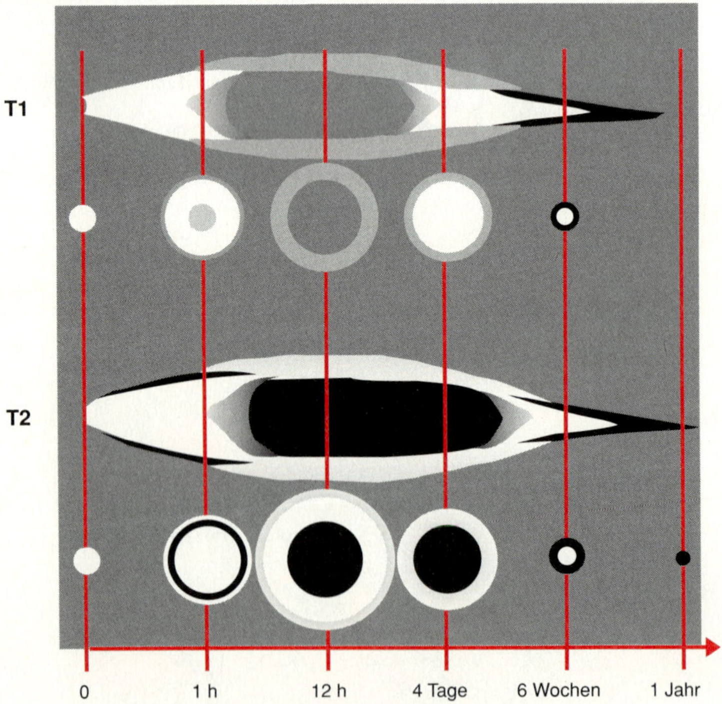

Nach wenigen Minuten signalloser Ring (T2) (Methämoglobin).
Bis zu 3 Wochen perifokales Ödem. Zentrale Methämoglobinbildung.
Nach 10 Tagen peripherer Hämosiderinsaum, bis über ein Jahr nachweisbar.

Phakomatosen (neurokutane Syndrome)

Dysontogenetische Veränderungen mit oft kombinierten Mißbildungen an Hirn, Haut und Augen, familiäre Häufung: Hautfibrome und -nävi, oft multiple Neurinome peripherer Nerven. Häufung von Meningeomen/Spongioblastomen. Selten lumbale Ependymome. Hemimegalenzephalie mit erweitertem ipsilateralen Seitenventrikel als Sonderform.

Neurofibromatose Recklinghausen: diagnostische Kriterien

Typ I:

2 oder mehr der folgenden Befunde:
- 6 oder mehr Café-au-lait-Flecke mit größtem Durchmesser über 5 mm in präpubertären Pat. bzw. über 15 mm postpubertär
- 2 oder mehr Neurofibrome oder ein plexiformes Neurofibrom
- axilläre oder inguinale Fleckchen
- Optikusgliom
- 2 oder mehr Lisch-Knoten
- knöcherne Veränderungen (z.B. Keilbeinflügeldysplasie) mit/ohne Pseudarthrose
- Elternteil/Geschwister/Kind mit Typ I

Typ II:

- bilaterale Akustikusneurinome
- Typ II bei Elternteil/Geschwister/Kind und

entweder
- ein unilaterales Akustikusneurinom

oder 2 der folgenden Befunde:
- Neurofibrom
- Meningeom
- Gliom
- Schwannom
- juvenile post. subkapsuläre Linsentrübung

5

Tuberöse Sklerose (M. Bourneville-Pringle): oft verkalkte kortikale/subkortikale Hamartome, selten auch im Marklager. Subependymale Knoten ⇒ Verschlußhydrozephalus. Giant-cell-Astrozytom der subependymalen Region möglich. Oft radiär orientierte Heterotopien im Marklager. Porenzephale Veränderungen möglich. Hamartome im CT hypodens, im T1-MRT hypointens/T2 meist mäßig hyperintens. Deutliche KM-Anr. hinweisend auf Malignität. Klin. Trias: (nasolabiales) Adenoma sebaceum/Debilität/Epilepsie. Hamartome von Haut/Hirn/Lunge/Herz/Nieren häufig.

Sturge-Weber-(Krabbe)-Syndrom: meningotrigeminale kapillär-venöse (!) Angiomatose mit fast immer vorhandenem Naevus flammeus (meist 1. Trigeminusast). Leptomeningeale Gefäßmißbildungen fokal/generalisiert, oft bihemisphäral. Dilatierte Drainagevenen, prominenter Plexus chorioideus der betroffenen Seite. Betroffene Seite oft mit kleinerer Kalotte ⇒ knöcherne Asymmetrie. KM-unterstützte MRT Methode der Wahl in der Frühdiagnostik. T2: oft verfrühte Marklagerreifung mit Signalverlust im angrenzenden Marklager. Ab 1. Lj. schienenstrangähnliche Verkalkungen kortikal ⇒ Rö-Schädel/CT pathognomonisch. Kombination mit anderen Mißbildungen nicht selten.

Hippel-Lindau-Syndrom: Angiomatosis retinae cystica oft mit KH- und/oder spinalen Angio(blasto)men kombiniert. Angiographie/MRA zerebral/spinal! Oft zusätzlich multipler Organbefall (Zysten): Pankreas, Nieren, Leber (Kavernome).

Hydrozephalus

Etwa 3% aller Neugeborenen (häufigste Erkrankung!).

Hydrocephalus occlusus/Verschlußhydrozephalus: uni-/bilaterale For.-Monroi-Blockade mit ein-/beidseitiger Seitenventrikelerweiterung, 3. und 4. Ventrikel normal. Aquäduktstenose häufigste Ursache, nur 4. Ventrikel normal. For.-Magendii- und -Luschkae-Blockade mit Erweiterung aller internen Liquorräume. Kennzeichnend „periventrikuläre Banden" und „Druckkappen" in CT/MRT, am besten im T2-MRT. Sicherung durch MRT-Liquordynamik mit fehlendem flow void (flußinduzierte Signalauslöschung) hinter den Foramina/im Aquädukt.

Hydrocephalus communicans/Normaldruck-Hydrozephalus: Erweiterung der internen Liquorräume. DD erschwerte Abgrenzung zu Hirnatrophie, Zusatzdiagnostik durch MRT-Liquordynamik mit ausgepägtem flow void im Bereich der Foramina/im Aquädukt.

Hydrozephalus-Therapiekomplikationen: durch Über-/Unterfunktion der Liquordrainage/des Shunts. Seitenventrikelasymmetrie bis Ventrikelkollaps, bei Shuntblockade oft okzipital betonte Ventrikelvolumenzunahme mit periventrikulärem Ödem. Selten Ventrikulitis bei Drainageinfektion mit subependymaler bandförmiger KM-Anr. in CT/MRT. Shunt-Op.-Komplikationen: uni-/bilaterale subdurale Hygrome/subdurales Hämatom/intrazerebrales Hämatom/selten Ventrikeleinblutungen.

Paraneoplastische Syndrome

Zerebral

Enzephalomyelitis: bulbär, Befall des limbischen Systems, spinozerebelläre Degeneration, Myoklonus-Opsoklonus-Syndrom: kleinzelliges Bronchial-Ca., seltener Mamma-/Kolon-/Ovarial-Ca.
Progressive multifokale Leukenzephalopathie (PML): Leukämien, NHL.
ZNS-Angiitis: MH.
Subakute KH-Atrophie: Mamma-/Ovarial-Ca.

Spinal

Amyotroph(isch)e Lateralsklerose: Bronchial-/Mamma-/intestinales Ca., NHL.
Subakute nekrotisierende Myelopathie: kleinzelliges Bronchial-Ca.

Peripheres Nervensystem

Paraproteinämische Polyneuropathie: Plasmozytom, NHL.
Sensomotorische Polyneuropathie: Bronchial-Ca.
Subakute sensible Neuronopathie: kleinzelliges Bronchial-Ca.

Neuromuskulär

Myasthenia gravis: Thymom.
Eaton-Lambert-Syndrom: kleinzelliges Bronchial-Ca.

Muskulär

Polymyositis/Dermatomyositis: Bronchial-/Mamma-/Ovarial-/Uterus-/intestinales Ca.

Entmarkungsenzephalopathien

Encephalomyelitis disseminata (ED) / multiple Sklerose (MS)

Häufige neurologische Erkrankung, verläuft in Schüben, beginnt meist im frühen EA Bis zu ca. 2 cm große, relativ scharf begrenzte Entmarkungsherde, typischerweise im paraventrikulären Marklager, aber auch im KH, seltener im Hirnstamm, spinal und in den Hirnnerven. MRT Methode der Wahl. Im akuten Schub deutliche KM-Anr. der Herde, oft verzögert ⇒ DDD-Methode (double dose delayed). Bei fortgeschrittenem Stadium zerebrale/zerebelläre Atrophie.

Progressive multifokale Leukenzephalopathie (PML)

Typische AIDS-assoziierte Erkrankung. Meist multifokale Marklagerherde bis subkortikal, Kortex ausgespart. Häufig erschwert erkennbar, gering hypodens im CT. Kein Kalk, keine Blutung, keine KM-Anr. Im MRT deutlich besser erkennbar: T1 gering hypointens/T2 meist gering bis mäßig hyperintens, meist konfluierend. Sehr selten flaue KM-Anr. Bei Immunsuppression meist okzipitales Marklager deutlicher betroffen.

Leukodystrophien

Symmetrische Demyelinisierung des Marklagers, in der Regel während der ersten Lebensjahre manifest.

Metachromatische Leukodystrophie: bilateraler, symmetrischer frontal betonter Marklagerbefall, hypointens im CT, hypointens/hyperintens (T1/T2) im MRT. Keine KM-Anr.

Spongioforme Leukodystrophie/M. Canavan: in den ersten Lebensmonaten manifest. Diffuser Befall des gesamten Marklagers, im CT gering hypodens, im MRT hypointens/hyperintens (T1/T2). Keine KM-Anr.

M. Alexander: meist im 1. Lj. manifest. Ausgeprägter Marklagerbefall, im CT deutlich hypodens, im MRT ausgeprägt hypointens/hyperintens (T1/T2). Zusätzlich Megalenzephalie.

Globoidzellenleukodystrophie Krabbe: disseminierte Marklagerentmarkungsherde, meist nur im T2-MRT nachweisbar. Im CT meist nur Atrophie.

M. Pelizaeus-Merzbacher: meist im KA, selten im EA manifestiert. Symmetrische disseminierte Marklagerherde, auch im KH, meist nur im T2-MRT nachweisbar. CT häufig unauffällig.

Cockayne-Syndrom: meist im 2. Lj. beginnend, Mikrozephalie, Kalotten-/Diploeverdickung. Bildmorphologisch zerebrale Atrophie, im CT Stammganglienverkalkung, im MRT selten korrespondierend signalleere Zonen.

Adrenoleukodystrophie: meist Manifestation 2. bis 12. Lj., meist m. Seh-/Gangstörungen, gleichzeitig NN-Atrophie. Im CT hypodense, im MRT hypo-/hyperintense (T1/T2) symmetrische Zonen im okzipitalen Marklager, im weiteren Verlauf nach ventral fortschreitend. Periphere KM-Anr. der Läsionen möglich, besser in der MRT abgrenzbar. Selten Verkalkungen im CT.

Entmarkungsherde periventrikulär: DD ED vs. altersabhängig auftretende Herde (PMV) in CT/MRT

Kriterien	ED	PMV
Lokalisation		
- subkortikal	+	-
- Corpus callosum	+	-
- Basalganglien	selten	häufig
- Hirnstamm	in jeder Lokalisation	zentral, mittlerer Pons
- zerebelläre Pedunculi	häufig	selten
- zerebelläres Marklager	häufig	selten
- Aquäduktregion	häufig	selten
- Paraventrikularregion	häufig	selten
MRT-SI		
T1	meist hypointens, selten variabel	meist keine abgrenzbaren Läsionen
T1 nach KM	frische Herde mit Anr.	keine Anr.
T2	hyperintens	hyperintens
Herdform	oft variabel, selten typische ovaläre Herde mit größtem Durchmesser in ap Richtung	variabel
Größe	variabel, häufig > 5 mm	variabel, meist < 6 mm
Klinik		
Alter	meist junge Erwachsene	ältere Erwachsene
Symptome	häufig symptomatisch, variable Korrelation zwischen Symptomen und Herden	meist keine ausgeprägten Symptome

Hippocampussklerose

(Ammonshornsklerose/mediale Temporallappengliose)

Epileptogener Fokus ⇒ Neuronenverlust/Gliose/Tumor/vaskuläre Fehlbildung (70-90% Heilung durch Resektion).
Unilaterale Volumenminderung des Hippocampus (fokal/diffus).
Diagnostische MRT-Kriterien: Atrophie (83%), Strukturverlust (89%), Signalerhöhung T2 (77%) (Relaxationszeitverlängerung T2 > 106 ms), Signalverlust T1 (83%) ⇒ MRT Sensitivtät 93% / Spezifität 86%.

Schädeleinstellungen im CT

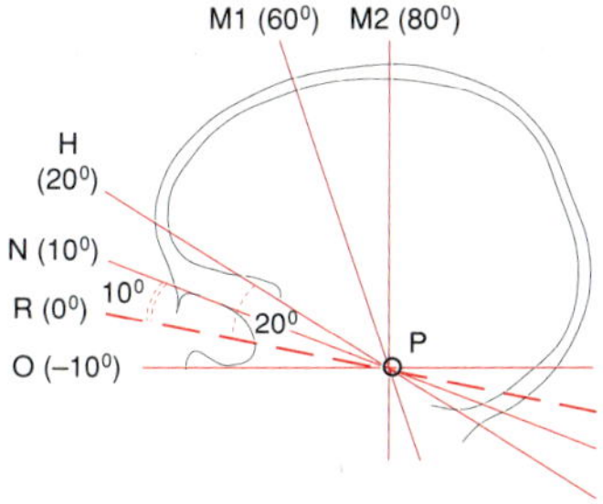

P Porus acusticus ext.
R Referenzlinie P - Orbitamitte
N Routineeinstellung (10° zu R)
O Orbitaeinstellung / Temporallappeneinstellung (10° zu R)
H Einstellung hintere Schädelgrube (20° zu R)
M1/M2 Mittelohreinstellung (60°/80° zu R),
M2 NNH-Einstellung (80° zu R)

5

HE-Werte im CT (ohne KM): Normale/path. Gewebe/Flüssigkeiten, intracran./orbital

Knochen	200 bis +1000
Verkalkungen	+60 bis +1000
Frische Blutung	+60 bis +85
Älteres Blut (< 1 Woche)	+30 bis +60
Medulloblastome	+35 bis +60
Meningeome, unverkalkt	+35 bis +60
Hypophysenadenome	+35 bis +50
Ependymome	+25 bis +50
Metastasen, nichtzystisch	+20 bis +50
Fließendes Blut, intravasal	+31 bis +45
Kortex, normal	+32 bis +40
Neurinome	+25 bis +40
Gliome, unverkalkt	+18 bis +40
Mißbildungstumoren (unverkalkte Anteile)	-120 bis +40
Glioblastome (solide Anteile)	+28 bis +38
Abszeß, Kapsel	+28 bis +35
Marklager, normal	+27 bis +32
Tumorzysten (*proteinreicher Inhalt)	+5 bis +28*
Hirninfarkt, frisch	+22 bis +26
Ödem, perifokal	+17 bis +25
Tumornekrosen	+15 bis +23
Abszeßinhalt	+15 bis +23
Hirninfarkt, alt	+8 bis +18
Liquor	+2 bis +10
Lipome	-120 bis -30
Fettgewebe, orbital	-100 bis -70

5

Zerebrale Veränderungen: KM-Anr. im CT/MRT

Erkrankungen/Diagnosen	KM-Merkmale/-Anr.
Abszeß	meist intensiv, ringförmig schmal bis breit
Akustikusneurinom	intensiv, homogen, meist vollständig, oft „Trillerpfeifen"-Form
Aneurysma	bei Thrombosierung keine, bei Bolusgabe mäßig bis intensiv, besser im MRT
Astrozytom	homogen/inhomogen flau ab Grad II, stärker Grad III
Dermoidzyste	sehr selten diskret peripher im MRT
Ependymom	intensiv, homogen, vollständig
Glioblastom	mäßig bis intensiv, typisch irregulär, „girlandenförmig"
Gliom	selten flau, meist nur im MRT
Gliose	keine Anr.
Granulome (Syphilis [Gumma], Tuberkulose, Sarkoidose)	mäßig bis intensiv, herd- oder ringförmig, besser im MRT
Hamartom	keine Anr.
HIV-Enzephalitis	selten, nur im MRT
Hypophysenadenom	gering/verzögert bei Mikroadenom, intensiv homogen bis gering inhomogen bei Makroadenom, besser im MRT
Infarkt, kortikal	im subakuten Stadium bandförmig ⇒ „Superperfusion", besser im MRT
Infarkt, Marklager	im subakuten Stadium saumförmig ⇒ „Superperfusion", besser im MRT
Kavernöses Angiom	bei langsamem Flow/dynamischer Bolusuntersuchung, oft Gefäßkonfiguration
Malignes Lymphom	mäßig bis intensiv, flächig, besser im MRT
Medulloblastom	intensiv, homogen, meist vollständig
Meningeom	meist intensiv, oft inhomogen mit zentraler Aussparung, kommaförmige Anr. der angrenzenden Meningen ⇒ **meningeales Zeichen**
(Lepto-)Meningiosis carcinomatosa	im CT oft keine, im MRT mäßig bis intensiv ⇒ kor./sag.
Meningitis, bakteriell/viral	im CT meist keine, im MRT regelmäßig deutlich ⇒ kor./sag.
Meningitis, granulomatös	im CT selten basal, deutlich im MRT ⇒ kor./sag.
Metastase	mäßig bis intensiv, herd- oder ringförmig
ED	floride Plaques mit Anr., alte ohne
Oligodendrogliom	inhomogen flau ab Grad II, stärker Grad III
Pinealistumor	mäßig bis intensiv, meist homogen, selten ringförmig, besser im MRT
Plexuspapillom	intensiv, oft inhomogen
Progressive multifokale Leukenzephalopathie	selten flau im MRT
Strahlenschädigung, akut/subakut	akut kaum, subakut gering bis deutlich, peripher betont, besser im MRT
Toxoplasmose	gering bis deutlich, herd- oder ringförmig

Hirntumoren: Altersverteilung

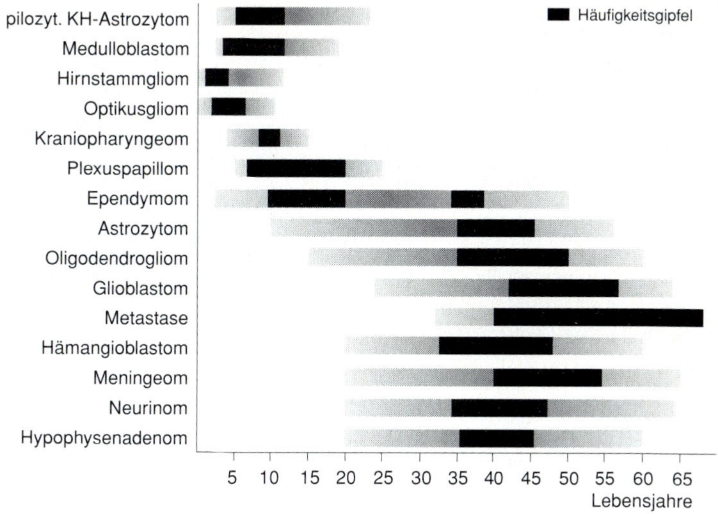

Cranielle RF

(* Dichte/SI im Vergleich zum normalen Marklager, ** Szinti. ⇒ Tc-99m-HMPAO-SPECT)

Diagnose/ Kommentar	Gewebe-charakteristik	Häufigkeit/ Altersverteilung/ Lokalisation	CT*	MRT*
Astrozytom Szinti.**: Herdbefund ab Grad III. Angio/DSA: path. Gefäße ab Grad III (kapillarer blush), sonst nur Gefäßverlagerung	4 Malignitätsgrade. Langsames expansives Wachstum, unscharf begrenzt, infiltrierend (histologisch oft maligne Zellen im bilddiagnostisch vermuteten Ödemsaum). Tendenz zur Zystenbildung, selten Nekrose, Blutung, Kalk. Oft keine Formveränderung des Hirns. Grad I: pilozytisches A., ab Grad III KM-Anr., Grad IV ⇒ Glioblastom	unihemisphäral, temporal, frontal, seltener okzipital, bei Kindern eher selten (Ausn.: KH-Astrozytom ⇒ meist pilozytisch, Astrozytom der Pons ⇒ Ponsgliom). m:f = 1,5:1. Gipfel 4. Dekade, bis 10% aller Hirntumoren	Grad I,II: hypodens, keine KM-Anr., oft keine RF-Zeichen, DD Infarkt. Grad III meist inhomogen, eher hypodens, KM-Anr. variabel, meist gering, ringförmig/fleckig, seltener nodulär. Erschwerte Abgrenzung von perifokalem Ödem	Grad I,II: T1: homogen hypointens, T2: meist homogen hyperintens. Grad III: T1: inhomogen hypo- bis isointens, T2: inhomogen hyperintens. KM-Anr. variabel, ab Grad II selten flaue KM-Anr., Grad III oft deutlicher, inhomogen. Ödem besser abgrenzbar nach KM

➤

➤ Cranielle RF

(* Dichte/SI im Vergleich zum normalen Marklager, ** Szinti. ⇒ Tc-99m-HMPAO-SPECT)

Diagnose/ Kommentar	Gewebe-charakteristik	Häufigkeit/ Altersverteilung/ Lokalisation	CT*	MRT*
(Juveniles) pilozytisches Astrozytom (Spongioblastom) Rö-Schädel: Hirndruckzeichen. Szinti.**: späte deutliche Einlagerung. Angio/DSA: unspezifische RF-Zeichen, Tumor-blush nur bei größeren Tumoren	langsames Wachstum, relativ gutartig (Exstirpation mit Rezidivfreiheit möglich). Scharf und glatt begrenzt, Zystenbildung häufig (visköser Inhalt), Kalk/Einblutung möglich. Bei Kompression des For. Monroi, des 3./4. Ventrikels ⇒ Verschlußhydrozephalus	bevorzugen KH, KH-Wurm, 4. Ventrikel, Pons, Dienzephalon, Chiasma/Tractus opticus, jedoch auch GH frontal. Gipfel 1.+2. Dekade, selten nach 20. Lj. Bis 6% aller Hirntumoren, bis 30% im KA	meist scharfe Kontur, rundlich, meist hypo-/isodens. KH-Region: Zysten mit Tumorknoten/ Tumor mit zentraler Zyste/ kleiner solider Tumor. Gelegentlich Kalk, selten Ödem. Optikustumor iso- bis gering hyperdens. Nach KM geringe bis deutliche Anr. des soliden Tumoranteils. Verschlußhydrozephalus. Bei Optikusbefall spindelförmiger Tumor ⇒ Exophthalmus	T1: hypo- bis isointenser solider Tumoranteil, Zysteninhalt (proteinreich) kann gering hyperintens sein. Optikustumor isointens. T2: solider Tumoranteil mäßig hyperintens, zystische Anteile deutlich hyperintens. Meist deutliche KM-Anr. solider Anteile, oft randständig, kleinfleckig, inhomogen, meist deutlicher als im CT
Subependymales Riesenzell-Astrozytom	bei tuberöser Sklerose (M. Pringle-Bourneville). Zusätzlich häufig charakt. subependymale Knoten, meist verkalkt	sehr selten, loco typico For. Monroi, Seitenventrikel, subependymale Knoten	iso- bis gering hyperdense Knoten intraventrikulär, oft verkalkt. Zusätzlich rundliche rindenäquivalente Knoten, meist verkalkt. KM-Anr. eher gering, meist Knoten ringförmig, nodulär	T1: heterogen isointens, T2: hyperintens, inhomogen ⇒ auf Verkalkung hinweisend. KM-Anr. variabel, von intensiv bis diskret, subependymale Knoten meist deutlich ringförmig, nodulär
Mischgliom	niedriger Malignitätsgrad (II), gemischte Astrozytom- und Oligodendrogliomanteile	seltener als reine Astrozytome/ Oligodendrogliome. Gipfel 4.+5. Dekade	wegen Kalk eher wie Oligodendrogliom. KM-Anr. variabel, eher selten randständig, sehr selten deutlich, homogen	T1: gering inhomogen hypointens. T2: gering inhomogen hyperintens. Insuffiziente Kalkdarstellung. KM-Anr. variabel, oft keine Anr., selten randständig, sehr selten intensiv homogen

➤

➤ Cranielle RF

(* Dichte/SI im Vergleich zum normalen Marklager, ** Szinti. ⇒ Tc-99m-HMPAO-SPECT)

Diagnose/ Kommentar	Gewebe-charakteristik	Häufigkeit/ Altersverteilung/ Lokalisation	CT*	MRT*
Oligodendrogliom Rö-Schädel: sichtbare Verkalkungen möglich. Szinti.**/ Angio/DSA wie Astrozytom I-III	3 Malignitätsgrade, eher ausgereifte Zelltypen, infiltrierend vom Marklager nach kortikal. Meist regressive Veränderungen (Zysten, Einblutungen, bis zu 70% Verkalkungen), sonst wie Astrozytom I-III	(bi)frontal, parietal, temporal (subdurale Infiltration möglich bei rindennahem Wachstum. Selten bei Kindern, hier Thalamusbefall typisch. KH selten. m:f = 1,5:1, Gipfel 5. Dekade, 4% aller Hirntumoren	Grad I/II: oft typische schollige Verkalkungen, sonst hypodens, wie Astrozytom, schlechte Abgrenzung zu perifokalem Ödem. Selten KM-Anr. Grad III: ca. 50% Kalk, gemischte Dichte (Zysten, Einblutungen), ca. 50% inhomogene KM-Anr.	T1: inhomogen hypo- bis isointens, z.T. schlecht abgrenzbar, signalarme Aussparungen ⇒ Kalk. T2: inhomogen hyperintens. Insuffiziente Kalkdarstellung. Grad I ohne KM-Anr., Grad II/III meist randständig inhomogen, selten homogen intensiv. Bessere Abgrenzung Tumor/Ödem
Gliomatosis cerebri (diffuse Gliomatose)	diffuse Infiltration von astrozytischen und/oder oligodendrogliomatösen Tumorzellen uni-/ bihemisphäral. Seltener regressive Veränderungen	sehr selten, GH-Hemisphären, Gipfel 2. Dekade	erschwert abgrenzbar, meist isodens, oft nur Volumenvermehrung, DD subdurales Hämatom. Meist keine signifikante KM-Anr.	im MRT besser abgrenzbar. T1: hypo-/isointens, T2: meist hyperintens. Teilweise irreguläre Kontur. KM-Anr. selten möglich, auch anteilig, besser als im CT sichtbar
Glioblastom Rö-Schädel: RF-Zeichen mit Plexus-/ Pinealiskalk-Verlagerung. Szinti.**: Späte Einlagerung. Angio/DSA: pathognomonische Gefäßveränderungen, bis 10% avaskulär	anaplast. Zelltyp, höchster Malignitätsgrad, destruierend. Oft Nekrosen, Zysten, Einblutungen (oft mehrzeitig), selten Kalk, irreguläre Gefäßneubildungen, meist ausgeprägtes perifokales Ödem, RF-Zeichen	Marklager (frontal), Stammganglien (GH), Balken (Schmetterlingsgliom), bihemisphäraler/ multilokulärer Befall möglich. Häufigster hirneigener Tumor (20% aller Hirntumoren). m:f = 2:1, kaum bei Kindern, Gipfel 5.+6. Dekade	meist inhomogen, überwiegend hypodens, buntes Bild mit Nekrosen, Zysten, Einblutungen, selten Kalk. Fast immer KM-Anr., girlandenförmig, irregulär, KM-Übertritt in Tumorzysten möglich, RF-Zeichen, erschwerte DD Tumor/Ödem	T1: inhomogen hypo- bis isointens, bei Einblutungen hyperintense Zonen. T2: inhomogen hyperintens. Nach KM fast immer intensive, irreguläre Anr., girlandenförmig. KM-Übertritt in Tumorzysten möglich. Multifokalität und DD Tumor/ Ödem besser in der MRT

5

➤

➤ Cranielle RF

(* Dichte/SI im Vergleich zum normalen Marklager, ** Szinti. ⇒ Tc-99m-HMPAO-SPECT)

Diagnose/ Kommentar	Gewebe-charakteristik	Häufigkeit/ Altersverteilung/ Lokalisation	CT*	MRT*
Ependymom Rö-Schädel: irreguläre Verkalkungen möglich. Angio/ DSA: bei Großhirnlage meist deutliche RF-Zeichen, path. Gefäße möglich	intra-/paraventrikuläre RF, vom Ependym ausgehend, expansiv ⇒ Verschlußhydrozephalus, RF-Zeichen. Stark vaskularisiert. Zystenbildung, rundliche Verkalkungen möglich. Bei hoher Malignität ⇒ zystische RF (GH). Typischerweise Übergreifen auf oberen Spinalkanal oder KBW durch For. Luschkae	Seitenventrikel, Aquädukt, 3./vor allem 4. Ventrikel, Gipfel 1.-2. sowie Mitte 4. Dekade, aber bis 5. Dekade möglich, 9% aller Hirntumoren. m < f. Im KA oft GH-Manifestation parietal/temporal/okzipital, seltener frontal. Meist höher maligne	iso-/gering hyperdens, zum Teil verkalkt (50%), Einblutungen möglich. Maligne GH-Tumoren zystisch. Oft mäßige bis deutliche KM-Anr., bei zystischen Tumoren ringförmig. RF-Zeichen möglich, Verschlußhydrozephalus möglich. KM-Anr. im KBW/ Spinalkanal ⇒ Tumorverdacht!	T1: meist homogen hypo- bis isointens, T2: hyperintens, selten inhomogen (bei Zysten). Mäßige bis intensive KM-Anr., homogen, fleckförmig oder ringförmig. Bessere DD Tumor/Ödem. Mitkontrastierung KBW/spinal ⇒ Tumorverdacht ⇒ koronare Schicht
Plexuspapillom Rö-Schädel: oft ausgeprägter path. Plexuskalk. Angio/DSA: mit diffuser, homogener Kontrastierung	meist relativ gutartig, intensiv vaskularisiert, häufig verkalkt, Psammome. Einblutung möglich. Hirnstammkompression/ -invasion, insbes. bei ca. Entartung. Okklusions-/Hypersekretionshydrozephalus	vom Plexus chorioideus ausgehend. Im KA überwiegend Seitenventrikel, im EA 4. Ventrikel und Trigonum der Seitenventrikel, selten 3. Ventrikel/ KBW. Extraventrikuläre Manifestation äußerst selten. Gipfel 1.+2. Dekade, 0,6% aller Hirntumoren	iso- bis leicht hyperdens, gut abgrenzbare intraventrikuläre, meist „genoppte" RF, Zysten liquorisodens. Einblutung möglich, oft verkalkt. Homogene intensive KM-Anr.	T1: gering hypointens (bei Einblutung hyperintens). T2: hyperintens, relativ scharf abgrenzbar, signalfreie Gefäßstrukturen möglich. Intensive KM-Anr., Verkalkungen als KM-Aussparung. Schwamm-ähnliche Konfiguration möglich. Nach KM Tumorinvasion durch For. Luschkae besser abgrenzbar. Bessere DD Tumor/ Ödem
Malignes Lymphom strahlensensibel. Angio/DSA: Gefäßverlagerung, selten Tumorgefäße	vom Gefäßbindegewebe ausgehend, isoliert/im Rahmen eines generalisierten NHL, ähnelt Gliomen/Metastasen, selten auch Meningeomen	meist GH/ Stammganglien, selten Hirnstamm. Im Rahmen von AIDS heute deutlich häufiger, 2% aller Hirntumoren, Gipfel früher 4.-7. Dekade, jetzt 3.-4. Dekade	iso- bis hyperdens, flächig/ umschrieben, oft unscharfe Begrenzung. Meist homogen. Nach KM meist deutliche homogene Anr.	T1: meist hypointens, homogen. T2: homogen hyperintens. Intensive KM-Anr., meist homogen. Bei Ödem bessere Abgrenzung zum Tumor

➤

➤ Cranielle RF

(* Dichte/SI im Vergleich zum normalen Marklager, ** Szinti. ⇒ Tc-99m-HMPAO-SPECT)

Diagnose/ Kommentar	Gewebe-charakteristik	Häufigkeit/ Altersverteilung/ Lokalisation	CT*	MRT*
Histiocytosis X (Langerhans-Zell-Histiocytosis) Abt-Letterer-Siwe/Hand-Schüller-Christian-Krankheit, eosinophiles Granulom	rundliche RF/kleinflächige Infiltrate, kann Diabetes insipidus und Sehstörungen verursachen	selten, meist Infundibulum, Hypothalamusregion, selten Chiasma opticum, GH/KH. Keine Alterspräferenz	Verdickung und Hypodensität des Infundibulums, oft erschwert erkennbar. Rundliche Histiozytome meist hypodens. Infiltrate oft gering hyperdens. Nach KM meist deutliche Anr.	T1: Signalverlust des normal (gering) hyperintensen Hypophysenhinterlappens. Hypo- bis isointenses verdicktes Infundibulum (normal max. 3 mm). T2: Infundibulum/ Läsionen hyperintens. Intensive KM-Anr. Hypothalamus/Chiasma/ Infundibulum
Leukose strahlensensibel	Mitbefall meist im Rahmen der ALL, Hydrocephalus aresorptivus möglich	meningeale/ intrazerebrale Infiltrate, alle Altersgruppen, eher ältere Pat.	intrazerebral: meist hypodense Areale, selten hyperdens, inhomogene/ fleckige/ringförmige KM-Anr. Meningealer Befall - erschwert nachweisbar, selten nach KM kalottennahe Hyperdensität ⇒ meningeale Anr.	intrazerebral: T1: meist hypointens, T2: hyperintens. Meist KM-Anr. Meningeal: T1/T2: hypo-/hyperintense verdickte Meningen, meist intensive KM-Anr., deutlicher als CT. Bessere Beurteilung der Ausbreitung
Gangliozytom/-gliom/ -neurom, Neuroblastom, (Neurozytom)	von Ganglien- und Nervenzellen ausgehend, häufig regressive Veränderungen. Bei Kindern meist zystisch, seltener größere solide Anteile (desmoplastisches infantiles Ganglioneurom). Dignität variabel, meist gutartig. Hochmaligne, metastasierende Neuroblastome möglich mit Zysten, Verkalkungen und Einblutung	selten, paramedian im GH, mediale Temporallappen, Thalamus. Zentrale Neurozytome in den Seitenventrikeln ⇒ Übergreifen auf 3. Ventrikel. Dysplastisches Gangliozytom bei Lhermitte-Duclos-Erkrankung im KH. Meist in der 2.+3. Dekade. 0,4% aller Hirntumoren	meist hypo-/seltener isodens, Zysten hypodens. Oft Verkalkungen. Häufig nur kleine solide Tumoranteile mit geringer KM-Anr., selten deutlich	T1: hypointense Zysten, solide Tumoranteile hypo- bis isointens, bei Blutung anteilig hyperintens. T2: Zysten hyperintens, solider Tumor meist gering hyperintens. Hämosiderin/Kalk als Signalaussparung. Variable KM-Anr.: keine bis intensiv, solide Anteile meist deutlich, nach KM bessere DD Tumor/ Ödem

➤

➤ Cranielle RF

(* Dichte/SI im Vergleich zum normalen Marklager, ** Szinti. ⇒ Tc-99m-HMPAO-SPECT)

Diagnose/ Kommentar	Gewebe-charakteristik	Häufigkeit/ Altersverteilung/ Lokalisation	CT*	MRT*
Pinealis-tumor meist inoperabel, aber sehr strahlensensibel. DD Germinom (kein Kalk)	aus Urkeimzellen. Grad I-III Pine(al)ozytom (eher benigne), Grad IV Pine(al)oblastom (maligne, ähnlich Medulloblastom). Pineozytom meist dicht verkalkt, langsames Wachstum. Pineoblastom infiltrativ, variable Verkalkung, schnell wachsend, Nekrosezonen, Ödemsaum. Einblutung möglich. Metastasierung über Liquorwege, selten Tumorausfüllung der Seitenventrikel	selten, Vierhügelplatten-, Epiphysenregion, bis 5 cm groß, Kompression von Vierhügelplatte und Aquädukt ⇒ Verschlußhydrozephalus möglich. Ektopes Pinealom infundibulär ⇒ Abtropfmetastase. Überwiegend f, Gipfel 2.+3. Dekade. 1-2% aller Hirntumoren, bei Kindern bis 8%	iso- bis gering hyperdense Knoten, meist deutlich verkalkt, sonst eher homogen (Ausn.: Einblutung/Nekrose). Ödemsaum möglich ⇒ Malignitätshinweis! Meist deutliche, eher homogene KM-Anr., seltener auch ringförmig. Selten Mitkontrastierung von Metastasen bei Pineoblastomen	Verkalkungen nicht suffizient dargestellt! T1: meist inhomogen hypo- bis isointens, hyperintens bei Einblutung. T2: oft deutlich hyperintens, inhomogen bei Nekrose. Ödemsaum ⇒ Malignitätsaspekt! Nach Einblutung typische ringförmige Signalauslöschung. KM-Anr. intensiv, eher homogen, seltener ringförmig. Nachweis von mitkontrastierten Abtropfmetastasen besser als CT
Germinom (Dysgerminom) Keimzelltumor	potentiell maligne, oft läppchenförmig konfiguriert, selten Kalk (DD Pineozytom/-blastom). Kleine Zysten/-Einblutung/Ödem möglich. Typisch vertikale Blickparese (Parinaud-Syndrom), akuter Diabetes insipidus und Hirndruck. Expansives Wachstum, selten infiltrierend. Metastasierung über Lymphwege möglich	selten, häufig im Pinealis-/suprasellären Bereich (Infundibulum, Hypophysenhinterlappen!), seltener in anderen Regionen. Im Westen 0,5%, in Asien 4,5% aller Hirntumoren	hypo- bis gering hyperdense Knoten, verdicktes Infundibulum. Selten verkalkt, eher homogen (Ausn.: Einblutung/Zysten). Ödemsaum möglich ⇒ Malignitätshinweis! Meist deutliche, inhomogene KM-Anr. Selten Mitkontrastierung von Metastasen thalamisch/subependymal/spinal	T1: hypo- bis isointense Knoten (bei Zysten inhomogen, bei Einblutung hyperintens). Infundibulum verdickt, hypointenser Hypophysenhinterlappen! T2: iso- bis gering hyperintens, meist homogen. Intensive KM-Anr., eher homogen. Selten Mitkontrastierung von Metastasen thalamisch/subependymal/spinal

➤

➤ Cranielle RF

(* Dichte/SI im Vergleich zum normalen Marklager, ** Szinti. ⇒ Tc-99m-HMPAO-SPECT)

Diagnose/ Kommentar	Gewebe-charakteristik	Häufigkeit/ Altersverteilung/ Lokalisation	CT*	MRT*
Epidermoid, Dermoid(zyste), Teratom Rö-Schädel: Verkalkungen, selten RF-Zeichen, Knochenausdünnung/ -vorwölbung möglich. Angio/DSA: Gefäßverlagerungen	relativ gutartig, Mißbildung aus embryonal versprengten Epidermisnestern. Langsames Wachstum, bis 10 cm groß. Epidermoid: Anhäufung von Hornschuppen, kugelig, verkapselt. Dermoid: zusätzlich Talg-/ Schweißdrüsen, Haare, Fett. Teratom: zusätzlich Knorpel, Knochen, Zähne und entodermale Strukturen. Maligne Entartung bei Teratomen möglich	KBW, parasellär, Pinealisregion, Ventrikel. Teratome in frühester Kindheit, sonst Manifestation meist 2.-4. Dekade ⇒ Hirndrucksymptomatik oder „aseptische" Meningitis ⇒ Fett/Epidermis im Liquor. Zusammen 2% aller Hirntumoren	meist hypodens, kapsulär begrenzt, selten verkalkte Kapsel. Epidermoid meist liquorisodens. Dermoid meist Fettanteile. Teratom inhomogen mit Fett und Kalk/ Zahn. KM-Anr. meist nur bei Teratom, kann auf Malignität hinweisen, Einblutungen möglich	Epidermoid: T1 hypointens, T2 iso- bis gering hyperintens. Dermoidzyste: T1 inhomogen, anteilig hypo-/ hyperintens. T2 inhomogen gemischt hypo-/iso-/hyperintens. Teratom: T1/T2 wie Dermoid, inhomogener bei Verkalkungen. Insuffiziente Kalkdarstellung, jedoch hyperintense Einblutungen/signalloser Hämosiderinsaum möglich. KM-Anr. bei Teratomen sensitiver abgrenzbar
Medulloblastom Rö-Schädel: Hirndruckzeichen. Szinti.**: intensive Einlagerung. Angio/DSA: path. Gefäße und Tumorblush	infiltrierend, unscharf begrenzter Tumor, schnell wachsend, Nekrosen/ Zysten/Ödem möglich. Häufig Liquorabtropfmetastasen (Spinalkanal/Zisternen/Ventrikel). Ausgedehnte meningeale Metastasierung möglich. Oft Verschlußhydrozephalus. Bei Erwachsenen oft nur geringe KM-Anr.	häufigster und hochmaligner Tumor der hinteren Schädelgrube in 1.(+2.) Dekade, ca. 20% später. Loco typico in der Mittellinie/KH-Wurm/Dach des 4. Ventrikels (DD pilozytisches Astrozytom), selten KH-Marklager/ caudaler Hirnstamm (eher im EA). m > f. 5% aller Hirntumoren, im KA bis 20%	scharf konturiert, meist hyperdens (DD pilozytisches Astrozytom). Meist über 3 cm Durchmesser. Bezug zum 4. Ventrikel, meist homogen. 20% mit Nekrosen und Einblutungen, 50% schmales Ödem. Selten Kalk. Meist homogene und intensive KM-Anr., bei älteren Pat. keine bis geringe Anr.	T1: hypo- bis isointens, selten inhomogen (hypointense Zyste). T2: relativ gering hyperintens (Zyste deutlich hyperintens). Meist intensive KM-Anr., bessere Beurteilung der geringeren Anr. bei älteren Pat. Bessere DD zu extraaxialer RF. Subarachnoidale/ ventrikuläre/ meningeale Metastasierung nach KM besser nachweisbar

➤

➤ Cranielle RF

(* Dichte/SI im Vergleich zum normalen Marklager, ** Szinti. ⇒ Tc-99m-HMPAO-SPECT)

Diagnose/ Kommentar	Gewebe-charakteristik	Häufigkeit/ Altersverteilung/ Lokalisation	CT*	MRT*
Meningeom Rö-Schädel: 50% lokale ossäre Sklerose/Auftreibung, 20% Verkalkungen. Knochenusuren und -vorwölbungen sowie „Drucksella" möglich. Szinti.**: stark positiv, lang anhaltend. Angio/DSA: Gefäßverlagerung, meist frühe bis spätvenöse homogene Anfärbung, zusätzlich tumorversorgende Gefäße aus A. meningea ext.-/ int.-Gebiet bzw. Gefäßverschlüsse	ausgehend von der Arachnoidea, Bezug zu Pacchioni-Granulationen. Meist gutartig ⇒ schalenförmiger Aufbau (Grad I), Grad II Übergangsform, maligne Entdifferenzierung (Grad III) ⇒ Meningealsarkom (selten, < 5%). Oft regressive Veränderungen (Zysten/Kalk ⇒ Psammome), kugelig, feste Kapsel, langsam wachsend, gegenüber Hirngewebe rein expansiv, durch Druck Hirngewebsnekrose möglich, meist ausgeprägtes perifokales Ödem. Mesenchymale Gewebe oft infiltriert ⇒ Hyperostose. Veränderungen von Dura, Periost, Gefäßen und Muskulatur, Knochenarrosion möglich. Meningeomen-plaque mit rasenartiger Ausbreitung entlang der Dura mater ⇒ meist ausgedehnte ossäre Hypertrophie bei relativ kleinem Tumorvolumen. Bei radikaler Tumorexstirpation Rezidivfreiheit	aus den meningealen Umschlagfalten der Schädelbasis/Kalotte/Falx/Tentorium. Häufigkeit: GH-Konvexität 40%, Falx 18%, Olfaktorius-/ Sellaregion 15%, Keilbeinflügel 15%, Tentorium 8%, KBW/Clivus 5%, selten Cavum Meckeli, kraniospinaler Übergang, intraventrikulär. 20% aller intracran. Tumoren, 1-2% multipel. Gipfel 4.-7. Dekade, f:m = 2:1	rundlich, relativ scharf begrenzt, meist hyperdens, granuläre/flächige Verkalkungen möglich, selten Zysten. Enger Bezug zu meningealen Strukturen/ knöchernem Schädel. Häufig perifokales Ödem, z.T. sehr ausgedehnt. Begleitende Hyperostose artdiagnostisch wegweisend. Intensive, meist homogene KM-Anr., selten ringförmig. Rasenartiges Meningeomen-plaque erschwert erfaßbar, ebenso kleine Meningeome basis-/ konvexitätsnah (Partialvolumeneffekt). Olfaktorius- und Optikusscheiden-M. durch Spiral-CT mit Bolus-KM und Rekonstruktion besser darstellbar	T1: oft isointens, seltener inhomogen hypointens (bei diffuser Verkalkung/Nekrose). Meist hypointenser Ödemsaum. Größere Verkalkungen ⇒ Signalaussparungen. T2: meist iso- bis gering hyperintens, selten hypointens. Meist intensive, lang anhaltende KM-Anr. Besserer Tumor-/ Ödem-Kontrast nach KM. Optikusscheiden-M.: intracran. Anteile mit deutlicher Anr., intraorbitale Anteile geringe Anr. Intraorbital bei Fettsättigung ⇒ charakt. Schienenstrang-Zeichen, DD zu Optikusgliomen! Charakt. „meningeales Zeichen" ⇒ angrenzende Meningen mit kommaförmiger Verdickung/ KM-Anr. Bessere Darstellung bei basaler und konvexitätsnaher Lokalisation, auch bei Meningeomen-plaque
Hämangioperizytom Rö-Schädel: ossäre Destruktion/ Hyperostose möglich	aus der Adventitia der Meningealgefäße, wie hochvaskularisierte Meningeome. Oft angrenzende Knochen destruierend, hohe Rezidivrate	jede Lokalisation möglich, maligner Aspekt, keine Alterspräferenz	oft voluminös, breiter Durabezug, gemischte Dichte, Nekrosezonen, intensive KM-Anr. Sonst wie Meningeom	T1: eher hypo-, seltener isointens. T2: meist deutlich hyperintens. Intensive, oft inhomogene KM-Anr., lang anhaltend. Sonst wie Meningeom

➤

➤ Cranielle RF

(* Dichte/SI im Vergleich zum normalen Marklager, ** Szinti. ⇒ Tc-99m-HMPAO-SPECT)

Diagnose/ Kommentar	Gewebe-charakteristik	Häufigkeit/ Altersverteilung/ Lokalisation	CT*	MRT*
Durafibrom	gutartig, fibröses Gewebe	selten, von der Dura ausgehend, alle Altersstufen	wie kleine Meningeome, nicht zu differenzieren, iso-/hyperdens, intensive KM-Anr.	wie kleine Meningeome, jedoch typischerweise kein „meningeales Zeichen" ⇒ DD Abgrenzung möglich
(Primäres) meningeales Melanom	aus den Melanozyten der Pia mater, ins Nervengewebe infiltrierend entlang den Blutgefäßen. Diffuse Ausdehnung im ZNS möglich. DD Meningiosis carcinomatosa/ Meningitis oft nicht möglich	sehr selten, keine Prädilektionsstellen, keine Alterspräferenz	unterschiedliche Dichte, Knoten möglich, KM-Anr. möglich. Kann dem Nachweis entgehen	T1: meningeale Verdickung, meist iso-, selten hypointens. T2: iso- bis hyperintense verdickte Meningen. Meist intensive meningeale KM-Anr., besserer Nachweis von meningealem Befall
Neurinom (Schwannom, Neurilemmom) Stenvers/ Pyramidenvergleich: Meatusaufweitung sichtbar/Pyramidenspitzenarrosion. Szinti.**: nur größere Tumoren lagern ein. Angio/DSA: Verlagerung der A. cerebelli inf. ant., selten blush	von der Schwann-Scheide ausgehend, meist N. vestibulocochlearis, seltener andere Hirnnerven. Abgekapselt, kugelförmig, oft große Tumoren mit regressiven Veränderungen, selten verkalkt, Verfettung möglich. Stark vaskularisiert, langsames und rein expansives Wachstum. Selten anaplastische maligne Entartung mit Metastasen	relativ häufig, Lokalisation meist im KBW. Oft verlagerter 4. Ventrikel, 50% Verschlußhydrozephalus, selten Hirnstammverlagerung. Bei N. VIII häufig im Meatus int. beginnend. Gipfel 4.-6. Dekade, f:m = 2:1. Bilateral bei Neurofibromatose Recklinghausen, selten Assoziation mit Meningeomen. 8% aller Hirntumoren	meist isodens, selten hypodens. Bei Lokalisation im KBW oft verlagerter 4. Ventrikel, selten Hirnstammverlagerung (perifokales Ödem möglich), Hydrozephalus möglich. N. VIII: oft einseitige Meatus-int.-Aufweitung, bei extra-/intrameatalem Tumor typische „Trillerpfeifen"-Form. Kleine Tumoren oft erst nach KM-Anr. sichtbar. Kleine Tumoren eher homogen, große oft inhomogen. Bei zentraler Nekrose ⇒ ringförmige Anr. Andere kleine Hirnnerven-N. heute mit Spiral-CT und Bolus-KM besser darstellbar	T1: hypo- bis isointens, homogen (klein)/inhomogen (groß). T2: hypo-, iso- oder hyperintens. Bessere Darstellung nach KM-Anr., kleine Tumoren meist intensiv homogen, große mäßig bis intensiv inhomogen, z.T. ringförmig. Oft verlagerter 4. Ventrikel, selten Hirnstammverlagerung (perifokales Ödem möglich), Hydrozephalus möglich. N. VIII: intrameataler Tumor besser koronar, bei extra-/intrameatalem Tumor typische „Trillerpfeifen"-Form. DD zu Meningeom durch fehlendes „meningeales Zeichen". Andere kleine Hirnnerventumoren meist erst nach KM-Anr. nachweisbar

➤

➤ Cranielle RF

(* Dichte/SI im Vergleich zum normalen Marklager, ** Szinti. ⇒ Tc-99m-HMPAO-SPECT)

Diagnose/ Kommentar	Gewebe-charakteristik	Häufigkeit/ Altersverteilung/ Lokalisation	CT*	MRT*
Hypophysenadenom Rö-Schädel/ Sella-Zielaufnahme: Ballonierung/Clivusarrosion bei Makroadenomen, Druckzeichen bei Hydrozephalus. Szinti.**: intensive Einlagerung bei großen Tumoren. Angio/DSA: Verlagerung von A. carotis bzw. prox. A. cerebri ant.	meist rein expansives, meist langsames Wachstum, feste Kapsel (nicht bei Rezidiven), bei großen Tumoren oft regressive Veränderungen (Zysten/Einblutungen/seltener Kalk). 4 verschiedene Typen: chromophobe (häufigste, langsam wachsend, bis 8 cm groß, hormoninaktiv), eosinophile (intrasellär/bis 3 cm groß/ STH-produzierend), basophile (wenige mm, keine RF-Zeichen, ACTH produzierend), Adenome und Prolaktinome (meist 1-3 mm/ intrasellär/selten größer/supra- oder parasellär/Prolaktin-produzierend)	< 10 mm/ > 10 mm ⇒ Mikro/Makroadenom. Meist primär intrasellär, erhebliche paraselläre Ausdehnung der Makroadenome möglich (Sinus sphenoidalis/ Sinus cavernosus/Hypothalamus). Alteration/ Kompression von Chiasma/ Liquorräumen/ Sinus cavernosus/N. III-VI ⇒ bitemporale Hemianopsie, Hydrozephalus möglich, Doppelbilder. Gipfel 3.-5. Dekade. 15% aller Hirntumoren	Mikroadenom in der Regel hyperdens ⇒ dynamische KM-Serie: zunächst hypodens bis ca. 90 s gegenüber Hypophyse, später meist isodens. Dünnschichtaufnahmen (Spirale), koronare/sagittale Rekonstruktion. Selten Infundibulum-Verlagerung. Makroadenom: meist iso- oder hyperdens. Deutliche KM-Anr., inhomogen bei Zysten, Einblutung. Knöcherne Destruktion/ Exkavierung von Sellaboden/ Clivus/Sinus sphenoidalis möglich	Methode der Wahl bei sellärer RF ⇒ Mikroadenom: T1: hypointens, T2: iso-/hyperintens, nativ meist nicht zu erkennen. Dynamische KM-Serie: nach 30-90 s hypointenser Tumor vs. hyperintense Hypophyse, später Kontrastausgleich. Selten Verlagerung des Infundibulums. Makroadenome: T1: selten gering hypo-, meist isointens, selten hyperintens, oft inhomogen. T2: inhomogen, meist gemischt iso-/hyperintens durch Zysten, Nekrose. Nach Einblutung Signalverlust durch Hämosiderin möglich. Inhomogene, meist deutliche KM-Anr. Bessere Beurteilung der Infiltration von Chiasma/Sinus cavernosus/ Aa. carotides
Empty-sella (-Syndrom)	ätiologisch unklar, Hernierung des Subarachnoidalraumes nach intrasellär, kann als intraselläre RF imponieren ⇒ endokrine Funktionsstörungen der Hypophyse, 20% assoziiert mit Mikroadenom. Sekundäre E.-s. nach Hypophysentumor-Bestrahlung/-Op.	selten, meist f, 3.-8. Dekade, typisch adipöse Multipara	meist Infundibulum abgrenzbar in Dünnschichtuntersuchung (Spirale). Sella liquorisodens, am Boden komprimiertes Hypophysengewebe	liquordynamische Untersuchung mit Nachweis der Arachnoidozele intrasellär. Sagittal/ koronar Hypophysengewebe und Infundibulum besser darstellbar, insbes. nach KM-Anr.

➤

➤ Cranielle RF

(* Dichte/SI im Vergleich zum normalen Marklager, ** Szinti. ⇒ Tc-99m-HMPAO-SPECT)

Diagnose/ Kommentar	Gewebe-charakteristik	Häufigkeit/ Altersverteilung/ Lokalisation	CT*	MRT*
(Häm)-Angio-blastom (Lindau-Tumor) typischerweise im Rahmen einer Hippel-Lindau-Erkrankung. Angio/DSA: deutliche Anfärbung eines Tumorknotens, meist angrenzend gefäßfreier Raum	mesodermal, gutartig, langsam wachsend, solider kleiner Tumor(knoten) in Zystenwand (meist einkammerig), proteinreicher Inhalt. Sehr selten solider Tumor. Angrenzend gestaute Gefäße, oft Kompression des 4. Ventrikels ⇒ Hydrozephalus. Kein Kalk, Einblutung häufig. Maligne Entartung nicht bekannt	KH-Hemisphäre, -wurm, häufigster KH-Tumor im EA, ca. 20%, familiäre Häufung bei Hippel-Lindau-Erkrankung, oft multiple Tumoren (okulär, spinal, viszeral), 4.-7. Dekade, 2% aller Hirntumoren	typischerweise intraaxiale Zyste mit wandständigem Tumorknoten, meist scharf begrenzt. Hypodens, nach KM (kleine) saumförmige Anr. möglich. Auch anreichernder solider Tumor mit/selten ohne anteilige Zyste möglich. Selten schmaler Ödemsaum. Selten erweiterte Gefäße innerhalb/ angrenzend an den Tumor ⇒ DD Aspekt	T1: inhomogen, hypo- bis isointense Zyste, solider Tumor meist isointens, Einblutungen hyperintens. T2: hyperintense Zyste, solider Tumor meist iso- bis gering hyperintens. Oft inhomogen. Schmaler Ödemsaum hypointens/ hyperintens (T1/ T2) möglich. Deutliche Anr. des(r) (kleinen) soliden Tumoranteils(e). Kleine Tumoren nur mit KM-MRT nachweisbar
Hamartom Rö-Schädel: Verkalkungen sichtbar	gliomähnlich, meist keine RF, kein Ödem, regressive Veränderungen (Kalk, Zysten)	meist temporal, oft im KA	hypodense Zysten, verkalkt, kaum KM-Anr.	T1: hypointens, T2: oft deutlich hyperintens, KM-Anr. oft intensiver als im CT
Häm-angiom (kavernös)	Mißbildungstumor, selten von der Dura mater ausgehend, selten Angiomatose mit ausgedehntem unilat. GH-Befall	meist im KA/ Adoleszentenalter apparent. Bevorzugt Stammganglien/ Hirnstamm/KH-Hemisphäre. Selten mittlere Schädelgrube basal ⇒ Knochenarrosion/ Hirnnervenausfälle	meist hyperdens, unregelmäßige Kontur, oft Kalk, nach KM deutliche Anr. und erkennbare Gefäßstrukturen	charakt. Bild mit signallosen Gefäßknäuel in T1/T2. Angrenzende Hypo-/Hyperintensitäten (T1/T2). Nach KM intensive Anr., gut abgrenzbare path. Gefäße, z.T. signalleer
Kolloid-zyste (For. Monroi)	Mißbildung des Plexus chorioideus, gutartige Zyste mit gallertigem Inhalt. Bis 3 cm groß ⇒ Blockade der For. Monroi ⇒ Verschlußhydrozephalus	selten, RF zwischen den Seitenventrikeln (Hinterkante Septum pellucidum), keine Alterspräferenz	pathognomonisches Bild, rund, oft hyperdens, selten isodens. Keine KM-Anr.	T1: hypo-/isointens, abhängig vom Proteingehalt. T2: deutlich hyperintens, meist höher als Liquor, koronare/sagittale Schicht!

➤

➤ Cranielle RF

(* Dichte/SI im Vergleich zum normalen Marklager, ** Szinti. ⇒ Tc-99m-HMPAO-SPECT)

Diagnose/ Kommentar	Gewebe-charakteristik	Häufigkeit/ Altersverteilung/ Lokalisation	CT*	MRT*
Entodermalzyste	sehr selten, mit ektodermalem Darmepithel ausgekleidet	meist intraspinal, selten in hinterer Schädelgrube	glatt berandet, hypodens, meist keine KM-Anr.	T1: hypointens, T2: hyperintens. Nach KM flaue ringförmige Anr. möglich
Lipom	Mißbildung, diskrete, meist fehlende Wachstumstendenz. Meist keine klin. Relevanz. Balkenlipom in 50% kombiniert mit Hypo-/Agenesie des Corpus callosum	selten, in 50% Bezug zum Corpus callosum, oft Genu ant., seltener Cisterna magna, KBW, Fossa interpeduncularis	typisches Bild, scharf abgegrenzt, homogen hypodens (bis -100 HE). Selten Kalksaum	charakt.: T1: hyperintens, T2: mäßig hyperintens, fettäquivalent. Keine Kalkdarstellung!
Kraniopharyngeom Rö-Schädel: mit typischen kleinfleckigen Verkalkungen intra-/suprasellär, Drucksella. Szinti.**: 50% Einlagerung. Angio/DSA: Anhebung der prox. A. cerebri ant.	aus Epithelkeimen der Rathke-Tasche dorsal der/s Hypophyse/Infundibulums, langsames Wachstum, meist gut abgekapselt (nicht bei Rezidiv!). Starke regressive Veränderungen wie Verkalkungen und Zysten (oft gekammert, proteinreich). Supraselläre Ausdehnung ⇒ Gesichtsfeldausfälle, Verschlußhydrozephalus	zweithäufigster Tumor der Sellaregion, kongenital angelegt, in allen Lebensabschnitten Manifestation möglich, Gipfel 1.+2. Dekade, m > f. Bis 3% aller Hirntumoren. Rein intraselläre Lage nur 10%. Meist mit z.T. erheblicher Ausbreitung nach cranial	relativ typisch mit meist pilzförmigem Tumor und Verkalkungen. Meist buntes Bild, inhomogen, hypodense Zysten, Kalk. Solider Tumor mit deutlicher KM-Anr. Selten ringförmige Zystenwandkontrastierung. RF-Zeichen	relativ typisches Bild. T1: inhomogen hypo-/isointens, selten hyperintens. T2: inhomogen iso-/hyperintens. Intensive KM-Anr., ebenso inhomogen. Insuffiziente Kalkdarstellung, nur grobe Verkalkungen als Signalaussparungen sichtbar
PNET (**P**rimitiver **n**euro**e**ktodermaler **T**umor)	undifferenziertes neuroektodermales Gewebe. Hochmaligne, starke Metastasierungstendenz ⇒ KM-Anr. spinal/subarachnoidal/ventrikulär/meningeal filiasuspekt!	selten, häufiger in der hinteren Schädelgrube, seltener supratentoriell (zerebrales Neuroblastom). Häufiger bei Kindern, bis 3. Dekade	meist hypodens, meist homogen, selten Einblutung, selten Kalk. Meist starke KM-Anr.	T1: meist hypo-/isointens. T2: mäßig hyperintens, meist homogen. Intensive KM-Anr.

➤

➤ Cranielle RF

(* Dichte/SI im Vergleich zum normalen Marklager, ** Szinti. ⇒ Tc-99m-HMPAO-SPECT)

Diagnose/ Kommentar	Gewebe-charakteristik	Häufigkeit/ Altersverteilung/ Lokalisation	CT*	MRT*
Olfaktorius neuro-blastom (Ästhesio-blastom, -neurom, Neuro-epitheliom)	hochvaskularisiert, aus der Riechschleimhaut. Sehr maligne, jedoch langsames Wachstum, Metastasierung. Überschätzung der Tumorgröße nach KM-Anr. von Tumor und Nasenschleimhaut möglich	sehr selten, primär im NNH-Bereich, invasive Ausbreitung nach intracran. durch die Lamina cribosa	hypo- bis isodense RF, ossäre Destruktion durch koronare Spirale/Dünnschichtaufnahmen, nach Bolus-KM bessere DD Tumor/ Sekret	sagittale/koronare Schichten. Knöcherne Destruktion nur indirekt. T1: inhomogen hypo- bis isointens, T2: inhomogen mäßig hyperintens. Nach KM intensive inhomogene Anr. mit besserer Ausbreitungsbeurteilung/ DD Tumor/Sekret
Osteom, Chondrom, Chordom Rö-Schädel/ Spezialeinstellung zeigen Osteom, Chondrom-Kalk und ossäre Destruktion bei Chordom	Osteom: häufig, klein, gutartig, klinisch kaum Bedeutung. DD selten Meningeom. Chondrom: selten, gutartig, grobhöckerig, schollige Verkalkungen. Chordom: aus Resten der embryonalen Chorda dorsalis, gutartig, aber maligner Aspekt. Expansivdestruierend. Visköschleimige regressive Veränderungen, Blut/ Kalk/Nekrose selten. Überschätzung der Tumorgröße nach KM-Anr. von Tumor und Nasenschleimhaut möglich	Osteom: von Kalotte/Schädelbasis nach intracran. Chondrom: Dura (meist frontal)/an den Synostosen der Schädelbasis (Pyramide, For. lacerum). Chordom: loco typico Schädelbasis/ Clivus/Dorsum sellae; selten Nasopharynx	Osteom: Knochendichte, keine KM-Anr. Chondrom: meist hyperdens, unregelmäßig, Kalkschollen, KM-Anr. von unverkalkten Tumoranteilen. Chordom: meist hyperdens, hypodense zystische Veränderungen, ossäre Destruktion, oft großer Weichteiltumor, fleckige Verkalkungen selten möglich. Meist mäßige bis deutliche, oft inhomogene KM-Anr. des soliden Tumors	Osteom: T1/T2: erschwert nachweisbar, meist indirekt als Signalaussparung. Kleiner signalgebender Markraum möglich. Chondrom: T1: flau hypointens, T2: anteilig flau hyperintens. Nach KM deutliche Anr., eher inhomogen. Chordom: T1: meist großer hypointenser Weichteiltumor, inhomogen. T2: hyperintens, inhomogen. Intensive KM-Anr., extramehr als intracran. Meist inhomogen. Ossäre Destruktion schlechter sichtbar als im CT

➤

➤ Cranielle RF

(* Dichte/SI im Vergleich zum normalen Marklager, ** Szinti. ⇒ Tc-99m-HMPAO-SPECT)

Diagnose/ Kommentar	Gewebe-charakteristik	Häufigkeit/ Altersverteilung/ Lokalisation	CT*	MRT*
Intracran. Tumor-invasion Rö-Schädel/ Spezialaufnahmen: ossäre Destruktion sichtbar	meist durch adenoid-zystisches Ca. (Zylindrom). Semimaligne, aber expansiv-infiltrativ. Invasion nach intracran. mit Durchbruch der Schädelbasis. Oft regressive Veränderungen mit kleinen Zysten, selten Kalk/ Einblutung	selten, ausgehend von (Epi-) Pharynx/NNH/ Gl. parotis/Gl. submandibularis, Orbita. Ausbreitung von mittlerer Schädelgrube in Richtung KBW, von der Orbita nach frontobasal. Fortgeschrittenes Lebensalter	hypodenses Tumorgewebe mit meist deutlicher Anr. nach KM in Kontinuität nach intracran. Schlechte Abgrenzbarkeit zur Muskulatur. Oft inhomogen. Oft ossäre Destruktion im Bereich der Frontobasis ⇒ koronare Spirale. Bei geringer Anr. erschwerter Nachweis im Bereich der Schädelbasis möglich	T1: meist hypointens, oft inhomogen, schlechte Abgrenzbarkeit zur Muskulatur. Extra-/intracran. Ausbreitung. T2: iso- bis hyperintens, oft inhomogen. Besserer Nachweis und Tumorabgrenzung durch Fettsättigung nach deutlicher bis intensiver KM-Anr. Multiplanare Darstellung überlegen
Glomus-tumor Rö-Schädel/ Spezialaufnahmen: Aufweitung des For. jugulare möglich, ossäre Destruktion. Angio/DSA: typisches path. Gefäßbild	Paragangliome, Chemodektome, vom Glomus tympanicum/ jugulare ausgehend. Einbruch in Paukenhöhle möglich, DD Akustikusneurinom	selten, entlang der V. jugularis in Richtung KBW einwachsend (⇒ Symptomatik!)	meist isodens, knöcherne Destruktion möglich. Intensive KM-Anr., anreicherndes Tumorgewebe unter- und oberhalb der Schädelbasis. Methodisch vorteilhaft Spiral-CT mit Bolus-KM und Rekonstruktion ⇒ Angio-CT	T1: meist hirnisointens, selten bandförmige Signalaussparungen bei größeren Gefäßen. T2: meist deutlich hyperintens, selten inhomogen durch signallose Gefäße. Intensive KM-Anr., oft inhomogen bei signallosen Gefäßen. Methode der Wahl: 3D-MRA mit KM/MIP
Rhabdo-myosarkom Rö-Schädel/ Spezialaufnahmen: ossäre Destruktion	hochmaligne, meist ausgeprägte ossäre Destruktion. Überschätzung der Tumorgröße nach KM-Anr. von Tumor und Nasenschleimhaut möglich	selten, Schädelbasis, Nasopharynx, Gipfel 1.-2. Dekade	meist voluminös, meist iso-/ hyperdens, meist ausgeprägte ossäre Destruktion, intensive, homogene KM-Anr.	T1: voluminöse hypointense RF. T2: flächig hyperintens, meist homogen. Intensive homogene KM-Anr., multiplanare Darstellung vorteilhaft

➤

➤ Cranielle RF

(* Dichte/SI im Vergleich zum normalen Marklager, ** Szinti. ⇒ Tc-99m-HMPAO-SPECT)

Diagnose/ Kommentar	Gewebe-charakteristik	Häufigkeit/ Altersverteilung/ Lokalisation	CT*	MRT*
Metastase Rö-Schädel: RF-Zeichen ⇒ Pinealis-/ Plexuskalk verlagert, selten ossäre Destruktion. Szinti.**: 75% positiv. Angio/DSA: Gefäßverlagerungen, -neubildungen, Blush	hämatogene, lymphogene, liquorgene Absiedlung meist extracran. Malignome, häufigste Bronchial-/ Mamma-Ca./malignes Melanom, GIT-Tumoren. Oft anaplastisch, Nekrosen häufig. Einblutungen bei Nieren-Ca./Melanomen. Charakt. großes perifokales Ödem, RF-Zeichen, selten Kalk	bis 40% aller Hirntumoren, in allen Lokalisationen, je nach Metastasierungsweg. 50% multipel	meist kleine, rundliche Zonen unterschiedlicher Dichte mit ausgeprägtem perifokalen hypodensen Ödemsaum. Homogene oder ringförmige KM-Anr., bei Einblutungen selten DD ⇒ Blutung. Seltener groß, zentrale Nekrose, inhomogene KM-Anr. ⇒ DD Glioblastom/Abszeß. Oft kortikale/ subkortikale/ kleine intrazerebrale und leptomeningeale Metastasen nicht abgrenzbar	T1: meist gering hypo- bis isointens, nur bei Einblutung hyperintens. Ausgeprägter hypointenser Ödemsaum. T2: iso- bis deutlich hyperintens. Oft kortikale/subkortikale Metastasen erschwert abgrenzbar. Erschwerte Differenzierung Metastase/Ödem. Nach KM-Anr. auch kleiner Metastasen, homogen/ ringförmig (DD Abszeß/hirneigener Tumor). Bessere Abgrenzbarkeit kortikal/subkortikal, bessere Differenzierung Tumor/ Ödem. Leptomeningeale Metastasen meist nur nach deutlicher KM-Anr. sicher abgrenzbar

5

Prozesse in hinterer Schädelgrube/KH/KBW

(* Dichte/SI im Vergleich zum normalen Marklager)

Diagnose / Kommentar	CT*	MRT*
Akustikusneurinom häufig, meist rund, Hydrozephalus möglich. Perifokales Ödem möglich. DD Meningeom	meist iso-, selten hypodens, starke Anr., meist homogen, selten Kalk, oft typische „Trillerpfeifen"-Form	T1: hypo-/isointens, T2: meist iso-/hyperintens. Sehr starke KM-Anr., meist homogen. Oft typische „Trillerpfeifen"-Form
Meningeom häufig, Wachstum nach supra- und infratentoriell, DD meningeales Zeichen (!) als Abgrenzung zu Neurinom	meist hyperdens, seltener isodens, oft inhomogen, häufig verkalkt, starke KM-Anr.	T1: inhomogen hypo-/isointens, T2: inhomogen hypo-/ iso-/hyperintens. Starke KM-Anr., inhomogen. Kalk meist nicht abgrenzbar
Metastase häufigster KH-Prozeß im EA, typisch: kleiner Herd/großes Ödem	meist hypo- bis isodens, meist deutliche KM-Anr., ringförmig möglich, meist Ödem, selten Kalk/Einblutung	T1/T2: meist hypo-/hyperintens. Meist deutliche, oft ringförmige KM-Anr., meist Ödem, selten Einblutung

➤

➤ Prozesse in hinterer Schädelgrube/KH/KBW

(* Dichte/SI im Vergleich zum normalen Marklager)

Diagnose / Kommentar	CT*	MRT*
Pyramidenprozesse (Cholesteatom/Karzinom/Metastasen) knöcherne Destruktion wegweisend	knöcherne Destruktion, hypodenses Tumorgewebe, diffuse/ringförmige KM-Anr.	T1: meist hypointens, T2: hyperintens. Tumorgewebe durch Bezug zu knöchernen Strukturen zuzuordnen. Deutliche KM-Anr.
Ependymom meist bei Kindern, häufig, meist Vermistumoren/4. Ventrikel. Hydrozephalus möglich. Abtropfmetastasen spinal!	iso- bis gering hyperdens, oft inhomogen, oft Kalk, selten Blutung. Meist deutliche, oft inhomogene KM-Anr., ringförmig möglich	T1: hypo-/isointens (hyperintens bei Blutung), T2: inhomogen hyperintens. Intensive, oft inhomogene KM-Anr., fleck-/ringförmig
Plexuspapillom selten, 4. Ventrikel, hier eher EA. Invasion durch For. Luschkae möglich. Hydrozephalus möglich	meist hyperdens, oft Kalk, starke KM-Anr.	T1: meist isointens, T2: hyperintens, intensive KM-Anr., signalfreie Gefäßstrukturen möglich. Verkalkungen signalleer
Medulloblastom häufigster KH-Tumor im KA. In der Mittellinie (!) ⇒ DD pilozytisches Astrozytom. KM-Anr. bei Erwachsenen deutlich geringer! Hohe Metastasierungsrate	meist hyperdens, meist homogen, Blutung möglich, selten Kalk, selten Zyste, wenig Ödem. Meist starke, homogene KM-Anr.	T1: hypo- bis isointens, T2: mäßig hyperintens. Wenig Ödem, meist homogen, selten Zyste, meist intensive KM-Anr.
(Juveniles) pilozytisches Astrozytom häufig im KA, eher paramedian/ KH-Marklager ⇒ DD Medulloblastom. Hydrozephalus möglich	meist hypodens, typisch zystischer Anteil hypo- bis hyperdens, weichteildichterer solider Anteil mit KM-Anr., selten Kalk/Blutung	T1: hypointenser zystischer Anteil/solider, meist isointenser Tumoranteil. T2: hyperintens (Zyste), solider Tumor gering hyperintens. Solider Anteil mit KM-Anr., ring-/fleckförmig
Hirnstamm-(Pons-)Gliom oft im KA. Deutlich aufgetriebener Pons. Liquorzirkulationsstörung möglich	meist unscharf hypodens, selten Blutung/Kalk. Selten geringe KM-Anr.	T1: hypointens, T2: hyperintens, unscharf begrenzt. Meist deutlichere KM-Anr. im Vergleich zu CT
Hämangioblastom oft bei Hippel-Lindau-Erkrankung, eher EA. Exzentrisch, KH-Marklager	typisch: Zyste mit randständigem Tumorknoten. Kein Kalk, oft Einblutung, Knoten mit KM-Anr.	typisch: Zyste mit randständigem Tumorknoten, T1/T2: iso-/hyperintens. Oft Einblutung, Knoten mit KM-Anr.
Chordom selten, vom Clivus/Dorsum sellae ausgehend, seltener Schädelbasis/ Dens axis. KM-Anr. extra- mehr als intracran.	meist hyperdens, ossäre Destruktion, fleckförmig Kalk möglich. Inhomogene, deutliche KM-Anr.	T1: hypo-/isointens, T2: meist hyperintens. Oft inhomogen. Mäßig bis intensive KM-Anr., oft inhomogen. Ossäre Destruktion meist sichtbar
Glomus-(jugulare-)Tumor selten, sehr gefäßreich, Bezug zum For. jugulare, oft Knochendestruktion. Intra-/extracran. Wachstum	meist isodens, oft Knochenarrosion, starke KM-Anr. intra-/extracran. Sicherung durch Angio-Spiral-CT	T1: meist isointens, T2: hyperintens. Bei kaliberstarken Gefäßen inhomogen. Intensive intra- und extracran. KM-Anr. ⇒ MRA!

5

➤

➤ Prozesse in hinterer Schädelgrube/KH/KBW

(* Dichte/SI im Vergleich zum normalen Marklager)

Diagnose / Kommentar	CT*	MRT*
PNET (primitiver neuroektodermaler Tumor) relativ selten, häufiger bei Kindern! Absiedlungen subarachnoidal, spinal möglich	meist homogen hypodens, selten Einblutung/Kalk, meist starke, homogene Anr.	T1: hypo- bis isointens, T2: mäßig hyperintens. Intensive KM-Anr.
Lymphom immer häufiger, AIDS-assoziiert	unscharf iso- bis hyperdens, deutliche, flächige KM-Anr.	T1: hypointens, T2: hyperintens, homogen. Intensive KM-Anr.
Basilarisaneurysma, Megabasilaris selten	meist rundliche RF, starke KM-Anr., Gefäßprozeß mit starker KM-Anr.	T1/T2: Gefäßprozeß mit typischem Befund, intensive KM-Anr., Sicherung durch MRA
Dermoid, Epidermoid, Teratom, Lipom Teratome manifest in der 1. Dekade, sonst eher später. Häufig Liquorzirkulationsstörung. KM-Anr. bei Teratom ⇒ Malignitätshinweis	jeweils relativ charakt. Bild, gemischte Dichte, Knochen-/Kalk-/Fetteinlagerung, oft zystisch, KM-Anr. selten	jeweils typisches „buntes" Bild, T1: anteilig hyperintens, Kalk oft als Signalaussparung. T2: flüssige Anteile hyperintens, Bindegewebe signalarm. KM-Anr. selten möglich ⇒ Malignität
Abszeß selten, epidural nach Otitis media, Cholesteatom	zentral hypodens mit isodensem Ring, Ödemsaum. Ringförmige KM-Anr.	T1: hypointens zentral, isointenser Ring. T2: zentral hyperintens, Randsaum mäßig hyperintens, ringförmige KM-Anr.
Megacisterna relativ selten, Atrophie, kongenital, nicht raumfordernd, Normvariante	liquorisodens	liquorisointens
Arachnoidalzyste häufig, meist kongenital, hier meist raumfordernd ⇒ Hydrozephalus	liquorisodens	liquorisointens
Dandy-Walker-Zyste relativ selten, Dysrhaphie, 4. Ventrikel erweitert, KH-(Unter)-Wurmaplasie, oft Atresie For. Luschkae und Magendii ⇒ Hydrozephalus	meist liquorisodens	meist liquorisointens
Arnold-Chiari-Syndrom I/II Dysrhaphie (s. S. 94) ⇒ KH-(Tonsillen-)Tiefstand, Syringomyelie möglich, kein Hydrozephalus!	typisches Bild, erschwert erkennbar bei geringer Ausprägung	typisches Bild (sag./kor.), Methode der Wahl
4. Ventrikel erweitert Hydrocephalus communicans, Verklebung der For. Luschkae und Magendii ⇒ Dandy-Walker-Syndrom	liquorisodens	liquorisointens

➤

➤ Prozesse in hinterer Schädelgrube/KH/KBW

(* Dichte/SI im Vergleich zum normalen Marklager)

Diagnose / Kommentar	CT*	MRT*
Zephalo-/Meningozele okzipital/zerebellär ⇒ Dysrhaphie (s. S. 94/95)	typisches Bild, Kalottendefekt, extracran. Hirnanteile	typisches Bild, Kalottendefekt, extracran. Hirnanteile
Artefakte	Grenzzonen-Streifenartefakte am Felsenbein/an der Crista occipitalis int.	Pulsationsartefakte in Phasenkodiergradienten-Richtung (Liquor/Gefäße) ⇒ EKG-Triggerung!

5

Prozesse der vorderen Schädelgrube/des Frontalhirns

(* Dichte/SI im Vergleich zum normalen Marklager)

Diagnose / Kommentar	CT*	MRT*
Keilbeinmeningeom häufig, Hyperostose des Planum sphenoidale (Rö-Schädel!), **meningeales Zeichen!** Exophthalmus möglich. En-plaque-Ausbreitung möglich	Hyperostose, meist hyperdens, meist wenig Ödem, deutliche KM-Anr. En-plaque-Ausbreitung erschwert zu sichern	Hyperostose erkennbar, T1: gering hypo- bis isointens, T2: meist iso- bis gering hyperintens, meist wenig Ödem, intensive KM-Anr., MRT bei En-plaque-Ausbreitung meist überlegen
Olfaktoriusmeningeom selten, von der Mittellinie ausgehend, Bezug zur Lamina cribosa. **Meningeales Zeichen!**	meist hyperdens, glatt, homogen, oft trichterförmiges Ödem, starke KM-Anr.	T1: hypo- bis isointens, T2: meist gering hyperintens, glatt konturierte RF, trichterförmiges Ödem, intensive KM-Anr.
Falxmeningeom häufig, meist typisches Bild mit Halbkugelform, breitbasiger Falxbezug. **Meningeales Zeichen!**	meist hyperdens, oft inhomogen ⇒ Verkalkungen, ausgepägtes Ödem möglich. Starke, meist inhomogene KM-Anr.	T1: meist isointens, T2: variabel hypo- bis gering hyperintens. Größere Verkalkungen signalleer, ausgeprägtes Ödem möglich, intensive KM-Anr.
Hirn(eigene) Tumoren (EA) häufig. Astrozytome, Oligodendrogliome, Glioblastome, KM-Anr. abhängig vom Malignitätsgrad	meist hypodens, seltener isodens. Nativ eingeschränkte DD Tumor/Ödem, Kalk/Blutung möglich, KM-Anr. variabel	T1: meist hypointens, T2: hyperintens, nativ eingeschränkte DD Tumor/Ödem, Blutung möglich (T1/T2 hyperintens), variable KM-Anr.
Hirn(eigene) Tumoren (KA) häufig pilozytisches Astrozytom/Gangliogliom, selten desmoplastisches (infantiles) Gangliogliom	meist scharf demarkiert, meist homogen hypodens (oft zystisch), selten (inhomogen) isodens (desmoplastisches Gangliogliom). Selten Blutung, Gangliogliom häufig mit Kalk. Starke, oft inhomogene KM-Anr. der soliden Tumoranteile	T1: meist hypointens (Zyste), seltener isointens. T2: meist hyperintens (Zyste), selten mäßig hyperintens. Meist homogen. Intensive KM-Anr., oft inhomogen

➤

➤ Prozesse der vorderen Schädelgrube/des Frontalhirns

(* Dichte/SI im Vergleich zum normalen Marklager)

Diagnose / Kommentar	CT*	MRT*
Metastasen häufig. Oft deutliches Mißverhältnis Tumor/Ödem	meist hypo- bis isodens, Blutung möglich, selten Kalk, meist ausgeprägtes Ödem, oft ringförmige KM-Anr.	T1: meist hypointens, T2: hyperintens, ausgeprägtes Ödem, intensive, oft ringförmige KM-Anr.
PNET (primitiver neuroektodermaler Tumor) bei Kindern in dieser Lokalisation selten ⇒ zerebrales Neuroblastom	meist hyperdens, meist inhomogen, Blutung/Kalk häufig. Starke KM-Anr.	T1: hypo-/isointens, T2: meist mäßig hyperintens. Meist intensive inhomogene KM-Anr.
A.-cerebri-ant.-Infarkt typische Läsion im entsprechenden Versorgungsgebiet	hypodens, bei Hämorrhagie hyperdense Anteile, selten flaue, periphere KM-Anr.	T1: hypointens, T2: hyperintens, bei Hämorrhagie hyperintens (T1/T2). KM-Anr. besser abgrenzbar, saumförmig peripher
Aneurysma (A. communicans ant./A. pericallosa) im Interhemisphärenspalt. Selten verkalkter Thrombus	nur nach KM kleine Herdbefunde möglich	T1/T2 typisch signalleer, bei Thrombus hyperintense rundliche/sichelförmige RF (T1/T2) ⇒ MRA!
Blutung Kontusionsblutung bei SHT, SAB bei Aneurysmablutung, treppenförmig (A. pericallosa). Klin. wichtige DD sub-/peridural!	meist hyperdens, sub-/peridural/intraparenchymatös. Ältere Blutung mit altersabhängiger Dichteabnahme (s. S. 90)	SI zeitabhängig (s. S. 96), meist hyperintens (T1/T2) (Ausn.: frische Blutung ⇒ hypointens)
Hygrom, subdural oft bifrontal, liquorähnlich. Oft Kleinkinder/Alkoholiker/Epileptiker	hypodens/liquorisodens	T1/T2: meist liquorisointens
Abszeß meist fortgeleitet von Sinus frontalis/ethmoidalis, seltener von viszeralen Entzündungsherden	hypodense RF, Ödemsaum trichterförmig, ringförmige KM-Anr.	T1: zentral hypointens, peripher isointens. T2 hyperintens. Intensive ringförmige KM-Anr.
Arachnoidalzyste meist rundlicher liquorgefüllter Prozeß, selten RF-Zeichen	meist liquorisodens	meist liquorisointens
Atrophie breiter Subarachnoidalraum, weite Sulci	liquorisodens	liquorisointens

Prozesse der Pinealisregion

(* Dichte/SI im Vergleich zum normalen Marklager)

Diagnose / Kommentar	CT*	MRT*
Pine(al)ozytom relativ häufig, benigne, keine Metastasierung. Keine Invasion, kein Ödem. Meist EA	meist iso- bis gering hyperdens, selten inhomogen, meist deutlich Kalk, Blutung möglich. Starke KM-Anr., ringförmig möglich	T1: meist inhomogen hypointens, T2: hyperintens. Nach Einblutung hyperintens (T1/T2), meist inhomogen durch Kalk. Intensive KM-Anr.
Pine(al)oblastom relativ selten, maligne, metastasierend, invasiv, oft Ödem. Meist ältere Kinder. DD Germinom. Selten nach KM-Anr. mitkontrastierte Abtropfmetastasen	meist iso- bis gering hyperdens, meist inhomogen. Blutung häufiger, Kalk variabel, Nekrose möglich. Ödemsaum als Malignitätshinweis. Starke KM-Anr., inhomogen, ringförmig	T1: hypo- bis isointens, T2: hyperintens. Meist inhomogen durch Kalk. Nach Einblutung hyperintens (T1/T2), Nekrose möglich. Ödemsaum als Malignitätshinweis. Intensive KM-Anr., inhomogen, ringförmig
(Dys)Germinom eher selten, semimaligne, expansiv. Selten Kalk ⇒ DD Pineozytom/-blastom. Metastasierung möglich. Selten invasiv, Zysten/Einblutung möglich. Ödem häufig. Meist ältere Kinder (Asiaten!). Klin. typisch Parinaud-Syndrom	hypo-, iso- bis gering hyperdense Knoten, meist homogen, jedoch oft Blutung. Selten Kalk. Oft Ödem ⇒ Malignitätshinweis. Starke KM-Anr.	T1: hypo- bis isointense Knoten, T2: gering hyperintens. Meist inhomogen. Oft Blutung ⇒ hyperintens (T1/T2). Oft Ödem ⇒ Malignitätshinweis. Intensive KM-Anr., ringförmig möglich
Gliom eher selten, meist parapineal, potentiell maligne, selten Metastasierungstendenz, Ödem möglich, meist KA	meist hypo-, selten isodens, meist homogen, kein Kalk, selten Blutung, KM-Anr. möglich	T1: hypointens/selten hyperintens bei Blutung. T2: hyperintens. KM-Anr. möglich, besser als im CT erkennbar
Teratom relativ häufig, meist pineal, selten parapineal. Meist benigne, jedoch Malignität möglich ⇒ Grad der KM-Anr. hinweisend. Invasion möglich, Ödem möglich. Charakt. Erscheinungsbild, oft KA	„buntes" Bild, deutlich inhomogen, hypo- bis hyperdens, oft Blutung/Kalk, RF-Zeichen mit Ödem möglich. Flaue bis deutliche KM-Anr. möglich	„buntes" Bild, deutlich inhomogen, T1/T2: hypo- bis hyperintens, oft hyperintens (Blutung), Signalauslöschungen durch Kalk. RF-Zeichen mit Ödem möglich. KM-Anr. möglich, besser im MRT erkennbar
Meningeom parapineal, häufig, überwiegend benigne. **Meningeales Zeichen!** Ödem häufig bei größeren Tumoren. EA	meist iso- bis gering hyperdens, meist homogen, Kalk häufig, selten Blutung. Starke KM-Anr.	T1: meist isointens, T2: hypo- bis gering hyperintens. Signalauslöschung durch Kalk möglich. Meist intensive KM-Anr.
KH-Wurm-/Oberwurmtumoren selten, transtentorielles Wachstum von KH-Astrozytomen/Medulloblastomen/Angioblastomen/Ependymomen/Metastasen	meist hypointens, selten iso- bis gering hyperdens, selten Kalk, Blutung möglich. KM-Anr. je nach Tumortyp	T1: meist hypo- bis isointens, T2: meist hyperintens. Meist deutliche KM-Anr. je nach Tumortyp
Lipom relativ häufig, charakt. Erscheinungsbild	deutlich hypodens (bis -120 HE), keine KM-Anr.	T1: hyperintens, T2: mäßig hyperintens. Fettäquivalent. Keine KM-Anr.

5

➤

➤ Prozesse der Pinealisregion

(* Dichte/SI im Vergleich zum normalen Marklager)

Diagnose / Kommentar	CT*	MRT*
V.-Galeni-Aneurysma selten, meist EA, meist kugelig	isodens, starke KM-Anr. bei Bolusgabe, erschwerte DD-Sicherung	typisches Bild ⇒ T1/T2: signalleer. MRA!
Dysrhaphien/Arachnoidalzyste häufig, Cavum veli interpositi, Cavum Vergae, selten RF-Zeichen der Arachnoidalzyste (s. S. 95)	meist liquorisodens mit Abgrenzung zum übrigen Liquorraum. Selten gering höhere Dichte bei hohem Proteingehalt	T1/T2: meist liquorisointens, selten hyperintens bei hohem Proteingehalt, meist bessere Abgrenzung als im CT

Intra-, para- und supraselläre Prozesse

(* Dichte/SI im Vergleich zum normalen Marklager)

Diagnose / Kommentar	CT*	MRT*
Hypophysenadenom (Mikroadenom) relativ häufig, < 10 mm, Lappung möglich. Verlagerung des Infundibulums möglich. Sicherung meist nur durch KM-Dynamik CT/MRT	nativ meist nicht erkennbar, sonst gering hyperdens, selten Kalk, Einblutung möglich. Nach KM (Dynamik!) hypodens vs. kontrastierter Hypophyse bis ca. 90 s, später isodens. Dünnschicht-Spiral-CT!	nativ meist nicht erkennbar, T1: hypo- bis isointens, T2: iso- bis gering hyperintens. Hyperintens nach Einblutung (T1/T2). Nach KM (Dynamik!) oft deutlich hypointens vs. kontrastierter Hypophyse bis ca. 90 s, später isointens
Hypophysenadenom (Makroadenom) häufig, bis 6 cm groß, gute Abgrenzung zur Umgebung, oft ausgeprägte para/supraselläre Ausdehnung mit Chiasmakompression/Sinus-cavernosus-Invasion. Selten „dural tail“ erkennbar	meist iso-, selten gering hyperdens, oft inhomogen, häufig Kalk, Einblutung möglich. Meist mäßige bis kräftige KM-Anr. Knöcherne Alteration Sella/Clivus möglich	T1: oft iso-, selten gering hypointens. T2: gemischt hypo- bis hyperintens, deutlich inhomogen. Signalverlust durch Hämosiderin möglich. Nach KM oft intensive, anteilig schlierenförmige Anr., bessere Abgrenzung Tumor/Sinus cavernosus/ Aa. carotides als im CT
Kraniopharyngeom relativ selten, meist KA. Oft sehr ausgedehnt, pilzförmig. Rein intraselläre Lage unter 10%, relativ glatt begrenzt (nicht bei Rezidiv!). Meist deutlich regressiv verändert (Zysten, Kalk). Oft typische retrochiasmale Ausdehnung	inhomogen, gemischt hypo-/isointens (solide/ zystisch), Kalkschollen, selten Blutung. Nach KM teils rundlich-fokale, teils ringförmige Anr., selten Zystenwandanr.	T1: hypo- bis isointens, T2: meist iso- bis deutlich hyperintens. Meist inhomogen bei soliden/zystischen Anteilen. Kalk als Signalaussparungen. Nach KM meist deutliche, teils rundlich-fokale, teils ringförmige Anr., selten Zystenwand kontrastiert
Meningeom relativ häufig, ältere Pat. Hyperostose/Arrosion Tuberculum sellae/ Clivus. Regelmäßig Verkalkungen. 70% intra- und extrasellär, 20% extra- und 10% intrasellär. **Meningeales Zeichen!**	Hyperostose/knöcherne Arrosion. Oft iso- bis gering hyperdens, oft Kalk, selten Blutung. Ödem möglich. Meist deutliche KM-Anr.	T1: meist isointens, T2: hypo- bis gering hyperintens. Inhomogen bei größeren Verkalkungen. Intensive, oft inhomogene KM-Anr. Meist Hyperostose sichtbar, insuffiziente Darstellung knöcherner Arrosionen

➤

➤ Intra-, para- und supraselläre Prozesse

(* Dichte/SI im Vergleich zum normalen Marklager)

Diagnose / Kommentar	CT*	MRT*
Gliom (hypothalamisch/ opticochiasmatisch) meist supra-/parasellär, von allen Anteilen des N. opticus ausgehend	gering hypo- bis isodens, meist homogen, selten Kalk/ Blutung. Geringe KM-Anr. möglich	T1: meist hypointens, selten hyperintens bei Blutung. T2: hyperintens. Fettsättigung! Nach KM-Anr. besser abgrenzbar
Aneurysma oft A. communicans ant./ selten A. carotis int.	meist gering hyperintens, bei Thrombosierung hypodenser Anteil. Selten inhomogen, Kalk möglich. Meist deutliche KM-Anr., partielle Anr. bei Thrombus möglich	T1/T2: signalleer, inhomogen bei Flow-Artefakten. Bei Thrombus T1/T2 (partiell) hyperintens, T2: mit signalleerem Hämosiderinring. Intensive KM-Anr. MRA Methode der Wahl!
Epidermoid/ Dermoidzyste/Teratom paraselläre RF, meist typisches „buntes" Bild	leicht bis deutlich inhomogene RF, hypodens bis hyperdens, oft Kalk. Selten Blutung. Meist keine KM-Anr.	T1/T2: gemischte SI, meist inhomogen. Meist keine KM-Anr.
(Dys)Germinom selten, semimaligne, meist im Infundibulum/Hypophysenhinterlappen. Selten Kalk ⇒ DD ektopes Pineoblastom. Metastasierung möglich. Selten invasiv (⇒ hypothalamisch), Zysten/Einblutung möglich. Ödem möglich. Meist ältere Kinder (Asiaten!)	hypo-, iso- bis gering hyperdenser Knoten, verdicktes Infundibulum (> 3 mm). Eher homogen, Blutung/ Zyste möglich. Sehr selten Kalk. Ödemsaum ⇒ Malignitätshinweis. Meist deutliche KM-Anr. Mitkontrastierung von Metastasen möglich	T1: hypo- bis isointenser Knoten, Infundibulum verdickt/hypo(!)intenser Hypophysenhinterlappen. T2: gering hyperintens. Eher homogen. Oft Blutung ⇒ hyperintens (T1/T2). Oft Ödem ⇒ Malignitätshinweis. Intensive KM-Anr. Mitkontrastierung von Metastasen möglich, besser als CT
Ektopes Pinealom/ Pine(al)oblastom meist suprasellär (Infundibulum!), selten hypothalamisch. Meist Kalk ⇒ DD Germinom. Pinealoblastommetastase wird diskutiert	meist iso- bis gering hyperdens, verdicktes Infundibulum möglich. Oft inhomogen. Blutung häufiger, Kalk variabel, Nekrose möglich. Hypothalamisch Ödemsaum möglich. Deutliche KM-Anr., inhomogen, ringförmig möglich	verdicktes Infundibulum möglich, T1: hypo- bis isointens, T2: hyperintens. Inhomogen durch Kalk. Nach Einblutung hyperintens (T1/T2) möglich, Nekrose möglich. Hypothalamisch Ödemsaum möglich. Intensive KM-Anr., inhomogen/ ringförmig
Arachnoidalzyste suprasellär, 3. Ventrikel. Oft Hydrocephalus occlusus	liquorisodens	T1/T2: liquorisointens
Chordom (Clivus/Dorsum sellae) kann erhebliche Ausdehnung aufweisen, maligner Aspekt, oft großer Weichteiltumor, regressive Veränderungen	oft ausgeprägte ossäre Destruktion. Iso- bis gering hyperdens, oft inhomogen, Kalk/Zysten möglich. Inhomogene KM-Anr.	T1: meist hypointens, T2: hyperintens. Meist inhomogen, Zysten möglich. Kalk selten als Signalaussparungen sichtbar. Intensive KM-Anr., ossäre Destruktion oft sichtbar

➤

➤ Intra-, para- und supraselläre Prozesse

(* Dichte/SI im Vergleich zum normalen Marklager)

Diagnose / Kommentar	CT*	MRT*
Histiozytom selten, typisch im Bereich Infundibulum/Hypothalamus, seltener Chiasma opticum. DD Germinom	oft rundlich verdicktes, hypodenses Infundibulum, sonst meist hypodense rundliche Knoten. Selten infiltrativ. Homogene, deutliche KM-Anr.	T1: hypo- bis isointens, verdicktes, hypointenses Infundibulum, hypo(!)intenser Hypophysenhinterlappen. T2: hyperintens. Homogene intensive KM-Anr.
Muco-/Pyozele sphenoidalis charakt. Befund. Ballonierung des Sinus sphenoidalis möglich. Selten knöcherne Destruktion	hypo- bis isodense Ausfüllung des Sinus, knöcherne Vorwölbung/Destruktion möglich. Meist periphere/ ringförmige KM-Anr.	T1: meist hypo- bis isointens, T2: deutlich hyperintens. Periphere/ringförmige intensive KM-Anr., Ballonierung oft sichtbar
Empty-sella (-Syndrom) selten, meist intraselläre Hernierung des Arachnoidalraums/postop. Befund, 20% Assoziation mit Mikroadenom	liquordense Ausfüllung der Sella, selten in Dünnschichten nach KM (Dynamik!) anreicherndes Hypophysengewebe am Sellaboden erkennbar. Infundiblum abgrenzbar, normal	T1/T2: liquorisointens. Koronar/sagittal nach KM (Dynamik!) oft komprimiertes Hypophysengewebe am Sellaboden. Liquordynamik!

5

Schädelbasisprozesse: DD (CT/MRT)

Benigne	Lokalisation	Kalk	KM-Anr.	Sklerose/ Hyperostose	Osteolysen/ Destruktion	Deformation/ Usuren
(Juveniles) Angiofibrom	Naso-/Oropharynx	-	CT: < 30 HE MRT: intensiv	-	+	+
Chondrom	Clivus	-	CT: meist < 30 HE MRT: meist deutlich	-	+	+
Chordom	Clivus	+	CT: meist < 30 HE MRT: deutlich	-	ausgeprägt	+
Dermoid/ Epidermoid	Gesichtsschädel	+	CT: meist - MRT: selten peripher	+	+	+
Fibröse Dysplasie	NNH, Sphenoid, Schädelbasis, Kalotte	-	CT: selten gering MRT: gering diffus	+	-	+
Hamartom	Sphenoid	-	CT: selten gering MRT: gering	-	-	-
M. Paget	Basis, Kalotte	selten	CT: > 30 HE MRT: meist intensiv	meist Sklerose	+	+
Meningeom	Orbita, Sphenoid	häufig	CT: variabel MRT: meist deutlich	+	+	+
Muko-/Pyozele	NNH	-	CT: gering peripher MRT: meist deutlich peripher	+	-	+
Neurofibro-matose	Sphenoid, NNH, Schädelbasis	-	CT: meist gering MRT: meist deutlich	-	-	+
Osteom	Basis, Kalotte, NNH	+	keine	+	-	-
Teratom	Clivus	+	CT: meist < 30 HE MRT: deutlich bis intensiv	-	+	-

Schädelbasisprozesse: DD (CT/MRT)

Maligne	Lokalisation	Kalk	KM-Anr.	Sklerose/ Hyperostose	Osteolysen/ Destruktion	Deformation/ Usuren
Ästhesio-neuroblastom	Gesichtsschädel, Schädelbasis	-	CT: > 30 HE MRT: intensiv	-	+	-
Angiosarkom	NNH	-	CT: > 30 HE MRT: intensiv	-	+	-
Chondrosarkom	NNH, Sphenoid	+	CT: selten gering MRT: meist mäßig, diffus	-	+	-
Fibrosarkom	Sphenoid	-	CT: meist < 30 HE MRT: meist deutlich	-	+	-
Glomustumor	Schädelbasis	-	CT: > 30 HE MRT: intensiv	-	+	-
Karzinom	Oro-/Nasopharynx, NNH	-	CT: variabel MRT: variabel	-	+	-
Lymphom	NNH, Orbita	-	CT: meist gering MRT: meist deutlich	selten	+	-
Malignes Melanom	NNH	-	CT: < 30 HE MRT: mäßig bis deutlich	-	+	-
Metastasen	Schädelbasis, Kalotte, Orbita	-	CT: variabel MRT: variabel	selten	+	-
Plasmozytom	Schädelbasis, Kalotte, Gesichtsschädel	-	CT: meist gering MRT: mäßig bis intensiv	-	+	-
Rhabdomyo-sarkom	parapharyngeal, NNH, Orbita	+	CT: < 30 HE MRT: mäßig bis intensiv	-	+	-
Osteosarkom	NNH, Sphenoid	+	CT: < 30 HE MRT: deutlich bis intensiv	+	ausgeprägt	-

5

5

DD: Tumoröse vs. nichttumoröse intracran. Blutung (CT/MRT)

Tumorblutung	nichttumoröse Blutung
Besonders inhomogen, verursacht durch: - verschiedene Blutungsstadien - Schichtung (intra-/extrazelluläres Blut) - Ödem + Tumor + Nekrose mit Einblutung	CT-Dichte/MRT-SI: - akute/subakute/chronische Blutung - abhängig vom (Abbau-)Stadium des Hämatoms
Tumorgewebe mit KM-Anr.	keine tumorsuspekten Veränderungen
Oft verzögerter Blutungsabbau	zeitgerechter Blutungsabbau
Kein/flauer/irregulärer Ferritin-/Hämosiderinsaum (MRT)	meist regelrechter Ferritin-/Hämosiderinsaum (MRT)
- Persistierende, peripher erhöhte SI ($\Rightarrow$ saumförmiges Ödem) im T2-MRT - RF-Zeichen auch bei älteren Blutungen	vollständige Rückbildung von Ödem und RF-Zeichen im Verlauf

Ursachen niedriger SI in Tumoren in T2-MRT

Paramagnetische Effekte: Eisen (Kalkeinlagerungen/Nekrose), Ferritin/Hämosiderin (alte Blutungen), Desoxyhämoglobin (akute Blutung), intrazelluläres Methämoglobin (frische subakute Blutung), Melanin.

Geringe (Protonen-)Spin-Dichte: Verkalkung, verdichtetes Zytoplasma (hohe Kern-/Zytoplasma-Relation, hohe Zellzahl, fibrokollagenes Gewebe.

Makromoleküle: sehr hohe (nichtparamagnetische) Proteinkonzentration, fibrokollagenes Gewebe.

Intratumorale Gefäße: Signalauslöschung durch hohen Blutfluß.

Ursachen erhöhter SI in Tumoren in T1-MRT

Paramagnetische Effekte: subakute/chronische Blutung (Methämoglobin).

Paramagnetische Substanzen: paramagnetisches KM, Melanin, verschiedene Salze (insbes. Kalksalze).

Nichtparamagnetische Effekte: sehr hohe Proteinkonzentration, Fett, flußinduzierte SI-Erhöhung in Tumorgefäßen.

CAVE!

Vorsicht bei fehlender/rückläufiger KM-Anr. von Hirnläsionen unter Kortikosteroidtherapie. Wegen stabilisierender Wirkung auf die Blut-Hirn-Schranke ist das KM-Anr.-Verhalten von Hirnläsionen oft ohne Bezug zur Therapieeffizienz!

Zerebrale Infektionen in CT/MRT

(* Dichte/SI im Vergleich zum normalen Marklager)

Diagnose / Kommentar	CT*	MRT*
Abszeß zentrale Nekrose. Periphere Abszeßmembran altersabhängig zart bis pseudokapsulär. Meist solitär, selten multipel. Meist bakteriell, seltener Pilze, Parasiten. Fortgeleitet (postop./posttraumatisch/ Sinusitiden/Otitis/Mastoiditis/ Osteomyelitiden/Gesichtsfurunkel!) oder hämatogen (Endokarditis/ Bronchiektasen/Septikämie). HIV-/Immunsupprimierte Pat.! Oft erschwerte DD zu Tumoren	meist rundlich, seltener irregulär, überwiegend zentral hypodens, iso- bis leicht hyperdenser peripherer Saum. Meist (Marklager-) Ödem ⇒ RF-Zeichen. Selten Blutung. Lufteinschlüsse bei Gasbildnern. Meist starke, ringförmige KM-Anr. (selten mehrere Ringe). Ring(e) relativ dünn ⇒ DD zu Metastase! Lateraler Ringanteil oft etwas dicker	meist rundlich, seltener irregulär. T1: zentral hypointens, peripher isointens. T2: zentral hyperintens, peripher mäßig hyperintens. Hypo-/ hyperintenses (Marklager-) Ödem (T1/T2) ⇒ RF-Zeichen. Intensive, meist ringförmige KM-Anr., selten mehrere Ringe. Ringdicke in der Regel dünner als bei Metastasen ⇒ DD-Kriterium!
Tuberkulose Tuberkulome bis 5 cm groß, meist intrazerebral (⇒ Marklagerödem), selten basal-meningeal, DD Duratuberkulome vs. En-plaque-Meningeome. Meningitis tuberculosa typischerweise basal, Meningoenzephalitis entsprechend der hämatogenen Aussaat im Bereich der Aa. lenticulostriatae	Tuberkulom: iso- bis hyperdens, meist fokal, 10% verkalkt. Oft (Marklager-) Ödem. Selten zentrale Nekrose. Starke ring-/fleckförmige KM-Anr. Meningitis/ Meningoenzephalitis: hypodenses Gewebe an der Schädelbasis, meist perilenticulostriatal, starke KM-Anr.	Tuberkulom: T1: hypo- bis isointens. T2: hyperintens, bei zentraler Nekrose deutlich hyperintens. Meist Rundherd mit (Marklager-) Ödem. Intensive KM-Anr., ring-/fleckförmig. Meningitis/Meningoenzephalitis: T1: hypointens, T2: hyperintens basal/lentikulostriatal (koronar/sagittal). Intensive KM-Anr.
Sarkoidose insgesamt selten intracran. Befall, oft unifokal, selten multipel. Bis 1 cm groß. Typische Lokalisation suprasellär ⇒ Diabetes insipidus. Bei leptomeningealem Befall Verschlußhydrozephalus möglich. DD zu Tumoren meist erst nach pulmonaler Sarkoidosesicherung	Granulom: iso- bis gering hyperdens, kein(e) Kalk/ Blutung, Ödem/zentrale Nekrose möglich. Starke KM-Anr., loco typico suprasellär. Leptomeningitis: hypodense meningeale Verdickungen, selten noduläre Anteile. Deutliche KM-Anr., selten erschwerte Abgrenzbarkeit meningealer Veränderungen	Granulom: T1: hypo- bis isointens, T2: hyperintens. Ödem/zentrale Nekrose möglich. Intensive KM-Anr. Häufig suprasellär. Leptomeningitis: T1: hypodens, T2: hyperintens. Selten meningeale Granulome. Intensive KM-Anr. (koronar/sagittal)
Zystizerkose durch Larven des Schweinebandwurms. Früher nur in Entwicklungsländern, heute durch Ferntourismus auch in Europa. Fast ausschließlich zerebraler Befall ⇒ intrazerebrale, intraventrikuläre, meningeale Zysten. Meist multipel, selten solitär, bis 2 cm groß. Nach Tod der Larven Verkalkung der Zysten	meist multiple liquorisodense Zysten, oft verkalkt. Auch noduläre hypodense Herde möglich ⇒ fokale/ ringförmige KM-Anr. Schmaler Ödemsaum möglich	T1: meist hypo-, selten isointens. T2: mäßig bis deutlich hyperintens. Schmaler hypo-/hyperintenser (T1/T2) Ödemsaum möglich. Intensive ringförmige, seltener noduläre KM-Anr.

5

➤

➤ Zerebrale Infektionen in CT/MRT

(* Dichte/SI im Vergleich zum normalen Marklager)

Diagnose / Kommentar	CT*	MRT*
Kryptokokkose/Histoplasmose/ Aspergillose/Candidiasis heute häufig, z.B. bei HIV-Infektionen (bis 15% der HIV-Pat.) und durch Chemotherapie ausgelöste Immunsuppression. Befall aller Hirnanteile möglich	meist abszeßtypische, zentral hypodense Herde, meist ringförmige KM-Anr.	T1: zentral betont hypointens, T2: meist zentral betont hyperintens. Intensive, meist ringförmige KM-Anr.
Kokzidioidomykose selten, meist Pat. aus Nord-/ Mittelamerika. Meist chronische Meningitis, über Monate entwickelt. Nach Monaten Verschlußhydrozephalus	meningeal/subarachnoidal, meist an der Schädelbasis, oft erst nach KM-Anr. erkennbar	T1: hypointens, T2: hyperintens, deutliche KM-Anr. der meist basalen meningealen Herde in koronaren/sagittalen Aufnahmen
Toxoplasmose häufigste ZNS-Infektion bei HIV-Pat. (bis 15%), seltener kongenital bei Kindern. Meist multipel, selten solitär. Herde meist im paraventrikulären Marklager/Stammganglien. Auch kortikaler Befall möglich! Hydrozephalus häufig	meist multiple hypodense Herde (kleine Abszesse) im floriden Stadium, Ödemsaum möglich, Einblutung möglich. Ring-, selten herdförmige KM-Anr. Nichtfloride Herde verkalkt	oft nur floride Herde (kleine Abszesse) nachweisbar. T1: hypointens, T2: hyperintens. Ödemsaum möglich. Blutung möglich, signalloser Hämosiderinsaum in T2. Ring-, selten herdförmige intensive KM-Anr., selten Verkalkungen als KM-Aussparung sichtbar
Cytomegalie meist bei HIV-Pat., selten Abszeßaspekt. Marklager/Basalganglien/ Kortex betroffen	hypodense Herde, meist fokal, sehr selten Kalk, selten KM-Anr.	T1: hypointens, T2: hyperintens. KM-Anr. besser erkennbar, eher flächig
Generalisierte Enzephalitiden infektiös durch Bakterien/Viren, parainfektiös durch Immunprozesse	oft nicht nachweisbar, selten diffuses Ödem mit geringer Minderdichte und Ventrikelkompression	T1: selten gering hypointens, T2: gering hyperintens. Selten Ventrikelkompression sichtbar
Akute nekrotisierende Enzephalitis durch Herpesviren Typ 1, oft Kinder und Heranwachsende. Meist Temporallappen und angrenzende Hirnareale betroffen. Charakt. Aussparung der Stammganglien	unscharf konturierte, hypodense Zonen, anteilig raumfordernd. Nach einer Woche inhomogene KM-Anr.	T1: unscharf hypointens, T2: hyperintens. RF-Zeichen möglich. KM-Anr. früher sichtbar, intensiver
PML (progressive multifokale Leukenzephalopathie) meist bei HIV-Pat. (bis 7%), seltener bei Immunsuppression (hier meist okzip. Marklager). Bei HIV-Pat. gesamtes Marklager, selten auch Kortex befallen	meist multifokal, häufig erschwert erkennbare hypodense Herde im Marklager bis subkortikal, selten kortikal. Kein Kalk, keine Blutung. Keine KM-Anr.	deutlich besser erkennbar. T1: gering hypointens, T2: meist gering bis mäßig hyperintens, meist konfluierend. Sehr selten flaue KM-Anr.

➤

➤ Zerebrale Infektionen in CT/MRT

(* Dichte/SI im Vergleich zum normalen Marklager)

Diagnose / Kommentar	CT*	MRT*
(Lepto-)Meningitis MRT heute Verfahren der Wahl. Bei bakteriellen Meningitiden meist ausgeprägtere Befunde. Komplikation: Ependymitis (⇒ KM-Anr.), subdurales Hygrom (⇒ sekundäres Empyem), Verschlußhydrozephalus möglich	meist nicht darstellbar, selten hypodenses Granulationsgewebe in den basalen Zisternen mit KM-Anr. Beteiligung der Liquorräume möglich	T1: verdickte hypointense Meningen, T2: Meningen verdickt, hyperintens. Koronar/sagittal! Meist intensive KM-Anr. Beteiligung der Liquorräume möglich
Subdurales Empyem meist bei offenen Hirnverletzungen, per continuitatem bei Osteomyelitis/Otitis/Sinusitis/Mastoiditis ⇒ Abszeß. Selten erschwerte Abgrenzung zu chronischem subduralen Hämatom	hypodense Zonen, kalottennah, meist bikonvex, selten interhemisphäral. Intensive kapselförmige KM-Anr.	T1: hypointens, T2: hypointens, gering hyperintenser kapsulärer Saum. Intensive KM-Anr. der kapsulären Begrenzung, verzögert auch intrakapsulär möglich

5

HIV-/AIDS-assoziierte ZNS-Erkrankungen

(* Dichte/SI im Vergleich zum normalen Marklager)

Diagnose / Kommentar	CT*	MRT*
Primär:		
HIV-Enzephalopathie (subakute Enzephalitis, AIDS-Dementia-Complex [ADC]) bis 50% aller AIDS-Pat., bis 90% autoptisch. Bei Kindern häufiger, hier ausgeprägte begleitende Atrophie wegweisend. Häufigste Manifestation: Centrum semiovale, periventrikuläres Marklager, Basalganglien, Hirnstamm und KH. Kortex typischerweise ausgespart	meist nur Erweiterung der int. und besonders der ext. Liquorräume, meist keine Parenchymauffälligkeiten. Selten Kalk (insbes. bei Kindern ⇒ Basalganglien)	T1: meist unauffällig, selten hypointense paraventrikuläre Marklagerläsionen. T2: meist diffus gering- bis mäßiggradig hyperintenses GH-Marklager/Basalganglien/ Thalamus. Extern betonte Atrophie. Selten KM-Anr.
Progressive diffuse Leukenzephalopathie (PDL) oft HOPS, Paraparese, oft prolongierter Verlauf über 20 Monate	flächenhaft homogen hypodense Areale, bifrontal im Marklager, Kortex ausgespart. Keine KM-Anr.	T1: hypointenses Marklager, bifrontal. T2: befallenes Marklager flächenhaft homogen hyperintens. Keine KM-Anr.
HIV-Meningitis akut: oft HOPS, Koma möglich, Fieber, Krampfanfälle möglich. Chronisch: meist klin. stumm, selten Zephalgien, Hirnnervenausfälle (V/VII/VIII)	meist unauffälliges CT, nur grobe Veränderungen nachweisbar (Abszeß/selten intensive KM-Anr. bei basaler Meningitis)	nicht immer path. Befunde erhebbar. T1: koronar/sagittal verdickte hypointense Meningen möglich, eher basal/temporal. T2: hyperintense Darstellung der verdickten Meningen. Nach KM meist deutliche meningeale Anr.

➤

➤ HIV-/AIDS-assoziierte ZNS-Erkrankungen

(* Dichte/SI im Vergleich zum normalen Marklager)

Diagnose / Kommentar	CT*	MRT*
Sekundär:		
Virale Infektionen: Cytomegalie (CMV), Herpes simplex (HSV), Varicella-Zoster (VZV), Papovaviren oft unspezifische Veränderungen, nur Atrophie. KM-Anr. in der MRT deutlich besser erkennbar	**CMV:** Liquorräume erweitert, sonst meist unauffällig. Diffuse hypodense Areale periventrikulär/Centrum semiovale möglich. Keine KM-Anr. **HSV/VZV:** meist nur Erweiterung der Liquorräume, einseitige temporale hypodense Läsionen möglich, z.T. hämorrhagisch/ raumfordernd. selten KM-Anr. **Papovaviren:** wie PML	**CMV:** Erweiterung der Liquorräume. T1: meist unauffällig, selten hypointense Läsionen periventrikulär und im Centrum semiovale. T2: hyperintense Läsionen in gleicher Region möglich. Meist flaue KM-Anr. **HSV/ VZV:** T1: temporal hypointense Läsionen möglich, hyperintense Läsionen im hämorrhagischen Bereich. T2: hyperintense Läsionen temporal. KM-Anr. regelmäßig. **Papovaviren:** wie PML
PML (progressive multifokale Leukenzephalopathie) bis 7% aller AIDS-Pat. Meist Pyramidenbahnzeichen/HOPS/ Sehstörungen/selten Krampfanfälle	flächenhafte, manchmal schwer erkennbare hypodense Herde im Marklager, oft subkortikal parietookzipital, KH-Befall möglich. Kein Kalk. KM-Anr. möglich	Marklagerläsionen, subkortikal parietookzipital, selten KH. T1: gering hypointens, T2: meist gering bis mäßig hyperintens, meist konfluierend. KM-Anr. möglich
Toxoplasmose häufigste ZNS-Infektion bei HIV-Pat. (bis 15%), seltener kongenital bei Kindern. Meist multipel, selten solitär. Herde meist im paraventrikulären Marklager, in den Stammganglien. Auch Kortex betroffen! Hydrozephalus häufig. DD zerebrales Lymphom, bei nichtanreichernden Herden ohne RF ⇒ PML	meist multiple hypodense Herde (kleine Abszesse), Basalganglien/Thalamus/ kortikomedullärer Übergang. Im floriden Stadium raumfordernd, Ödemsaum möglich, Einblutung möglich. Ring-, selten herdförmige KM-Anr. Nichtfloride Herde verkalkt	oft nur floride Herde (kleine Abszesse) nachweisbar. T1: hypointens, T2: hyperintens. Ödemsaum möglich. Blutung möglich, signalloser Hämosiderinsaum in T2 möglich. Ring-, selten herdförmige intensive KM-Anr., Ödemsaum besser abgrenzbar. Selten Verkalkungen als KM-Aussparung sichtbar
Fungoide Infektionen (Cryptococcus/Candida albicans/ Aspergillus) bis 15% aller AIDS-Pat., vergleichbare klinische Aspekte: Zephalgien/Fieber/meningitische Zeichen. Bilddiagnostisch ähnliche Veränderungen. Befall aller Hirnanteile möglich	oft globale Atrophie bei längerem Verlauf, abszeßtypische, zentral hypodense Herde, meist ringförmige KM-Anr., Meningeale Verdickung mit KM-Anr. möglich	oft globale Atrophie bei längerem Verlauf, T1: zentral betont hypointens, T2: meist zentral betont hyperintens. Intensive, meist ringförmige KM-Anr. Oft meningeale Verdickung mit intensiver KM-Anr.
Mykobakterien (M. avium-intracellulare/M. tuberculosis) eher unspezifische Klinik, selten meningitische Zeichen. Mykobakterien bildmorphologisch wie Toxoplasmose	hypo-/iso- bis gering hyperdense Areale, Abszeßaspekt, herd- bis ringförmige KM-Anr. Bei M. avium-intracellulare eher meningeale Verdickung mit möglicher KM-Anr.	T1: meist hypointense Herde, T2: hyperintens, abszeßsuspekt. Intensive herd-/ ringförmige KM-Anr. Bei M. avium-intracellulare eher meningeale Verdickung und intensive KM-Anr.

➤

➤ HIV-/AIDS-assoziierte ZNS-Erkrankungen

(* Dichte/SI im Vergleich zum normalen Marklager)

Diagnose / Kommentar	CT*	MRT*
Tumoren: primäres/systemisches ZNS-Lymphom, Kaposi-Sarkom bis 5% aller AIDS-Pat., ähnliches bilddiagnostisches Erscheinungsbild. Kombination Lymphom/Toxoplasmose häufig (DD!). Häufiger Parenchymbefall als Meningen, maligne B-Zell-Tumoren häufig. Klinik: Hemiparese/Aphasie/Krampfanfälle	meist solitäre, z.T. flächige raumfordernde, iso- bis hyperdense Läsionen in GH-Marklager/Basalganglien/Hirnstamm. Homogene/ringförmige KM-Anr.	T1: meist solitäre, z.T. flächige raumfordernde hypointense Läsionen, T2: hyperintens, zentral isointens mög-lich. Herd-/ringförmige KM-Anr.
Zerebrovaskuläre Komplikationen (Infarkte/Blutungen/Vaskulitiden) bis 2% aller AIDS-Pat. Hämorrhagische Komplikationen meist bei Tumoren/Gerinnungsstörungen/begleitend bei Infektionen. Infarkte meist thrombembolisch. Vaskulitiden oft wie (hämorrhagische) Infarkte, selten wie maligne Lymphome	Infarkt: akut (1.-2. Tag) meist (90%) keine Läsion nachweisbar, subakut (3.-7. Tag) meist (70%) hypodense Läsionen, danach z.T. wieder isodens, sonst liquordenser Substanzverlust. KM-Anr. meist zwischen 2. Woche und 1.-3. Monat (s. S. 90). Blutung: akut hyperdens, hypodenser Randsaum, dann isodens, später hypodens. KM-Anr. im isodensen Stadium möglich	Infarkt: T1: hypointens, T2: hyperintens, früher als CT, frühere und intensivere KM-Anr. bereits ab 3. Tag möglich. Blutung: T1/T2: Darstellung abhängig vom Alter der Blutung, im subakuten Stadium (3.-14. Tag) meist hyperintens T1/T2 (s. S. 96). In akutem Stadium mit geringerer Sensitivität als CT

Zerebrale neurodegenerative Erkrankungen

(* Dichte/SI im Vergleich zum normalen Marklager)

M. Alzheimer: bis 60% aller dementiellen Erkrankungen. Typischer Befund CT/MRT: parietookzipitale Atrophie, symmetrisch. Im weiteren Verlauf nach temporofrontal fortschreitend. Keine Marklagerläsionen regelmäßig nachweisbar. Keine suspekten Dichte-/SI-Änderungen in CT/MRT.

M. Fabry: früh: kleine lakunäre Infarkte in den Basalganglien, spät: periventrikuläre bandenförmige/flächige Entmarkung, jeweils hypodens im CT/hyperintens im T2-MRT.

Multisystematrophie (Shy-Drager-Syndrom): fortschreitende Ausfälle des autonomen Nervensystems mit extrapyramidalen Begleitveränderungen. Olivopontozerebelläre Atrophie mit striatonigraler Degeneration. CT: meist unspezifische Atrophie zentral. MRT: Atrophie des Putamens, T1/T2: Signalverlust im posterolateralen Putamen. Zerebelläre Atrophie möglich.

M. Gaucher: in der Regel nur bei der juvenilen Form zerebrale Manifestation: lakunäre Infarkte in den Basalganglien/Thalamus, Atrophie, selten Blutung.

M. Pfaundler-Hurler: relativ variabel, abhängig von Ausprägung. Mild: Kalotten-/Diploeverdickung, geringe Ventrikelerweiterung. Fortgeschritten: Hydrozephalus, Duraverdickung (MRT: sagittal/koronar) und periventrikuläre Marklagerläsionen. Oft Medulla-oblongata-/spinale Kompressionssyndrome, atlantoaxiale Subluxation, Gibbus und Duraverdickung durch Mukopolysacchariddepots. ➤

➤ Zerebrale neurodegenerative Erkrankungen

(* Dichte/SI im Vergleich zum normalen Marklager)

M. Wilson: hepatolentikuläre Degeneration, durch Kupferdepots bei Zäruloplasminmangel. Extrapyramidale Symptomatik, progressive Demenz. Im Verlauf progrediente Hirnatrophie. CT: Atrophie Caput nuclei caudati/Nucleus lentiformis/Thalamus/Tractus corticospinalis, selten Hypodensitäten. T2-MRT: charakt. Atrophie/inhomogene, diffuse Signalveränderungen (meist hyperintens, selten hypointens) im Putamen/Claustrum/Capsula externa/Thalamus/Tractus corticospinalis, selten Nucleus dentatus.

M. Parkinson (plus): fokale Atrophie unklarer Genese, CT oft zentrale Atrophie. T2-MRT: Signalverlust/Atrophie in der Pars compacta der Substantia nigra zwischen Nucleus ruber und langen Bahnen. Beim Plus-Syndrom zusätzlich Atrophie/Signalverlust (T2-MRT) in Claustrum/Putamen dors./lat., globale Atrophie häufig.

M. Parkinson (vaskulär): CT/MRT: meist multiple hypodense/hypointense (T1) bzw. hyperintense (T2) Läsionen in Basalganglien (Putamen!)/Pons (Substantia-nigra-Region).

Progressive supranukleäre Paralyse (PSP): klin. typisch: vertikale Blickparese! CT: oft zentrale Atrophie. Charakt. MRT: T2-Signalverlust dorsolaterales Putamen/Bereich der Pars compacta der Substantia nigra. Lokale Atrophie typischerweise im Bereich der Colliculli sup./inf. und der Pons.

Olivopontozerebelläre Atrophie: CT: meist nur zentrale Atrophie, charakt. Befunde im MRT: T2-Signalverlust im dorsolateralen Putamen, Atrophie der zentralen pontinen Nuclei ⇒ weiter 4. Ventrikel/typischerweise KH-Atrophie zentral.

M. Jakob-Creutzfeldt: slow-virus-induziert. Bildmorphologisch sehr rasch progrediente Atrophie. CT: nicht selten Normalbefund, sonst Atrophie. T2-MRT: hyperintense kortikale Strukturen temporookzipital/hyperintense Basalganglien. T1 meist normal/Atrophie.

Toxische/iatrogene Enzephalopatien: Drogen-/Medikament-induzierte Atrophie ohne spezifische neurologische Defizite. Alkoholenzephalopathie (häufigste): meist GH und KH betroffen, selten Rückbildung möglich! Medikamente: z.B. Sedativa, Kortikoide, Antiepileptika, Antiparkinsonmittel, Rauschgifte. Diffuse Atrophie möglich bei längerer Einnahme. Methotrexatenzephalopathie: vorwiegend bei Kindern nach/unter Leukämietherapie, meist diffuse Vaskulitis mit inhomogener KM-Anr. von hypodensen/hypointensen (CT/T1-MRT) zerebralen Herden, hyperintens T2-MRT. Nach Strahlentherapie ebenfalls diffuse Hirnatrophie und Leukenzephalopathie möglich.

M. Pick: Stirn-/Schläfenlappenrindenatrophie, Manifestation meist 5. Dekade, meist Frauen. CT/MRT: lokalisierte Atrophie symmetrisch bilateral frontal/temporal/Insulabereich. Ventrikelvorderhörner/Temporalhörner erweitert. Keine fokalen Herde.

Chorea Huntington: umschriebene Atrophie des Caput nuclei caudati. CT: indirekt durch plumpe Seitenventrikelvorderhörner erkennbar. MRT: Atrophie deutlich besser sichtbar, meist auch Pallidum betroffen. T2-MRT: hyperintenser(s) Nucleus caudatus/Pallidum möglich. Spätstadium: globale Atrophie.

➤

➤ Zerebrale neurodegenerative Erkrankungen

(* Dichte/SI im Vergleich zum normalen Marklager)

Gerstmann-Syndrom: temporoparietookzipitale Übergangsregion atrophisch, meist untere Parietal- und mittlere Okzipitalwindung betroffen. Meist Normalbefund im CT, im MRT selten fokale Atrophie nachweisbar.

Fokale Atrophie: umschriebene Areale mit verminderter Hirnsubstanz, kortikal/ Marklager/gemischt. Ursachen multiform: postinfektiös/posttraumatisch/posthämorrhagisch/postinfarziell/bei Gefäßmalformationen (Angiom/Aneurysma/Sturge-Weber-Syndrom).

Zerebelläre neurodegenerative Erkrankungen

(* Dichte/SI im Vergleich zum normalen Marklager)

Gerstmann-Straussler-Sheinker-Syndrom: KH-Atrophie, Atrophie der spinozerebellären/kortikospinalen Bahnen sowie der spinalen Hinterstränge. Basalganglien im T2-MRT hypointens, sonst CT/MRT bildmorphologisch unauffällig.

Infantile X-chromosomale Ataxie und Taubheit: Gliose von KH-Kortex/unteren Olivenkernen/Nucleus dentatus/Nucleus ruber/dorsalen motorischen Vaguskernen/ zentraler Hörbahn. Meist bildmorphologisch nicht erfaßbar, sehr selten Hyperintensität des KH-Kortex/der suspekten Kerngebiete im T2-MRT.

Friedreich-Ataxie: spinozerebelläre Heredoataxie, meist im späten KA apparent, meist Fußfehlstellung als erstes Symptom. Oft Herz-/Perikardbeteiligung. CT/MRT mit KH-Atrophie, sehr selten spinale Atrophie nachweisbar.

Hereditäre brachiale Myoklonie mit spastischer Paraparese und zerebellärer Ataxie: ausgeprägte Atrophie von Medulla und Myelon, weniger ausgeprägt von GH- und KH-Kortex.

Infantile neuroaxonale Dystrophie: KH-Atrophie, Entmarkungsherde im KH-Marklager, CT: selten hypodenses KH-Marklager, MRT: hypo-/hyperintens (T1/T2) (sag./kor.).

Machado-Joseph-Erkrankung: multiforme neuronale Degeneration, gliöse Umwandlung spinozerebellärer Bahnen/spinaler Vorderhornzellen. KH/Hirnstamm/ Basalganglien/GH-Marklager variabel mitbetroffen. Je nach Ausmaß meist nur hyperintense Läsionen im T2-MRT.

6 Orbita, HNO, Schilddrüse, Kiefer / Zähne

Orbita: Anatomie

Fissura orbitalis sup.
zwischen großem und kleinem Keilbeinflügel.

Inhalt: V. ophthalmica sup.
N. oculomotorius (N. III)
N. trochlearis (N. IV)
N. abducens (N. VI)
N. ophthalmicus, 1. Ast des N. trigeminus (N. V1)

Fissura orbitalis inf.
zwischen großem Keilbeinflügel und Pars orbitalis der Maxilla.

Inhalt: N. infraorbitalis und N. zygomaticus, aus dem N. maxillaris, dem 2. Ast des N. trigeminus (N. V2)
Äste des Ganglion pterygopalatinum
Venenverbindung zwischen V. ophthalmica inf. und Plexus pterygoideus

Canalis opticus
geformt vom kleinen Keilbeinflügel, verläuft von der Cisterna suprasellaris nach ventral und inferolat.

Inhalt: N. opticus (N. II)
A. ophthalmica, beide in einer Nervenscheide

6

Orbita: Canalis opticus nach Rhese

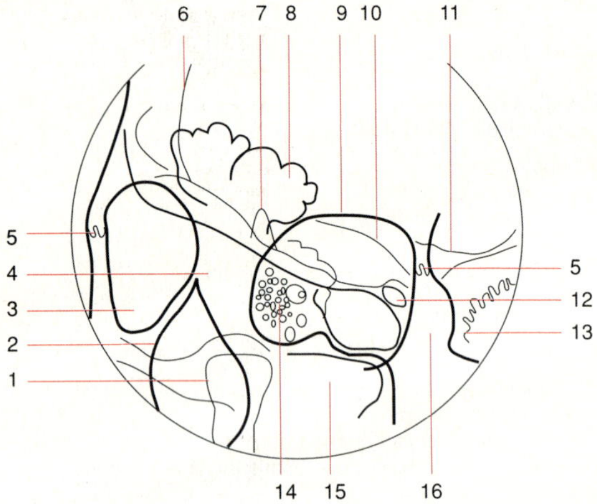

1 Kieferköpfchen (filmfern)
2 Apertura piriformis
3 Orbita (filmfern)
4 Os nasale
5 Sutura frontozygomatica
6 Sinus sphenoparietalis
7 Crista galli
8 Sinus frontalis
9 Orbitaoberrand
10 Orbitadach
11 Boden der vorderen Schädelgrube
12 Canalis opticus
13 Sutura lambdoidea
14 Sinus ethmoidalis
15 Maxilla
16 Os zygomaticum

Orbitaräume

nach Hosten (1995), Dähnert (1993)

Bulbus	unterteilt durch Linse und Uvea (Iris und Ziliarkörper) in Vorder- und Hinterkammer
N.-opticus-/Nervenscheidenkomplex	N. opticus, umgeben von meningealer Hülle als Fortsetzung der zerebralen Meningen
Intrakonaler Raum	orbitales Fett, A. ophthalmica, V. ophthalmica sup., Hirnnerven I, III, IV, V1, VI
Konus (Augenmuskeln)	Trichter aus den vier geraden Augenmuskeln und Faszie, von der Orbitaspitze zum vorderen Drittel des Bulbus
Extrakonaler Raum	zwischen dem Muskeltrichter und der knöchernen Orbita-Begrenzung mit dem Periost; enthält Fett, Tränendrüse, Anteil der V. ophthalmica sup. und inf., M. obliquus sup. und inf.; nach vorn durch das Septum orbitale begrenzt

➤

➤ Orbitaräume

nach Hosten (1995), Dähnert (1993)

Subperiostaler Raum	knöcherne Orbita, gebildet aus 7 Knochen: Maxilla, Os zygomaticum, Os lacrimale, Os palatinum, Os frontale, Os ethmoidale, Os sphenoidale
Präseptaler Raum	vor dem Septum orbitale; Augenlider
Apex orbitae/ Sinus cavernosus	Fissura orbitalis sup. und inf. (Durchtrittsstelle der Strukturen des intrakonalen Raumes)

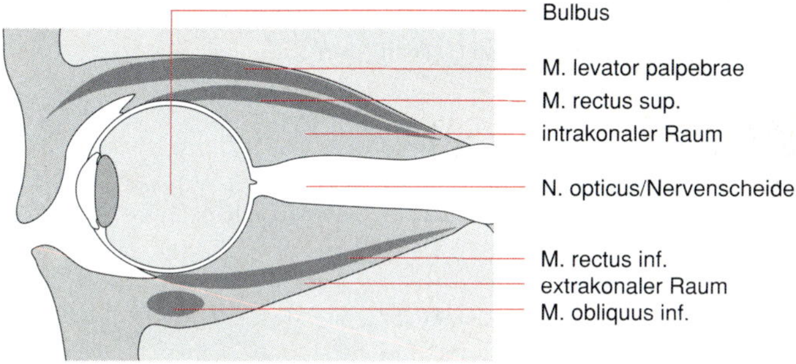

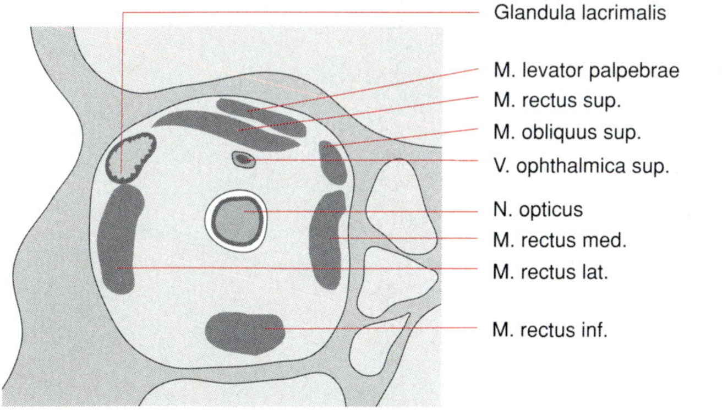

Orbita: Pathologie der Foramina

nach Chapman/Nakielny (1995)

Erweiterung der Fissura orbitalis sup.

1. Normvariante
2. Neurofibromatose
3. Ausdehnung einer intracran. RF (Aneurysma infraclinoidal, Chordom, Meningeom)
4. Metastase im Keilbeinflügel
5. Ausdehnung einer intraorbitalen RF (AV-Malformation, Hämangiom, Lymphom, Meningeom)

Erweiterung des Canalis opticus (> 7 mm Durchmesser)

Konzentrisch

1. Optikusgliom
2. Neurofibrom
3. Ausdehnung eines Retinoblastoms
4. Gefäß (Aneurysma der A. ophthalmica, AV-Malformation)
5. Granulom (selten bei Sarkoidose oder Pseudotumor)

Umschriebener Defekt, cranial

1. angrenzendes Neoplasma (Gliom, Meningeom, Metastase)
2. erhöhter Hirndruck

Umschriebener Defekt, medial

1. angrenzendes Neoplasma (Ca. der Keilbein- oder Siebbeinhöhle)
2. Mukozele im Keilbein

Umschriebener Defekt, inferolat.
(wie bei Erweiterung der Fissura orbitalis sup.)

1. Neurofibromatose
2. Ausdehnung einer intracran. RF (Aneurysma infraclinoidal, Chordom, Meningeom)
3. Metastase im Keilbeinflügel
4. Ausdehnung einer intraorbitalen RF (AV-Malformation, Hämangiom, Lymphom, Meningeom)

Orbita: Läsionen

nach Hosten (1995)

Bulbus

Häufig: Aderhaut-, Netzhautablösung
Femdkörper
Skleritis
Uveitis

Selten: Melanom (Erwachsene), Nävus, Retinoblastom (Kinder), Metastase

N.-opticus-/Nervenscheidenkomplex

Häufig: Neuritis n. optici
Stauungspapille (intracran. drucksteigernder Prozeß)
einseitig: apexnaher Prozeß
beidseitig: diffuser Prozeß
Fraktur des Apex orbitae mit Sehnervbeteiligung
Perineuritis bei entzündlichem Pseudotumor
Optikusgliom

Selten: Optikusscheidenmeningeom, Sarkoidose, Metastase

Intrakonaler Raum

Häufig: kavernöses Hämangiom
entzündlicher Pseudotumor
Varix

Selten: Neurofibrome (M. Recklinghausen), Lymphangiom, weite V. ophthalmica bei AV-Fisteln, Metastase, Lymphom (eher extrakonal), kapilläres Hämangiom (eher extrakonal)

Konus (Augenmuskeln)

Häufig: endokrine Orbitopathie
Myositis
entzündlicher Pseudotumor

Selten: Lymphom, AV-Fistel, Rhabdomyosarkom, Trauma, Granuloma anulare (Pseudorheumatoid)

Extrakonaler Raum

Häufig: Lymphom
kapilläres Hämangiom

Selten: Neurofibrom (lokalisiert, nicht bei M. Recklinghausen), Rhabdomyosarkom, Metastase.

6

➤

➤ Orbita: Läsionen

nach Hosten (1995)

Tränendrüse/-gang

Häufig:	Dakryoadenitis entzündlicher Pseudotumor Abszeß
Selten:	Lymphom, Dermoid, Sarkoidose, pleomorphes Adenom, adenoid-zystisches Ca., Sjögren-Syndrom.

Subperiostaler Raum

Häufig:	Mukozele Orbitafraktur subperiostaler Abszeß Tumoren der NNH Osteom Metastase Dermoid, Epidermoid Meningeom
Selten:	fibröse Dysplasie, kraniofaziale Dysplasie, Wegener-Granulomatose, Plasmozytom, Cholesterinzyste, M. Paget

6

Präseptaler Raum

Häufig:	Xanthelasma Basaliom
Selten:	kapilläres Hämangiom, Dermoid, Lymphom, Fibrom, Neurofibrom

Apex orbitae/Sinus cavernosus

Häufig:	Hypophysenadenom Meningeom Arachnoidalzyste „empty sella" Kraniopharyngeom Chiasma-opticum-Gliom
Selten:	Metastase, Tolosa-Hunt-Syndrom

Orbita: N.-opticus-/Nervenscheidenkomplex

Auftreibung des Komplexes in 3 Formen

Tubulär:	uniforme Verbreiterung unspezifisch (neoplastisch und nichtneoplastisch)
Spindelförmig:	in der Mitte verdickt, dünner ausgezogen an den Enden eher neoplastisch
Umschrieben:	einzelne oder mehrere knotige Verdickungen eher neoplastisch

➤

➤ Orbita: N.-opticus-/Nervenscheidenkomplex

Diagnose/Kommentar	CT	MRT
Optikusgliom: in der Kindheit; ein Drittel mit Neurofibromatose Typ I	vergrößerter Nerven-/Nervenscheidenkomplex, spindelförmig oder umschrieben; keine Verkalkungen	N. opticus verbreitert; isointens gegenüber Muskel in T1-Sequenzen, hyperintens in T2-Sequenzen; Ausdehnung des Tumors entlang der Sehbahn nach intracran.
Optikusscheidenmeningeom: Frauen im mittleren Alter; Kinder mit Neurofibromatose Typ II	vergrößerter Nerven-/Nervenscheidenkomplex, meist tubulär; Verkalkung häufig; „schienenstrangförmiges" KM-Enhancement der Nervenscheide um den nicht anreichernden Nerv; Hyperostose	geringe Ausdehnung durch den Canalis opticus am prächiasmatischen Nerven entlang der Meningen; hypointens gegenüber Fett in T1-Sequenzen
Neuritis n. optici: häufig bei Encephalomyelitis disseminata (Frühzeichen)	vergrößerter Nerven-/Nervenscheidenkomplex, keine Verkalkung	Subarachnoidalraum der Nervenscheide im T2-Bild verbreitert, N. opticus nicht verbreitert; Plaquebildung im Nerven sichtbar

6

Hämangiom der Orbita

Kapilläre Form: Kindheit.
Kavernöse Form: Erwachsene.

Scharf begrenzte ovale RF, meist intrakonal; retrobulbär superiolat., spart den Apex des Orbitatrichters aus; verdrängt den Nerv ohne Infiltration; Erweiterung des knöchernen Trichters möglich; homogenes KM-Enhancement, außer bei Thrombosierung.
Kapilläre Form weniger glatt.

Endokrine Orbitopathie

Meist alle Muskeln betroffen (10% nur ein Muskel, dann meist M. rectus sup.); 70-80% bilat. symmetrisch, vom M. rectus inf. über M. rectus med., M. rectus sup. mit M. levator palpebrae zum M. rectus lat.; die Muskeln sind im mittleren Drittel am meisten verdickt („Coca-Cola-Flaschen-Form"), der Sehnenansatz ist meist ausgespart (DD zu unspezifischer Myositis und dem entzündlichen Pseudotumor der Orbita!).

CT: initial Ödem als Dichteminderung, später (durch Zellinfiltration) 60-80 HU Dichte der Muskeln.

MRT: T2-SI erhöht.

Entzündlicher Pseudotumor der Orbita und unspezifische Myositis

Nichtgranulomatöse Entzündung, befällt alle Weichteile der Orbita: v.a. retrobulbäres Fett, extraokuläre Muskeln, N. opticus.

Tumoröser Typ (häufig): intra-/extrakonale RF, füllt den Trichter aus.

Myositis-Typ (selten): Vergrößerung eines oder mehrerer Muskeln, v.a. M. rectus med. und lat., selten sup. und inf.; unscharf begrenzt, bis in den Sehnenansatz am Bulbus (DD zur endokrinen Orbitopathie!).

Perineuritis des N. opticus im HR-CT mit tubulärer oder spindelförmiger Auftreibung, Sehnerv als zentral hypodense Linie.

MRT: isointens zu Fett in T2-Sequenz.

Lymphom der Orbita

RF meist extrakonal, v.a. in der Tränendrüse; gut abgegrenzte RF oder diffuse Infiltration; Grenze zu Muskeln, Bulbus oder Orbitawand meist glatt, zum Fett mit kleinen Ausläufern; oft Diskrepanz zwischen großer Masse und geringer Verdrängung anderer Orbitastrukturen.

MRT: in T1- und T2-Sequenzen isointens gegenüber Muskeln; deutliches KM-Enhancement.

Tränendrüse

Beteiligung der Tränendrüse u.a. bei entzündlichem Pseudotumor, Sarkoidose und Lymphom.
Neoplasma:
benigne: pleomorphes Adenom; **maligne:** pleomorphes Adeno-Ca., adenoid-zystisches Ca.

Diagnose/Kommentar	CT	MRT
Pleomorphes Adenom Malignisierung in etwa 20%	RF im hinteren Anteil der Tränendrüse, glatt, rund bis oval, mäßiges/deutliches KM-Enhancement; zystische Anteile möglich	T1-SI hypointens, T2-SI hyperintens
Ca. (pleomorphes Adeno-Ca., adenoid-zystisches Ca. u.a.)	RF v.a. im oberen Anteil der Tränendrüse, unregelmäßig; evtl. Knochendestruktion; zystische Anteile bei mukoepidermoiden Ca. möglich	inhomogen; T1-SI hypointens, T2-SI hyperintens, Ausdehnung in den Orbitarand bei Knochenarrosion

Orbita: DD der Verkalkungen

nach Chapman/Nakielny (1995), Hosten (1995)

Extrabulbär:

1. Phlebolithen (bei AV-Malformationen, posttraumatischen AV-Shunts; selten in Hämangiomen
2. intraorbitales Meningeom, Optikusscheidenmeningeom
3. andere Ursachen selten (Adeno-Ca. der Tränendrüse, Dermoid, Neurofibrom)

Intrabulbär:

1. Katarakt
2. nach Trauma, Blutung oder Infekt
3. Hyperkalzämie
4. Retinoblastom
5. astrozytisches Hamartom der Retina
6. Osteom

6

NNH: Konventionelle Aufnahmen; Projektionen

Strahlengang	Sinus frontalis	Sinus maxillaris	Sinus ethmoidalis	Sinus sphenoidalis	Sonstige Strukturen
pa					
okzipitofrontal	+	(+)	+	-	Os frontale, Mandibula, Os zygomaticum, Orbita
okzipitomental	+	+	(+)	(+)	Os zygomaticum, Orbita, Mittelgesicht, Nasenhöhle
caudocranial					
axial	-	-	+	+	Basis, Nasenhöhle, Epipharynx, Os zygomaticum
überkippt axial (Welin)	+	-	-	-	Tiefe des Sinus frontalis
seitl.					
lat.	+	(+)	(+)	+	Sella turcica, Epipharynx, Mittelgesicht, Nase
schräg seitl. (Rhese)	-	-	+	-	Orbita, For. opticum, Lamina cribrosa

+ gut dargestellt
(+) teilweise dargestellt, teilweise überlagert
- schlecht dargestellt, nicht dargestellt

Gesichtsschädel nach Caldwell/Waters

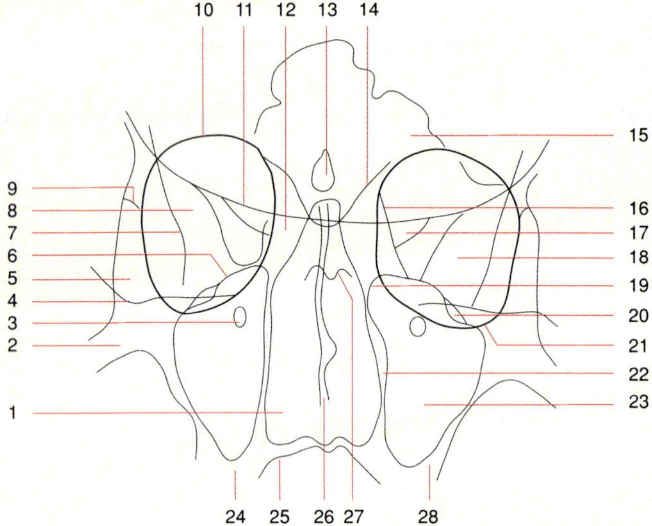

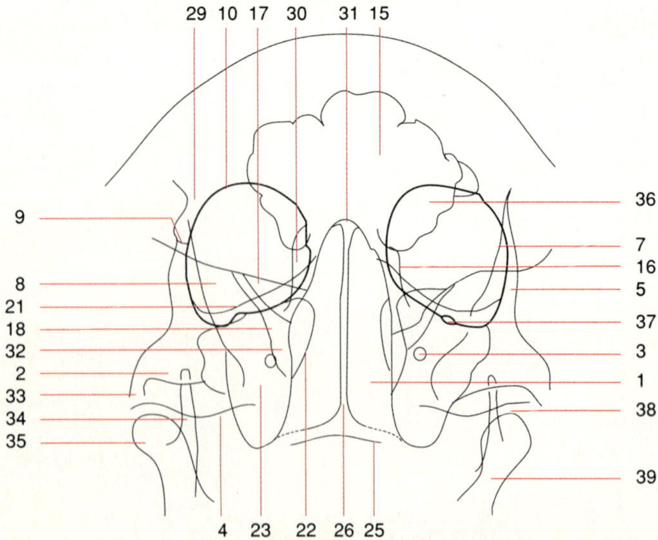

➤ Gesichtsschädel nach Caldwell/Waters

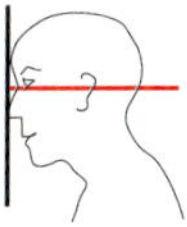

Caldwell
okzipitofrontal

Waters
okzipitomental

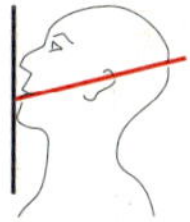

1 Nasenhöhle
2 Jochbeinkörper
3 Foramen rotundum
4 Pyramidenkante
5 Proc. frontalis ossis zygomat.
6 Orbitaboden (dorsal)
7 Linea innominata
8 großer Keilbeinflügel
9 Sutura frontozygomatica
10 Orbitadach
11 Planum sphenoidale
12 Siebbeinzellen
13 Crista galli
14 Dach des Siebbeinlabyrinths
15 Stirnhöhle
16 Lamina papyracea
17 kleiner Keilbeinflügel
18 Fissura orbitalis superior
19 ethmoidale Grenzlamelle
20 Fissura orbitalis inferior
21 Orbitaboden (ventral)
22 med. Wand der Kieferhöhle (= lat. Wand der Nasenhöhle)
23 Kieferhöhle
24 Alveolarfortsatz des Oberkiefers
25 harter Gaumen
26 Septum nasi
27 Boden der Sella turcica
28 laterale Wand der Kieferhöhle
29 Proc. zygomaticus des Stirnbeins
30 vordere Siebbeinzellen
31 Nasenbein
32 hintere Siebbeinzellen
33 Jochbogen
34 Proc. coronoideus mandibulae
35 Processus condylaris mandibulae
36 Recessus supraorbitalis der Stirnhöhle
37 Foramen infraorbitale
38 Kiefergelenk
39 Collum mandibulae

Gesichtsschädel

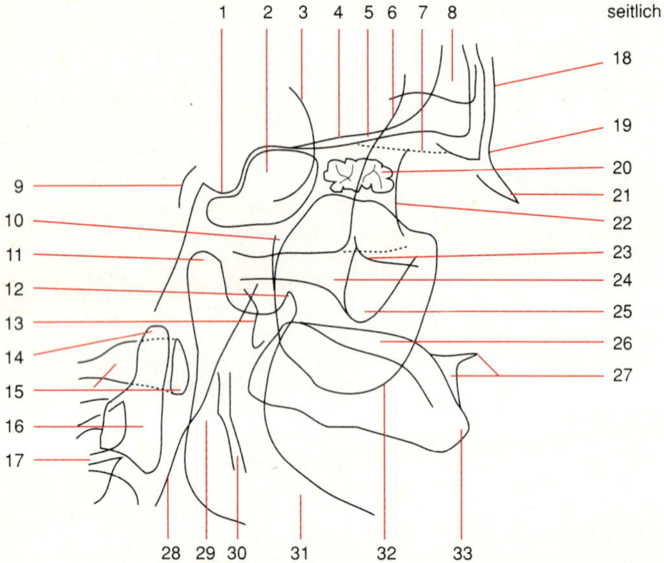

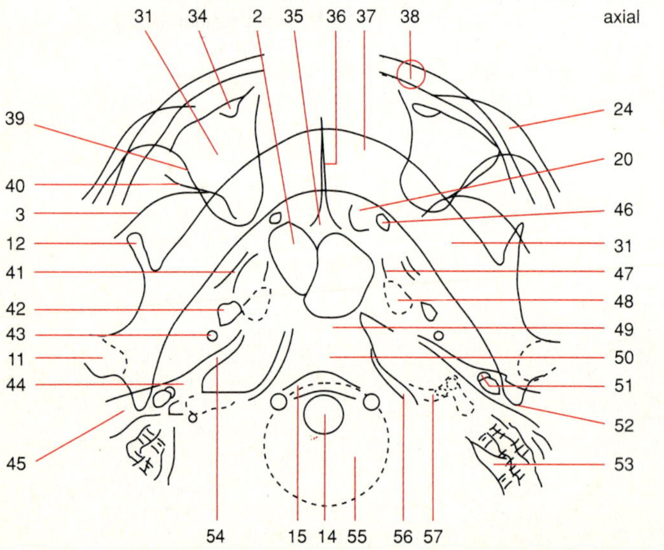

➤ Gesichtsschädel

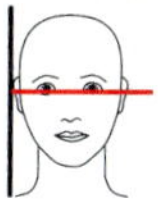

1 Sella turcica
2 Sinus sphenoidalis
3 Vordergrenze der mittleren Schädelgrube
4 Planum sphenoideum
5 Proc. frontalis des Jochbeins (Hinterkante)
6 Orbitadach
7 Lamina cribrosa
8 Sinus frontalis
9 Lig. petroclinoideum
10 Fossa pterygopalatina

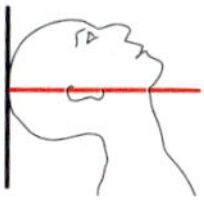

11 Processus condylaris mandibulae
12 Processus muscularis mandibulae
13 Processus pterygoideus (Hinterrand)
14 Dens axis
15 vorderer Atlasring
16 Corpus axis
17 Intervertebralgelenk
18 Sinus frontalis / Os frontale
19 Nasion
20 Sinus ethmoidalis

21 Os nasale
22 Processus frontalis des Jochbeins (Vorderkante)
23 Orbitaboden (lateraler Teil)
24 Jochbeinkörper
25 Sinus maxillaris (Jochbeinbucht)
26 harter Gaumen
27 Spina nasalis anterior / Os incisivum
28 prävertebrales Weichteilgewebe (= Pharynxhinterwand)
29 Ramus mandibulae
30 Canalis mandibulae
31 Corpus mandibulae
32 Sinus maxillaris
33 Processus alveolaris der Maxilla
34 Foramen infraorbitale
35 Vomer (dorsaler Anteil)
36 Nasenseptum
37 Symphyse der Mandibula
38 Os frontale (Tabula externa und interna)
39 Sinus maxillaris (Seitenwand)
40 laterale Orbitawand
41 Processus pterygoideus (Lamina lateralis)
42 Foramen ovale
43 Foramen spinosum
44 Tuba Eustachii
45 Meatus acusticus externus
46 Foramen palatinum majus
47 Processus pterygoideus (Lamina medialis)
48 Foramen lacerum
49 Nasopharynx
50 Clivus
51 Malleus / Incus
52 Angulus mandibulae
53 Mastoidzellen
54 Fissura petrosphenoidalis
55 Foramen occipitale magnum
56 Fissura petrooccipitalis
57 Meatus acusticus internus

NNH: Transparenzminderung

Diagnose	Rö-Morphologie	CT-/MRT-Morphologie, Signalintens. T1,T2	Kommentar
Sinusitis, akut	Flüssigkeitsspiegel, weichteildichte wandständige, auch polypöse Verschattung	Mukosa verbreitert T1 ↓, T2 ↑	Infekt, prim. bakteriell (obere Luftwege); sek. n.Virusinfekt; allergisch; dentogen (Sinus maxillaris); selten sek. Osteomyelitis
Sinusitis, chron. granulomatös	weichteildichte Schwellung, polypös (evtl. Knochenarrosion/ -sklerose)	Mukosa verbreitert T1 ↓, T2 ↑	Bakterien, Pilze; idiopathisch (Sarkoidose, Erythema nodosum)
Polyp, Zyste	glatte, runde weichteildichte Vorwölbung	**CT:** Polyp u. Zyste = glatt; T1 ↓, T2 ↑	meist Sinus maxillaris „Polyp" = entzdl. Mukosaschwellung; „Zyste" = 1. gekapseltes Exsudat, Eiter, Blut, 2. Retentionszyste der Schleimhaut 3. nach Fensterung Epithelzyste
Mukozele/ Pyozele	evtl. vermehrt transparent bei Ausdehnung mit Verdünnung des Nachbarknochens, Vorwölbung in Umgebung (Orbita, Stirnbein)	T1, T2 variabel meist T1 →, T2 ↑ oder T1 →, T2 ↑	meist Sinus frontalis; postinflamm. Sinusobstruktion; Druckusur auf umgebenden Knochen
Osteom	glatt, gelappt, solide Knochendichte	**CT:** knochendicht **MRT:** signalfrei	häufig Sinus frontalis
Ca., Sarkom	Weichteilmasse, meist Knochendestruktion (evtl. sklerot. Reaktion)	**CT:** Knochendestruktion; **MRT:** T1, T2 →; inhomogen bei Nekrose	ältere Pat.; Histo: Plattenepithel-Ca. (Sarkom selten)
Externes Neoplasma mit Invasion in NNH	Weichteilmasse, meist Knochendestruktion (evtl. sklerot. Reaktion)	**CT:** Knochendestruktion; **MRT:** T1, T2 →; inhomogen bei Nekrose	maligne/benigne (Chordom, Enchondrom, Hypophysentumor, juv. Nasenrachenfibrom)
Fibröse Dysplasie	Ausdehnung, Verformung, inhomogene Verdichtung des Sinus, meist angrenzende Knochensklerose	**MRT:** T1, T2 ↓ Zyste: T1/T2 variabel	noch andere Lokalisation betroffen?
Neurofibromatose	Verformung, Weichteilmasse mit Knochenusuren	T1 →, T2 meist ↑	eher in Hirnschädel und Orbita

6

➤

➤ NNH: Transparenzminderung

Diagnose	Rö-Morphologie	CT-/MRT-Morphologie, Signalintens. T1,T2	Kommentar
M. Paget	Knochen verdichtet, Lumen des Sinus eingeengt, „verschattet"	**CT:** lamelläre Knochenstruktur	charakt. Schädel-/Kalottenbefund
Odontogene Tumoren	umschriebene/flächenhafte Verschattung von caudal	wie Zyste T1 ↓, T2 ↑	nur Sinus maxillaris, zystische oder solide Tumoren
(Non-Hodgkin-) Lymphom	oft Knochendestruktion meist bilat.	T1/T2 →	Lymphknotenschwellung DD: Sinushistiozytose (ben.), Retikulose (mal.)
Wegener-Granulomatose	ein-, beids., mit Knochendestruktion/ -sklerose		renaler, pulmonaler, vaskulärer Befall
Fraktur	„polypös" durch umschriebene (submuköse) Blutung (z.B. bei Blow-out-Fraktur des Orbitabodens am Dach des Sin. max.), Spiegel, komplette Verschattung	**CT/MRT** evtl. Spiegel	evtl. Knochendefekt der Wand sichtbar; Stufe? For. infraorbitale intakt? kor. Tomographie (CT)

Felsenbein

nach Stenvers

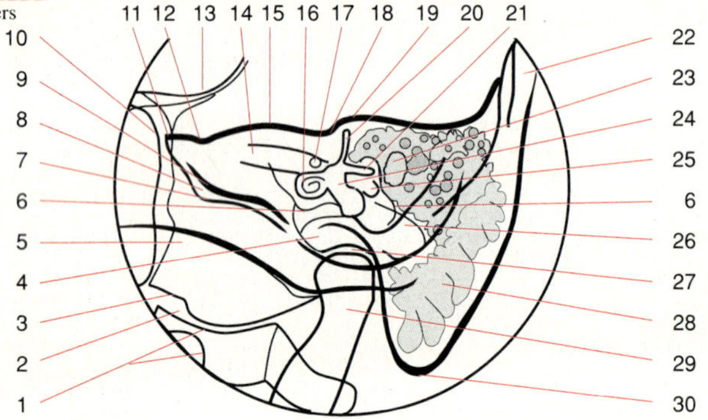

1 Atlas / Dens axis
2 Gelenk Occiput / Atlas
3 Condylus occipitalis
4 Foramen jugulare
5 Gegend des Clivus
6 Labyrinthkern
7 Occiput (Pars basalis)
8 Fuge Pyramide / Occiput
9 Innenseite der Pyramide
10 seitlicher Orbitarand
11 Pyramidenspitze
12 Incisura trigemini
13 großer Keilbeinflügel
14 innerer Gehörgang
15 Pyramidenoberkante
16 Schnecke
17 Canalis facialis
18 Fossa subarcuata
19 Eminentia arcuata
20 oberer Bogengang
21 seitlicher Bogengang
22 Temporalschuppe
23 Antrum mastoideum
24 Vestibulum
25 Paukenhöhle
26 Sulcus sinus sigmoidei
27 Kiefergelenk
28 Zellen des Mastoids
29 Kieferköpfchen
30 Spitze des Mastoids

Schläfenbein

nach Schüller

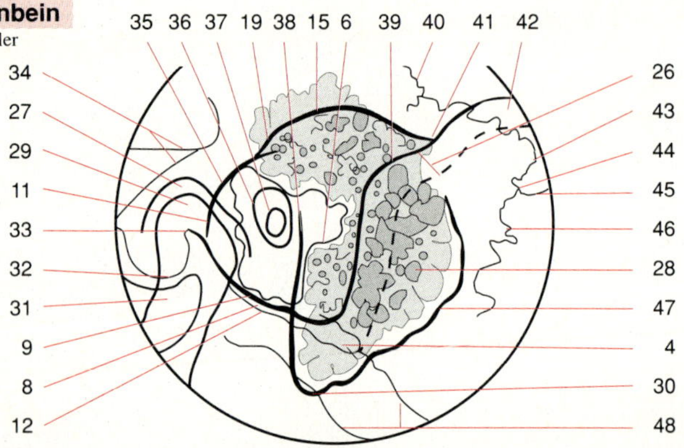

31 Keilbeinhöhle
32 Sella turcica
33 Proc. clinoideus post.
34 Proc. zygomaticus
35 Pyramidenspitzen-oberkante
36 äußerer Gehörgang / Paukenhöhle
37 innerer Gehörgang / Vestibulum
38 Mastoidvorderrand
39 Pyramidenhinterrand
40 Sutura squamosa
41 Citelli-Winkel
42 Sulcus transversus
43 Sutura parietomastoidea
44 Asterion
45 Sutura lambdoidea
46 Sutura occipito-mastoidea
47 Mastoidhinterwand
48 hintere Schädelgrube / Occiput

Felsenbein
nach Mayer

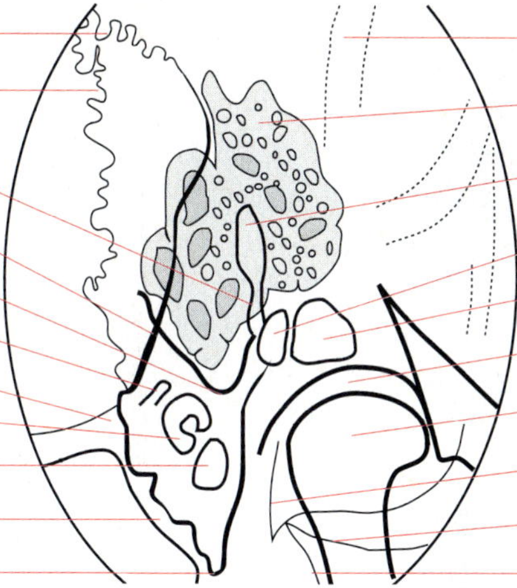

49	Aditus ad antrum	51	Ohrmuschel	53	kleiner Keilbeinflügel
50	Canalis caroticus	52	äußerer Gehörgang	54	Keilbein

6

Schläfenbein: Konventionelle Rö-Diagnostik
Indikationen zu den einzelnen Aufnahmepositionen

Klinische Frage			Aufnahmeposition
Mittelohr:	V.a. Cholesteatom Otitis media chron. Mittelohreiterung	→	Schüller bds. Chaussé/Stenvers der erkrankten Seite
	Schall-Leitungsstörung (z.B. Otosklerose) Fazialisparese	→	Schüller bds. evtl. Chaussé/Stenvers der erkrankten Seite
Innenohr:	Schall-Empfindungsstörung Akustikusneurinom Schwindel	→	Stenvers bds.
Z. n. Op:	Art/Ausdehnung	→	Schüller einseitig Mayer einseitig

Felsenbein: CT-Schnitte

Axial von cranial (A) nach caudal (H)

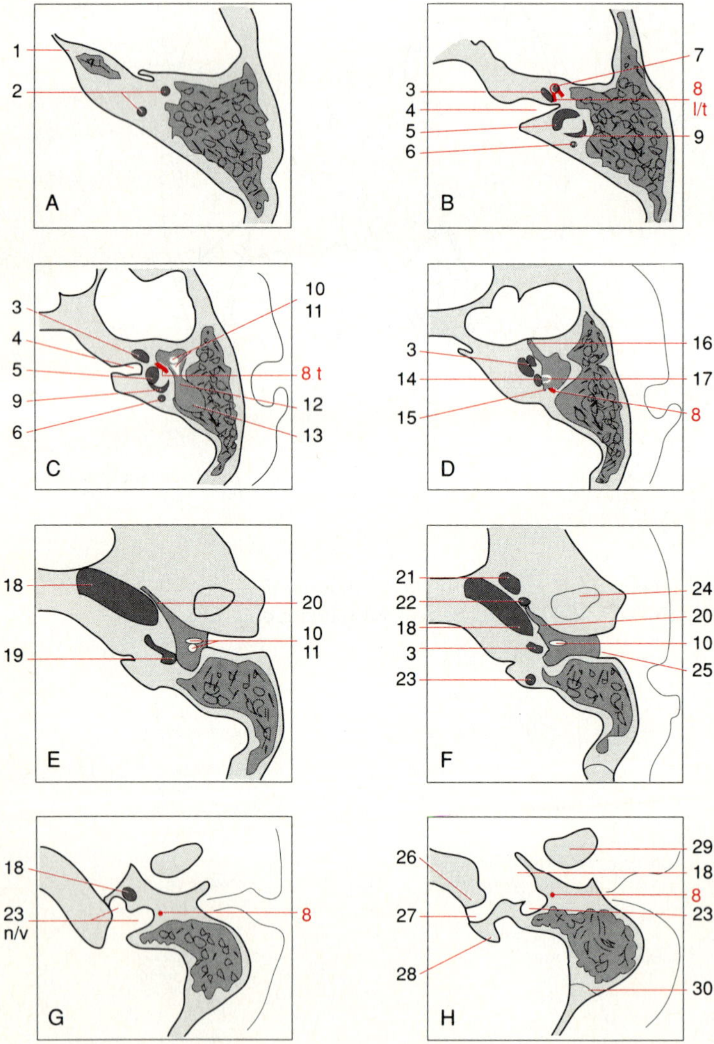

➤ Felsenbein: CT-Schnitte

Koronal von ventral (A) nach dorsal (F)

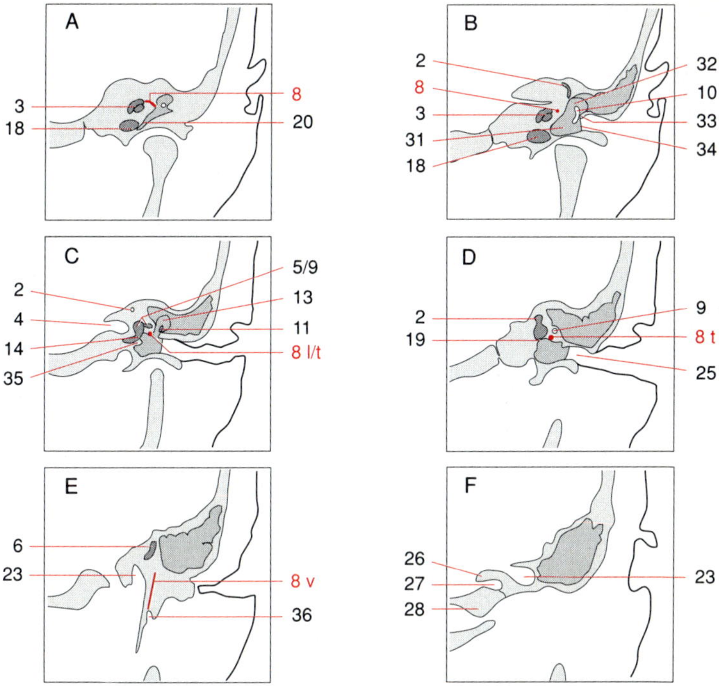

1 Pyramidenspitze
2 oberer Bogengang
3 Cochlea
4 innerer Gehörgang
5 Vestibulum
6 hinterer Bogengang
7 Ganglion geniculi
8 Fazialiskanal
 l labyrinthischer Teil
 t tympanischer Teil
 v vertikaler Teil
9 lateraler Bogengang
10 Malleus
11 Incus
12 Aditus ad antrum
13 Antrum mastoideum
14 ovales Fenster
15 Eminentia pyramidalis
16 M. tensor tympani
17 Stapes
18 Carotis-Kanal
19 rundes Fenster
20 Tuba Eustachii
21 Foramen ovale
22 Foramen spinosum
23 Foramen jugulare
 n nervaler Teil
 v vaskulärer Teil
24 Temp.-Mandibulargelenk
25 äußerer Gehörgang
26 Tuberculum jugulare
27 Hypoglossuskanal
28 Condylus occipitalis
29 Mandibula
30 Sutura occ.-mastoidea
31 Mesotympanum
32 Attik (Epitympanum)
33 Scutum
34 Pars flaccida
35 Promontorium
36 Foramen stylomastoideum

Schläfenbein/Felsenbein: Läsionen DD nach der Lokalisation

Lokalisation:

1 Paukenhöhle
2 Felsenbeinspitze
3 Kleinhirnbrückenwinkel
4 Fossa jugularis
5 äußerer Gehörgang

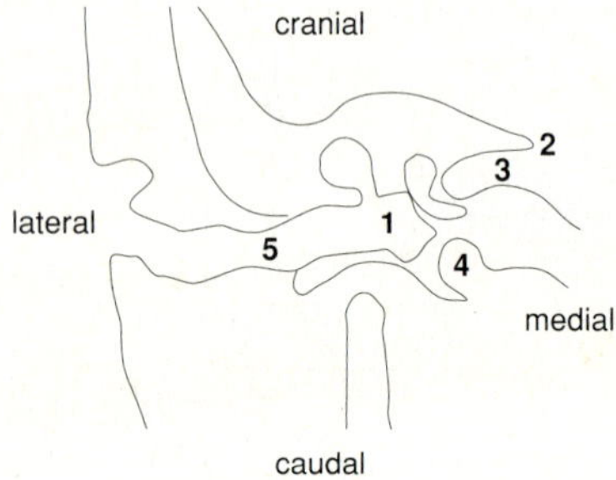

Lokalisation	Art	Kommentar/Morphologie	MRT-Charakteristik (SI)
Paukenhöhle	Entzündung (90%) - Cholesteatom	zu 85% von Pars flaccida (oben); befällt Scutum, Attikus, Epitympanum, Gehörknöchelchen, zu 15% von Pars tensa (unten); die genannten Strukturen können intakt sein, evtl. verlagert	SI T1 ↓, → SI T2 variabel
	- (Cholesterol-) Granulom	kann Gehörknöchelchen umgeben	SI T1/T2 ↑
	- Flüssigkeit		
	Glomus tympanicum	flache RF am Promontorium	flow void mit KM rascher Anstieg und Abfall
	Fazialisneurinom	Region des 1. Fazialisknies (Fossa geniculi), im med. Teil des Epitympanums	rundlich-oval SI-Anstieg nach KM
	Gefäß	A. carotis, Bulbus venae jugularis	flow void

➤

➤ Schläfenbein/Felsenbein: Läsionen DD nach der Lokalisation

Lokalisation	Art	Kommentar/Morphologie	MRT-Charakteristik (SI)
Felsenbeinspitze	Trigeminusneurinom	oft Hantelform; CT: Enhancement ↑, kleine Tumoren homogen, große inhomogen	SI T1 →/↓, T2 ↑ dyn. MRT: kontinuierlicher KM-Anstieg
	Meningeom	scharf, extraaxial, CT: homog. KM-Enhancement, keine zentrale Nekrose	nativ T1 → gegen Hirn; T2 ↓/→/↑ gegen Hirn; heterogen; in dyn. KM-MRT rasches Enhancement
	Epidermoid der Felsenbeinspitze (prim. Cholesteatom)	CT: niedrige Dichte	SI T1 ↓, SI T2 ↑↑
	Chordom	RF am For. lacerum; destruktives Wachstum; z.T. septiert; Bindegewebs-Pseudokapsel	SI T1 ↓, SI T2 ↑↑
	apikale Petrositis (chron. pyogene Mastoiditis)	Diabetiker; Gradenigo-Syndrom	SI T2 ↑↑
	Metastase	wichtigste DD bei Erw. mit lyt. Läsion im Felsenbein	SI T1/T2 → mäßiges Enhancement
Kleinhirnbrückenwinkel	Akustikusneurinom (90%)	extraaxial, intrameatal, weitet den inneren Gehörgang; bei 1-2 cm Durchmesser KM-Enhancement gleichmäßig > 2 cm Durchmesser Tendenz zur zentralen Nekrose (KM-Enhancem. am Rand); bilat.: Neurofibromatose	SI T1 ↓/→ gegen Hirn, ↑ gegen Liquor SI T2 ↑ gegen Hirn, ↑/→ gegen Liquor große Neurinome inhomogen KM-MRT: kontinuierlicher SI-Anstieg
	Meningeom	scharf, extraaxial, CT: homog. KM-Enhancement, keine zentrale Nekrose, keine Aufweitung des inn. Gehörgangs, evtl. Hyperostose	SI T1 → gegen Hirn, T2 ↓/→/↑ gegen Hirn; s. auch oben
	Epidermoid	s. oben	s.oben
	Arachnoidalzyste	CT: Liquordichte	SI T1 ↓, T2 ↑

➤

➤ Schläfenbein/Felsenbein: Läsionen DD nach der Lokalisation

Lokalisation	Art	Kommentar/Morphologie	MRT-Charakteristik (SI)
	Gliom des Hirnstamms	axial	SI T1 ↓, zentrale Nekrose ↓↓, SI T2 inhomogen, evtl. Dreigliederung (zentr. Nekrose ↑↑, Tm-Rand ↓, perifokales Ödem ↑)
	Gefäßprozeß	Aneurysma, Ektasie	MRT-Angio
Fossa jugularis	Glomus-jugulare-Tumor	hoher Fluß in Gefäßstrukturen, infiltratives Wachstum	flow void
	Neurinom (Hirnnerv IX, X, XII)	Druckusur des Knochens expansives Wachstum	s. oben Neurinom
	Meningeom	extraaxial, s. auch oben	s. oben
	Metastase	wichtigste DD bei Erw. mit lyt. Läsion im Felsenbein	s. oben
	Variante (Bulbus venae jugularis)	asymptomatisch	Gefäßcharakter, MRT-Angio: ohne Tumoranteil
Äußerer Gehörgang	Ca.	mit Knochendestruktion, im CT fleckiges KM-Enhancement	SI T1/T2 → inhomogener SI-Anstieg n. KM
	„maligne" Otitis externa	Diabetiker; Pseudomonas, Knocheninvasion durch Osteomyelitis	SI T1 ↑ (statt signalfreiem Knochen)
	Exostose	Knochendichte erhöht Wandverdickung	signalfrei
	Osteom	Knochendichte erhöht umschriebene Vorwölbung	signalfrei

Parapharyngealraum (PPR)

Symmetrischer, dreieckiger Raum zwischen Parotis (lat.), Prävertebralmuskeln (post.), Schlundmuskeln,Tonsillengrube und weichem Gaumen (med.) und Os hyoideum und Submandibularraum (caud.).

Unterteilung in **prästyloidalen Raum** und

poststyloidalen Raum (Carotisregion, mit A. carotis int., V. jugularis int., zervikalem Grenzstrang, Lymphknoten und IX.-XII. Hirnnerven).

➤ Parapharyngealraum (PPR)

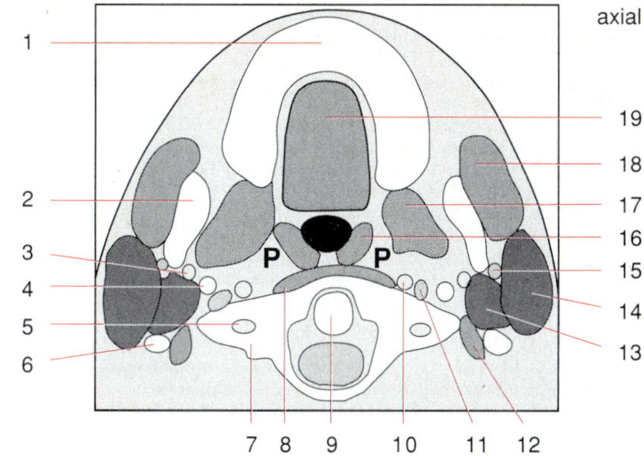

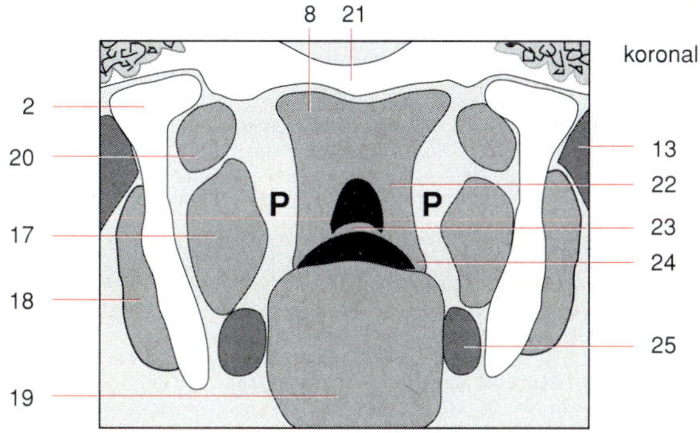

1	Maxilla	14	Gl. parotis (Lobus superf.)
2	Mandibula	15	V. retromandibularis
3	A. carotis ext.	16	Gaumenmuskulatur
4	Proc. styloideus	17	M. pterygoideus med.
5	A. vertebralis	18	M. masseter
6	Proc. mastoideus	19	Zunge
7	Atlas	20	M. pterygoideus lat.
8	M. longus colli	21	Clivus
9	Dens axis	22	Pharyngealmuskulatur
10	A. carotis int.	23	Uvula
11	V. jugularis	24	Tonsillenloge
12	M. pterygoideus (post. Bauch)	25	Gl. submandibularis
13	Gl. parotis (Lobus profundus)	**P**	Parapharyngealraum

Parapharyngealraum (PPR): Pathologie (CT/MRT)

Speicheldrüsentumoren	ca. 50% der Veränderungen im PPR, davon 80-90% benignes pleomorphes Adenom, übrige meist maligne (mukoepidermoides, adenoid-zystisches oder Acinuszell-Ca.)
- pleomorphes Adenom	(benigner Mischtumor) häufigster prästyloidaler Tm, Gipfel 50. Lj., f > m **CT/MRT:** größere Tumoren verlagern A. carotis nach posterolat.; gelappt; Hantelform in der axialen Tomo, mit Taille im stylomandibulären Zwischenraum, evtl. nur dünner Stiel zur Parotis **CT:** kleine Tumoren homogen, KM-Anr.; größere Tumoren inhomogen (Nekrose, Blutung; pathognomonisch sind dystrophe Verkalkungen **MRT:** unspezifisches Signal; T1 und PD →
- maligne Speicheldrüsentumoren	selten im PPR mukoepidermoid (von Parotis) oder adenoid-zystisch (von kl. Drüsen), wahrscheinliches Malignitätszeichen ist Fazialisparese **CT/MRT:** sicheres Malignitätskriterium: Knochen-, Weichteilinfiltration **CT:** kleine Tumoren homogen, KM-Anr., große Tumoren inhomogen (Blutung, Nekrose) **MRT:** Signale variabel
Neurogene Tumoren	häufigste prästyloidale, zweithäufigste retrostyloidale Tumoren meist von Vagus oder Sympathikus, gleichförmig, multipel (Neurofibromatose!) **CT/MRT:** verlagern A. carotis nach anteromedial **CT:** 30% hohe KM-Anr. (wie Paragangliome!; aber inAngiographie: wenig oder keine Tumorgefäße) große Tumoren inhomogen (Blutung, Nekrose, Fibrose, Zysten, Kalk) **MRT:** inhomogen
- Paragangliome	zur Gruppe der Glomustumoren (Gl. caroticum, tympanicum, vagale, jugulare) 10-15% der Tumoren im PPR meist Glomus-vagale-Tm., evtl. großer Glomus-jugulare-Tm. (mit Erosion der Schädelbasis) oder Glomus-caroticum-Tm. **CT:** hohe Dichte **MRT:** gewundene oder gestreckte Gefäße mit Signalverlust in SE-Sequenzen
Andere Läsionen	
- zystische Läsionen	echte Zysten (Gaumenbogenzysten); Abszesse; Lymphangiome; tiefe Parotiszysten Abszesse gehen meist von Tonsillen aus **CT:** niedrige Dichte, keine oder geringe KM-Anr. **MRT:** T1-SI ↓ (T1-SI ↑ bei Proteingehalt), T2-SI ↑
- infiltierende Neoplasmen	vom Pharynx (Plattenepithel-Ca.) von kleinen Speicheldrüsen (adenoid-zystisches Ca.); Non-Hodgkin-Lymphom; Sarkome; selten vom juvenilen Nasenrachenfibrom

Speicheldrüsen: Anatomie

Parotisraum = Teil der Fossa infratemporalis.

Grenzen:
oben: Meatus acusticus ext.
unten: Kieferwinkel
posteromedial: hinterer M.-digastricus-Bauch (trennt gegen Carotisraum)
medial: Parapharyngealraum (PPR)

Glandula parotis oberflächlicher/tiefer Lappen, geteilt durch die Ebene des N. facialis
tiefer Lappen zwischen Unterkieferast und Styloid (= Prästyloidalraum)
eine Läsion im Prästyloidalraum geht meist vom tiefen Parotislappen aus.

Nervus facialis

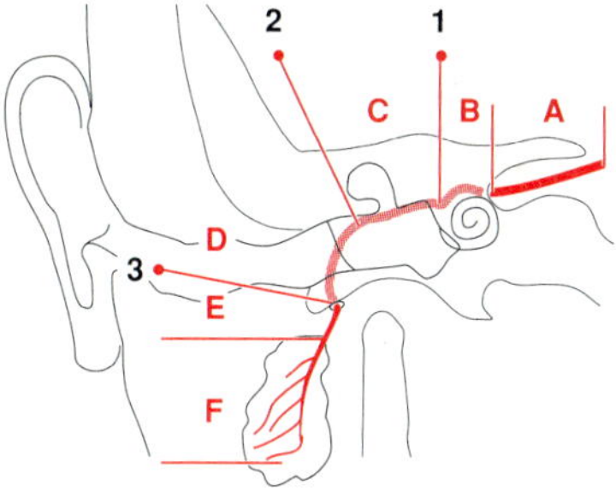

von medial nach lateral

- **A** Meatus acusticus internus
- **B** labyrinthäres Segment
- **1** erstes Fazialisknie
- **C** tympanisches Segment
- **2** zweites Fazialisknie
- **D** Fazialiskanal
- **3** Foramen stylomastoideum
- **E** freies Segment (Fettgewebe)
- **F** Verzweigung in Glandula parotis (trennt oberflächlichen und tiefen Parotislappen)

6

Speicheldrüsen: Untersuchungstechnik

Nativröntgen	nur bei Konkrementverdacht (60-80% d. Konkremente sind kalkdicht)
Sialographie	Frage nach entzündlichen Gangveränderungen, kontraindiziert bei akuter Entzündung
CT	4-5 mm Schichtdicke, meist nativ ausreichend KM: Tumorgrenzen Zahnfüllungsartefakte Gl. parotis 10-25 HU (Fettgehalt!); N. facialis nicht sichtbar Gl. submandibularis 30-60 HU (muskelisodens) Gl. sublingualis fettig, im Fett schlecht sichtbar V. a. Entzündung: KM grenzt Abszeß von diffuser Entzündung ab
MRT	T1-, T2-Sequenzen, axial u. koronar KM zur Frage perineuraler Tumorausbreitung Gl. parotis Signal (T1, Protonendichte, T2) höher als Muskulatur Gl. submandibularis Signal wie Muskulatur, Gefäße sichtbar
MRT vs. CT	MRT besser bei Frage nach intra-/extraglandulärer Tumorlokalisation und nach Tumorgrenzen CT besser bei Frage nach Kalk oder Knochenarrosion
US	weite Indikation, jede tastbare Schwellung, Staging Ziel: DD der Resistenz, Ausdehnung, extraglandulärer Anteil normal: Echo wie Schilddrüse, gleichmäßig, flach, oval, glatt

Speicheldrüsen: Pathologie

Steine	(durch Obstruktion: Stein, Striktur, Schleim) kalkdichter Stein, hypodense Sialektasien **US:** evtl. Duktektasien
Entzündung	**nicht autoimmun:** akut-pyogen, Abszeßbildung mit Membran viral chronisch (Tbc, Sarkoidose, Aktinomykose)
	autoimmun: (Mikulicz-Syndrom, Sjögren-Syndrom) Vergrößerung Komplikation durch begleitende lymphoretikuläre Erkrankungen (benigne/maligne) knotige RF in der Drüse, Halslymphknoten **US:** rundlich vergrößert, evtl. Rand unscharf, Echo aufgelockert, auch fokal in intraglandulären LK möglich
Zysten	**Kiemenbogenzyste:** (medial der Gl. parotis, auch darin)
	Retentionszyste: **CT:** flüssige Struktur, mit membranöser Wand KM-Anreicherung in der Wand bei Entzündung **MRT:** T1-SI ↓, T2-SI ↑
	multizentrische Parotiszyste: (bei AIDS-Patienten) mit Halslymphknoten-Vergrößerung **CT:** Differenzierung solide/zystisch **MRT:** Differenzierung der intraglandulären Tumoren
	Ranula: Retentionszyste der Gl. sublingualis (im Mundboden)
	posttraumatische Sialozele: → Sialographie
Speicheldrüsen- -tumoren, benigne Neoplasien	**pleomorphes Adenom** (Mischtumor) häufigster benigner Tumor der Speicheldrüsen häufigster aller Parotistumoren (80% im oberfl. Lappen), langsames Wachstum, gelappt; bei Ausdehnung im oberflächlichen und tiefen Lappen Hantelform mit Taille im stylomandibulären Tunnel (axial/kor. Ebenen); **CT:** Kalk im Parotistumor ist pathognomonisch für pleomorphes Adenom kleine Tumoren homogen, KM-Anr.; größere Tumoren inhomogen (Nekrose, Blutung; pathognomonisch sind dystrophe Verkalkungen) **MRT:** T1-SI ↓ oder →, T2-SI ↑ große Tumoren mit signalarmen Inseln (Fibrose, Verkalkung) **US:** relativ glatt, derb, Echo vermindert
	Warthin-Tumor (papilläres Zystadenolymphom) auch multipel, bilat. (DD: intraparotidale Lymphadenopathie), **MRT:** scharf-begrenzte oder gelappte RF T1-SI →, T2-SI ↑ **US:** Echo vermindert im Tc-99m-Szintigramm „hot spot“
	Hämangiom: häufigster Parotistumor des Kindes **MRT:** T1-SI →, T2-SI ↑

➤

➤ Speicheldrüsen: Pathologie

Maligne Neoplasien

wahrscheinliches Malignitätszeichen ist Fazialisparese
CT/MRT: sicheres Malignitätskriterium: Knochen-/Weichteilinfiltration,
CT: kleine Tumoren homogen, KM-Anr.,
große Tumoren inhomogen (Blutung, Nekrose)
MRT: Signale variabel

mukoepidermoides Ca.
von Parotis; gut differenziert (low grade malignancy) und schlecht differenziert (high grade malignancy)
MRT: low grade: T1-SI →, T2-SI ↑,
ähnlich wie benigne Tumoren
high grade T1-, T2-SI ↓
Infiltration des tiefen Lappens und unscharfe Tumorgrenzen als Malignitätskriterium
US: inhomogenes Echo

adenoid-zystisches Ca.
häufigstes Malignom der Gl. submandibularis und der kleinen Speicheldrüsen
typische perineurale Ausbreitung am Fazialisnerv bei Lokalisation in der Parotis (Schmerz, Lähmung)
MRT: Nerv verbreitert, KM-Enhancement, Fett unter For. stylomastoideum infiltriert
US: zystische/solide Anteile

malignes Lymphom: primär selten, meist Mitbefall bei systemischer Erkrankung (lymphozytäre/histiozytäre Form)
MRT: multiple, oft bilat. RF,
T1-SI ↓, T2-SI ↑
zervikale Lymphknoten

andere primäre Malignome
Acinuszell-/Adeno-/Plattenepithel-Ca., undiff. Ca.
maligner Mischtumor = Ca. in pleomorph. Adenom
(**US:** Echo geschichtet, außen Adenom)

Metastasen in den Speicheldrüsen
lymphogen; meist regionärer Primärtumor (Haut, Augenlid, Nase, Tränendrüse, Melanom, Plattenepithel-Ca.)
direkte Infiltration selten (Sarkom)

Kopfspeicheldrüsen

nach Becker/Naumann/Pfaltz (1989)

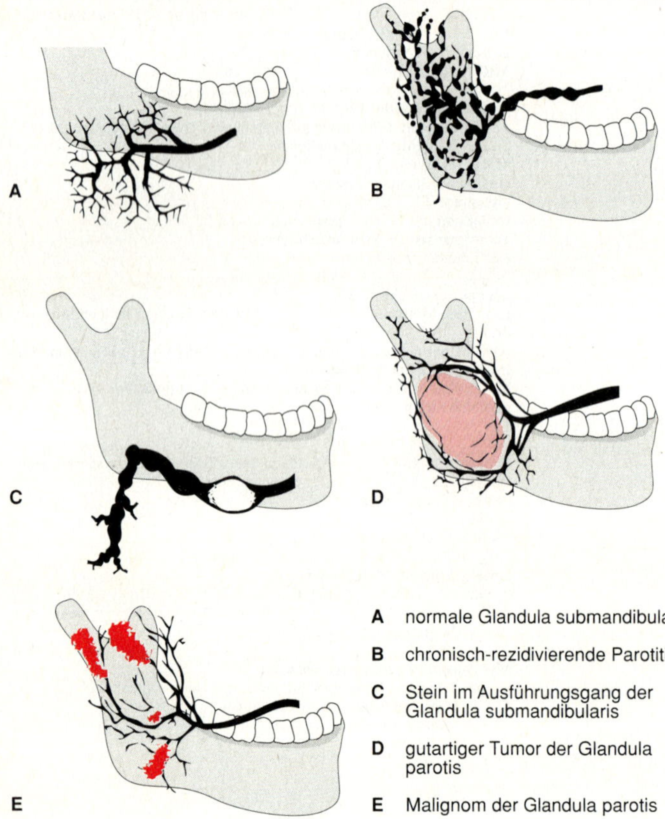

A normale Glandula submandibularis

B chronisch-rezidivierende Parotitis

C Stein im Ausführungsgang der Glandula submandibularis

D gutartiger Tumor der Glandula parotis

E Malignom der Glandula parotis

6

Larynx und Hypopharynx: Anatomie

Knorpelgerüst des Larynx,
Knorpelgerüst (Krikoid = Ringknorpel, Thyroid = Schildknorpel, Hyoid = Zungenbein), aryepiglottische Falten.

Larynx: 3 Etagen	**Supraglottis**	Ventriculus laryngis, Taschenband, aryepiglottische Falten, Vestibulum laryngis
	Glottis	Stimmband, vordere/hintere Kommissur
	Subglottis	unterhalb des Stimmbandes bis Unterrand des Krikoids
Hypopharynx:	caudale Fortsetzung des Oropharynx Sinus piriformis (= lat. Recessus), Postkrikoid-Region, hintere Hypopharynxwand	

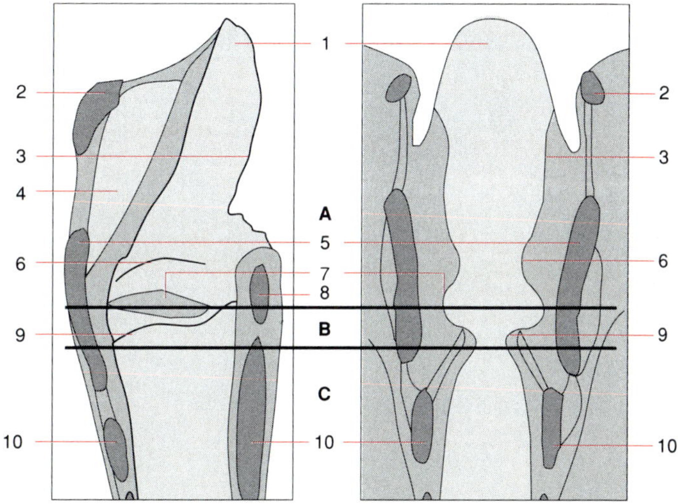

1 Epiglottis
2 Hyoid
3 aryepiglottische Falte
4 präepiglottischer Raum
5 Thyroid
6 Taschenband
7 Ventriculus laryngis
8 Arytenoid
9 Stimmband
10 Krikoid

A Supraglottis
B Glottis
C Subglottis

Larynx: Untersuchungstechnik

Konventionelle koronale Tomographie in Inspiration und Phonation

Stimm-, Taschenband	in Inspiration verstrichen in Phonation in Funktionsstellung prominent

Durchleuchtung (Stimmbandbeweglichkeit)

„I"-Phonation	symmetrischer Glottisschluß? o.B. eine Seite bleibt zurück in Paramedian-(Kadaver-)Stellung? Lähmung
Inspiration	glatt verstrichen (flacher Bogen)? o.B. umschriebene Vorwölbung bleibt? Lähmung, Tumor, Ödem
CT	Schichtdicke 1,5-4 mm, kontinuierlich, axial
MRT	T1-/T2-Sequenzen axial/koronal, Schichtdicke 3-5 mm
CT/MRT sollen klären:	Ausdehnung im Kehlkopf; parachordal? paraarytenoidal? präepiglottisch? vordere/hintere Kommissur? Knorpeldestruktion subglottischer Raum extralaryngeale RF Gefäßbeteiligung
	limitiert bei flachen RF, DD Ödem nach Radiatio vs. Tumorrezidiv

6

Hypopharynx: Untersuchungstechnik

Konventionell, mit Kontrastmittel. Schluckablauf, digitale Durchleuchtungsserie und/ oder Zielaufnahmen in mehreren Ebenen.

Entfaltung der Recessus? Übertritt von KM in die Luftwege: feiner Kontrastsaum an der Seitenwand des Vestibulum laryngis? Kleinste Mengen am besten seitl. sichtbar (Beschlag der Epiglottisunterseite).

Larynx: Phonation und Inspiration

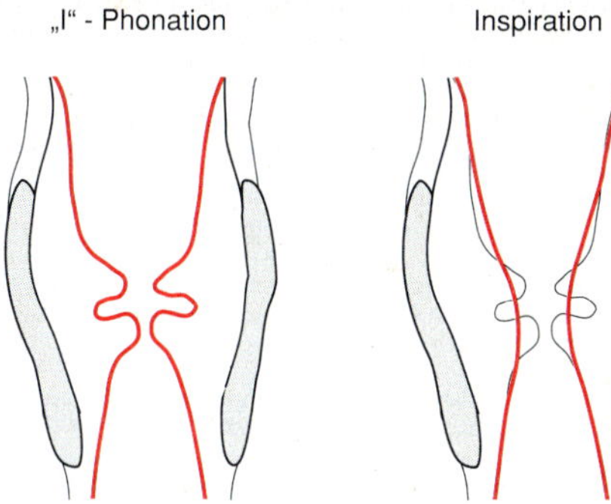

6

Hypopharynx

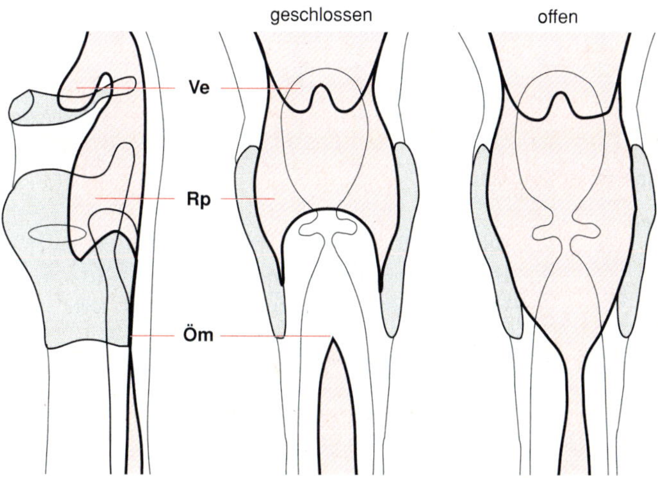

Ve Vallecula epiglottica **Rp** Recessus piriformis **Öm** Ösophagusmund

Larynx: Pathologie

Maligne Tumoren (epithelial)	**fast alle Plattenepithel-Ca. (selten Adeno-Ca., anaplast. Ca.)** **supraglottisch (30%):** a) ant. (Epiglottis), Ausdehnung in das ant. Fett; b) marginal (aryepiglottische Falten); c) Taschenband, Ventriculus laryngis, Ausdehnung submukös **glottisch (60-65%):** Stimmbänder, vordere/hintere Kommissur **subglottisch (5%):** selten primär, meist fortgeleitet aus den anderen Etagen
Andere Malignome (nichtepithelial)	**Lymphome, mesenchymale Malignome (selten!)**
Benigne Tumoren	**Papillome**, in der Kindheit, multipel (Larynx und Trachea) **benigne mesenchymale Tumoren** (selten)
Laryngozele	luft-/flüssigkeitshaltige glatte umschriebene Dilatation intern/extern des Larynx, CT: Luftdichte
Entzündung	evtl. Schwellung und Bewegungseinschränkung der Bänder

6

Hypopharynx: Pathologie

Maligne Tumoren	**auch fast alle Plattenepithel-Ca.** **Sinus piriformis (60%):** falls Vorderwand, Ausdehnung paraglottisch in Höhe der Taschenbänder **Postkrikoid-Region (25%):** schwer zu erkennen **hintere Hypopharynxwand (15%)**
HWS-Spondylophyt	dorsale Wand, Knochensporn mit Impression in konventionellen. seitl. Aufnahmen mit KM oder im CT

Nasopharynx: Anatomie

Grenzen	
oben	Schädelbasis
hinten	prävertebrale Muskulatur/Weichteile
vorn	freie Kommunikation zur Nasenhaupthöhle über hintere Choane
unten	Höhe weicher Gaumen und Passavant-Wulst
lat.	Parapharyngealraum (PPR)
innen	symmetrische Vorwölbung des Torus tubarius (Tubenwulst), dahinter symm. Recessus pharyngeus (Rosenmüller-Grube)
Muskulatur	Mm. levator und tensor veli palatini

Nasopharynx

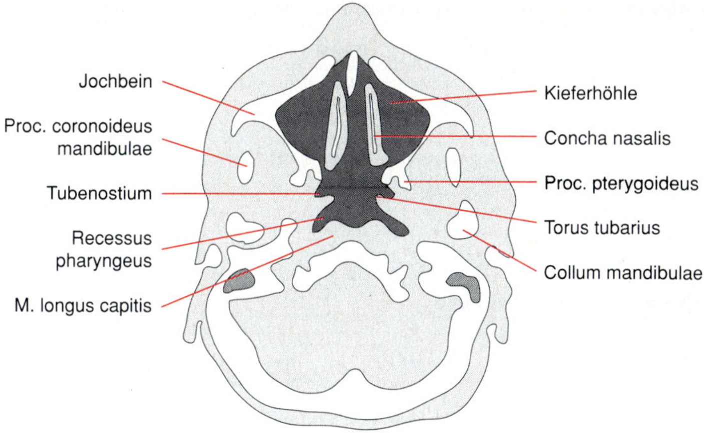

6

Naso-, Oro- und Hypopharynx

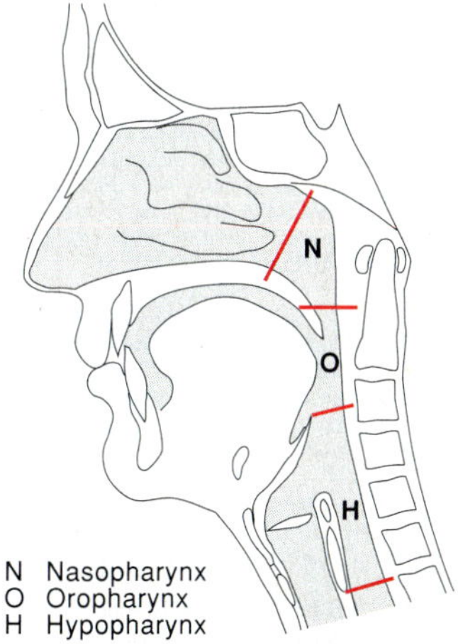

Nasopharynx: Untersuchungstechnik

Konvent. seitl. Aufnahme	Einengung bzw. Verschattung des pharyngealen Luftbandes?
CT	Schichtdicke 3-5 mm, kontinuierlich, KM axial, von Schädelbasis bis Hyoid, evtl. tiefer wegen LK-Metastasen, fragliche Asymmetrie der Rosenmüller-Grube durch Valsalva-Manöver verstärkbar koronal
MRT	Kopfspule, Oberflächenspule (Halsregion) sagittal, axial, koronal T1 sagittal (Übersicht), T1 axial (mittere Schädelgrube - Hyoid), koronal, T2 axial; KM T1 axial/koronal (+ evtl. Fettsättigung)

Nasopharynx: Pathologie

Angeborene Läsionen	**Thornwaldt-Zyste**	selten, asymptomatisch, Mittellinie **MRT:** SI T1 ↑, → gegen Mukosa/Lymphgewebe, SI T2 ↑
	Teratom	benigne, polypoide RF Fettanteil charakt. in CT/MRT wie übriges Fett
Benigne Tumoren	**juveniles Nasenrachenfibrom (Angiofibrom)**	Jugendliche oben posterolat. in Nasenhaupthöhle oder im Nasenrachen vaskuläre Komponente Histo. benigne, aber evtl. aggressives Wachstum (lokal invasiv in Keilbeinhöhle, fast alle in Fossa pterygopalatina) **CT + KM:** starke Anreicherung **MRT:** T1→, signalarme Zonen (Gefäße), flow void Angio (+ Embolisation?) vor Op.
Maligne Tumoren	**Plattenepithel-Ca.**	Ursprung meist posterolat. oder im Recessus pharyngeus Asymmetrie d. Torus tubarius u. d. Rosenmüller-Grube als Normvariante möglich, aber: Asymmetrie d. Muskulatur (Levator/Tensor veli palatini) oder der tiefen Faszien path.! Tm-Ausbreitung nach dors. durch Faszie begrenzt, aber Infiltration in Parapharyngealraum häufig (nach lat., Fett infiltriert ⇒ CT/MRT) **MRT:** mittlere T1-/T2-SI T1 erlaubt Differenzierung gg. Fett, T2 Differenzierung Tm./Muskel (Tm.↑, Muskel ↓ T2-Signal) weitere Infiltration über For. ovale und lacerum in mittl. Schädelgrube; vom Nasopharynxdach in Sinus cavernosus; posterolat. über For. jugulare in Schädelbasis Diskrepanz: kleiner Primärtumor/ausgedehnte LK-Metastasierung möglich
Andere Malignome	**Lymphome**	verlegen Mündung der Tube
	adenoid-zyst. Ca.	Spätmanifestation im Nasenrachen
	Rhabdomyosarkom	Kindheit (Orbita, Nasopharynx), Metastasen in LK, Lunge, Knochen
	Chordome	primär im Nasopharynx rar, meist mit großem intracran. Anteil

➤

➤ Nasopharynx: Pathologie

Infektion	**Lymphadenitis**	Infekte von NNH, Mittelohr, Tube
	Mukormykosen	von Nasenrachen via Nasenhaupthöhle zu NNH fortgeleitet
	von „maligner" Otitis externa	

Oropharynx: Anatomie

(mit Mundhöhle, Wange, Zunge, Sublingualraum)

Mundhöhle	Lippen, Wangen bis Tonsillen, vordere 2/3 der Zunge
Wange	vor Ramus mandibularis, lat. des oberen Alveolarkamms
Zunge	intrinsische Muskulatur; extrinsische Muskulatur mit Ursprung außerhalb der Zunge (Mm. genioglossus, hypoglossus, styloglossus, palatoglossus) bildet mit M. mylohyoideus und vorderem M.-digastricus-Bauch den muskulären Teil des Mundbodens
Sublingualraum	tiefer als M. mylohyoideus
Oropharynx	Gaumenbogen, weicher Gaumen mit Uvula, Rachenmandeln **Grenze nach unten:** Epiglottis, pharyngoepiglottische Falte **Grenze nach lat.:** Parapharyngealraum

6

Oropharynx: Untersuchungstechnik

(mit Mundhöhle, Wange, Zunge, Sublingualraum)

CT	Schichtdicke 4mm, kontinuierlich axial (vom harten Gaumen bis Hyoid) parallel zum Ramus mandibularis; koronal; KM: Bolus + Schnellinfusion
MRT	tief eingestellte Kopfspule oder Oberflächenspulen; T!-, T2- Sequenzen, T1 mit KM (+ Fett-Sättigung) Asymmetrien der Strukturen weitgehend als physiol. Normvariante möglich; intrinsische Zungenmuskeln und M. digastricus meist symmetrisch, Zungenseptum in der Mittellinie T1-Sequenz differenziert Fett/Muskel und Tumor T2-Sequenz differenziert Muskel/Tumor (**CAVE: Tumor überschätzt durch Ödem**)

Oropharynx: Pathologie

(mit Mundhöhle, Wange, Zunge, Sublingualraum)

Benigne Tumoren	**Dermoidzyste**	Mundboden, submental (Schwellung über dem Hyoid), submandibulär, sublingual (hier Verwechselung mit Ranula), **CT:** hypodens (Fettanteil) **MRT:** T1-SI ↑ (Fett), T2-SI homogen ↑, dünne Kapsel ↓
	Lipom	Wange, Zunge, Mundboden **CT/MRT:** Fettdichte/-intensität
	Ranula	Retentionszyste der Gl. submandibularis
	Hämangiom	Kindheit; submukös; Mundhöhle, Oropharynx, v.a. Zungengrund; Phlebolithen
	Lymphangiom	multilokulär, submandibulär
	Schilddrüsenrest	v.a. hinteres Zungendrittel, asymptomatisch, aber Funktion/Pathologie wie sonstige Schilddrüse möglich Zufallsbefund im **CT** (hyperdens wegen intrinsischem Jod bzw. wegen vaskulärer KM-Aufnahme **MRT:** T1-SI →, T2 ↑
Maligne Tumoren	**Plattenepithel-Ca.**	in Mundhöhle, Oropharynx, Gaumen, Tonsillen, Zungengrund Ausbreitung direkt, entlang Faszien, Gefäßen, Nerven, Lymphwegen im lockeren Gewebe; Infiltration in Zunge, Mundboden, Tonsillen; LK-Metastasen v.a. submandibulär und jugulodigastrisch (s. Halsweichteile/Lymphknoten) **CT:** KM-Anreicherung; LK häufig hypodenses nekrotisches Zentrum mit hyperdensem Rand **MRT:** T1 ↓ (**CAVE Differenzierung von Muskeln**), T2 ↑ (besser gegen Muskel abgrenzbar, wichtig in der Zunge) einseitige Hypoglossusparese durch Tm-Infiltration führt zu Muskelatrophie mit Verfettung: T1-SI ↑ (gilt auch für andere Ursachen der Hypoglossuslähmung) Mundboden, tiefe LK gut mit T1-Sequenz; Zungengrund, Epiglottis, präepiglottischer Raum, intrinsische Zungenmuskulatur; gut mit T2-Sequenz beurteilbar
	Non-Hodgkin-Lymphom	am Waldeyer-Rachenring (LK,Tonsillen), exophytisch oder submukös **CT:** wie Plattenepithel-Ca.; Non-Hodgkin-LK groß, bilat., nicht zentral nekrotisch (nur unter Therapie) **MRT:** wie Plattenepithel-Ca., schärfer begrenzt
	adenoid-zyst. Ca.	kleine Speicheldrüsen (v.a. hinter dem 2. Molaren), weicher Gaumen, Lippen, Wangenschleimhaut **CT/MRT:** wie Plattenepithel-Ca. **MRT:** T1-SI ↓, T2-SI ↑ weniger Vorwölbung, mehr Knocheninfiltration als Plattenepithel-Ca.
Infekt	**Infekt der Speicheldrüsen bei Obstruktion (Stenose/Stein)**	Klinik, Anamnese! **CT:** Abszeß abgegrenzt oder diffuse Entzündung (Zellulitis)
	fortgeleitet	Zähne als Ursache

Halsdreiecke/zervikale Lymphknotenstationen

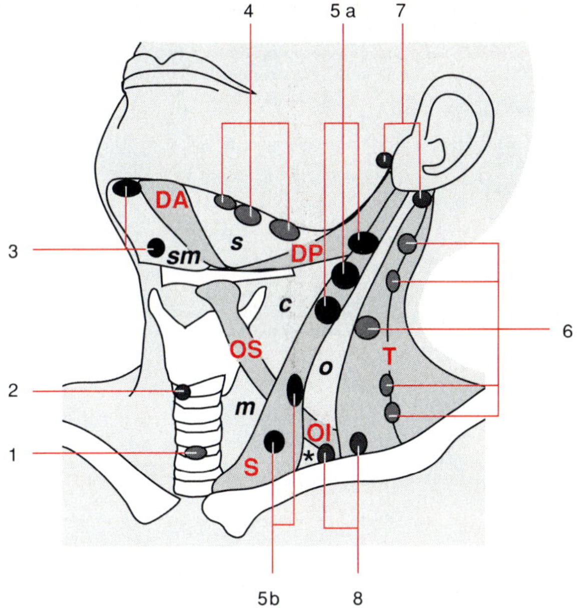

Muskeln

DA	M. digastricus, ant. Bauch	DP	M. digastricus, post. Bauch
OS	M. omohyoideus, sup. Bauch	OI	M. omohyoideus, inf. Bauch
S	M. sternocleidomastoideus	T	M. trapezius

Halsdreiecke

sm	**submental**	**suprahyoidal**	**anteriores Dreieck**
s	**submandibular**		
c	**karotidal**	**infrahyoidal**	
m	**muskular**		
o	**okzipital**		**posteriores Dreieck**
*	**Subklavia-Dreieck**		

Lymphknotenstationen

1	tracheal	5	zervikal-jugular (a) obere/mittlere Gruppe, (b) untere Gruppe
2	prälaryngeal	6	zervikal-posterior
3	submental	7	parotideal, retroaurikular
4	submandibular	8	supraklavikular

Halsweichteile: Anatomie

Einteilung supra-/infrahyoidal

Einteilung in Halsdreiecke (s. Abb. S. 173)

Einteilung in Faszienräume

3 Schichten der Halsfaszie

- oberflächliche umgreift:	Parotis, Mastikatorraum, Submandibularraum
- mittlere umgreift:	Viszeralraum (aerodigestiver Trakt)
- tiefe umgreift:	Wirbelsäule, prävertebrale Muskeln, M. scalenus, A./V. vertebralis, Plexus brachialis, N. phrenicus

Räume

Viszeralraum:	SD, Nebenschilddrüse, Larynx/Trachea, Ösophagus, N. recurrens, Lymphknoten
Karotisraum (Poststyloidalraum bzw. post. Parapharyngealraum):	A. carotis, V. jugularis
Post. Halsraum:	hinter dem Karotisraum lat., Fett, Nerven, Lymphknoten
Retropharyngealraum:	Fett, Lymphknoten
Prävertebralraum:	prävertebrale Muskeln, M. longus colli, M. scalenus, Plexus brachialis, N. phrenicus, A./V. vertebralis

Halsräume

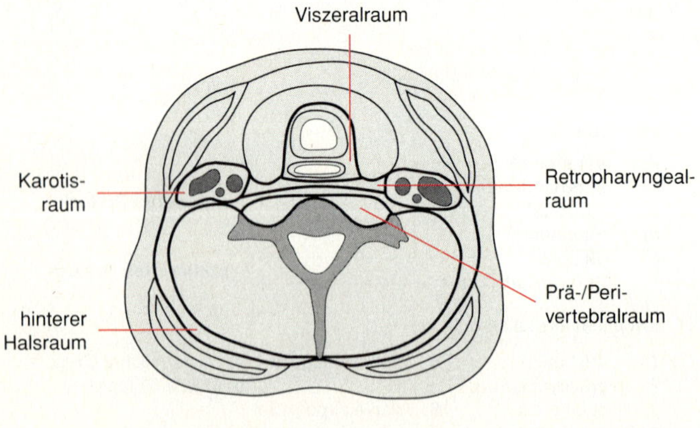

Halsweichteile: Untersuchungstechnik

US	**CAVE: tiefe Halslymphknoten können evtl. nicht erfaßt werden!**
CT	4-5 mm Schichtdicke, kontinuierlich/Spiraltechnik, parallel zum Zungenbein, von Mandibula bis Clavicula i.v. KM (Bolus + Schnellinfusion)
MRT	Oberflächenspulen, T1-, T2-Sequenzen, i.v. Gd-DTPA, evtl. Fettunterdrückung

Halsweichteile (außer Lymphknoten): Pathologie

Angeborene Läsionen	**Halszysten**	
	- medial = Ductus-thyreoglossus-Zyste	meist infrahyoidal **CT:** niedrige Dichte, Randsaum (KM-Anr.), in Muskulatur dicht am Schildknorpel **MRT:** T1-SI ↓ →, T2-SI ↑
	- lateral = Kiemenbogenzyste	**CT:** niedrige Dichte, Randsaum (KM-Anr.) falls infiziert, höhere Dichte des Inhalts und retikulär dichtere Umgebung **US:** glatt, echoarm, Binnenechos (beweglich bei Klopfen oder Rotation)
	zystisches Hygrom	Kindheit **CT:** niedrige Dichte, septiert **MRT:** T1-SI ↓ oder →, T2-SI ↑
	(Epi-)Dermoid-Zyste, teratoide Zyste	meist Mitte des Mundbodens **CT:** gut abgrenzbar **MRT:** T1-SI ↓ → (↑ falls fettiger Inhalt), T2-SI ↑
Entzündung	**Ausdehnung oft zwischen den Faszien bzw. innerhalb der Räume**	Weichteilschwellung, Dichteerhöhung im Fett (CT), Abszedierung (CT: membranös oder schlecht abgegrenzte hypodense Zonen, evtl. Lufteinschlüsse, Einengung der Luftwege), Osteomyelitis (CT, konventionell, Szintigramm)
Gefäße	**Asymmetrie der V. jugularis**	ist normal (meist rechts dicker)
	Venenthrombose	**US:** verbreitert, Binnenecho, keine Pulsation im Realtime **MRT:** Zeichen der Flußverzögerung

➤

➤ Halsweichteile (außer Lymphknoten): Pathologie

Neoplasien (außer sekundäre bzw. Lymphknotenmetastasen)	**neurogene Tumoren**	
	- Sympathikus-neurinome	(multipel: M. Recklinghausen?) **CT:** Dichte variabel, meist niedrig, homogen/ inhomogen, variable KM-Anr. **MRT:** T1-SI ↓ / → gg. Muskel, T2-SI ↓
	- Paragangliome (Glomus-caroticum-Tumor, Glomus-vagale-Tumor)	**CT:** nativ isodens zur Umgebung, KM Anr. intensiv **MRT:** T-SI ↓ / → gegen Muskel, T2-SI ↑ signalfreie Gefäße
	- Neuroblastome	solider Tumor des Sympathikus, selten im Hals **US:** echogen **CT:** isodens zu Muskel **MRT:** T1-SI → / T2-SI ↑ gg. Muskel
	- Lipome	abgekapselt **CT/MRT:** wie sonstiges Fett
	- Rhabdomyo-sarkome	v.a. in Kindheit; falls im Kopf: Orbita, Nasopharynx, NNH, Hals **CT:** schlecht abgrenzbar, Knochenarrosion, ringförmiges Enhancement **MRT:** T1/T2-SI →

6

Halslymphknotenmetastasen: Lokalisation und Primärtumor

nach Reeder/Bradley (1993)

Obere Halslymphknoten	1. Zungengrund 2. Sinus maxillaris, Sinus ethmoidalis 3. Nasopharynx 4. Tonsillen
Mittlere/untere juguläre Halslymphknoten	1. Ösophagus 2. Larynx 3. Pharynx 4. Schilddrüse
Mittellinien- bzw. paratracheale Lymphknoten	1. Larynx 2. Lunge 3. Schilddrüse
Submandibuläre Lymphknoten	1. Mundboden 2. Zunge
Supraklavikuläre Lymphknoten	1. Mamma 2. Ösophagus 3. Lunge 4. Magen

Lymphknoten: CT-Kriterien für Lymphknotenmetastasen

nach Schinz (1987)

- LK größer als 15 mm bei Tumoranamnese
- LK auch kleiner als 15 mm bei Inhomogenität
- LK mit zentraler Hypodensität und peripherem Enhancement
- mehr als 3 zusammenliegende LK einer Größe von 10-15 mm
- Obliteration typischer Lymphknotenorte durch undefinierbare Massen

Halslymphknoten: Pathologie

Malignes Lymphom	Hodgkin-/Non-Hodgkin-Lymphome im Kopf-Hals-Bereich eher NHL Befall von lymphatischem Gewebe auch außerhalb der LK (z.B. Tonsillen, Waldeyer-Rachenring) LK-Befall bilat. **CT:** homogene Dichte **DD:** isolierter Befall der oberen jugulären LK spricht nicht für malignes Lymphom, sondern für Plattenepithel-Ca.!
Tuberkulose	bilat., tiefe LK-Kette; assoziierte Lungen-Tbc; LK-Tbc kann einschmelzen („kalter Abszeß“) **CT:** variabel, mit/ohne Randanreicherung, zentraler Nekrose und Verkalkung
Sarkoidose	diffuse Adenopathie, **CT:** glatte LK-Grenzen, homogen
AIDS	diffuse Hals-LK-Adenopathie, durch Entzündung, Neoplasma oder benigne Hyperplasie

6

Trauma im HNO-Bereich

Frakturen; Weichteilverletzung, Fremdkörper, Luft; sekundäre Traumafolgen

Untersuchungstechnik

Konvent. Rö:	Orthopantomogramm, NNH-Aufnahmen, Orbitavergleich, Jochbogenvergleich („Henkeltopf“), Gesichtsschädel seitl., Film-Tomo.
CT	axial/koronal; nativ/KM.

Frakturen im HNO-Bereich: Systematik

Mittelgesicht:	
Nase	
Oberkiefer	vertikal horizontal Le Fort I-III (s.u.) lat.
Siebbein	Orbitaemphysem (Luftsichel unter dem Orbitadach)
isoliert Orbitaboden	
isoliert Jochbogen (Waters-Projektion!)	
kombinierte Frakturen	
Untergesicht:	Unterkiefer

➤ Trauma im HNO-Bereich

Mittelgesichtsfrakturen nach Le Fort

Le Fort I	infrazygomatisch, Kieferhöhlenboden (klin.: Kiefer instabil).
Le Fort II	nasoethmoidaler Block ausgebrochen, Orbita tief medial betroffen.
Le Fort III	Nasenwurzel, kraniofaziale Ablösung, lat. Orbitawand gebrochen.

Unterkieferfrakturen

Technik: OPG und halbaxiale Aufnahme (Collumfraktur!)
Collumfraktur
Corpusfraktur: senkrechter Verlauf: instabil; waagerechter Verlauf: stabil
Fraktur in Zahntaschen ist potentiell offene Fraktur.

6

Schädelbasisfrakturen

Rhinobasis/Otobasis

Folgen: Hörstörung, Vestibularisstörung, Hirnläsion, intracran. Blutung (Hirnkontusion, epi-/subdurales Hämatom), Liquorrhoe (Meningitis, Meningoenzephalitis, Abszeß), Meningozele, Pneumokranium.

Felsenbeinfrakturen: Längs-/Querfraktur

Querfraktur	= quer zur Pyramidenachse
Längsfraktur	= längs der Pyramidenachse

Querfraktur
fast immer mit sensorischem Hörverlust
(N. cochlearis, Cochlea verletzt)
N.-facialis-Parese in 30-50%
sofort: Durchtrennung, schwere Kompression
verzögert: Fazialiskanal (Kontusion, Hämatom)
äußerer Gehörgang intakt, intaktes Trommelfell mit Hämatotympanum

lat. Querfraktur: Vestibulum, Basalwindung und Promontorium der Schnecke, lat. Bogengang
mediale Querfraktur: Fundus des inneren Gehörgangs

Längsfraktur
vorwiegend Mittelohrbeteiligung
Fazialisparese in 20%
ant. Längsfraktur: vordere Schläfenbeinschuppe, Dach des Gehörgangs, Tegmen tympani, Ganglion geniculatum
post. Längsfraktur: hintere Schläfenbeinschuppe, Mastoidzellen, Hinterwand des Gehörgangs, Cavum tympani, Ganglion geniculi

➤ Trauma im HNO-Bereich

Mittelgesichtsfrakturen nach Le Fort

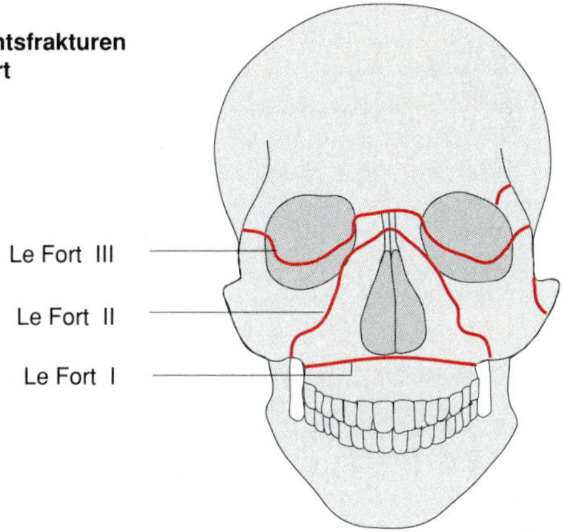

Unterkieferfrakturen

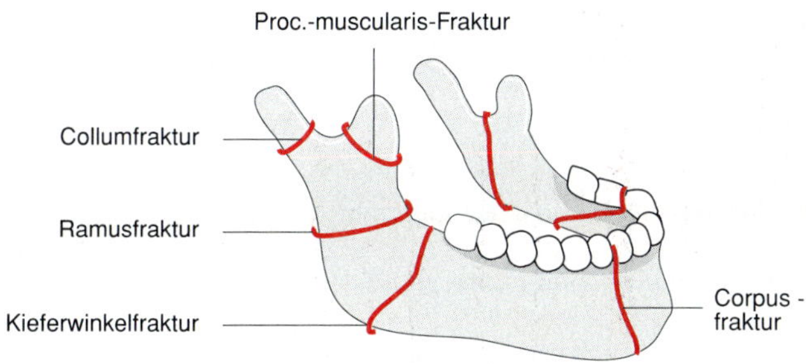

Felsenbeinfrakturen

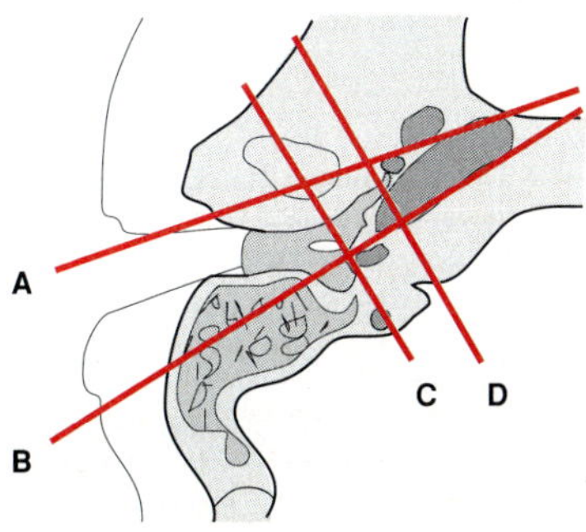

A anteriore Längsfraktur
B posteriore Längsfraktur
C laterale Querfraktur
D mediale Querfraktur

Schilddrüse: Maße (Sonogramm)

nach Schmidt (1994)

Länge		40-70 mm
Breite		10-30 mm
Tiefe		10-20 mm
Isthmus		< 5 mm
Volumen	Männer	< 25 ml
	Frauen	< 18-20 ml

Volumen (ml):
Länge (cm) x Breite (cm) x Tiefe (cm) x 0,5

Schilddrüse: Sonogramm

6

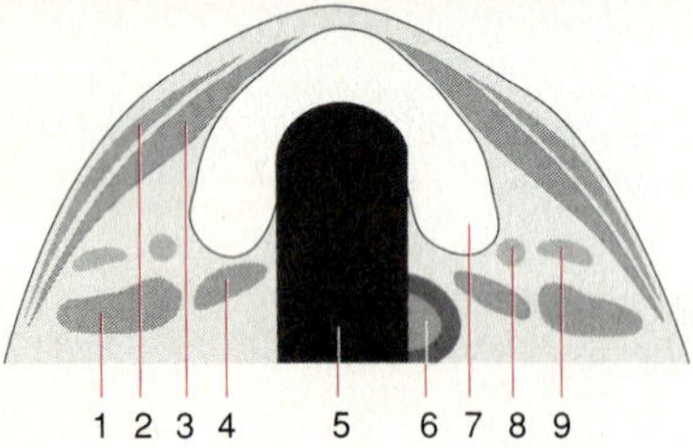

1 M. scalenus ant.
2 M. sternothyreoideus, M. sternohyoideus
3 M. sternocleidomastoideus
4 M. longus colli
5 Schallschatten der Trachea
6 Ösophagus
7 Schilddrüse (Glandula thyreoidea)
8 A. carotis communis
9 V. jugularis int.

Schilddrüse: Pathologie (Sonogramm)

nach Schmidt (1994)

Normale Struktur: körnig, homogen, echoreich gegenüber der umgebenden Muskulatur.

Pathologie: Struma (blande/diffus, Knotenstruma)
Entzündung (akut, chronisch)
maligne Tumoren (Ca., Lymphom, Metastasen, Tumorinfiltration).

Blande Struma (Struma diffusa)
Lappen vergrößert, oft asymmetrisch; Isthmus vergrößert.
Struma diffusa parenchymatosa: Struktur wie normal.
Struma diffusa colloides: echoreicher.

➤

➤ Schilddrüse: Pathologie (Sonogramm)

Knotenstruma
Struma nodosa (multiple hyperplastische Knoten, „adenomatöse Knoten", keine follikulären Adenome): Struktur echogleich bis echoreich.
Schilddrüsenadenome (epitheliale Neubildung, venöser Randsinus): echoarmer Randsaum
- mikrofollikuläres Adenom: echoarm mit Randsaum; DD Malignome; umschriebene Entzündung: Feinnadelpunktion!
- normofollikuläres Adenom: echogleich, nur am Randsaum erkennbar;
- makrofollikuläres Adenom: echoreich, Randsaum nur flau erkennbar.

Hyperthyreote Struma
Immunogen (M. Basedow, s.u.)/nichtimmunogen (funktionelle Autonomie)
Funktionelle Formen:
- unifokal (autonomes Adenom): echoarmer Knoten mit Randsaum (= mikrofollikuläres Adenom);
- multifokale Autonomie (adenomatös-hyperplastische Knoten): echoarme Knoten; im Farbdoppler verstärkte Vaskularisation;
- disseminierte Autonomie: sonographisch keine typischen Zeichen.

Struma mit regressiven Veränderungen
Zysten/Pseudozysten: unregelmäßig begrenzte echofreie Zonen, evtl. Binnenechos bei frischer Einblutung.
Fibrosen: hyalines Gewebe echoarm; seltene fibröse Knoten oft in Adenomen, echoarm; DD Malignome. Kollagenes Gewebe echoreich.
Verkalkungen: kleinherdig, grobfleckig oder schalig; harte Echos mit Schallschatten regressive Veränderungen können in Malignomen auftreten! (s.u.).

Entzündungen
Akute Thyreoiditis (eitrig, bakteriell), akute oder subakute nichteitrige Thyreoiditis de Quervain, chronische/rezidivierende Thyreoiditis (Immunhyperthyreose Typ Basedow/lymphozytäre Autoimmun-Thyreoiditis Typ Hashimoto/Riedel-Struma).
Akut-eitrige Thyreoiditis: echoarm, teils irregulär begrenzt, raumfordernd.
Akute/subakute Thyreoiditis de Quervain: insgesamt fleckig echoarm; echoarme, unscharf begrenzte große Zonen neben normal strukturierten Gebieten.
Immunhyperthyreose Basedow: pralle Schwellung über den Isthmus hinweg, diffus fleckige echoarme Zonen.
Chron.-lymphozytäre Thyreoiditis Hashimoto: im Anfangsstadium vor der Hyperthyreose normal bis leicht fleckig echoarm; dann diffus echoarm; später Atrophie mit kleinen echoarmen Schilddrüsenresten.
Riedel-Struma: echoarm (hyalines Bindegewebe).

➤ Schilddrüse: Pathologie (Sonogramm)

Malignome

Follikuläres, papilläres Ca., medulläres (C-Zell-) Ca., malignes Lymphom in der Schilddrüse, Metastasen/Tumorinfiltration.

Follikuläres Ca.: echoarmer Tumor, unscharf oder glatt, teils inhomogen.

Papilläres Ca.: echoarm, mit regressiven Veränderungen (Zysten, Verkalkungen, Fibrosen: s.o.).

Medulläres Ca.: meist echoarm, frühe regionäre Metastasen.

Maligne Lymphome (selten): sehr echoarm, unscharf.

Metastasen in der Schilddrüse/Tumorinfiltration: echoarm, unscharf.

Alle Malignome:

1. echoarme solitäre oder multifokale Knoten
2. meist kein echoarmer Randsaum
3. unscharfe Grenze, unregelmäßige Struktur
4. evtl. Kapselinfiltration
5. evtl. Ausbreitung extrathyreoidal oder regionale zervikale Lymphknotenmetastasen

6

Schilddrüse: Szintigraphie

Schilddrüsenszintigraphie:

Funktionelle und anatomisch-morphologische Darstellung der Schilddrüse mit Technetium-99m-Pertechnetat oder Jod-123-Natriumjodid; Uptake 20 min nach Applikation: 1,5-5% des Technetiums, 15-50% des Jods.

Schilddrüsenszintigraphie unter Suppression:

Vorbereitung bzw. Suppression mit Levothyroxin (einmalige Dosis von 3 mg, 10 Tage vor dem Szintigramm oder 150 µg/d an den 10 Tagen vor dem Szintigramm); regulierbares bzw. supprimierbares SD-Gewebe hat deutlich verminderte oder fehlende Aufnahme.

Radiojod-2-Phasen-Test:

Prozentuale Aufnahme von oral appliziertem Jod-131-Natriumjodid, bis 72 h nach Einnahme gemessen; zur Dosisbestimmung vor Radiojodtherapie.

Schilddrüse: Pathologie (Szintigraphie)

Euthyreote Erkrankungen

- **Blande Struma (Struma diffusa):**
  Anpassung an Jodmangel; szintigraphisch diffuse Vergrößerung, homogene Nuklideinlagerung, keine fokalen Mehr- oder Minderanreicherungen.
- **Knotenstruma (Struma nodosa):**
  Struma mit regressiven Veränderungen; Zysten und Verkalkungen als fokale Speicherdefekte (**CAVE** DD: Malignom!), Korrelation mit Sonographiebefund!

Hyperthyreote Erkrankungen

- **Funktionelle Autonomie:**
  diffus: homogenes Speichermuster, fehlende Supprimierbarkeit;
  fokal: „warme" oder „heiße" mehrspeichernde Knoten, unifokal oder multifokal, bleiben als speichernde Areale im Suppressionsszintigramm; bei regressiven Veränderungen der Adenome Speicherdefekte („kalte Knoten").
- **M. Basedow (immunogene Hyperthyreose):**
  diffuse erhöhte Nuklidspeicherung, Uptake erhöht; komplexes Speichermuster bei M. Basedow in einer Knotenstruma.

Hypothyreote Erkrankungen

- **Erworbene Hypothyreose:**
  nach Thyreoiditis, Resektion, Bestrahlung; seltener bei Amyloidose oder bindegewebiger Struma Riedel; verminderter Uptake.
- **Neugeborenen-Hypothyreose:**
  evtl. Szintigraphie mit Jod-123-Natriumjodid zur Differenzierung von Athyreose und ektoper Schilddrüse.

Entzündungen

- **Akute (bakterielle) Thyreoiditis, subakute nichteitrige Thyreoiditis de Quervain**
  fast fehlende Nuklidspeicherung in den befallenen Arealen.
- **Chronisch-lymphozytäre Thyreoiditis Hashimoto**
  geringe, unregelmäßige Nuklidspeicherung, fokale Speicherdefekte in lymphozytär infiltrierten Arealen.

Malignome

Szintigraphisch „kalter Knoten" (DD: benigner degenerativer Knoten, Zyste; Korrelation mit Sonographie!); **CAVE:** regressive Veränderungen in Malignomen!
Kleiner Speicherdefekt kann durch Summation mit normalem, speicherndem Gewebe unerkannt bleiben; ein warmer Knoten schließt ein Malignom weitgehend aus (Ausnahme: selten Speicherung von Technetium in differenziertem Ca.; im Jod-Szintigramm Speicherdefekt).

Ganzkörper-Jod-Szintigraphie zur Darstellung von Metastasen erst nach operativer/nuklearmedizinischer Therapie des primären Schilddrüsen-Ca.

Nebenschilddrüsen

Epithelkörperchen normal 2 x 4 x 5 mm groß.

Sono: gleiches Echomuster wie Schilddrüse, nicht von ihr abzugrenzen, erst bei Vergrößerung; Adenom, Hyperplasie oder Ca. als Vergrößerung eines Epithelkörperchens erkennbar (evtl. mehrere vergrößert); Adenom und Hyperplasie echoarm/-frei, hinter der Schilddrüse, vor dem M. longus colli, medial der A. carotis.

Szintigraphie: Thallium-201/Technetium-99m-Subtraktionsszintigraphie; Hyperplasie und Adenom speichern vermehrt Thallium, treten als isolierte Mehranreicherung in der Subtraktion hervor.

Zähne: Kennzeichnung

nach der Féderation Dentaire Internationale (1970)

Jeder Zahn ist mit 2 Ziffern gekennzeichnet:

1. Ziffer = Kennziffer für Quadranten
2. Ziffer = Position im Quadranten, vom 1. Schneidezahn medial (1) bis zum letzten Molaren (8)

	oben = 1			oben = 2	
		18 17 16 15 14 13 12 11	21 22 23 24 25 26 27 28		
rechts					links
		48 47 46 45 44 43 42 41	31 32 33 34 35 36 37 38		
	unten = 4			unten = 3	

Zähne: Bezeichnung der Zahnoberflächen

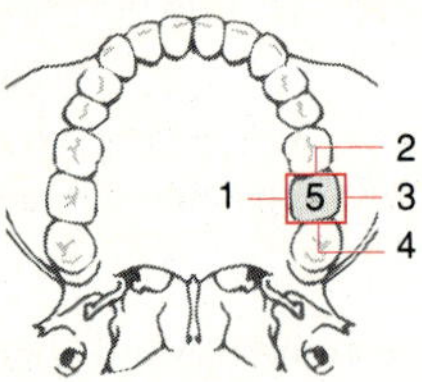

1 lingual (zur Zunge)
2 mesial (zur Mittellinie)
3 bukkal (zur Wange)
4 distal (zum Kieferwinkel)
5 okklusal (Kaufläche)
- apikal (zur Wurzel)

Zähne: Periodontium, Lamina dura

Lamina dura: begrenzt den Kieferknochen als dünne kortikale Linie, mit angrenzendem Spalt (Periodontium) von weniger als 1 mm um die Zahnwurzel. Parodontale Veränderungen zeigen Schwund der Lamina dura, Verbreiterung des Periodontiums oder beides.

Schwund der Lamina dura

Umschrieben:

Parodontose (degenerativ), Parodontitis (entzündlich)	Resorption von Lamina dura und Knochen um Zahnhals und prox. Wurzel
Parodontalabszeß	zunehmend Schwund der gesamten Lamina dura um den Zahn, Periodontium verbreitert

Generalisiert:

Osteoporose (senil, Cushing-Syndrom, Steroidgabe)	evtl. Reste der Lamina sichtbar
Hyperparathyreoidismus	ohne Verbreiterung des Periodontiums

Verbreiterung des Periodontiums

Sklerodermie	mit intakter Lamina dura
habituell durch vermehrtes Aufeinanderpressen	

Verlust der Lamina dura und verbreitertes Periodontium
(„schwimmende Zähne")

Parodontalabszeß
Histiocytosis X
andere lytische Läsionen (Lymphom, Leukämie, multiples Myelom, Metastasen, Ameloblastom)

Lamina dura nicht sichtbar durch angrenzende Sklerose

Sklerosierende Osteomyelitis

Schwund der Lamina dura durch angrenzende Lyse und Sklerose

Fibröse Dysplasie
M. Paget
Osteomalazie

Kiefer: Zystische und lytische Läsionen

Akuter periapikaler Abszeß
Rö: verbreiterter Periodontalspalt und umschriebene unscharfe Aufhellung um die Wurzelspitze.

Chronischer periapikaler Abszeß
Rö: scharf oder unscharf begrenzter Defekt um die Wurzelspitze.

Zahngranulom
Rö: scharf begrenzte Aufhellung bis etwa 1 cm Durchmesser.

Parodontale Zyste (dental, radikulär, apikal)
Rö: scharf begrenzte Aufhellung, bis zu mehreren Zentimetern Größe; dünner sklerotischer Randsaum; evtl. darin Reste von Milchzähnen; kann sich vergrößern, den Knochen auftreiben oder Zähne verdrängen.

6

Follikuläre Zyste
Rö: wie parodontale Zyste; enthält zusätzlich einen nicht durchgebrochenen Zahn oder seine Krone.

Entwicklungsbedingte Zyste, Fissurenzyste
Nasopalatinalzyste bzw. Canalis-incisivus-Zyste
Rö: in der Mittellinie gelegene Aufhellung.
Globulomaxilläre Zyste
Rö: zwischen Dens 2 und 3.
Nasolabiale Zyste
Rö: Weichteilzyste zwischen Nase und Oberlippe, kann evtl. Resorption der benachbarten Maxilla hervorrufen.

Ameloblastom/Adamantinom
Rö: multilokulär-zystisch; blasenartige Hohlräume mit groben Trabekeln; 80% in der Mandibula, 20% in der Maxilla. Klinisch weniger aggressive Variante: ameloblastisches Fibrom, Adenoameloblastom; maligne Variante: ameloblastisches Sarkom.

Pindborg-Tumor
ähnlich dem Ameloblastom; dichtere wabenartige knöcherne Binnenstrukturen.

Odontom
Rö: scharf begrenzte Läsion, enthält zahnbildendes, meist schattengebendes Gewebe.

Eosinophiles Granulom (Histiocytosis X)
Rö: lytische Läsion mit „freischwebenden" Zähnen.

Hyperparathyreoidismus
Rö: evtl. „braune Tumoren" als lytische Läsion, sonst Schwund der Lamina dura.

Fibröse Dysplasie
Rö: lytisch bis sklerotisch („Milchglas"), expansiv, recht scharf begrenzt, häufig einseitig.

Weitere Tumoren:
benigne: aneurysmatische Knochenzyste, Hämangiom, Neurofibrom, Riesenzelltumor etc.;
maligne: Sarkome (Chondro-/Fibro-/Osteosarkome), multiples Myelom, Metastasen.

Kieferatrophie

Ursachen multifaktoriell: Parodontitis, Druckatrophie nach Zahnverlust, Inaktivitätsatrophie, Osteoporose, Hyperparathyreoidismus.

Klinik/Rö-Aspekt: Bruchfestigkeit abnehmend, Strahlentransparenz zunehmend. Vergröberung der Spongiosatrabekel mit Bildung von Compactainseln interforaminal.

Kiefermaße

Maxilla: For.-incisivum-Niveau: 13-23 mm Höhe/6-15 mm Tiefe, bei Atrophie bis 4 mm Höhe/4 mm Tiefe, Sinus-maxillaris-Niveau bis 1 mm Höhe.

Mandibula: For.-mentale-Niveau: 20-30 mm Höhe/10-14 mm Tiefe, bei Atrophie bis 5 mm Höhe/Tiefe weitgehend unverändert (!) 10-14 mm, Molaren-Niveau: bis 8 mm Höhe.

Dental-CT

Indikationen: Planung enossaler Implantate (Brånemark), knöcherne Beteiligung bei Malignomen, präoperativ bei kongenitalen Kiefermißbildungen, Epithesenplanung, traumatologische Fragestellungen.

Methodik: parallele Schichtung transversal zum Mandibularand/Processus alveolaris maxillae, Spiraltechnik: 1 mm Schichtdicke, 1 mm Vorschub, Knochenalgorithmus manuelle Bearbeitung der Ebenen für Panorama- und paraxiale Rekonstruktionen, paraxiale Rekonstruktionen im Maßstab 1:1.

Beurteilung: Höhe/Tiefe von Maxilla und/oder Mandibula, Demonstration Sinus maxillaris/Maxilla und Canalis mandibulae, Verhältnis Spongiosa/Kortikalis, Lage des For. mentale.

7 Wirbelsäule

Normmaße

HWS

Ante-/Retroflexion: 35°-40°, Rotation 60°-80° nach lat. (Schultern fixiert).
Atlantodentaldistanz: < 3 mm, Kinder bis 4 mm.
Spinalkanalweite: Interpedunkulardistanz 24-33 mm, etwa WK-Breite sag.
Retropharyngealraum: bis 7 mm (C2).
Retrotrachealraum: bis 22 mm (C6).
Tracheaweite: 15-24 mm (Frauen 12-18 mm).

BWS

Kyphosewinkel: Abschlußplatte Th3/Th11 ca. 25°.
ZWR-Höhe: Th6-11 4-5 mm, Th11-12 6,5 mm, nach cran. abnehmend.
Spinalkanalweite: Interpedunkulardistanz: Th1 20-27 mm, Th2–7 15-20 mm, Th8–12 19-27 mm.
Paravertebralschatten: < 40. Lj. bis 8 mm, > 40. Lj. bis 15 mm.

LWS

Statische Achse: Senkrechte von Mitte L3 schneidet S1.
Lumbosakralwinkel (Deckplatte S1/Horizontale): 26°-57°(34°).
ZWR-Höhe: L1 < L2 < L3 < L4 > L5.
Spinalkanalweite: Interpedunkulardistanz > 16 mm, sagittal > 11 mm.
Ante-/Retroflexion: bis 80°, Beweglichkeit L4/L5 am größten.

Schädelbasis/obere HWS: Winkel/Kennlinien

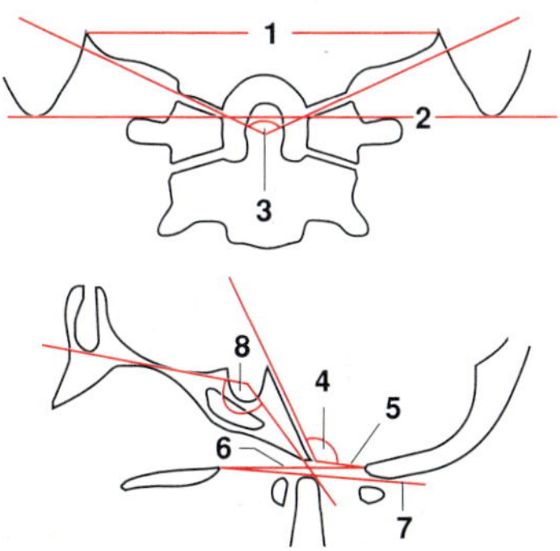

1 Biventerlinie (nicht vom Dens überschritten)
2 Bimastoidlinie (Densspitze < 10 mm darüber)
3 Kondylenwinkel (~125°)
4 Boogard-Winkel (120° - 130°)
5 McRae-Linie (nicht vom Dens überschritten)
6 Chamberlain-Linie (Dens bis 4 mm darunter / 2 mm darüber)
7 McGregor-Linie (Dens < 5 mm darüber)
8 Basalwinkel (120° - 150°)

HWK C1/C2

Atlas (von cranial)

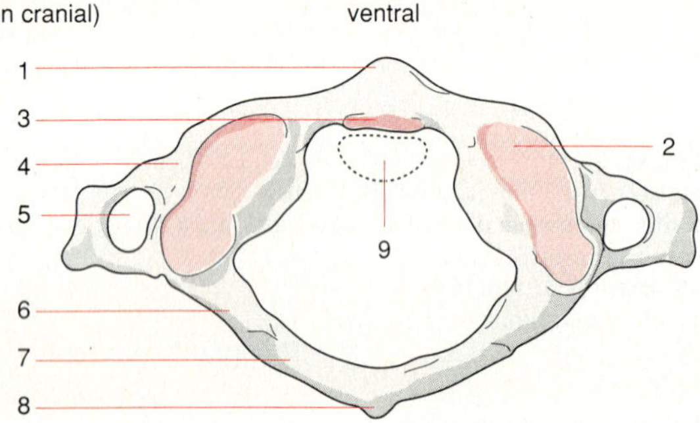

Axis (von lateral)

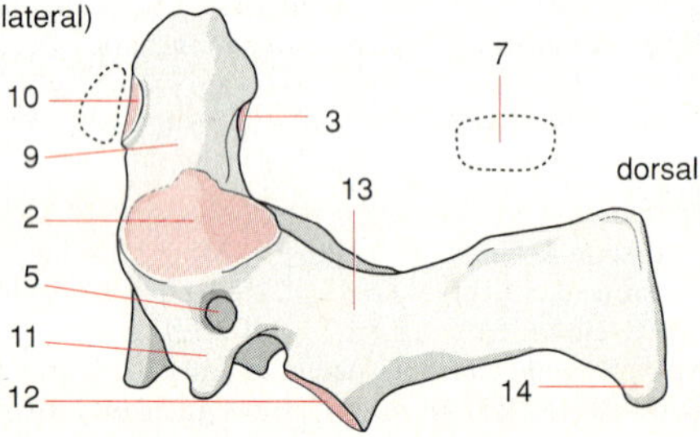

Axis (von ventral)

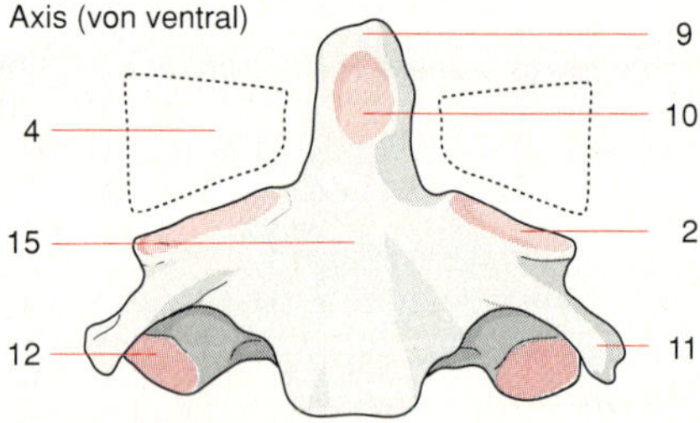

1 Tuberculum ant.
2 Fovea articularis sup.
3 Fovea articularis post.
4 Massa lat. atlantis
5 For. transversarium
6 Sulcus arteriae vertebralis
7 Arcus post.
8 Tuberculum post.
9 Dens axis
10 Fovea dentis
11 Proc. costotransversarius
12 Fovea articularis inf.
13 Arcus spinalis
14 Proc. spinosus
15 Corpus axis

Ossäre Spinalkanalstenose

Relativ: ap 10-12 mm/**absolut:** < 10 mm ap
Kongenital: Achondroplasie, Chondrodysplasien, WK-Mißbildungen, Meningozelen, Spina bifida, vertebragene Dysgenesie (insbes. dysplastische Neuralbögen).
Degenerativ: Osteoarthropathie, Ligamenthypertrophie, Intervertebralarthrose, Spondylarthose, Spondylolisthesis, M. Paget, nach Laminektomie, posttraumatisch.
Zervikal: C5/6 > C6/7 > C4/5 > C7/Th1 > cranial C4.
Lumbal: L4/5 > L3/4 > L2/3 > L5/S1 > cranial L2.

LWS: CT - Transversalschnitte

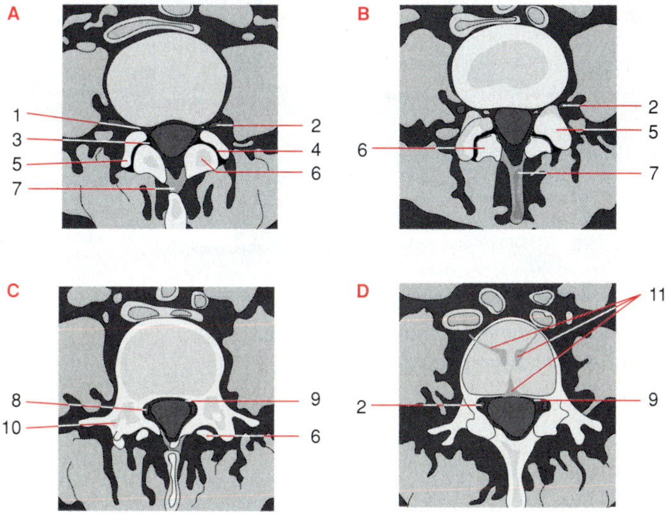

1 Venenplexus vertebralis int.
2 Nervenwurzel
3 Gelenkkapsel intervertebral
4 Intervertebralgelenk
5 Proc. articularis caud.
6 Proc. articularis cran.
7 Lig. flavum
8 Wurzeltasche
9 Recessus lat.
10 Proc. transversalis
11 Vasa basovertebralia

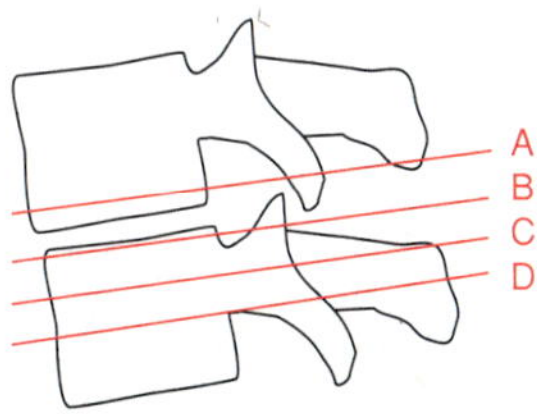

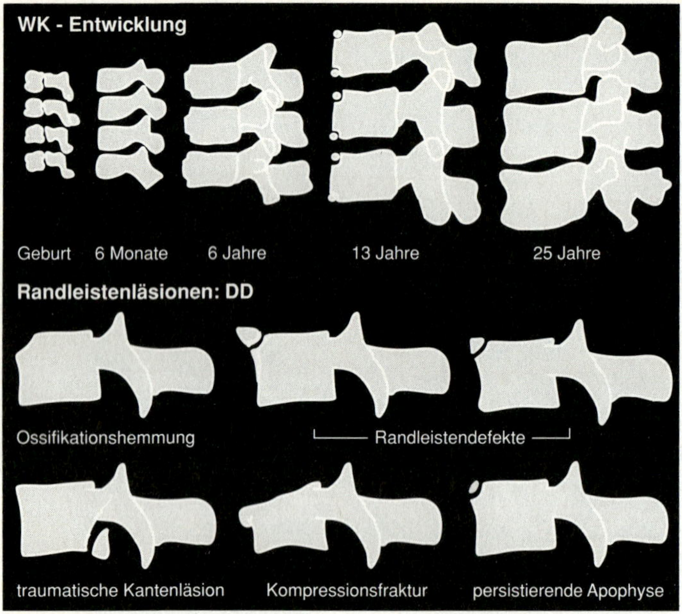

Synopsis: Spondylolyse/Interartikulardysplasie/ persistierende Apophysen

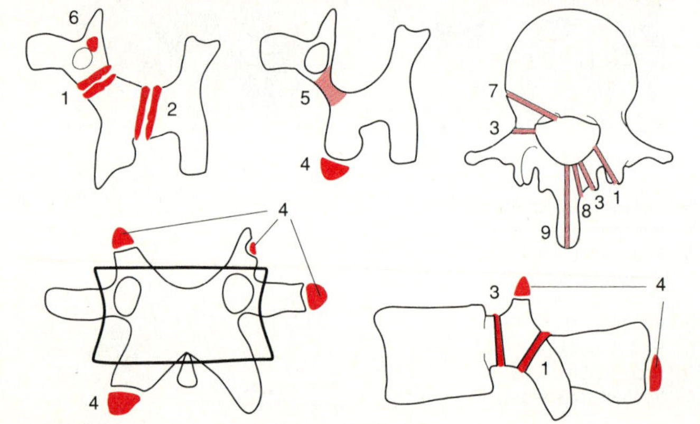

1 Isthmusspalte
2 retroisthmische Spalte
3 retrosomatische Spalte
4 persistierende Apophysen
5 Interartikulardysplasie
6 prominenter Proc. mamill.
7 persistierende Epiphyse
8 paraspinöse Spalte
9 Proc.-spinosus-Spalte

Malsegmentation/-assimilation okzipito-atlanto-axial

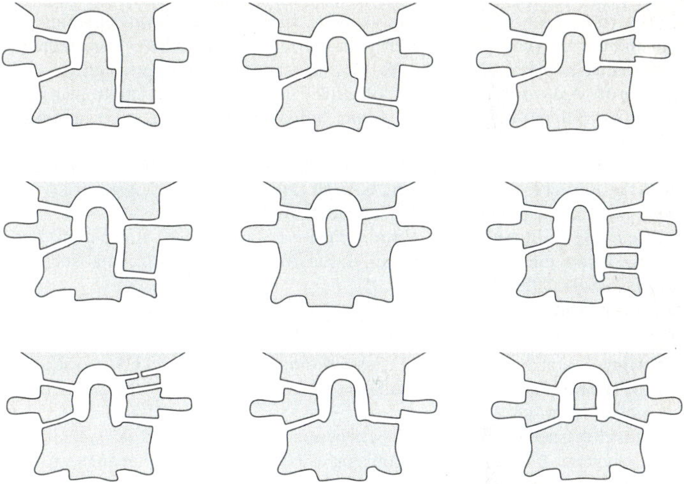

CAVE! Fraktur!

Variationen okzipito-atlanto-axial

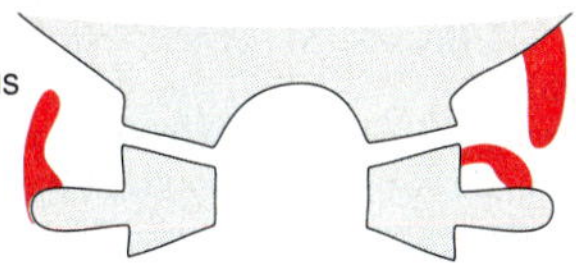

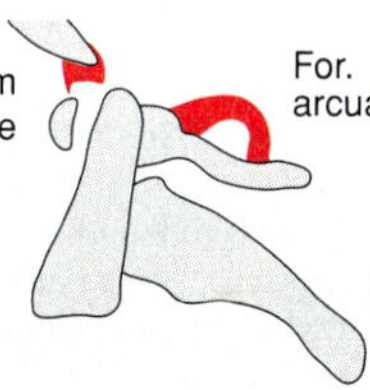

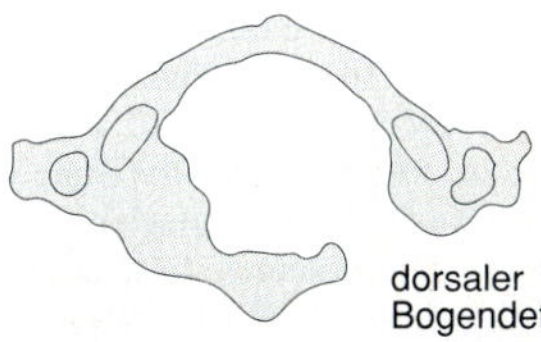

WK-Veränderungen: DD

Os-occipitale-Anomalien: Condylus tertius (selten Gelenkbildung mit Dens), Proc. basilaris (oft bilat.), Proc. paracondyloideus, basiläre Impression: **anterior:** Platybasie und Clivushypoplasie. **Medial:** elevierte(s) hypoplastische(s) Os occipitale und Kondylen, Hypoplasie der Okzipitalkondylen (ohne basiläre Impression).
Atlas- und Axisanomalien: atlantookzip. Fusion/Atlasassimilation: partiell/vollständig, oft Klippel-Feil-Syndrom, Spina bifida, basiläre Impression, atlantoaxiale Subluxation (bis 50%), Atlasbogenschlußstörung (häufig), Blockwirbel von Atlas und Axis (variable Ausprägung, z.T. Denshypo-/aplasie), Os odontoideum (hypoplastischer Dens/oft fehlender Atlasbogen, **CAVE!** Densfraktur/Pseudarthrose!), Proc. epitransversarius, Ponticulus post. (For. arcuale), Ponticulus lat.
Atlantoaxiale Subluxation (> 3 mm): rheumatoide Arthritis, angeborene zervikobasiläre Anomalie, Spondylitis ankylosans/psoriatica, posttraumatisch, Retropharyngealabszeß (bei Kindern).
Frakturen von Atlas/Axis: Jefferson-Fraktur, Atlasbogenfraktur, Densfraktur, Hangman-Fraktur (Axisbogenfraktur).

7

Blockwirbel: kongenital, Kippel-Feil-Syndrom (meist C2/3 und C5/6), rheumatoide Arthritis (Dornfortsätze nicht verschmolzen!), M. Bechterew, Tuberkulose, Spondylodese, posttraumatisch.
WK-Durchmesser vergrößert: M. Scheuermann, M. Paget, fibröse Dysplasie, malignes Lymphom, Gigantismus, Akromegalie, Hydatidenzyste, Hämangiom, Riesenzelltumor, aneurysmatische Knochenzyste, Osteoblastom, ossäre Metastase (Nierenzell-/Mamma-/Prostata-Ca.).
WK-Höhe vermehrt: Blockwirbel (postinfektiös/kongenital), Arachnodaktylie, selten bei fehlender Gewichtsbelastung.
Fischwirbel: Osteopenie/-porose, renale Osteodystrophie, M. Gaucher, hereditäre Sphärozytose, Homozystinurie, Thalassaemia major, Sichelzellenanämie.
WK-Endplatteneinsenkung, stufenförmig: Sichelzellenanämie.
Kastenwirbel: Spondylitis ankylosans, M. Paget, selten Reiter-Syndrom/Arthritis psoriatica/rheumatoide Arthritis.
WK-Dichteerhöhung, homogen (Elfenbeinwirbel): osteoplastische Metastase, M. Paget, malignes Lymphom (insbes. MH), Fluorose, Myelosklerose, Osteopetrosis.
WK-Dichteerhöhung, inhomogen: osteoplastische Metastase, M. Paget, Fraktur, Hämangiom, Kompaktainsel, MH, Osteoidosteom/Osteoblastom, Osteomyelitis, Hyperparathyreoidismus, nach Radiatio, Sarkom, Fluorose, tuberöse Sklerose, Sarkoidose, Sichelzellenanämie, Hyperkalzämie, Myelosklerose, Mastozytose, Osteopetrosis, BS-Erkrankung, Spondylosclerosis hemisphaerica (insbes. L4/5!), idiopathisch.
WK-Abflachung: Fraktur, Osteoporose, Plasmozytom, ossäre Metastase, Hyperparathyreoidismus, malignes Lymphom, Osteomyelitis, M. Paget, Steroidtherapie, M. Scheuermann, eosinophiles Granulom, Hämangiom, aseptische Nekrose (KümmellVerneuil-Syndrom), kongenital (Platyspondylie/Achondroplasie/Mukopolysaccharidose/Osteogenesis imperfecta).
WK-Arrosion, Abschlußplatten: Spondylitis ankylosans/-tuberculosa/pyogen, Mitbeteiligung bei Spondylodiszitis (spezifisch/unspezifisch), rheumatoide Arthritis, Sarkoidose, destruktive Spondylopathie (renale Osteodystrophie), Tumor/Metastase, Osteomyelitis, selten Chordom.

➤

Kontur- und Strukturveränderungen an WK

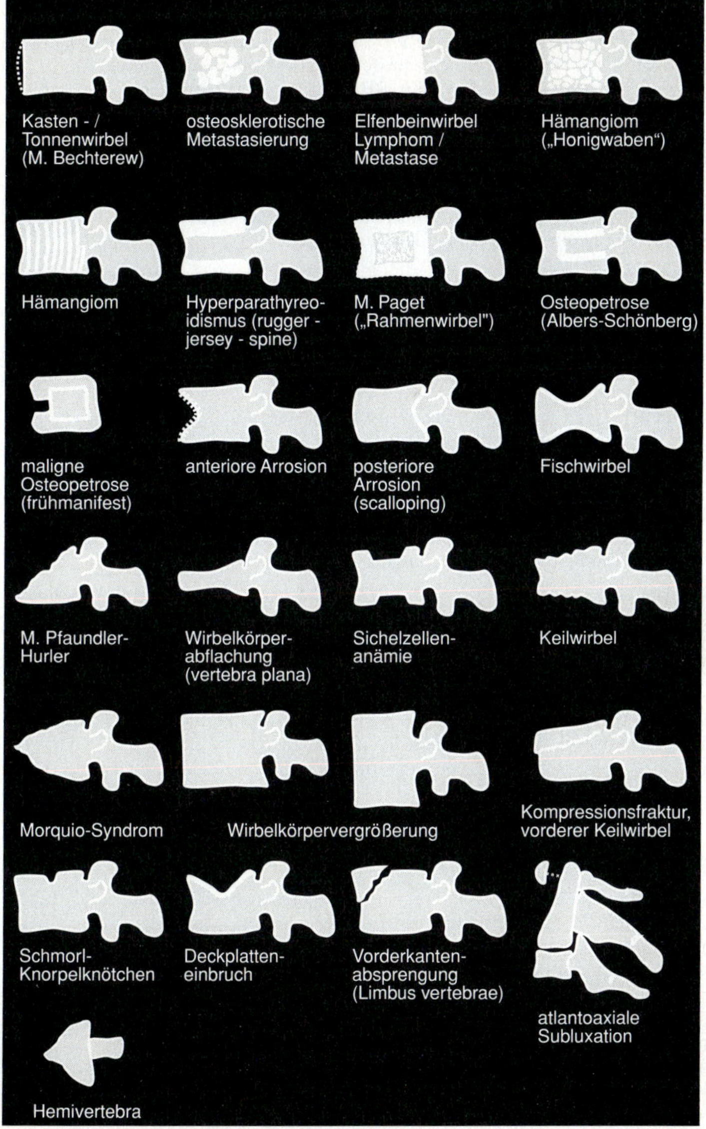

➤ WK-Veränderungen: DD

WK-Arrosion/-Einbuchtung, ventral: Spondylitis (spezifisch/unspezifisch), Aortenaneurysma, Arrosion durch RF/Lymphadenopathie/LK-Metastasen, malignes Lymphom, selten bei verzögerter motorischer Entwicklung.
WK-Arrosion/-Auskehlung, dorsal: RF intraspinal, Neurofibromatose, Syringomyelie, Achondroplasie, Akromegalie, selten intracran. Druckerhöhung, kongenital (Arachnodaktylie/Mukopolysaccharidose).

WK-Ausziehungen, knöchern
Syndesmophyten (M. Bechterew/Alkaptonurie).
Paravertebrale Verknöcherung (M. Reiter/Psoriasisarthropathie).
Klauenosteophyten (streßbedingt/degenerativ).
Zugsporne (degenerativ).
Wellige Längsbandverknöcherung (diffuse idiopathische Skeletthyperostose [DISH]/M. Forestier).

Weites For. intervertebrale: neurogener Tumor, andere Tumoren (Lymphom/Meningeom/Lipom/Dermoid/selten Chordom), lat. Meningozele, kongenitale Bogen(wurzel)agenesie.
Bogenwurzelveränderung/-aplasie: ossäre Metastase, benigner Knochentumor (Osteoblastom/aneurysmatische Knochenzyste/Riesenzelltumor), eosinophiles Granulom, Sarkom, infektiöser Prozeß, malignes Lymphom, selten Plasmozytom, selten Syringomyelie/intraspinale RF, kongenitale Agenesie.
Bogenwurzel-Abstandsvergrößerung (und innere Abflachung): intraspinale RF, Syringomyelie, Myelo-/Myelomeningozele, Myeloschisis, Akromegalie, **scheinbar** bei Torsion(skoliose) ⇒ **keine Abflachung!**

BS-Verkalkung: Hyperparathyreoidismus, idiopathisch, posttraumatisch, postinfektiös, Spondylitis ankylosans, BS-Degeneration, Gicht, Hämochromatose, D-Hypervitaminose, Hyperkalzämie, Ochronose.

ISG-Veränderungen (Arrosion/Verbreiterung/Sklerose/Ankylose): Spondylitis ankylosans, Hyperparathyreoidismus, infektiös (spezifisch/unspezifisch), Tumor/Metastase, rheumatoide Arthritis, Reiter-Syndrom, Arthritis enteropathica, M. Crohn, Gicht, Arthrosis deformans, Osteitis condensans ilii, Arthritis psoriatica, Osteochondrosis sacri, Paraplegie, Polychondritis, Sacroiliitis circumscripta, ISG-Agenesie.

Spondylitis ankylosans

Konstellation: männlich, Mon-/Oligoarthritis der unteren Extremitäten, Calcaneopathia rheumatica, Iridozyklitis(anamnese), familiäre Belastung mit Spondylitis ankylosans und/oder HLA-B27-Antigen positiv.
Juvenile Form (vor dem 20. Lj., ca. 15%) mit Beschwerden peripherer Gelenke incl. Temporomandibulargelenke, Fibroostitiden/Bursitiden sowie **ausschließlich** Befall der Wirbelbogengelenke. 80% zwischen 20. und 40. Lj., Gipfel 3. Dekade.
Präsenile (5.-6. Dekade)/**senile** Form (> 6. Dekade) ca. 5%.
Viszeralmanifestationen/Komplikationen: Iridozyklitis (meist unilat.), Myokarditis (vorhofnah, meist AV-Block 1. Grad), Aortitis (⇒ Aorteninsuffizienz), pulmonale Fibrose (teils zystisch, OL(pleuranah), Amyloidose (Nieren), Cauda-equina-Syndrom.

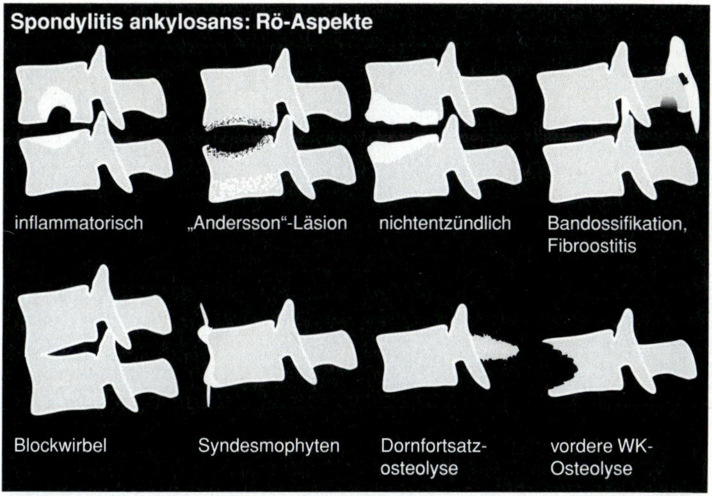
Spondylitis ankylosans: Rö-Aspekte
inflammatorisch
„Andersson"-Läsion
nichtentzündlich
Bandossifikation, Fibroostitis
Blockwirbel
Syndesmophyten
Dornfortsatz-osteolyse
vordere WK-Osteolyse

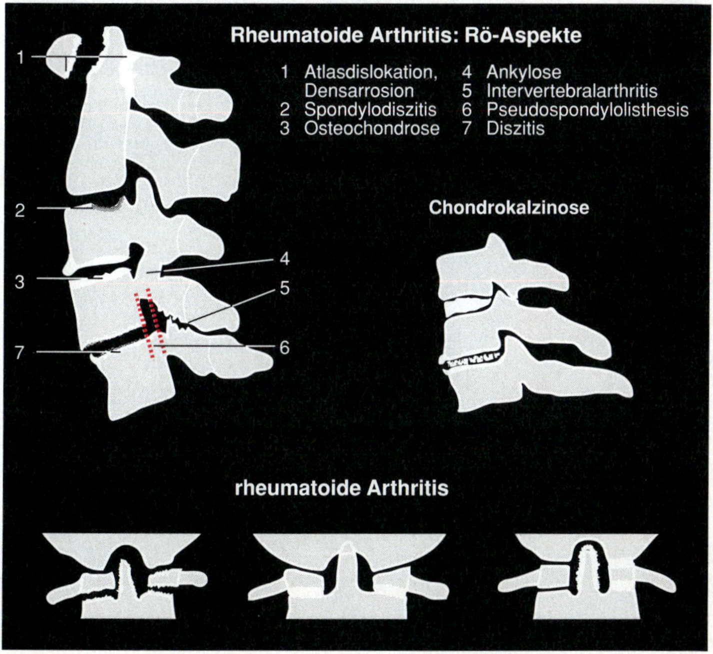
Rheumatoide Arthritis: Rö-Aspekte
1 Atlasdislokation, Densarrosion
2 Spondylodiszitis
3 Osteochondrose
4 Ankylose
5 Intervertebralarthritis
6 Pseudospondylolisthesis
7 Diszitis
1
2
3
4
5
6
7
Chondrokalzinose
rheumatoide Arthritis

7

Synopsis: Osteophytäre Veränderungen

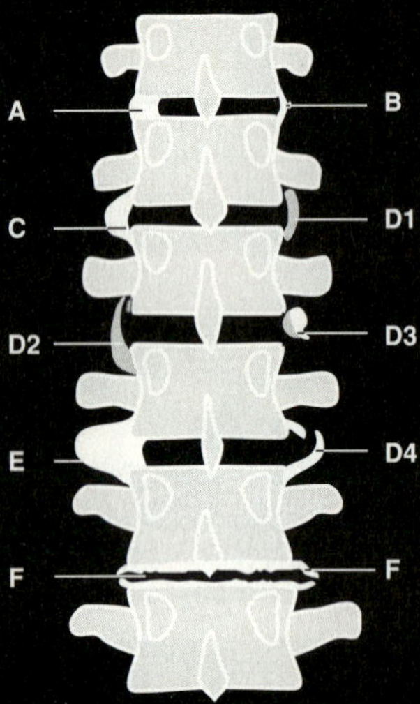

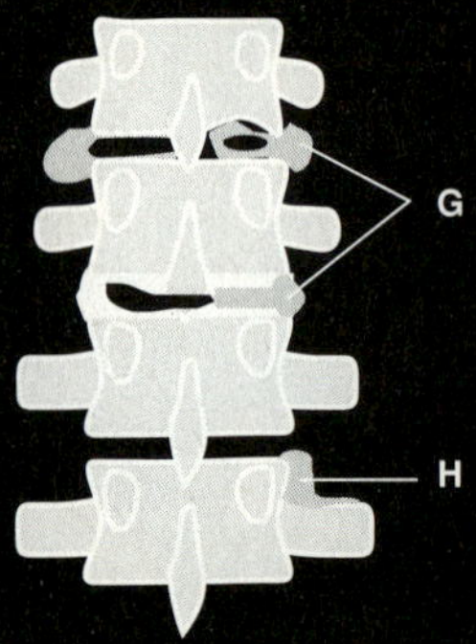

A Anulus-fibrosus-Syndesmophyt
B prädiskaler Syndesmophyt
C Mixtaosteophyt
D1 - D3 Parasyndesmophyten
D4 submarginaler Spondylophyt
E Spondylosis hyperostotica
F Spondylophyt bei Osteochondrosis
G Reparationsosteophyten
H Osteophytosis maligna

Spondylitis/Spondylodiszitis
(tuberkulös, unspezifisch)

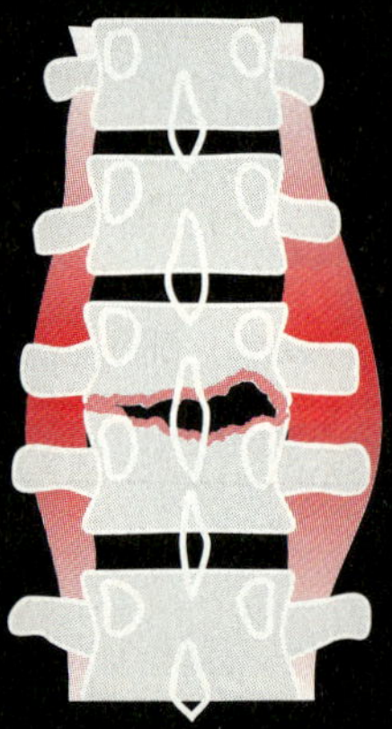

Bogenwurzelveränderungen

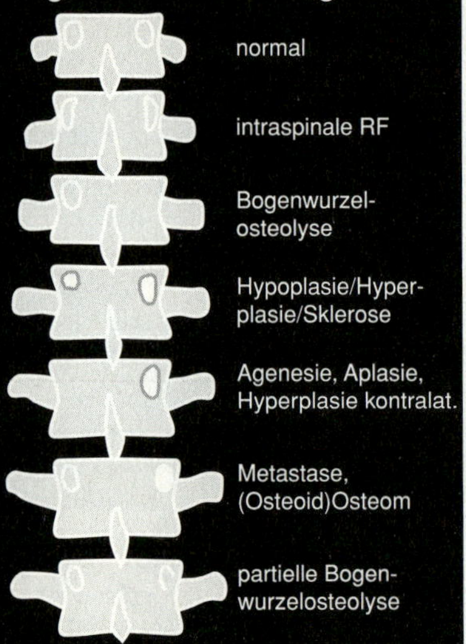

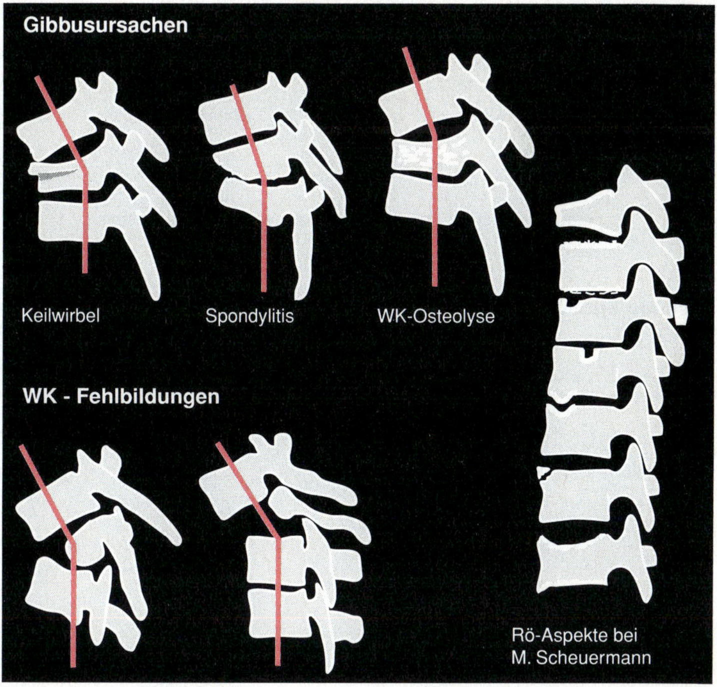

7

M. Scheuermann

DD: Skoliose, Spondylodiszitis/Spondylitis (meist nur ein Segment!), enchondrale Dysostose.

Stadium 0: Haltungsinsuffizienz.

Stadium 1: 10-13 Lj., Bewegungseinschränkung, Müdigkeit, selten Schmerzen, selten beginnende Keilwirbel.

Stadium 2: 13-18 Lj., florides Stadium, Schmerzen beim Gehen, Sitzen, Muskulatur überdehnt/insuffizient. Fehlhaltung nicht korrigierbar. Keilwirbel am Kyphosescheitel, benachbarte WK mit Tonnenform, Deckplatten wellig, später Schmorl-Knötchen, verspätete Apophysen, BS verschmälert.

Stadium 3: > 18 Lj., Residualstadium, Fehlhaltung fixiert, tendenziell vermehrt degenerative WS-Veränderungen. Keilwirbel, sklerosierte Deckplatten, Schmorl-Knötchen, Osteochondrose, Spondylarthrose, Spondylose.

DD: Rö-Aspekt M. Scheuermann/Chorda dorsalis

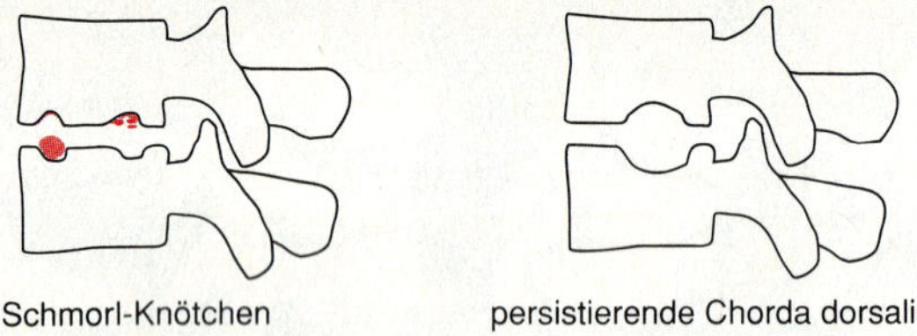

(Pseudo)Spondylolisthesis

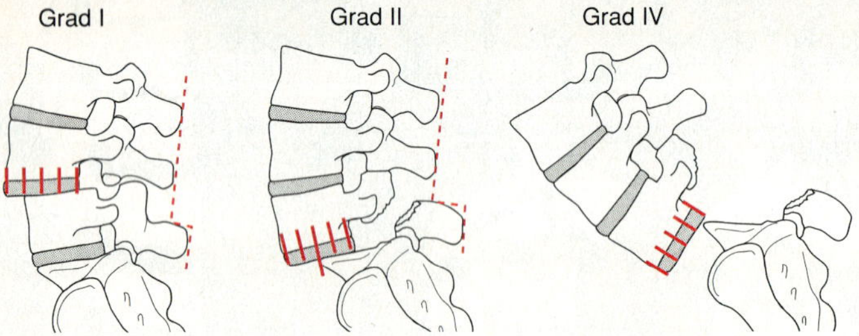

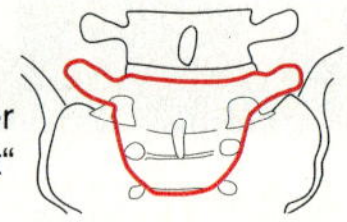

DD: Monosegmentäre BS-Höhenabnahme

Schmorl-Knötchen: jung, gesund, im Verlauf Randsklerose und Edgren-Vagrino-Zeichen.
Angrenzende osteolytische Metastase: älter, Tumoranamnese, im Verlauf Kompressionsfraktur.
Bakterielle Spondylitis: Klinik!, postop. (?), unscharfe Abschlußplatten(erosionen) beidseids angrenzend, paravertebrale Weichteilschwellung.
(Osteo)Chondrosis: keine Erosionen, keine Änderung im Verlauf.
Traumatisch: wie Schmorl-Knötchen, Anamnese!, Klinik!

BS-Degeneration

Protrusion: BS-Vorwölbung ohne Längsbandabhebung.
Subligamentärer Prolaps: BS-Vorwölbung mit Längsbandabhebung.
Prolaps: BS-Vorwölbung mit Riß des Längsbandes und Durchtritt von BS-Gewebe.
Sequester: BS-Prolaps mit Abtrennung des(r) prolabierten Gewebeanteil(e)s und möglicher Verlagerung nach caud./cran.
CT: weicher Prolaps/freier Sequester 50-70 HE.
MRT: wassergehaltabhängiges Signal der BS in T2, bei Degeneration SI-Verlust.

Lat. Prolaps: Wurzelaffektion, monoradikulär.
Mediolat. Prolaps: oft mehrere Wurzeln, Myelon-/Caudakompression möglich.
Med. Prolaps: Myelon-/Caudakompression, akutes Querschnittssyndrom möglich.
Intra-/extrafor. Prolaps: meist höhergelegene Wurzel betroffen, monoradikulär.

Zervikaler Prolaps
C6/7 > C5/6 > C7/TH1 >> cran. C5.
C5-Syndrom: motorische Schwäche Mm. deltoideus/biceps, sensible Störungen/ Schmerzen Oberarm/Schulter, BSR-Abschwächung möglich.
C6-Syndrom: motorische Schwäche Mm. biceps/brachioradialis, sensible Störungen/ Schmerzen Arm radial (1./2. Strahl), BSR-Abschwächung/-Ausfall regelmäßig.
C7-Syndrom: motorische Schwäche Mm. triceps/pronator teres/abductor pollicis brevis/opponens pollicis/pectoralis major. Sensible Störungen/Schmerzen zwischen Radius und Ulna (2.-4. Strahl). TSR-Abschwächung/-Ausfall häufig.
C8-Syndrom: motorische Schwäche Mm. interossei/seltener M. triceps. Sensible Störung/Schmerzen ulnar (4./5. Strahl). Trömner-Reflex-Abschwächung, seltener TSR-Abschwächung.

Lumbaler Prolaps
L5/S1 > L4/5 >> L3/4 >> cranial L3.
L4-Syndrom: motorische Schwäche M. quadriceps, sensible Störung/Schmerzen anterolat. Oberschenkel über Knie bis Malleolus med., PSR-Abschwächung/-Ausfall regelmäßig.
L5-Syndrom: motorische Schwäche Mm. tibialis/peronaeus, sensible Störung/ Schmerzen lat./ant. Unterschenkel bis 1. Strahl, Tibialis-post.-Sehnenreflexabschwächung häufig.
S1-Syndrom: motorische Schwäche M. triceps surae. Sensible Störung/Schmerzen dorsal von gluteal bis popliteal, dorsolat. Unterschenkel bis V. Strahl. ASR-Abschwächung/-Ausfall häufig.
Med. Massenprolaps L4/5: bilat. Beinparese, Reithosenanästhesie, Blasen-/Rektumparese.

HLA-B27-Antigen-assoziierte Erkrankungen

Spondylitis ankylosans, Reiter-Syndrom, reaktive (postinfektiöse) Arthritis nach Salmonellen/Shigellen/Yersinien, Arthritis psoriatica (Sakroiliitis), enteropathische Arthropathien (meist Sakroiliitis bei M. Crohn/Colitis ulcerosa), juvenile chron. Arthritis (mit Sakroiliitis).
HLA-B27-Antigen-Koinzidenz: M. Whipple, M. Behçet, familiäres Mittelmeerfieber.

BS-Prolaps: Rö-Funktionsaufnahmen

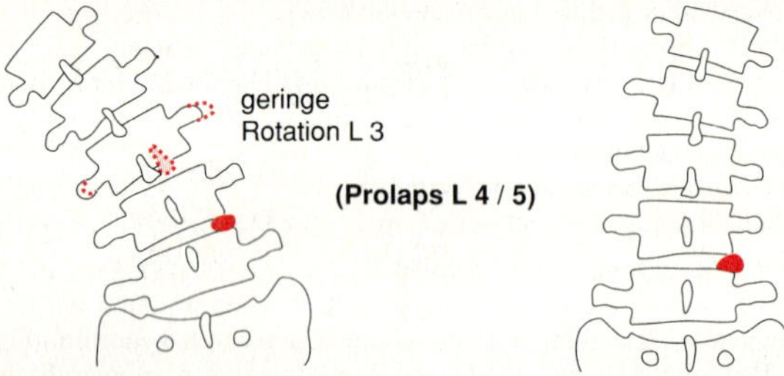

Lateralflexion kontralat. **Lateralflexion ipsilat.**

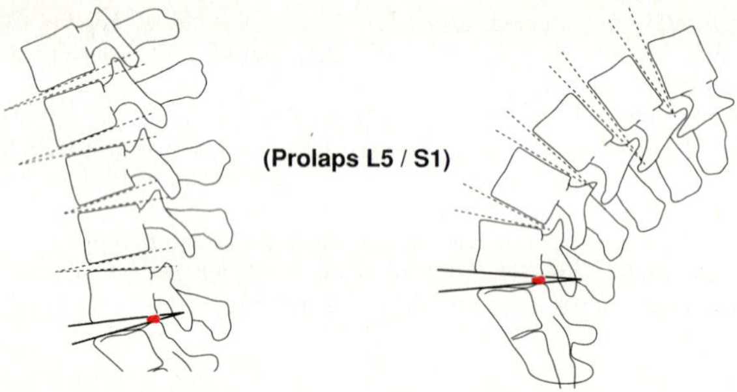

Anteflexion **Retroflexion**

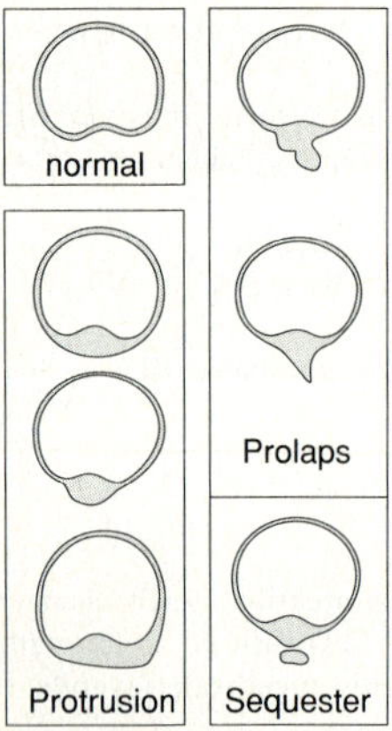

**BS-Läsionen:
Konfigurationen im CT**

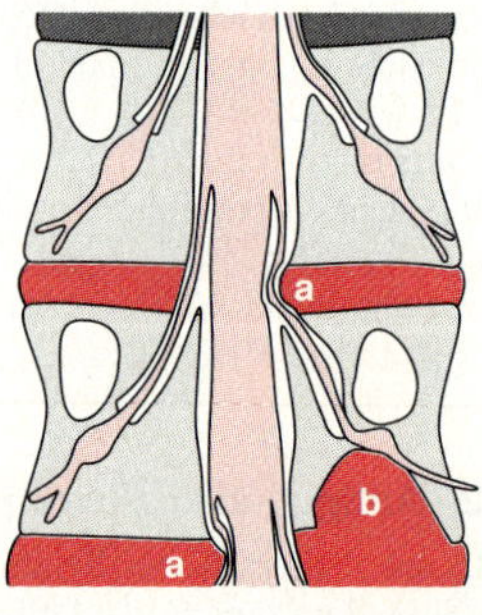

**BS-Prolaps:
mediolat. (a), lat. (b)**

Zervikale Wurzelkompression

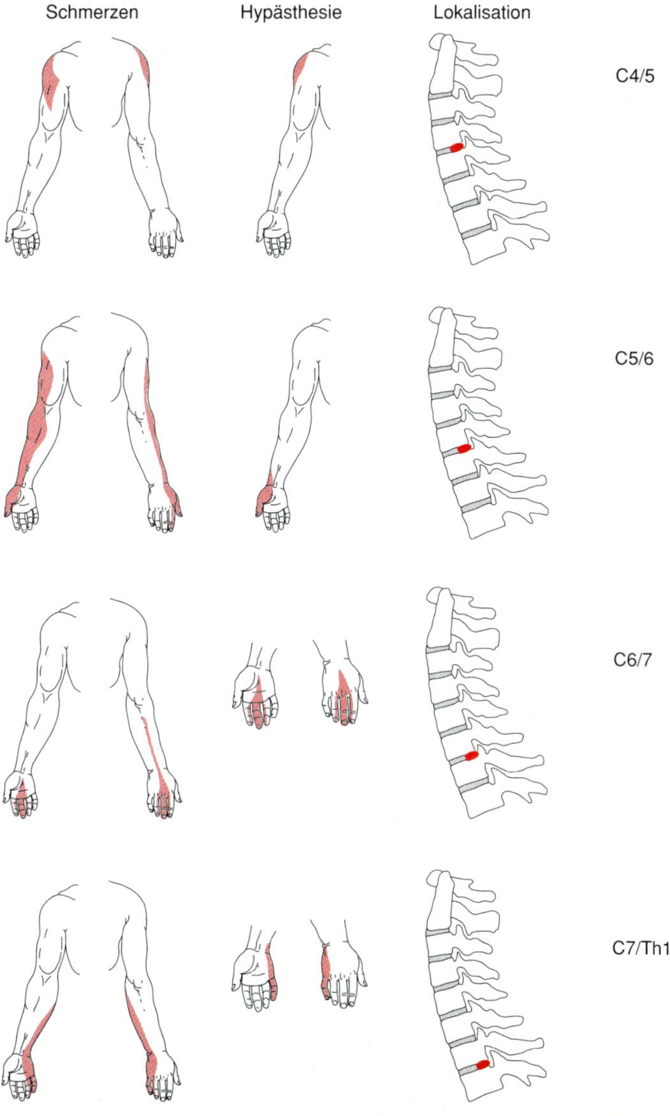

Lumbosakrale Wurzelkompression

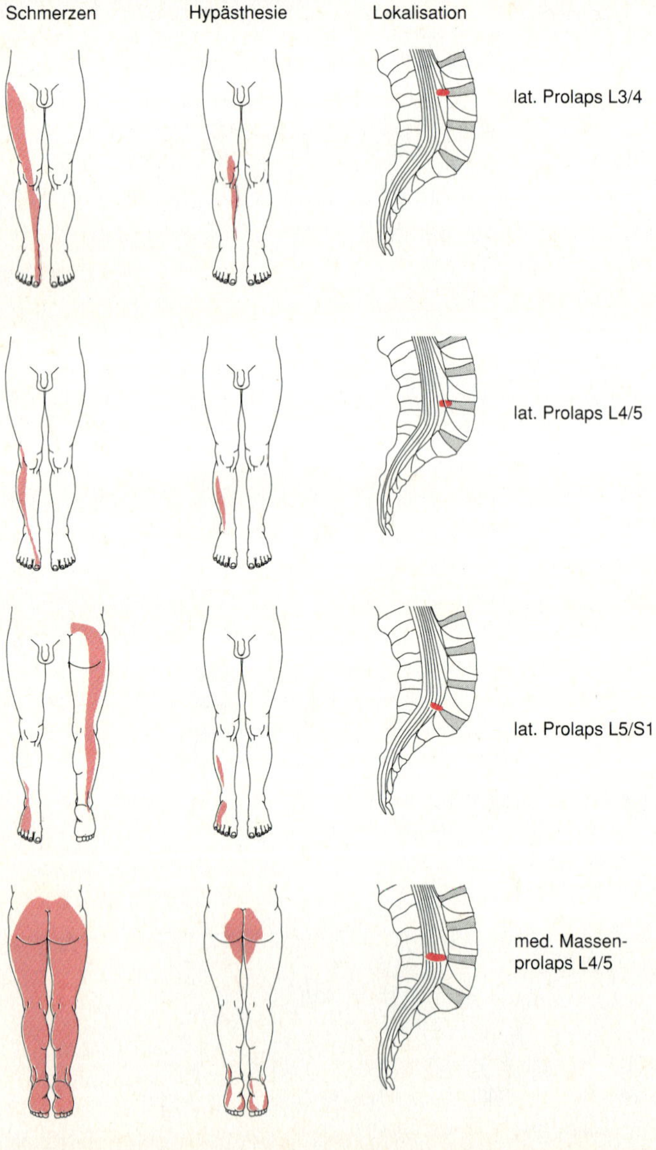

Ischialgie

Akut: BS-Protrusion (Lumbago/radikuläres Syndrom), BS-Prolaps lateral (radikuläres Syndrom)/medial (Cauda-Syndrom), Radikulitis (Borrelien/Zoster/Herpes simplex), Polyradikuloneuritis, SAB (Angiom), epiduraler Abszeß, LWK-Fraktur, Ischämie (A. spinalis ant.), Arachnoiditis.
Fluktuierend/spontan rezidivierend: Angiom, selten enger Spinalkanal.
Bei Belastung: enger Spinalkanal, intermittierende spinale/Conus-Cauda-Ischämie, Mißbildungstumoren.
Dauerschmerz: chronisches Wurzelkompressionssyndrom, pseudoradikuläres Syndrom, Polymyalgia rheumatica, metabolische Radikulopathie (Diabetes mellitus), psychogen.
Chronisch progredient: intradurale extramedulläre RF (Ependymom/Neurinom/NHL/Meningeom), (Abtropf)Metastasen (Medulloblastom), spinale Invasion bei extraspinalen Prozessen (Tumor/Abszeß/Tuberkulose), Meningiosis carcinomatosa/sarcomatosa.

BS-Verkalkung

Degenerative Spondylose: im Nucl. pulposus, meist zusammen mit Osteophyten, BS-Höhenminderung, Vakuumphänomen.
CPPD-Speicherkrankheit: peripherer Anulus fibrosus.
M. Bechterew: im Nucl. pulposus, zusammen mit Ankylose/Syndesmophyten/Kastenwirbeln.
Alkaptonurie: meist innerer Anulus fibrosus, diffus möglich, ab 4. Dekade. BS-Höhenminderung, Spondylophyten, Osteoporose, Ankylose möglich wie M. Bechterew
Hämochromatose: äußerer Anulus fibrosus.
Idiopathisch: bei Kindern passager, bei Erwachsenen persistierend.
Gicht, DISH, juvenile chronische Arthritis, nach Spondylodese.

Skoliose

Idiopathisch: infantil (< 4 Jahre, regredient/progredient, 90% Spontanheilung, m > f), juvenil (4-9 Jahre, meist progredient, f > m), adoleszent (10 Jahre bis Skelettreife, meist thorakal, f > m).
Neuromuskulär: neurogen (z.B. Poliomyelitis, spastische Zerebralparese, Syringomyelie, Myelomeningozele, Friedreich-Ataxie, spinale Muskelatrophie), myogen (Muskeldystrophie), neurotrophisch (Charcot-Wirbel), spasmogen (abdominell/retroperitoneal).
Kongenital/entwicklungsbedingt: Formbildungsstörung, Segmentationsstörung, Dysrhaphie, Rhachischisis, Neurofibromatose, M. Scheuermann, M. Bechterew, Marfan-/Morquio-Syndrom, Homozystinurie, Osteogenesis imperfecta, Mukopolysaccharidose, Arthrogrypose, Diastematomyelie, Achondroplasie.
Verschiedenes: Trauma (Luxation, Fraktur, postradiatio, postop.), Brustwandveränderung (kongenital, postop., postradiatio), unilat. (chron.) Lungenerkrankung, metabolisch/endokrin (z.B. Akromegalie, Hypothyreose), Infektion (z.B. Spondylitis, Osteomyelitis, Tuberkulose), Tumor (z.B. Neurinom, Meningeom, Ganglioneurom, Osteoporose, ossäre Metastase, Plasmozytom, Osteoidosteom, M. Paget, aneurysmatische Knochenzyste).

Skoliosewinkelbestimmung nach Lippman/Cobb

(immer im **Liegen** oder immer im **Stehen**)

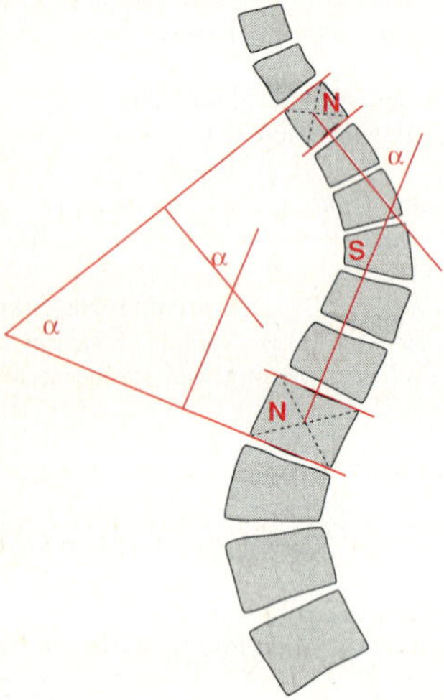

Neutralwirbel (N) = parallele Abschlußplatten, geringste Rotation, am stärksten gegen Horizontale geneigt

Scheitelwirbel (S) = Wirbel mit stärkster Keilform und / oder stärkster Rotation

α = Skoliosewinkel

Einteilung nach Krümmungswinkel α	
I	< 20°
II	21 - 30°
III	31 - 50°
IV	51 - 75°
V	76 - 100°
VI	101 - 125°
VII	> 125°

7

Wirbeltorsion

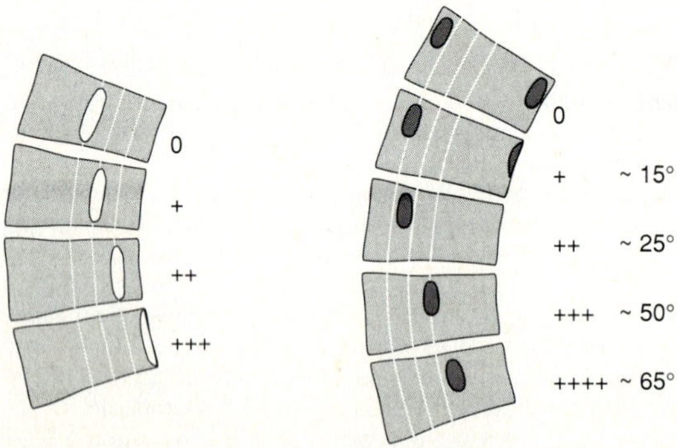

Dornfortsatzmethode (Cobb)

Bogenwurzelmethode (Moe/Nash)

Radiologische Techniken zur Skoliosebeurteilung

Wirbelsäule ap: Seitabweichung, Skoliosewinkel und -index, Wirbelrotation.
Einzelwirbel ap: Ossifikation der Ringapophyse (Skelettreife).
Becken ap: Ossifikation der Beckenkammapophyse (Skelettreife).
Wirbelsäule in Seitneigung ap: Biegsamkeit, Krümmungsminderung.
Wirbelsäule seitl.: begleitende Kyphose/Lordose.
Konventionelle Tomographie/CT: Blockwirbel, Halbwirbel.
MRT/(Myelographie): Nervenwurzelanomalien, Kompression/Verlagerung des Duralsacks, tethered cord.
i.v. Urogramm: Begleitanomalien urogenital (bei kongenitaler Skoliose).

Radiologische Techniken zur Beurteilung von Verletzungen und degenerativen Veränderungen der Wirbelsäule

WS ap: Fraktur/Destruktion/Degeneration der WK C3-C7/Th1-Th12/L1-L5 incl. Bogenwurzeln, BS-Anomalie/-Degeneration, Uncovertebralgelenkanomalie/-degeneration/-destruktion, lat. paravertebrale Weichteile.

Obere HWS durch geöffneten Mund, Aufnahme nach Fuchs: Fraktur/Destruktion/Degeneration der WK C1-C2, Luxation/Anomalie/Degeneration des Atlantoaxialgelenks.

WS seitl.: Frakturen/Destruktion/Degeneration der WK C1-C7/Th3-Th12/L1-S1 incl. Dornfortsatz, ein-/beidseitige Facettengelenkdestruktion/-blockade, BS-Veränderungen/-Anomalien, Beurteilung der prävertebralen Weichteile/des Atlas-Dens-Abstands/der Weite des knöchernen Spinalkanals/der thorakalen und lumbalen For. intervertebralia.

Flexionsaufnahmen seitl.: atlantoaxiale Subluxation, (Pseudo)Spondylolisthesis/Gefügelockerung (Auffahrunfall/Gurtverletzung, **CAVE! Fraktur!**).

Schrägaufnahme (Einstellung unter DL): Anomalie/Aufweitung/Einengung der For. intervertebralia C2-Th1, Uncarthrose, Beurteilung der kleinen Wirbelgelenke, Frakturausschluß, (Pseudo)Spondylolisthesis (Hundehalsband!).

Seitaufnahme in Schwimmerhaltung: Fraktur/Destruktion/Degeneration von C(6)7-Th3.

Konventionelle Tomographie: WK-Fraktur/-Destruktion (insbes. Dens), selten Degeneration, Frakturfragment-Lokalisation (insbes. WK-Hinterkante), Verlaufskontrolle nach Fraktur/postradiatio, Blockwirbel.

Myelographie (konventionell/Myelo-CT): Kompression/Verlagerung von Duralsack/Myelon, Anomalien/Veränderungen der Nervenwurzeln/-taschen.

CT (incl. Rekonstruktion): Fraktur/Destruktion/Degeneration sämtlicher WK, Beurteilung des Myelons/der For. intervertebralia/der paravertebralen Weichteile/der ZWR, (Pseudo)Spondylolyse, Frakturfragment-Lokalisation, Verlaufskontrolle posttraumatisch/postop./postradiatio.

Skelettszinti. (eventuell dynamische Aufnahmen): ossäre Metastasen, Osteomyelitis, Spondylitis, stumme/diskrete Frakturen, DD frische/alte Fraktur.

Knochenmarkszinti.: Plasmozytom, V. a. neoplastischen Knochenmarkbefall.

MRT (insbes. KM-unterstützte phasenverschobene Gradientenechosequenzen): Fraktur/Destruktion/Degeneration sämtlicher WK; Nachweis von ossären Metastasen, Plasmozytombefall, neoplastischer Knochenmarkbefall, Osteomyelitis, Spondylitis, stumme/diskrete Fraktur; DD frische/alte Fraktur; Beurteilung von Myelon/Nervenwurzeln/Duralsack/Meningen/Subarachnoidalraum/For. intervertebralia/paravertebrale Weichteile/ZWR; Nachweis einer (Pseudo)Spondylolyse; Verlaufskontrolle posttraumatisch/postop./postradiatio.

7

HWS-Verletzungen (nach Mechanismus und Stabilität)

	stabil	instabil
Kompression	- Wirbelbogenfraktur - Berstungsfraktur (Hinterkante intakt) - WK-Kompressionsfraktur (Hinterkante intakt)	- Jefferson-Fraktur - Berstungsfraktur (Hinterkante mitbetroffen) - WK-Kompressionsfraktur (Hinterkante mitbetroffen)
Extension	- hintere Atlasbogenfraktur - Extensions-Teardrop-Fraktur	- Hangman-Fraktur - Hypertension-Luxations-Fraktur
Flexion	- Subluxation - Facettenluxation (einseitig) - Densfraktur (Typ I und III) - Keilfraktur - Berstungsfraktur (Hinterkante intakt) - „Schaufelarbeiter"-Fraktur	- Facettenluxation (beidseitig) - Densfraktur (Typ II) - Teardrop-Fraktur - Berstungsfraktur (Hinterkante mitbetroffen)
Scherung	- WK-Kompressionsfraktur seitl. - Fraktur der Massa lat. - Fraktur des Proc. costotransversarius	- lat. Luxation
Distraktion	- atlantoaxiale Subluxation	- Hangman-Fraktur - atlantoaxiale Subluxation
Rotation	- Pfeiler- und Facettenfraktur - Fraktur des Proc. costotransversarius	- Luxationsfraktur - Pfeiler- und Facettenfraktur

7

Densfrakturtypen

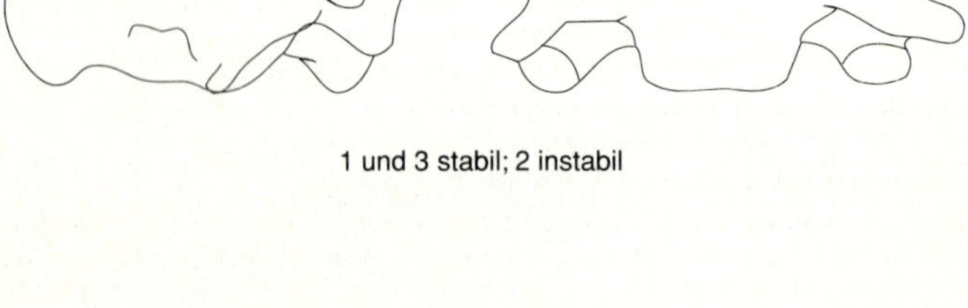

1 und 3 stabil; 2 instabil

Jefferson-Fraktur (Atlas)

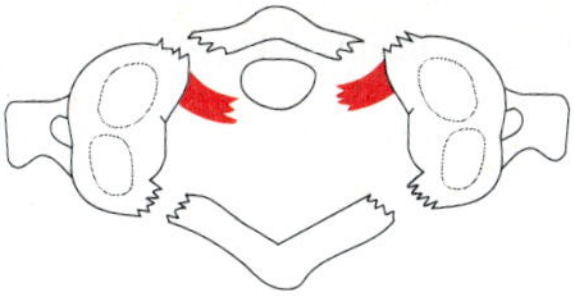

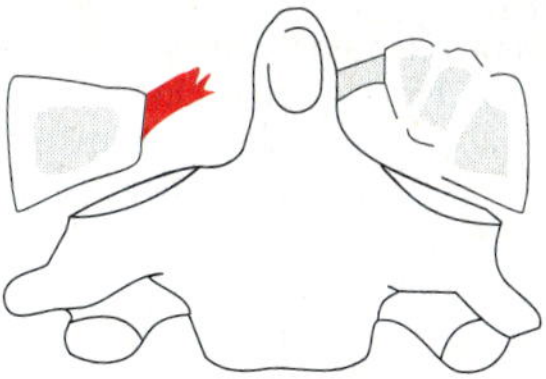

Axisbogenfrakturen

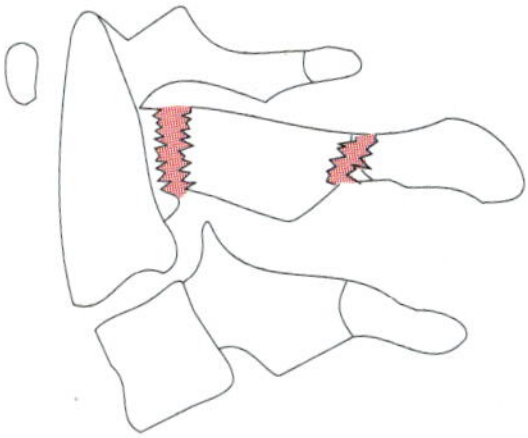

Typ 1 (stabil)

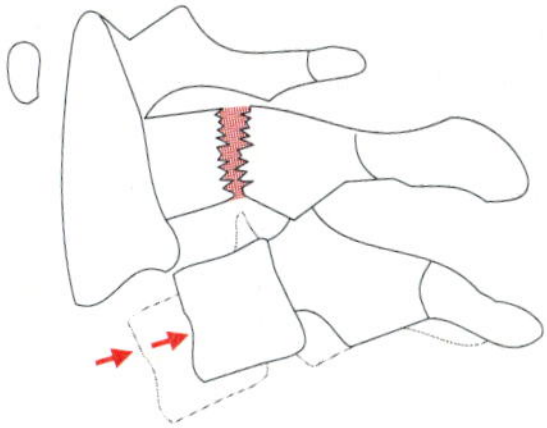

Typ 2/3 (instabil)

HWS: Schleudertrauma-Verletzungen

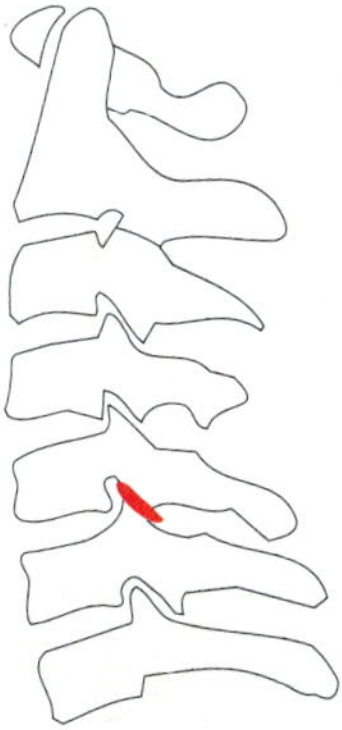

Facettengelenkblockade

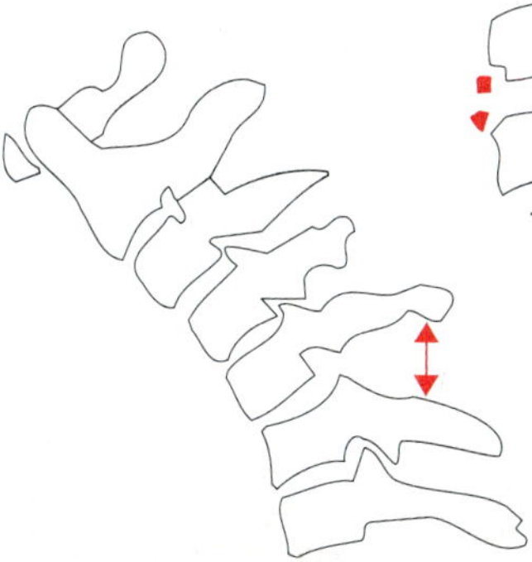

Gefügelockerung bei Anteflexion

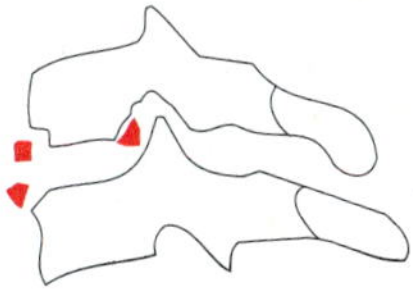

Teardrop-Fraktur

WK-Fraktur: Instabilitätszeichen

Zervikal

- Densspitze > 5 mm entfernt vom ant. Rand des For. magnum/Distanz > 1mm zwischen Flexion und Reklination.
- Lat. Atlasmassen > 7 mm oberhalb der Kante von HWK 2 (beide Seiten summiert).
- Distanzvergrößerung der Dornfortsätze.
- Verschmälerung des ant. ZWR.
- HWK-Angulierung > 11°.
- Ventro-/Retrolisthesis der WK gegeneinander > 3,5 mm.
- Divergenz der Facettengelenkflächen.
- Facettengelenkdehiszenz > 5 mm.
- Bilat. Facettendislokation.
- Knöcherne Teardrop-Fraktur anterocaud. WK-Kante.
- Prävertebrale Weichteile > 22 mm (Niveau C6).

Thorakal

- WK > 5° verkippt im Vergleich zu benachbarten WK.

7

Thorakolumbal

- Kompression der lat. Kanten mit Rupturhinweis des hinteren Längsbandes.
- Verbreiterung von WK.
- Komplette WK-Kompression.
- Vergrößerte Distanz der Bogenwurzeln.
- Hinterkantenkompression.
- Dornfortsätze nach lat. versetzt.
- Vorderkantenkompression und Rupturhinweis des hinteren Längsbandes.
- Verschiebung der WK gegeneinander > 3 mm.
- Fehlstellung/Fraktur der post. Elemente.

WK-Fraktur, instabil

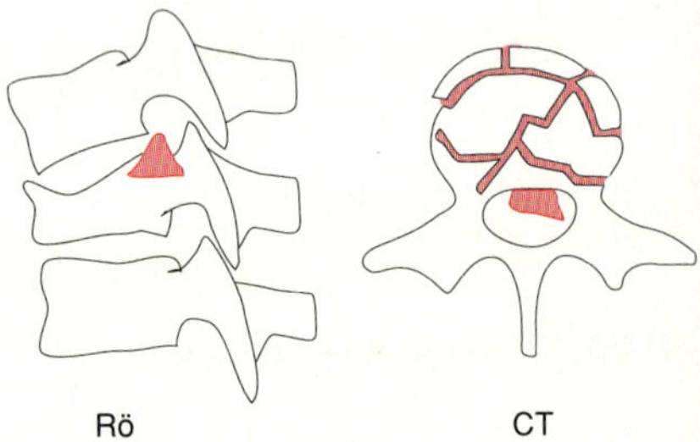

Lumbal

- Kyphotische Knickbildung > 11° mit/ohne Kompression der Vorderkante.
- Ventro-/Retrolisthesis > 1/8 bzw. 1/6 sag. WK-Durchmesser bei Ante-/Retroflexion.

Lumbosakral

- Hyperkyphosierung > 19°.
- Ventro-/Retrolisthesis > 1/4 bzw. 1/8 sag. WK-Durchmesser bei Ante-/Retroflexion.

Radiologische Techniken bei WS-Verletzungen

HWS

Rö ap (offener Mund): uni-/bilat. Facettenblock.
Rö ap (offener Mund)/CT: Fraktur der Massae lat. atlantis, Densfraktur, Jefferson-Fraktur.
Rö ap (offener Mund)/Rö. lat./CT/MRT: WK(-Kompressions)-Fraktur (C2-C7), ant./post. Atlasbogenfraktur, Hangman-Fraktur, Berstungsfraktur, Teardrop-Fraktur, Weichteilauftreibung para-/prävertebral.
Rö lat./CT: „Schaufelarbeiter"-Fraktur, Dornfortsatzfraktur.
Rö-Funktionsaufnahmen (Ante-/Retroflexion): atlantoaxiale Subluxation, Subluxation C2-C7.
Rö-Schrägaufnahmen/CT: Foramenaufweitung/-einengung, Veränderungen der kleinen Wirbelgelenke, Fraktur der Massae lat. der WK C3-C6.
Rö-„Schwimmer"-Aufnahme: Veränderungen/Fraktur C7-Th2/3.

BWS/LWS

Rö ap: Bogenwurzelveränderungen, Proc.-transversus-Fraktur.
Rö ap/Rö lat./Funktionsaufnahmen (Ante-/Retroflexion): (Pseudo-)Spondylolisthesis.
Rö lat.: Limbus vertebrae, Foramenaufweitung/-einengung, Schmorl-Knötchen, Dornfortsatzfraktur.
Rö ap/Rö lat./CT/MRT: Spondylitis/Spondylodiszitis, Weichteilauftreibung paravertebral, WK(-Kompressions)-Fraktur, Luxationsfraktur, Chance-Fraktur.
Rö-Schrägaufnahmen: Spondylolyse, Veränderungen der kleinen Wirbelgelenke.

Weichteilverletzungen (para)vertebral

MRT/CT/Myelographie/Myelo-CT/(CT-Diskographie): BS-Prolaps/-Sequester.
MRT/CT: Hämatom.
Rö ap/Rö lat./MRT: (Spondylo)Diszitis.
MRT/CT: Duralsackaffektion, Myelonläsion.
MRT: Bandruptur.

WS-Frakturen: Verletzungstypen

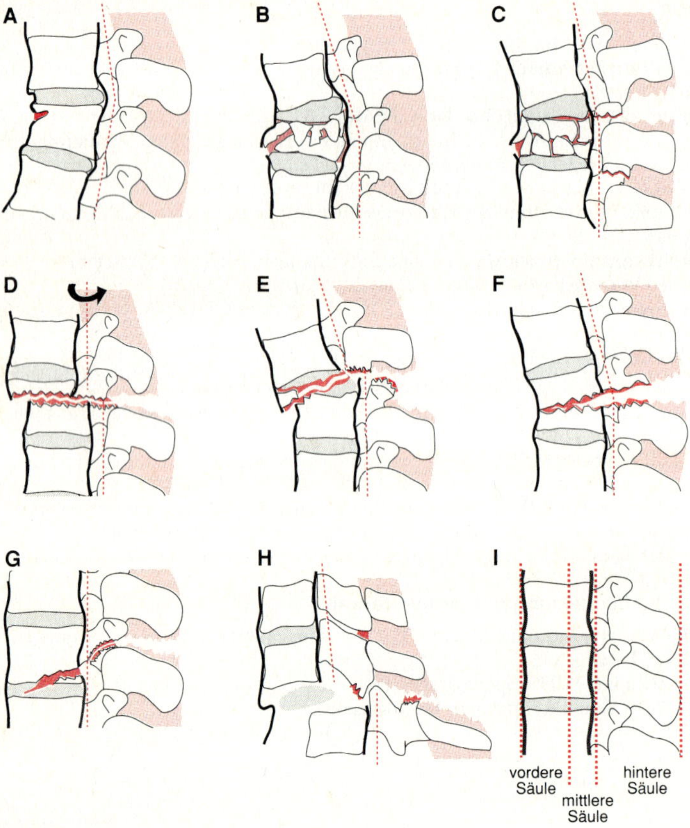

A Kompressionsfraktur, vordere Säule (stabil)
B Berstungsfraktur, vordere und mittlere Säule (instabil)
C Berstungsfraktur, alle Säulen (instabil)
D Luxationsfraktur (Translation, mit/ohne axialer Rotation), alle Säulen (instabil)
E Flexions-Distraktions-Fraktur (Teardrop-Fraktur), alle Säulen (instabil)
F Chance-Fraktur (Hyperflexion), alle drei Säulen (instabil)
G 2-Etagen-Fraktur (Hyperflexion), hintere + mittlere Säule (instabil)
H Facettengelenkblockade (Hyperflexion + Translation), alle Säulen (instabil)
I Dreisäulenmodell nach Denis

WS-Frakturen: Einteilung

(Schweregrad: A < B < C/1 < 2 < 3)

	Subtyp	Untergruppen
Typ A **(Kompression)**	1 - stabiler Impressionskeilfraktur	Endplatteneinbruch, WK-Kompression, keilförmige Fraktur (cran./caud./seitl.)
	2 - Berstungsspaltfraktur	sag., kor., zangenartig
	3 - instabile Berstungsfraktur	anteilig, mit Spaltbildung, vollständig (zangenartig/axial)
Typ B **(Flexion-Distraktion), ant. und post. Elemente**	1 - post. Zerreißung incl. Wirbelbogen	transv. WK-Zerreißung, transv. BS-Zerreißung, Kombination mit Typ A
	2 - post. Zerreißung ligamentär	transv. BS-Zerreißung, ant. Subluxation/ Dislokation/mit Facettenfraktur
	3 - ant. Zerreißung	BS-Zerreißung und Hyperextension (ohne/mit Subluxation) Hyperextension post. Elemente (durch Facetten/Pars interarticularis) mit post. Dislokation der Facetten
Typ C **(Verletzung der ant. und post. Elemente mit axialer Rotation)**	1 - Typ A mit Rotation	Einstauchungsfraktur, Spaltfraktur, Berstungsfraktur
	2 - Typ B mit Rotation	post. Zerreißung incl. Wirbelbogen (ligamentär/ant. BS)
	3 - Rotation und Abscherung	Schrägfraktur, Horizontalfraktur

7

Vertebrale Segmente

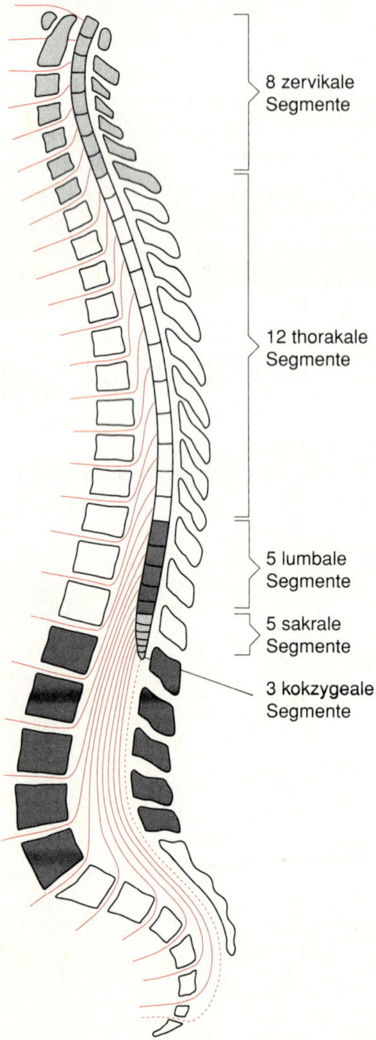

Nervenwurzelvariationen

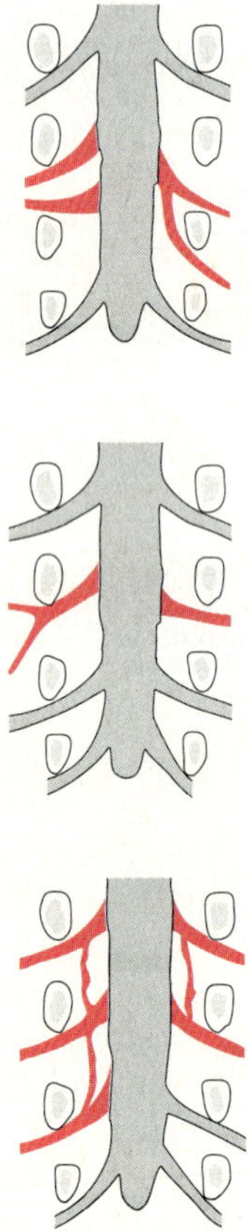

Dermatome

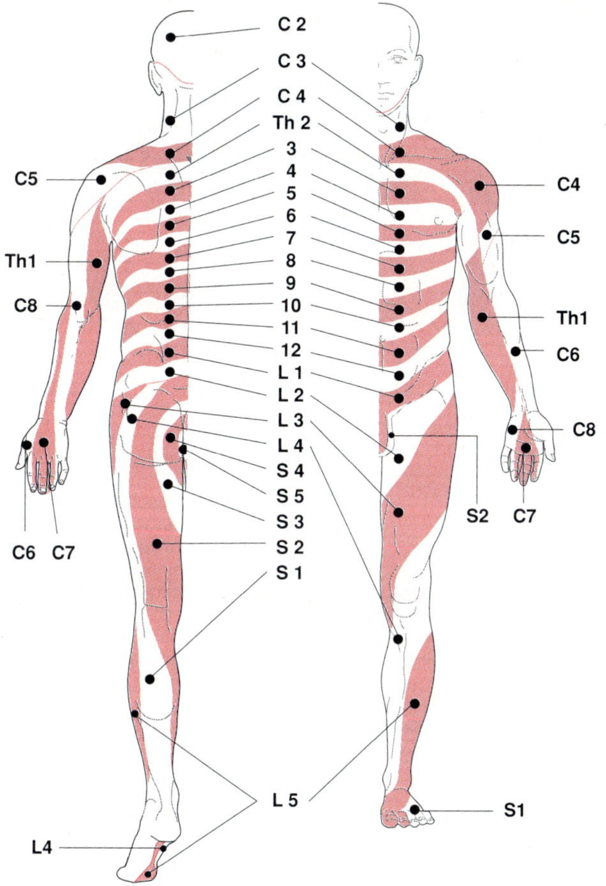
C 2
C 3
C 4
Th 2
3
4
5
6
7
8
9
10
11
12
L 1
L 2
L 3
L 4
S 4
S 5
S 3
S 2
S 1
L 5
C5
Th1
C8
C6
C7
L4
C4
C5
Th1
C6
C8
S2
C7
S1

Myelon: Transversalschnitt/Leitungsbahnen

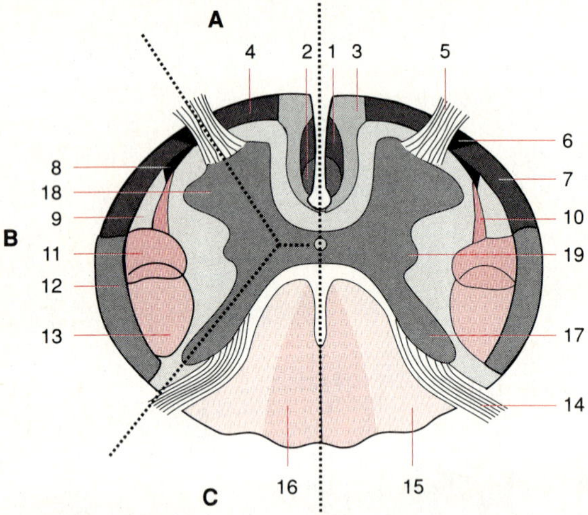

A Funiculus ventr.
B Funiculus lat.
C Funiculus dors.

1 Tractus tectospinalis med.
2 Fasciculus longitudinalis med.
3 Tractus corticospinalis ant.
4 Tractus vestibulospinalis ant.
5 Radix ventr.
6 Tractus olivospinalis (cervical)
7 Tractus spinocerebellaris ant.
8 Tractus spinotectalis
9 Tractus spinothalamicus lat.
10 Tractus vestibulospinalis lat.
11 Tractus rubrospinalis (Monakow)
12 Tractus spinocerebellaris post.
13 Tractus corticospinalis lat.
14 Radix dors.
15 Fasciculus cuneatus (Burdach)
16 Fasciculus gracilis (Goll)
17 Cornu dors.
18 Cornu ventr.
19 Cornu lat.

Spina bifida

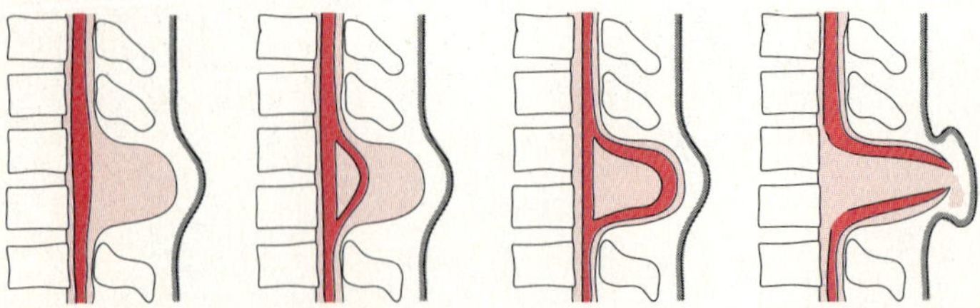

Meningozele — Meningomyelozystozele — Myelozystozele — Meningomyelozele

WS: MRT-Signalcharakteristika

SI	T1	T2	T1-phasenverschoben
Signalfrei	- Kortikalis - WK-Abschlußplatten - Osteophyten - Gefäße	- Kortikalis - WK-Abschlußplatten - Osteophyten - Gefäße	- Kortikalis - WK-Abschlußplatten - Osteophyten - Gefäße (anteilig)
Signalarm	- Bänder - BS (degeneriert) - Liquor - Anulus fibrosus - Knorpelgewebe (fibrös) - Tumorgewebe	- Bänder - BS (degeneriert) - Nervenwurzeln - Muskelgewebe - Knorpelgewebe (fibrös) - Anulus fibrosus	- Knochenmark (blutbildend) - Muskelgewebe - Bänder - Anulus fibrosus - Knorpelgewebe (fibrös) - Liquor - BS (degeneriert)
Mittlere SI	- Myelon - Nervenwurzeln - Muskelgewebe - Knochenmark (blutbildend) - BS - markhaltige Osteophyten - Tumorgewebe	- Fettgewebe - Myelon - Knorpelgewebe (hyalin) - markhaltige Osteophyten - Knochenmark - Tumorgewebe	- Nervenwurzeln - markhaltige Osteophyten - Fettgewebe (anteilig) - Tumorgewebe (selten)
Signalintensiv	- Venen(plexus) (insbes. nach KM) - Fettgewebe - Knorpelgewebe (hyalin) - Knochenmark (fettgewebig umgewandelt) - Tumorgewebe (nach KM)	- BS - Liquor - Venen(plexus) - Tumorgewebe	- Fettgewebe (anteilig) - BS - Myelon - Tumorgewebe und tumorbefallenes Knochenmark (nach KM) - Knorpelgewebe (hyalin) - Gefäße (Flow-Effekt)

7

Spinale Läsionen: MRT-Anreicherungsverhalten nach KM

Arachnoiditis	variabel, oft keine
Astrozytom	fast immer
BS-Prolaps	keine, in Spätaufnahmen selten periphere Anr. ⇒ gestaute Venen(plexus)
Entmarkungsherd	variabel ⇒ chronische nicht/akute oft
Ependymom	immer
Epidurale Fibrose/ postop. Narbengewebe	meist
Hämangioblastom	immer
Meningeom	immer
Metastasen	immer
Myelitis transversa	variabel, oft
Myelomalazie	keine
Neurofibrom, Neurinom	immer
Schwannom	immer
Syringomyelie	bei tumoröser Genese(!), peripher/ringförmig

Spinale Blutung

Zeitverlauf	CT	T1-MRT	T2-MRT
Akut, < 24 h	hyperdens	hypointens-isointens	hypointens
Subakut, 24 h bis 1 Monat	gering hyperdens/ isodens/gering hypodens	hyperintens	hyperintens
Älter, > 1 Monat	hypodens	gering hyperintens/ hypointens	hyperintens

Spinale RF

Extradural:
BS-Prolaps (meist untere HWS/LWS), Osteophyten, Metastasen (meist Bronchial-/ Mamma-Ca.), Fraktur, M. Paget (WK-Vergößerung), Osteomyelitis (spezifische/ pyogene Spondylitis), Echinokokkus (selten), Hämangiom, aneurysmatische Knochenzyste, Osteoblastom, Chordom, paravertebraler Abszeß, chronische Blutung, Hämatom/Angiomblutung, Trauma, Arachnoidalzyste (meist thorakal).

7

Intradural extramedullär:
Neurofibrom, Meningeom (meist thorakal, 80% Frauen), Lipom (untere HWS/obere BWS), Dermoid (häufig Conus-/Caudabereich), Angiom, Ependymom (häufig Filum terminale), Metastasen (Medulloblastom/Glioblastom/Pine[al]oblastom/PNET).

Intradural intramedullär:
Syringomyelie (Arnold-Chiari-Syndrom), Tumor (Astrozytom/Gliom/Ependymom/ Metastasen), Myelopathie (strahleninduziert), Hämatom (Hämatomyelie).

Spinale Tumoren/tumor-like lesions

Bei Verdacht auf intramedulläre Tumoren ⇒ primär KM-unterstützte MRT.
Gliomatös: Astrozytom (meist pilozytisch), Oligodendrogliom, Glioblastom, Gangliozytom, Ependymom.
Nichtgliomatös: Neurinom, Meningeom, (Häm)Angiom, Sarkom, Chondrosarkom, Lipom, Mißbildungstumoren, aneurysmatische Knochenzyste, Plasmozytom, malignes Lymphom, Metastasen.
Häufigkeitsverteilung: Metastasen > Neurinome > Meningeome > Gliome > andere.

➤

Spinale Tumoren/tumor-like lesions - erworben, intramedullär

(*Densität/Intensität jeweils im Vergleich zum normalen Myelon)

Tumor/ Kommentar	Häufigkeit/Altersverteilung/Lokalisation	CT*	MRT*
Astrozytom (pilozytisch), Oligodendrogliom, Gangliozytom langsames Wachstum, meist relativ gutartig (Extirpation mit Rezidivfreiheit möglich). Meist scharf begrenzt, regressive Veränderungen häufig (Kalk/Zysten/ Syrinx). Einblutung selten möglich. DD zu Ependymomen oft schwierig	zweithäufigste intramedulläre Tumoren, überwiegend zervikal. Thorakal bis Cauda/Conus möglich, selten. Langstreckige Ausbreitung über mehrere Segmente möglich. Spindelförmige Auftreibung des Myelons typisch	spindelförmig aufgetriebenes Myelon. Meist scharfe Kontur, meist inhomogen, hypodens, oft anteilig zystisch (Syrinx), oft Verkalkungen. Nativ bei Syrinx keine Tumorabgrenzung. Solide Anteile mit KM-Anr. meist cranial/caudal der Syrinx. Selten Einblutung	spindelförmig aufgetriebenes Myelon. T1: (gering) hypointens, eher inhomogen. T2: meist inhomogener hyperintens, deutlich hyperintense zystische Anteile/Syrinx. Kalk selten als Signalaussparung sichtbar. Selten Einblutung (T1/T2: hyperintens). Nativ bei Syrinx oft keine Tumorabgrenzung. Nach KM meist deutliche Anr. der soliden Tumoranteile!
Glioblastom höchster Malignitätsgrad, oft Nekrosen/Zysten/Einblutungen/Kalk	intramedullär, selten. Fast ausschließlich zervikal	unschärfer begrenzt, fast immer inhomogen, sonst wie Astrozytom	unschärfer begrenzt, fast immer inhomogen, sonst wie Astrozytom
Ependymom vom Ependym ausgehend, expansiv, stark vaskularisiert. Selten Kalk, häufig Zysten/Syrinx. Spinale „Abtropf"-Metastasen bei intracran. Tumoren möglich. Arrosion von WK und Wirbelbögen möglich	häufigster intramedullärer Tumor, überwiegend thorakolumbal, insbes. Filum terminale unterhalb Cauda-/ Conusbereich. Intramedullär erschwerte DD zu Gliomen. Jedoch auch alle anderen Abschnitte möglich. Oft mehrere Segmente betroffen, bis zu 15 cm. Häufig Ödemsaum	intramedullär: meist deutliche Verdik-kung, nativ keine sichere Tumorabgrenzung. Solide Anteile iso-/gering hyperdens, Zysten/ Ödem hypodens. Selten Kalk, Einblutungen möglich. Deutliche KM-Anr., bei zystischen Tumoren ringförmig, bessere Differenzierung Tumor/Zyste/ Syrinx/Ödem	intramedullär: meist deutliche Verdickung, nativ keine sichere Tumorabgrenzung. T1: gering hypo- bis isointens, T2: hyperintens ohne Abgrenzung zu Ödem/ Zysten/Syrinx, inhomogen. Hyperintensität (T1/T2) bei Einblutung möglich. Intensive KM-Anr., oft ringförmig mit besserer Differenzierung Tumor/Zyste/Syrinx/ Ödem
Syringo(hydro)-myelie benigne posttraumatisch/postoperativ, maligne in Verbindung mit Tumoren	zystische Formation, meist zunächst getrennt vom Zentralkanal, später kommunizierend. Oft langstreckig (multipel) spindelförmig aufgetriebenes Myelon, oft zervikal. Sehr selten knöcherne spinale Aufweitung	typisches Bild mit meist zentraler medullärer, runder Hypodensität, Medulla ringförmig deformiert. Ausdehnung variabel, KM-Anr. malignomsuspekt, meist caudal/cranial am Ende der Syrinx	typisches Bild. T1: meist zentrale runde, medulläre Hypointensität, Ausdehnung variabel, Medulla ringförmig, oft komprimiert. T2: meist liquorisointens, selten höheres Signal bei hohem Proteingehalt. KM-Anr. malignomsuspekt, meist caudal/cranial am Ende der Syrinx

➤

➤ Spinale Tumoren/tumor-like lesions - erworben, intramedullär

(*Densität/Intensität jeweils im Vergleich zum normalen Myelon)

Tumor/ Kommentar	Häufigkeit/Altersverteilung/Lokalisation	CT*	MRT*
(Häm)Angioblastom (Lindau-Tumor) typisch im Rahmen einer Hippel-Lindau-Erkrankung. Gutartig, langsam wachsend, solider kleiner Tumor (knoten) in Zystenwand (meist einkammerig) mit proteinreichem Inhalt. Angrenzend oft gestaute Gefäße. Kein Kalk, Einblutung häufig. Maligne Entartung nicht bekannt	meist EA, in ca. 20% familiäre Häufung bei Hippel-Lindau-Erkrankung, oft multiple Tumoren (KH/okulär/spinal/viszeral), 4.-7. Dekade	typischerweise intramedulläre Zyste mit wandständigem Tumorknoten, meist scharf begrenzt, hypodens, meist nativ nur Zyste nachweisbar. Nach KM (kleine) saumförmige Anr. Tumor selten ohne anteilige Zyste möglich. Selten erweiterte (kontrastierte) Gefäße innerhalb oder angrenzend an den Tumor ⇒ DD Aspekt	typischer Befund. T1: inhomogen, hypo- bis isointense Zyste intramedullär, seltener solider Tumorknoten, meist isointens, Einblutungen hyperintens. Nativ schlecht abgrenzbarer solider Tumor. T2: hyperintense Zyste, solider Tumor meist iso- bis gering hyperintens. Oft inhomogen. Schmaler Ödemsaum hypointens/hyperintens (T1/T2) möglich. Deutliche Anr. des(r) (kleinen) soliden Tumoranteils(e). Kleine Tumoren nur mit KM-MRT nachweisbar
Metastase Ca., Sarkom, Melanom, Lymphom. Häufigste Bronchial-/Mamma-Ca., malignes Lymphom. RF-Zeichen, sehr selten Verkalkung. DD zu anderen intramedullären RF schwierig	selten intramedullär, meist zusätzlich epiduraler Befall. Eher thorakolumbal. Meist scharfe Begrenzung. Expansives Wachstum möglich	meist isodense Myelonauftreibung, Selten Kalk/Einblutung. Meist deutliche, homogene, seltener ringförmige KM-Anr. Selten (zentrale) Nekrose	T1: meist iso-, selten hypointens. Besser abgrenzbar als hyperintense Läsion T1-phasenverschobenen. T2: meist deutlich hyperintens. Nach intensiver, meist homogener KM-Anr. deutlich besser abgrenzbar, insbes. phasenverschoben

Spinale Tumoren/tumor-like lesions - erworben, extramedullär, intradural

(*Densität/Intensität jeweils im Vergleich zum normalen Myelon)

Tumor/ Kommentar	Häufigkeit/Altersverteilung/Lokalisation	CT*	MRT*
Medulloblastom Abtropfmetastasen in den Spinalkanal, ausgedehnte Tumormassen möglich. Bei Erwachsenen oft geringe KM-Anr.	überwiegend KA, KH-Tumor, Gipfel in 1. (und 2.) Dekade. Oft thorakolumbale Betonung des Befalls	meist iso-, selten hyperdense intradurale rundliche RF, flächige Ausdehnung möglich. Selten Nekrosen, sehr selten Einblutungen/Kalk. Meist homogene, deutliche KM-Anr.	T1: hypointense intradurale Herde, T2: gering bis mäßig hyperintens. Flächige RF möglich. Sehr selten Einblutungen. Meist homogene, intensive KM-Anr., meist nodulär, teils flächig

➤

➤ Spinale Tumoren/tumor-like lesions - erworben, extramedullär, intradural

(*Densität/Intensität jeweils im Vergleich zum normalen Myelon)

Tumor/ Kommentar	Häufigkeit/Altersverteilung/Lokalisation	CT*	MRT*
Neurinom, Neurofibrom von der Schwann-Scheide der Nervenwurzel ausgehend. Dünne Kapsel, regressive Veränderungen möglich, selten verkalkt, stark vaskularisiert. Relativ langsames und rein expansives Wachstum	häufigster spinaler Tumor, intra-/extraspinales Wachstum möglich (Sanduhrneurinom). 30% komplett extraspinal, früh knöcherne Arrosion. 40% Skoliose. Knochenarrosion/Foramenaufweitung, meist unilateral. Zysten insbes. extraspinal. Eher spät Aufweitung des knöchernen Spinalkanals mit Myelonkompression. Exkavierung der WK-Hinterkante. Meist monosegmentär, multisegmentärer Befall (bilat.) möglich bei Neurofibromatose Recklinghausen (selten Assoziation mit Meningeomen). Gipfel 25.-40. Lj.	meist isodens, selten hypodens, selten Kalk, hypodense Zysten in extraspinalen Anteilen. Einblutung möglich. Oft erweiterter Spinalkanal/Foramenaufweitung wegweisend, Myelonkompression möglich. Deutliche KM-Anr., kleine Tumoren oft erst nach KM-Anr. sichtbar ⇒ bessere Differenzierung von Tumor/Zysten/ Ödem	T1: hypo- bis isointens, T2: meist iso- bis deutlich hyperintens. Homogen/inhomogen. Extraspinale zystische Anteile hyperintens (T2, T1 möglich). Einblutungen möglich (T1/T2: hyperintens). Oft erweiterter Spinalkanal/Foramenaufweitung, Myelonkompression möglich. Intensive KM-Anr., oft kleinere Tumoren erst nach KM-Anr. sichtbar. Nach KM-Anr. bessere Differenzierung von Tumor/Zysten/ Ödem
Meningeom ausgehend von der Arachnoidea, überwiegend gutartig, meist schalenartiger Aufbau, rundlich. Flächiges Wachstum spinal häufiger. Maligne Entdifferenzierung zum Meningealsarkom möglich. Faser- und gefäßreich, meist psammomatöse Verkalkungen	zweithäufigster intraduraler-extramedullärer, intra-/ extraspinaler Tumor. 10% Knochenarrosion, seltener Hyperostosen. 90% von seitlichen Duraanteilen. Meist thorakal (80%), f > m. Gipfel um 50. Lj. und später. Oft erschwerte DD zu Neurinom/ Neurofibrom!	meist rundlich, glatt konturiert. Meist hyperdens, oft granuläre/flächige Verkalkungen. Deutliche, meist inhomogene KM-Anr. der nichtverkalkten Tumoranteile. Meningeom-en-plaque meist erst nach KM-Anr. nachweisbar	meist rundlich glatte RF, T1: oft isointens, seltener hypointens (Verkalkung selten als Signalaussparung sichtbar). T2: meist gering hyperintens, auch isointens möglich. Intensive, meist inhomogene KM-Anr., meningeales Zeichen möglich! Bessere Abgrenzung nach KM-Anr., insbes. Meningeom-en-plaque

7

➤

➤ Spinale Tumoren/tumor-like lesions - erworben, extramedullär, intradural

(*Densität/Intensität jeweils im Vergleich zum normalen Myelon)

Tumor/ Kommentar	Häufigkeit/Altersverteilung/Lokalisation	CT*	MRT*
Ependymom vom Ependym ausgehend, expansiv, stark vaskularisiert. Selten Kalk, Zysten möglich. Spinale „Abtropf"-Metastasen bei intracraniellen Tumoren möglich. Arrosion von WK/Wirbelbögen möglich	eher selten extramedullär, meist Filum terminale unterhalb Cauda-/ Conusbereich. Oft mehrere Segmente betroffen, bis zu 15 cm. Leptomeningeale Ausbreitung, Befall der Nervenwurzeln möglich	nativ meist keine sichere Tumorabgrenzung. Solide Anteile meist iso-/gering hyperdens, oft inhomogen. Selten Kalk. Deutliche KM-Anr., eher flächig ⇒ meningealer Befall. Tumor besser abgrenzbar, Nervenwurzelbefall nachweisbar nach KM	nativ oft keine sichere Tumorabgrenzung. T1: gering hypo- bis isointens, T2: hyperintens. Inhomogen. Intensive KM-Anr., oft flächig ⇒ leptomeningealer Befall. Tumor besser abgrenzbar, Nervenwurzelbefall sicher nachzuweisen nach KM
Metastase Ca., Sarkom. Häufigste: Bronchial-/ Mamma-/Nierenzell-Ca. RF-Zeichen möglich, sehr selten Verkalkung	eher selten intradural extramedullär, eher thorakolumbal, komplette intradurale Ausmauerung möglich	meist hypodense RF/Knoten, auch multipel/flächig, gesamter Spinalkanal ⇒ nativ schwer abgrenzbar. Selten Invasion nach intramedullär, nach extraspinal möglich. Häufig Myelonkompression. Selten Kalk/Blutung. Meist deutliche noduläre/ flächig homogene KM-Anr.	T1: meist hypointens, selten isointens. T2: meist deutlich hyperintens. Auch bei flächigem/komplettem Befall intradural nativ schwer abgrenzbar. Myeloninvasion selten. Nach meist intensiver nodulär/flächiger KM-Anr. deutlich besser abgrenzbar. Myelonkompression häufig. Selten Blutung

7

Spinale Tumoren/tumor-like lesions - erworben, extradural

(*Densität/Intensität jeweils im Vergleich zum normalen Myelon)

Tumor/ Kommentar	Häufigkeit/Altersverteilung/Lokalisation	CT*	MRT*
Malignes Lymphom isoliert oder im Rahmen eines generalisierten NHL, ähnelt Gliom (bei Myelonbefall)/ Metastase	meist paravertebral, durch For. intervertebrale oft direkte intraspinale Invasion. Auch intradurale/medulläre Invasion möglich. Im Rahmen von AIDS heute deutlich häufiger, Gipfel früher 4.-7. Dekade, jetzt 3.-4. Dekade	hypo- bis isodens, oft sklerosierte Zonen in den WK. Meist homogen, oft flächige RF. Mäßige bis starke KM-Anr., kein Kalk, ossäre Destruktion variabel, meist gering. Oft Myelonkompression	T1: hypointens, meist homogen flächig. T2: flächig hyperintens. Meist intensive homogene KM-Anr. Ossäre Destruktion meist gut abgrenzbar, oft Myelonkompression

➤

➤ Spinale Tumoren/tumor-like lesions - erworben, extradural

(*Densität/Intensität jeweils im Vergleich zum normalen Myelon)

Tumor/ Kommentar	Häufigkeit/Altersverteilung/Lokalisation	CT*	MRT*
Malignes Lymphom (primär ossär) „großzellig"/„histiozytisch", selten, variabler Rö-Aspekt: lytisch/sklerotisch	2.-7. Dekade, Gipfel nach 45. Lj., m > f. DD systemische Lymphome (MH/NHL), bei jüngeren Patienten auch Ewing-Sarkom	wie malignes Lymphom, jedoch ossäre Destruktion meist ausgeprägter	wie malignes Lymphom, jedoch ossäre Destruktion meist ausgeprägter
Metastase Ca., Sarkom, Melanom. Häufigste Bronchial-/Mamma-Ca., Melanom. RF-Zeichen möglich, sehr selten Verkalkung	eher selten primär extradural/leptomeningeal, eher thorakolumbal, komplette spinale Ausmauerung möglich	kleine hypodense Knoten/Verdickungen im Nervenwurzelbereich, sonst (scheinbar) verdicktes Myelon ohne Abgrenzung des Duralsacks, nativ erschwerte Sicherung. Extraspinale Ausbreitung möglich, oft Myelonkompression im Verlauf. Selten Kalk/Blutung. Meist deutliche noduläre/flächig homogene KM-Anr.	kleine hypodense Knoten/Verdickungen im Nervenwurzelbereich, T1: meist gering hypointens, selten isointens. T2: meist deutlich hyperintens. Auch bei ausgedehntem flächigen/kompletten Befall leptomeningeal nativ erschwerte Sicherung. Nach meist intensiver nodulär/flächiger KM-Anr. deutlich besser abgrenzbar. Myelonkompression häufig. Selten Blutung
Leukose Mitbefall meist im Rahmen der akuten lymphatischen Leukämie	arachnoidale, meningeale, selten intradurale/intramedulläre Infiltrate, alle Altersgruppen, eher älter	arachnoidal, meningeal: oft nativ nicht nachweisbar, geringe bis mäßige KM-Anr. Intraduraler/intramedullärer Befall: hypo-/isodens, meist erst nach KM nachweisbar	arachnoidal, meningeal: T1: allenfalls Verdickung nachweisbar, meist hypointens. T2: hyperintens. KM-Anr. deutlicher als CT. Befall intradural/intramedullär: T1: hypointens, T2: hyperintens. Meist deutlichere KM-Anr. als im CT
Lipomatose intraspinal selten, unter Steroidtherapie, aber auch idiopathisch. Oft Zufallsbefund, klinisch auffällig durch spinale RF-Zeichen	schleichend progrediente neurologische Symptomatik bis Paraparese durch Myelonkompression möglich. Keine Prädisposition	hypodense RF intraspinal (bis -120 HE), meist lokalisiert, mit Kompression von Duralsack/Myelon. Kein Kalk. Keine KM-Anr.	T1: hyperintens, T2: mäßig hyperintens, fettäquivalent. Duralsack-/Myelonkompression möglich. Keine KM-Anr.

Spinale Tumoren/tumor-like lesions - kongenital

(*Densität/Intensität jeweils im Vergleich zum normalen Myelon)

Tumor/ Kommentar	Häufigkeit/Altersverteilung/Lokalisation	CT*	MRT*
Epidermoid, Dermoid(zyste), Teratom relativ gutartig, Mißbildungen aus embryonal versprengten Epidermisnestern. Langsames Wachstum **Epidermoid:** verhornendes Plattenepithel, kugelig, verkapselt **Dermoid(zyste):** zusätzlich Talg-/Schweißdrüsen, Haare, Fett **Teratom:** zusätzlich Knorpel, Knochen, Zähne. Maligne Entartung bei Teratomen nicht selten!	meist mit Dysrhaphien kombiniert, meist früh (1.-2. Dekade) apparent. Epidermoid, Dermoid(zyste) meist lumbosakral, bis kopfgroß, typische Lage im Becken präsakral, intra-/extramedullärer Sitz. Teratom meist sakrokokzygeal. Maligne Entartung (bis 40%) oft später (m > f), stark invasiv, hohe Metastasierungsrate	oft typisches buntes Bild mit gemischter Dichte je nach Typ, Zysten hypodens, Kalk, Zähne(!), Pseudokapsel. KM-Anr. meist nur gering, anteilig. Invasives Weichteilgewebe mit deutlicher Anr. bei Teratom ⇒ malignitätssuspekt: knöcherne Begleitanomalien	meist gemischte Signalintensitäten: Epidermoid: T1: hypointens, T2: iso-/gering hyperintens. Dermoid(zyste)/Teratom: T1: inhomogen, anteilig hypo-/hyperintens. T2: inhomogen variabel, meist keine suffiziente Kalk-/Zahndarstellung. Knöcherne Begleitanomalien meist erkennbar. KM-Anr. der soliden Tumoranteile, meist sensitiver als im CT ⇒ Malignitätsaspekt!
Lipom benigner Mißbildungstumor, meist fehlende Wachstumstendenz	Mißbildungstumor, meist in 2. Dekade apparent, kombiniert mit Dysrhaphien, Sakralkanaldefekten, Diastematomyelie, Tethered-cord-Syndrom. Meist extramedullär/sekundär intramedullär (thorakal). Zervikothorakal etwas häufiger. Sanduhrkonfiguration mit intra-/extraspinaler Ausdehnung möglich. Selten intraossäre Manifestation. Knochenarrosionen möglich	meist scharf begrenzt, homogen hypodens (bis -120 HE), Myelonkompression möglich. Sehr selten Kalksaum. Oft knöcherne Begleitanomalien nachweisbar, tethered cord. Keine KM-Anr. Bei intraossärer Manifestation typische zentrale Verkalkungen	typischer Befund: T1: hyperintens, T2: mäßig hyperintens, fettäquivalent. Myelonkompression möglich. Begleitanomalien meist gut erkennbar, insbes. tethered cord mit Anheftung. Keine KM-Anr.
Angiom (spinal) Mißbildungstumor, gelegentlich von der Dura mater ausgehend	meist im KA apparent. Selten Knochenarrosion, path. Fraktur	meist inhomogen hyperdens, unregelmäßige Kontur, oft Kalk, nach KM deutliche Anr., oft erkennbare Gefäßstrukturen. Dünnschicht-Spiral-CT mit KM	charakt. Bild mit signallosen Gefäßknäuel in T1/T2. Nach Blutung/Thrombose angrenzende Hypo-/Hyperintensitäten (T1/T2). MRA ⇒ Methode der Wahl. Intensive KM-Anr., gut abgrenzbare path. Gefäße

➤

7

➤ Spinale Tumoren/tumor-like lesions - kongenital

(*Densität/Intensität jeweils im Vergleich zum normalen Myelon)

Tumor/ Kommentar	Häufigkeit/Altersverteilung/Lokalisation	CT*	MRT*
(Myelo-) Meningozele benigne Mißbildung des Neuralrohres	am häufigsten unterer Lumbalbereich. Sakrale Meningozelen meist ventr./lat. durch sakrale Foramina vorgewölbt, meist kombiniert mit Sakrummißbildungen. Meist prä-/direkt postnatal gesichert. Okkulte Manifestation später klinisch apparent. Kombination mit Diastematomyelie (knöchernes/knorpeliges/fibröses Septum) möglich	typisches Bild einer sackförmigen RF mit liquordensem Inhalt, zusätzlich Meningen/Myelon/Filum terminale je nach Typ (s. S. 214). Bei Diastematomyelie Septum in variabler Ausprägung, vollständig/partiell	typisches Bild einer sackförmigen RF mit liquorintensem Inhalt, zusätzlich Meningen/Myelon/Filum terminale je nach Typ (s. S. 214). Bei Diastematomyelie oft erschwerte Abgrenzung des Septums ⇒ kor. Ebene
(Syringo-) Hydromyelie benigne Mißbildung, DD posttraumatisch/postop., maligne in Verbindung mit Tumoren	Entwicklungsstörung des Myelons mit Erweiterung des Zentralkanals, meist langstreckig. Spindelförmig aufgetriebenes Myelon im gesamten Spinalkanal, oft knöcherne Erweiterung des Spinalkanals. Oft kombiniert mit Arnold-Chiari-I-Malformation	zentrale medulläre runde liquorisodense RF mit ringförmig deformierter Medulla, meist gesamter Spinalkanal. Keine KM-Anr. Knöcherner Spinalkanal meist erweitert	T1: zentrale runde medulläre RF, liquorisointens, Medulla ringförmig deformiert, meist gesamter Spinalkanal. T2: liquorisointens. Keine KM-Anr.

Spinale Tumoren/tumor-like lesions - vertebragene Läsionen

(*Densität/Intensität jeweils im Vergleich zum normalen Myelon)

Tumor/ Kommentar	Häufigkeit/Altersverteilung/Lokalisation	CT*	MRT*
Hämangiom (-wirbel) gutartige Neubildung von Gefäßen. Charakt. Rö-Befund: WK fein gekammert, grobe vertikale Trabekulierung (s. S. 193). Meist Zufallsbefund	kleine H. häufig (ca. 10%), meist nicht sichtbar im Rö. Im Alter zunehmend, f:m = 2:1. Expansion in die Wirbelbögen möglich. Myelonkompression möglich. Selten mehrere WK betroffen. WK-Kompressions-Fraktur möglich	charakt. punktförmige Zeichnung im WK durch vertikale Trabekel. Expansiver Prozeß möglich, Myelonkompression möglich. Nach KM deutliche Anr. im WK möglich	T1: inhomogen hypointens, T2: intensiv inhomogen hyperintens mit Signalauslöschungen. MRA! Myelonkompression möglich. Intensive KM-Anr.

➤

➤ Spinale Tumoren/tumor-like lesions - vertebragene Läsionen

(*Densität/Intensität jeweils im Vergleich zum normalen Myelon)

Tumor/ Kommentar	Häufigkeit/Altersverteilung/Lokalisation	CT*	MRT*
Aneurysmatische Knochenzyste multizystische/ septierte, expansive (exzentrische) Läsion mit dünner knöcherner Begrenzung, strahlentransparent, muschelschalenartige Periostreaktion. Deutliche Anr. im Skelettszinti.	blutgefüllte kavernöse benigne RF. Meist primär (2/3), 1/3 sekundär nach ossärer RF mit zystischen Anteilen! Bis 20% in der WS, selten nach 25. Lj. Zweithäufigster benigner WS-Prozeß (dorsale Anteile mehr betroffen). Selten Übergreifen auf Nachbarwirbel (DD Osteosarkom/Chordom/Plasmozytom). Häufig Rezidive nach Exzision	hypodens, anteilig inhomogene Binnenstruktur mit z.T. zarter ballonierter Kortikalis, im WK oft DD vs. maligne RF (z.B. Osteosarkom) erschwert. Nach (Bolus-)KM deutliche inhomogene Anr.	T1: meist hypointens, nach Blutung/Thrombose inhomogen mit hyperintensen Anteilen. T2: meist (inhomogen) hyperintens. MRA! Nach KM intensive, oft inhomogene Anr. Keine suffiziente Beurteilung der Kortikalis
Osteoidosteom/ Osteoblastom (Osteoidosteom > 15 mm ⇒ Osteoblastom) Rö: oft charakt. sklerosierte Bogenwurzel, oft (reaktive) Skoliose! (DD osteoplastische Metastase!). Intensive Anr. im Szinti. Klinisch typischer Nachtschmerz bei WS-Befall oft nicht mit ASS zu behandeln! DD Kompaktainsel ⇒ Szinti.! Selten bei > 2 cm lytischer Aspekt/ wenig Sklerose/ deutliche Periostreaktion	bis 40% aller Osteoblastome/bis 5% aller Osteoidosteome in der WS, bis 15% aller benignen WS-Prozesse. In der WS meist expandierender Prozeß mit zentral gefäßreichem Nidus, multifokal möglich. Meist Bogenwurzel/Wirbelbogen, selten WK betroffen. Gipfel 2.-3. Dekade, 90% bis 25. Lj., m:f = 2:1. Expansion in Weichteile selten möglich	überwiegend targetähnlicher Aspekt mit peripherem hyperdensem Saum und zentralem dichtem Nidus, selten RF-Aspekt wie aneurysmatische Knochenzyste oder maligner Tumor. Selten nachweisbare KM-Anr. Weichteilbefall mit Kortikalisdestruktion möglich	T1: meist nahezu signalfrei mit girlandenförmigen hypointensen Anteilen. T2: meist inhomogen signalfrei, anteilig signalgebende Strukturen, oft hyperintenser Ödemsaum, insbes. bei expansiven Prozessen. Selten hyperintense Strukturen (T1/T2). Nach KM oft inhomogene, zarte Anr. zentral. Bei Weichteilbefall bessere Darstellung als im CT
Riesenzelltumor (Osteoklastom) selten in der WS, aggressiv, gefäßreich. Strahlentransparent, keine Sklerose, keine Periostreaktion. Positives Szinti. 10-20% maligne! Hohe Rezidivrate nach Resektion, selten Metastasierung	fast ausschließlich nach abgeschlossener Skelettreife, Gipfel 20.-40. Lj., f:m = 2:1. DD brauner Tumor, selten Enchondrom. Keine bilddiagnostische DD benigne/ maligne!	hypodens, RF-Aspekt, oft Kortikalisdestruktion mit Übergreifen auf benachbarte Weichteile, keine reaktive Sklerose. Nach KM (inhomogene) Anr.	T1: mäßig hypointens, T2: mäßig bis deutlich hyperintens. Weichteilbeteiligung meist besser als im CT darstellbar. Nach KM deutliche (inhomogene) Anr., ossäre Destruktion nicht suffizient darstellbar

➤

➤ Spinale Tumoren/tumor-like lesions - vertebragene Läsionen

(*Densität/Intensität jeweils im Vergleich zum normalen Myelon)

Tumor/ Kommentar	Häufigkeit/Altersverteilung/Lokalisation	CT*	MRT*
Chordom selten, maligne. Rö: osteolytischer Prozeß mit ausgeprägter knöcherner Destruktion, irreguläre Sklerosierung, expansiv-destruierend, Weichteilbeteiligung, oft regressive Veränderungen (zystisch), 30% flockige Verkalkungen	von der Chorda dorsalis ausgehend, meist sakrokokzygeal, charakt. präsakraler Weichteiltumor (DD Plasmozytom), seltener lumbal/C2 möglich. 4. - 7. Dekade, m > f	meist hypodens, aber bis hyperdens möglich, meist ausgedehnte ossäre Destruktion, häufig Diskrepanz ossärer Defekt/Weichteilprozeß, fleckige Verkalkungen möglich. Inhomogene, deutliche KM-Anr. in unverkalkten Anteilen	T1: hypointens, T2: meist deutlich hyperintens, oft inhomogen. Häufig Diskrepanz ossärer Defekt/ Weichteilprozeß. Intensive, oft inhomogene KM-Anr., ossäre Destruktion/ Verkalkungen oft insuffizient dargestellt
Plasmozytom (multiples Myelom) variabler Aspekt, in der WS oft wie Osteoporose. DD: osteolytische Metastasen/Osteomyelitis/eosinophiles Granulom/ M. Waldenström. Meist negatives Skelettszinti./häufig positives Knochenmarkszinti.	häufigster aller primären Knochentumoren, meist 6.-7. Dekade, m:f = 2:1. Selten vor 4. Dekade. Aggressiver Verlauf möglich. Meist multiple Herde, oft expansiv. Thorakale/ lumbosakrale Region betont. Meist WK, seltener Bogenwurzeln/ angrenzende Weichteile betroffen (DD-Aspekt vs Metastase!). Fein- bis grobblasige Osteolysen, meist scharfe Begrenzung. Oft Mißverhältnis Tumormasse/ ossäre Destruktion	hypodenses Tumorgewebe, oft größerer para-/ extraossärer Weichteilprozeß. Weichteilinvasion möglich. Path. WK-Frakturen kennzeichnend. Wabige Strukturauslöschungen der Kompakta, aufgetriebene Pseudokortikalis, keine Periostreaktion! Geringgradige bis mäßige KM-Anr., inhomogen	meist scharf begrenzte Läsionen, T1: hypointens, T2: hyperintens. Besser abgrenzbar als hyperintense Läsionen T1-phasenverschoben. Nach meist deutlicher KM-Anr. bessere Abgrenzbarkeit, insbes. T1-phasenverschoben ⇒ Methode der Wahl mit höchster Sensitivität! Viele kleine Herde erst hier nachweisbar
Metastase Ca., Sarkom. Meist osteolytisch oder gemischt, seltener osteoplastisch (Prostata, Mamma). Häufigste Bronchial-/Prostata-/ Mamma-/Nierenzell-Ca. RF-Zeichen möglich, sehr selten Verkalkung. Sensitiver Nachweis mit Szinti., bei rein lytischen Metastasen negatives Szinti./ Minderbelegung möglich	häufigster spinaler Tumor, thorakolumbale Region betont. Oft WK/Bogenwurzeln betroffen (DD-Abgrenzung zu Plasmozytom), angrenzende Weichteile seltener. ZWR überwiegend frei (DD zu Osteomyelitis!). Meist unscharfe Begrenzung. Ausgedehnte ossäre Destruktion möglich, seltener expansiv (Nierenzell-/Schilddrüsen-Ca.)	variable Größe, meist hypo- bis hyperdense Zonen in WK/Wirbelbogen, auch Dornfortsätze/paravertebral möglich. Einbruch nach intraspinal mit Myelonkompression möglich. Selten Verkalkungen ⇒ Hypernephrom. Selten Einblutungen. Homogene/ringförmige KM-Anr. Selten (zentrale) Nekrose	T1: meist hypointens, selten isointens, nur bei Einblutung hyperintens. Besser abgrenzbar als hyperintense Läsionen T1-phasenverschoben. T2 meist deutlich hyperintens. Nach KM-Anr. deutlich bessere Abgrenzbarkeit, insbes. phasenverschoben. Multiplanare Darstellung bei intraspinalem Befall vorteilhaft

WS: Ossäre Infektionen

(*Densität/Intensität jeweils im Vergleich zum normalen Myelon)

Tumor/ Kommentar	Häufigkeit/Altersverteilung/Lokalisation	CT*	MRT*
Spondylitis purulenta, Spondylodiszitis, WK-Osteomyelitis bei Kindern hämatogene Diszitis. Sonst hämatogen, (post)op., per continuitatem. Meist ausgeprägte inflammatorische Symptomatik, Anamnese < 3 Monate, BSG > 100 mm ⇒ DD-Abgrenzung zu spezifischer Spondylitis/Spondylodiszitis. In 90% Staph. aureus, bei Immunsuppression häufiger gramnegative Keime und HWK-Befall	zunehmende Häufigkeit in den letzten Jahren. Meist lumbal (70%), oft Kinder, sonst 5.-6. Dekade. Meist zeitliches Verlaufsmuster, je nach Akuität: Höhenminderung des ZWR, Unschärfe und anschließend Destruktion der Abschlußplatten, RF-Zeichen. Paraspinale Abszedierung möglich. Kompressionsfraktur/ Knochenneubildung möglich. Meist ein ZWR + angrenzende WK betroffen. Vordere 2/3 des WK häufiger betroffen	frühe Veränderungen meist nicht zu erfassen. Hypodense Strukturen im ZWR bei Beteiligung, weichteildichte RF, sklerosierte WK-Abschlußplatten, oft paravertebrale RF, Weichteile mitbetroffen. Meist mäßiggradige periphere KM-Anr., Nekrosezonen oft erst nach KM sichtbar. BS-Anr. ⇒ Befallnachweis. Bei Übergreifen nach intraspinal Dichteanhebung des epiduralen Fettgewebes. Häufig hyperdense Knochenneubildung	bereits sehr früh Entzündungsnachweis möglich (sagittal). T1: deutlich hypointens (phasenverschoben hyperintens), T2: hyperintens, selten peripherer Ödemsaum. Nach KM intensive Anr., am besten T1-phasenverschoben. Ossäre Veränderungen oft nicht suffizient darstellbar, dagegen Ausdehnung/BS-Beteiligung/ Weichteilbeteiligung/Übergreifen nach intraspinal besser als im CT
WS-Tuberkulose meist ausgedehnter paravertebraler Befall im Verhältnis zur ossären Destruktion. Osteoporose. Paraspinale Verkalkung möglich. Bei ausgeprägter ossärer Destruktion im Verlauf Gibbusbildung. Oft keine sichere DD vs. Lymphom/Metastase. „Kalte“ Entzündung, oft keine signifikante Klinik. DD nichtspezifische Spondylitis/Spondylodiszitis (s. S. 198)	meist durch hämatogene Aussaat einer Lungen-Tbc. Typisch thorakolumbale WS/mittlere thorakale BWS betroffen (50%), selten Wirbelbogen. Befall mehrerer WK möglich ⇒ DD zu purulenter Spondylitis. Neurologische Symptomatik durch spinale Beteiligung häufig	hypodense Strukturen mit ZWR- und paraspinaler Beteiligung, RF-Aspekt. Oft destruierte WK. Geringgradige periphere KM-Anr. möglich. Im weiteren Verlauf häufig Kompressionsfraktur. Oft ausgedehnter Weichteilabszeß bis in den Iliopsoasbereich	T1: deutlich hypointens, T2: hyperintens, häufig peripherer Ödemsaum bis weit in umgebende Weichteile. Deutlich hyperintens T1-phasenverschoben. Nach KM meist inhomogene, randständige Anr. (T1-phasenverschoben). Ossäre Destruktion oft nicht suffizient darstellbar, dagegen Ausdehnung/BS-Beteiligung/ Weichteilbeteiligung/Übergreifen nach intraspinal besser als im CT

Spinale inflammatorische Erkrankungen

Rö-Aspekte: ZWR-Verschmälerung, Destruktion der angrenzenden WK-Abschlußplatten, oft paravertebrale Raumforderung. Tbc-suspekt ⇒ > 2 WK betroffen/oft ausgeprägte ossäre Destruktion ⇒ Kyphose/Gibbus/„kalter" Abszeß mit blander Klinik.

(*Densität/Intensität jeweils im Vergleich zum normalen Myelon)

Diagnose/Kommentar	CT*	MRT*
Encephalomyelitis disseminata (ED/MS) meist zervikal, bis 35% der Patienten mit spinalen Läsionen ohne intrazerebrale Läsionen	hypodense Läsionen intramedullär. Akut mit RF-Zeichen, selten flaue umschriebene KM-Anr. nachweisbar	T1: hypointens, T2: hyperintens, nach KM meist deutliche fokale Anreicherung, bei akuten Läsionen Ödemsaum sichtbar
Myelitis transversa rasch progrediente Myelopathie unklarer Genese. DD: Virusinfektion/Vaskulitis/MS/Myelonkompression. Verlaufskontrolle mit möglicher Befundnormalisierung innerhalb von Wochen/Monaten	selten gering hypodense Läsion im Myelon nachweisbar, RF-Zeichen möglich, meist keine nachweisbare KM-Anr.	Myelonläsion, T1: meist hypointens, T2: meist hyperintens, oft größer als klinisch manifest. RF-Zeichen möglich, flaue KM-Anr. möglich
AIDS-assoziierte Myelopathie selten vakuoläre Myelopathie, Läsionen der post./lat. Stränge. DD Tumor!	oft unauffällig, selten hypodense Läsionen, keine KM-Anr.	unauffälliger Befund möglich, T1: hypointense Läsionen möglich, T2: hyperintens, KM-Anr. möglich
Radiogen induzierte Myelopathie fettige Degeneration des blutbildenden WK-Knochenmarks, DD Tumor	zeitabhängig, variabel: Myelon mit RF-Zeichen/normal/atroph. Hypodense Läsionen intramedullär, flaue KM-Anr. möglich	zeitabhängig, variabel: Myelon mit RF-Zeichen/normal/atroph. T1: diffus hypointens, T2: hyperintens, oft flächige KM-Anr.
Sarkoidose sehr selten spinaler Befall, intra-/extramedullär je 35%, beides ca. 25%. DD: Tuberkulose/Toxoplasmose/HIV-Meningitis/leptomeningeale Metastasen/meningeale Fibrose nach Shunt	hypodense Läsionen mit RF-Aspekt intraspinal, unscharf/umschrieben, selten meningeale Verdickung. Mehr oder weniger ausgeprägte KM-Anr.	T1: hypointense Noduli intraspinal, selten unscharf, selten plaqueartige meningeale Verdickung. T2: mäßig bis deutlich hyperintens, meningeale Hyperintensität möglich. Deutliche KM-Anr. der Noduli/Meningen
Diszitis/Osteomyelitis meist arterieller Infektweg/direkte Kontamination durch angrenzende Herde. Meist durch urogene/bronchiale Infekte, meist lumbale WS, meist ältere Pat., tuberkulöse Infektion klinisch blande, jedoch meist ausgeprägte ossäre Destruktion und möglicher Senkungsabszeß. Meist Staph. aureus, seltener Tbc/Klebsiella/Salmonellen. selten fungoide Genese (s. S. 198)	hypodense Areale im Bereich des(r) ZWR/angrenzenden WK, selten angrenzende paravertebrale Weichteile mitbetroffen. ZWR erniedrigt, Grund-/Deckplattenarrosion. Meist deutliche KM-Anr. Senkungsabszeß mit Befall mehrerer Etagen möglich. Ausgeprägte ossäre Destruktion ⇒ Tuberkulose	T1: hypointense Läsionen im Bereich des(r) ZWR/angrenzenden WK, Kortikalis der angrenzenden Grund-/Deckplatte ausgelöscht. T2: abhängig von Akuität mäßig bis intensiv hyperintense Läsion, paravertebrale Beteiligung bis Senkungsabszeß über mehrere Etagen möglich. Nach KM intensive Anr.

➤

➤ Spinale inflammatorische Erkrankungen

(*Densität/Intensität jeweils im Vergleich zum normalen Myelon)

Diagnose/Kommentar	CT*	MRT*
Abszeß epidural Prädisposition Diabetes/Immunsuppression, epidurale Thrombophlebitis mit venösem Infarkt möglich. Bei chron. Veränderungen eher granulomatöse Veränderungen	extradurale, hypodense RF variabler Größe, oft mit Myelonkompression. Selten intramedulläre Läsion bei venösem Infarkt, ausgedehnte intraspinale hypodense Massen bei Pus. Diffuse bis irreguläre KM-Anr.	T1: variabel ausgeprägte, hypointense intraspinale/epidurale RF mit Myelonkompression. T2: deutlich inhomogen hyperintense Strukturen, bei chron. Veränderungen eher gering bis mäßig hyperintens. Inhomogene bis diffuse KM-Anr., geringer bei chron. Veränderungen
Subdurale/subarachnoidale Infektionen, Arachnoiditis/ Syringomyelie meist fortgeleitet von cranial: Tuberkulose/pyogen/posttraumatisch/postop. (am häufigsten)/posthämorrhagisch. Nach intraspinaler Anästhesie, nach Myelographie	selten fleckartige meningeale Verdickungen, flaue KM-Anr. möglich. Syringomyelie möglich. Selten verplumpte Nervenwurzeln/Füllungsdefekte im post-Myelo-CT	T1: selten plaqueartig/diffus verdickte Meningen, hypointense Verdichtungen des Duralsacks. T2: hyperintense meningeale Veränderungen und diffus hyperintenser Duralsack. Deutliche KM-Anr., auch diffus dural. Syringomyelie möglich
Intramedulläre Infektionen selten. Tuberkulose/Histoplasmose/ Zystizerkose/Toxoplasmose	wie intramedulläre RF, hypodense Läsionen mit RF-Zeichen, flaue/ kräftige KM-Anr.	T1: hypointense RF intramedullär, T2: meist deutlich hyperintense Läsion. Intensive KM-Anr.

7

Spinale degenerative Erkrankungen

Hereditäre spastische Paraplegie (Strümpell-Lorrain):
Myelonatrophie bei Degeneration der Hinterstränge/Tractus corticospinalis.

Hereditäre Hinterstrangataxie (Biermond-Erkrankung):
Myelonatrophie mit Degeneration der Hinterstränge.

Spinopontine Degeneration:
Atrophie/Degeneration von Pons/Pedunculus cerebellares/Tractus spinocerebellares und pontocerebellares unter Aussparung von KH-Marklager/unteren Oliven.

ISG-Veränderungen (s. S. 598)

Arrosion/Verbreiterung: Dysplasie, Spondylitis ankylosans, M. Crohn, Gicht, Hyperparathyreoidismus, Ostitis (condensans ilii/pyogen/spezifisch), Tumordestruktion, Arthrosis deformans, Osteochondrosis sacri, Arthritis psoriatica, Reiter-Syndrom, Sacroiliitis circumscripta, Paraplegie, Trauma.

Verknöcherung: idiopathisch, Spondylitis ankylosans, geheilter Hyperparathyreoidismus, rheumatoide Arthritis, geheilte Arthritiden (Psoriasis/M. Crohn/Gicht etc.), Fluorose, geheilte Ostitis, Ochronose, Arthrosis deformans, postop., nach Radiatio.

8 Thorax (außer Herz und Ösophagus)

Lungensegmente: Oberflächenbetrachtung

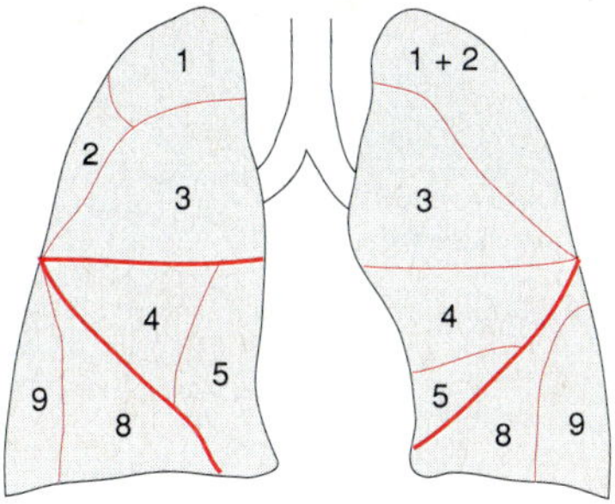

von ventral

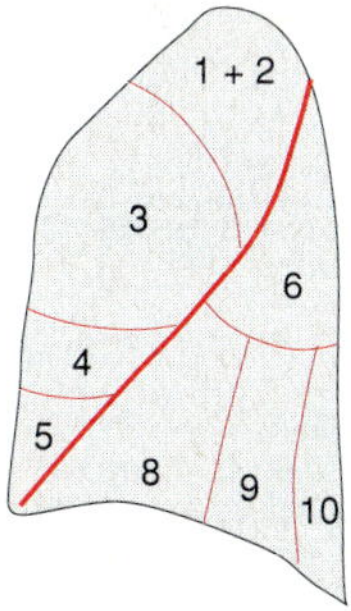

von links lat.

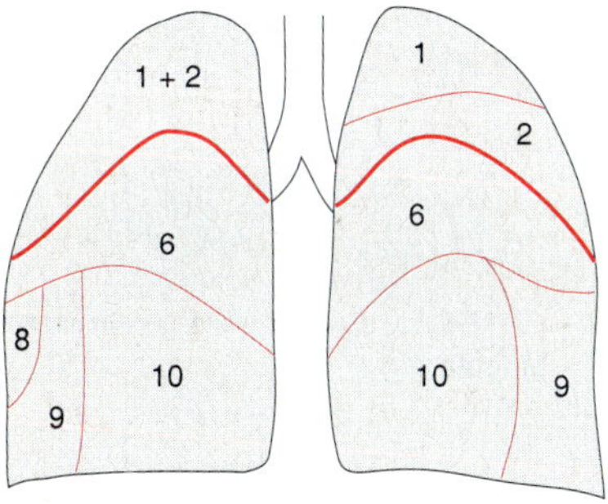

von dorsal

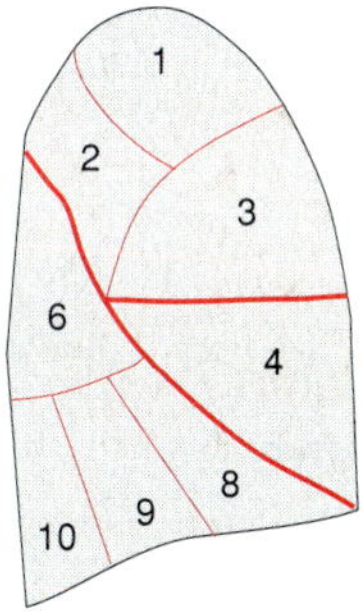

von rechts lat.

Lappengrenzen

pa

links seitlich

rechts seitlich

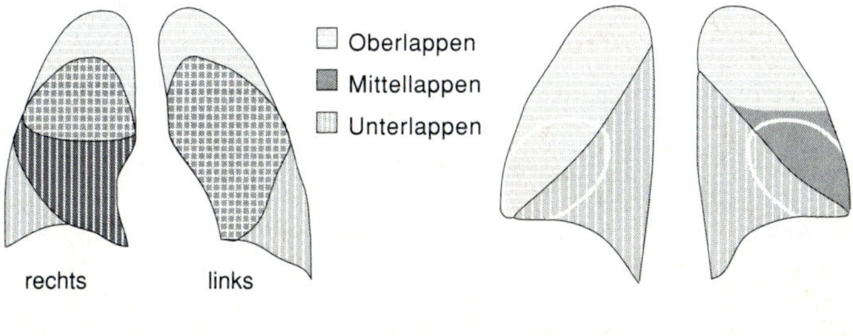

Lungensegmente/Atelektasen

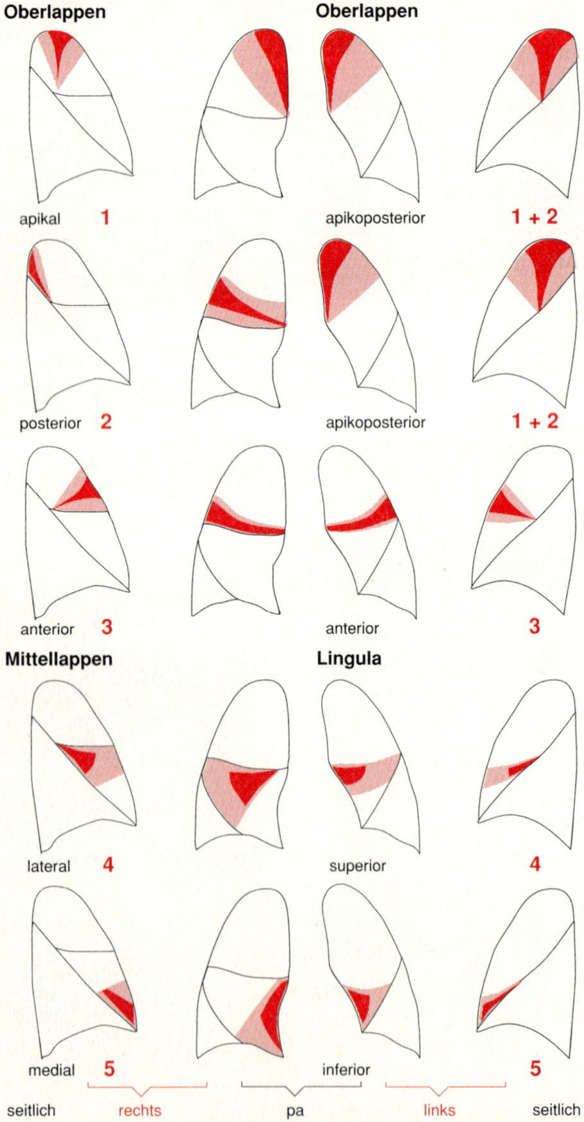

➤ Lungensegmente/Atelektasen

Unterlappen **Unterlappen**

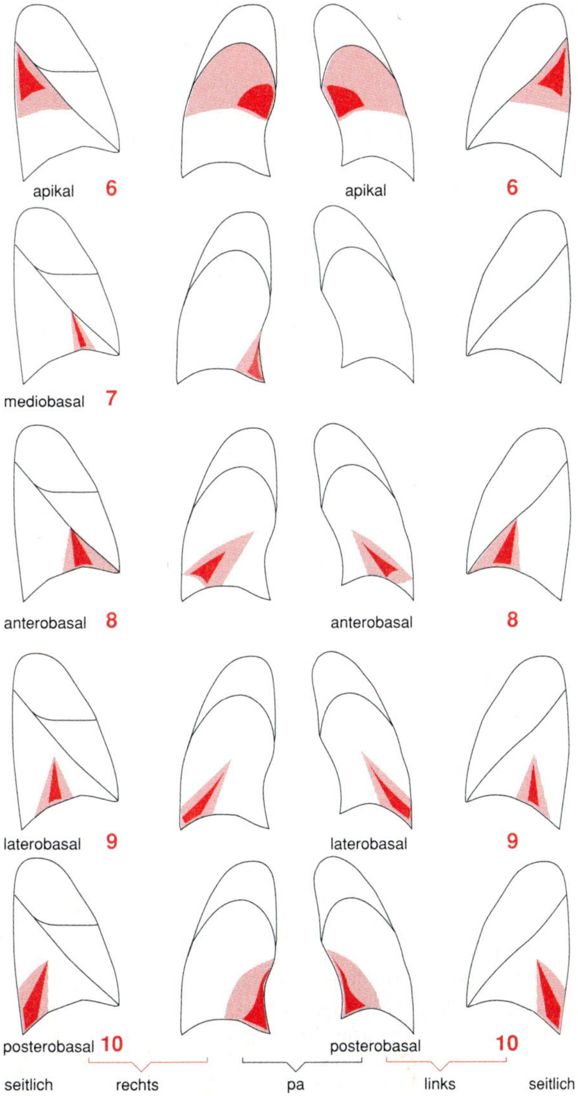

Lungensegmente: Varianten

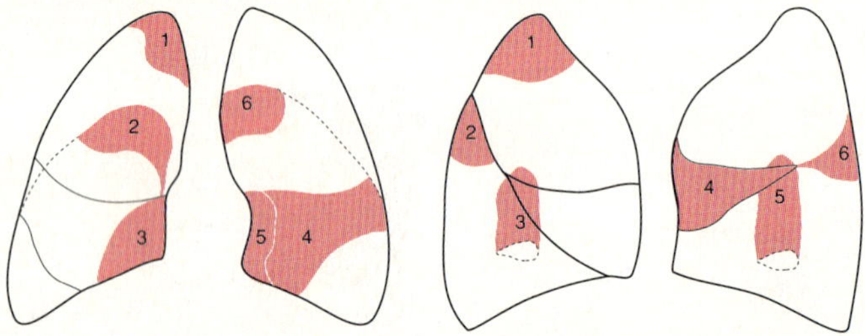

1	Azygoslappen	4	ML links
2, 3	akzessorische Lappen rechts	5, 6	akzessorische Lappen links

Analyse von Thoraxröntgenaufnahmen

8

Herz: Kontur? Konfiguration? Vergrößerung? Klappenkalk? Koronarkalk? PM-Elektrode(n)? Klappenprothese? Perikarderguß? Herzwandaneurysma? Perikardverkalkung? Perikardemphysem?

Aorta: Dilatation? Ektasie? Aneurysma? Elongation? Kinking? Sklerose? Stenose?

Hili: Konfiguration? Kontur? Vergrößerung? Pulmonalarteriendilatation? Kalibersprung? Gefäßabbruch? Aneurysmatische Gefäßaufweitung? Pulmonalvenendilatation? Unschärfe der Gefäße? LK-Vergrößerung? LK-Verkalkungen? Cranialraffung? Zentrale RF?

Mediastinum: Verbreiterung? Tumor? Gefäßprozeß? Verlagerung? Verkalkungen? Mediastinalemphysem?

Trachea/Bronchien: Verlagerung? Kompression? Impression? Bronchusabbruch/-stenosierung? Aufspreizung der Carina?

Pulmonalgefäße: Umverteilung? Kalibersprung? Erweiterung? Gefäßabbruch? Atypische Gefäße? Konturunschärfe?

Interstitium/Parenchym: Infiltrate (alveolär/interstitiell)? Pneumobronchogramm? Peribronchiale Zeichnung? Kerley-Linien? RF? Rundherde? Fremdkörper? Interlobien verändert?

Pleura/Diaphragma: Zwerchfellhochstand? Abflachung? Isolierter Buckel? Hernie? Rezessus? Erguß? Pneumothorax? RF? Lokalisierte/diffuse Unschärfe? Adhäsionen? Verkalkungen? Verschwartung?

Thoraxskelett: Form? Rippenform/-stellung? Variation? Usuren? Fraktur? Halsrippe? Posttraumatische/postop. Veränderungen? Wirbelsäulenform? Ossäre Destruktion? Osteolysen? Degenerative Veränderungen? Skoliose? Demineralisation?

Weichteile: RF? Verkalkungen? Emphysem? FK?

Mediastinalemphysem: Ursachen

Spontan (Hustenanfall/Kinder!), **traumatisch** (Lungenkontusion, Bronchusruptur/-perforation, Tracheotomie), **Überdruckbeatmung, Asthma, Pneumonie** (Kinder!), **Ösophagusfistel** (Ca., nach Bougierung, spontane Ruptur, Boerhaave-Syndrom), **Mediastinitis** (Gasbildner!), **retroperitoneale Darmperforation** (Duodenum/Kolon).

Mediastinalkonturen im Rö-Bild

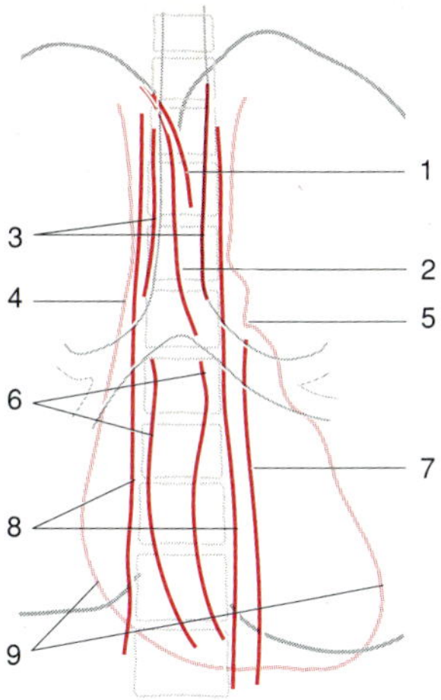

1 hintere Pleuragrenzlinie
2 vordere Pleuragrenzlinie
3 Paratracheallinien
4 paravenöse Linie
5 aortopulmonales Fenster
6 Paraösophageallinien
7 Paraaortallinie
8 Paraspinallinien
9 Parakardiallinien

Alteration der mediastinalen/paramediastinalen Hilfslinien

Rechte Paraspinallinie: Lateralverlagerung durch Osteophyten, RF der Wirbelsäule, paravertebrale RF (z.B. Neurinom, Schwannom, Ganglioneurom, Abszeß, Lymphom, Hämatom, Lipom, bronchogene/enterogene Zyste), Pleuraerguß, Dilatation der V. azygos.
Linke Paraspinallinie: wie rechts, zusätzlich Aneurysma/Ektasie der Aorta descendens.
Rechte Paraösophageallinie: Auslöschung/Verlagerung durch Herzvergrößerung, Vergrößerung des linken Vorhofs, Perikardzyste, Ösophagustumor, Lymphom.
Linke Paraösophageallinie (erst caudal des linken Hauptbronchus sichtbar): wie rechts, zusätzlich Aneurysma/Ektasie der Aorta descendens.
Paraaortallinie: Lateralverlagerung durch Aneurysma/Ektasie der Aorta descendens, paraaortale RF (z.B. Ösophagustumor, Lymphom, Zyste).
Paratracheallinie: Lateralverlagerung durch Tracheatumor, Lymphom, RF im oberen Mediastinum (z.B. Struma, HD/NHL, Thymustumor (im caudalen Anteil), selten durch Lungenprozeß mit Verziehung.
Rechte Parakardiallinie: Lateralverlagerung durch Rechtsherzvergrößerung, Perikarderguß, kardiale/perikardiale RF (z.B. Fibrom, Myxom, Hämatom, Lipom, Zyste, Sarkom, Teratom, Lymphom), Herzwandaneurysma, Hiatushernie.
Linke Parakardiallinie: Lateralverlagerung durch Linksherzvergrößerung, Perikarderguß, kardiale/perikardiale RF (wie rechts), Hiatushernie, Herzwandaneurysma.
Paravenöse Linie: Lateralverlagerung durch Verlagerung/Erweiterung der VCS, parakavale RF (z.B. HD/NHL, Struma, Teratom, Thymom).
Aortopulmonales Fenster: Verlegung durch RF (z.B. Tumor, Lymphom), Aortenaneurysma/-ektasie.

Bronchialbaum mit Segmentbronchusabgängen

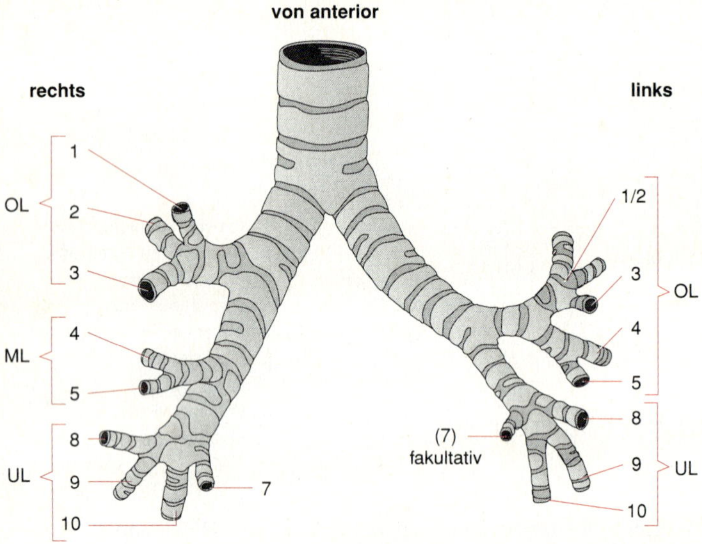

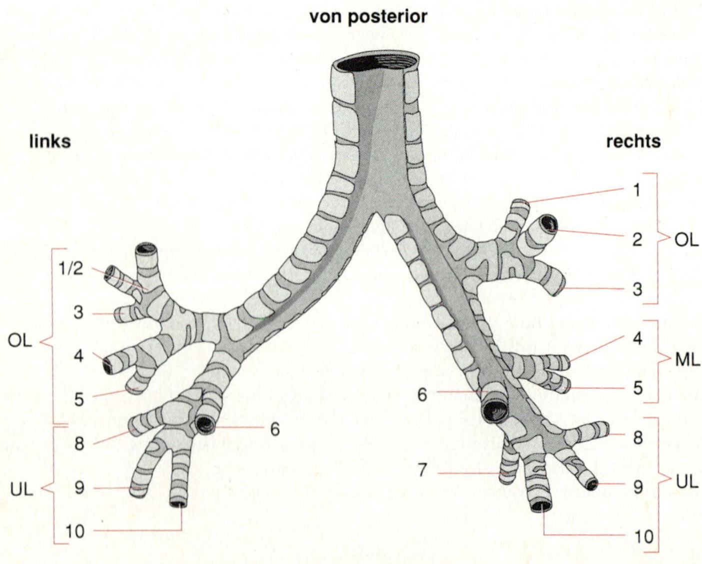

Bronchovaskuläre Aufzweigungen

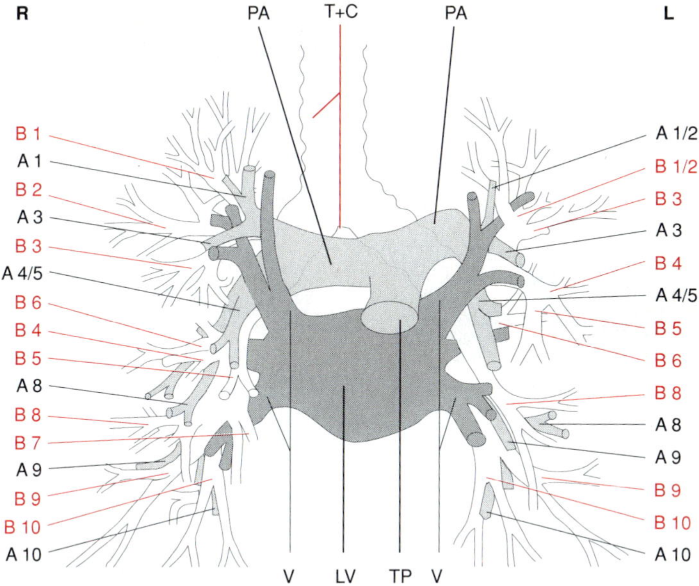

A 1 - 10 = Segmentarterien, B 1 - 10 = Segmentbronchien,
LV = linker Vorhof, PA = Pulmonalarterie, T + C = Trachea und Carina,
TP = Truncus pulmonalis, V = Oberlappen-/Unterlappenvene

8

Daten und Maße

Pulmonalarterien: normale Weite (rechte zentrale PA an der Kreuzungsstelle Pulmonalvene).

	Inspiration	Exspiration	Differenz In./Ex.
Kinder bis 2 Jahre	7-8 mm	6-7 mm	ca. 1-2 mm
2-16 Jahre	pro Lj. ca. + 0,5 mm		
Frauen	15 mm	13 mm	1-3 mm
Männer	16 mm	14 mm	1-3 mm

⇒ über 18 mm sicher pathologisch!

Trachea, Carinawinkel: normale Weite Frauen 11-18 mm/Männer 15-23 mm, Winkel ca. 55°-65°.
Hauptbronchien: rechts ca. 15 mm, links ca. 13 mm.
Herz: p.-a. Größe maximal halber Lungenquerdurchmesser (ZF-Höhe), seitlich linker Ventrikel kreuzt VCI-Linie/Abstand VCI-Kontur - linker Ventrikel < 20 mm.

Lungensegmente im CT

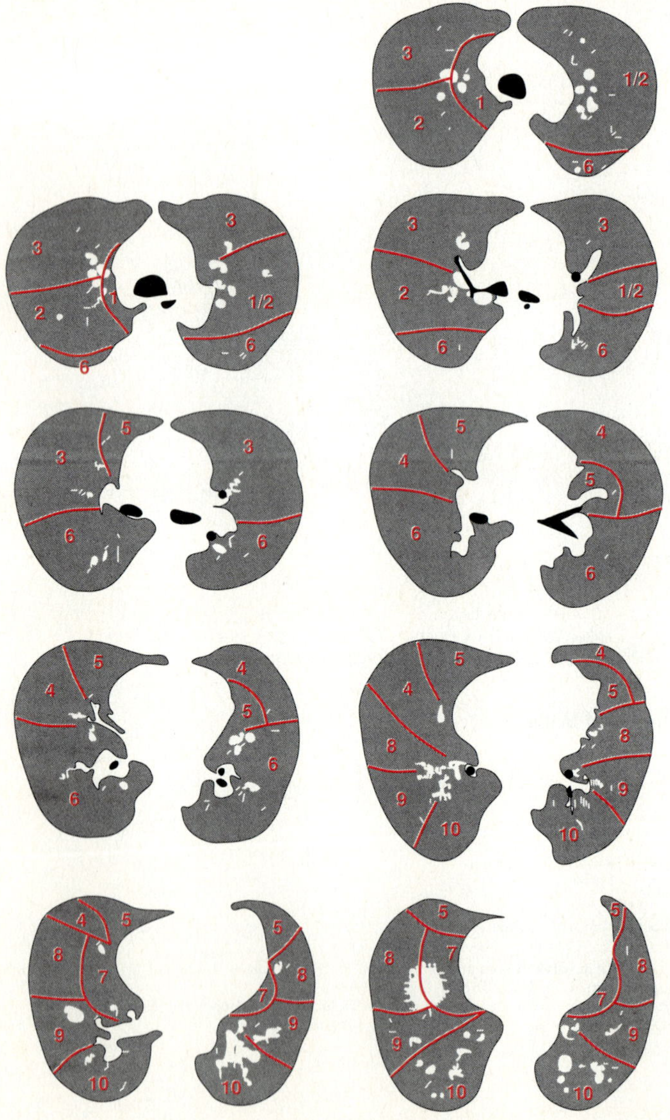

Bronchiale Generationen und Maße

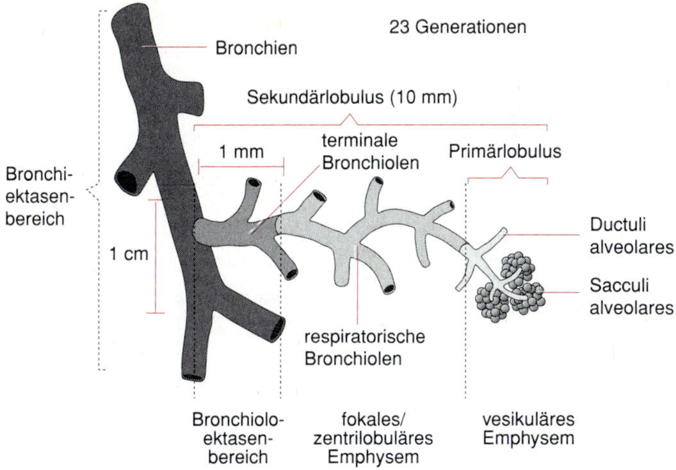

Synopsis: Bronchusalteration im CT

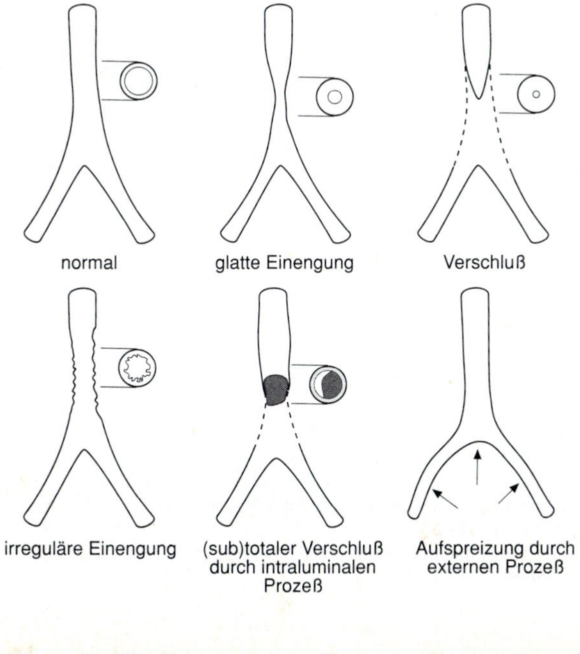

Synopsis: Knöcherner Thorax - Varietäten/Pathologie

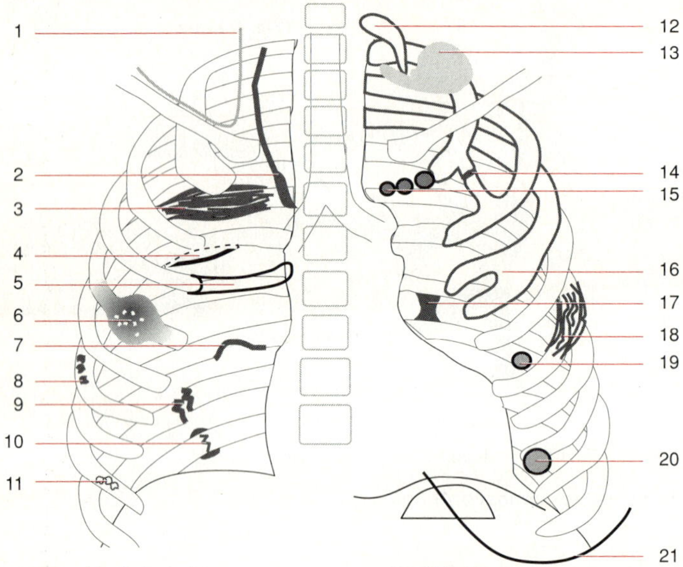

1 Supraklavikulargrube
2 Lobus venae azygos
3 Morbus Paget
4 Sulcus costae
5 Rippenknorpelverkalkung
6 Plasmozytom
7 Rippenusur
8 osteoplastische Metastasen
9 frische Fraktur
10 Fraktur mit Kallus
11 osteolytische Metastasen
12 Halsrippe
13 Pancoast-Tumor mit Rippendestruktion
14 gelenkige Knochenbrücke
15 verkalkter Rippenknorpel
16 Gabelrippe
17 Knochenbrücke
18 Osteomyelitis
19 Mamille, männlich
20 Mamille, weiblich
21 Mammakontur

Pneumothorax

Traumatisch: Rippenfraktur, Stichverletzung, Pfählung.
Iatrogen: Pleurapunktion/-verletzung, Lungenpunktion/-biopsie, Überdruckbeatmung, Tracheostoma.
Spontane bronchopleurale Fistel: subpleurale Emphysemblase, Pneumatozele, Mukoviszidose, Lungenfibrose, Pneumokoniose, abszedierende Pneumonie, tuberkulöse Kaverne, Bronchial-Ca., Lungenmetastase, Lungeninfarkt.
Ösophagusruptur: Laugen-/Säurenverätzung, Bougierung, Boerhaave-Syndrom, Mallory-Weiss-Syndrom.
Pneumoperitoneum: fortgeleitet durch ZF-Lücken.
Mediastinalemphysem: fortgeleitet.

Thoraxformen

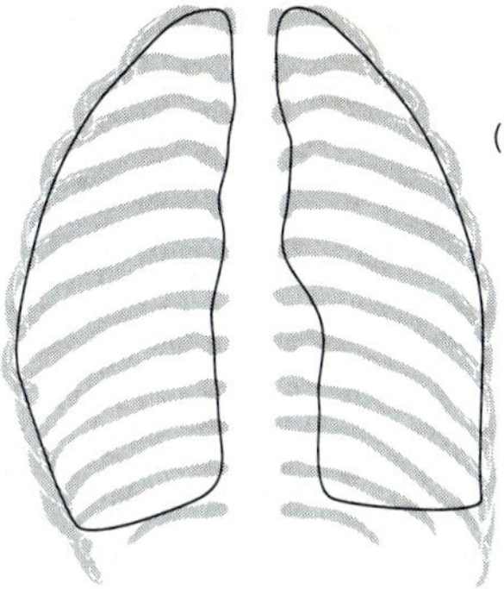

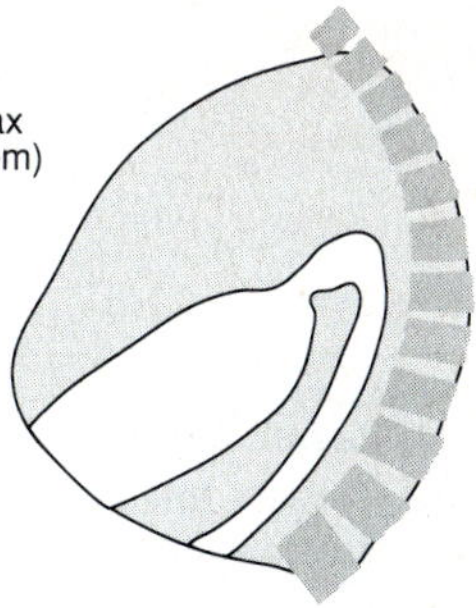

Faßthorax
(Emphysem)

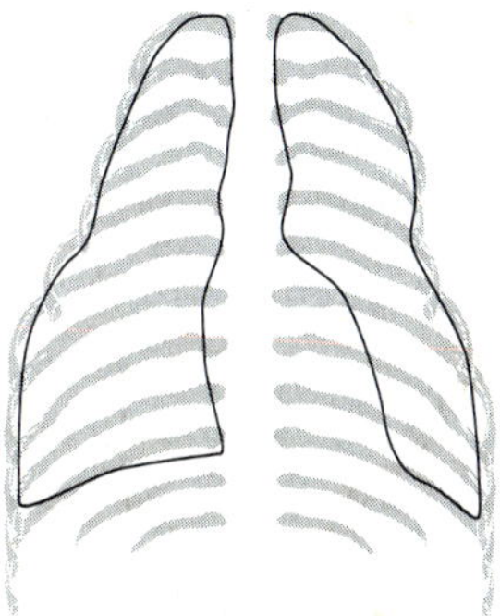

Glockenthorax (Osteomalazie, Rachitis, Normvariante)

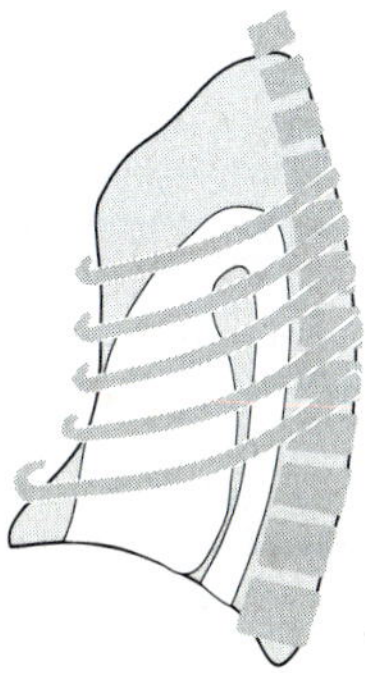

Trichterbrust
(Pectus excavatum)

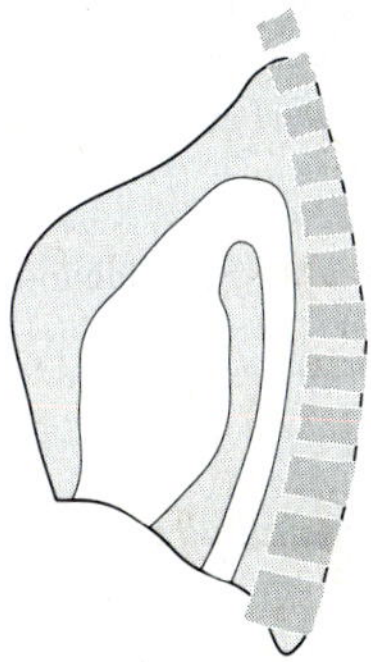

Kielbrust
(Pectus carinatum)

Akzessorische Fissuren

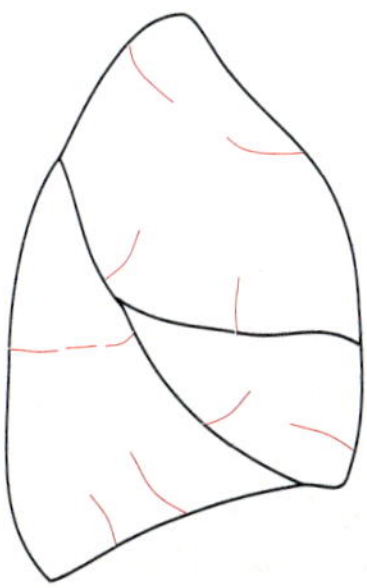

rechts seitlich

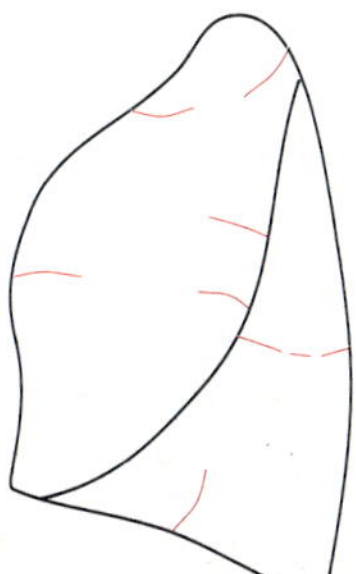

links seitlich

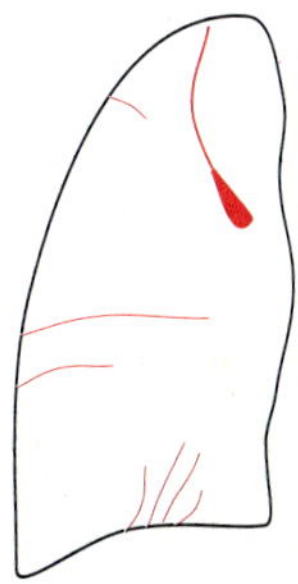

rechts pa

Atelektasen: CT-Schnitte

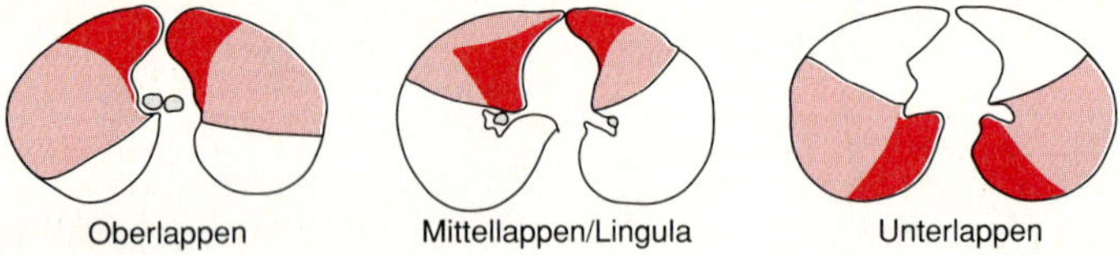

Bronchiektasen: ätiologische DD

Kongenital: zystische Bronchiektasie/Wabenlunge, Tracheobronchomegalie Mounier-Kuhn (assoziiert zu Ehlers-Danlos-Syndrom), Alpha-1-Antitrypsin-Mangel-Syndrom, selektiver IgA-Mangel, primäre Hypogammaglobulinämie, Mukoviszidose, Bronchialknorpelagenesie/-dysplasie, Kartagener-Syndrom (Trias: Bronchiektasen/ Situs inversus/chronische Sinusitiden), Turpin-Syndrom (Mißbildung Megaösophagus/tracheoösophageale Fistel/Rippendeformation/Bronchiektasen), bronchopulmonale Sequestration.

Erworben: infektiogen (bakteriell/viral), toxisch (Chlor, Senfgas, Phosgen etc.), bronchiale Obstruktion (Tumor/Lymphome, FK, Schleimpfropf), ML-Syndrom, Traktionsbronchiektasen, erworbene Hypogammaglobulinämie.

8

CAVE! Fehldiagnose:
zu dicke Schichten, Bewegungsunschärfe, Atelektase, interstitielle Fibrose, Schleimpfropf intrabronchial, Alveolarzell-Ca. (!), Histiocytosis X.

Bronchiektasen: Rö-Aspekt

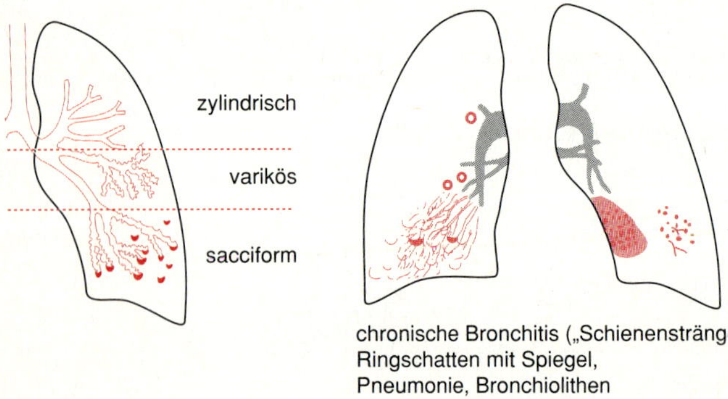

chronische Bronchitis („Schienenstränge"), Ringschatten mit Spiegel, Pneumonie, Bronchiolithen

Thoraxtrauma

Nichtpenetrierend

Lunge: Parenchymkontusion, (post)traumatische Parenchymzyste/-einblutung, Trachea-/Bronchusabriß, Atelektase, Lungentorsion (Kleinkinder).
Thoraxwand/Pleura: Hämato-/Pneumothorax, Rippen(serien)-fraktur, Sternumfraktur, Weichteilemphysem, posttraumatische Lungenhernie, BWS-Verletzungen.
Mediastinum: Pneumomediastinum, Einblutung, Aortenruptur, Perikardtamponade, Ruptur supraaortaler Gefäße, Ösophagusruptur, Ductus-thoracicus-Ruptur.
Diaphragma: Ruptur (li > re), Paralyse.

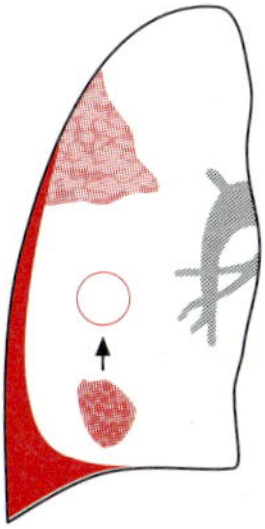

Trauma
Hämatothorax
Hämatom ⇒ Zyste
Kontusion

Penetrierend

Lunge: bei Schuß-/Stichverletzung Blutung und Ödem entlang des Kanals, selten Geschoßfragmente.
Thoraxwand/Pleura: Hämato-/Pneumothorax, Rippendestruktion bei Schußverletzung, BWS-Verletzung.
Mediastinum: Verletzungen wie unter nichtpenetrierend möglich.
Diaphragma: häufiger diaphragmale Verletzungen, abdominelle Verletzungen begleitend.

8

Lungenabszeß

Ursachen: FK-Aspiration, postop., septische Embolie, postpneumonisch, bronchiektatisch, karzinomatös, fungoid, tuberkulös, von pleural/diaphragmal/mediastinal fortgeleitet. Prädisposition: Diabetes mellitus, Drogenabusus, Immunsuppression, AIDS.
Morphologischer Aspekt: solitär/multipel, 75% pleuranah, sonst keine Prädilektion, eher rundlich, relativ dicke glatte Wand, meist zentraler Luft-/Flüssigkeitsspiegel, meist erheblicher Auswurf, selten Hämoptysen.

DD

Tuberkulöse Kaverne: eher OL und apikaler UL, variablere Form, seltener Flüssigkeitsspiegel, wenig Sputum, Hämoptysen häufig.
Tumor: keine Pädilektion, variable Form mit meist irregulärer Kontur, Wand meist dicker und unregelmäßig, seltener Luft-/Flüssigkeitsspiegel (exzentrisch).
Kongenitale Zysten: meist multipel, sehr dünne Wand, kein entzündlicher Saum, sehr selten Flüssigkeitsspiegel, sehr selten Auswurf.
Pneumatozele: wie Zysten, sehr dünne Wand, meist Folge septischer Prozesse im KA.
Mykotische Kaverne: relativ dünnwandig, meist multipel, eher irregulär konfiguriert. Aktinomykose meist mit Fistel. Kokzidioidomykose dünnwandig oder mit dicker Wand und kleiner zentraler Nekrose. Aspergillus oft mit Myzelknoten in präformiertem Hohlraum ⇒ Bulla, alte Kaverne.

Pulmonale Stauung: Rö-Aspekt

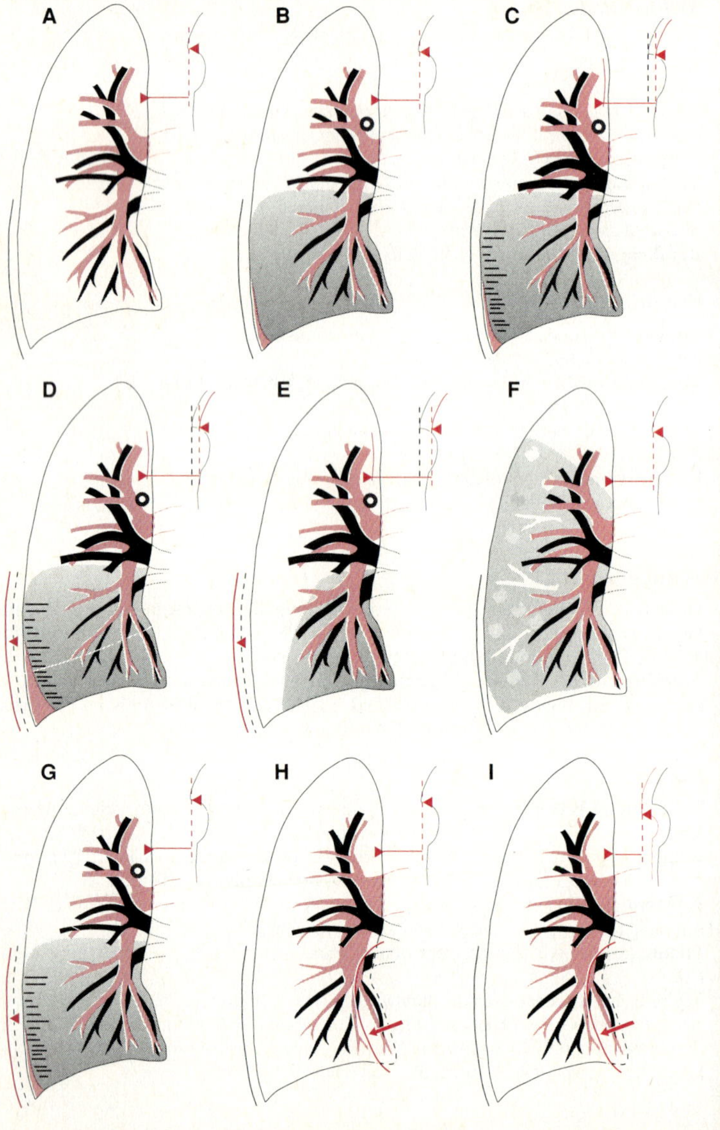

Pulmonale Stauung: DD

Beurteilung: pulmonales Blutvolumen, pulmonale Blutflußverteilung, Gefäßkaliber (pulmonale Venen/Arterien, mediastinale Venen, zentrale Pulmonalarterien, Aorta), Bronchusmanschetten (Peribronchitis), Kerley-Linien (A/B/C), Interstitium (Ödem/Verteilung), Pleuraerguß, Herzform/-größe, Weichteile (Verdickung).

A - Normalbefund.
B - Akute Linksherzinsuffizienz: Bronchusmanschetten, kleiner Erguß, basales Lungenödem (Schmetterlingsform bei plötzlichem Beginn möglich).
C - Chronische Linksherzinsuffizienz: wie **B**, zusätzlich weite venöse Gefäße, Blutflußumverteilung nach cranial, Kerley-Linien.
D - Biventrikuläres Herzversagen: wie **C**, zusätzlich Weichteilverdickung, größerer Erguß (rechts > links).
E - Niereninsuffizienz/Hyperhydratation: kaliberstarke und unscharfe pulmonale Venen (zentral betont), vermehrtes pulmonales (Blut-)Volumen, Bronchusmanschetten, zentrales Lungenödem, Weichteilverdickung.
F - Toxisches Lungenödem/Schocklunge: unregelmäßig verteiltes, meist basal/dorsal betontes (alveoläres) Lungenödem mit Bronchopneumogramm (bis zur „weißen" Lunge), kein/wenig Erguß.
G - Onkotisches Ödem: Bronchusmanschetten, meist basales Lungenödem, Kerley-Linien, Pleuraerguß, Weichteilverdickung.
H - Pulmonalarterielle Hypertonie: kalibererweiterte zentrale Pulmonalarterien, Arterien breiter als Venen, periphere Arterien gewunden, Rechtsherzvergrößerung.
I - Links-rechts-Shunt mit pulmonaler Hypertonie: wie **H**, jedoch schmale V. azygos/Aorta, pulmonale Venen normalkalibrig.

8

Pulmonales Ödem: Rö-DD

	kardial	renal	traumatisch
Herzgröße	vergrößert	vergrößert	normal
Zentrale Gefäßkaliber	normal/vergrößert	vergrößert	normal/verkleinert
Pulmonale Blutflußverteilung	cranial umverteilt	craniocaudal balanciert	normal oder craniocaudal balanciert
Pulmonales Blutvolumen	normal/vermehrt	vermehrt	normal
Kerley-Linien	selten	selten	–
Peribronchiale Verdichtung	meist vorhanden	meist vorhanden	selten
Pneumobronchogramm	selten	selten	meist vorhanden
Regionale Ausbreitung des Lungenödems	gleichförmig von zentral nach peripher	eher zentral betont	eher peripher betont
Pleuraerguß	meist vorhanden	meist vorhanden	selten

Synopsis: Rö-Zeichen der Pulmonalarterienembolie

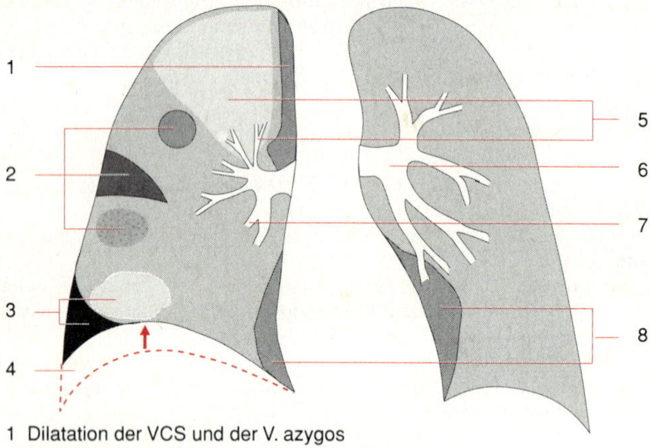

1 Dilatation der VCS und der V. azygos
2 Infiltrate/Verdichtungen, anteilig pleuraständig
3 basale Infiltrate/Verdichtungen, kleine Pleuraergüsse
4 ZF-Hochstand und eingeschränkte Atemexkursion
5 Hypovaskularisation, Westermark-Zeichen
6 Hyperämie kontralat.
7 Gefäßabbrüche hilusnah (Hilusamputation)
8 Dilatation des rechten Ventrikels

Pulmonalarterienembolie: Angiographische Kriterien

Primär (Füllungsdefekt)

- Persistierende intraluminale Transparenzerhöhung (zentral/peripher) ohne kompletten Abbruch der KM-Säule.
- Flottierendes Ende einer intraluminalen Transparenzerhöhung bei Abbruch der KM-Säule.

Sekundär

- Cut-off einer Pulmonalarterie ohne sichtbaren intraluminalen Füllungsdefekt.
- Perfusionsausfall: (1) hypo- oder avaskularisierte Areale, (2) umschriebene Areale mit verlängerter arterieller Perfusionsphase (insbes. in den basalen Lungenanteilen), meist begleitet von langsamer Füllung/Entleerung pulmonaler Venen.
- Geschlängelte, abrupt endende periphere Arterien, arm an Verzweigungen.

DD pulmonale Venen vs. Arterien

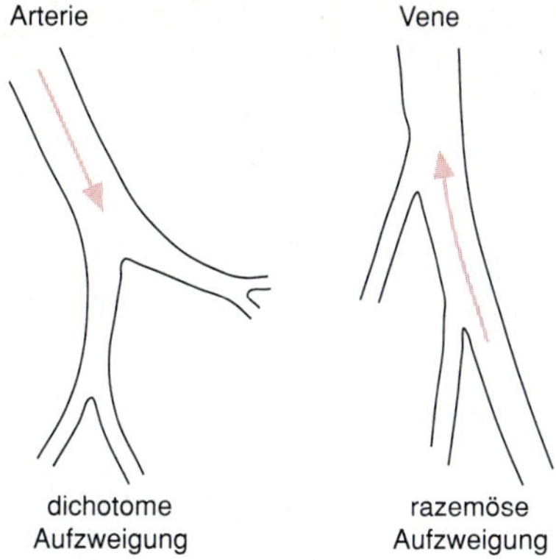

Pulmonale Hypertension

Pulmonale vaskuläre Okklusion

- Emphysem (primär/sekundär), Lungenfibrose (primär/sekundär).
- Pulmonalarterienembolie (thrombembolisch, neoplastisch, Fettembolie, septische/parasitäre Embolie).
- Oligämie bei Hypoventilation (Thoraxdeformitäten bei M. Bechterew/Thorakoplastik/Kyphoskoliose/Pleuraschwarte/Fibrothorax, Muskeldystrophie, Pickwick-Syndrom, Z. n. Poliomyelitis).
- Idiopathische Hypertension.

Pulmonale Zirkulationsstörung

- Kardialer Links-rechts-Shunt (Atrium-/Ventrikelseptumdefekt, offener Ductus Botalli, Pulmonalvenenfehlmündung).

Pulmonalvenöse Hypertonie

- Linksherzinsuffizienz, Mitralklappeninsuffizienz/-stenose, Vorhofmyxom, Pulmonalvenenstenose.

Pseudorundherde auf Rö-Aufnahmen

Kompaktainsel in einer Rippe, pleurale RF oder Plaque, geschlängelte Bronchialarterie, prominente Pulmonalvene, (Unter)Hauttumor/Mamille/Warze/Nävus.

Pulmonale Rundherde: Verkalkungen/Kontur

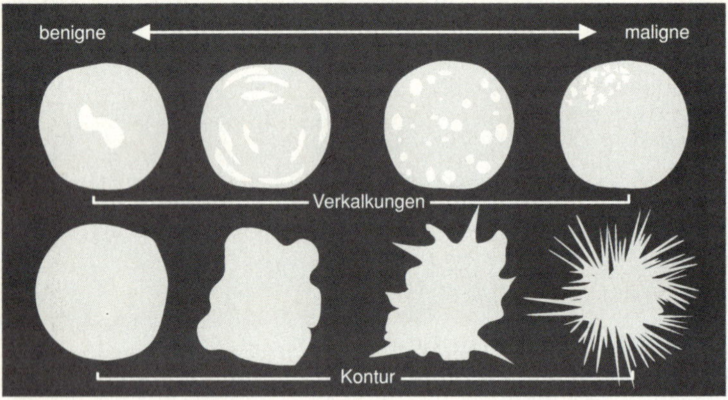

8

(Periphere) pulmonale Rundherde: Malignitätszeichen

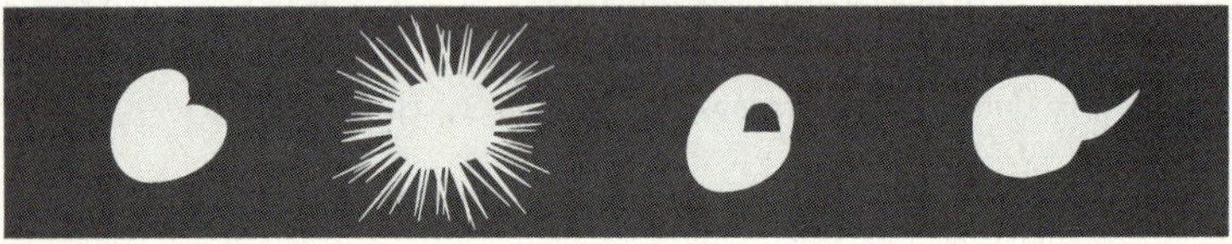

Rigler-Nabel | Corona radiata | exzentrische Einschmelzung | Pleurafinger

Solitärer pulmonaler Rundherd: DD-Kriterien

	eher benigne	eher maligne
Größe	< 10 mm	> 3 cm
Form	rundlich, gelappt	irregulär, sternförmig
Kontur	glatt, scharf	unscharf, Spiculae
Kalkeinlagerung	granuliert, popkornartig ⇒ Hamartom geschichtet/zentral ⇒ Granulom	exzentrisch, irregulär
Hohlraumbildung	innen glattwandig ⇒ Abszeß/Zyste	häufig vorhanden, oft exzentrisch, innen rauh-unregelmäßige Wandung
Häufigkeit	Granulome ca. 40%, Adenome ca. 3%, Hamartome ca. 7%, Verschiedenes ca. 20 %	Malignome ca. 30%

Pulmonaler Rundherd: Diagnostik-Flußdiagramm

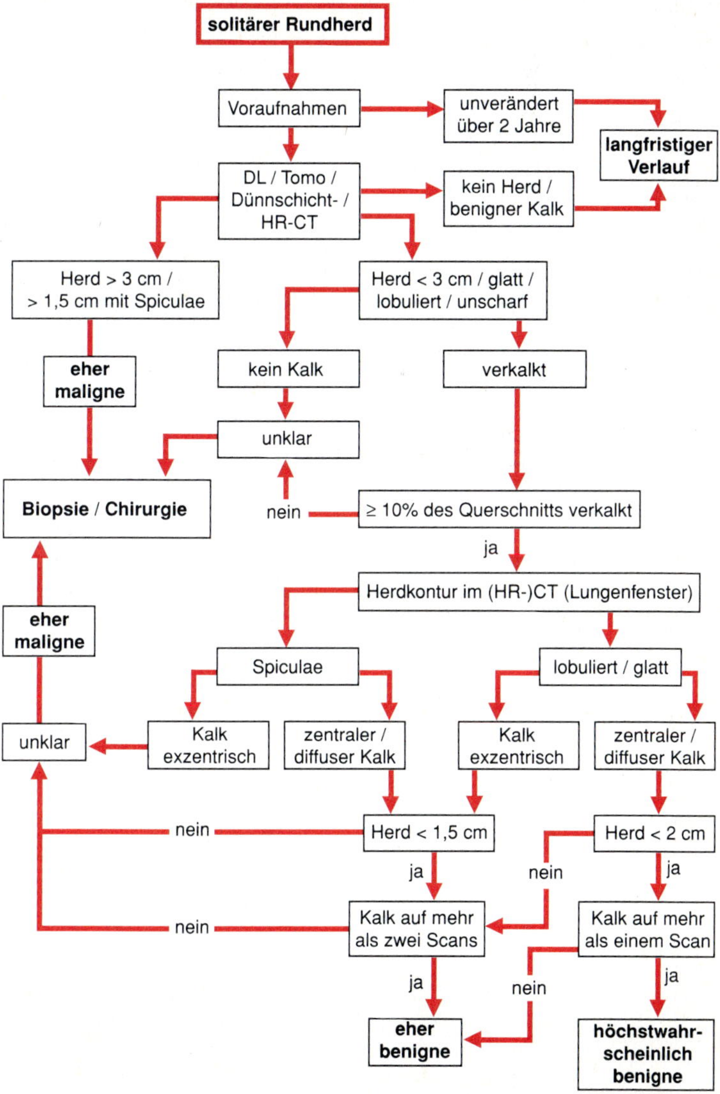

8

MRT: Charakt. SI verschiedener Gewebe

Prozeß	T1	Protonendichte	T2	Kommentar
Einfache Zyste	niedrig	mittel	hoch	homogen, scharf begrenzt
Bronchogene Zyste	niedrig-mittel-hoch	mittel-hoch	hoch-sehr hoch	SI abhängig vom Proteingehalt, Spiegel/Schichtung möglich
Serom	niedrig	mittel	hoch	wie einfache Zyste
Abszeß	niedrig-mittel	mittel	hoch	inhomogen, unscharf, oft Spiegelbildung
Lipom	hoch	hoch	mittel-hoch	selten SI höher als subcutanes Fett
Neurinom, Schwannom	niedrig-mittel	mittel	mittel-hoch	inhomogen, oft zentral erhöhte SI in T2
Thymom	niedrig-mittel	mittel	mittel	homogen, scharf konturiert
MH	niedrig-mittel	mittel	niedrig-hoch	inhomogen, hohe SI des Tumorgewebes, oft durchsetzt/zentral mit signalarmer Fibrose in T2, selten ringförmig
NHL	niedrig-mittel	mittel	hoch	meist homogen, feinnoduläre Struktur
Bronchial-Ca.	niedrig-mittel	mittel	mittel-hoch	meist inhomogen, unscharf begrenzt
AVM	sehr niedrig-signalfrei	niedrig	mittel-niedrig	Darstellung von Flow-Phänomenen mit hohem SI in T2 möglich
Obstruktive Atelektase	niedrig-mittel	mittel	hoch	
Nichtobstruktive Atelektase	niedrig-mittel	mittel	niedrig	
Pulmonales Sekret	niedrig	mittel	hoch	
Alveoläre Proteinose	mittel-niedrig	niedrig	mittel-niedrig	
Blutung				
- akut	niedrig	niedrig	niedrig-mittel	homogen
- subakut	mittel-hoch	hoch	hoch	inhomogen (Schichtung möglich)
- chronisch	niedrig	mittel	mittel-hoch	homogen mit signalarmem Rand
Thrombus				
- akut	mittel	mittel	mittel-hoch	magnetische Suszeptibilitätseffekte
- älter	mittel	mittel-niedrig	mittel-niedrig	magnetische Suszeptibilitätseffekte

8

Mediastinale LK/Lymphome

Verkalkte LK

Häufig: Sarkoidose, Silikose, MH/NHL posttherapeutisch, Tbc, Histoplasmose.

Selten: PCP, Adeno-Ca.-Metastasen (GIT), Amyloidose, Sklerodermie, Castleman-Lymphom.

Gefäßarme, nekrotische LK

Häufig: Tbc, fungoide Infektionen, Bronchial-Ca.-/Seminommetastasen, NHL.

Selten: M. Whipple.

Vaskularisierte LK

Häufig: Metastasen (Nierenzell-, Bronchial-, SD-Ca., Karzinoid), Castleman-Lymphom.

Selten: Sarkoidose, angioimmunoblastische Leukämie.

LK-Größen mediastinal

(jeweils kleinster transv./sag. Durchmesser)

LK-Station	CT/MRT (mm)	suspekt ab: (mm)
2R	3,5 ± 1,3	8
2L	3,3 ± 1,6	7
4R	5,0 ± 2,0	10
4L	4,7 ± 1,9	10
5	4,7 ± 2,1	10
6	4,1 ± 1,7	8
7	6,2 ± 2,2	11
8R	4,4 ± 2,6	10
8L	3,8 ± 1,7	8
10R	5,9 ± 2,1	10
10L	4,0 ± 1,1	7

8

Thymus/Thymus-Rebound: DD vs. Thymom (CT/MRT)

Thymom: über 30 Jahre, rundlich, gelappte Kontur, Dichte/SI ≥ Muskelgewebe, umgebende Fettlamelle, Verkalkungen möglich, unilateral oder in der Mittellinie.

Normaler Thymus/Thymus-Rebound: < 20 Lj./unter oder nach Chemotherapie einer malignen Erkrankung. Normal bis ca. 18 mm Dicke < 20 Lj., später < 13 mm. Annähernd bilobulär bilateral, eher längsoval/pfeilspitzenförmig. < 8 Lj. homogen (ohne Fett), > 20 Lj. meist durchsetzt mit Fettgewebe, > 50 Lj. fettäquivalent, kein Kalk (**!**).

ARDS: Ursachen

Direkt: Inhalation/Aspiration: Rauchgas, toxische Chemikalien (NO_2, SO_2, Chlorgas etc.), Magensäure, reiner Sauerstoff, Wasser (Ertrinken). Drogen/Medikamente: Heroin, Salizylate, Kokain, Paraquat, Bleomycin etc. Infektion, Fettembolie, Fruchtwasserembolie, Luftembolie, Dekompressionstrauma, Lungenkontusion, radiogen, KM-Aspiration (wasserlösliche orale Rö-KM!).

Indirekt: Sepsis, Anaphylaxie, Multiorganversagen, Transfusionszwischenfall, disseminierte intravasale Gerinnung, Pankreatitis, Phäochromozytom, diabetische Ketoazidose, kardiopulmonaler Bypass, Höhenkrankheit, neurogen, Sichelzellkrise, Hyperthermie, extreme physikalische Belastung, schnelle Lungenwiederbelüftung (nach Pneu).

Aerogen: mechanisch: oberflächliche Atmung, unzureichendes Abhusten von Sekret, mangelhafte Befeuchtung des Atemgases, Surfactant-Mangel, Lungentrauma. Toxisch: exogene Atemgifte, Aspiration, Atemwegsinfektion.

Hämatogen: normaler Kapillardruck: Schock, Fettembolie, Transfusion großer Blutvolumina, Anaphylaxie, Hämolyse, Fruchtwasserembolie. Erhöhter Kapillardruck: Volumenbelastung, Linksherzinsuffizienz, Lungenödem (posttraumatisch/schmerzbedingt).

ARDS: Stadien

8

Zeitlicher Ablauf/Klinik	Rö	CT/HR-CT
Initialphase (1. Stunde) diskrete Dyspnoe, respiratorische Alkalose	geringe Kaliberzunahme der zentralen Lungengefäße, diskret bis in die Peripherie möglich. Perivaskuläre/perihiläre Verdichtungen, peribronchiale Manschettenbildung	diskrete Kaliberzunahme der zentralen Lungengefäße, peribronchiale Manschettenbildung, feine perivaskuläre Infiltrate zentral, betontes Interstitium zentral und basal. Hyperperfusion pulmonal
Frühphase (1. Tag) Dyspnoe, Tachypnoe, Bewußseinsstörungen möglich	Gefäßkaliberzunahme, meist homogenes/diffuses interstitielles/ beginnend alveoläres Ödem, oft rechts und basal betont, beginnendes zentrales Pneumobronchogramm, sehr selten Pleuraerguß	deutliche Gefäßkaliberzunahme, perivaskuläres/peribronchiales/ gemischt interstitiell-alveoläres Ödem, basale/abhängige Abschnitte deutlich betont, zentrales Pneumobronchogramm
Intermediärphase (1.-7. Tag) in der Regel reversible respiratorische Insuffizienz	Interstitium deutlich ödematös verdichtet, fleckförmige Verschattungen durch alveoläre Infiltrate (zum Teil konfluierend) und Atelektasen (bis zur „weißen Lunge"), je nach PEEP Pneumobronchogramm bis subsegmental, bei hohem PEEP oft atypisch peripheres Ödem	Dichteanhebung meist des gesamten Lungenquerschnitts, abhängige Partien fast „weiß" mit zentralem Peumobronchogramm. Zum Teil fleckförmige Atelektasen und alveolär-konfluierende Infiltrate, je nach PEEP bis subsegmentales Pneumobronchogramm, bei hohem PEEP oft atypisch peripheres Ödem
Spätphase (> 7 Tage) Gefahr der therapieresistenten respiratorischen Insuffizienz, Beatmungsschäden und -komplikationen (Überblähung, Pneumothorax, Weichteil-/Mediastinal-/interstitielles Emphysem)	retikuläre bis grobretikuläre Verdichtungen, flächige Verschattungen, Bronchopneumonien, partielles Pneumobronchogramm, kleinfleckiges Emphysem, Gefahr von Pneumothorax/ Weichteilemphysem/Mediastinalemphysem	streifig-retikuläre bis grobretikuläre Zeichnung, interstitielle Fibrosierung, bronchopneumonische Verschattungen, bis segmentale Verschattungen, interstitielles Emphysem, oft Pneumothorax/ Mediastinalemphysem/Weichteilemphysem

ARDS: Pulmonale Veränderungen

schematisch, nach Keske (1995)

Rö-Aspekt

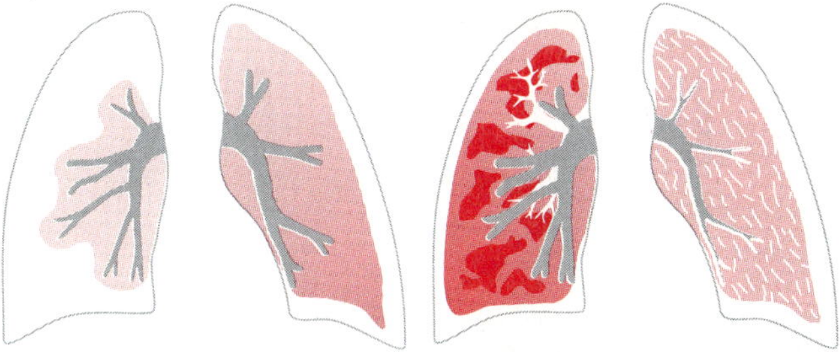

Initialphase (1. h)   Frühphase (1. Tag)   Intermediärphase (2.-7. Tag)   Spätphase (>7 Tage)

CT - Aspekt

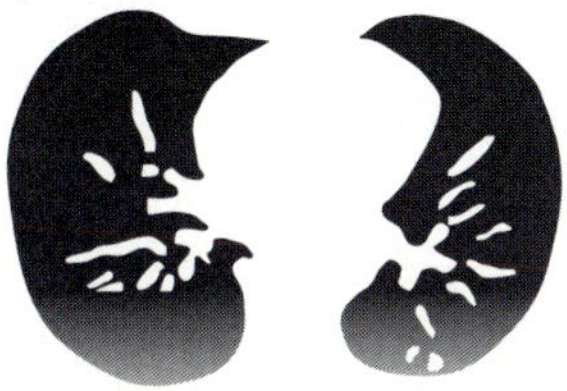

Normalbefund

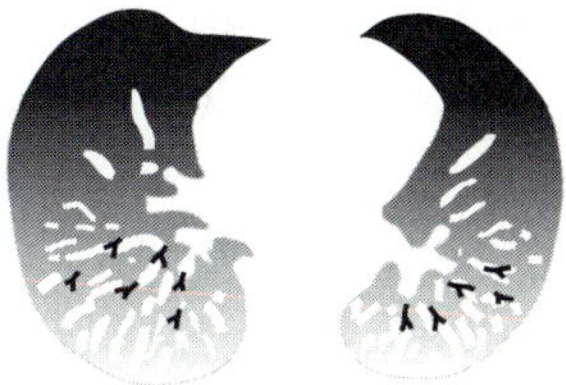

Frühphase (1. Tag)

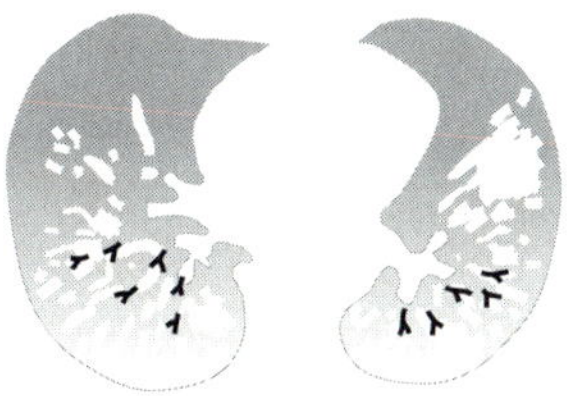

Intermediärphase (2.-7. Tag)

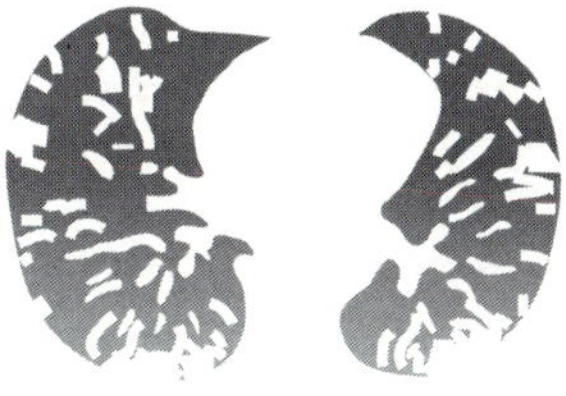

Spätphase (> 7 Tage)

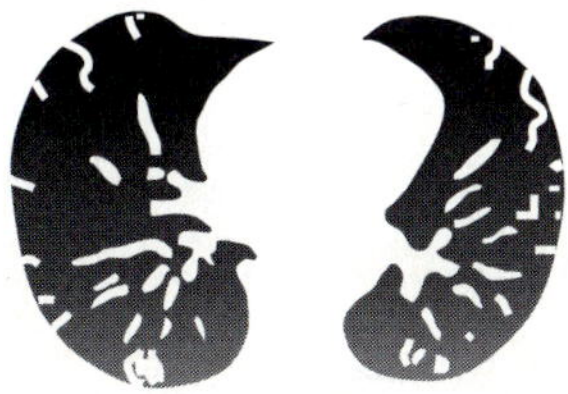

Residualstadium

Sarkoidose

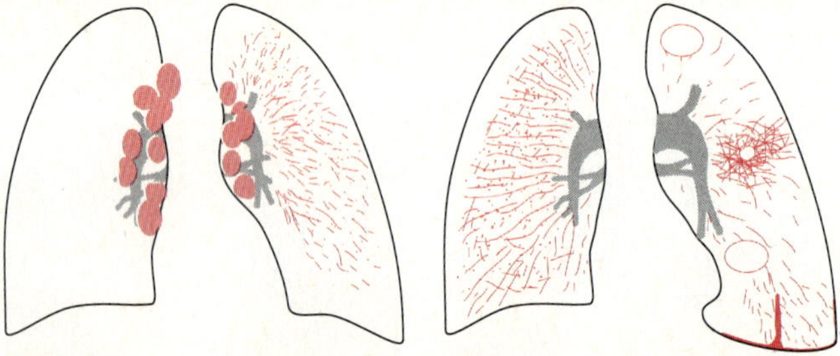

Stadium I
bihiläre/ mediastinale Lymphadenose

Stadium II
geringgradige interstitielle granulomatöse Veränderungen + Lymphadenose

Stadium III
disseminierte pulmonale Granulome, interstitiell-miliarer Aspekt

Stadium IV
Narbenemphysem, Bullae, Pleuraschwarten, Schwielenkavernen, Cor pulmonale

Histiocytosis X

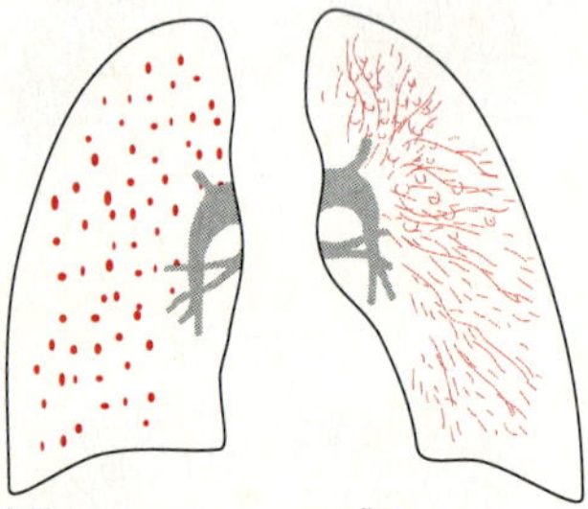

früh:
interstitielle Noduli

spät:
Fibrose

Alveoläre Erkrankungen: Rö-Synopsis

Azinäre Herde	unscharfe Fleckschatten, 4-10 mm groß
Konfluation	konfluierende azinäre Herde
Unscharfe Infiltrate	befallene Azini neben nicht befallenen $\Rightarrow$ grobfleckige Verschattung mit unscharfer Kontur
Schmetterlingsförmige Infiltrate	bilaterale, symmetrische, parahiläre Verschattung, leicht inhomogen $\Rightarrow$ Lungenödem
Pneumobronchogramm	lufthaltige Bronchien in verdichteter Umgebung (Infiltrat/Ödem/Exsudat) $\Rightarrow$ sicher pathologisch
Pneumoalveologramm	kompensatorisch überblähte nicht befallene Alveolen neben befallenen verschatteten Alveolen
Infiltrate	kein Volumenverlust $\Rightarrow$ DD zu Atelektase
Progredienz	rasch $\Rightarrow$ eher alveolär

Pulmonale Strahlenreaktion

Stadium	Rö	CT
I - beginnende Pneumonitis bis ca. 4 Wochen	geringgradige paramediastinale/ -hiläre/umschriebene pulmonale Transparenzminderung, selten netzig, feinfleckig. Unscharfe Kontur, selten angedeutet radiär-streifige Verdichtungen	meist diskrete, homogene Dichtezunahme im Bestrahlungsfeld, typischerweise relativ scharfe Begrenzung entsprechend den Feldgrenzen, nicht den Lappengrenzen! Milchglasverschattungen möglich
IIa - floride Pneumonitis progredient, noch keine reaktiven Veränderungen, bis 9 Wochen	progrediente Verschattungen, zusätzlich teils radiär-streifige, teils kleinfleckig-konfluierende Verdichtungen, nach peripher abnehmend	wie Stadium I, jedoch progrediente homogene Verschattungen, teils fleckige Verdichtungen, unscharfe Hiluskonturen. Streifige Verdichtungen möglich
IIb - retraktive Phase Schrumpfung, emphysematöser Umbau, bis 12 Wochen	Vergröberung der Infiltrate, hiläre Verziehung und Schrumpfung, meist Cranialraffung. Vergröberung der Lungenstruktur bei Traktionsemphysem	Übergang zu überwiegend fleckigen Verschattungen, meist zentrale Pneumobronchogramme möglich. Erste emphysematöse Veränderungen sichtbar
III - Übergangsstadium keine floriden Entzündungszeichen, nach frühestens 6 Wochen	progrediente Dichtezunahme, Schrumpfung der betroffenen Lungenanteile, streifige Verdichtungen	schärfere Abgrenzung der betroffenen Parenchymanteile, bogige Verformung der Grenzlinien zum nichtbestrahlten Gewebe, vermehrte Strahlentransparenz zwischen den residualen Veränderungen
IV - Fibrose nach ca. 12 Monaten	Schrumpfung abgeschlossen, persistierende scharf abgesetzte Streifenzeichnung, hilär-pleuraler Bezug möglich. Traktionsemphysem	keine flächigen Verdichtungen mehr, streifige Residuen von hilär bis pleural, Hilusschrumpfung möglich, traktionsemphysematöse Veränderungen

8

Pulmonale Komplikationen bei HIV-Infektion

Opportunistische Infekte bei AIDS: PCP, Aspergillose, Mycobacterium-avium-intracellulare-Komplex (MAC), Cytomegaliepneumonie, Herpes-simplex-Pneumonie, Candidiasis, Toxoplasmose, Strongyloidiasis, Kryptokokkose, Histoplasmose.

HIV-assoziierte Infektionen: Tbc, Nokardiose.

Vermutete HIV-Assoziation: pyogene bakterielle Pneumonie, lymphoide interstitielle Pneumonitis.

AIDS-bedingte Tumoren: Kaposi-Sarkom, NHL.

Pulmonale Erkrankungen bei HIV-Infektion/AIDS: Radiologische/klinische DD-Kriterien

T4- Helferzellen	< 400 Lymphom	< 400 Kaposi-Sarkom	< 400 Tbc	> 200 bakteriell
Radiologische Befunde				
Flächig	selten größere Infiltrate ohne Respektierung der Lappengrenzen möglich	im Spätstadium konfluierend, Atelektasen möglich	selten	Segment-/Lobärpneumonie
Nodulär/fleckig	dichte, glatt begrenzte Rundherde	diffus, sternförmig, oft schnelle Progredienz, „offener Bronchus"	oft kleine Herde, MF/UF betont	segmental/lobär, bronchopneumonisch
Interstitiell	–	selten, ⇒ wie chronische Stauung	–	eher selten, peripher betont, symmetrisch, keine(!) Milchglasverschattungen
Miliar	–	–	bis 20%	selten miliarer Aspekt
Peribronchial	–	selten, blande Klinik	–	Peribronchitis möglich
Einschmelzung	–	–	bis 25% zentral bei größeren Herden, unseptiert	häufig, multipel, exzentrisch, dünnwandig, unseptiert
Pleuraerguß	selten	meist klein, bei größerem Erguß ⇒ Pleurabefall	möglich, bei Pleurabefall auch erheblich	meist klein, (Empyem!), häufiger bei Staph. aureus, selten bei Pneumokokken
Kerley-Linien	–	bei Stauung	–	–
LK	hilär/mediastinal > 15 mm	–	hilär/mediastinal	selten
Sonstiges	pulmonale Gefäße und Bronchien verlagert ⇒ DD Kaposi-Sarkom/Pneumonie. Oft ZNS-/abdomineller/gastrointestinaler Befall	blande Klinik bei ausgeprägten radiologischen Befunden! Vortäuschung hilärer LK, „Stauungsaspekt" möglich, selten umschriebener Tumor	oft atypische Lokalisation MF/UF (!), bei miliarer Aussaat Milien meist größer. Kavernen selten, bis 80% vergrößerte hiläre/mediastinale LK (!) ⇒ DD Tbc	auch bei gutem Immunstatus, bei HIV + Drogen häufiger

8

➤ Pulmonale Erkrankungen bei HIV-Infektion/AIDS: Radiologische/klinische DD-Kriterien

T4- Helferzellen	< 150 PCP	< 50 CMV	< 20 Aspergillus	< 20 MAC
Radiologische Befunde				
Flächig	bei atypischem Verlauf dichte Infiltrate mit kleinen Einschmelzungen möglich	flächige Einblutungen bei foudroyantem Verlauf möglich	pleuraständig, oft ausgeprägt	selten
Nodulär/fleckig	–	kleine Einblutungen möglich	bis 10 Herde möglich, pleuranah, gezackt	überwiegende Manifestation, konfluierende Herde möglich
Interstitiell	flächige Milchglasverschattungen im HR-CT, verdickte Septen bei chronischem Verlauf möglich	verdickte intra- und interlobuläre Septen, streifige Induration, keine Milchglasverschattungen	–	–
Miliar	sehr selten	–	–	–
Peribronchial	–	–	–	–
Einschmelzung	selten, ⇒ wabiger Aspekt	–	typisch, oft exzentrisch, septiert, große Kavernen möglich	bis 25%, klein, dünnwandig
Pleuraerguß	im Spätstadium	–	sehr selten	selten
Kerley-Linien	–	oft	–	–
LK	–	–	–	sehr selten
Sonstiges	UF, MF und zentrale Lunge betroffen, bei Pentamidine-Prophylaxe oft nur OL-Befall. Pneumothorax möglich, narbige Abheilung mit Schrumpfungstendenz	oft unauffälliger Rö-Befund trotz Erregernachweis	invasiv nekrotisierend bei AIDS, periphere Thrombosen ⇒ periphere Kolliquationsnekrose, typische Luftsichel im Herd, Halo ⇒ umgebende Blutung	bis 50% ohne nachweisbare pulmonale Veränderungen

8

Pulmonale Erkrankungen bei HIV-Infektion/AIDS: DD

	bakteriell (Pneumokokken, Haemophilus influenza, Staph. aureus)	Aspergillus fumigatus	Tbc, atypische Mykobakteriose (M. avium intracellulare, M. kansasii)	Kaposi-Sarkom (pulmonale Manifestation bei primärem Haut-/GIT-Befall)
Größe/Anzahl	bis 40% < 3 mm, 10% 3-10 mm, bis 50% > 10 mm. Meist > 10 Herde, Konfluieren möglich	meist > 20 mm. meist bis 3 Herde, selten 4-10 Herde	meist größere (> 20 mm) Infiltrate, selten > 5 Herde. Bis 20% miliarer Befall	meist 3-15 mm, primär perihilär, später disseminiert
Lokalisation, Pleurabezug, Verteilung	meist basal, bis 40% pleuranah, asymmetrisch	meist peripher, pleuranah, asymmetrisch	eher MF/UF (!), oft pleuranah. Selten apikal symmetrisch, meist caudal asymmetrisch	eher zentral/basal, nach peripher abnehmend, symmetrisch, disseminiert
Kontur	rundlich, unscharf, Ausläufer zur Pleura möglich	gezackt, unscharf, rundlich/dreieckig	unscharf, gezackt, eher rundlich, Ausziehungen zur Pleura möglich	typisch sternförmig, radiäre Ausläufer
Einschmelzung	zentral möglich	häufig, exzentrisch	zentral bei größeren Herden	keine (!)
(HR-)CT-Aspekt	kleinfleckig, unscharf, meist größer als Milien, kleine radiäre Pleuraausläufer wie bei Bronchiolitis, Konfluieren möglich	typische Luftsichel im Herd, Halo ⇒ umgebende Blutung, „offener Bronchus" in zentralen Herden, größere Infiltrate mit exzentrischen Einschmelzungen möglich, septierte Höhlen (DD: PCP/Tbc!)	kleine periphere Herde mit Pleurabezug nur im CT, vergrößerte LK hilär/mediastinal	keine hilären LK, unscharfe, infiltratartige Herde, interstitielle Verdichtungen netzig/streifig möglich, verdickte Bronchialwände, „offener Bronchus" in den Herden (DD Aspergillus)
Sonstiges	interstitieller Aspekt möglich, dann eher peripher betont, diffus, symmetrisch. Pleuraerguß/-empyem möglich, Pneumokokken meist ohne Einschmelzung/Erguß, eher Staph. aureus	oft invasiv nekrotisierend, periphere Thrombosen ⇒ periphere Kolliquationsnekrose	hier atypische Lokalisation MF/UF!, bei miliarer Aussaat Milien meist etwas größer. Kavernen selten, bis 80% vergrößerte hiläre/mediastinale vergrößerte LK (!)	oft Diskrepanz blande Klinik/radiologischer Befund. Vortäuschung hilärer LK, diffuser interstitieller Befall möglich (Kerley-B, unscharfe Gefäße, kleine Pleuraergüsse ⇒ „Stauungsaspekt" möglich), selten umschriebener Tumor

Konventionelles CT

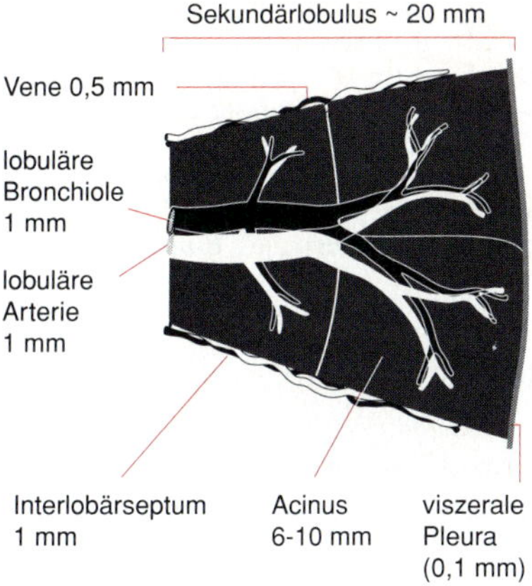

HR-CT

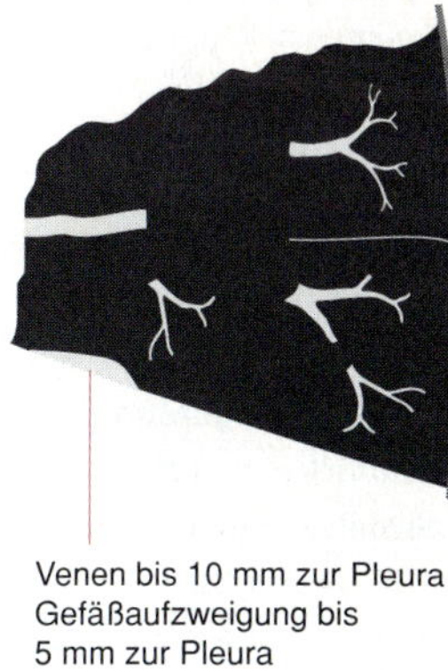

HR-CT: Verschattungsmuster im Sekundärlobulus

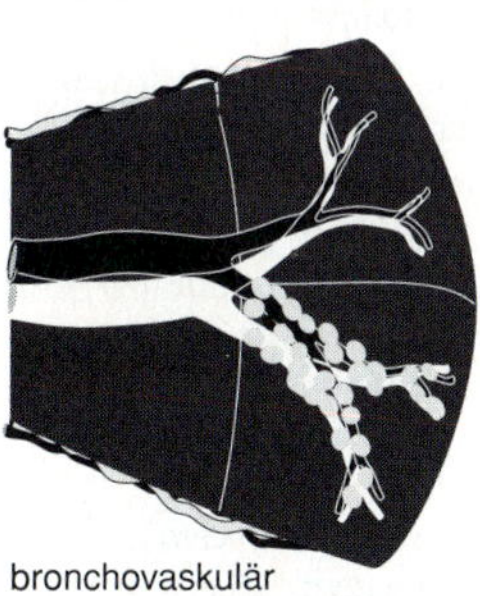

bronchovaskulär

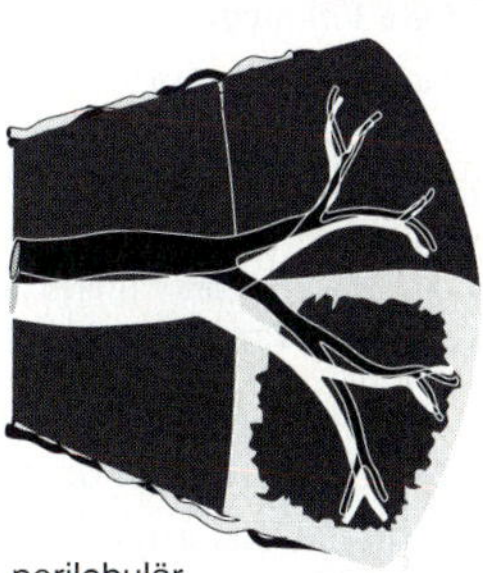

perilobulär

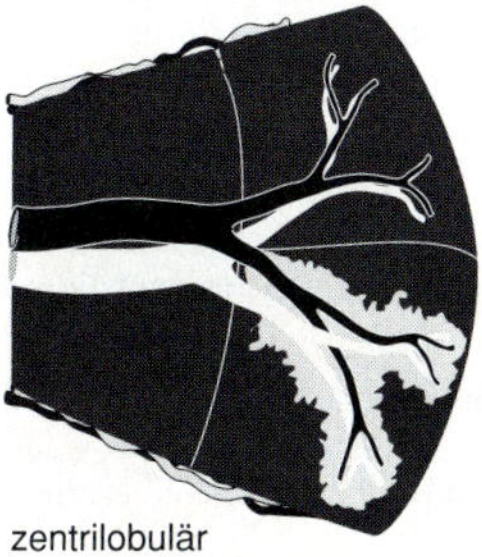

zentrilobulär

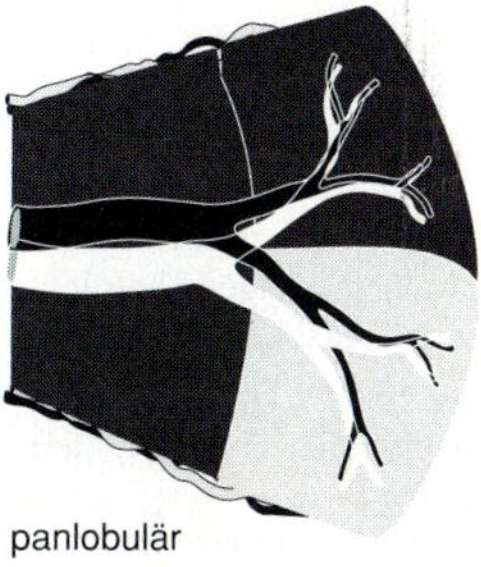

panlobulär

HR-CT

Indikationen zur HR-CT der Lunge

- Symptomatische Patienten mit normalem Rö-Thoraxbefund (Dyspnoe, Husten, Hämoptysen, Schmerzen, unerklärliches Fieber insbes. bei Immunsuppression).
- Abklärung von diffusen Parenchymveränderungen, vor transbronchialer oder offener Lungenbiopsie und zur Aktivitätsbestimmung von verschiedenen Erkrankungen: **Lymphangiosis carcinomatosa, idiopathische Lungenfibrose, Asbestose (Rücken- und Bauchlage!), Sarkoidose, exogen allergische Alveolitis, Histiocytosis X, Lymphangiomyomatose, diffuses pulmonales Emphysem, miliare Veränderungen, Silikose, Bronchiektasen.**

Untersuchungstechnik (empfohlen)

Schichtdicke: 1 - 1,5 mm (2 mm).

Rechenalgorithmus: hochauflösend, „Knochenalgorithmus".

Matrix: 1024er Bilddarstellung, 512/1024er Rekonstruktion.

Scanzeit: so kurz wie möglich, 1-3 s.

Fensterwerte (W/C): ca. 1000/-650 HE, bei Emphysem besser 1000/-900 HE, für pleurale Veränderungen ca. 2000/-600 HE, Mediastinum ca. 350/40 HE.

8

kV/mA: z. B.: 137/180, bei großen/schweren Patienten anpassen.

Gezielte Rekonstruktion: meist 15-25 cm Bildausschnitt.

Patientenposition: routinemäßig Rückenlage, bei V. a. Asbestose oder Lungenparenchymerkrankung in post. Regionen ⇒ Bauchlage.

Schichtabstand: sehr variabel, oft in 1 cm Abstand von apikal bis basal, bei Hämoptysen 5 mm Schichtdicke lückenlos durch die Hili, 5/10 Schichten in bestimmten Lokalisationen, kontinuierliche Zielaufnahmen können hilfreich sein, bei Asbestose wenig apikale/mehr basale Schichten.

HR-CT-Befunde bei pulmonalen Erkrankungen

Interstitielle Erkrankungen: peribronchovaskuläre Verdickung, Grenzflächenveränderungen, interlobuläre septale Verdickungen, zentrilobuläre Verdichtungen, abgrenzbare zentrilobuläre Bronchiolen, intralobuläre interstitielle Verdickung, Waben, subpleurale (pleuraparallele) Verdichtungslinien, interstitielle Knötchen, Konglomerate, Milchglasverschattungen, Traktionsbronchiektasen, Narbenemphysem, Lungenzysten, Herdbefunde mit Kavitation, zentrilobuläre oder perilobuläre Ausbreitung.

Alveoläre Erkrankungen: alveoläre Knötchen, Herdbefunde mit Kavitation, Milchglasverschattungen, Verdichtung, Pneumobronchogramm, zentrilobuläre oder perilobuläre Ausbreitung.

Bronchiale Erkrankungen: Bronchialwandverdickung, abgrenzbare zentrilobuläre Bronchiolen, zentrilobuläre Verdichtung, bronchozentrische oder peribronchovaskuläre Ausbreitung, alveoläre Erkrankungszeichen, Areale erhöhter Transparenz, verminderte Gefäßzeichnung.

Synopsis: Pathologische Dichteminderung im HR-CT

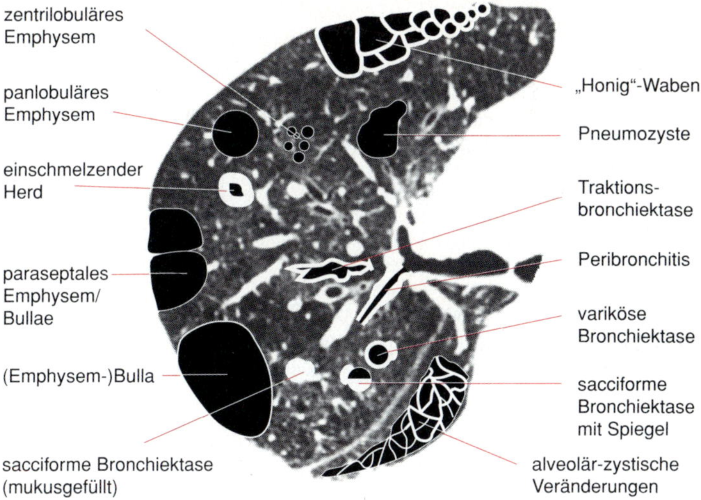

Synopsis: Pathologische Dichteerhöhung im HR-CT

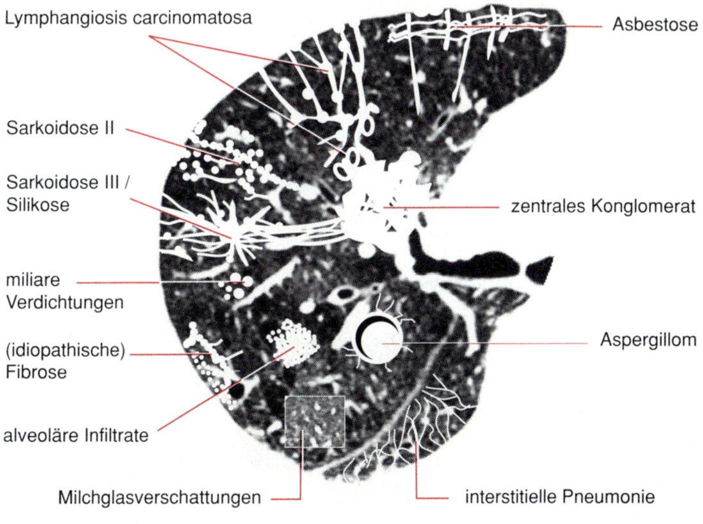

HR-CT: Retikulonoduläre/noduläre Verdichtungen

(* für DD relevante Befunde)

Pulmonale Lymphangiosis carcinomatosa (PLC)

* Unregelmäßig begrenzte oder noduläre peribronchovaskuläre interstitielle manschettenartige Verdickung insbes. parahilär;
* unregelmäßig begrenzte oder nodulär/perlschnurartige Verdickung der interlobulären Septen/subpleural ⇒ „peripheral lines" oder „polygonale Arkaden" in Kontakt mit der Pleura;
* unregelmäßig begrenzte oder noduläre Verdickung der Fissuren;
* trotzdem regelrechte Ausprägung der lobulären Architektur;
* gemeinsames Auftreten obiger Befunde pathognomonisch;
- prominente lobuläre Kernstrukturen;
- diffuse, fleckförmige oder unilaterale Ausbreitung;
- hiläre/mediastinale Lymphadenopathie, Erguß.

DD ⇒ Tbc, Sarkoidose, Kohlenstaubpneumokoniose (Septen weniger verdickt, lobuläre Architektur gestört!), IPF (wabige Destruktion, selten septale Verdickung!).

8

Sarkoidose

Früh:
* kleine, glatt begrenzte Knötchen (2-10 mm) angrenzend an Septen, Bronchiolen, Fissuren, Pleura;
* pleurale Pseudoplaques;
* peribronchiale Verdickung interstitiell (manschettenartig) oder noduläre Verdickungen;
- milchglasähnliche Verdichtungen, fleckförmige Ausprägung möglich;
* peribronchiale Ausbreitung in zentralen Abschnitten und im OL.

Spät:
* peribronchiale Ausbreitung in zentralen Abschnitten und im OL;
- fibröse Veränderungen: septale Verdickung, Traktionsbronchiektasen, Waben;
* konfluierende Verdichtungen möglich;
- Dorsalverlagerung von Haupt- und OL-Bronchien bei Volumenverlust post. OL.

DD ⇒ PLC (lobuläre Architektur normal, keine Waben!), Silikose, Tbc.

Silikose und Kohlenstaubpneumokoniose (CWP)

Unkompliziert:
* kleine Knötchen, 2-5 (1-10) mm Durchmesser, scharf/unscharf, zentrilobulär/subpleural;
- pleurale Pseudoplaques möglich;
* fokales zentrilobuläres Emphysem typisch;
* flaue retikuläre Verdichtungen;
* diffuse Ausbreitung, betont OL und post. Abschnitte.

Bei schwerem Verlauf:

* konfluierende Verdichtungen (Fibrose) möglich, irregulär begrenzt, anteilige zentrale Nekrosen/Höhlen möglich (> 4 cm), meist Mittelfeld oder im peripheren Oberfeld, nach hilär fortschreitend, verkalkend;
* hiläre Lymphadenopathie, pathognomonischer „Eierschalen"-Kalk;
- irreguläres oder Narbenemphysem als Spätfolge bei Silikose.

DD ⇒ Sarkoidose, PLC (jeweils perlschnurartige septale Verdickungen!).

HR-CT: Retikuläre Verdichtungen

(* für DD relevante Befunde)

Chronische interstitielle Pneumonie (UIP, DIP)

Häufig:

normale interstitielle Pneumonie (UIP), desquamative interstitielle Pneumonie (DIP) (Kollagenosen, rheumatoide Arthritis).

Selten:

Lymphozytäre interstitielle Pneumonie (LIP) (Sjögren-Syndrom/AIDS), (interstitielle) Riesenzellpneumonie (GIP) (Aluminium/Kobalt), Bronchiolitis mit interstitieller Pneumonie (BIP) ⇒ heute Bronchiolitis obliterans (BO, BOOP).

* Unregelmäßig verteilte uni- oder bilaterale Milchglasverschattungen;
- unverändert erkennbare pulmonale Gefäßarchitektur;
- geringgradig ausgeprägte Fibrose möglich.

DD ⇒ PAP, EAA (Knötchen!), IPF (Frühzeichen!).

8

Idiopathische pulmonale Fibrose (IPF)

Früh/akut:

- unregelmäßig verteilte uni- oder bilaterale Milchglasverschattungen;
- noch unverändert erkennbare pulmonale Gefäßarchitektur ⇒ wie UIP/DIP.

Spät:

* fibröse Veränderungen: irreguläre Verdickung interlobulärer Septen, intralobuläre interstitielle Verdickung, unscharfe Grenzflächen, sichtbare intralobuläre Bronchiolen, Waben, Traktionsbronchiektasen;
* Auftreten von normalem Parenchym, Milchglasverschattung und ausgeprägter Fibrose direkt aneinandergrenzend möglich;
* periphere, subpleurale und basale Regionen bevorzugt betroffen.

DD ⇒ UIP/DIP (ausgeprägt, Spätfolge!).

➤

➤ HR-CT: Retikuläre Verdichtungen

(* für DD relevante Befunde)

Asbestose

Aufnahmen in Rücken- und Bauchlage!

Früh:

- zentrilobuläre peribronchioläre Fibrose;
* subpleurale punktförmige Verdichtungen;
* subpleurale pleuraparallele (kurvilineare)Verdichtungslinien, typisch;
* parietale Pleuraverdickung/Plaques;
- basale Milchglasverschattungen.

Spät:

* fibröse Veränderungen: irreguläre Verdickung interlobulärer Septen, unscharfe Grenzflächen, Waben, Traktionsbronchiektasen, (radiäre) bandförmige Verdichtungen;
- Verdickung oder Plaques der Pleura parietalis;
- posterobasale Regionen bevorzugt.

DD ⇒ IPF, Emphysem.

8

HR-CT: Zystoide Dichteminderung

(* für DD relevante Befunde)

Bronchiolitis obliterans (BO) / organisierende Pneumonie (BOOP)

* Unregelmäßig verteilte nichtsegmentale uni- oder bilaterale Parenchymverdichtungen, oft peripher betont;
* Bronchiektasen;
* Verminderung der Lungengefäße ⇒ Perfusionsdefizit;
* gemeinsames Auftreten obiger Befunde;
- verdickte Bronchialwandungen in den betroffenen Arealen, angrenzende Fibrose;
- peribronchioläre kleine Knötchen;
- UL bevorzugt;
- nur geringe oder fehlende retikulonoduläre Verdichtungen;
- Milchglasverschattungen möglich.

Swyer-James (MacLeod)-Syndrom ⇒ wesentliche Befunde wie BO, sonst einseitig transparenzerhöhte Lunge mit reduziertem Inspirationsvolumen, hypoplastische Pulmonalarterie und rarefizierte periphere Gefäße.

Bronchiektasen

* Siegelringaspekt (quergeschnittener Bronchus);
* Trambahnaspekt (längsgeschnittener Bronchus);
* Zysten-„Haufen" (insbes. in atelektatischem Parenchym) (3 Typen nach Schweregrad ⇒ zylindrisch, varikös, sacciform);
- perlschnurartiger Aspekt (längsgeschnittener Bronchus);
- verzweigte dichte (mukusgefüllte) terminale Bronchiolen.

DD ⇒ BO, Tbc (residuale Befunde), Histiocytosis X, Sekretstau bei Bronchitis, Alveolarzell-Ca. (!), Mukoviszidose.

Emphysem

* Umschriebene Areale erhöhter Transparenz (Parenchymdestruktion) ohne erkennbare Wandung.

Zentrilobuläres Emphysem: multiple kleine zentrilobuläre Aufhellungen, ungleichmäßig verteilt, OL bevorzugt, Konfluieren möglich mit Gefäßverziehung.
Panlobuläres Emphysem: gleichförmige lobuläre Destruktion, ausgedehnt, UL bevorzugt.
Periseptales Emphysem: subpleurale und -septale Bullae (0,5 - 2 cm, ⇒ Emphysemblasen > 10 mm) und Zysten, sichtbare Wandungen, oft perlschnurartig an den Septen.
Narbenemphysem: irreguläre Areale erhöhter Transparenz in fibrotischen Regionen.

Pulmonale Lymphangio(myo)matose (LAM)

* Dünnwandige rundliche Parenchymzysten (2 - 50 mm), vereinzelt Konfluieren möglich;
* fast immer diffuse Verteilung;
- geringgradige septale Verdickung, vereinzelte milchglasähnliche Verdichtungen;
- Pneumothorax bis 40%;
- Lymphadenopathie;
- kleine Knötchen;
* Pleuraerguß, Chylothorax möglich;

(Hämoptysen, pulmonale Einblutungen, nur Frauen (!) (17 - 50 Lj.).

DD ⇒ tuberöse Sklerose (Frauen!), Histiocytosis X (kein Erguß!), IPF (Fibrose!).

Histiocytosis X (pulmonales eosinophiles Granulom)

* Dünnwandige pulmonale Zysten, meist < 10 mm, zum Teil konfluierend, oft bizarr-irreguläre Kontur, Pneu bis 25%;
* Knötchen (< 1-5 mm), einige zentrilobulär und peribronchiolär, Kavitationen möglich;
* OL bevorzugt, selten basale Abschnitte, kostodiaphragmale Rezessus ausgespart;
* gemeinsames Auftreten obiger Befunde;
- feine retikuläre Verdichtungen, Milchglasverschattungen;
- normales oder vergrößertes Lungenvolumen.

DD ⇒ IPF, LAM, tuberöse Sklerose, Bronchiektasen.

HR-CT: Flächig erhöhte Dichte

(* für DD relevante Befunde)

Septische Embolien/Infarkte

* Bilaterale periphere Knötchen mit variabler Ausprägung von Höhlen ⇒ pathognomonisch;
* periphere keilförmig-dreieckige Verdichtungen angrenzend an die Pleura, mit/ohne Kavitation;
* jeweils abgrenzbares versorgendes Gefäß;
* gemeinsames Auftreten von obigen Befunden;
- begleitender Pleura- und/oder Perikarderguß;
(liegender venöser [Dauer-]Katheter, Heroinabusus).

DD ⇒ (Klinik!) Wegener-Granulomatose, zentral nekrotische Metastasen.

Fungoide Infektionen und invasive Aspergillose

- Fleckförmige uni- oder bilaterale Verdichtungen, regelmäßig peribronchiale Ausbreitung;
* Kavitation, dünn-/dickwandig (Aspergillose in Abheilungsphase mit typischem Abszeßaspekt);

8

* frühinvasive Aspergillose mit „Halo"-Zeichen ⇒ dichtes noduläres Infiltrat mit ringförmig umgebender Milchglasverschattung ⇒ pathognomonisch;
- verstreute unscharfe (azinäre) Knötchen (2-10 mm) (intra-/peribronchiale Entzündung);
- milienähnlicher Aspekt möglich;
- bronchopleurale Fisteln/Pleuraempyem möglich;
- hypodense hiläre/mediastinale LK möglich.

DD ⇒ Tbc, virale Infektionen.

Pulmonale Lymphangiosis carcinomatosa (PLC)

* Unregelmäßig begrenzte oder noduläre peribronchovaskuläre interstitielle manschettenartige Verdickung, insbes. parahilär;
* unregelmäßig begrenzte oder nodulär/perlschnurartige Verdickung der interlobulären Septen/subpleural ⇒ „peripheral lines" oder „polygonale Arkaden" in Kontakt mit der Pleura;
* unregelmäßig begrenzte oder noduläre Verdickung der Fissuren;
* trotzdem regelrechte Ausprägung der lobulären Architektur;
* gemeinsames Auftreten obiger Befunde pathognomonisch;
- prominente lobuläre Kernstrukturen;
- diffuse, fleckförmige oder unilaterale Ausbreitung;
- hiläre/mediastinale Lymphadenopathie, Erguß.

DD ⇒ Tbc, Sarkoidose, Kohlenstaubpneumokoniose (Septen weniger verdickt, lobuläre Architektur gestört!), IPF (wabige Destruktion, selten septale Verdickung!).

Aktive pulmonale Tuberkulose

* Fleckförmige uni- oder bilaterale Verdichtungen, regelmäßig peribronchiale Ausbreitung;
* Kavitation, dünn-/dickwandig;
* verstreute unscharfe (azinäre) Knötchen (2-10 mm)(intra-/peribronchiale Entzündung);
* gemeinsames Auftreten obiger Befunde;
- Milien;
- bronchopleurale Fisteln/Pleuraempyem;
- hypodense hiläre/mediastinale LK.

DD ⇒ PLC, bei miliarem Aspekt virale/fungoide Infektionen.

Pneumocystis-carinii-Pneumonie (PCP)

* Unregelmäßig verteilte bilaterale herdförmige Milchglasverschattungen, regelmäßig zentral oder perihilär;
* dünnwandige Zysten oder dickwandige irreguläre Kavitationen mit/ohne Pneumothorax;
* gemeinsames Auftreten obiger Befunde;
- retikuläre Verdichtungen;
- selten konfluierende Knoten/RF pulmonal;
- unter Pentamidin-Prophylaxe typisch bilateraler apikaler Befall;

(häufig bei Immunsuppression, AIDS).

Pulmonale alveoläre Proteinose (PAP)

* Milchglasverschattungen oder Verdichtungen;
* gleichmäßige septale Verdickung in betroffenen Arealen;
* gemeinsames Auftreten obiger Befunde und sog. „Crazy-paving"-Muster;
- fleckiges oder geographisches Ausbreitungsmuster;

(Superinfektion mit Nocardia asteroides typisch, m:f = 4:1).

DD ⇒ UIP/DIP, EAA, Lungenödem (keine Kardiomegalie, kein Pleuraerguß!).

Bronchiolitis obliterans (BO) / organisierende Pneumonie (BOOP)

* Unregelmäßig verteilte nichtsegmentale uni- oder bilaterale Parenchymverdichtungen, oft peripher betont;
* Bronchiektasen;
* Verminderung der Lungengefäße ⇒ Perfusionsdefizit;
- verdickte Bronchialwandungen in den betroffenen Arealen, angrenzende Fibrose;
- peribronchioläre kleine Knötchen;
* gemeinsames Auftreten obiger Befunde;
- UL bevorzugt;
- nur geringe oder fehlende retikulonoduläre Verdichtungen;
- Milchglasverschattungen.

DD ⇒ insgesamt unspezifisch.

➤

➤ HR-CT: Flächig erhöhte Dichte

(* für DD relevante Befunde)

Chronische eosinophile Pneumonie (CEP)

* Fleckige uni- oder bilaterale Verdichtungen;
* periphere Lungenabschnitte, ML/OL bevorzugt;
- Milchglasverschattungen;
- **Löffler-Syndrom:** schnell wechselnde, innerhalb von Tagen flüchtige Infiltrate, meist peripher, pleuranah, Erguß möglich.

DD ⇒ BO, BOOP (mehr basal), selten Sarkoidose.

Exogen allergische Alveolitis (EAA)

* Unregelmäßig verteilte uni- oder bilaterale Milchglasverschattungen;
* kleine noduläre Verdichtungen (1-5 mm) im Bereich der Milchglasverschattungen;
* gemeinsames Auftreten obiger Befunde;
- unverändert erkennbare pulmonale Gefäßarchitektur;
- meist geringgradig ausgeprägte Fibrose bei chronischem Allergenkontakt.

DD ⇒ PAP, UIP/DIP (keine Knötchen!).

Unkomplizierte/desquamative interstitielle Pneumonie (UIP/DIP)

* Unregelmäßig verteilte uni- oder bilaterale Milchglasverschattungen;
- unverändert erkennbare pulmonale Gefäßarchitektur;
- geringgradig ausgeprägte Fibrose möglich.

DD ⇒ PAP, EAA (Knötchen!).

Tuberkulose: Rö-Synopsis

Aspekt	Aktivität
Einschmelzungshöhlen	kavernös
Pneumonisches Infiltrat, lobär	exsudativ
Herdförmige Infiltrate (Ghon-Herd, klein-azinär; groß-lobulär)	exsudativ
Bronchopneumonisch, nodulär/konfluierend	exsudativ, produktiv
Noduläre Herde (azinonodulär)	produktiv
Noduläre/streifig-fibrotische Verdichtungen	produktiv-fibrotisch
Streifig-fibrotische und periphere pleuropulmonale Verdichtungen	fibrotisch-schwartig
Alte Ghon-Herde (verkalkte Primärkomplexe)	nodulär-verkalkt, inaktiv
Disseminierte, diffuse klein-noduläre Verdichtungen	miliar
Pleuraerguß	exsudative Pleuritis
Verkalkte Pleuraschwarte	Pleurosis calcarea, meist inaktiv

Tuberkulose

Primärmanifestation Lunge, Befall aller Organe möglich. 95% Mycobacterium tuberculosis humanis, seltener nichttuberkulöse Mycobacterium bovis, Mycobacterium-avium-intracellulare-Komplex (MAC), Mycobacterium kansasii, neuerdings Mycobacterium xenopi.

Diagnose/Kommentar	Rö (s. S. 271)	CT/MRT/ sonstige Verfahren
Primärstadium fokale (unspezifische) Alveolitis, nach ca. 10 Tagen spezifischer (Ghon-)Herd mit zentraler Kolliquationsnekrose und Granulationswall peripher. Lymphogene Ausbreitung und hiläre spezifische Lymphadenitis. Meist fibröse Ausheilung mit (typischer) Verkalkung. Bei Kindern retrostenotische Atelektase durch ausgeprägte Lymphadenopathie möglich. Bronchuseinbruch möglich (⇒ „offen") und bronchogene Infektion anderer Lungenareale	bisher selten röntgenologisch erfaßt, durch Frühdiagnostik bei Immunsuppression/AIDS häufiger. Ghon-Herd: umschriebene kleinflächige unscharf begrenzte Infiltration peripher, meist oberes MF, OF. Hiläre/mediastinale Lymphadenitis mit verplumpten, vergrößerten Hili und verbreitertem Mediastinum. Lymphangitische streifige Zeichnung zwischen Primärherd und Hilus. Segmentale Verschattung bei zentraler Obstruktion und Atelektase. Verkalkter Primärherd und verkalkte hiläre LK ⇒ abgeheilter Primärkomplex	**CT/HR-CT:** abgeheilte Primärkomplexe häufige Nebenbefunde. HR-CT oft bei Tbc-Verdacht (Immunsuppression/AIDS), hinweisende Befunde möglich (s. S. 267). Mediastinale Lymphadenopathie nachweisbar. **MRT:** bei unklarer hilärer/mediastinaler Lymphadenopathie einsetzbar, keine spezifischen Befunde

➤

➤ Tuberkulose

Diagnose/Kommentar	Rö (s. S. 271)	CT/MRT/ sonstige Verfahren
Generalisation durch hämatogene Streuung a) solitäre apikale Herde (Simon-Spitzenherd, infraklavikuläres Aßmann-Frühinfiltrat, azinonodöse subapikale Streuherde); b) Pleuritis exsudativa bei miliaren Pleuraherden; c) Miliartuberkulose: OL-betonte um 3 mm große disseminierte Herde ähnlich Ghon-Herd, auch Discreta-Form möglich. Tuberkulosepsis Landouzy mit ausgedehnten Nekrosen meist ad exitum	a) unspezifische Verschattungen in den OF, oft anteilig verkalkt; b) Pleuritis exsudativa mit typischem Ergußaspekt, selten signifikante Pleuraverdickung in tangentialen Aufnahmen darstellbar; c) feinfleckig-retikuläres Muster, auch fein-nodulär möglich, meist apikobasal abnehmend. Selten grob-nodulärer Aspekt („Schneegestöber")	**CT/HR-CT:** a) Herdbefunde apikal, meist unspezifisch. Im HR-CT zentrale Aufhellung als Hinweis auf Einschmelzung diagnostisch, DD septische Emboli. b) Pleuraerguß, pleurale Herde selten abgrenzbar. Geringgradige Pleuraverdickung zirkumferent möglich (Anr. nach KM-Bolus). c) miliares Muster typisch im HR-CT (s. S. 267), diagnostisch. **MRT:** bei Pleuritis exsudativa hinweisende Befunde in HR-Aufnahmen der Pleura nach KM möglich
Organstadium Reaktivierung apikaler Herde, bronchogene Infektion anderer Lungenabschnitte. a) exsudativ-lobuläre käsige Pneumonie, Konfluieren zu größeren Pneumonien möglich; b) produktiv: 1-2 mm Knötchen (Sekundärlobulus), azinonodöse Konfluierung mit bis ca. 4 cm großen Tuberkulomen; c) kavernös: perbronchiales Aushusten der zentralen Nekrose, zunächst infektiös, später Fibrose/Epithelauskleidung; d) fibrozirrhotisch: narbige Ausheilung. Nebeneinander florider und fibrotischer Veränderungen möglich	polymorphe Befundkonstellation, gleichzeitiges Vorhandensein aller Stadien möglich. a) unscharfe, konfluierende Fleckschatten, nur langsame Änderung (DD unspezifische Pneumonie schneller!); b) scharf begrenzte, teilverkalkte Fleckschatten. Tuberkulome mit Rundherdaspekt, 0,5-4 cm, glatt konturiert, Oberfelder bevorzugt, oft kleine Satellitenherde mit Verkalkungen; c) ca. 0,5-10 cm große Einschmelzungen mit mittelgradig (3-5 mm) dicker Wandung, oft Drainagebronchus abgrenzbar. Oft angrenzende fleckförmige Infiltrate, saumförmig um die Kavitation; d) typische fibrotische Induration apikal, Hilusraffung nach cranial, Pleurakuppenschwielen, alles teilverkalkt. Variable Ausprägung, Emphysem, Bronchiektasen, Gefäßverziehung, Bullae/Kavernen, (dicke, verkalkte) Pleuraschwarten mit Hemithoraxverziehung/-schrumpfung/BWS-Kyphoskoliose	**CT:** a-d) Veränderungen erfaßbar ohne Befunderweiterung, lediglich DD Tuberkulom vs. Bronchial-Ca./Metastase durch Verkalkungsnachweis erleichtert, CT-gesteuerte Punktion. **MRT:** kann hilfreich sein bei DD Tuberkulom vs. Metastase/Bronchial-Ca., (KM-Dynamik mit schnellerer Anr. bei Malignom)

➤ Tuberkulose

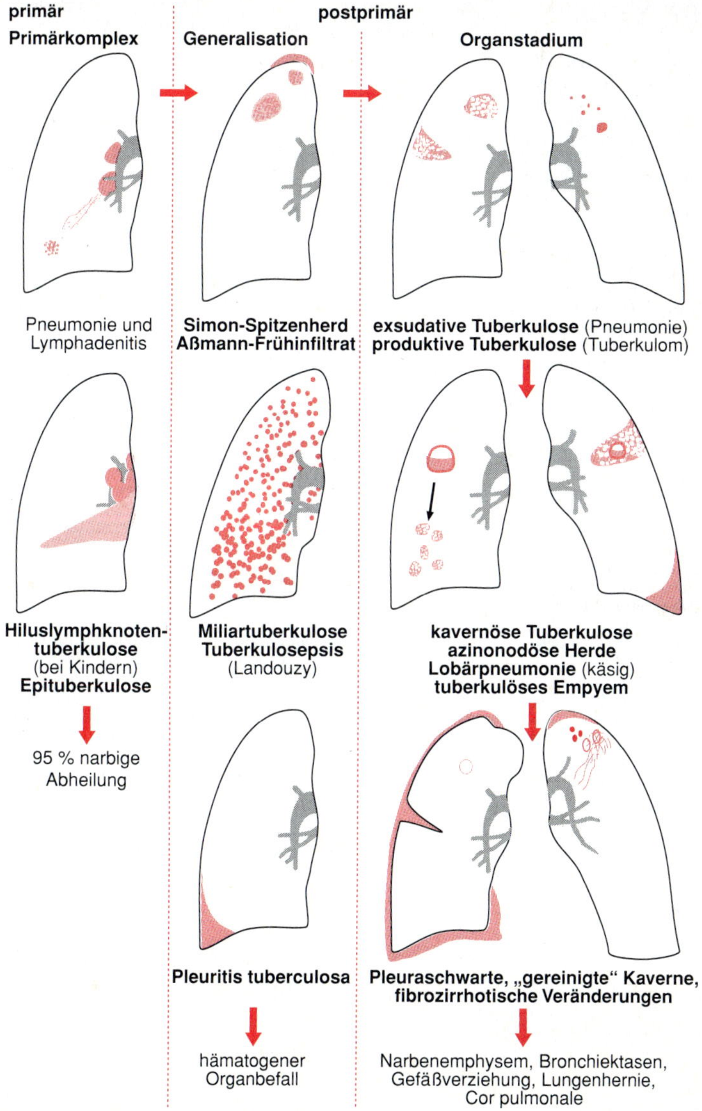

Lungenerkrankungen: Mißbildungen

Diagnose/Kommentar	Rö	CT/MRT/ sonstige Verfahren
Lungensequestration (s. S. 275) akzessorischer Lungenteil, keine/rudimentäre tracheobronchiale Verbindung. Zystisch umgewandelt, schleimgefüllt. Infektionsgefahr, selten Magen-/Ösophagusfistel. 3 Typen: intralobär (gemeinsame Pleura mit normaler Lunge, aortal versorgt, pulmonale Venen drainieren), extralobär (eigene Pleura, aortal versorgt, V. (hemi)azygos/VCS/ V. portae drainieren), Nebenlunge (wie extralobär, aber rudimentärer Bronchus zu Trachea/Ösophagus)	meist li. post. UL, sonst re. post. UL. Rund/ovalär/dreieckig, homogen, glatt. Nach Perforation/ Drainage Zysten mit Spiegelbildung. Typisch: dorsobasale UL-Verschattung mit zystischer Umwandlung. DD: Bochdalek-Hernie, Empyem, einschmelzende Pneumonie	**CT/MRT:** ein-/mehrkammerige Zysten mit/ohne Spiegel. Angrenzende Bronchien mit Aussparung, kein Abbruch, keine Verlagerung. **Angio/DSA:** typisch extrapulmonale Versorgung: 70% Aorta descendens, 20% Aorta abdominalis, 5% A. intercostalis, 5% Varietäten. Drainage siehe Spalte 1
Bronchogene Zyste meist 2-10 cm, selten größer, mit Schleim gefüllt. Häufigste bronchopulmonale Malformation (pulmonal/mediastinal, s. S. 314). Zentrale pulmonale Zysten solitär, mit Bronchialepithel ausgekleidet. Periphere Zysten multilokulär, Übergang in Wabenlunge möglich	2/3 in den UL, variable Größe, glatt berandet, homogen, sehr selten Wandkalk. Drainierte Zysten wie Bullae mit Spiegel. Selten Spannungszysten mit Ventilmechanismus ⇒ RF-Zeichen. DD Tumor/Metastase	**CT/MRT:** runde, längsovaläre Herde mit/ohne Spiegel, meist serumisodense Dichte/-serumisointense SI. Bei hohem Proteingehalt im CT keine sichere DD Tumor/ Zyste ⇒ MRT besser
Adenomatoid-zystische Fehlbildung Überschußbildung von bronchiolus- und duktusartigen Strukturen, meist unilateral. Manifestation meist in den ersten Lebenstagen, auch Spätmanifestation möglich	(s. S. 274) lokalisierte multiple Ringschatten mit raumforderndem Charakter, Verlagerung von angrenzenden Lungen-/Mediastinalstrukturen. Kurzfristige Größenänderung möglich, Mukoidretention erzeugt fleckige Verschattungen	**CT/MRT:** multiple rundliche zystoide Veränderungen intrapulmonal, bei (anteiliger) Sekretfüllung je nach Proteingehalt bis weichteildichte HE im CT, im MRT signalgebende pulmonale Strukturen, T1 hypointens, T2 deutlich hyperintens. **Angio/DSA:** keine Gefäßversorgung von pulmonal! **Perfusionsszinti.:** scharf abgrenzbare Nichtbelegung

➤

➤ Lungenerkrankungen: Mißbildungen

Diagnose/Kommentar	Rö	CT/MRT/ sonstige Verfahren
Lungenagenesie ganzer Lungenflügel fehlt **Lungenaplasie** Lungenparenchym fehlt, rudimentärer Bronchus **Lungenhypoplasie** regelrechter Hauptbronchus bei Parenchymmißbildung, oft zystoid. In bis zu 60% weitere Mißbildungen	betroffener Hemithorax verkleinert, verschattet. ZF-Hochstand, ICR schmal, Mediastinum zur betroffenen Seite verlagert. Gesunde Seite kompensatorisch überbläht, vergrößert. Oft dorsoapikal/-basal zur betroffenen Seite herniert. Gefäße fehlend/hypoplastisch auf betroffener Seite, hypertrophe Gefäße kontralateral. DD Z. n. Pneumonektomie, (konnatale) Atelektase, ZF-Hernie, ausgeprägte Bronchiektasen, Fibrothorax, ausgedehnte karnifizierende Pneumonie	**CT/MRT:** sichere Differenzierung der 3 Schweregrade durch Pulmonalgefäß-/ Bronchus-/Parenchymfehlbildungsnachweis. Bei Hypoplasie zystoide Parenchymveränderungen, jedoch mit pulmonaler Gefäßversorgung. **Angio/DSA:** fehlende/hypoplastische Gefäße, parenchymale zystoide Mißbildung mit Gefäßversorgung! **Perfusionsszinti.:** je nach Schweregrad Nicht- oder Minderbelegung
Kongenitales lobäres Emphysem chronische Lappen-/ Segmentüberblähung, oft durch konnatale/entzündliche Bronchusstenosen, bis 50% linker OL, rechter ML ca. 25%, rechter OL ca. 20%. Manifestation in den ersten Wochen	Transparenzerhöhung im betroffenen Lungenanteil, ZF tiefstehend, kontralat. Mediastinalverlagerung, bei Exspiration progredient ⇒ DL. DD Spannungszyste, Pneu	**CT/HR-CT:** typischer Befund, Pneu und Spannungszyste sicher ausschließbar
Kongenitale Bronchusatresie meist kurzstreckig, meist klinisch ohne Relevanz, Zufallsbefund. Schleimfüllung der Bronchusstümpfe möglich ⇒ Mukozele. Prädilektion OL-Bronchus links apikopost.	meist längliche Verdichtung pulmonal als Korrelat zur Mukozele, DD Infiltrat ⇒ Klinik/keine Änderung unter Therapie. Überblähung angrenzender Segmente möglich	**CT/MRT:** Bronchusabbruch sichtbar, Mukozele je nach Proteingehalt bis weichteildicht im CT. **MRT:** T1 hypo-/muskelisointens, T2 hyperintens. **Angio/DSA:** reduzierte Gefäßversorgung im betroffenen Lungenabschnitt. **Perfusionsszinti.:** segmentale Nichtbelegung
AVM kann zu Rechts-links-Shunt führen. Zyanose, Polyglobulie, Trommelschlegelfinger möglich. Selten Hämoptysen, paradoxe Embolie. Ca. 50% M. Rendu-Osler-Weber	(s. S. 274) unter DL oft pulsierende Rundherde, bis 30% multipel. Meist in den Unterfeldern, kaliberstarke drainierende/ zuführende Gefäße erkennbar	**CT:** mit/ohne KM-Bolus Dünnschicht-Spirale und 3D-Rekonstruktion. **MRT:** mit/ohne KM-Bolus 2D/3D-MRA mit MIP-Darstellung. **Angio/DSA:** Pulmonalisübersicht Goldstandard ⇒ multiple AVM möglich

➤

➤ Lungenerkrankungen: Mißbildungen

Diagnose/Kommentar	Rö	CT/MRT/ sonstige Verfahren
Scimitar-(hypogenetisches Lungen-)Syndrom hypoplastische rechte Lunge, Versorgung anteilig pulmonalarteriell/aortal. Pulmonalvene drainiert in VCI/V. hepatica/V. portae. Oft rezidivierende Infekte, ausgeprägter Links-rechts-Shunt möglich	(s. unten) charakteristisches Bild: Lungenvolumen rechts kleiner, Herz nach rechts verzogen, „Türkensäbel"-ähnliche Form der atypisch durch rechtes Unterfeld verlaufenden rechten Pulmonalarterie	**CT/MRT/Angio/DSA:** klassischer Befund mit atypischem Gefäßverlauf und hypoplastischer rechter Pulmonalarterie. Angiographisch nachweisbare aortale arterielle Versorgung
Partielle Fehlmündung der Lungenvene atypische Drainage der Lungenvenen in VCS/VCI/ rechtes Herz/V. azygos/ V. subclavia/V. portae ⇒ Links-rechts-Shunt	fehlmündende Venenkonturen selten sicher diagnostizierbar, meist Zeichen der Rechtsherzbelastung	**CT:** atypischer Gefäßverlauf darstellbar nach KM-Bolus, Spirale mit 3D-Rekonstruktion. **MRT:** native kor./sag. Schnitte diagnostisch, MRA mit 3D-MIP-Darstellung. **Angio/DSA:** Methode der Wahl
Pulmonalarterienatresie/ -hypoplasie meist kurzstreckiger Verschluß/filiforme Stenose eines Pulmonalarterienhauptstamms direkt nach Abgang aus Truncus pulmonalis. Distale Pulmonalarterien meist hypoplastisch, sonst intakt. Versorgung über Bronchialarterien	einseitig transparenzerhöhte Lunge mit rarefizierter Gefäßzeichnung, oft verkleinert im Seitenvergleich. Hilus meist deutlich hypoplastisch, unter DL keine paradoxe Volumenzunahme. DD Swyer-James-Syndrom	**CT:** atypischer Gefäßverlauf darstellbar nach KM-Bolus, Spirale mit 3D-Rekonstruktion. **MRT:** native Aufnahmen meist diagnostisch, zusätzlich MRA mit 3D-MIP-Darstellung. **Angio/DSA:** Goldstandard

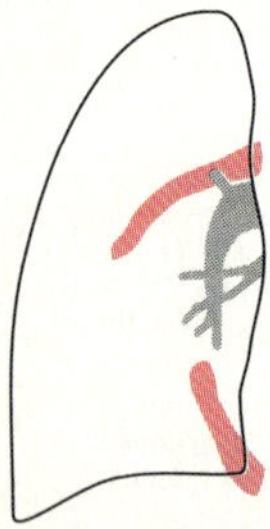

Scimitar-Syndrom (Pulmonalvenen-fehlmündung)

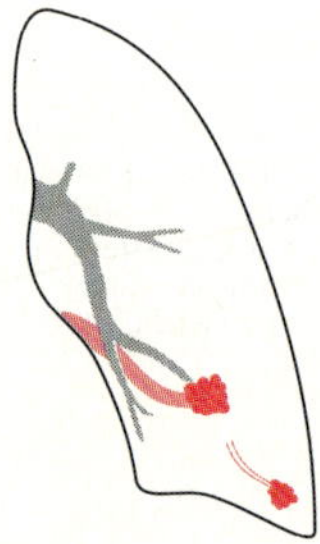

AVM (M. Osler) kaliberstarke Vene

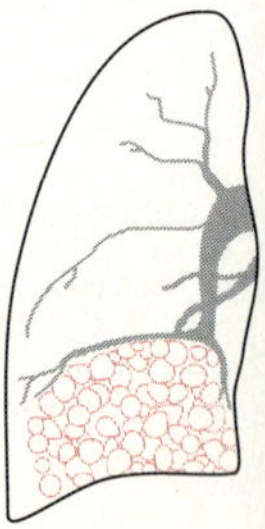

zystische Adenomatose

Pulmonale Sequestration

Merkmal	intralobär	extralobär
Lokalisation der broncho-pulmonalen Malformation	post. basal, 60% links	sub-/supradiaphragmal, 90% links
Arterielle Versorgung	kaliberstarkes aortales Gefäß	klein, variabel, pulmonales/ systemisches Gefäß
Venöser Abfluß	in die V. pulmonalis	in die V. azygos
Verbindung zu den Eingeweiden	< 1%	5-10%
Begleitende Mißbildungen	-	regelmäßig
Bei Neugeborenen	selten	oft
Pleura	gemeinsam mit übriger Lunge	eigene
Verhältnis m/f	1:1	ca. 2:1

Pneumonien

Pneumonie: entzündliche Exsudation ins Interstitium und in die Alveolen. Unterschiedlichste Erreger ⇒ pathomorphologisches Substrat, Klinik, Rö- und (HR-)CT-Befunde oft ähnlich. DD Lungenstauung, Atelektase, Lungenfibrose, retrostenotische Pneumonie.

8

Diagnose/Kommentar	Rö (s. S. 276)	CT/MRT/ sonstige Verfahren
Lobärpneumonie alveoläre Pneumonie, Bronchien und Interstitium weniger betroffen. Ursprünglich zu über 90% Pneumokokken. Klassischer Ablauf: a) Anschoppung (alveoläres Ödem); b) rote Hepatisation (Erythrozytenexsudat); c) gelbe Hepatisation (Leukozytenexsudat); d) graue Hepatisation (fibrinöse Konsolidierung); e) Lyse. Heute bei frühzeitiger Antibiose oft kein vollständiger Ablauf mehr. Wieder häufiger bei AIDS, Immunsuppression, Alkoholismus	segmentale und/oder lobäre Verschattungen, bei Erreichen der Pleuragrenze topographisch zuzuordnen. Typisch Bronchopneumogramm, oft partielle Atelektase mit Volumenminderung. Fließender Übergang zu konfluierenden bronchopneumonischen Herden. Begleiterguß möglich ⇒ Pleuropneumonie	**CT/HR-CT:** segmentale Ausbreitung, Bronchopneumogramm, Ausschluß/ Sicherung zentral obstruierender RF. Weitere DD durch HR-CT bei entsprechendem Ausbreitungsmuster möglich
Bronchopneumonie (Herdpneumonie, lobuläre Pneumonie) aerogen/hämatogen induzierte Entzündung der Bronchiolen mit Ausdehnung auf die angrenzenden Alveolen in einem Sekundärlobulus. Charakt. multilokulärer Befall mit befallenen/unauffälligen Lungenarealen	multiple, oft konfluierende Fleckschatten, schwammartiger Aspekt möglich ⇒ Pneumoalveologramm. Streifiger Aspekt durch partielle Atelektasen, vorwiegend basal. Bei deutlicher Ausprägung keine sichere DD zu Lobärpneumonie. Begleiterguß möglich ⇒ Pleuropneumonie	**CT/HR-CT:** unregelmäßig bis diffus fleckförmige Ausbreitung, Pneumoalveologramm deutlich. Weitere DD durch HR-CT bei entsprechendem Ausbreitungsmuster möglich

➤

➤ Pneumonien

Diagnose/Kommentar	Rö	CT/MRT/ sonstige Verfahren
Interstitielle Pneumonie entzündliche Infiltration in der Bronchialwand und im Interstitium (interlobäre Septen), meist Viren, PCP, Mykoplasmen, Rickettsien. Alveoläre Exsudate in die peribronchiolären Alveolen möglich. Spätfolge ⇒ interstitielle Fibrose	vermehrte netzig-streifige Zeichnung, oft am besten zentral erkennbar. Daneben (meist im weiteren Verlauf) fleckförmige/konfluierende Verschattungen als Zeichen der alveolären Beteiligung. Selten Pleuraerguß	**CT/HR-CT:** interstitielles Befallmuster mit Septenverdickung, meist zusätzliche alveoläre Infiltrate nachweisbar. Nachweis/ Ausschluß Lymphadenopathie zentral. Weitere DD durch HR-CT bei entsprechendem Ausbreitungsmuster möglich

Pneumonieformen

8

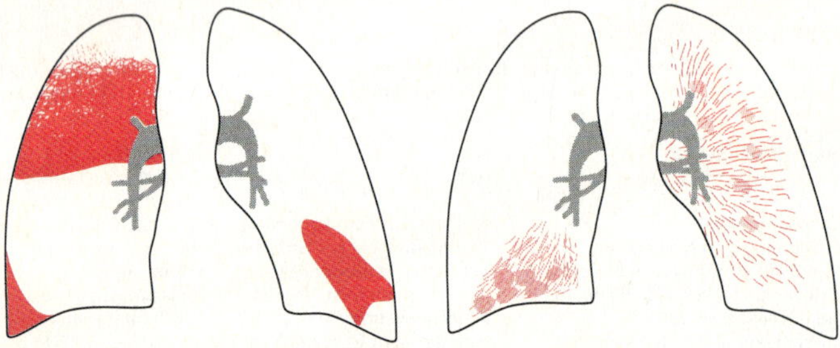

Lobärpneumonie, Begleiterguß | Segmentpneumonie | Bronchopneumonie | interstitielle Pneumonie

Lungenerkrankungen: Mykosen

Primär: Histoplasmose (Histoplasma capsulatum), Kokzidioidomykose (Coccidioides immitis), Blastomykose (Blastomyces dermatitidis), Kryptokokkose (Cryptococcus neoformans), Nokardiose (Nocardia asteroides) , Aktinomykose (Actinomyces israelii), Geotrichose (Geotrichum candidum), Parakokzidioidomykose (Paracoccidioides brasiliensis), Mukormykose (diverse Mucorales), Sporotrichose (Sporothrix schenckii), Pseudoallescheriasis (Pseudoallescheria boydii).
Sekundär: bei vorgeschädigtem Organ/Immunschwäche ⇒ überwiegend Candidiasis (Candida albicans) und Aspergillose (Aspergillus fumigatus, selten niger/flavus/glaucus), selten Kryptokokkose, Nokardiose.

Diagnose/Kommentar	Rö	CT/MRT/ sonstige Verfahren
Histoplasmose vor allem Nord- und Mittelamerika (Tourismus!), selten Europa (Norditalien). Verlauf ähnlich Tbc, chronisch progressive Form mit fatalem Ausgang	(s. S. 278) akute Form mit multiplen fleckförmigen Infiltraten, konfluierend, bronchopneumonischer Aspekt, meist hiläre (mediastinale) Lymphadenopathie. Oft solitäres/ multiple Granulom(e), Histoplasmom(e) bevorzugt UL, rundherdsuspekt, pathognomonisch „target"-artige zentrale Verkalkung, meist Satelliten in der Umgebung. Bei disseminiertem Lungenbefall miliares Muster. Im Verlauf Rückbildung der Infiltrate und der Lymphadenopathie, als Residuen LK-Kalk hilär, bei disseminiertem Lungenbefall miliare Verkalkungen, Parenchymfibrose. Bei chronisch progressiver Form destruktives kavernöses/narbiges Emphysem	**CT:** akutes Stadium unspezifisch bronchopneumonisch. Subakut und im weiteren Verlauf charakt. Granulome mit zentraler Verkalkung. Regelmäßig hiläre und mediastinale Lymphadenopathie
(Para)Kokzidioidomykose endemisch im Südwesten der USA und Mittelamerika. Variables Bild, meist asymptomatischer Verlauf, jedoch auch Pneumonien, Kavernen, Pleuritiden. Oft Erythema nodosum	(s. S. 278) akute Form mit Bronchopneumonie/konglomeratähnlichen Infiltraten, Pleuritis möglich. Größere Rundherde (Kokzidioidome, 0,5-5 cm) mit Kavernisierung möglich. Bis ca. 20% hiläre Lymphadenopathie. Bei disseminiertem Befall fein- bis grobnoduläres, auch miliares Muster. Im Verlauf Rückbildung der Infiltrate, miliare Verkalkungen möglich, residuale Fibrosierung bis Lungenfibrose möglich	**CT:** unspezifisches Bild, bei Rundherden kein Kalk, eher wie Tbc bei Kavernisierung. Residualzustand bei disseminiertem Befall ⇒ miliare Verkalkungen
Blastomykose endemisch in USA und Afrika. Oft asymptomatisch, jedoch auch schwere Verläufe möglich. Oft Erythema nodosum	akute Form wie bei Bronchopneumonie, ulzerierende Bronchitis häufig. Pleuritis möglich. Oft malignomsuspekte Herdbefunde, Kavitation möglich, Thoraxwandinvasion mit Rippendestruktion möglich. Ipsilaterale einseitige hiläre Lymphadenopathie möglich. Pulmonale Verkalkungen als Residuen möglich	**CT/MRT:** DD Ausschluß Bronchial-Ca. bei spiculärem pulmonalem Herd, oft erschwert bei malignem bildmorphologischem Aspekt. **MRT:** Dokumentation der pleuralen/weichteiligen Veränderungen bei Thoraxwandinvasion, insbes. HR-Aufnahmen, mehrdimensional, nach KM

8

➤

➤ Lungenerkrankungen: Mykosen

Pseudotumoren mit Einschmelzung, subpleurale Granulome, Bronchopneumonie

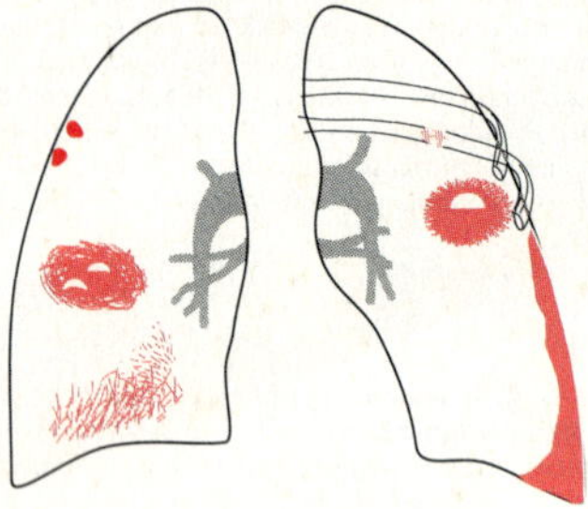

abszedierende Infiltrate, Pleuraempyem, Osteomyelitis, Thoraxwandabszeß

Kryptokokkose **Aktinomykose / Nokardiose**

Myzetome, Kavernen, Bronchopneumonie, Pleuritis

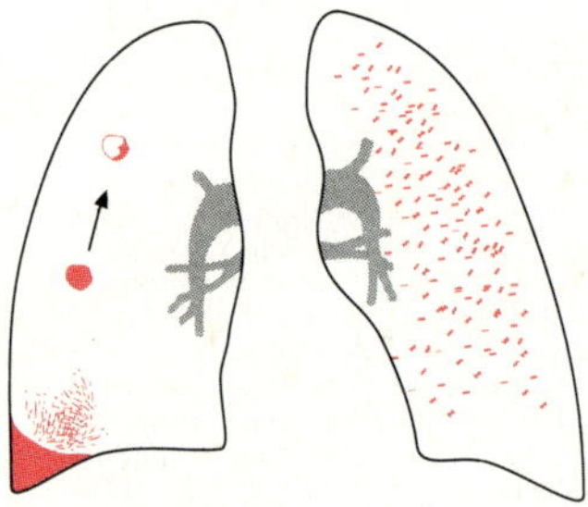

disseminierte Mikrogranulome, Endstadium Fibrose

Kokzidioidomykose

akut:
Histoplasmome, exsudative Infiltrate, Lymphadenitis

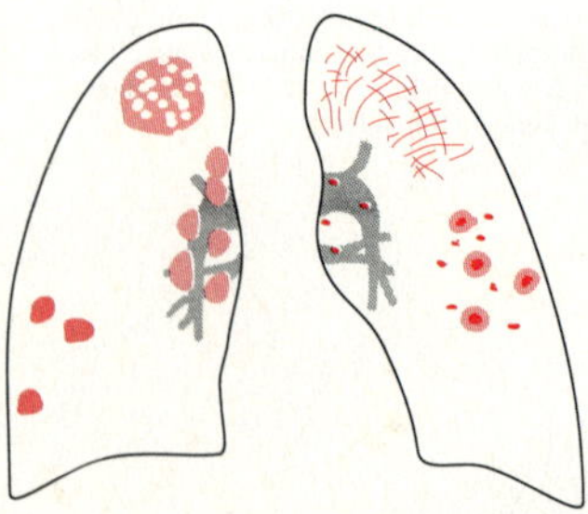

chronisch:
Hiluskalk, targetartig verkalkte Histoplasmome, Fibrose

Histoplasmose

8

➤ Lungenerkrankungen: Mykosen

Diagnose/Kommentar	Rö	CT/MRT/ sonstige Verfahren
Aktinomykose meist Ulzerationen mandibulär und facial, selten pulmonaler Befall mit abszedierender Pneumonie, Pleuraempyem, Thoraxwandinvasion. Langwieriger Heilungsverlauf **(CAVE! vorzeitiger Therapieabbruch)**	(s. S. 278) akuter Befall mit Bronchopneumonie-ähnlichen Infiltraten, UL bevorzugt. Ohne sofortige Antibiose multiple pulmonale Abszesse, meist mit Pleuraeinbezug und resultierendem Empyem. Weitergehende Thoraxwandinvasion mit Osteomyelitis der Rippen und Thoraxwandabszeß typisch. Pleuroösophageale/pulmoösophageale/pleuropulmonale Fisteln möglich. DD Abgrenzung zu Bronchial-Ca. erschwert. Spätstadium mit ausgeprägten narbigen Residuen und Fibrose, starke Verziehungen/Asymmetrien möglich	**CT/MRT:** DD Ausschluß Bronchial-Ca. bei spikulärem pulmonalem Herd, oft erschwert bei malignem bildmorphologischem Aspekt. Zur genauen Abklärung des Ausmaßes der Beteiligung der Pleura und der Thoraxwand, Sicherung von Fisteln nach Kontrastierung. **MRT:** Dokumentation der pleuralen/weichteiligen Veränderungen bei Thoraxwandinvasion, insbesondere HR-Aufnahmen, mehrdimensional, nach KM
Nokardiose ubiquitär, fakultativ pathogen, zunehmend häufiger pulmonaler Befall bei Patienten mit COLD, malignem Lymphom (!), pulmonale alveoläre Proteinose und SLE	(s. S. 278) weitgehend identisch zu Aktinomykose, selten solitärer Herdbefund	**CT/MRT:** weitgehend identisch zu Aktinomykose, selten solitärer Herdbefund. **HR-CT:** auf prädisponierende pulmonale Veränderungen achten (!)
Kryptokokkose ubiquitär, öfter bei immungeschwächten Patienten, lymphoproliferativen/Autoimmunerkrankungen, COLD	(s. S. 278) variables Bild, meist glatt begrenzter pulmonaler Herd von 2-10 cm, meist solitär, pleuraständig, im Vergleich zu anderen Mykosen eher selten kavernös. Seltener bronchopneumonischer oder miliarer Aspekt mit multiplen kleinen nodulären Verschattungen von 1-2 mm Durchmesser. Selten Lymphadenopathie	**CT:** eher unspezifisch bei variabler pulmonaler Ausprägung
Candidiasis (Soor) sekundäre Mykose, in der normalen Rachenflora. Oft bei Antibiose durch Überwucherung, Ösophagitis, Vaginitis, Dermatitis. Häufig erschwerter Erregernachweis bei ubiquitärem Vorkommen, zunehmend häufiger Candidasepsis	(s. S. 280) relativ unspezifische Befunde, wie Lobär- oder Bronchopneumonie, selten interstitieller Aspekt. Pleuraerguß möglich. Selten Kavitation und zentrale Lymphadenopathie. Diffuse fein-noduläre Verdichtungen oder rundherdsuspektes „Myzetom" möglich	**CT:** unspezifische Befunde. **HR-CT:** Befunde möglicherweise hilfreich
Sporotrichose ubiquitär, Befall bei Immunsupprimierten, Alkoholikern häufiger	wie bei postprimärer Tbc, oft fehlinterpretiert! Noduläre Strukturen mit Kavitation, dünnwandige Kavernen hinterlassend. Meist hiläre/mediastinale Lymphadenopathie. Selten diffus retikulonoduläre Zeichnungsvermehrung	**CT/HR-CT:** wie bei postprimärer Tbc, diffuse retikulonoduläre Zeichnung kann hinweisend sein

➤

8

➤ Lungenerkrankungen: Mykosen

Diagnose/Kommentar	Rö	CT/MRT/ sonstige Verfahren
Aspergillose ubiquitär, fakultativ pathogen. Typische sekundäre Mykose, sehr selten primär (bei massiver Aspiration von z.B. Getreidestaub). Produktion von diversen Toxinen und Proteasen. 3 Formen: a) saprophytär, b) hypersensitiv, c) invasiv-nekrotisierend (fast nur bei Immunsuppression/-schwäche). DD bei vergleichbarem Erscheinungsbild: Mukormykose, Pseudoallescheriasis	(s. unten) a) oft im Zusammenhang mit (alter) Tbc, Sarkoidose, Bronchiektasen, Höhlen-/Bullabildung anderer Ursache. Solider rundlicher Herd innerhalb einer Höhle ⇒ Myzetom/Aspergillom. Eher im OL, Höhlenwände dünn, jedoch bei Befall dicker werdend. Oft lageveränderliches Myzetom unter DL (pathognomonisch!). Mehr oder weniger ausgeprägte Verkalkungen möglich. Hämoptysen möglich; b) selten Bild einer exogen-allergischen Alveolitis/Löffler-Syndrom, jedoch meist als allergische bronchopulmonale Aspergillose (Eosinophilie!). Charakt. homogene fingerförmige peribronchiale Infiltrate, segmental/subsegmental, flüchtig oder persistierend. Meist kein Erguß. Bronchiektasen mit Mukoidspiegel möglich; c) möglicher unspezifischer Beginn mit Bronchitis, anschließend ebenfalls unspezifische bronchopneumonische Infiltrate. Häufigster Befund jedoch „hämorrhagischer Infarkt" als rundliche herdförmige Verdichtung oder unscharfes Infiltrat, pleuraständig oder subpleural. Kavitation mit Luftsichelzeichen im Verlauf typisch. Hämoptysen möglich. DD Pulmonalarterienembolie. Fatale Form mit Weichteilinvasion in Thoraxwand, Mediastinum, Herz, Leber etc.	**CT/HR-CT:** typische HR-CT-Befunde möglich (s. S. 266), Ausbreitungsbestimmung bei invasiver Form mit Beurteilung von möglicher Organinvasion. **MRT:** bessere Beurteilung der Weichteilinvasion insbes. durch multiplanare Abbildung, in HR-Aufnahmen und nach KM

8

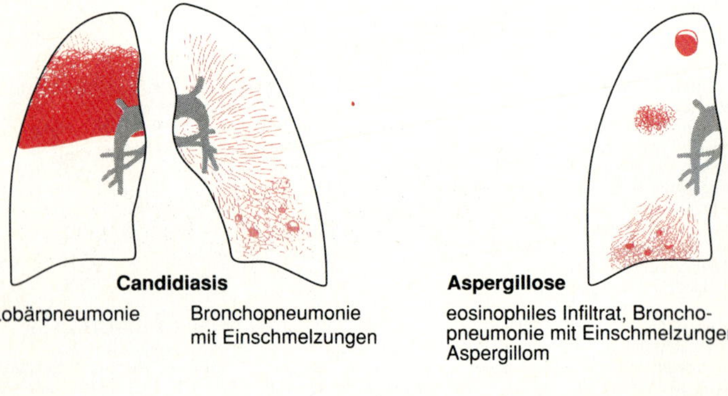

Candidiasis

Lobärpneumonie — Bronchopneumonie mit Einschmelzungen

Aspergillose

eosinophiles Infiltrat, Bronchopneumonie mit Einschmelzungen, Aspergillom

Lungenerkrankungen: Mykoplasmen, Viren, Chlamydien, Rickettsien

Mykoplasmenpneumonie (Mycoplasma pneumoniae).
Viruspneumonien: Influenza A/B/C, Parainfluenza 1/2/3, RSV (respiratory syncytial virus), Masern (Morbilli-Virus), Adenovirus, Herpes simplex I/II, Varizellen (Herpes varicellae), CMV (Cytomegalie).
Chlamydien (Chlamydia pneumoniae/trachomatis/psittaci).
Rickettsien (Coxiella burnetii, Rickettsia rickettsii).

Diagnose/Kommentar	Rö	CT/HR-CT
Mykoplasmen zunehmende Inzidenz, Epidemien alle 3-6 Jahre, klassische sog. „atypische Pneumonie". Prädisposition: Immunsuppression, Kinder, chronische Erkrankungen. Bakterielle Superinfektionen mit Haemophilus influenza, Strept. pneumoniae/Staph. aureus möglich. Komplikation: intravasale Hämolyse durch Kälteagglutinine!	kein spezifisches Bild, typischer Viruspneumonieaspekt. Initial feine retikuläre Zeichnungsvermehrung, anschließend fleckige Verschattungen bis zu segmentalen oder lobären Verdichtungen mit Pneumobronchogramm, bis 20% Pleuraerguß	**HR-CT** kann Hinweise liefern, meist unspezifische pathologische Veränderungen
Influenza Influenza: 3 Gruppen A, B, C. Tritt oft epidemisch auf, nahezu alle relevanten Epidemien durch Typ A. Pneumonie: seltene, aber fakultativ schwere Komplikation, oft zusätzlich bakterielle Superinfektion	meist segmentale Verschattung, homogen oder fleckförmig, meist UL, fleckige Verschattungen mit rascher Konfluenz. Bilaterale ausgedehnte Verschattungen möglich wie bei pulmonalem Ödem	unspezifische pathologische Veränderungen, bei schwerem Verlauf ARDS-Aspekt möglich
Parainfluenza mehrere Typen, meist oberer Respirationstrakt betroffen. Pneumonien bei Immunsuppression, Kindern	unspezifische Veränderungen, oft UL, peribronchiale/-bronchioläre Verschattungen	unspezifische Veränderungen
RSV oft Schnupfen/Laryngitis, bei Kindern < 24 Monate schwere Bronchiolitiden und Bronchopneumonien möglich. Epidemien möglich, im Winter/Frühling	deutlich ausgeprägte Bronchialwandverdickungen, Peribronchitis, perihiläre streifige Zeichnung. Lobuläre Verschattungen möglich, selten größere Verschattungen, oft multipel	unspezifische zentrale Peribronchitis
Masern hochkontagiös, durch Impfung deutlich seltener. 3 Typen: primäre Masernpneumonie, atypische Pneumonie, sekundäre bakterielle Pneumonie (Strept. pneumoniae/ Staph. aureus, Haemophilus influenza, Neisseria meningitidis). Immunsuppression, Kinder, chronische und maligne Erkrankungen prädisponierend	retikuläre und fleckförmige Verdichtungen über der gesamten Lunge. Bei Kindern regelmäßig hiläre Lymphadenopathie. Trotz häufiger bakterieller Superinfektionen überwiegend interstitielle Veränderungen. Bei Erwachsenen Lymphadenopathie nur bei atypischer Pneumonie, hier lobäre oder segmentale Verschattungen, oft schnelle Restitution. Verkalkte noduläre Residuen möglich	typische interstitielle Pneumonie, retikuläre Verdichtungen, Milchglasverschattungen. Hiläre Lymphadenopathie besser beurteilbar
Adenovirus über 40 verschiedene Typen, Typen 3 und 7 am gefährlichsten. Wahrscheinlich häufigster Erreger des akuten Atemwegsinfekts, bei Kindern klinisch oft Pertussisaspekt. Fataler Ausgang möglich, insbes. bei Kleinkindern	typisches Bild der bilateralen Bronchopneumonie, schwere Überblähung möglich. Oft Lobäratelektasen, Übergang in chronischen Verlauf häufig. In schweren Fällen nekrotisierende Bronchitis und Bronchiolitis, Bronchiektasen und Bronchiolitis obliterans. Selten Swyer-James-Aspekt	bronchopneumonische Veränderungen, bei schweren Fällen Bild der Bronchiolitis obliterans und Bronchiektasen (s. S. 264 f.)

➤

➤ Lungenerkrankungen: Mykoplasmen, Viren, Chlamydien, Rickettsien

Diagnose/Kommentar	Rö	CT/HR-CT
Herpes simplex Typ I und II mit völlig unterschiedlicher klinischer Präsenz. Typ II - genitale Form, bei infizierten Neugeborenen Pneumonie als Teil einer systemischen Infektion möglich. Typ I erzeugt Tracheobronchitis und Pneumonie, Prädisposition: Immunsuppression, schwere Verbrennungen (!)	unspezifisch, fleckförmige oder diffuse interstitielle Verdichtungen, pseudomembranöse Veränderungen in schweren Fällen möglich	unspezifisch, fleckförmige oder diffuse interstitielle Verdichtungen, Milchglasverschattungen
Herpes varicellae (zoster) 2 Formen: Varizellen bei Erstmanifestation, Zoster bei Reaktivierung. Bis 15% Pneumonien bei Varizellen, bei Erwachsenen bis 50%, insbes. bei malignen Erkrankungen, fataler Ausgang ohne Vorzeichen möglich bis 11%. Prädisposition: Immunsuppression, Breitspektrumantibiose und Gravidität. Zoster besonders schwer bei MH, unter Chemotherapie/Radiatio. Unilaterale ZF-Lähmung möglich	typisches Bild mit multiplen rundlich unscharfen azinären Herden bis 5 mm Durchmesser, ähnlich Milien. Oft hiläre Lymphadenopathie, schwer zu erkennen bei verdichtetem parahilärem Parenchym. Erguß untypisch. Verkalkte rundliche Residuen bis 3 mm Durchmesser über der ganzen Lunge möglich, UL betont	typisches Bild mit azinären Verschattungen, diffus verteilt, UL bevorzugt. Milchglasverschattungen möglich. Kleine Bläschen (wie kutan) auch in der Trachea, Hauptbronchien und auf der Pleura!
Cytomegalievirus am häufigsten alters- und immunstatusabhängig. Kongenital/erworben. Häufig wie infektiöse Mononukleose. Pathogenese noch unklar	diffuse retikulonoduläre Verdichtungen, mit kleinen z. T. gut abgrenzbaren Knötchen, periphere Abschnitte der Lungen bevorzugt. Alveoläre/azinäre Verschattungen, nicht so ausgeprägt wie bei PCP. Kleine uni-/bilaterale Ergüsse regelmäßig	retikulonoduläre Verdichtungen, azinäre/alveoläre Milchglasverschattungen, weniger ausgeprägt als bei PCP
Chlamydien 3 Typen: a) Chlamydia pneumoniae (unkompliziert); b) trachomatis (häufigste Form, bis zu 30% aller Pneumonien in der Neonatalperiode!); c) psittaci (Ornithose; selten, jedoch vermutlich hohe Dunkelziffer als fehldiagnostizierte „atypische" Pneumonie. Selten epidemisch, breites klinisches Beschwerdenspektrum)	a) leichte interstitielle Pneumonien, keine Residuen; b) bilaterale diffuse interstitielle und alveoläre Verschattungen, Überblähung und Atelektasen. Breites Spektrum von akuter Bronchitis bis schwere diffus interstitielle Pneumonie; c) meist homogene schleierartige Verschattungen bilateral, selten Pneumoalveologramm. Häufig radiäre streifige Zeichnung perihilär betont nach basal. Segmentale/lobäre Verdichtung möglich. Hiläre Lymphadenopathie möglich. Deutlich verzögerte Rö-Befundnormalisierung	a) unpezifisch; b) Peribronchitis bis ausgeprägte interstitielle Verdichtungen, Milchglasverschattungen, unspezifisch; c) bilaterale Milchglasverschattungen, alveoläre Aufhellungen möglich. Radiärstreifige Verdichtungen perihilär, basal betont. Segmentale/lobäre Verdichtungen/Atelektasen möglich

8

➤

➤ Lungenerkrankungen: Mykoplasmen, Viren, Chlamydien, Rickettsien

Diagnose/Kommentar	Rö	CT/HR-CT
Rickettsien 2 Typen a) Coxiella burnetii **(Q-Fieber)**, sehr resistent, meist über Zecken/Stalltiere übertragen, hohe Dunkelziffer durch Fehldiagnosen; b) Rickettsia rickettsii **(Rocky Mountain spotted fever)**, nur in Nord-/Südamerika, akuter und oft fulminanter Verlauf. Pulmonale Pathologien eher zu vernachlässigen, eher kutan/subkutan/ZNS	a) multiple rundliche homogene Verdichtungen von 5-20 cm Durchmesser, UL bevorzugt. Selten lobäre/sublobäre Atelektase. Regelmäßig begleitende ausgeprägte Laryngitis/Pharyngitis; b) unspezifische, diskrete Veränderungen, peribronchitisch	a) Milchglasverschattungen von 5-20 cm Durchmesser, UL bevorzugt. Daneben selten (bis lobäre) Atelektasen möglich; b) unspezifisch

Lungenerkrankungen: Parasitosen

Protozoen: Pneumocystis carinii, Entamoeba histolytica, Toxoplasma gondii.
Helminthes: Trichinella spiralis, Wucheria bancrofti/Brugia malayi, Larva migrans, Echinococcus granulosus/alveolaris, Ascaris lumbricoides, Strongyloides stercoralis, Ancylostoma duodenale, Paragonimus westermani.

Diagnose/Kommentar	Rö	CT/MRT/ sonstige Verfahren
PCP/Pneumozystose ubiquitär, klinisch eher wie fungoide Erkrankung. Bei Gesunden oft inapparent, bei Immunmangel-/suppression häufigste klinisch erkannte Infektion	(s. S. 285) früh: granuläre/retikulogranuläre Zeichnung, insbes. perihilär. Spät: relativ variabel. Alveoläre Verschattungen, dazwischen eher peripher betont Atelektasen und Überblähung. Zentrale perihiläre zystische Umwandlung des Parenchyms häufig. Ödemaspekt möglich. Massive Konsolidierung möglich, keine Lymphadenopathie, Pneu möglich, meist kein Erguß	**CT/HR-CT:** variables Bild, dennoch viele typische Zeichen (s. S. 267)
Toxoplasmose ubiquitär, ausgedehnte Durchseuchung ohne klinische Manifestation, eher wie infektiöse Mononukleose. Ausnahme: Immunsuppression/-mangel. Derzeit häufigste ZNS-Erkrankung bei AIDS	(s. S. 285) oft Lymphadenopathie hilär/mediastinal. Interstitielle Pneumonitis, fokale retikuläre Verdichtungen wie bei akuter viraler Pneumonie. Selten fleckförmige Verschattungen	**CT/HR-CT:** typisches Bild einer Viruspneumonie mit interstitiellen Verdichtungen, regelmäßig hiläre Lymphadenopathie, Selten Milchglasverschattungen
Askaridose Wurm lebt im Dünndarm, pulmonaler Befall durch Larvenmigration ⇒ eosinophiles Infiltrat	(s. S. 285) typisch wie Löffler-Syndrom: wechselnde, flüchtige fleckförmige Infiltrate, eher perihilär. Selten dichter. Bei schwerem Verlauf eher konfluierend, bis lobulär, keine Segmentierung	**CT/HR-CT:** typisches schnell wechselndes Bild einer eosinophilen Pneumonie (s. S. 268)
Trichinose ubiquitär, in kontaminiertem (Schweine-)Fleisch. Pulmonale Erkrankung durch Larvenmigration ⇒ eosinophiles Infiltrat möglich	meist keine Infiltrate nachweisbar, sonst diskrete fleckige Verschattungen. Verkalkte Trichinen in der Interkostal-/Rücken-/Brustmuskulatur als ovaläre Schatten von 10 mm Größe sichtbar	**CT/HR-CT:** diskrete unregelmäßig verteilte Milchglasverschattungen möglich. Nachweis verkalkter Trichinen in der Muskulatur möglich

➤

➤ Lungenerkrankungen: Parasitosen

Diagnose/Kommentar	Rö	CT/MRT/ sonstige Verfahren
Amöbiasis Tropen/Subtropen, selten pleuropulmonale Erkrankung 2.-4. Dekade, m >> f, bis 20% bei Leberherden. Manifestation meist indirekt transdiaphragmal bei subphrenischem Abszeß, rechts >> links	meist rechts Pleuraerguß/-empyem, oft totale/subtotale Verschattung rechts hemithorakal, Mediastinalshift nach links. Oft pulmonale Einschmelzung, Kavitation	**CT/HR-CT:** meist bessere Beurteilung des Parenchyms: irreguläre Verdichtungen des rechten UL/ML ohne segmentale Abgrenzung. Oft zentrale Verdichtungen mit Abszeßbildung und anschließender Kavitation. **MRT:** bessere Darstellung der sub-/supradiaphragmalen Veränderungen kor./sag., suffiziente ZF-Beurteilung neben Leber und (konsolidierter) Lunge möglich
Tropische Eosinophilie Kombination von Asthma, leichter bis ausgeprägter Leukozytose und Eosinophilie, Auslöser: Wucheria bancrofti und Brugia malayi	diffuse, symmetrische retikulonoduläre Verdichtungen, oft 2-5 mm große Knötchen, mittlere und basale Abschnitte bevorzugt. Hiläre Lymphadenopathie möglich. Selten Pleuraerguß. Persistierende pulmonale Residuen möglich	**CT/HR-CT:** diffus verteilte, symmetrische interstitielle Verdichtungen, oft 2-5 mm große Knötchen peribronchiolär, mittlere und basale Lungenabschnitte bevorzugt. Hiläre Lymphadenopathie möglich. Selten Pleuraerguß. Persistierende verkalkte pulmonale Residuen möglich
Echinokokkose 2 Formen: a) überwiegender Typ, domestizierte Haustiere (Hund) (Mittelmeerraum, Rußland, Australasia, Afrika, Südamerika); b) selten, „Wildtyp" (Wolf, Kojote, etc.) (Alaska, Nordkanada). Lungenbefall durch Larvenmigration. Ca. 70% Hydatidenzysten in der Leber, 30% pulmonal. Zysteninnenschicht produziert Tochterzysten ⇒ **CAVE! Punktion!** Oft Anschluß an Bronchialsystem ⇒ bakterielle Superinfektion	(s. S. 285) scharf begrenzte, rundliche oder ovaläre homogene RF. Multipel in 30%. 1-20 cm Durchmesser, meist UL, häufiger post., eher rechts. Selten bizarre, irreguläre Kontur bei Wachstumsbehinderung durch Bronchien/Gefäße. Selten Luftsichel zwischen den Wandschichten. Luft-/Flüssigkeitsspiegel mit schwimmender Chitinmembran (Wasserlilienzeichen!) möglich. Bei Aspiration von Zysteninhalt Parenchymverdichtung in der Umgebung	**CT/HR-CT:** rundlich-ovaläre Hydatidenzysten mit fibröser Wand. Bronchusbezug erkennbar. Mögliche bessere Abgrenzung von kollabierten/intakten Tochterzysten, Identifizierung von rupturierten/superinfizierten Zysten. **MRT:** Zusatzinformationen durch weitere Schnittebene, bessere Differenzierung der Weichteilstrukturen

➤ Lungenerkrankungen: Parasitosen

Diagnose/Kommentar	Rö	CT/MRT/ sonstige Verfahren
Paragonimiasis überwiegend Südostasien, durch Tourismus und Einwanderung zunehmend in Europa/USA. Durch rohen Fisch/Krabben/Krebse. Penetration von Metazerkarien von peritoneal durch das ZF in den Pleuraspalt und weiter in die Lunge	bis 20% unauffällig, sonst variables Bild: unscharfer flauer Herdbefund (30%), homogene Verschattungen, schärfer konturiert (30%), 1-4 unscharf begrenzte zystische Herde von 4-20 mm Durchmesser innerhalb von Verschattungen (10%), streifige Verdichtungen in den Verschattungen (10%), dünnwandige Zysten von 4-50 mm Durchmesser mit bronchialen kleinkalibrigen Verbindungen (10%). Bei Aspiration von Zysteninhalt Bronchopneumonie möglich. Geringer bis massiver Erguß. DD postprimäre Tbc	**CT/HR-CT:** bessere Beurteilung der pulmonalen Zysten möglich, sonst bei variablem Bild eher unspezifisch
Strongyloidose/ Ankylostomatose Tropen/Subtropen, Strongyloidose in Europa in warmen Bergwerken (Berufskrankheit!)	(s. unten) wie bei Askaridose, weniger ausgeprägt	**CT/HR-CT:** wie bei geringgradig ausgeprägter eosinophiler Pneumonie (s. S. 268)

8

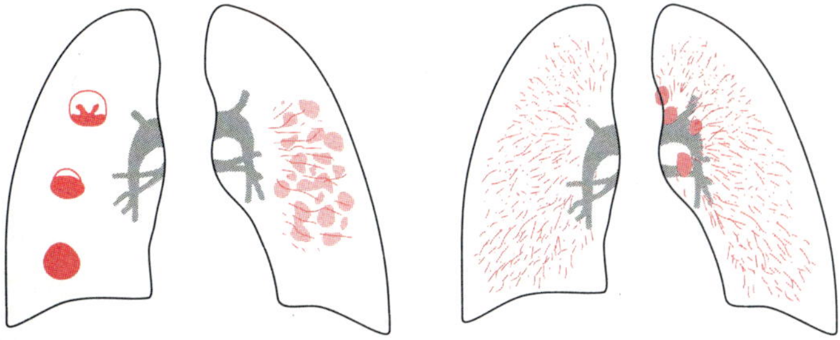

Echinokokkose

Askaridose Strongyloidose Ankylostomatose

PCP interstitielle Pneumonie

Toxoplasmose interstitielle Pneumonie + Lymphadenose

Lungenerkrankungen: Autoimmunerkrankungen

Kollagenosen: SLE, (juvenile) rheumatoide Arthritis, progressive systemische Sklerose, CREST-Syndrom, Dermatomyositis/Polymyositis, Sjögren-Syndrom, SHARP-Syndrom, rezidivierende Polychondritis.
Vaskulitiden: Wegener-Granulomatose, Churg-Strauss-Syndrom (allergische Granulomatose), Polyarteriitis nodosa, Takayasu-Syndrom, Temporal-(Großzellen-)Arteriitis, M. Behçet, Purpura Schoenlein-Henoch.
Bronchopulmonale Hypersensitivitätssyndrome: exogen allergische Alveolitis.
Anderes: Goodpasture-Syndrom/idiopathische Lungenhämosiderose (M. Ceelen), pulmonale Erkrankungen bei Knochenmarktransplantation, Lungentransplantation.

Diagnose/Kommentar	Rö	CT/MRT/ sonstige Verfahren
SLE 30-70% Lungen- und Pleurabeteiligung. Häufigste Veränderungen: Pleuritis, Pleurafibrose, interstitielle Pneumonitis und Fibrose, Vaskulitis, pulmonalarterielle Hypertonie. Selten fibrosierende Alveolitis. Medikamentinduziertes Lupus-Syndrom durch Hydralazin, Isoniazid, Phenytoin, Quinidin, Methyldopa, β–Blocker	(s. S. 291) meist bilat. geringgradiger Pleuraerguß. Unspezifische pulmonale Veränderungen mit fleckförmigen Verdichtungen, meist peripher und in den basalen Abschnitten. Im Akutfall „Lupuspneumonitis". Sehr selten pulmonale Hämorrhagie. Häufig Plattenatelektasen basal. Bei Kardiomegalie oft Perikarderguß. Als Spätfolge Pleuraschrumpfung. Medikamentinduzierter Lupus mit vergleichbaren Befunden	**CT/HR-CT:** unspezifische Veränderungen, diffuse interstitielle Pneumonie sehr selten. Oft Pleuraverdickung/ -fibrose, Schrumpfung als Spätfolge. **MRT:** pleurale Veränderungen sicher identifizierbar
(Juvenile) rheumatoide Arthritis bis 90% pulmonale/pleurale Veränderungen, bei juveniler Arthritis sehr selten. Verschiedene Formen: häufigste diffuse interstitielle Pneumonie und Fibrose, selten fibrobullöse OL-Veränderungen, häufig Pleuraerkrankung, selten Rheumaknötchen, selten Kaplan-Syndrom/pulmovaskuläre Erkrankung/Bronchiolitis	(s. S. 291) regelmäßig Pleuritiden und Pleuraergüsse, oft pleurale Verdickung. Diffuse interstitielle Pneumonie mit fokal-nodulären Verdichtungen, milienähnlich. Im Verlauf progressive Fibrosierung mit Wabenlunge als Spätstadium, Lungenschrumpfung. Selten fibröse Veränderungen in den OL mit bullösen/kavitären Residuen. Selten nekrotische pleuranahe glatt konturierte Knoten, zentrale Einschmelzung möglich, Größe 3-70 mm. Solitär/multipel, metastasenähnlich. In Remission bullöse Umwandlung, bei Exazerbation Wiederauftreten möglich. Hämoptysen möglich. Selten in Haufen auftretende Knoten bei Anthrakosilikose ⇒ Kaplan-Syndrom. Bei diffuser interstitieller Fibrose pulmonalarterielle Hypertonie möglich. Bronchiolitis obliterans und follikuläre Bronchiolitis möglich, feinnoduläre Verdichtungen und unscharf begrenzte bronchioalveoläre Verschattungen oder retikulonoduläre Verdichtungen	**CT/HR-CT:** unspezifische diffuse interstitielle Verdichtungen, milienähnliche noduläre Verdichtungen. Zunehmende Fibrose, im Spätstadium Wabenlunge. Nekrotische Knoten gut identifizierbar. Bronchiolitis besser erkennbar, selten Zeichen einer BOOP. **MRT:** keine Indikation

➤

➤ Lungenerkrankungen: Autoimmunerkrankungen

Diagnose/Kommentar	Rö	CT/MRT/ sonstige Verfahren
Progressive systemische Sklerose (PSS, Sklerodermie) Gipfel 4.-6. Dekade, f:m = 3:1, pulmonale Veränderungen häufig (> 90%), jedoch nur bis 20% klinisch manifest. Variante: CREST-Syndrom (subcutaneous calcification/Raynaud's phenomenon/esophageal dysfunction/sclerodactyly/teleangiectasia)	(s. S. 291) Frühzeichen: feine retikuläre Verdichtung, später von basal aufsteigende fibrosierende Alveolitis mit Endstadium Wabenlunge. Bei Ösophagusbefall häufig deutliche Luftmengen im Ösophagus erkennbar ⇒ pathognomonisch im Zusammenhang mit retikulonodulären Lungenveränderungen. Aspirationspneumonien rezidivierend	**CT/HR-CT:** Bild der fibrosierenden Alveolitis, später der IPF, Endstadium Wabenlunge. Frühe Sicherung der interstitiellen Veränderungen möglich, größere Mengen Luft im Ösophagus ⇒ pathognomonisch. **MRT:** bessere Darstellung des Ösophagus in sag. Ebene
Dermatomyositis/ Polymyositis (DM/PM) f:m = 2:1, Hauptsymptom Muskelschwäche. 2 Gipfel: 1. Dekade und 5.-6. Dekade. 5 Gruppen	(s. S. 291) oft unauffälliger Thorax. Bis 15% diffuse retikuläre/retikulonoduläre Verdichtungen basal. Bei Befall der Atemhilfsmuskulatur ZF-Hochstand, Lungenverkleinerung, basale Belüftungsstörungen. Selten interstitielle Fibrose als Endstadium. Aspirationspneumonien bei Befall der Schlundmuskulatur	**CT/HR-CT:** weitgehend unspezifisch, diffuse interstitielle Verdichtungen möglich. Selten interstitielle Fibrose als Endstadium
Sjögren-Syndrom Keratoconjunctivitis sicca + Parotitis sicca + Polyarthritis. Ätiologie unklar	retikulonoduläre Verdichtungen, Pneumonitis und Atelektasen möglich. Bis zu 30% interstitielle Fibrosen	**CT/HR-CT:** unspezifisch
Sharp-Syndrom (mixed connective tissue disease, MCTD) gemischte klinische Zeichen von SLE, DM/PM und PSS. Pulmonale Manifestation inkonstant. Diffuse interstitielle Pneumonie/ Fibrose, pulmonalarterielle Hypertonie möglich. Selten rezidivierende pulmonalarterielle Thrombembolien	(s. S. 291) wie bei SLE, PSS und DM/PM, variable Ausprägung	**CT/HR-CT:** wie bei SLE, PSS und DM/PM, variabel
Rezidivierende Polychondritis charakterisiert durch entzündliche Destruktion von Knorpelgewebe, Altersgipfel um 50 Lj.	tracheobronchiale Manifestation als Tracheobronchitis mit Stenosen der Trachea und Bronchien, bei Verschluß retrostenotische Infiltrate möglich	**CT/HR-CT:** insbes. im HR-CT genaue Lokalisation der Bronchusobstruktionen möglich, z. T. bis weit in die Peripherie bronchioläre Veränderungen nachweisbar

8

➤

➤ Lungenerkrankungen: Autoimmunerkrankungen

Diagnose/Kommentar	Rö	CT/MRT/ sonstige Verfahren
Wegener-Granulomatose systemische nekrotisierende Granulomatose: primär NNH, Tracheobronchialsystem, Nieren und Gefäße betroffen. 4 Kriterien: Blut im Urin, pulmonale Infiltrate/Herde mit/ohne Kavitation, NNH-Ulzerationen, granulomatöses Gewebe bei Biopsie. Sicherung durch ≥ 2 dieser Befunde. Beschränkung auf Lunge möglich. Meist 5. Dekade, m = f. Bei pulmonaler Hämorrhagie DD Purpura Schoenlein-Henoch	(s. S. 291) typisch rundliche Verdichtungen, relativ scharf begrenzt, 0,5-10 cm, meist multipel, bilat., keine Prädilektion. Kavitation in 30-50%, dickwandig, oft mit Spiegel, irreguläre innere Kontur. Im Verlauf Umwandlung zu dünnwandigen zystoiden Räumen wie bei Coccidioidomykose, vollständige Restitution möglich. Bei endotrachealen RF retrostenotische lobäre/totale Atelektase möglich. Flächige dichte z.T. inhomogene Verschattungen durch intrapulmonale Einblutungen möglich. In 50% Pleuraerguß	**CT/HR-CT:** dickwandige Kavernen mit deutlich irregulärer innerer Wandung typisch, Spiegel möglich. Feine versorgende Gefäße mit Bezug zu nodulären Veränderungen erkennbar. Bei flächigen Verschattungen nur im CT sichtbare Kavitationen als Hinweis auf Grunderkrankung. **MRT:** pulmonale Hämorrhagie sicher nachweisbar
Churg-Strauss-Syndrom/allergische Granulomatose selten, ätiologisch unklar. Multiorganerkrankung, primär Lunge, Haut, ZNS. 6 Kriterien: Asthma, Eosinophilie > 10%, Mono-/Polyneuropathie, transitorische pulmonale Verschattungen, NNH-Erkrankung, Vaskulitis und extravasale Eosinophilie gesichert durch Biopsie. Sicherung durch ≥ 4 Befunde	in 75% der Fälle diffuse, meist periphere transitorische alveoläre Verschattungen wie bei eosinophiler Pneumonie. Auch multinodulärer Aspekt ohne Kavitation möglich. Selten diffuse interstitielle Verdichtungen (diffuse Hämorrhagie!), sehr selten miliarer Aspekt, mit hilärer Lymphadenopathie. Eosinophiler Pleuraerguß möglich	**CT/HR-CT:** alveoläre Verschattungen, diffus/fleckförmig konfluierend, meist bis in die Peripherie reichend. Oft zentrale Aufhellungen durch Kavitation. 50% Pleuraerguß, hiläre Lymphadenopathie möglich. Bei nodulären Veränderungen keine (!) zentrale Kavitation. **MRT:** pulmonale Hämorrhagie sicher nachweisbar
Takayasu-Syndrom seltene Vaskulitis unklarer Ätiologie, meist asiatische Frauen 2.-3. Dekade. Meist Aorta und angrenzende Arterien betroffen, bis zu 40% Befall der Pulmonalarterien. Meist aktive/abgeheilte Tbc. DD: Temporal-(Riesenzell-)Arteriitis	bei Befall der Pulmonalarterien vaskuläre Fibrose mit resultierenden Zeichen der pulmonalarteriellen Hypertonie. Befunde wie bei Thrombembolien möglich. Ektasie/Aneurysma insbes. des Arkus und der aszendierenden Aorta möglich, deutliche Wandverkalkung	**CT/HR-CT:** Spiral-CT mit 3D-Darstellung des Aortenlumens zur besseren Wandbeurteilung, genaue Messung der Lumenweite und Beurteilung der Intimaverkalkungen. **MRT:** direkte Darstellung der Aorta thoracalis in schräg sag. Schnittbildern, MRA zur Flow-/Lumenbeurteilung. **CAVE! Keine Verkalkungen nachweisbar**

➤

➤ Lungenerkrankungen: Autoimmunerkrankungen

Diagnose/Kommentar	Rö	CT/MRT/ sonstige Verfahren
M. Behçet seltene Vaskulitis, charakterisiert durch rezidivierende aphtöse Stomatitis, genitale Ulzerationen, Hautläsionen, Uveitis. Selten pulmonale Manifestation, typisch Hämoptysen. m > f, 20.-30. Lj., eher Asiaten betroffen	unspezifisch, variabel, fleckförmige alveoläre Verschattungen durch Infarkt oder Hämorrhagie	**CT/HR-CT:** unspezifisch. **MRT:** pulmonale Hämorrhagien sicher nachweisbar
Exogen allergische Alveolitis (EAA) diverse pulmonale Erkrankungen charakterisiert durch entzündliche Reaktion auf organische Stäube: Farmerlunge, Vogelhalterlunge, Getreidearbeiterlunge, Bäckerlunge, Bagassose, Pilzarbeiterlunge, Korkarbeiterlunge, Holzstaublunge, Käsewäscherlunge, Malzarbeiterlunge, Klimaanlagenalveolitis, Kaffeearbeiterlunge, Pituitrinlunge, Fischmehlarbeiterlunge, Waschmittelarbeiterlunge, Paprikaspalterlunge	abhängig vom Stadium: akut - meist unauffällig, subakut - diffuse retikuläre/retikulonoduläre Verdichtungen bilat. meist ohne Prädilektion, noduläre Verdichtungen bis 5 mm Größe möglich mit Konfluenz. Keine hiläre Lymphadenopathie (DD zu Sarkoidose!). Bei chronischem Verlauf Zeichen der interstitiellen Fibrose mit Lungenschrumpfung, Waben, Überblähung des intakten Parenchyms	**CT/HR-CT:** (s. S. 268) stadienabhängig, akut - azinäre Verschattungen in den caud. Abschnitten, ausgeprägte Form möglich. Subakut - retikuläre/retikulonoduläre Verdichtungen typisch. Im HR-CT Wechsel beider Befunde charakt. für EAA. Keine hiläre Lymphadenopathie (DD zu Sarkoidose!). Bei chronischem Verlauf interstitielle Fibrose mit Lungenschrumpfung, Waben, Überblähung des intakten Parenchyms
Idiopathische pulmonale Hämorrhagie (IPH, Hämosiderose)/ Goodpasture-Syndrom IPH - rezidivierende pulmonale Einblutungen meist bei Kindern < 10 Lj. Goodpasture-Sy. - neben pulmonalen Einblutungen zusätzlich Glomerulonephritis, meist 2.-3. Dekade, m >> f. Bei pulmonaler Hämorrhagie DD Purpura Schoenlein-Henoch	(s. S. 291) identische Erscheinungsbilder, verlaufsabhängig. Zunächst kleinfleckige alveoläre Verschattungen, meist betont perihilär und MF/UF bilat. Bronchopneumogramm zentral möglich. Massiver Progreß bis zur Totalverschattung hemithorakal möglich. Auflösung über ca. 3 Tage in retikuläre Verdichtungen, Befundnormalisierung über ca. 14 Tage. Bei chronischem Verlauf überlagernde interstitielle Fibrose. Im akuten Stadium hiläre Lymphadenopathie möglich. Selten Erguß	**CT/HR-CT:** verlaufsabhängig. Charakt. zentrilobuläre Knötchen im akuten Stadium. Alveoläre konfluierende Verschattungen bis zu irregulären/lobulären Verschattungen möglich. Befundnormalisierung über 14 Tage möglich. Bei chronisch-rezidivierendem Verlauf progrediente interstitielle Fibrosierung. Im akuten Stadium hiläre Lymphadenopathie möglich. Selten Erguß. **MRT:** pulmonale Hämorrhagien sicher nachweisbar

➤

➤ Lungenerkrankungen: Autoimmunerkrankungen

Diagnose/Kommentar	Rö	CT/MRT/ sonstige Verfahren
Pulmonale Komplikationen bei Knochenmarktransplantation Infektion: meist durch CMV, Aspergillus, bakteriell. Interstitielle Pneumonitis: bis 50% aller Pat., durch Herpes simplex/zoster oder PCP. Seltener Alveolitis, Bronchiolitis (obliterans)	siehe jeweils unter CMV-, Aspergillus-, diverse bakterielle Pneumonien, Herpes simplex/zoster, PCP, Bronchiolitis obliterans	**CT/HR-CT:** siehe jeweils unter CMV-, Aspergillus-, diverse bakterielle Pneumonien, Herpes simplex/zoster, PCP, Bronchiolitis obliterans
Lungentransplantation postop. Hauptkomplikationen: a) Reperfusionsdefizit; b) ischämische Anastomosenläsionen; c) Infektionen; d) Abstoßungsreaktion akut/chronisch	a) meist Lungenödem, in schweren Fällen mit anschließender Lungenfibrose; b) Pneumothorax/-mediastinum. Bronchomediastinale/-pleurale Fistel, Blutung; c) oft durch Staph. aureus, diverse Hospitalismuskeime, CMV, Herpesviren, Aspergillus, PCP; d) akut: meist 3. Woche, unscharfe symmetrische parahiläre Verdichtungen, selten noduläre Verdichtungen in den unteren Abschnitten. Selten Bronchiolitis obliterans. Chronisch: Überblähung, Bronchitis, Bronchiektasen, perivasale Fibrose, Vaskulitis	**CT/HR-CT:** a) in schweren Fällen nach Lungenödem anschließend Lungenfibrose; b) Pneumothorax/-mediastinum. Bronchomediastinale/-pleurale Fistel, Blutung; c) Staph. aureus, diverse Hospitalismuskeime, CMV, Herpesviren, Aspergillus, PCP; d) akut: unscharfe symmetrische parahiläre Verdichtungen mit/ohne Pneumobronchogramm, noduläre Verdichtungen basal möglich. Selten Bronchiolitis obliterans. Chronisch: Überblähung, Bronchitis, Bronchiektasen, perivasale Fibrose, Vaskulitis

➤ Lungenerkrankungen: Autoimmunerkrankungen

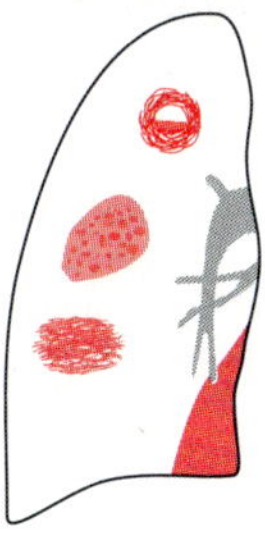

Wegener-Granulomatose
Pneumonie,
Atelektase,
Rundherde mit Einschmelzung

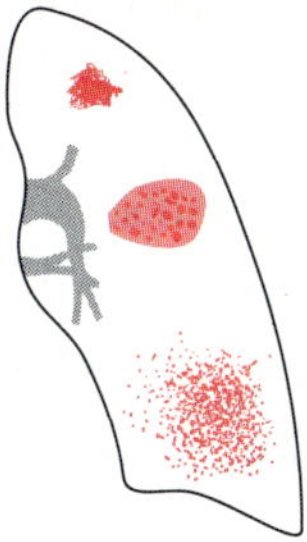

Goodpasture-Syndrom/ M. Ceelen
pulmonale Hämorrhagien,
Endstadium Fibrose

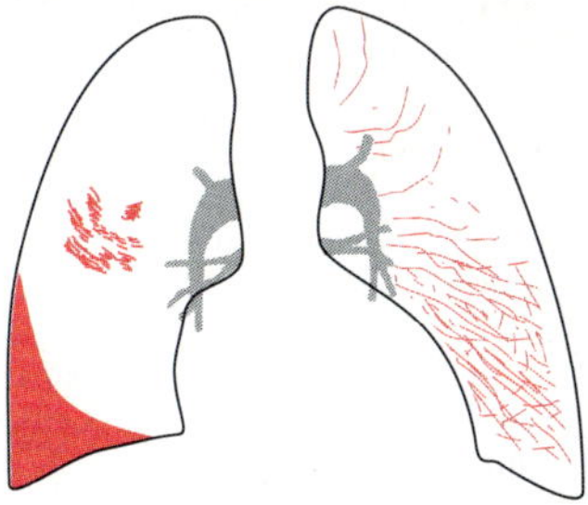

SLE

akut:
Perikarderguß,
Pleuraerguß,
streifige Infiltrate

chronisch:
Fibrose

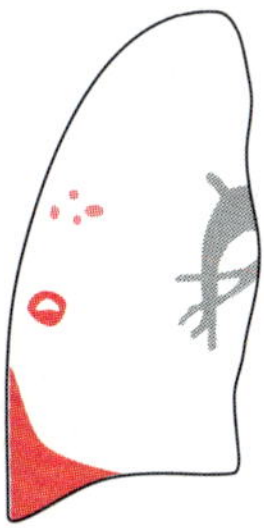

Rheuma
Rheumaknoten (kavernisierend),
Pleuraerguß

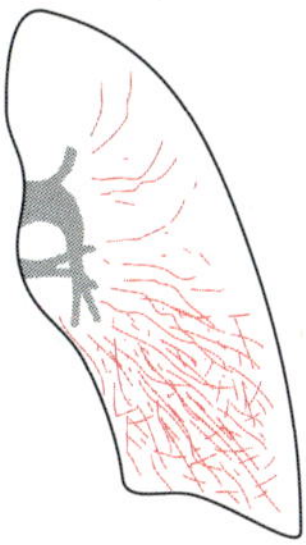

Sklerodermie
Endstadium Fibrose

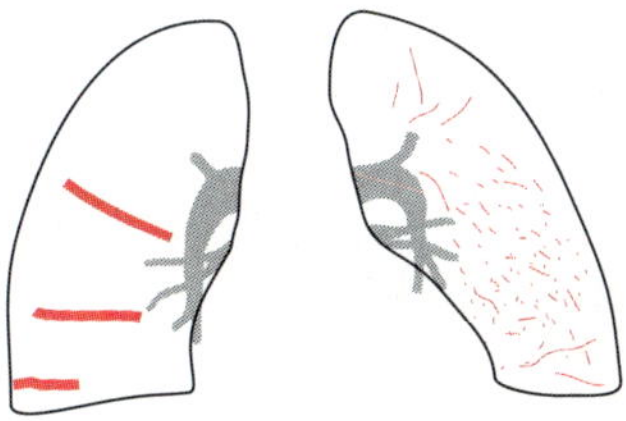

Dermatomyositis
ZF-Parese,
Plattenatelektasen,
Fibrose

Eosinophile Lungenerkrankungen

Idiopathisches Löffler-Syndrom, akute eosinophile Pneumonie, chronische eosinophile Pneumonie

Ursachen:

Medikamente (Nitrofurantoin, Penicillin, Sulfonamide, Sulfosalazine, Imipramin, Hydrochlorothiazide, PAS, ASS, Methotrexat). **Asthma, Mykosen** (allergische bronchopulmonale Erkrankung bei Aspergillose/Candidiasis/Kokzidioidomykose). **Parasitosen** (Askaridose, Paragonomiasis, Schistosomiasis, Strongyloidose, Ankylostomatose, pulmonale Larva migrans, tropische pulmonale Eosinophilie). **Kollagenosen** (Wegener-Granulomatose, Goodpasture-Syndrom, Churg-Strauss-Syndrom, Panarteriitis nodosa). **Eosinophile Leukämie, MH, paraneoplastisches Syndrom, Brucellose.**

Lungenläsionen durch toxische Gase

Substanz	Quelle	Angriffspunkt
Chlorgas	(Haushalts-) chemische Reiniger	meist Bronchien, Alveolen
Sauerstoff	Beatmung	Alveolen
Ammoniak	Düngemittel, chemische Industrie	meist Bronchien, Alveolen
Schwefeldioxid	Verbrennung, chemische Industrie	meist Bronchien, Alveolen
Ozon	Schweißen, Bleichmittel	meist Bronchien, Alveolen
Stickstoffdioxid	Gärprozesse (Silos), Verbrennungsmotorabgase, Sprengstoff	meist Bronchien, Alveolen
Toluylenisocyanat	Polyurethanschaum	Bronchien
Phosgen	chemische Industrie, Kampfgase	meist Alveolen, Bronchien

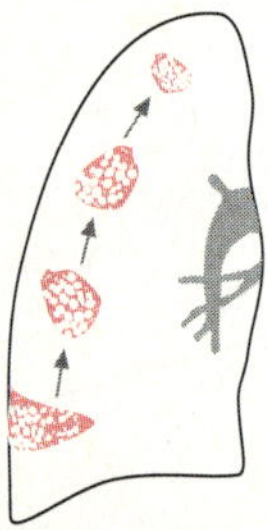

eosinophile Pneumonie
Löffler-Syndrom
Pneumonia migrans
flüchtige/wechselnde Infiltrate

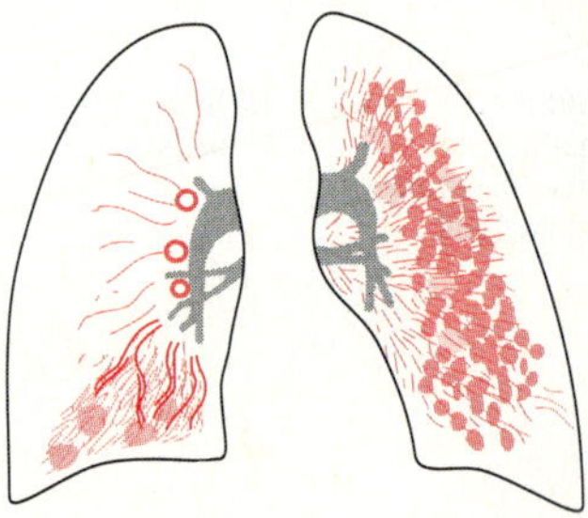

toxische Gase
Bronchitis Lungenödem

Pneumokoniosen - Ursache: Anorganische Stäube, quarzhaltig

Erkrankung	Quelle	Wirkungsmechanismus/Rö
Silikose	quarzhaltiges Gestein, Sandstrahler, Putzmittel-, Keramik- und Porzellanindustrie	(s. unten) progrediente Fibrose, noduläre/retikuläre/massive Fibrose, Eierschalenkalk in hilären LK, grobknotige Granulome möglich. Anthrakosilikose mit rheumatoid-arthritischen Beschwerden (Kaplan-Syndrom). Koinzidenz mit Tbc
Asbestose	Isoliermaterial, Bremsbeläge, Brandschutz, selten Papier-, Textil- und Plastikindustrie	(s. S. 294) progrediente Fibrose nach 20-40 Jahren (!). Pleura und Parenchym. Flächig-diffus. Keine Knötchen. Bronchiektasen und Wabenlunge als Endstadium. Induktion von Bronchial-Ca. und Pleuramesotheliom. Rezidivierende Pleuraergüsse kennzeichnend
Talkumlunge	Magnesiumoxid, Silikat, Gummiindustrie	progredient, ähnlich Asbestose, noduläre Fibrose
Mikalunge	Aluminiumverarbeitung, Ofenfenster, Elektroindustrie, Isolation, Brandschutz	meist zusammen mit Asbest ⇒ entsprechende Veränderungen eher auf Asbestexposition zurückzuführen. Sonst eher geringgradige Fibrose
Fuller's earth	Ölraffinierung, Kosmetikindustrie	eher geringgradige peribronchovaskuläre Fibrose
Zeolit-/ Erionitlunge	Filterindustrie, Absorbentien	vergleichbar Asbestose
Kaolinlunge	Aluminiumsilikat, Keramik- und Porzellanindustrie	progrediente Lungenfibrose

8

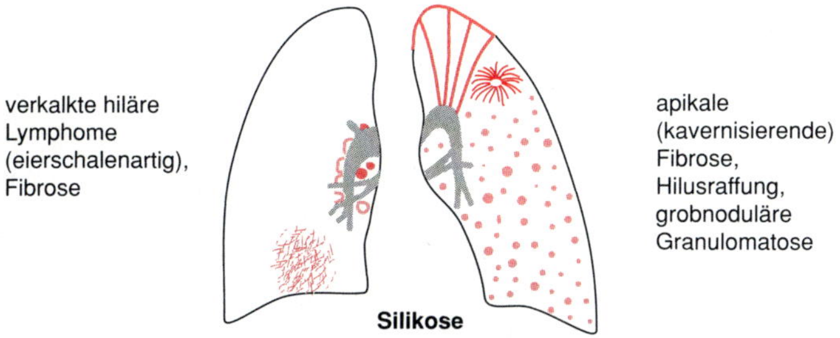

Silikose

Pneumokoniosen - Ursache: Anorganische Stäube, quarzfrei

Erkrankung	Quelle	Wirkungsmechanismus/Rö
Anthrakose	Kohlenstaub, Ruß	retikulonoduläre Verdichtungen, bei stärkerer Ausprägung wie Silikose mit progredienter Fibrose
Siderose	Eisenoxid, Schweißen, Eisenverarbeitung, Silberpoliere, Bergbau	kleine fleckförmige flaue Verdichtungen, keine Fibrose
Stannose	Zinnverarbeitung	wie bei Anthra(kosili)kose
Bauxit-/ Aluminiumlunge	Bergbau, Aluminiumschmelze/ -verarbeitung, Korundschmelzung	relativ variabel: ähnlich DIP, AP, interstitielle Fibrose, granulomatöse Pneumonitis, Emphysem. Spontanpneu möglich
Hartmetallunge	Wolfram, Karbid, Kobalt, Titan, Vanadium, Molybdän. Überwiegend durch Kobalt verursacht. Diamantindustrie, Werkzeugherstellung, Metallverarbeitung	retikulonoduläre Verdichtungen, interstitielle Pneumonitis, interstitielle Fibrose
Berylliose	Metallraffinerien, Flugzeugbau, Kernkraftwerkbau	akut: Lungenödem, asthmoide Symptomatik. Chronisch: interstitielle Pneumonitis, sarkoidoseähnlich. Pulmonale Fibrose als Folge
Barytose	Bariumsalze/-sulfat, Farbenindustrie, Glasherstellung, pharmazeutische Industrie	ausgeprägte dichte Verschattungen, keine Fibrose
PVC	Plastikherstellung/-verarbeitung	interstitielle Pneumonitis, Fibrose
Mineralische Fasern	Isoliermaterial, Bauindustrie, Glasverarbeitung	interstitielle Pneumonitis möglich, pulmonale Fibrose möglich

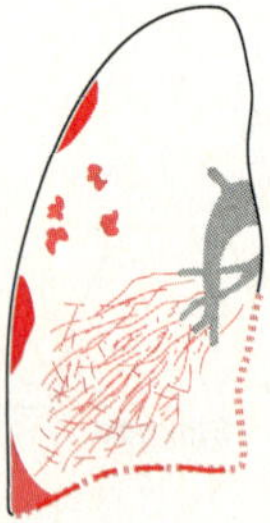

Asbestose
Fibrose
Pleuraplaques
Pleuraerguß
Pleura-/Diaphragmakalk
Diaphragma-/Perikardschwarte

DD: Atelektase

1

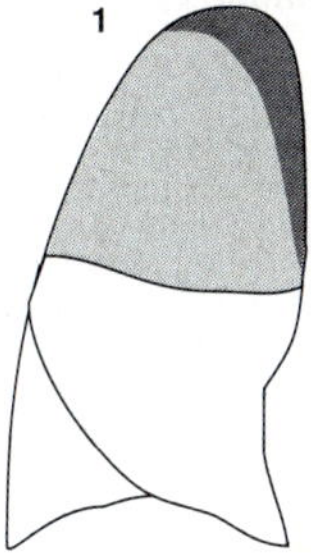

1 nichttumoröse Atelektase:
durchgehend konkav

2 Tumoratelektase:
konkav-konvex: **S-Zeichen**,
durch **zentralen Tumorbuckel**
(auch andere Lappen/CT-Darstellung)

2

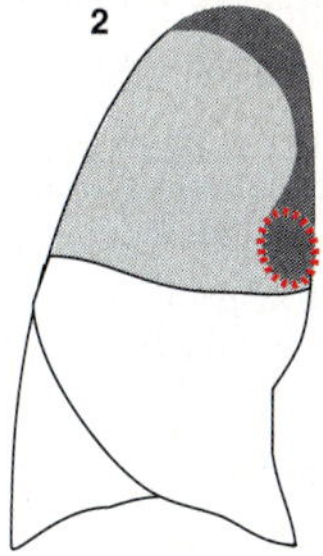

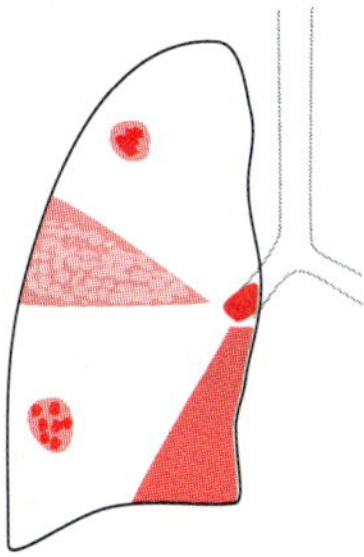

Rö-Aspekt

gutartige Tumoren:

zentral endobronchial ⇒ Stenose/Verschluß, retrostenotische Pneumonie/Atelektase

peripherer Rundherd mit granulären/schollígen/popkornartigen Verkalkungen

8

Bronchial-Ca.: Stadium/TNM-Staging

Stadium			**TNM-Staging**
Okkulter Tumor	TX	N0	M0
0	TIS	Carcinoma in situ	
1	T1	N0	M0
	T2	N0	M0
2	T1	N1	M0
	T2	N1	M0
3A	T3	N0	M0
	T3	N1	M0
	T1-3	N2	M0
3B	jedes T	N3	M0
	T4	jedes N	M0
4	jedes T	jedes N	M1

Tumoren der Lunge

(Gutartige Tumoren eher selten, maximal 5% aller Lungentumoren!)

Epithelial

Benigne: Papillom (Plattenepithel-, Transitionalzellpapillom, Mikropapillomatose), Adenom (pleomorph, monomorph: Zystadenom, Onkozytom, Klarzelltumor).

Maligne: Plattenepithel-Ca. (Spindelzell-Ca.), kleinzelliges Ca. (Oat cell, intermediär, gemischt, kombiniert), Adeno-Ca. (azinär, papillär, bronchoalveolär, solide schleimbildend), großzelliges Ca. (Riesenzell-, Klarzell-Ca.), adenoepitheliales Ca., Karzinoid, Bronchialdrüsen-Ca. (adenoid-zystisch, mukoepidermoid).

Mesenchymal

Benigne: Chondrom, Osteom (Tracheobronchopathia osteoplastica), benignes Mesotheliom, Lipom, Myxom, Fibrom, Leiomyofibrom, Angiom, Lungensequestration.

Maligne: Leiomyosarkom, Kaposi-Sarkom, malignes Mesotheliom, Fibrosarkom, Liposarkom, malignes fibröses Histiozytom.

Sonstige

Benigne: neurogene Tumoren, Paragangliom (Chemodektom, Glomustumor), Granularzelltumor.

Maligne: Neuro(fibro)sarkom, malignes Schwannom, malignes Melanom, malignes Lymphom (MH, NHL), Plasmozytom, Leukämie, eosinophiles Granulom, Keimzelltumor.

Tumorartig

Benigne: Hamartom (tuberöse Sklerose, Lymphangio(leiomyo)matose, fetales Lungenadenom), Plasmazellgranulom/entzündlicher Pseudotumor, Pseudolymphome, Amyloidtumor, Endometriose, sklerosierendes Hämangiom, Histiocytosis X.

Maligne: Metastasen, Lymphangiosis carcinomatosa.

Tumoren der Lunge

Erkrankung	Rö	(HR-)CT/MRT
Bronchial-Ca. histologische Häufigkeiten schwankend, abhängig von histologischen Kriterien und Einsatz der Elektronenmikroskopie;. a) **Plattenepithel** ca. 35%, meist von (sub)segmentalem/lobärem Bronchus ausgehend, auch peripher, oft intraluminal, oft zentrale Nekrose; b) **kleinzellig**, ca. 15%, typischerweise ausgehend von zentralen Bronchien, selten endobronchial, eher diffus, Exkretion von VIP, Serotonin, ACTH. Frühe Metastasierung(!); c) **adenoid**, ca. 40 %, typischerweise peripher (subpleural!) mit fibrotischem Pleurabezug, keine Assoziation zu Bronchien, Sonderform **bronchoalveoläres Ca. (Alveolarzell-Ca.)** mit typisch nichtdestruktiver diffuser Ausbreitung; d) **großzellig**, ca. 10%, eher durch Ausschluß der anderen Formen diagnostiziert, meist größere periphere RF mit mehreren Nekrosezonen; e) **adenoepithelial**, ca. 2%, meist periphere Herde, schwer differenzierbar von adeno- und großzelligen RF. Bronchial-Ca. häufigstes Ca. (20% bei Männern, 11% bei Frauen), schlechte Prognose (Fünfjahreüberlebensrate < 15% für alle Stadien). Therapeutische Trennung in kleinzellige und nichtkleinzellige Ca. Sonderform Pancoast-Tumor (ca. 4%, histologisch: a, c, d) im Sulcus sup. (Horner-Syndrom, Brachialgie). Metastasen extrathorakal in LK, Hirn, Knochen, Nebennieren, Leber, Nieren. Paraneoplastische Syndrome: 1) neuromuskulär bis 5% (b); 2) myasthenisch (Lambert-Eaton), Polymyositis < 2%; 3) periphere Neuropathie (b) < 2%; 4) zerebelläre Dysfunktion, variable Ausprägung bis 5%; 5) hypertrophe pulmonale Osteoarthropathie (Pierre-Marie-Bamberger) bis 3% (a, d);. 6) Cushing-Syndrom bis 2% (b); 7) Hyperkalzämie bis 7% (a); 8) Calcitonin-, Gonadotropin-, ADH-Sekretion, variabel, bis 5%)	variables Bild je nach histologischem Typ mit breiten Überlappungen. Grobe Unterscheidung in zentrale, periphere, Pancoast-/Ausbrecher- und bronchoalveoläre Ca. Oft assoziierte/konsekutive retrostenotische Pneumonie/Atelektase. Vaskuläre Alteration zentral hilär/mediastinal mit Durchblutungsreduktion möglich. Hypoxische Hypoämie, Minderbelüftung. Zentrale Nekrose(n) (a, d), Pleurabezug/-adhäsion (c, e), zentrale (a, b) vs. periphere (c, d, e) Lage, pneumonischer Aspekt ⇒ bronchoalveoläres Ca., Sekretstau ⇒ zentrale(r) Bronchusverschluß/-stenose, Lungenspitze ⇒ Pancoast-Tumor. Bei Mediastinalbeteiligung Tracheastenose, Dysphagie, obere Einflußstauung, Perikarderguß, Herzrhythmusstörungen. Therapieresistente Pneumonien ⇒ Tumorausschluß! Tumorverkalkungen sehr selten ⇒ DD benigner/maligner Rundherd, maligne Verkalkung eher diffus/irregulär/exzentrisch (s. S. 248). Unilaterale Hilusvergrößerung durch zentrale RF (a, b)/LK-Metastasen (b) in 10%. Pleuraerguß ⇒ Pleuritis carcinomatosa/benigner Begleiterguß. Bei Rippendestruktion ⇒ Thoraxwandinvasion	**CT/HR-CT:** Staging-Methode der Wahl. DD peripherer pulmonaler Rundherde: (s. S. 249) Form/Größe/Kontur, Verkalkungsnachweis/-ausschluß (Dünnschicht-Spirale! mit 3D-MIP). Abgrenzung zentraler Tumor vs. retrostenotisches Parenchym erschwert, nur nach Bolus-KM. Diaphragmale/apikale RF eingeschränkt beurteilbar. Knöcherne Destruktion sicher nachweisbar. Darstellung von Mediastinalinvasion/hilärer LK-Beteiligung/Pleurabeteilung/zentraler Nekrose. CT-gesteuerte Biopsie suspekter Herde. **MRT:** Vorteile durch variable Abbildungsebene, höheren Weichteilkontrast. Variable SI in T2 von gering hypointens bis hyperintens. Bessere Beurteilung der Mediastinalinvasion, der hilären LK (**CAVE**! ⇒ keine Kalkdarstellung!), von Pleuraveränderungen (HR-MRT), bei apikaler/diaphragmaler RF/Thoraxwandinvasion (KM-Anr. ⇒ sichere Beurteilung der Tumorausbreitung). Bessere Differenzierung von Tumor vs. retrostenotisches Parenchym. Nachteile bei Nachweis und DD pulmonaler Rundherde (**CAVE!** ⇒ keine Kalkdarstellung!). Bessere Beurteilung von vaskulärer Alteration (MRA, 3D-MIP). Methode der Wahl bei KM-Unverträglichkeit (jodhaltig)

8

➤

➤ Tumoren der Lunge

Erkrankung	Rö	(HR-)CT/MRT
Karzinoid niedrig (semi)maligne, bis 2,5% aller Lungentumoren. f > m. Gipfel um 50 Lj. Hämoptysen > 50%. 3 Typen: a) zentral (ca. 80%, meist 2-4 cm, endobronchial lobär/(sub)segmental, regelmäßig neuroendokrin aktiv: (Serotonin, VIP etc.); b) peripher (Spindelzelltyp, nicht subpleural, glatt, oft rechter ML, 2-5 cm, DD Hämangioperizytom/Leiomyom); c) atypisch (bis zu 10%, Übergangsformen zu höhermalignen neuroendokrinen Ca.). Flush-Syndrom < 3%, selten paraneoplastische Syndrome (Cushing, Akromegalie). Metastasierung in Leber, Knochen	überwiegend zentrale RF mit retrostenotischer Pneumonie/Atelektase bis zur hemithorakalen Verschattung, hypoxische Hypoämie, Minderbelüftung. Bei peripherer Lage ⇒ solitärer Rundherd. Meist homogen, glatt/lobuliert konturiert, rundlich-oval. Prädilektion rechter ML/OL und Lingula links. Selten Kalk nachweisbar	**CT/HR-CT:** Methode der Wahl. DD peripherer pulmonaler Rundherde (s. S. 249), Form/Größe/Kontur, Verkalkungsnachweis/-ausschluß, (Dünnschicht-Spirale! mit 3D-MIP ⇒ bis 25% Tumorverkalkung im CT!). Deutliche Anr. nach KM-Bolus. Erschwerte Abgrenzung zentraler Tumor vs. retrostenotisches Parenchym auch nach KM. CT-gesteuerte Biopsie möglich. **MRT:** Vorteile durch variable Abbildungsebene, höheren Weichteilkontrast. Hyperintens in T2! Bessere Beurteilung hilärer Manifestation **(CAVE! ⇒ keine Kalkdarstellung!)**, intensive KM-Anr.! Bessere Differenzierung von Tumor vs. retrostenotisches Parenchym. Nachteile bei peripherer Lage (DD pulmonale Rundherde ⇒ keine Kalkdarstellung!). Methode der Wahl bei KM-Unverträglichkeit (jodhaltig)
Adenoidzystisches (a)/ mukoepitheliales Ca. (b) selten, < 0,5% aller Lungentumoren. Charakt. in (a)/ an (b) zentralen Luftwegen wachsend. Gipfel 5. Dekade. Oft Invasion ins Mediastinum/ Lunge	RF in Trachea/Hauptbronchien (a) oder paratracheale/-bronchiale Rundherde (b). Lobuliert oder blumenkohlartig, (halb)rund, variable Größe	**CT/HR-CT:** Methode der Wahl. Form/Größe/Kontur, Bezug zu Trachea besser beurteilbar (Dünnschicht-Spirale! mit 3D-MIP). Anr. nach KM-Bolus. Mediastinum-/Lungeninvasion beurteilbar. **MRT:** Vorteile durch variable Abbildungsebene, hohe SI in T2. Deutliche KM-Anr.! Methode der Wahl bei KM-Unverträglichkeit (jodhaltig)
Papillom(atose) von der Schleimhaut ausgehend, zapfen-/blumenkohlartig, oft im Larynxbereich, Gipfel 18 Monate bis 3 Lj., vermutlich virusinduziert. Spontane Regression. Bis alveolär nachweisbar. Multipel häufiger als solitär. Maligne Entartung bei Solitärmanifestation häufiger	nur indirekt durch Atelektase/retrostenotische Pneumonie nachweisbar bei endobronchialer Lage. Pulmonaler Befall mit multinodulärem Aspekt möglich, Kavitation häufig ⇒ Bronchiektasenaspekt. Bei solitärer Manifestation meist lobär-/segmental bronchial	**CT/HR-CT:** bis ca. 1,5 cm, meist um 5 mm. Endobronchiale Lage nachweisbar. Abgrenzung zu retrostenotischen Veränderungen oft schwierig. Kavitationen nachweisbar bei multiplem pulmonalen Befall. **MRT:** zusätzliche Abbildungsebene kann hilfreich sein, bessere Differenzierung Papillom vs. Atelektase/ Pneumonie möglich
Adenom selten, meist peripher, bis zu 10 cm Durchmesser möglich. Erschwerte Differenzierung zu hochdifferenziertem Adeno-Ca.	meist peripherer Rundherd variabler Größe mit/ohne angrenzende Parenchymveränderungen, unspezifisch	**CT/HR-CT:** unspezifische pulmonale RF, meist peripher. **MRT:** meist hyperintens in T2 und deutliche KM-Anr., sonst unspezifisch
Malignes Melanom selten, erschwerte DD vs. Metastase	meist endobronchiale RF, polypoid. Unspezifische retrostenotische Parenchymveränderungen	**CT/HR-CT:** unspezifische intrabronchiale RF, meist zentral. **MRT:** meist hyperintens in T2 und deutliche KM-Anr., sonst unspezifisch

➤

➤ Tumoren der Lunge

Erkrankung	Rö	(HR-)CT/MRT
MH pulmonale Manifestation bis 15%, meist ausgehend von hilärem/mediastinalem Befall. Primärer pulmonaler Befall sehr selten. Bis 30% Pleuraerguß	sehr variables Bild. Oft grobe retikulonoduläre Verdichtungen peribronchovaskulär, radiär vom Hilus ausgehend. Auch pulmonale Rundherde oder pleurale plaqueartige Auflagerungen (mit/ohne Thoraxwandinvasion) möglich. Selten große pulmonale RF mit/ohne Kavitation oder Atelektase/Pneumonie mit zentralem Pneumobronchogramm. Pleuraerguß möglich, erhöhte Inzidenz von Pneumothoraces	**CT/HR-CT:** Methode der Wahl. DD pulmonaler Herde, pulmonale Invasion von hilär/mediastinal beurteilbar. Sicherer Pneumothoraxnachweis. Meist deutliche Anr. nach KM-Bolus. Erschwerte Abgrenzung zentraler Tumor vs. retrostenotisches Parenchym auch nach KM. CT-gesteuerte Biopsie möglich. Pleura-/Thoraxwandbeurteilung möglich, Sicherung ossärer Destruktion. **MRT:** Vorteile durch höheren Weichteilkontrast ⇒ pulmonale Invasion von hilär/mediastinal. Variable inhomogene SI in T2 ⇒ DD-relevant (MH/NHL)! Bessere Beurteilung von Pleura-/Thoraxwandbefall ⇒ intensive KM-Anr.! Bessere Differenzierung von Tumor und retrostenotischem Parenchym. Methode der Wahl bei KM-Unverträglichkeit (jodhaltig)
NHL meist im Rahmen systemischer Manifestation, selten primär (< 0,5% aller NHL). Oft erschwerte Abgrenzung zu lymphoider Hyperplasie (Pseudolymphom). Gipfel in der 6. Dekade. Bis 30% Pleuraerguß	sehr variables Bild. Meist zentrale hiläre/mediastinale LK-Vergrößerungen und multiple pulmonale fleckförmige Herde, 1-7 cm, relativ unscharf, pleurale Ausziehungen möglich. UL häufiger betroffen. Lymphangitischer Aspekt möglich. Bei Konfluenz infarktähnlicher Aspekt. Große pulmonale RF möglich. Selten zentrale Nekrose/Kavitation. Retikulonoduläre Verdichtungen, peribronchovaskuläre Zeichnungsvermehrung bis infiltratähnlich. Pleurale plaqueartige Auflagerungen (mit/ohne Thoraxwandinvasion) möglich. Miliarer Aspekt, Pleuraerguß möglich	**CT/HR-CT:** Methode der Wahl. DD pulmonaler Herde, bessere Beurteilung von Kontur/Größe/Binnenstruktur. Hiläre/mediastinale Lymphadenopathie beurteilbar. Meist deutliche Anr. nach KM-Bolus. CT-gesteuerte Biopsie möglich. Pleura-/Thoraxwandbeurteilung möglich, Sicherung ossärer Destruktion. **MRT:** Vorteile durch höheren Weichteilkontrast bei Pleura-/Thoraxwandinvasion. Hiläre/mediastinale Lymphome gut beurteilbar. Meist homogen hyperintens in T2 ⇒ DD-relevant (MH/NHL)! Intensive KM-Anr. Methode der Wahl bei KM-Unverträglichkeit (jodhaltig)
Maligne Histiocytosis selten, bis 40% pulmonaler Befall	unspezifisch, meist hiläre/mediastinale Lymphadenopathie, retikulonoduläre/retikuläre interstitielle Verdichtungen, häufig Pleuraerguß	**CT/HR-CT:** unspezifisch, hiläre/mediastinale Lymphome, retikulonoduläre oder retikuläre interstitielle Verdichtungen, häufig Pleuraerguß. **MRT:** keine Befunderweiterung

8

➤

➤ Tumoren der Lunge

Erkrankung	Rö	(HR-)CT/MRT
Leukämie pulmonale Beteiligung regelmäßig. Hiläre/mediastinale Lymphadenopathie bis 50%, pulmonaler Befall bis 35% (jedoch meist Superinfektion/ Blutung/kardiogenes Ödem). Meist begleitender Pleuraerguß, selten leukämisch	hiläre/mediastinale Lymphadenopathie häufig, oft auch ant. mediastinale RF in Thymusposition. Pleuraerguß möglich. Pulmonal lokalisierte/diffuse alveoläre Verschattungen, seltener diffuse bilat. retikuläre (lymphangitische) Verdichtungen	**CT/HR-CT:** relativ unspezifisch, hiläre/mediastinale Lymphome, oft ant.-mediastinale RF. Fleckförmige/ diffuse alveoläre Verschattungen pulmonal, seltener diffuse retikuläre interstitielle Verdichtungen (Lymphangioseaspekt), Pleuraerguß möglich. **MRT:** pulmonale Hämorrhagie sicher nachweisbar, sonst keine Befunderweiterung
Plasmozytom/ multiples Myelom regelmäßiger Rippenbefall, meist indirekte pulmonale Beteiligung durch Kompression. Pulmonale Manifestation selten, max. 2%. Variable Ausprägung: endobronchiale/pulmonale RF, diffuse Infiltration, Pleuraerguß	variabler Aspekt, unspezifisch. Typisch pulmonale Kompression durch thoraxwandständige glatt konturierte homogene RF ausgehend von destruierter Rippe. Selten primäres pulmonale(s) RF/Infiltrat (diffus). Pleuraerguß möglich	**CT/HR-CT:** relativ typischer Befund: „ballonierte" Rippenosteolyse mit Vorwölbung und Kompression des angrenzenden Lungenparenchyms. Ausdehnungsbeurteilung in der Thoraxwand oft erschwert. Sehr selten kontinuierliche Invasion nach pulmonal. Pulmonaler Befall unspezifisch, diffuses Infiltrat, unscharf begrenzte RF möglich. Endobronchiale Manifestation sicher nachweisbar. Pleuraerguß möglich. **MRT:** zusätzliche Abbildungsebene hilfreich. RF intensiv hyperintens in T2, intensive KM-Anr. Insbes. bei Erstdiagnostik extrapleurale Lokalisation einer RF nachweisbar ⇒ DD-Aspekt. Thoraxwandinvasion nach KM besser darstellbar. Keine Befunderweiterung pulmonal/ bronchial
Leiomyom/Leiomyosarkom pulmonale Manifestation selten. Gipfel > 3. Dekade, Myome: f >> m, Sarkome häufiger bei m. Bei Sarkomen oft Hämoptysen. Simultane Regression/Progredienz einzelner Herde möglich, insbes. unter Gravidität ⇒ hormoneller Einfluß möglich!	meist scharf begrenzt, glatt konturierte/lobulierte Rundherde/RF, 0,5-5 cm, meist homogen, periphere Lage. Sarkome häufiger mit Kavitation. Simultan Regression/Progredienz einzelner Herde möglich im Verlauf! Verkalkungen zentral möglich. Myome > 90% Zufallsbefunde	**CT/HR-CT:** unspezifische meist periphere pulmonale Rundherde/RF, scharf begrenzt, glatt/lobuliert. KM-Anr. mäßig. Bei Sarkomen zentrale/ exzentrische Nekrose, Einblutung möglich ⇒ DD-Aspekt Myom vs. Sarkom! Oft Verkalkung in zentralen Nekrosearealen. **MRT:** zusätzliche Abbildungsebene hilfreich. RF mäßig bis deutlich hyperintens in T2, meist deutliche KM-Anr. Einblutung sicher nachweisbar ⇒ DD-Aspekt Myom vs. Sarkom! **CAVE!** Keine Kalkdarstellung!

➤

➤ Tumoren der Lunge

Erkrankung	Rö	(HR-)CT/MRT
Kaposi-Sarkom vermutlich ausgehend von primitivem vasoformativem Mesenchym, Assoziation mit CMV vermutet. Pulmonaler Befall meist durch aggressiveren Typ, meist AIDS-Pat. (>50% bei Autopsie!) und Afrikaner. Nicht selten Überlagerung durch assoziierte Pneumonien!	2 Formen: meist bilat. unregelmäßig konturierte (sternförmige) unscharfe noduläre Verdichtungen oder relativ grobe lineare/retikulonoduläre Verdichtungen, jeweils diffus. Hiläre Lymphadenopathie und Pleuraerguß möglich, seltener mediastinale Lymphome. Überlagerung durch z.B. PCP möglich. Hämorrhagien möglich	**CT/HR-CT:** 2 Erscheinungsformen: bilaterale sternförmige unscharfe Verdichtungen/relativ grobe lineare oder retikulonoduläre Verdichtungen, jeweils diffus und bilat. Hiläre Lymphadenopathie und Pleuraerguß möglich, seltener mediastinale Lymphome. Überlagerung durch pneumonische Infiltrate möglich. Hämorrhagien möglich. **MRT:** pulmonale Hämorrhagien sicher nachweisbar, sonst keine Befunderweiterung
(Epitheloides) Hämangioendotheliom sehr selten, meist multipel. Meist junge Frauen betroffen ⇒ östrogenassoziiert. Meist asymptomatisch, Zufallsbefund. Histologisch am ehesten als niedrigmalignes Sarkom einzustufen	multiple glatt konturierte/unscharfe pulmonale Rundherde (meist 3-30 mm), wie pulmonale Metastasen oder Emboli. Oft langsame Größenprogredienz im Verlauf. Selten hiläre/mediastinale Lymphome, meist kein Erguß	**CT/HR-CT:** Metastasenaspekt! Multiple pulmonale Rundherde (3-30 mm) disseminiert, bilat. Hiläre/mediastinale Lymphadenopathie selten, meist kein Pleuraerguß. **MRT:** keine Befunderweiterung
Chondrom 2 Formen: seltener solitär endobronchial analog Enchondromen/meist multipel intraparenchymatös ⇒ wie Hamartome. Häufig bei **Carney's Trias (pulmonale Chondrome, gastrale Leiomyoblastome/-sarkome und extraadrenale (thorakale!) Paragangliome)**. Fast nur f zwischen 10. und 30 Lj. Meist asymptomatisch, Zufallsbefund. Meist minimale Progredienz	bei **Carney' Trias** meist multiple pulmonale Rundherde mit/ohne Verkalkung, sonst keine weiteren Veränderungen (auf thorakale Paragangliome achten!). Bei endobronchialer Manifestation (unspezifische) retrostenotische Parenchymveränderungen, Begleiterguß möglich	**CT/HR-CT:** bei **Carney's Trias** Metastasenaspekt, multiple pulmonale Rundherde, disseminiert, jedoch knorpeläquivalente HE und multiple Verkalkungen (auf thorakale Paragangliome achten!). Solitäres endobronchiales Wachstum sicher darstellbar, oft retrostenotische Atelektase/ Pneumonie. Begleiterguß möglich. **MRT:** keine Darstellung von Verkalkungen! Knorpelisointense Herddarstellung wegweisend, auch endobronchial! Bessere Differenzierung stenosierender Prozeß vs. Atelektase/ Pneumonie in T2/post-KM möglich
Neurofibrom, Schwannom, Neurosarkom sehr selten primär pulmonal. Am ehesten bei Neurofibromatose Recklinghausen. Bis ca. 25% Neurosarkome	unspezifisch, meist pulmonaler Rundherd, seltener Bronchusobstruktion mit retrostenotischer Pneumonie/ Atelektase	**CT/HR-CT:** unspezifisch, pulmonaler Rundherd oder bei endobronchialem Wachstum retrostenotische Pneumonie/Atelektase. Deutliche KM-Anr. des Tumors möglich. **MRT:** bessere Abgrenzung Tumor vs. Atelektase/Pneumonie in T2/post-KM möglich. Intensive KM-Anr. des Tumors möglich

➤

➤ Tumoren der Lunge

Erkrankung	Rö	(HR-)CT/MRT
Granularzelltumor bis 5% aller Fälle pulmonal. m > f, Gipfel 4. und 5. Dekade. Meist solitär, bis 15% multipel	meist laryngeal/tracheal/ bronchial (carinanah betont). Meist 10-20 mm, eher plaqueartig endobronchial. Rundherdartig oder endobronchial mit retrostenotischen Parenchymveränderungen	**CT/HR-CT:** unspezifisch bei pulmonalem Rundherd, bei endobronchialem plaqueartigem Wachstum retrostenotische Pneumonie/Atelektase möglich. **MRT:** bessere Abgrenzung Tumor vs. Atelektase/Pneumonie in T2/post-KM möglich
Fibrom wie Lipome/Chondrome oft hamartöser Genese, selten primär pulmonal	unspezifischer Rundherd, glatt/scharf oder indirekt durch retrostenotische Pneumonie/ Atelektase bei Bronchusobstruktion	**CT/HR-CT:** unspezifischer Rundherd, glatt/scharf, bei endobronchialem Wachstum retrostenotische Pneumonie/Atelektase. **MRT:** bessere Abgrenzung Tumor vs. Atelektase/Pneumonie in T2/ post-KM möglich
Fibrosarkom nach Leiomyosarkom häufigstes pulmonales Weichteilsarkom. Tracheobronchiale, parenchymatöse und vaskuläre Genese. Endobronchiale Manifestation Gipfel < 3. Dekade. Intrapulmonale Herde > 3. Dekade	bei endobronchialem Wachstum retrostenotische Pneumonie/Atelektase bei Bronchusobstruktion. Pulmonal unspezifischer Rundherd	**CT/HR-CT:** unspezifischer Rundherd pulmonal, bei endobronchialem Wachstum retrostenotische Pneumonie/Atelektase. **MRT:** bessere Abgrenzung Tumor vs. Atelektase/Pneumonie in T2/post-KM möglich
Malignes fibröses Histiozytom selten intrapulmonal, meist thoraxwandständig. Meist > 40 Lj.	unspezifisch, glatte/ lobulierte Rundherde oder RF pulmonal	**CT/HR-CT:** unspezifischer Rundherd pulmonal. **MRT:** keine Befunderweiterung
Benigner klarzelliger Tumor (sugar cell tumor) sehr selten, ätiologisch unklar. Meist > 20 Lj., f:m = 2:1, DD Nierenzell-Ca.-Metastase	meist peripherer Rundherd, glatt, meist max. 20 mm, sonst unspezifisch	**CT/HR-CT:** unspezifischer kleiner Rundherd pulmonal. **MRT:** deutlich hyperintens in T2, sonst keine Befunderweiterung
Sklerosierendes Hämangiom (Pneumozytom) ätiologisch unklar, vermutlich eher epithelial. Meist f um 4./5. Dekade. Asymptomatisch, Zufallsbefund	meist peripherer (subpleuraler) Rundherd, meist 1-4 cm, glatt, homogen, selten Kalk, keine Kavitation, geringe Größenprogredienz	**CT/HR-CT:** unspezifischer peripherer Rundherd pulmonal. **MRT:** unspezifisch, keine Befunderweiterung

➤

➤ Tumoren der Lunge

Erkrankung	Rö	(HR-)CT/MRT
Hamartom (Mesenchymom) häufigster benigner Prozeß (bis ca. 55%), bis 5% aller Rundherde. Mißbildungstumor überwiegend aus Fett- und Knorpelgewebe, selten zystische Anteile, oft Kalk. Enge Korrelation zu Fibrom, Chondrom, Lipom. Pulmonal (90%) oder endobronchial. Gipfel in der 6. Dekade, selten < 30 Lj. m:f = 2,5:1. Meist langsame Größenprogredienz. **Cowden-Syndrom:** multiple Hamartome ekto-/endo-/mesodermaler Genese	glatt, lobuliert, scharf begrenzt, meist < 4 cm, meist peripher pulmonal, sonst keine Prädilektion. Bis zu 30% verkalkt, popkornartig ⇒ pathognomonisch. Bei endobronchialem Wachstum retrostenotische Atelektase/Pneumonie möglich	**CT/HR-CT:** typischer Aspekt! Glatt, lobuliert, scharf, überwiegend Fett- und Knorpelgewebe, bis 30% popkornartige Verkalkungen ⇒ beides pathognomonisch. Meist geringe KM-Anr. Bei endobronchialer Manifestation retrostenotische Parenchymveränderungen. **MRT: CAVE!** Kein Kalknachweis! Typischer Aspekt. Fett-/knorpeläquivalente SI in T1/T2. Deutliche KM-Anr. möglich
Plasmazellgranulom/ fibröses Histiozytom/ (post)entzündlicher Pseudotumor terminologisch oft unklar. Mischtumoren, je nach Überwiegen bestimmter Zelltypen bezeichnet. Parenchymal, endobronchial/-tracheal. Meist asymptomatisch, Zufallsbefund. Selten lokal invasiv (Thoraxwand/Mediastinum) ⇒ Exstirpation erschwert!	pulmonal meist Rundherdaspekt, auch homogene leicht unscharfe Verdichtung möglich. Verkalkung möglich, selten Kavitation. Bei endobronchialem Wachstum retrostenotische Atelektase/Pneumonie möglich	**CT/HR-CT:** unspezifisch, pulmonaler Rundherd oder unscharfe herdförmige Verdichtung ⇒ Malignomaspekt! Verkalkung möglich, selten Einschmelzung. Meist geringe KM-Anr. Bei endobronchialer Manifestation retrostenotische Parenchymveränderungen, Differenzierung erschwert. **MRT:** oft wegweisend! Hypointense lamellierte Darstellung in T2 und meist deutliche KM-Anr., Kavitation und Zeichen der Umgebungsinfiltration möglich ⇒ gemischt benigne/maligne Aspekte typisch! Bei endobronchialer Manifestation bessere DD Tumor vs. retrostenotische Parenchymveränderungen. **CAVE!** Kein Kalknachweis!
Hyalinisierendes Granulom selten, ätiologisch unklar. Langsame Größenprogredienz ⇒ **CAVE! Fehldiagnose Metastasen!** Meist asymptomatisch, Zufallsbefund. Koinzidenz mit mediastinaler/ retroperitonealer Fibrose möglich!	meist multiple Rundherde, homogen, glatt/ scharf. Meist 2-4 cm, selten Kalk/Kavitation. Begleitende mediastinale Fibrose ausschließen!	**CT/HR-CT:** unspezifisch, meist multiple Rundherde, selten Verkalkungen/Einschmelzungen. Keine KM-Anr. Selten begleitende mediastinale/retroperitoneale Fibrose ⇒ wegweisend! **MRT:** meist keine Befunderweiterung. Selten begleitende mediastinale/retroperitoneale Fibrose ⇒ wegweisend!
Endometriose pulmonale/pleurale Manifestation selten ⇒ über diaphragmale Fenestrierungen. Selten direkte mesenchymale Metaplasie! Pleural re >> li. Pulmonal Hämoptysen, pleural Hämatothoraces. Gipfel 3. und 4. Dekade. Klinik assoziiert zur Menses (innerhalb ca. 3 Tagen)	pulmonal bis zu 4 cm großer Rundherd, zentrale Kavitation möglich. Mensesabhängige Größenschwankungen möglich. Bei Pleurabefall ⇒ Hämatothorax oder Pneumothorax	**CT/HR-CT**: bis 4 cm großer Rundherd pulmonal, Einschmelzung möglich. Größenvarianz assoziiert an Menseszyklus. Pleurabefall durch Hämato-/Pneumothorax apparent. **MRT:** subakute pleurale/pulmonale Einblutung sicher nachweisbar. MRA versuchen! Sonst keine Befunderweiterung

➤

➤ Tumoren der Lunge

Erkrankung	Rö	(HR-)CT/MRT
Metastasen pulmonale Metastasen bis zu 50% (autoptisch). 2 Formen: direkte Invasion oder vaskulär-hämatogen/-lymphatisch/-pleural. Pulmonale Rundherde typisch. Ausnahmen: diffus bilat. bei bronchoalveolärem Ca., oft endobronchiales Wachstum bei Nierenzell- und Mamma-Ca. Lymphangiosis carcinomatosa ipsilat. bei Mamma-Ca., häufiger bei Pankreas- und Prostata-Ca. Miliare Manifestation bei follikulärem SD-Ca., möglich bei Chorion-Ca., Mamma-Ca., Osteosarkom. Ovarial-Ca. meist als Pleurakarzinose, häufig auch bei Mamma-/Magen-Ca. Uterines Leiomyosarkom mit Metastasen bis zu 30 Jahren Latenz ⇒ Anamnese!	meist parenchymatöse Rundherde, bis 80% multipel, meist schwerkraftabhängig basal-dors. betont. Miliarer Aspekt möglich. Bei Osteosarkommetastasen regelmäßig Verkalkungen/Ossifikationen. Bei endobronchialer Manifestation ⇒ retrostenotische Atelektase/Pneumonie. Bei Lymphangiosis carcinomatosa bronchovaskuläre Verdichtungen, irregulär, Aspekt wie interstitielles Ödem, Kombination mit retikulonodulären Verdichtungen möglich	**CT/HR-CT:** meist parenchymatöse Rundherde, glatt bis unscharf, bis 80% multipel, meist schwerkraftabhängig basal-dors. betont. Miliarer Aspekt möglich. Bei Lymphangiosis carcinomatosa typisches HR-CT: Verdichtungen und Verdickungen der interlobären Septen und der bronchovaskulären Bündel, DD NHL/Kaposi-Sarkom/interstitielles Ödem. Retikulonoduläre Verdichtungen möglich bei tumoröser Parenchyminvasion. Bei endobronchialer Manifestation ⇒ retrostenotische Atelektase/Pneumonie, Differenzierung kann erschwert sein. **MRT:** meist keine Befunderweiterung, bessere DD Tumor vs. retrostenotisches Parenchym möglich in T2/post-KM

Mediastinale Prozesse

Ant. Drittel

Solide:

- Thymus: Hyperplasie, Rebound, Thymom, Ca.;
- Lymphadenopathie: LK-Metastasen, MH, NHL, Histiocytosis, Sarkoidose, Mononukleose, Mediastinitis, Tbc;
- Keimzelltumoren: Teratom, Dermoid;
- Trachea: Ca., benigner Tumor;
- SD: Struma, Ca.;
- Parathyreoidea: Adenom, Ca.;
- mesenchymale Prozesse: Lipom, (Xantho)Fibrom, Myom, Hämangiom, Lymphangiom, Chondrom, Sarkom.

Zystisch:

- Thymuszyste, Dermoidzyste, Abszeß, Lymphzyste, Perikardzyste.

Vaskulär:

- Aneurysma/Ektasie: Aorta ascendens, A. subclavia, Truncus brachiocephalicus, Truncus pulmonalis, Sinus valsalva, VCS, V. brachiocephalica, persistierende linke VCS, AV-Fistel.

Sonstiges:

- Morgagni-Hernie, Hämatom, Fibrose.

➤ Mediastinale Prozesse

Mittleres Drittel

Solide:

- Lymphadenopathie: maligne: MH, NHL, Leukämie, LK-Metastasen. Benigne: (entzündlich/viral) Mononukleose, Pertussis, Mykoplasma, Tbc, Histoplasmose, Sarkoidose, Histiocytosis X, Castleman-Lymphom;
- mesenchymale Prozesse: Lipom, (Xantho)Fibrom, Myom, Hämangiom, Lymphangiom, Chondrom, Sarkom;
- Parathyreoidea: Adenom, Ca.;
- Ösophagus: Ca., benigner Tumor, Zenker-Divertikel, Achalasie.

Zystisch:

- bronchogene Zyste, Perikardzyste, enterogene Zyste, Pankreaspseudozyste, teratogene Zyste, Dermoidzyste, Abszeß.

Vaskulär:

- Aneurysma/Ektasie: Aortenwurzel, Pulmonalarterie, Koronararterie, V. azygos, VCS, Pulmonalvenen, AV-Fistel.

Sonstiges:

- Neurofibromatose, Hämatom, Fibrose.

Post. Drittel

Solide:

- Neurofibrom, Ganglioneurom, Neuroblastom, MH, NHL, Lymphom, ektoper Thymus, Pleuratumor, Hamartom, extramedulläre Blutbildung, Teratom;
- vertebragene Prozesse: Tumor, Diszitis;
- Ösophagus: Ca., benigner Tumor, Achalasie, epiphrenisches Divertikel;
- mesenchymale Prozesse: Lipom, (Xantho)Fibrom, Myom, Hämangiom, Lymphangiom, Chondrom, Sarkom.

Zystisch:

- neuroenterale Zyste, enterogene Zyste, Meningozele.

Vaskulär:

- Aneurysma/Ektasie: Aorta descendens, V. azygos, rechts deszendierende Aorta.

Sonstiges:

- Bochdalek-Hernie, Hämatom, Fibrose.

Mediastinale RF

Lokalisation	anterior	mittel	posterior
Aneurysma/Ektasie/Malformation			
Aorta ascendens, Truncus pulmonalis	+	+	
Aorta descendens			+
A. subclavia, Truncus brachiocephalicus	+		
V. azygos		+	+
VCS, persistierende linke VCS	+	+	
V. brachiocephalica	+		
Rechts deszendierende Aorta			+
AV-Fistel	+	+	
Chemodektom	+	+	+
Chylomediastinum	+	+	+
Diaphragmahernie			
Morgagni	+		
Hiatus		+	
Bochdalek			+
Extramedulläre Blutbildung			+
Gefäßtumoren		+	
Glomustumor			+
Hämatom	+	+	+
Lymphadenopathie	+	+	+
Lymphome	+	+	+
Mediastinitis (Abszeß, Fibrose)	+	+	+
Meningozele			+
Mesenchymaler Tumor			
Lipom, Myom, Chondrom, Lymphangiom,	+	+	+
Hämangiom, (Xantho)Fibrom	+	+	+
Mißbildungstumor			
Dermoid, Dermoidzyste, Teratom,	+	+	+
Terato-Ca., Hamartom	+	+	+

8

➤

➤ Mediastinale RF

Lokalisation	anterior	mittel	posterior
MH/NHL	+	+	+
Myokardprozeß (Tumor, Aneurysma)	+		
Neurogener Tumor			
Neurinom		+	+
Neurofibrom, Ganglioneurom, Neuroblastom			+
Ösophagusprozeß			
Tumor, Achalasie		+	+
Zenker-Divertikel		+	
Epiphrenisches Divertikel			+
Parathyreoideatumor	+	+	
Perikardprozeß (Divertikel, Tumor)	+	+	
Phäochromozytom			+
Plasmazellgranulom	+		
Pleuratumor	+		+
Struma, SD-Ca.	+	+	
Tracheatumor	+	+	
Thymusprozeß			
Tumor, Hyperplasie	+	+	
Ektoper Thymus			+
Vertebragener Prozeß			+
Zyste			
- bronchogen		+	
- enterogen		+	+
- lymphogen	+	+	+
- Chorda-, Ductus thoracicus-			+
- Dermoid-/Teratom-, Perikard-	+	+	
- Thymus-	+		

8

Mediastinale RF

Diagnose/Kommentar/Rö	CT	MRT
MH (s. S. 57) bis 55% aller malignen Lymphome, Gipfel 3./6.-8. Dekade, Ausbreitung meist regionär fortschreitend, mediastinaler Befall bis 75%, alleinig 15%. Selten pulmonaler Befall. T-Zell-Lymphom, 4 histologische Typen: häufigster nodulär-sklerosierender und Mischtyp, zusammen bis 90% ⇒ z.T. ausgedehnte Skleroseanteile. HIV-Assoziation sehr selten. **Rö:** meist unilat. betonte Mediastinalverbreiterung („Schornstein"), meist glatt begrenzt, hiläre Lymphome nicht obligat. Oft Gefäß-, selten Bronchialobstruktion	weichteiläquivalente Lymphome oder größere Tumoren (LK-Konglomerate, muskelisodens oder leicht hypodens, zystische/nekrotische Areale selten. Eher ant. Mediastinum und paratracheal. Gefäßkompression häufig, Bronchialobstruktion seltener. Meist glatte Begrenzung, Übergreifen auf Lunge seltener (DD NHL!). Pleuraerguß selten (Stadium III/IV). Sehr selten Kalk (Ausnahme: posttherapeutisch). Nach KM meist max. 30 HE Dichteanstieg, Nekrose/Fibrose abgrenzbar, aber nicht sicher differenzierbar. Posttherapeutisch erschwerte DD Fibrose/Rezidiv!	eher ant. Mediastinum und paratracheal. Gefäßkompression häufig, Bronchialobstruktion seltener. Meist glatte Begrenzung, Übergreifen auf Lunge selten (DD NHL!). Pleuraerguß selten (Stadium III/IV). T1: hypointense Lymphome oder Tumoren/LK-Konglomerate, glatt begrenzt. T2: typisch: meist inhomogene SI, ringförmige oder zentrale/exzentrische Fibrose, Tumorgewebe hyperintens ⇒ nodulär-sklerosierend. **(CAVE! DD sklerosierendes B-Zell-Lymphom).** Nach KM meist typische inhomogene Anr. mit gut abgrenzbaren nichtkontrastierten Fibrosezonen. Gute DD Fibrose/Nekrose in T2. Posttherapeutisch gute DD Fibrose/Rezidiv
NHL heterogen, differenziert klassifiziert (s. S. 58), ca. 70% niedrigmaligne, 30% hochmaligne. Multizentrisch, Mediastinalbefall seltener, bis ca. 35%. 4. und 5. Dekade seltener, sonst alle Altersgruppen. HIV-Assoziation! Oft pulmonale Manifestation/pulmonales Übergreifen. Oft schnelle Progredienz (DD MH!). **Rö:** kein typischer Aspekt, mediastinale RF, meist unilat., oft unscharfe Begrenzung nach pulmonal	prinzipell wie MH, jedoch keine Bevorzugung mediastinaler Kompartimente, zystische/nekrotische Areale häufiger. Invasion von Gefäßen, Bronchien, Perikard, Thoraxwand häufiger. Begleitender Pleuraerguß häufiger. KM-Anr. deutlicher möglich, oft inhomogen. Keine suffiziente DD Fibrose/Rezidiv posttherapeutisch	prinzipell wie MH, jedoch keine Bevorzugung mediastinaler Kompartimente, zystische/nekrotische Areale häufiger. Invasion von Gefäßen, Bronchien, Perikard, Thoraxwand häufiger. Begleitender Pleuraerguß häufiger. T1: hypointense Lymphome und Tumoren/LK-Konglomerate, oft unscharf. T2: typisch fein-nodulär homogen hyperintens **(CAVE! Ausnahme: sklerosierendes B-Zell-Lymphom ⇒ wie MH),** unscharf. Nach KM meist homogene deutlichere Anr. der soliden Anteile. Posttherapeutisch gute DD Fibrose/Rezidiv
LK-Metastasen mit 40% häufigste Mediastinaltumoren, meist Bronchial-, Ösophagus- und Mamma-Ca. Heterogenes Erscheinungsbild, zentrale Nekrose, selten Kalk (Ovarial-/Nieren-Ca.). Größe bisher einziges Kriterium. Diagnostische Einschätzung durch Tumorsitz und lymphatische Drainage beeinflußt. Parakardiale/kardiophrenische LK-Vergrößerungen meist maligne	morphologisch und nach Dichte wie maligne Lymphome ⇒ noduläre Weichteilstrukturen, jedoch frühzeitig extranodale Invasion (Gefäß, Nerv). Nach KM meist nur periphere geringe Anr., Ausnahmen hypervaskularisierte Metastasen (Niere, SD, kleinzelliges Bronchial-Ca.)	morphologisch und nach SI wie maligne Lymphome ⇒ noduläre Weichteilstrukturen, jedoch frühzeitig extranodale Invasion (Gefäß, Nerv). T1: hypointense Weichteilknoten, teils konfluierend. T2: variabel, nach histologischem Typ gering bis deutlich hyperintens. Nach KM ebenfalls variable Anr., meist gering bis mäßig inhomogen/randständig betont. „Such"-Sequenz zur Metastasensuche ⇒ STIR! ➤

8

➤ Mediastinale RF

Diagnose/Kommentar/Rö	CT	MRT
Keimzelltumoren (Teratom, Dermoid(zyste) ⇒ benigne; seltener Seminom, Terato-Ca., Chorionepitheliom ⇒ maligne meist ant. im Bereich der Aorten-/ Pulmonaliswurzel, selten post. Bis 17% aller mediastinalen RF, Teratome ekto-/meso-/endodermalen Ursprungs, Dermoid(zysten) epidermal. Teratome bei Männern 2.-4. Dekade, bis 30% maligne, 50% verkalkt. Zystische RF eher benigne. Schnelles Wachstum mit Nekrosen/Hämorrhagien, lokale Invasion ⇒ Malignitätszeichen. Häufigste maligne RF ⇒ Seminom, meist um 30. Lj (⇒ strahlensensitiv!). Chorion-Ca. selten, Gipfel 3. Dekade ⇒ Feminisierung bis 70%	maligne RF überwiegend solide inhomogen muskel-/fettäquidens, gelappte Kontur. Benigne RF überwiegend zystoid (10-25 HE), glatt, rundlich. Schalige Verkalkungen möglich. Knochen/ Knorpel/Zähne möglich ⇒ pathognomonisch. RF-Effekt mit Gefäß-/ Tracheobronchialkompression. Einblutungen möglich. Seminom hypodens, homogen, knollig, Terato-/Chorion-Ca. frühinvasiv, eingeblutet, nekrotisch. Nach KM geringe bis deutliche Anr. der soliden Anteile/ Kapsel, Demarkierung von Zysten, Nekrose. Oft keine suffiziente DD Teratome/Thymustumoren	maligne RF eher solide, gelappte Kontur. Benigne RF überwiegend zystoid, glatt, rundlich. RF-Effekt mit Gefäß-/Tracheobronchialkompression. T1: solide: inhomogen hypointens/ hyperintens, SI-Aussparung durch Verkalkungen/Knochen/ Knorpel/Zähne möglich, ⇒ pathognomonisch. Zystoid: homogen hypointens. Bei Einblutungen hyperintens. Seminome eher knollig, hypointens, Lymphomaspekt. T2: solide: inhomogen hypo- bis fettäquiintens, bei Einblutung SI-Auslöschung bis hyperintens (verlaufsabhängig). Zystoid: homogen hyperintens. Nach KM meist inhomogene deutliche Anr. solider Anteile/Kapsel, Umgebungsinvasion deutlicher bei Ca. Demarkierung von Zysten, Nekrose. Oft keine suffiziente DD Teratome/Thymustumoren
Sarkoidose (M. Boeck) epitheloide granulomatöse Erkrankung unklarer Ätiologie, klinische Einteilung in 3 fließend übergehende Stadien: I - intrathorakale Adenopathie (bihiläre/mediastinale LK-Vergrößerungen, pulmonal kleine Granulome möglich), II - Miliarstadium (disseminierte pulmonale Granulome mit/ohne hiläre/mediastinale LK, interstitielles Muster), III - Lungenfibrose (langsam aus II entwickelnd, Honigwabenmuster, im Spätstadium Narbenemphysem, Bronchiektasen). Schubartiger Verlauf möglich (**Rö** s. S. 254)	multiple mediastinale/ hiläre vergrößerte LK, meist hypodens. Selten konfluierend, meist scharf begrenzt, glatt. Typisch nur geringe Kompression von Mediastinalstrukturen (DD zu malignen Lymphomen). Selten Verkalkungen im Ausheilungsstadium. Nach KM eher geringe, randständige Anr.	multiple mediastinale/hiläre vergrößerte LK, selten konfluierend, meist scharf begrenzt, glatt. Typischerweise nur geringe Kompression von Gefäßen und Tracheobronchialsystem (DD zu malignem Lymphom). T1: hypointense noduläre Strukturen, selten konfluierend. T2: Meist gering hyperintens, selten fettisointens, deutlich hyperintens nur im floriden Stadium. Nach KM stadiumabhängig geringe bis deutliche, meist homogene Anr. Bei Lungenbeteiligung geringe bis intensive flächig-miliare Anr. im Parenchym möglich
Tuberkulose mediastinale LK-Tbc, im floriden Stadium vergrößert, teilweise konfluierend, oft zentrale Nekrose, seltener hilär. Bei chronischem Verlauf und im Ausheilungsstadium Verkalkungen	meist bis ca. 3 cm große, konfluierende LK, zentral hypodens, im Ausheilungsstadium/bei chronischer Erkrankung oft Verkalkungen. Randständige geringe bis mäßige KM-Anr.	meist bis ca. 3 cm große LK, T1: hypointens, zentral deutlicher. T2: im floriden Stadium deutlich hyperintens, im chronischen Stadium/in Abheilung gering hyperintens, bei Verkalkungen inhomogen. Nach KM im floriden Stadium deutliche peripher betonte Anr., im chronischen Stadium geringe Anr. peripher ➤

➤ Mediastinale RF

Diagnose/Kommentar/Rö	CT	MRT
Reaktive LK-Vergrößerung bei Mononukleose, Pilzerkrankung (Aspergillose, Histoplasmose, Blastomykose, Aktinomykose), Infektionen (Adenoviren, Brucellose, Pertussis, Masern, Toxoplasmose, nach BCG-Impfung), diverse Lungenerkrankungen (Tbc, Silikose, viszeraler LE, Hämosiderose, Bronchopneumonie)	unspezifisch, noduläre hypodense (⇒ insbes. Pilzerkrankungen) bis muskeläquidense Weichteilstrukturen, Kalk selten (bei PCP unter Pentamidin!). Bei Silikose typische eierschalenförmige Verkalkungen mediastinal/hilär. Nach KM meist geringe, oft randständige Anr., Ausnahme hypervaskularisierte LK (angiofollikuläre Hyperplasie, DD hypervaskularisierte Metastasen!)	unspezifisch, noduläre Weichteilstrukturen, Verkalkungen nur indirekt erkennbar! T1: hypointense noduläre Strukturen, glatt. T2: variabel von hypointens bis deutlich hyperintens, abhängig vom histologischen Typ. Selten Nekrose. Nach KM meist geringe diffuse/randständige Anr., bei hypervaskularisierten LK intensive Anr. (angiofollikuläre Hyperplasie, DD hypervaskularisierte Metastasen!)
Histiocytosis X bei Kindern häufiger mediastinale Lymphadenopathie	unspezifisches Bild, hypodense bis muskeläquidense mediastinale LK, in der Regel kein Kalk. Geringe, meist periphere KM-Anr.	unspezifisches Bild. T1: hypointense LK, T2: meist mäßig hyperintens. Nach KM mäßige Anr., eher randständig
Castleman-Lymphom (angiofollikuläre LK-Hyperplasie) selten, Genese unklar, Gipfel 2.-3. Dekade. Sogenanntes „benignes Lymphom". Nach Resektion meist kein Rezidiv. 2 Formen: 1. hyalin-vaskulärer Typ, meist mediastinal, seltener hilär. Meist bis 3 cm, selten > 5 cm groß, asymptomatisch, Zufallsbefund. 2. Plasmazelltyp, meist mit Fieber, Anämie, Gewichtsverlust, Hypogammaglobulinämie. Selten multifokale Form: eher > 30 Lj., häufiger Komplikationen assoziiert: wie 2. + Hepatosplenomegalie, Leberfunktionsstörungen, ZNS-Symptome	meist solitäre RF ca. 3 cm, glatt/gelappt, oft insgesamt hypodens, selten Kalk. Nach KM meist deutliche, meist peripher betonte, seltener homogene Anr.	meist solitäre noduläre RF bis ca. 3 cm, glatt/gelappt. T1: hypointens, homogen. T2: meist deutlich hyperintens, homogen. Nach KM meist intensive Anr., eher peripher betont, seltener homogen
Trachea-Ca., -(leio)myom, -granulom seltene Tumoren, meist keine sichere Differenzierung invasive LK-Metastase/primärer Tracheatumor/entzündliche Affektion bei z.B. Amyloidose, Wegener-Granulomatose, Polychondritis	paratracheale hypodense RF mit breitem Bezug zur Trachea, oft regionäre LK-Metastasen bei Ca. Geringe bis mäßige KM-Anr., bei inflammatorischen Veränderungen deutlicher	paratracheale RF mit breitem Bezug zur Trachea, zusätzliche Ebene hilfreich bei Zuordnung. T1: hypointens, T2: meist mäßig bis deutlich hyperintens, Myome deutlich hyperintens. Nach KM deutliche Anr. der Myome, Ca. weniger deutlich, entzündliche Veränderungen intensiv

➤

➤ Mediastinale RF

Diagnose/Kommentar/Rö	CT	MRT
Bochdalek-Hernie persistierender embryonaler pleuroperitonealer Kanal, m > f. Ca. 90% links, auch bilat. möglich. Meist ältere Patienten, Koinzidenz mit pulmonalem Emphysem gesichert. Meist nur omentales Fett herniert, selten auch retroperitoneales Fett oder Organe, gastrointestinale Anteile	meist linksseitige post. paravertebrale supradiaphragmale RF, meist typisch fettäquidens, selten gashaltige intestinale Anteile. Diagnose meist eindeutig	meist linksseitige post. paravertebrale supradiaphragmale RF. Zusätzliche Abbildungsebene beweisend. T1/T2: fettäquiintens, bei Darmschlingen Luft/Gas signalfrei
Plasmazellgranulom (inflammatorischer Pseudotumor) sehr selten mediastinal, benigne, jedoch lokal invasiv ⇒ oft nicht in toto resektabel. Hohe Rezidivrate. Größe variabel, mm bis 12 cm	wie vergrößerter LK oder Lymphom, uncharakt., hypodens bis muskeläquidens, selten Kalk, angedeutete Pseudokapsel möglich, leicht inhomogen, schalenförmiger Aufbau bei Dünnschichtaufnahmen angedeutet. Lokale Invasivität bei alteriertem perivaskulärem Fett. Mäßige KM-Anr.	relativ typischer Bildbefund: T1: hypointens, leicht inhomogen, schalenförmige Struktur. T2: hypointens, meist deutlich schalenförmiger Aufbau, pseudokapsuläre Begrenzung. Typisch fehlende perivaskuläre Fettlamelle bei lokaler Invasivität ⇒ 2. Ebene. Nach KM mäßige bis deutliche Anr., Pseudokapsel betont
SD-Ca. bei großen Tumoren bis intrathorakal reichend, meist ant. prätracheal, seltener post. (rechts!). 2-3% aller Strumen ⇒ maligne. Gipfel 5. Dekade, f >> m, insbes. C-Zell-Ca. **Rö:** wie bei NHL/MH, jedoch RF-Beweglichkeit schlucksynchron! Lokale Invasion möglich (Heiserkeit ⇒ N. laryngeus recurrens!)	meist inhomogene, glatt begrenzte RF, Zysten/Kalk häufig (außer C-Zell-Ca.), Bezug zur SD! Solide Anteile bis 15 HE > Muskel, meist intensive Anr. nach KM > 25 HE **(CAVE! Sättigung durch jodhaltiges KM ⇒ keine Radiojodtherapie möglich!)**	meist inhomogene RF, glatt begrenzt, Bezug zur SD sicher in sag./kor. Aufnahmen. T1: inhomogen, selten homogen (C-Zell-Ca.), deutlich hypointens bis leicht hyperintens (!). T2: meist inhomogen, Zysten deutlich hyperintens, solide Anteile mäßig hyperintens. Nach KM deutliche bis intensive Anr. der soliden Anteile
Struma meist multinoduläre RF bis 10 cm Durchmesser, glatt begrenzt, solide Anteile wegen hohem Jodgehalt hyperdens gegenüber Muskel. Regressive Veränderungen (Kalk/Blutung/Zysten) häufig. Gipfel 5. Dekade, f:m = 4:1, RF-Zeichen häufig, Trachea-/Ösophagusverlagerung, VCS-Kompression. **Rö:** Aspekt wie bei NHL/MH, jedoch RF-Beweglichkeit schlucksynchron! Heiserkeit möglich ⇒ N.-laryngeus-recurrens-Kompression	5 CT-Kriterien für Struma intrathorakal: 1. klare Verbindung zur SD; 2. glatte Kontur; 3. punkt-/ringförmige/irreguläre Verkalkungen; 4. inhomogene Binnenstruktur (Kalk/Zyste/-Blutung); 5. solide Anteile meist > 15 HE im Vergleich zu Muskel/nach KM > 25 HE Anr. **(CAVE! KM-Gabe bei autonomen Anteilen!)**	4 MRT-Kriterien für Struma intrathorakal: 1. eindeutige Verbindung zur SD (kor./sag.!); 2. glatte Kontur; 3. inhomogene Binnenstruktur (Blutung T1/T2 hyperintens, Zyste T1 hypointens/T2 hyperintens); 4. intensive KM-Anr. der soliden Anteile korrespondierend zu SD

➤

➤ Mediastinale RF

Diagnose/Kommentar/Rö	CT	MRT
Thymuszyste selten, bis ca. 3% aller ant. RF, 2 Formen: solitär-dünnwandig (Fehlbildung); multilokulär-dickwandig (postentzündlich). Multilokuläre Form oft mit Fibrose und Einblutung. Patienten meist asymptomatisch, Zufallsbefund. DD malignes Thymom/MH/Seminom/ Thymusbefall bei Bronchial- und Mamma-Ca.(!)	meist uncharakt. zystische RF in Thymusposition, hypodens bis isodens (bei proteinreichem Zysteninhalt), meist dünnwandig, keine KM-Anr. Bei dickwandigem Aspekt mäßige Kapsel-Anr. möglich ⇒ Ausschluß Malignom!	meist uncharakt. RF in Thymusposition. T1: meist homogen hypointens, selten iso- bis leicht hyperintenser Zysteninhalt (proteinreich!). Kapsel hypointens. T2: Meist intensiv hyperintens, homogen. Selten signalfreie Hämosiderinanteile nach Einblutung. Kapsel meist hypointens. Nach KM flaue Kapsel-Anr. (dünn) bis intensive Anr. (dickwandig)
Thymom, Thymus-Ca. zweithäufigste mediastinale RF, bis ca. 10%. Benigne RF meist Zufallsbefund, Gipfel 4.-5. Dekade, selten unter 20. Lj. Benigne RF meist verkapselt, glatt bis lobuliert. Malignome unscharf, deutlich invasiv. Größe 3-15 cm. Bei gleichzeitiger Myasthenia gravis eher kleiner. Benigne RF bis 15% mit Infiltration von Pleura/Lunge (!). Unterteilung: bis 25% lymphozytischer Typ, bis 50% gemischt, bis 25% epithelialer Typ. Verkalkungen möglich. Bei inkompletter Resektion regelmäßig Rezidiv. Selten neuroendokrine Aktivität: meist m < 30 Lj., meist Thymuskarzinoide, Expression von Glukokortikoiden, ADH, Serotonin, Calcitonin. Bis 15% MEN-Syndrom	meist am Übergang Herz/ große Gefäße/direkt präaortal. Bis 15 cm groß. Feine/schollige Verkalkungen möglich. Benigne RF meist homogen muskelisodens, etwas hyperdensere Kapsel möglich. Maligne RF unschärfer, hypodenser, inhomogener. Oft fehlende angrenzende perikardiale/perivaskuläre Fettlamelle ⇒ hier kein sicherer Malignitätsaspekt! Malignitätshinweise: unscharfe Begrenzung, direkte Tumorinvasion, Pleuraerguß, mediastinale/pulmonale/ pleurale Metastasen. Benigne Thymome kaum KM-Anr., deutlicher bei Malignomen möglich	meist am Übergang Herz/große Gefäße/direkt präaortal, bis 15 cm groß. T1: benigne RF mäßig hypointens/muskelisointens, homogen, kapsuläre Begrenzung. Maligne RF deutlich hypointenser, inhomogener, unschärfer begrenzt. T2: benigne RF gering (!) hyperintens, homogen. Hypointense Kapsel. Maligne RF inhomogen, deutlich anteilig hyperintenser, unscharf begrenzt. Fehlende perivaskuläre/perikardiale Fettlamelle kein Malignitätskriterium! Nach KM benigne RF keine bis geringe Anr., maligne RF deutliche, meist inhomogene Anr. Malignitätshinweise: direkte Tumorinvasion (sag. Ebene!), Pleuraerguß, Metastasen mediastinal/pulmonal/pleural
Thymuslipom selten, nicht ätiologisch geklärt. Massive RF, Masse bis 2 kg in 25% der Fälle. Caudale Absenkung nach diaphragmal möglich. Keine Malignisierung. Meist asymptomatisch ⇒ Zufallsbefund	meist caud. ant. mediastinal, variable Größe, eher länglich. Charakt. fettisodens mit fibrotischen Anteilen, selten homogen, ca. -20 bis -90 HE. Keine KM-Anr.	meist caud. ant. mediastinal, variable Größe, eher länglich. T1: typisch mäßig bis deutlich hyperintens, meist geringer als Subkutanfett. T2: meist weitgehend homogen fettisointens. Keine KM-Anr.
Thymus-Rebound nach Involution in Streßperioden häufig auftretende (Wieder)Vergrößerung, oft bis 50% über Vorgröße. Meist bei Kindern/Jugendlichen mit Malignomen (insbes. MH/NHL) und Chemotherapie. Auch nach schweren Verbrennungen und M.-Cushing-Therapie. Fraglich positiver prognostischer Faktor bei MH/NHL nach Chemotherapie	bei Patienten mit malignen Erkrankungen (insbes. MH/NHL), wie Thymushyperplasie, muskelisodens, keine weiteren auffälligen Veränderungen, annähernd Pfeilspitzen-/ Dreieckform, kein Kalk, keine wesentliche KM-Anr.	bei Patienten mit malignen Erkrankungen (insbes. MH/NHL), wie Thymushyperplasie. T1: muskelisointens, homogen. T2: geringgradig hyperintens, homogen. Keine weiteren auffälligen Veränderungen, annähernd Pfeilspitzen-/Dreieckform, keine wesentliche KM-Anr.

➤

➤ Mediastinale RF

Diagnose/Kommentar/Rö	CT	MRT
Mediastinitis, Mediastinalphlegmone/-abszeß/-emphysem meist posttraumatisch, inflammatorisch fortgeleitet von zervikal/nuchal/pharyngeal, durch Perforation Trachea/Ösophagus (FK, Endoskopie, Ballondilatation/Bougierung/Sklerosierung/Stentimplantation, spontan, Boerhaave-Syndrom, postop.). Einbruch nach pulmonal, pleural, bronchial möglich. Selten obere Einflußstauung. Oft bereits früh Pleuraerguß. **Rö:** meist Verbreiterung des Mediastinums, Pneumomediastinum, bei Abszeß Gas/Spiegel, Perforationssicherung durch Ösophagographie mit wasserlöslichem KM	bei Mediastinitis/Phlegmone Fettgewebe durch muskelisodenses Weichteilgewebe/LK-Konglomerate verdrängt. Oft vergrößerter Abstand zwischen Mediastinalstrukturen durch Ödem. Meist deutliche KM-Anr. Bei V. a. Ösophagusperforation wasserlösliches KM (z.B. verdünntes i.v. KM) schlucken lassen (evtl. Bauchlage!) ⇒ KM-Austritt sichtbar. Pneumomediastinum als weiteres Perforationskriterium. Bei Abszeß meist dickwandige RF mit hypodensem Inhalt, Gas/Flüssigkeitsspiegel möglich. Deutliche Wandanr. nach KM	T1: bei Mediastinitis/Phlegmone Fettgewebe durch muskelisointenses Weichteilgewebe/LK-Konglomerate verdrängt (kor./sag. ⇒ Verbindung zu zervikalen/nuchalen Veränderungen!). Oft vergrößerter Abstand zwischen Mediastinalstrukturen durch Ödem. Abszeß mit hypointensem Inhalt, Gas/Flüssigkeitsspiegel. T2: deutlich hyperintenses mediastinales Weichteilgewebe, zystische Anteile noch hyperintenser. Nach KM intensive Anr. aller beteiligten Weichteilstrukturen ⇒ Fokussuche bei Fortleitung möglich. Abszeß mit wandständiger intensiver Anr. Gas/Luft nachweisbar. Orale KM-Gabe möglich ⇒ Perforationsnachweis
Granulomatöse Mediastinitis, Mediastinalfibrose meist infektiöse Ätiologie (Tbc, Mykosen, Histoplasmose, Syphilis), fraglich medikamentös (Methysergide). Oft progredient. Koinzidenz mit retroperitonealer Fibrose (M. Ormond), orbitalem Pseudotumor, Riedel-Struma! Meist konfluierende LK, meist oberes Mediastinum, selten Kalk. Gefäßkompression, insbes. obere Einflußstauung. (Sklerosierende) Fibrose als Endstadium, auch bei Hämangiomen (!) mit Ummauerung mediastinaler Strukturen	multiple vergrößerte LK, z.T. konfluierend, raumfordernd, zentrale hypodense Einschmelzungen möglich. Grad der KM-Anr. Maß für Floridität. Bei Fibrose muskelisodenses Gewebe mit Ummauerung von mediastinalen Strukturen, meist keine KM-Anr.	T1: multiple, z.T. konfluierende muskelisointense LK, zentrale Hypointensitäten möglich. Fibrose homogen muskelisointens. T2: meist mäßig, seltener deutlich hyperintense LK, bei Akuität intensiv hyperintens. Fibrose hypointens (!) ⇒ typischer Befund. Nach KM floriditätsabhängige Anr. von gering bis intensiv bei Akuität, Fibrose meist nur geringe randständige Anr.
Lymphangiom (zystisches Hygrom) insgesamt selten; 1. meist kavernöse oder zystische Form, typischerweise von nuchal nach mediastinal reichend. Meist bei Kindern ⇒ zystisches Hygrom. 2. meist glatt begrenzte RF unteres vorderes Mediastinum, selten, bei Erwachsenen. Jeweils dünnwandige, multizystische RF. Asymptomatisch, Zufallsbefund	meist paravertebrale RF mit glatter Kontur, länglich, den Mediastinalkonturen angepaßt. Hypodenser Zysteninhalt, dünnwandig, oft septiert. Keine KM-Anr.	meist paravertebrale RF mit glatter Kontur, länglich, den Mediastinalkonturen angepaßt. T1: meist homogen hypointens, T2: deutlich hyperintens, Septierung meist erkennbar. Nach KM flaue Anr. der Zystenwand/Septen möglich

8

➤

➤ Mediastinale RF

Diagnose/Kommentar/Rö	CT	MRT
(Pleuro)Perikardiale Zyste überwiegend kongenital, meist rundlich-oval, dünnwandig. Meist solitär, selten traubenartig septiert. Überwiegend rechtsseitig. Oft tropfenartig bei Ursprung zwischen ML und UL/rechter ant. Perikard-ZF-Winkel, Größe meist 3-8 cm. Asymptomatisch, meist Zufallsbefund	glatt begrenzte, meist rechtsseitige RF, dünnwandig. Meist -5 bis 25 HE, erschwerte DD-Zuordnung bei proteinreichem Zysteninhalt mit HE > 30-40 möglich ⇒ solider Aspekt. Kein Gas! Selten Sedimentation mit Spiegelbildung. Bei traubenförmiger Konfiguration multiple Septen sichtbar. Überwiegend keine KM-Anr., selten geringe Anr. der Kapsel	glatt begrenzte, meist rechtsseitige RF, dünnwandig. T1: variabel hypo- bis gering hyperintens, homogen. Selten Sedimentation mit Spiegelbildung. Kein Gas! T2: deutlich bis intensiv hyperintens, Sedimentation mit Spiegelbildung möglich. Bei traubenförmiger Konfiguration multiple Septen sichtbar. Nach KM flaue kapsuläre Anr. möglich
Bronchogene Zyste meist rechts, Tracheobronchialwinkel, oft zwischen Aortenwurzel und VCS, selten post. Glatt, rundlich. Zysteninhalt variabel von flüssig bis viskös. Selten Verbindung zu Trachea/Bronchien ⇒ Luft/Flüssigkeitsspiegel, rezidivierende Infekte möglich	meist rechts im mittleren Mediastinum, rundlich-glatte RF (Ausnahme: bei Infektion unscharf, verdickte Wand!). Konturen oft angepaßt. Sehr selten Kalk, Knorpeleinlagerungen in Wand möglich. Zysteninhalt variabel, HE von -5 bis 55 möglich ⇒ erschwerte DD vs. solide RF. Spiegelbildung möglich. Meist keine KM-Anr., Ausnahme: Infektion	meist rechts im mittleren Mediastinum, rundlich-glatte RF (Ausnahme: bei Infektion unscharf, verdickte Wand). T1: meist homogen, hypo- bis hyperintens (je nach Proteingehalt). T2: meist deutlich bis intensiv hyperintens. Spiegelbildung möglich. Nach KM geringe Wandanr. möglich, intensive Anr. der verdickten Wand bei Infektion
Neuroenterale Zyste selten, paravertebral, meist konturangepaßt, Verbindung zum Ösophagus ⇒ Luft/Flüssigkeitsspiegel. Strangförmige Verbindung zu Meningen durch Bogenschlußdefekt möglich. Gastroenterogene Zysten mit peptischen Ulzera früh klinisch symptomatisch	typische paravertebrale Lokalisation, konturangepaßt. Verbindung zum Ösophagus, Luft/Spiegel möglich. Kein Kalk. Variabler Zysteninhalt, meist hypodens, < 25 HE, keine KM-Anr.	typische paravertebrale Lokalisation, konturangepaßt. Verbindung zum Ösophagus besser darstellbar. Luft/Spiegel möglich. T1: meist hypointens ohne Spiegel homogen. T2: meist deutlich hyperintens. Nach KM geringe Kapselanr. möglich, Verbindung zum Ösophagus nach KM besser sichtbar
Ösophagus-(Duplikations-)Zyste Fehlbildung der Wand, in oder an der Wand gelegen, meist asymptomatisch, selten Dysphagie. Selten Kalk!	paraösophageale RF, konturangepaßt, Luft/Spiegel möglich. Kalk möglich ⇒ DD bronchogene Zyste. Variabler Zysteninhalt, meist hypodens, < 25 HE. Keine KM-Anr.	paraösophageale RF, konturangepaßt, Luft/Spiegel möglich. Variabler Zysteninhalt. T1: meist hypointens, selten hyperintens, meist homogen. T2: meist deutlich hyperintens. DD bronchogene Zyste. Geringe KM-Anr. der Kapsel möglich

➤

➤ Mediastinale RF

Diagnose/Kommentar/Rö	CT	MRT
Ductus-thoracicus-Zyste post. cran. bis caud., sehr selten, meist asymptomatisch, oft Zufallsbefund	prä-/paravertebrale RF, konturangepaßt. Überwiegend hypodens, variabel, -15 bis 20 HE. Keine Anr. nach KM	prä-/paravertebrale RF, konturangepaßt. T1: muskelisointens bis hyperdens je nach Fettgehalt, homogen. T2: gering bis deutlich hyperintens (nach Fettgehalt). Keine KM-Anr.
Parathyreoideaadenom/-Ca. bis 5% bei primärem Hyperparathyreoidismus dystopes mediastinales Adenom, davon bis 4% maligne. Meist oberes/mittleres ant. Kompartiment. Meist hormonaktiv, Größe meist zwischen 5 und 30 mm, selten bis 10 cm. Selten Zysten, Kalk. Hochvaskularisiert. Subtraktionsszintigraphischer Nachweis möglich	meist im oberen vorderen, seltener im hinteren oberen Mediastinum, oft Thymuslager! Nativ wie Lymphom hypodens bis muskeläquidens. Nach KM meist deutliche, meist homogene Anr. ⇒ DD Lymphom! Dünnschichtaufnahmen!	meist im oberen vorderen, seltener im hinteren oberen Mediastinum, oft Thymuslager. T1: hypointens wie Lymphom. T2: meist deutlich hyperintens. Nach KM intensive, meist homogene Anr. ⇒ DD Lymphom!
Neurogene Tumoren **Rö:** charakt. paravertebrale RF, glatt, rundlich, bis 15 cm Größe. Sehr selten mittleres Mediastinum (Vagus-/Phrenikusneurinom). Bis zu 20% aller mediastinalen RF, 2 Typen: 1. von peripherem Nervengewebe ausgehend (Neurofibrom, Schwannom, Neurosarkom), meist 2./3. Dekade, meist asymptomatisch ⇒ Zufallsbefund, Sanduhrtyp möglich, ca. 10% maligne (Galliumszinti.!), meist verkapselt, multilokulär bei Neurofibromatosis Recklinghausen; 2. vom Sympathikus ausgehend (Ganglioneurom, Ganglioneuroblastom, Neuroblastom), oft verkalkt, oft Rippenarrosionen, Malignitätsrate bis 30% (Galliumszinti.!), Gipfel 2./3. Dekade	muskelisodense bis hypodense RF typisch paravertebral, oft rechts, sehr selten mittleres Mediastinum. Rundlich, glatt konturiert, selten Sanduhrform. Bei (leicht) unscharfer, gewellter Kontur mit breitem Mediastinalbezug + Kalk ⇒ Ganglioneurom. Häufig zentrale Fibrose, fettige Degeneration, zentral nekrotisch bei Schwannom. Variable KM-Anr. von gering randständig bis deutlich homogen. Bezug zum Neuroforamen präop. essentiell	typisch paravertebrale RF, oft rechts, sehr selten mittleres Mediastinum. Meist glatt, rundlich, seltener unscharf, gewellt ⇒ Ganglioneurom. Selten Sanduhrtyp. T1: meist muskelisointens, gering zentral hypointens. Hypointensere Kapsel. T2: mäßig bis deutlich hyperintens, oft zentral erniedrigte/ erhöhte SI ⇒ Neurofibrom. Hypointense Kapsel. Nach KM meist deutliche bis intensive Anr., meist zentral weniger bis ausgespart. Bezug zum Neuroforamen präoperativ essentiell
Extramedulläre Hämatopoese selten, bei (hämolytischer) Anämie, Osteomyelofibrose, Thalassämia, Sichelzellanämie. **Rö:** typische uni-/bilateral paravertebrale Massen, meist unterhalb TH 7. Oft begleitender Pleuraerguß	typisch uni-/bilateral paravertebral, RF-Aspekt (Patienten mit „Knochenmarkerschöpfung"), inhomogen, meist hypodens, Bezug zu Neuroforamina möglich. Nervenwurzelkompression möglich. Nach KM inhomogene geringe bis deutliche Anr.	typisch uni-/bilateral paravertebral, RF-Aspekt (Patienten mit „Knochenmarkerschöpfung"). T1: inhomogen hypo- bis leicht hyperintens. T2: meist deutlich bis intensiv inhomogen hyperintens. Nach KM meist inhomogene intensive Anr.

➤

➤ Mediastinale RF

Diagnose/Kommentar/Rö	CT	MRT
Hämatom posttraumatisch, postop., spontan unter Cumarin. Meist Aortenruptur/-leckage, selten andere Gefäße. Bei stumpfem Trauma Verletzungen der großen ant. Venen möglich. Aortenruptur meist im Isthmus am Ansatz des Lig. arteriosum. Gedeckte Ruptur oft erst spät entdeckt, Dissektion begleitend möglich	RF unterschiedlichen Ausmaßes mit Verlagerung/Kompression der angrenzenden Strukturen, Dichte altersabhängig, frische Blutung relativ hyperdens um 60-70 HE, danach kontinuierlich abnehmend bis ca. 10 HE über 4-5 Wochen. Nach Organisation hypodenser Saum möglich, periphere KM-Anr. nach Tagen möglich. KM-Austritt aus Leckage möglich	RF unterschiedlichen Ausmaßes mit Verlagerung/Kompression der angrenzenden Strukturen. T1: altersabhängig, frisch bis 4 h gering hypointens, danach (zentral) bis über 1 Jahr hyperintens möglich, nach Wochen peripherer Hämosiderinsaum signalfrei. T2: altersabhängig, frisch bis 4 h gering hyperintens, danach zentral mehrere Tage hypointens mit hyperintensem Ödem, nach wenigen Wochen zentral hyperintens mit signalfreiem Hämosiderinsaum, ebenfalls bis über 1 Jahr möglich. Periphere KM-Anr. nach Tagen möglich. KM-Austritt aus Leckage möglich
Mesenchymale Prozesse (Lipom, Fibrom, Hämangiom, Lipo-/Fibro-/Angiosarkom in allen mediastinalen Kompartimenten, am häufigsten Lipom, meist ant. Fibrome eher perikardial. Hämangiome bis 0,5% aller mediastinalen Tumoren, meist < 30 Lj., solitär oder multipel (M. Osler!), meist verkapselt, oben ant., typischerweise Phlebolithen. Benigne RF meist asymptomatisch, Zufallsbefund, Sarkome eher post., selten	fetthaltige Tumoren (Lipom, Fibrolipom, Liposarkom) mit typischen Dichtewerten -10 bis weniger als -100 HE (DD Dermoid/Teratom, hier oft Kalk!), benigne lipogene RF meist < -45 HE, > -20 HE ⇒ Ausschluß Liposarkom! Fibrom muskeläquidens, meist perikardial. Nach KM inhomogene Anr. bei Sarkom, übrige benigne RF ohne sichere Anr. Hämangiome meist ant., pseudokapsulär begrenzt, multipel möglich. Phlebolithen charakt. Starke KM-Anr.	fetthaltige Tumoren: T1: gering bis deutlich hyperintens, selten hyperintenser als mediastinales Fett. T2: fettäquiintens, geringes Signal. Keine KM-Anr. bei benignen RF. Fibrome: T1: gering hypointens. T2: hypointens bis gering hyperdens. Geringe randständige KM-Anr. möglich. Hämangiome: T1: hypointens. T2: intensiv hyperintens. Intensive KM-Anr., MRA möglich. Sarkome: T1: inhomogen hypointens bis leicht hyperintens. T2: inhomogen meist gering hyperintens, seltener deutlich hyperintens. Deutliche, meist inhomogene KM-Anr., bei Angiosarkom intensive Anr.
Benignes fibröses Histiozytom, malignes fibröses Histiozytom selten, ätiologisch unklar, alle Lokalisationen, verkapselt	uncharakt., meist muskelisodens, selten inhomogen, anteilig hypodens. Malignom mit geringer peripherer Anr.	uncharakt., T1: gering hypointens, selten inhomogen, anteilig hypointens möglich. T2: benigne RF hypointens bis gering hyperintens, maligne RF deutlicher hyperintens, inhomogen. Nach KM inhomogene Anr. bei Malignom möglich
Lipomatosis ausgeprägte Ansammlung von Fettgewebe in normaler Lage ⇒ oberes Mediastinum und beidseits pleuroperikardial. Meist bei M. Cushing oder Langzeitkortikosteroidtherapie, seltener ektope ACTH-Produktion (MEN-Tumoren!)	charakt. Befund mit massiv vermehrter Fettansammlung in typischer Lokalisaton. Fettäquidense Dichtewerte. Keine KM-Anr.	charakt. Befund mit massiv vermehrter Fettansammlung in typischer Lokalisation. T1: fettäquiintens hyperintens. T2: fettäquiintens mäßig hyperintens. Keine KM-Anr.

➤

➤ Mediastinale RF

Diagnose/Kommentar/Rö	CT	MRT
Paragangliom (Chemodektom) 2 Formen: aortopulmonal (aortopulmonales Fenster), aortosympathisch (post. paravertebral). Abgekapselt oder lokal invasiv. Gipfel um 50 Lj., f > m. Bei lokaler Invasion klinische Symptome, sonst asymptomatisch. Bis 15% maligne, Metastasen möglich. Selten Koinzidenz mit gastrischen Leiomyoblastomen, pulmonale Chondrome (Carney's trias). **Sicherung durch J-131-MIBG-Szinti.**	uncharakt., RF aortopulmonal/paravertebral. Variable Größe und Dichte, meist homogen. Geringe bis deutliche KM-Anr.	uncharakt., RF aortopulmonal/paravertebral. Variable Größe. T1: gering hypointens, meist homogen. T2: meist homogen hyperintens. Mäßige bis intensive KM-Anr.
Phäochromozytom sehr selten mediastinal, eher post. paravertebral ⇒ aortosympathisch. Klinisch hypertone Krisen wegweisend	uncharakt., RF meist paravertebral. Variable Größe und Dichte, meist homogen. Geringe bis deutliche KM-Anr.	uncharakt., RF meist paravertebral. Variable Größe. T1: hypointens, meist homogen. T2: meist homogen, deutlich hyperintens. Mäßige bis intensive KM-Anr.
Aortenaneurysma (mit/ohne Dissektion) meist infolge Atherosklerose, seltener traumatisch, mykotisch. 3 Typen: De Bakey I-III (s. S. 352). RF-Aspekt mit Verlegung des aortopulmonalen Fensters möglich. Arrosion der WK möglich. Traumatisch meist nach links ausladend, hinterer Arcus dors. des Abgangs der linken A. subclavia. Dissektion meist in Aorta ascendens (80%), Typ A - Ascendens ⇒ Op-Indikation, Typ B ⇒ keine Op-Indikation. Ursachen: idiopathisch, Marfan-Syndrom, Ehlers-Danlos-Syndrom, Isthmusstenose, Gravidität. **Rö:** meist typischer Befund, Sicherung unter DL	charakt. Befund, KM-unterstützt. Aortendurchmesser > 40 mm oder Verhältnis Ascendens/Descendens < 1,4. Spirale mit KM-Bolus und Rekonstruktion zur verbesserten Darstellung, insbes. bei Dissektionsmembran ⇒ De-Bakey-Einteilung	charakt. Befund, Aortendurchmesser > 40 mm oder Verhältnis Ascendens/Descendens < 1,4. MRT Methode der Wahl insbes. bei Dissektion ⇒ De-Bakey-Einteilung! **Notfallindikation!** T1/T2: signalfreie aneurysmatische Aorta im entsprechenden Abschnitt, am besten schräg sag. Aufnahmen im Gefäßverlauf. Dissektionsmembran exzellent darstellbar. Thromben als sichelförmige signalgebende wandständige intraluminale Strukturen. MRA mit 3D-MIP zur besseren Darstellung
Rechts deszendierende Aorta, (aberrierende linke A. subclavia) weitaus häufigste kongenitale Anomalie der Aorta. Meist asymptomatisch, bei aberranter retroösophagealer/-trachealer A. subclavia rechts/Truncus brachiocephalicus Schluck-/Atembeschwerden/Druckulzera möglich. **Rö:** typisches Bild, im Ösophagusbreischluck typische Befundkonstellation	charakt. Befund, KM-unterstützt. Spirale mit KM-Bolus und Rekonstruktion zur verbesserten Darstellung, insbes. bei weiteren Gefäßanomalien	charakt. Befund, T1/T2: signalfreie Gefäße, bei langsamem Fluß Artefakte. MRA mit 3D-MIP zur besseren Darstellung, weitere Gefäßanomalien möglich

8

➤

➤ Mediastinale RF

Diagnose/Kommentar/Rö	CT	MRT
Aneurysma/Ektasie der Pulmonalarterien pulmonalarterielle Hypertension, Links-rechts-Shunt, Pulmonalstenose, idiopathisch	charakt. Befund, KM-unterstützt. Durchmesser > 29 mm. Spirale mit KM-Bolus und Rekonstruktion zur verbesserten Darstellung	charakt. Befund, T1/T2: signalfreie ektatische Pulmonalarterien > 29 mm Durchmesser, bei langsamem Fluß Artefakte. MRA mit 3D-MIP zur besseren Darstellung. Alternativ phasenkodierte Aufnahmen zur DD Thrombus
Dilatation der VCS meist durch erhöhten zentralvenösen Druck, selten durch Trikuspidalstenose oder Herztamponade. Meist zusätzlich V. azygos dilatiert. **Rö:** flaue, glatte Erweiterung des rechten Mediastinums	charakt. Befund, KM-unterstützt. Spirale mit Bolus und Rekonstruktion zur verbesserten Darstellung	charakt. Befund, T1/T2: signalfreie ektatische/dilatierte VCS, bei langsamem Fluß Artefakte. MRA mit 3D-MIP zur besseren Darstellung. Alternativ phasenkodierte Aufnahmen zur DD Thrombus
Persistierende linke VCS bis ca. 0,3% bei Gesunden, bis ca. 5% bei kongenitalen Herzfehlern. **Rö:** flaue, glatt konturierte Verdichtung links paramediastinal mit Überlagerung von Arcus und deszendierender Aorta	charakt. Befund, KM-unterstützt, links paraaortales Gefäß. Spirale mit KM-Bolus und Rekonstruktion zur verbesserten Darstellung	charakt. Befund, T1/T2: signalfreies links paraaortales Gefäß. MRA mit 3D-MIP zur besseren Darstellung
Dilatation der V. azygos/ hemiazygos verschiedene Ursachen, intra-/extrahepatische Portalvenenobstruktion. Fehlmündung der Pulmonalvenen, Obstruktion der VCS/VCI, Unterbrechung der VCI, persistierende linke VCS, Budd-Chiari-Syndrom, am häufigsten Herzinsuffizienz. **Rö:** rundliche Verdichtung in Azygosposition > 10 mm pa stehend, > 14 mm ap liegend ⇒ DD Azygoslymphom	charakt. Befund, KM-unterstützt. Spirale mit KM-Bolus und Rekonstruktion zur verbesserten Darstellung	charakt. Befund, T1/T2: signalfreie ektatische Vv. azygos/ hemiazygos, bei langsamem Fluß Artefakte. MRA mit 3D-MIP zur besseren Darstellung
Meningozele, Myelomeningozele selten, leptomeningeale Hernierung durch Neuroforamen, selten nervale Anteile ⇒ Myelomeningozele. Meist solitär, meist 3.-5. Dekade entdeckt. **Rö:** keine DD zu neurogenen RF. Regelmäßig Kyphoskoliose mit Zele am konvexen Scheitel. Oft weitere Rippen-/WK-Anomalien. Neuroforamen erweitert, Koinzidenz mit Neurofibromatosis Recklinghausen typisch	charakt. Befund, hypodense RF paravertebral mit Bezug zum Neuroforamen, liquorisodenser RF-Inhalt mit Kontinuität zum Spinalkanal, selten Myelon/nervale Anteile innerhalb der RF. Nach KM keine Anr. Bei Myelo-CT nach Myelographie ⇒ KM in der Zele	charakt. Befund, kor./sag. Ebene: T1: hypointense RF paravertebral mit Bezug zum Neuroforamen, leicht hyperintensere Kapsel. T2: liquorisointenser RF-Inhalt mit Kontinuität zum Spinalkanal, selten Myelon/nervale Anteile innerhalb der RF. Nach KM keine Anr.
Epiphrenisches Divertikel meist kongenital, **Rö:** Bariumbreischluck diagnostisch	typischer Befund mit RF caud. post., Bezug zum Ösophagus, Luft/Flüssigkeitsspiegel. Nach peroraler KM-Gabe intraluminal KM	T1/T2: typischer Befund mit RF caud. post., Bezug zum Ösophagus, Luft-Flüssigkeitsspiegel. Nach peroraler KM-Gabe intraluminal KM

➤

➤ Mediastinale RF

Diagnose/Kommentar/Rö	CT	MRT
Megaösophagus Ursachen: Achalasie, Sklerodermie, prästenotische Dilatation, postop. (Ösophagussprache, nach Magenhochzug). **Rö:** charakt. variabel ausgeprägte rechtsseitige Mediastinalverbreiterung, selten (mehrere) Spiegel möglich (häufig bei Achalasie, selten bei Sklerodermie)	typischer Bildbefund, dilatierter Ösophagus, z.T. geschlängelt, (KM-) Spiegel (nach peroraler Gabe)	T1/T2: typischer Bildbefund, dilatierter Ösophagus, z.T. geschlängelt, (KM-)Spiegel (nach peroraler Gabe), sag., kor.
Ösophagus-Ca. (-sarkom) häufigster Tumor des Ösophagus (Sarkom sehr selten, bildmorphologisch identisch), meist an den 3 physiologischen Engstellen. Meist submukös, dann periösophageal invasiv, immer infradiaphragmale LK abklären! Metastasen in Lunge, Leber, Nieren, Knochen. **Rö:** Mediastinalaufweitung, vergrößerter Abstand BWS/Trachea, Trachealverlagerung/Impression ⇒ Bariumbreischluck, (**CAVE!**) bei V.a. Perforation wasserlösliches KM!	wegweisend Wandverdickung (insbes. exzentrisch > 5 mm), unscharf, oft prästenotische Aufweitung, zapfenförmige Invasion ins mediastinale Fettgewebe ⇒ T3! Netzige Induration des Fettgewebes ⇒ lymphangiotische Ausbreitung. Submuköse Ausbreitung schlecht erfaßbar ⇒ besser MRT! Tumorgewebe meist muskelisodens, selten zentral hypodens. Nach KM-Bolus meist deutliche Anr.	T1: hypointense Wandverdickung wegweisend, insbes. exzentrisch > 5 mm, unscharf möglich. Oft prästenotisches Klaffen. Zapfenförmig hypointenses Gewebe ins mediastinale Fett ⇒ Invasion/T3. Lymphangioseverdacht bei netziger Induration des Fettgewebes. T2: Tumorgewebe meist leicht hyperintens, insbesondere sag./kor. gut abgrenzbar. Umgebungsinvasion hyperintens. Nach KM meist deutliche Anr. des Tumorgewebes, gute Abgrenzung sag./kor.
Benigne Ösophagustumoren meist Leiomyom, seltener Hämangiom, Fibroepitheliom. **Rö:** Mediastinalaufweitung, vergrößerter Abstand BWS/Trachea, Tracheaverlagerung/Impression ⇒ Bariumbreischluck	meist glatte, rundliche, exzentrische Wandverdickung, meist leicht hypodens bis leicht hyperdens. Nach KM geringe (Myom) bis deutliche Anr. (Hämangiom, Fibroepitheliom)	meist glatte, rundliche, exzentrische Wandverdickung. T1: leicht hypointense bis muskelisointense RF, oft nativ bereits gut abgrenzbar, sag./kor. T2: Myom meist hypointens (!), Hämangiom intensiv hyperintens, Fibroepitheliom mäßig hyperintens ⇒ DD möglich! Nach KM mäßige (Myom), deutliche (Fibroepitheliom) und intensive Anr. (Hämangiom)
Ösophagitis Ursachen: Reflux, Soor/Mykosen, Tbc, Lues, M. Crohn. Bei Soor meist gesamte Wand verdickt, sonst zirkulär kurzstreckig ⇒ keine DD zu Ca.! **Rö:** Bariumbreischluck, bei Soor/Ulzera/nach Sklerosierung von Varizen (!) typischer Bildbefund, Strikturen bei M. Crohn	meist zirkuläre Wandverdickung, kurzstreckig/ längerstreckig, bei Soor komplett. Meist caud. betont, bei chron. Verlauf kurz-/langstreckige Strikturen. Nach KM variable Anr., deutlich ⇒ Floridität	meist zirkuläre Wandverdickung, kurzstreckig/längerstreckig, bei Soor komplett. Meist caud. betont, bei chron. Verlauf kurz-/langstreckige Strikturen. T1: unspezifisch. T2: entzündliche Veränderungen hyperintens. Nach KM variable Anr., deutlich ⇒ Floridität

8

➤

➤ Mediastinale RF

Diagnose/Kommentar/Rö	CT	MRT
Ösophagusvarizen häufig, bei Leberzirrhose/portaler Hypertension. **Rö:** meist durch Bariumbreischluck mit charakt. Befund eindeutig zu klären	nativ angedeutet noduläre Kontur der Wandung möglich. Nach Bolus-KM deutliche Anr. der varikösen intramuralen Gefäße	T1/T2: signalfreie geschlängelte intramurale Varizen sag./kor. Slow-flow-2/3D-MRA mit MIP-Darstellung!
Zenker-Divertikel zwischen transvers. und obliquen Anteilen des M. constrictor pharyngeus inf. ausgestülpte Schleimhaut. **Rö:** charakt. RF oberes Mediastinum mit Luft/Flüssigkeitsspiegel. Bariumbreischluck ⇒ Divertikelkontrastierung	typischer Befund mit RF oberes Mediastinum, Bezug zum Ösophagus, Luft/Flüssigkeitsspiegel. Nach peroraler KM-Gabe intraluminal KM	T1/T2: typischer Befund mit RF oberes Mediastinum, Bezug zum Ösophagus, Luft/Flüssigkeitsspiegel. Nach peroraler KM-Gabe intraluminal KM
Morgagni-Hernie selten, keine Seitenpräferenz, überwiegend omentales Fett herniert ⇒ Fetthernie. Sehr selten intestinale Strukturen herniert	meist als parakardiale RF imponierend, typisch fettäquidens ⇒ definitive Diagnose	meist als parakardiale RF imponierend, überlegene Darstellung durch sag. Schnittebene. T1/T2: typisch fettäquiintens, in Kontinuität mit omentalem Fett

Pleuraerkrankungen

Diagnose	Rö	CT/HR-CT/MRT
Lokales fibröses/benignes Mesotheliom häufigster benigner Pleuratumor, Gipfel um 50. Lj., halbrundlich, verkapselt, bis zu 50% gestielt, bis 36 (!) cm groß. Meist langsames Wachstum, oft regressive Binnenveränderungen. Meist asymptomatisch, Zufallsbefund. Oft Begleitbefund hypertrophe Osteoarthropathie! Selten (ätiologisch unklare) assoziierte symptomatische Hypoglykämie. Nach Exstirpation bis 15% Lokalrezidiv. Maligne Entartung möglich, kontrovers diskutiert	typisch glatt begrenzt, selten lobuliert, oft breitbasiger Pleurabezug, meist zwischen 2-14 cm, meist basale Abschnitte. Bei größeren Tumoren Kalk möglich. Sehr selten Pleuraerguß ⇒ Malignitätskriterium! Bei größeren Tumoren oft deutliche Kompressionsatelektase	**CT/HR-CT:** typisch glatt konturiert, lobuliert möglich. Pleurakontakt meist breitbasig, selten Stielbildung erkennbar. Mit zunehmender Größe zystische, hämorrhagische/nekrotische Binnenveränderungen und Verkalkungen. Basale Abschnitte bevorzugt. Oft Kompressionsdys-/-atelektase. Keine Weichteilinvasion in die Thoraxwand! Meist geringe KM-Anr. **MRT:** exzellente Darstellung mit KM-unterstützten HR-Sequenzen. Ausschluß Thoraxwandinvasion möglich. Genaue Dokumentation vor Op. in 3 Ebenen möglich

➤

➤ Pleuraerkrankungen

Diagnose	Rö	CT/HR-CT/MRT
Malignes Mesotheliom ansteigende Inzidenz, neben Bronchial-Ca. wichtigste maligne Berufserkrankung. Meist Asbestinduktion. Seltener endemisch nichtasbestös durch Erionit/Zeolit in der zentralen Türkei und West-USA. Selten radiogen. 3 Formen: epithelial (häufigste), mesenchymal (sarkomatös), biphasisch (gemischt). Bildmorphologisch meist keine DD-Abgrenzung zu Pleurakarzinose möglich	meist irreguläre, anteilig noduläre Verdickungen pleural, seltener rindenartige pleurale Verdickung. Basale Abschnitte bevorzugt. Oft Pleuraerguß, pleurale Verkalkungen, Schrumpfung des betroffenen Hemithorax. Oft Verdichtung/Verdickung der Fissur(en)	**CT/HR-CT:** bessere Darstellung der verdickten Pleura, nach KM meist auch suffiziente DD zu Erguß möglich. Oft diaphragmal betonte Verkalkungen, auch im HR-CT maligne Thoraxwandinvasion erschwert beurteilbar. Asbestassoziierte Parenchymveränderungen hinweisend. Keine suffiziente DD zu Pleurakarzinose. **MRT:** bessere Darstellung multiplanar, meist gesamte hemithorakale Pleura betroffen. Rasenartige Thoraxwandinvasion besser beurteilbar mit HR-MRT ⇒ DD Abgrenzung gegen Pleurakarzinose möglich. Bessere Ausbreitungsbeurteilung, insbes. diaphragmale posterobasale Recessus ⇒ Rezidivprädilektion postop. Nachweis/Ausschluß ZF-Invasion möglich
Pleurakarzinose häufigste Ursache, meist Primärtumor Lunge, Mamma, Magen, Ovar, NHL. Meist unilat. exsudativer Pleuraerguß, selten hämorrhagisch	meist irreguläre noduläre, selten rindenartige pleurale Verdichtung. Basale Abschnitte bevorzugt. Fast immer Pleuraerguß, selten Verkalkungen, Schrumpfung des betroffenen Hemithorax. Oft Verdichtung/Verdickung der Fissur(en)	**CT/HR-CT:** bessere Darstellung der verdickten Pleura, nach KM meist auch suffiziente DD zu Erguß möglich. Auch im HR-CT maligne Thoraxwandinvasion erschwert beurteilbar. Keine suffiziente DD zu Pleuramesotheliom. **MRT:** bessere Darstellung multiplanar. Ausbreitung eher basal betont, meist umschriebene Thoraxwandinvasion besser beurteilbar im HR-MRT ⇒ DD vs. Mesotheliom möglich. Bessere Ausbreitungsbeurteilung basal
Pneumothorax eine der häufigsten Thoraxerkrankungen, meist traumatisch, idiopathisch, iatrogen (PEEP-Beatmung!). „Spontanpneu" mit Gipfel 3. und 4. Dekade, m > f. Ursächlich oft Bläschen/Bullae im Bereich der viszeralen Pleura ⇒ Emphysem, diffuse interstitielle Fibrose. Begleitendes Mediastinalemphysem möglich. Bei bilat. Pneu ⇒ Drogenabusus ausschließen	charakt. mit Nachweis der viszeralen Pleuralinie, besser in Exspiration. Bei Mediastinalshift nach kontralat. ⇒ Spannungspneu! **Notfall! Sofortige Entlastung durch Kanüleneinstich 4. ICR medioaxillar, Fingerling mit kleinem Einschnitt als Ventil über Kanülenansatz befestigen!**	**CT/HR-CT:** charakt. Befund, eindeutig. **MRT:** keine Befunderweiterung

➤

➤ Pleuraerkrankungen

Diagnose	Rö	CT/HR-CT/MRT
Pleurafibrose zweithäufigste Erkrankung. Meist lokalisiert, seltener diffus. Fibrinöse, oft purulente Pleuritis bei/nach Pneumonie mit resultierender Fibrose der viszeralen Pleura. Als maximale Ausprägung ⇒ Fibrothorax	geringgradige bis deutliche pleurale Verdickung, typischerweise Verrundung des lat. costodiaphragmalen Rezessus, scharf begrenzt und Pleurakuppenschwielen. Oft auch Fissuren verdickt und verdichtet. Bei Fibrothorax keine signifikante ZF-Beweglichkeit unter DL	**CT/HR-CT:** Pleuraverdickung gut erkennbar, auch fissurale Verdickungen sicher dargestellt. Oft auch Pleuraergüsse. **MRT:** bessere DD von Pleuraveränderungen/Erguß/Thoraxwand und Parenchymveränderungen, Ausschluß Malignom besser möglich

Synopsis: DD periphere intrathorakale Prozesse

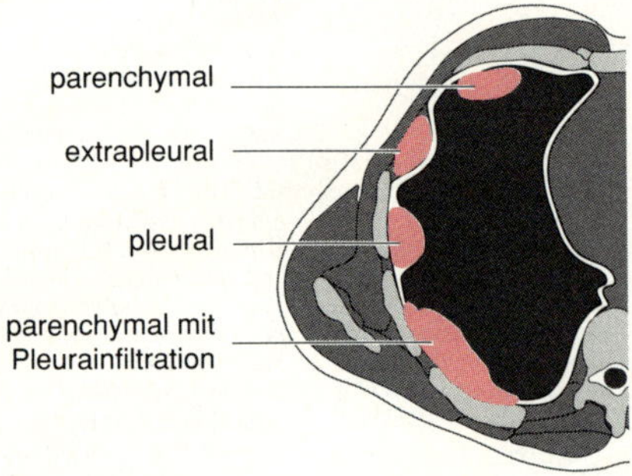

Pleuraerguß: DD

(Proteinkonzentration < 30 g/dl ⇒ **Transsudat,** > 30 g/dl ⇒ **Exsudat)**

Diagnose	Aspekt	Blut	Zellen	Bakteriologie	sonstiges
Herzinsuffizienz, Leberzirrhose, nephrotisches Syndrom, Meigs-Syndrom	klar, serös	-	-	-	Transsudat
Pneumonie, postentzündlich	meist klar, serös, selten trüb	-	neutrophile Granulozyten	selten	meist Transsudat, selten Exsudat möglich
Lungenembolie, Infarktpneumonie	klar, rötlich	+	Erythrozyten, eosinophile Granulozyten, selten Mesothelzellen	-	überwiegend Transsudat
Trauma	(trüb), blutig	+	eosinophile Granulozyten	-	Hämatothorax
Empyem	trüb, eitrig	-	neutrophile Granulozyten	+	Exsudat, meist Glukose erniedrigt
Tbc	gelb	-	Lymphozyten	+	meist Exsudat, bis 80% positive Zytologie, Glukose niedrig, LDH hoch
Kollagenosen, rheumatische Erkrankungen, SLE	gelblich, serös	-	Lymphozyten	-	meist Exsudat, sehr niedrige Glukose < 2 g/l, Fett- und LDH-Spiegel hoch, Rheumafaktor positiv
Pankreatitis	klar, serös	-	-	-	meist Transsudat, Amylase hoch
Chylothorax (Trauma, Tumor, Filarien, V.-subclavia-Thrombose li., postop.)	chylös, milchig	-	Fetttropfen	-	Exsudat, selten
Karzinom	meist klar, rötlich	+	Tumorzellen	-	Exsudat, bis 60% positive Zytologie

8

Interlobärergüsse: Rö-Aspekt

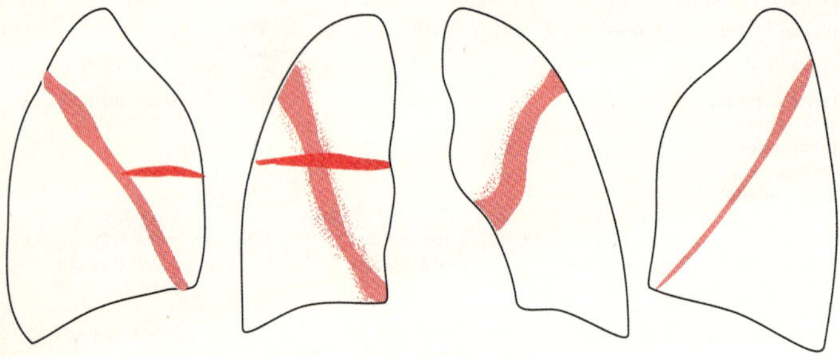

Pleuraerguß: Nachweisgrenze im Rö-Bild

Stehend seitl.: ca. 150 ml
Stehend pa: ca. 200 ml
Liegend ap: ca. 500 ml
8 **Liegend seitl.:** ca. 5 ml (!)

Diaphragma: Pathologische Veränderungen

(Physiologisch rechts bis 4 cm höher!)

Tiefstand bilat.: asthenischer Habitus, Asthmatiker(in), Status asthmaticus, Pneu bilat.

Tiefstand unilat.: Überblähung (FK, Emphysem), Spannungspneu.

Hochstand bilat.: Exspiration, Lungenstauung, Lungenfibrose, Atelektasen bilat., restriktive Ventilationsstörung, Pleuraschwarten, abdominelle RF (z. B. Hepatosplenomegalie, Aszites), Gravidität, Adipositas, subpulmonaler Erguß bilat., postop., Phrenikus(teil)parese bilat.

Hochstand unilat.: abdominelle RF (Hepatomegalie, Tumor, Splenomegalie, Pankreatitis, subphrenischer Abszeß, Meteorismus), Atelektase, Hypoplasie, Pleuraschwarte, postop., Phrenikus(teil)parese, subpulmonaler Erguß.

Buckelung: Hernie (Hiatus, Morgagni, Bochdalek, kongenitale Lücken, traumatische Ruptur), Tumoren, basale Pleuratumoren, abgekapselter subpulmonaler Erguß, Adhäsion, subdiaphragmale RF, umschriebene Relaxation.

Luft/Gas subdiaphragmal: Pneumoperitoneum (Perforation, postop.), gasbildender subphrenischer Abszeß, Chilaiditi-Syndrom (rechts!), CAPD/Peritonealdialyse (selten möglich!).

Diaphragmaparese

Ursache	unilat.	bilat.
Neoplastisch	+	+
Idiopathisch	+	+
Postop. (zervikal)	+	+
Traumatisch	+	+
Spondylosis zervikal	+	
Nach zervikaler V.-jugularis-Punktion	+	
Geburtstrauma	+	+
Neuritis brachialis	+	+
Mediastinale Lymphome	+	
Aortenaneurysma	+	
Retrosternale Struma	+	
Herpes zoster	+	
ED	+	+
Diabetes mellitus	+	+
Infantile spinomuskuläre Atrophie		+
Arnold-Chiari-Syndrom		+
Syringomyelie		+
Periphere Neuropathie		+

Subphrenischer Abszeß: Rö-Aspekt

> 90%: ipsilat. ZF hochstehend;
> 90%: eingeschränkte Beweglichkeit des ZF unter DL;
bis 80%: Pleuraerguß ipsilat.;
bis 70%: pulmonal Pneumonie/Atelektase basal ipsilat.;
bis 50%: keine ZF-Beweglichkeit ipsilat.

Rippenusuren: Ursachen

Aortal (Aortenisthmusstenose, Thrombose der abdominellen Aorta), **subklavial** (Blalock-Taussig-Op, Takayasu-Arteriitis, erhöhter Arterienpuls), **verringerter pulmonaler Blutfluß** (Fallot-Tetralogie, Pulmonalatresie, Ebstein-Malformation, Pulmonalklappenstenose, unilat. Agenesie der Pulmonalarterie, Emphysem), **venös** (VCS-Stenose), **arteriovenös** (pulmonale AV-Fistel, interkostale AV-Fistel), **neurogen** (Interkostalneurinom), **knöchern** (Hyperparathyreoidismus), **idiopathisch.**

Thoraxwanderkrankungen

Diagnose	Rö	CT/HR-CT/MRT
Schultergürtel-/ Pectoralisanomalien meist cleidocraniale Dysostose, charakt.: Sprengel-Deformität der Scapula mit Hoch-/Schrägstand, Klippel-Feil-Deformität. Poland-Syndrom: Hypo-/Aplasie der Pectoralismuskulatur, ipsilat. Syndaktylie	knöcherne Deformitäten gut erkennbar, auffällige Hypertransparenz der MF und OF beidseits (**CAVE!** Swyer-James-Syndrom bei einseitig „heller" Lunge). Clavicula-/ Scapula-Deformitäten wegweisend	**CT/HR-CT:** entsprechende knöcherne Deformitäten sicher nachweisbar. Hypo-/Aplasie der Pectoralismuskulatur gut erkennbar. **MRT:** keine Befunderweiterung
Rippenanomalien diverse Varianten, meist keine klinische Relevanz. Ausnahme Halsrippe bei ca. 0,5% Häufigkeit, f > m. 90% der Halsrippen asymptomatisch, übrige mit V.-subclavia-Stenose/Plexus-brachialis-Irritation/Scalenus-Syndrom ⇒ typischer DSA-Befund bei Provokation	unilat./bilat. mehr/ weniger ausgeprägte Stummelrippen C7 (C6)	**CT/HR-CT:** keine Befunderweiterung. **MRT:** MRA mit V.-subclavia-Stenose bei Provokation
Entzündliche Rippenveränderungen selten Osteomyelitis primär, sekundär bei infektiösen Lungenprozessen oder Empyemen (spezifisch/fungoid). Bei kosto-/ sternochondraler Manifestation ⇒ Tietze-Syndrom (2.-4. Dekade)	destruktive Rippenläsion mit periostaler Reaktion und Weichteilverdichtung, bei Tietze-Syndrom kosto-/sternochondral Schwellung und Weichteilverdickung	**CT/HR-CT:** Rippendestruktion(en), herdförmig, periostale Reaktion, Weichteilprozeß. Bei Tietze-Syndrom sterno-/kostochondrale Strukturen betroffen ⇒ Weichteilraumforderung, Verkalkungen loco typico. **MRT:** Befunderweiterung möglich durch variable Ebene und höheren Weichteilkontrast
Sternumveränderungen Pectus excavatum (Trichterbrust), Pectus carinatum (Kielbrust). Meist kombiniert mit anderen Bindegewebserkrankungen. (Post-)entzündliche Veränderungen, meist postop. nach medianer Sternotomie	Pectus excavatum: typischer Befund, Dorsalverlagerung des Herzens. Pectus carinatum: typische Ventralverlagerung des Sternums. Destruktionen des Sternum nach Sternotomie ⇒ Osteomyelitisaspekt	**CT/HR-CT:** bei Trichter-/Kielbrust keine Befunderweiterung. Bei entzündlichen Veränderungen knöcherne/knorpelige Destruktion nachweisbar. **MRT:** entzündliche Veränderungen besser sichtbar T1 post-KM/T2
Lipom, Fibrom, Angiofibrom, Desmoid, Interkostalneurinom, Entzündung/Abszeß, Granulome, Zysten eher selten bis auf Fibrom/Lipom	typisch stumpfer Pleurawinkel, extrapulmonaler Aspekt mit Parenchymimpression/-kompression, selten Rippendruckarrosion. Tangentiale Aufnahme! Keine sicheren DD-Kriterien maligne vs. benigne!	**CT/HR-CT:** bis auf fetthaltige Tumoren unspezifisch. Extrapulmonale Lagebestimmung eindeutig. Neurinome nach KM mit Anr. **MRT:** typische SI in T1/T2 für Fettgewebe, sonst unspezifisch, intensive KM-Anr. bei Interkostalneurinomen. HR-MRT zur weiteren DD

➤

➤ Thoraxwanderkrankungen

Diagnose	Rö	CT/HR-CT/MRT
Fibrosarkom, malignes (Fibro-) Histiozytom, bei Kindern: PNET, Rhabdomyosarkom, extraossäres Ewing-Sarkom alle selten	typisch stumpfer Pleurawinkel, extrapulmonaler Aspekt mit Parenchymimpression/-kompression. Tangentiale Aufnahme! Maligner Aspekt bei Knochendestruktion/ Lugeninvasion	**CT/HR-CT:** meist unspezifisch. Extrapleurale Lagebestimmung eindeutig. Meist Anr. nach KM. Malignitätsaspekt ⇒ ossäre Destruktion. **MRT:** meist hyperintens in T2, oft deutliche bis intensive KM-Anr. HR-MRT zur weiteren DD, weitere Ebene zur Ausbreitungsbeurteilung
Hämangioperizytom vaskulärer Ursprung, selten. Meist keine Relation zu größeren Gefäßen. Meist > 3. Dekade, oft Zufallsbefund. Selten Hämoptysen durch Lungenbeteiligung. Langsame Größenprogredienz, selten invasives Wachstum. Sicherung meist operativ/ bioptisch	unspezifisch, scharf konturiert, glatt, homogen, bis 15 cm. Keine Prädilektion. Selten Kalk. DD neurogener Tumor!	**CT/HR-CT:** unspezifische pleurale/extrapleurale RF, scharf begrenzt, glatt, zentral inhomogen, Verkalkungen möglich. Deutliche KM-Anr. Keine Relation zu größeren Gefäßen. **MRT:** zusätzliche Abbildungsebene hilfreich (HR-MRT!). Deutlich homogen (!) hyperintens in T2/intensive inhomogene KM-Anr. ⇒ DD-Aspekt vs. neurogener Tumor. MRA versuchen (3D-MIP)! **CAVE! Keine Kalkdarstellung!**
Benigne osteogene Tumoren: Enchondrom, Osteoblastom, fibröse Dysplasie, eosinophiles Granulom, Hämangiom, aneurysmatische Knochenzyste, M. Paget Rippen, Scapula, WS, Clavicula, Sternum	typisch stumpfer Pleurawinkel, extrapulmonaler Aspekt mit Parenchymimpression/-kompression. Oft Rippen-/Knochenarrosion/-sklerose. Tangentiale Aufnahme! Meist keine Zeichen der Weichteilbeteiligung, keine ossäre Destruktion.	**CT/HR-CT:** meist unspezifisch. Extrapleurale Lagebestimmung eindeutig. Meist nur geringe Anr. nach KM. Benignitätsaspekte ⇒ knöcherne Arrosion/Sklerosierung/Binnenstrukturveränderung. **MRT:** meist hyperintens in T2, oft deutliche bis intensive KM-Anr. HR-MRT zur weiteren DD, weitere Ebene zur Ausbreitungsbeurteilung
Maligne osteogene Tumoren: Metastasen, Plasmozytom meist Rippen/Scapula/WS. **Osteosarkom/-chondrom/Metastasen/Plasmozytom/malignes fibröses Histiozytom/Hämangioperizytom/Fibrosarkom/ MH/NHL:** Sternum/Clavicula	typisch stumpfer Pleurawinkel, meist Rippen-/Knochendestruktion. Extrapulmonaler Aspekt mit Parenchymimpression/ -kompression. Tangentiale Aufnahme! Maligner Aspekt bei Weichteilinvasion in die Thoraxwand/ Knochendestruktion	**CT/HR-CT:** meist unspezifisch. Extrapleurale Lagebestimmung eindeutig. Meist Anr. nach KM. Malignitätsaspekt ⇒ knöcherne Destruktion/Weichteilinvasion, oft erschwert beurteilbar. **MRT:** meist hyperintens in T2, oft deutliche bis intensive KM-Anr. HR-MRT zur weiteren DD, weitere Abbildungsebene zur Ausbreitungsbeurteilung

Pleurablätter und innere Thoraxwand (Sagittalschnitt, MRT)

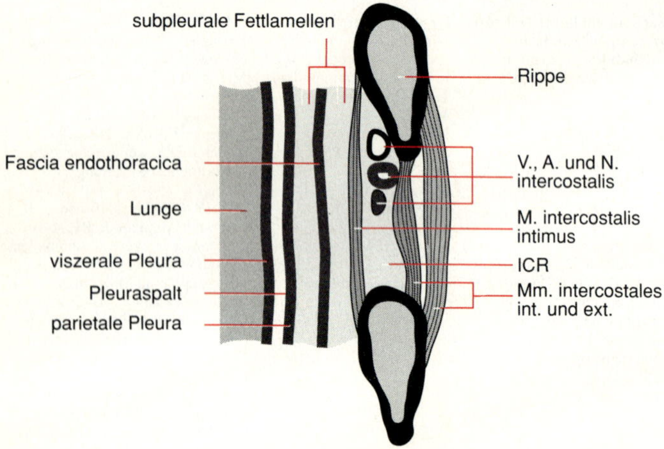

9 Herz und Gefäße

Herz- und Mediastinalkonturen

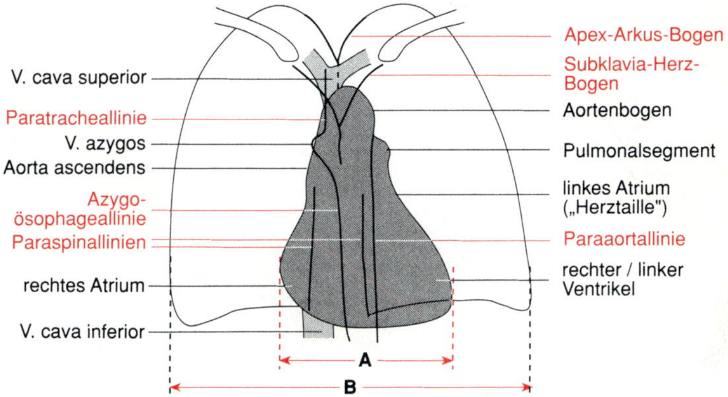

Herzquerdurchmesser normal:
Quotient **A/B** ≤ **0,5**

Herzklappen-Ebene

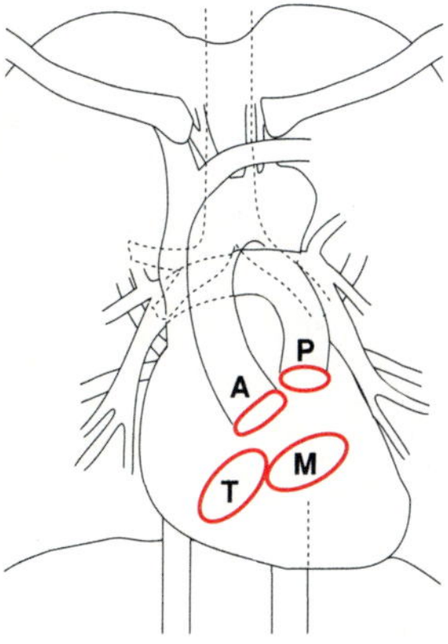

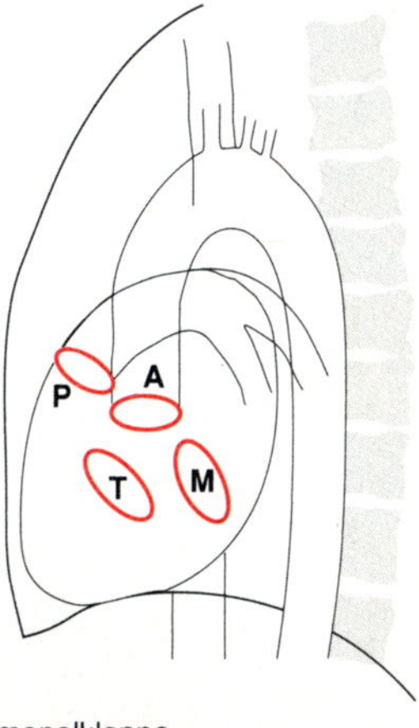

A Aortenklappe
M Mitralklappe
P Pulmonalklappe
T Trikuspidalklappe

Herzkammern (ap und seitlich)

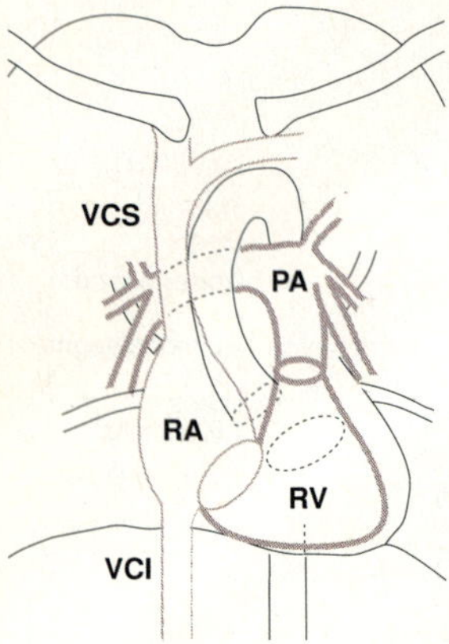

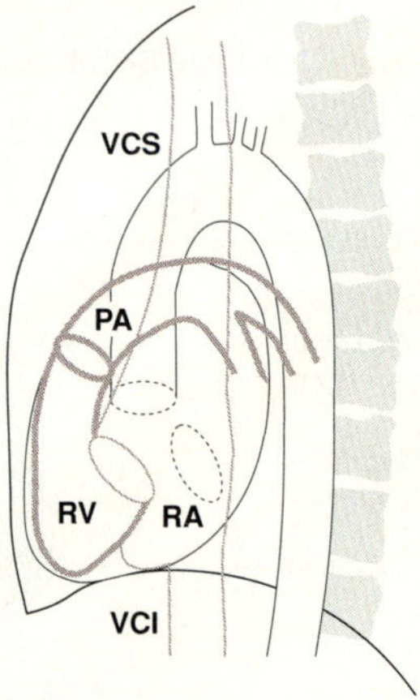

PA Pulmonalarterie
RA rechtes Atrium
RV rechter Ventrikel

VCS Vena cava superior
VCI Vena cava inferior

Ao Aorta
LA linkes Atrium

LV linker Ventrikel

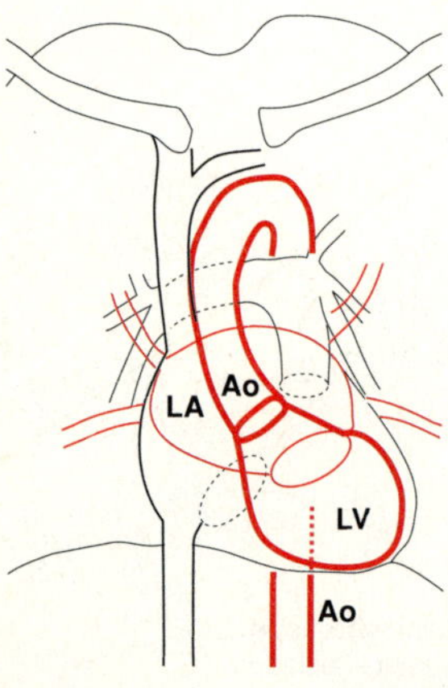

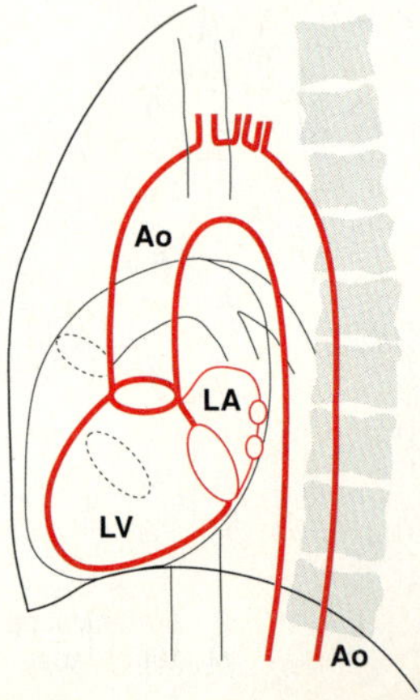

Herzkammern (schräg LAO und RAO)

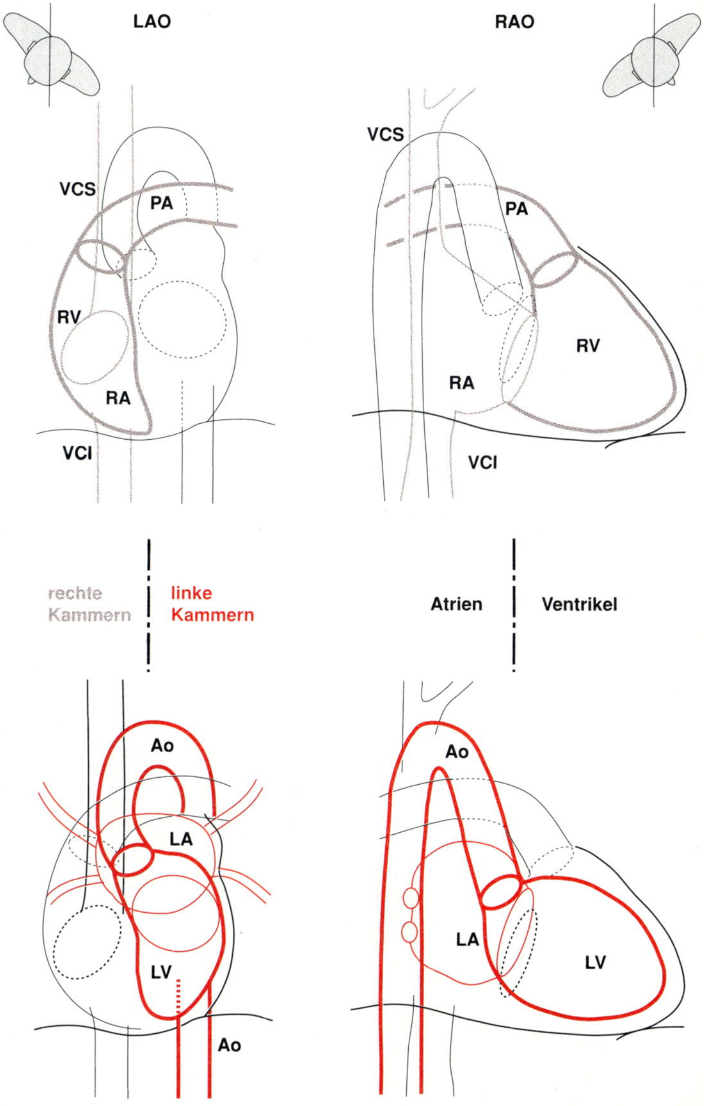

Anatomie der Koronargefäße

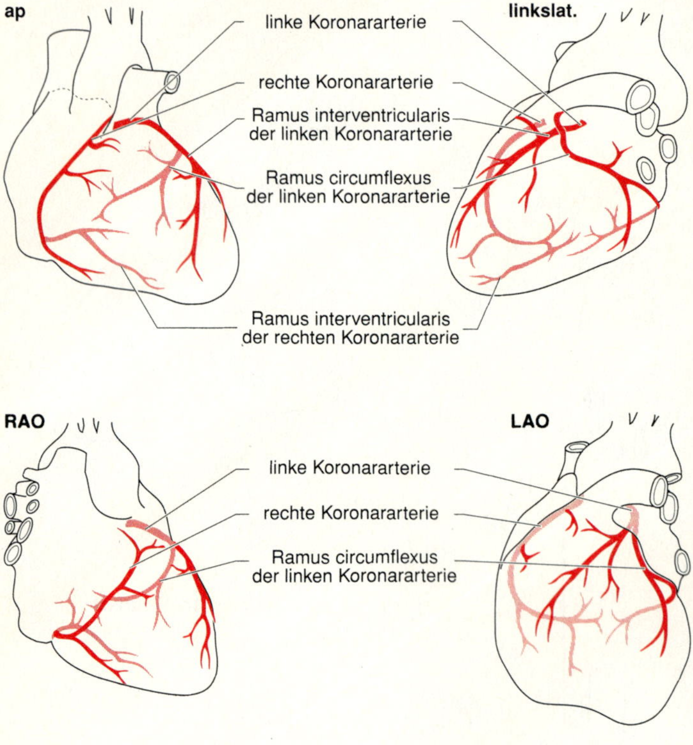

Myokardszintigramm

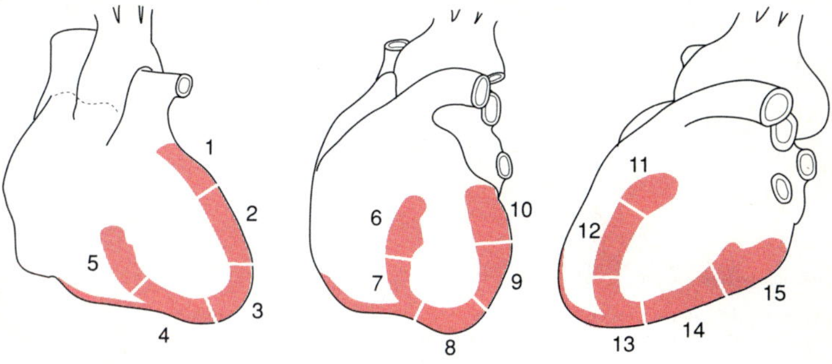

1 anterobasal
2 anterolateral
3 apikal
4 inferior
5 posterior septal

6 superior septal
7 inferior septal
8 apikal inferior
9 inferior posterolateral
10 superior posterolateral

11 superior anterior
12 inferior anterior
13 apikal
14 inferior
15 posterior

Vergrößerung des rechten Atriums

Rö:
- Vergrößerte rechte Herzkontur (ap)
- evtl. Zwerchfellhochstand rechts durch Hepatomegalie
- Anhebung des rechten Herzohrs (LAO)
- rechtes Atrium ragt hinter dem Ösophagus hervor (seitl.)
- evtl. Ösophagus nach rechts-dorsal verlagert (RAO)

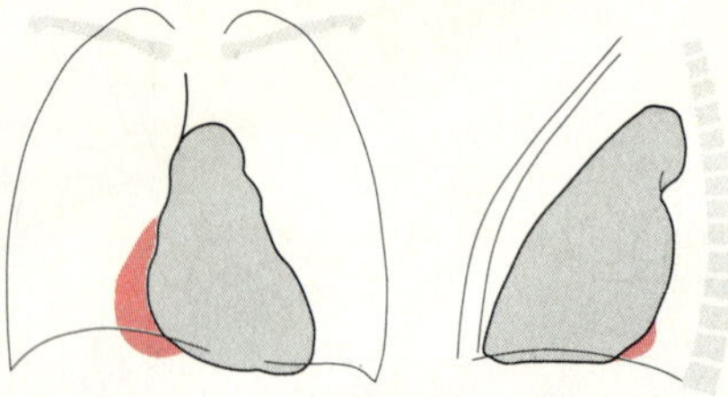

Diagnose/Kommentar	Röntgenbefund
Links-rechts-Shunt zum rechten Atrium (ASD, offenes For. ovale, AV-Kanal-Defekt, Shunt vom linken Ventrikel zum rechten Atrium, Ruptur eines Sinus-Valsalvae-Aneurysmas in das rechte Atrium)	rechtes Atrium vergrößert
Trikuspidalstenose/-insuffizienz meist rheumatisches Leiden, selten isoliert; selten durch Vorhofmyxom, Karzinoidsyndrom, Endomyokardfibrose	rechtes Atrium vergrößert, oft V. cava sup. erweitert; bei Insuffizienz rechter Ventrikel vergrößert
Pulmonalstenose rechtes Atrium durch Vergrößerung der rechten Kammer beteiligt	rechtes Atrium und rechter Ventrikel dilatiert, Lungengefäßzeichnung vermindert
Rechtsventrikuläre Insuffizienz oder Vergrößerung bei Cor pulmonale, Mitralstenose, Linksherzinsuffizienz, Fallot-Tetralogie	je nach Ursache verschieden
Trikuspidalatresie mit Rechts-links-Shunt in Vorhofebene	rechtes Atrium, rechter Ventrikel vergrößert, Lungengefäßzeichnung vermindert
Ebstein-Anomalie Trikuspidalklappe in den rechten Ventrikel hinein verlagert	großes Herz, verminderte Lungengefäße, flacher oder konkaver pulmonaler Ausflußtrakt, kleiner Aortenbogen
M. Uhl rechtsventrikuläres Myokard fehlt, nur dünne bindegewebige Hülle	wie Ebstein-Anomalie
Hypoplastisches linkes Herz Herzinsuffizienz in 1. Lebenswoche	rechtes Atrium und rechter Ventrikel vergrößert, kugelförmiges Herz; pulmonalvenöse Stauung

Vergrößerung des rechten Ventrikels

Rö:
- Vergrößerte rechte (und linke) Herzkontur (ap)
- angehobene Kontur des rechten Ventrikels nach vorn (seitl.) und rechts (LAO)
- angehobener Pulmonalisbogen (RAO, seitl.)
- evtl. verstärkte Pulmonalarterien

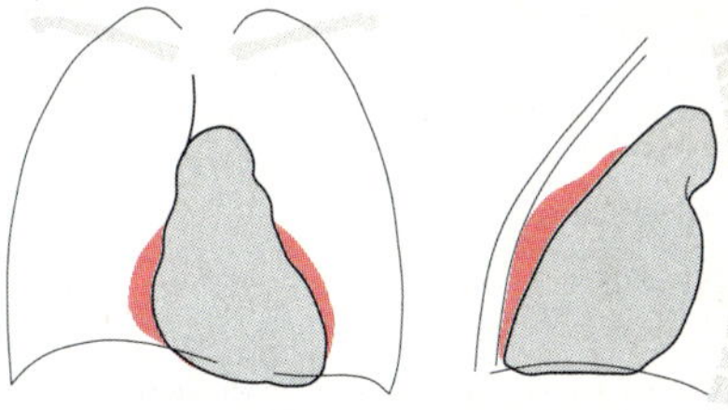

Diagnose/Kommentar	Röntgenbefund
Links-rechts-Shunts meist ASD, VSD oder Ductus arteriosus (Botalli) apertus	rechter Ventrikel und Pulmonalarterien vergrößert, Lungengefäßzeichnung vermehrt
Trikuspidalinsuffizienz meist infolge eines insuffizienten dilatierten rechten Ventrikels	rechter Ventrikel vergrößert, rechtes Atrium oft vergrößert, überlagert den Ventrikel
Pulmonalstenose Stenose in Höhe der Klappe, seltener supravalvulär oder infundibulär	rechtes Atrium und rechter Ventrikel dilatiert, poststenotische Dilatation des Truncus pulmonalis, Lungengefäßzeichnung vermindert
Linksventrikuläre Insuffizienz (chronisch) Kardiomyopathie, Mitralinsuffizienz; Druckanstieg vom linken Herzen retrograd zum rechten Herzen	rechter und linker Ventrikel vergrößert, Lungenvenenstauung
Mitralstenose meist rheumatischer Klappenfehler, evtl. Mitralklappenverkalkung, Lungenhämosiderose	rechter Ventrikel vergrößert infolge Druckanstieg retrograd vom linken Herzen über pulmonalvenöse und pulmonalarterielle Druckerhöhung, kleiner Aortenbogen
Cor pulmonale und pulmonalarterielle Hypertension primär oder infolge von Lungenerkrankungen (Fibrose, Emphysem, stärkere Lungenembolie), Shuntumkehr (Eisenmenger-Syndrom), selten Pulmonalarterienstenosen, Vasokonstriktion, Vaskulitis idiopathisch (meist junge Frauen)	vergrößerter rechter Ventrikel, verbreiterte Pulmonalarterien mit Kalibersprung zu kleinen Pulmonalarterien in der Peripherie
Fallot-Tetralogie 1. Verengung der rechtsventrikulären Ausflußbahn, 2. Vergrößerung des rechten Ventrikels, 3. hoher VSD, 4. über dem VSD reitende Aorta; bei starker Pulmonalstenose verbreiterte Aorta ascendens und Arcus aortae häufigstes zyanotisches Vitium der Neugeborenenperiode	rechter Ventrikel vergrößert, sonstige Herzgröße oft normal, flaches oder konkaves Pulmonalsegment, Lungengefäßzeichnung vermindert, in 25% rechtsseitiger Aortenbogen
Ebstein-Anomalie Trikuspidalklappe in den rechten Ventrikel hinein verlagert	großes Herz, verminderte Lungengefäße, flacher oder konkaver pulmonaler Ausflußtrakt, kleiner Aortenbogen

➤

➤ Vergrößerung des rechten Ventrikels

Diagnose/Kommentar	Röntgenbefund
M. Uhl rechtsventrikuläres Myokard fehlt, nur dünne bindegewebige Hülle	wie Ebstein-Anomalie
Pseudotruncus arteriosus einzelnes Gefäß aus dem Herzen, in Begleitung einer atretischen Pulmonalarterie (wie Fallot-Tetralogie mit Pulmonalatresie)	vergrößerter rechter Ventrikel, verminderte Lungengefäßzeichnung, flaches oder konkaves Pulmonalsegment, in 40% rechtsseitiger Aortenbogen
Pulmonalatresie (mit Trikuspidalinsuffizienz) isoliert oder mit Transposition, ASD oder gemeinsamen Ventrikel	vergrößerter rechter Ventrikel, verminderte Lungengefäßzeichnung, flaches oder konkaves Pulmonalsegment
Hypoplastisches linkes Herz Herzinsuffizienz in 1. Lebenswoche	rechtes Atrium und rechter Ventrikel vergrößert, kugelförmiges Herz; pulmonalvenöse Stauung
Rechts-links-Shunt mit gekreuztem Shunt Transposition der großen Gefäße, Fallot-Tetralogie, M. Uhl, persistierender Truncus arteriosus	je nach kardialem Grundleiden

Vergrößerung des Pulmonalsegments

Rö:
- Vergrößertes Pulmonalsegment nach links oben (ap)
- Vorwölbung der vorderen Herzkontur (seitl., RAO)
- Retrosternalraum eingeengt (seitl.)

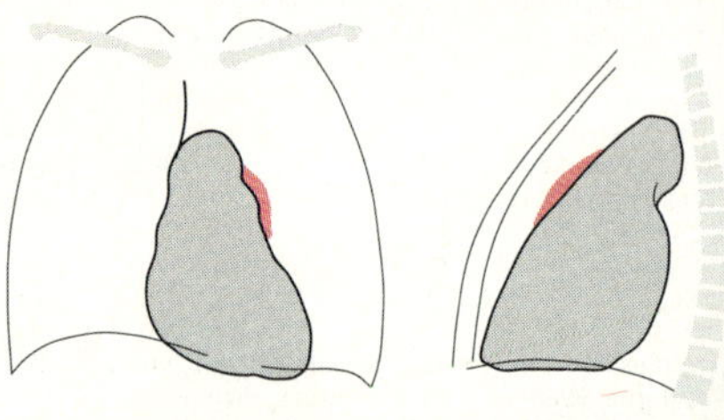

Diagnose/Kommentar	Röntgenbefund
Normvariante Jugendliche, Heranwachsende bis etwa 30 Lj., v.a. Frauen	vergrößerter Truncus pulmonalis; Pulmonalgefäße und Herzschatten normal
Links-rechts-Shunts meist ASD, VSD oder offener Ductus arteriosus	Pulmonalarterien vergrößert, rechter Ventrikel und evtl. rechtes Atrium vergrößert, Lungengefäßzeichnung vermehrt
Hohe Auswurfleistung (High-output) Anämie, Polycythaemia vera, Hypervolämie, Hyperthyreose, AV-Fisteln, M. Paget, Schwangerschaft	Pulmonalsegment, -arterien und -venen verbreitert, linker Ventrikel vergrößert

➤

➤ Vergrößerung des Pulmonalsegments

Diagnose/Kommentar	Röntgenbefund
Linksherzinsuffizienz retrograde Verbreiterung der Pulmonalarterien über Druckanstieg der Pulmonalvenen	Kardiomegalie, vermehrte Lungengefäßzeichnung
Cor pulmonale Lungenkrankheiten (Emphysem, Fibrose), Erkrankungen der Pulmonalarterien (primärer pulmonalarterieller Hypertonus, Embolie, Arteriitis, Appetitzügler), Herzkrankheiten (Shuntumkehr, Mitralklappenfehler, Linksinsuffizienz), chron. Hypoxie (Pickwick-Syndrom, Schlafapnoe, schwere Deformität, neuromuskuläre Ateminsuffizienz)	vergrößerter Truncus pulmonalis und zentrale Pulmonalarterien, Kalibersprung zu verengten peripheren Pulmonalarterien (durch Widerstandserhöhung), dann Rechtsherzvergrößerung und evtl. verbreiterte V. cava
Mitralstenose meist rheumatischer Klappenfehler, evtl. Mitralklappenverkalkung, Lungenhämosiderose Druckanstieg retrograd über pulmonalvenöse Druckerhöhung	linkes Atrium vergrößert, normal großer linker Ventrikel, pulmonalvenöse Stauung; rechter Ventrikel vergrößert, kleiner Aortenbogen
Mitralinsuffizienz meist rheumatischer Klappenfehler, ferner linksventrikuläre Dilatation. Bei Mitralinsuffizienz Lungenvenenstauung leichter und seltener als bei Mitralstenose	rechter Ventrikel und Pulmonalsegment evtl. vergrößert, linkes Atrium vergrößert (z.T. extrem), linker Ventrikel vergrößert, Aortenbogen normal
Pulmonalklappenstenose poststenotische Dilatation der Pulmonalarterie	vergrößertes Pulmonalsegment und rechter Ventrikel (seitl.), verminderte Lungengefäßzeichnung
Lungenarterienembolie Vergrößerung durch Widerstandserhöhung in der Peripherie mit Druckerhöhung	vergrößertes Pulmonalsegment; evtl. gefäßfreie Zone oder Gefäßabbruch/ -kalibersprung in der Peripherie (Westermark-Zeichen)
Fallot-Trilogie Pulmonalklappenstenose mit offenem For. ovale oder ASD; intaktes Kammerseptum	vergrößerter Truncus pulmonalis, verminderte Lungengefäßzeichnung, rechtsventrikuläre Vergrößerung (Herzgröße kann aber auch normal sein)
Trikuspidalatresie ohne Pulmonalstenose evtl. mit Transposition der großen Gefäße	Kardiomegalie, vermehrte Lungengefäßzeichnung
Partielle Lungenvenenfehlmündung eine/mehrere Lungenvenen drainieren in V. cava oder rechtes Atrium; bei begleitender Lungenhypoplasie rechts (Scimitar-Syndrom) aberrierende Lungenvene rechts zur infradiaphragmalen V. cava inf. (Scimitar-Vene, „Säbelform“)	rechtes Atrium, rechter Ventrikel und Pulmonalsegment vergrößert, Lungengefäßzeichnung vermehrt; linkes Herz normal, Aorta klein; Rö wie ASD
Totale Lungenvenenfehlmündung alle Lungenvenen drainieren in V. cava, ihre Zuflüsse oder rechten Vorhof; intraatrialer Rechts-links-Shunt obligat	vergrößertes Pulmonalsegment, vermehrte Lungengefäßzeichnung, typische „Schneemann“-Form des Herzens

Vergrößerung des linken Atriums

Rö:
- Vergrößertes linkes Herzohr (ap)
- Vorhofkontur verbreitert nach dorsal, deutliche Atrioventrikularbucht (seitl.)
- rechte Herzkontur „verdoppelt" durch Vorhofkernschatten, verstärkte Dichte im Kernschatten (ap)
- Hauptkarina aufgespreizt, linker Hauptbronchus angehoben (ap)
- Ösophagus nach dorsal und meist nach rechts (seltener nach links) verlagert
- evtl. linker Ventrikel und Pulmonalsegment verbreitert

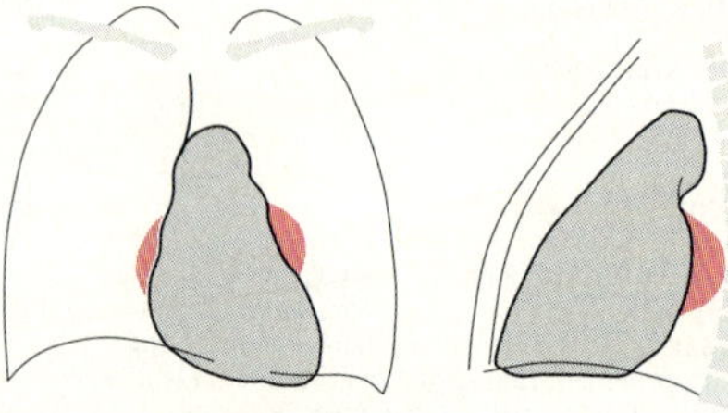

Diagnose/Kommentar	Röntgenbefund
Links-rechts-Shunts meist VSD oder Ductus arteriosus (Botalli) apertus, evtl. ASD mit Shuntumkehr	linkes Atrium vergrößert, Lungengefäßzeichnung vermehrt, Pulmonalarterien vergrößert, rechtes Atrium und rechter Ventrikel evtl. vergrößert
Linksventrikuläre Insuffizienz (chronisch) Kardiomyopathie, Mitralinsuffizienz; Druckanstieg vom linken Ventrikel zum linken Atrium	linkes Atrium und linker Ventrikel vergrößert, Lungenvenenstauung
Mitralstenose meist rheumatischer Klappenfehler, evtl. Mitralklappenverkalkung, Lungenhämosiderose	linkes Atrium vergrößert, normal großer linker Ventrikel, pulmonalvenöse Stauung; rechter Ventrikel vergrößert infolge Druckanstieg retrograd über pulmonalvenöse und pulmonalarterielle Druckerhöhung, kleiner Aortenbogen
Mitralinsuffizienz meist rheumatischer Klappenfehler, ferner linksventrikuläre Dilatation mit erweitertem Anulus fibrosus, Papillarmuskelschaden. Bei Mitralinsuffizienz linkes Atrium meist größer als bei Mitralstenose, Lungenvenenstauung leichter und seltener	linkes Atrium vergrößert (z.T. extrem), linker Ventrikel vergrößert, Aortenbogen normal
Myxom des linken Atriums meist im linken Atrium, häufigster kardialer Tumor, Obstruktion oder Läsion der Mitralklappe, Embolien durch Tumorfragmente oder Thromben im linken Atrium	Herzgröße und Lungengefäßzeichnung normal, bevor die Mitralklappe funktionell gestört ist (Bild der Mitralstenose), in 10% Tumorverkalkung sichtbar
Rechts-links-Shunts und gekreuzte Shunts Trikuspidalatresie,Transposition der großen Gefäße, Fallot-Tetralogie, Koronarfistel	je nach kardialem Grundleiden
Endokardfibroelastose diffuse Verdickung des linksventrikulären Endokards durch Bindegewebe, häufigste Ursache einer Herzinsuffizienz im 1. Lj.	kugelige Herzvergrößerung, das linke Atrium vergrößert sich durch begleitende Mitralinsuffizienz, kleiner Aortenbogen, Lungengefäßzeichnung normal, bis kongestive Herzinsuffizienz einsetzt

9

Vergrößerung des linken Ventrikels

Rö:
- Nach lateral vergrößerter und abgerundeter linker Herzrand (ap)
- Hinterer unterer Herzrand vergrößert, in den Retrokardialraum zur Wirbelsäule (seitl.)
- Herzspitze nach unten verschoben (ap)
- Ösophagus nach dorsal verlagert (seitl., LAO, RAO)

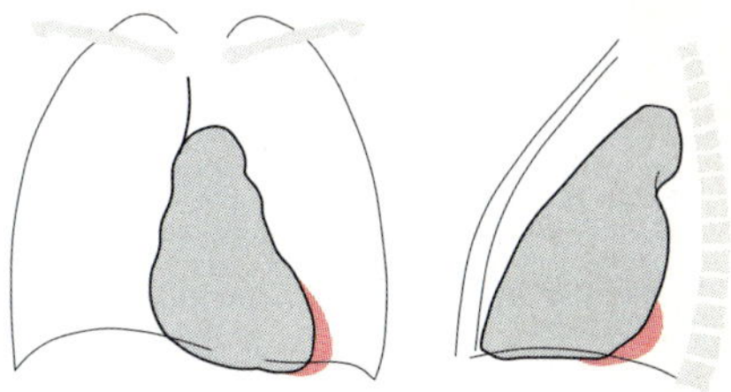

Diagnose/Kommentar	Röntgenbefund
Myokardischämie Koronarverkalkung (R. circumflexus, R. descendens der LCA), Durchleuchtung!	oft normal; linksventrikuläre Vergrößerung oft durch Infarkt
Akuter Herzinfarkt evtl. bogenförmige Verkalkung in der DL	meist normal; bei linksventrikulärer Vergrößerung zusätzlich Lungenvenenstauung, umschriebene Vorbuckelung der Kontur
Arterielle Hypertonie idiopathisch; als evtl. Grundkrankheit M. Cushing, Aortenisthmusstenose (s.u.), renaler Hochdruck u.a.	zuerst fast normal (nur linksventrikuläre Hypertrophie), mit abgerundetem linkem Herzrand, später Dilatation; Aorta ascendens breit, Aorta descendens geschwungen
Hohe linksventrikuläre Auswurfleistung (High output) Anämie,Polycythaemia vera, Hypervolämie, Hyperthyreose, AV-Fisteln, M. Paget, Schwangerschaft	linker Ventrikel vergrößert, Pulmonalarterien und -venen verbreitert
Linksventrikuläre Stauung verschiedene Ursachen, Kardiomyopathie, Mitralinsuffizienz; pulmonalvenöse Stauung durch Druckanstieg retrograd über linkes Atrium	vergrößerter linker Ventrikel, vergrößertes linkes Atrium, pulmonalvenöse Stauung, Pleuraergüsse (rechts, beidseitig)
Kardiomyopathie, Myokarditis Entzündung (rheumatisch, viral, septisch), Infiltration (Amyloidose, Leukämie, Glykogenose), endokrin (Myxödem, Hyperthyreose), toxisch, Mangelkrankheiten	bilaterale Herzvergrößerung, v.a. linker Ventrikel, kann Perikarderguß vortäuschen; pulmonalvenöse Stauung bei linksventrikulärer Insuffizienz
Mitralinsuffizienz meist rheumatischer Klappenfehler, ferner linksventrikuläre Dilatation mit erweitertem Anulus fibrosus, Papillarmuskelschaden. Bei Mitralinsuffizienz linkes Atrium meist größer als bei Mitralstenose, Lungenvenenstauung leichter und seltener	linkes Atrium vergrößert (z.T. extrem), linker Ventrikel vergrößert, Aortenbogen normal
Aortenstenose angeborener oder rheumatischer Klappenfehler, oder degenerative idiopathische kalzifizierende Stenose; rheumatischer Klappenfehler meist mit Mitralfehler kombiniert; DL für Klappenverkalkungen!	zunächst normal groß, mit abgerundeter Spitze; dann Vergrößerung von linkem Ventrikel und Atrium, pulmonalvenöse Stauung, betonte Pulmonalarterien und rechtsventrikuläre Ausflußbahn; valvuläre Aortenstenose mit poststenotischer Dilatation der Aorta ascendens ➤

9

➤ Vergrößerung des linken Ventrikels

Diagnose/Kommentar	Röntgenbefund
Aorteninsuffizienz meist rheumatisch; infektiös (Endokarditis), Syphilis, Marfan-Syndrom, Aortendissektion; angeborene Aorteninsuffizienz meist durch bikuspidale Aortenklappe	linker Ventrikel vergrößert (Hypertrophie und Dilatation), Aorta ascendens und Aortenbogen ektatisch; bei Linksventrikelversagen relative Mitralinsuffizienz, Vergrößerung des linken Atriums und pulmonalvenöse Stauung
Aortenisthmusstenose „Erwachsenentyp" mit Einengung dicht unterhalb des Ductus arteriosus, „infantiler" Typ mit längerstreckiger Einengung oberhalb des Ductus (dabei Rechts-links-Shunt obligatorisch); häufig bei Turner-Syndrom	linker Ventrikel vergrößert; typische Aortenkontur mit doppelter Vorwölbung links im prä- und poststenotischen Segment („Zeichen der 3"; „Epsilonzeichen" oder „umgekehrte 3" im Ösophagogramm), Rippenusuren
Links-rechts-Shunts meist VSD oder Ductus arteriosus (Botalli) apertus, Endokardkissendefekt, aortopulmonales Fenster, persistierender Truncus arteriosus	linkes Atrium vergrößert, Lungengefäßzeichnung vermehrt, Pulmonalarterien vergrößert, rechtes Atrium und rechrer Ventrikel evtl. vergrößert
Rechts-links-Shunt oder gekreuzter Shunt Trikuspidalatresie, Transposition der großen Gefäße, Pulmonalstenose mit intaktem Kammerseptum	je nach kardialem Grundleiden
Endokardfibroelastose diffuse Verdickung des linksventrikulären Endokards durch Bindegewebe, häufigste Ursache einer Herzinsuffizienz im 1. Lj.	kugelige Herzvergrößerung, linker Ventrikel hypertrophiert und dilatiert, linkes Atrium vergrößert durch begleitende Mitralinsuffizienz, kleiner Aortenbogen, pulmonalvenöse Stauung bei kongestiver Herzinsuffizienz

9

Umschriebene Vorwölbung des oberen linken Herzrandes

(engl.: „Third Mogul", d.h. „Dritte (Schnee)wächte")

Ursachen:

1. Aneurysma des linken Ventrikels; Z. n. Infarkt
2. vergrößertes linkes Herzohr (linkes Atrium); bei erworbenen oder angeborenen Klappenfehlern
3. Perikardzyste
4. Perikarddefekt
5. Adhäsion des Perikards; postop.
6. Aneurysma der Koronararterien; z.B. Kawasaki-Syndrom
7. Aneurysma des Sinus Valsalvae
8. Tumor des Perikards oder Myokards
9. komplexe Herzfehler; z.B. Fallot-Tetralogie, Transposition der großen Gefäße, Ebstein-Anomalie, korrigierte Transposition oder univentrikuläres Herz (gemeinsamer Ventrikel) mit linksseitiger Aorta ascendens

Herzform bei Hypertonus („hypertone Herzkrankheit", HHD)

1. Linker Ventrikel vergrößert sich nach links, erscheint abgerundet
2. Aortenknopf wird prominenter, Herztaille schmaler
3. Aorta verlängert sich (betrifft die ganze Aorta thoracalis), Pulsationen bleiben normal (DD zur Aorteninsuffizienz)
4. evtl. Zwerchfell angehoben (verminderte Vitalkapazität)
5. mögliche Begleitzeichen: Pleuraerguß, Lungenödem, Herzversagen
6. Endstadium: linksventrikuläres Versagen, „Mitralisierung" mit Vergrößerung des linken Atriums, Lungenvenenstauung, Vergrößerung des rechten Ventrikels

Herzform bei ischämischer Herzkrankheit („koronare Herzkrankheit", IHD)

1. Herzform, -größe oft normal
2. linksventrikuläre Vergrößerung bei längerem Verlauf mit bindegewebigem Ersatz von Myokard, evtl. mit Verkalkung
3. Bei akutem, massivem Infarkt: schwere Lungenvenenstauung, Lungenödem, dabei normale Herzgröße
4. Aneurysma der Ventrikelwand nach Infarkten: schulterförmige Konturanhebung des linken Ventrikels
5. Verkalkungen und Thromben im Aneurysma möglich

Herzform bei Kardiomyopathien

Primäre Kardiomyopathien (3 Formen)

Kongestive (dilatative) Kardiomyopathie (CCM, DCM) mit Vergrößerung der Ventrikel ohne Dickenzunahme des Myokards.

1. Herz dilatiert, Vergrößerung der Ventrikel, evtl. auch der Atrien; Kontraktilität vermindert
2. pulmonalvenöse Stauung; Stauung im großen Kreislauf (V. cava dilatiert)

Hypertrophische Kardiomyopathie (HCM) mit Verdickung des Myokards und Einengung des Ventrikellumens.

1. Herzform, -größe oft normal
2. häufig mit Mitralinsuffizienz
3. evtl. Vergrößerung mit Vorwölbung des linken Randes und abgerundeter Spitze
4. Spätstadium mit Versagen des linken Ventrikels, stärkere Kardiomegalie (wie kongestive Kardiomyopathie) meist durch Dilatation des rechten Ventrikels und der Atrien
5. DD: Mitralinsuffizienz, Aortenstenose, im Spätstadium kongestive Kardiomyopathie

➤

➤ Herzform bei Kardiomyopathien

Restriktive (obliterative) Kardiomyopathie (RCM, OCM) mit Behinderung der ventrikulären Füllung durch Endomyokardfibrose, Endocarditis fibroplastica oder Amyloidose; Beteiligung der Trikuspidal- und Mitralklappe

1. Herzform, -größe oft normal
2. evtl. Verkalkung in der Wand

Sekundäre Kardiomyopathien

Ursachen: Myokarditis (Viren, Bakterien, Pilze und Protozoen, Echinokokkus, Trichinen), physikalische Schäden (Strahlung, Hitze), Sarkoidose, toxisch (Alkohol u.a), metabolisch (Schilddrüsenfunktionsstörung, Kaliumstoffwechselstörung), Speicherkrankheiten, Karzinose, Leukämie

1. keine typischen Formveränderungen des Herzens, oft Herzform, -größe normal
2. Dilatation möglich, in schweren Fällen wie kongestive Kardiomyopathie (s.o.)
3. Dilatation reversibel bei reinem Myokardbefall; Endokardbefall kann Klappenschäden verursachen, dann Röntgenbefunde entsprechend der betroffenen Klappe

Herzform bei Herztumoren

Benigne Tumoren

9

Myxom
meist im linken oder rechten Atrium (3:1); 30.-60. Lj.; m/f 3:1
Embolien in den großen bzw. kleinen Kreislauf

1. Herzform, -größe manchmal normal
2. Obstruktion der Mitral- bzw. Trikuspidalklappe
   a) Vergrößerung des linken Atriums, wie Mitralklappenstenose, ohne prominentes Vorhofsegment
   b) Vergrößerung des rechten Atriums, wie „isolierte" Trikuspidalklappenstenose; rechter Herz-Zwerchfell-Winkel ausgefüllt wie bei Perikardzyste

Rhabdomyom, Fibrom, Hamartom, Angiom
intramurale Lage, später Wachstum in das Lumen

1. unspezifische Röntgenzeichen
2. Dilatation mit Stauungen wie bei Kardiomyopathie möglich
3. DD: Perikarderguß, Ebstein-Anomalie, Trikuspidalinsuffizienz, Kardiomyopathie
4. erhebliche Kardiomyopathie bei Kindern ist verdächtig auf Herztumor

Maligne Tumoren

Sarkom
eher rechte Herzseite betroffen, oft mit Perikardbefall

1. unspezifische Röntgenzeichen, wie andere intramurale Tumoren (s.o.)
2. (maligner) Perikarderguß

➤

➤ Herzform bei Herztumoren

Metastasen
meist von Melanom, Mamma-Ca., Bronchial-Ca., M. Hodgkin; Befall v.a. der Ventrikelwände,
meist Perikardbefall

1. unspezifische Röntgenzeichen, wie andere intramurale Tumoren (s.o.)
2. Perikarderguß

Herzform bei Mitralstenose

Ursachen: meist rheumatische Endokarditis; funktionell bei Aorteninsuffizienz, selten bei Herztumoren

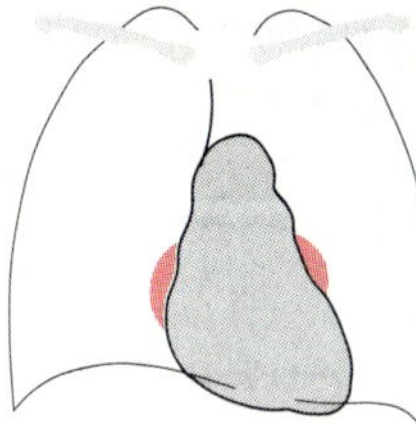

1. prominentes linkes Atrium mit vermehrter Pulsation (pa-Bild)
2. linkes Atrium nach hinten und oben vergrößert (Seitenbild)
3. Doppelkontur des rechten Herzrandes durch den Vorhofkernschatten
4. linker Hauptbronchus angehoben
5. Ösophagus nach hinten und rechts verlagert
6. Pulmonalvenen erweitert
7. Pulmonalarterien erweitert
8. Vergrößerung des rechten Ventrikels (Spätzustand), mit Normalisierung der zuvor erweiterten Pulmonalarterien
9. bei reiner Stenose linker Ventrikel nicht vergrößert
10. evtl. Mitralklappenverkalkung

Herzform bei Mitralinsuffizienz

In der Regel mit Mitralstenose kombiniert; Ursachen: rheumatische oder bakterielle Endokarditis; ischämischer Papillarmuskelschaden; Mitralklappenprolaps funktionell bei linksventrikulärer Dilatation, evtl. postoperativ nach Mitralklappenersatz (MKE)

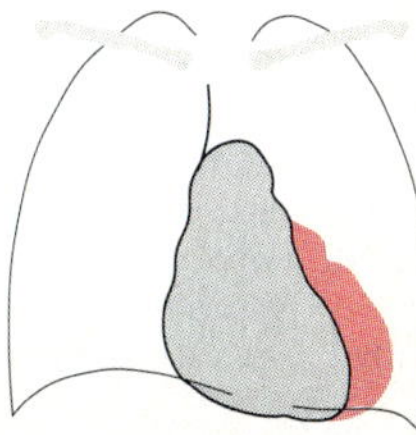

1. vergrößerter linker Ventrikel, abgerundete Kontur
2. linkes Atrium nach rechts, hinten und oben vergrößert
3. linker Hauptbronchus angehoben bzw. Hauptbifurkation aufgespreizt
4. Ösophagus nach hinten und rechts verlagert
5. Pulmonalvenen meist nicht erweitert
6. Pulmonalarterien evtl. erweitert
7. Vergrößerung des rechten Ventrikels (Spätzustand), mit Normalisierung der zuvor erweiterten Pulmonalarterien
8. evtl. Mitralklappenverkalkung

Herzform bei Aortenklappenfehlern (Insuffizienz und Stenose)

Ursachen: rheumatische Endokarditis, atherosklerotisch, bakterielle Endokarditis, Aortenaneurysma, Lues, Marfan-Syndrom

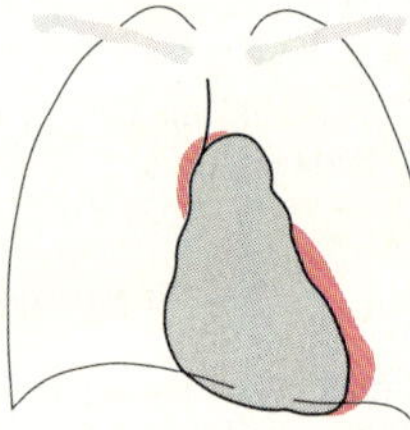

1. Vergrößerung des linken Ventrikels, abgerundete Spitze; vermehrte Pulsationsbewegungen
2. Aortenklappe und/oder -klappenring evtl. verkalkt
3. Aorta diffus vergrößert, mit vermehrter Pulsationsamplitude; bei rheumatischen Aortenklappenfehlern nur leichte Vergrößerung der Aorta
4. sekundär „Mitralisierung", Rückstau, Mitralinsuffizienz, linksventrikuläres Versagen

Herzform bei Trikuspidalklappenfehlern (Stenose und Insuffizienz)

Ursachen: fast immer kombiniert mit rheumatischen Mitral- oder Aortenklappenfehlern; meist überwiegt die Insuffizienz

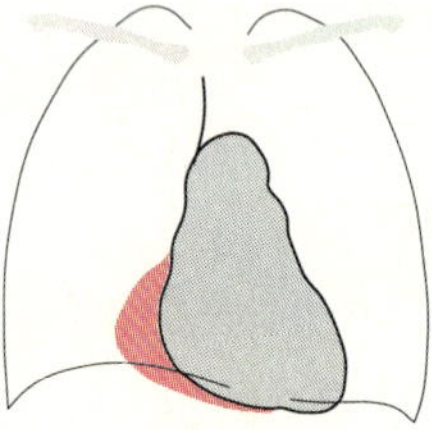

Stenose

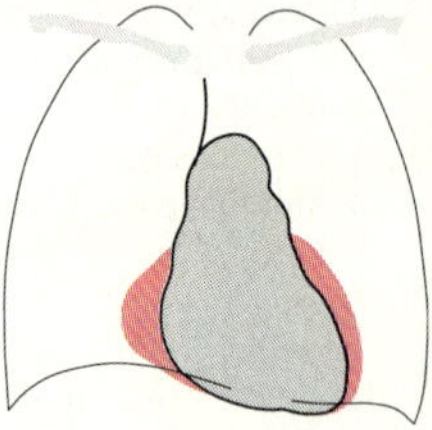

Insuffizienz

1. rechtes Atrium nach rechts vergrößert, rechter Ventrikel vergrößert
2. erweiterte V. cava mit vermehrter Pulsation
3. keine oder mäßige Lungenvenenstauung
4. rechte Zwerchfellhälfte evtl. angehoben wegen Rückstau in die Leber
5. kombinierter Fehler von Trikuspidal-, Mitral- und Aortenklappe führt zu Dilatation aller Herzkammern, das Herz erscheint kugelig; dadurch kongestive Kardiomyopathie oder Perikarderguß vorgetäuscht: Sonographie!

Herzform bei kombinierten Klappenfehlern (Mitral-, Aorten- und Trikuspidalklappe gemeinsam betroffen)

1. vergrößerter linker Ventrikel, abgerundet
2. vergrößertes linkes Atrium
3. vergrößertes rechtes Atrium und rechter Ventrikel
4. erweiterte und vermehrt pulsierende Pulmonalarterien
5. evtl. rechte Zwerchfellhälfte angehoben
6. bei Herzinsuffizienz nähere Unterscheidung nicht sicher möglich
7. bei zusätzlichem Perikarderguß keine weitere Unterscheidung möglich

Herzform bei Pulmonalklappenfehler

Ursache: Klappenstenose
valvulär, sub- und supravalvulär; mit und ohne ASD oder VSD

bei reiner Pulmonalklappenstenose:

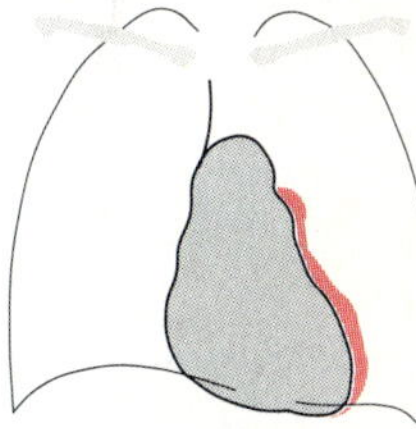

1. verbreiterter rechter Ventrikel
2. poststenotische Verbreiterung der Hauptäste und der linken Äste der Pulmonalarterie
3. periphere Pulmonalarterien nicht beteiligt

mit ASD (ohne VSD) = Fallot-Trilogie:

1. rechtes Atrium und rechter Ventrikel vergrößert
2. Lungengefäßzeichnung vermindert

mit infundibulärer Stenose:

abgeflachtes Pulmonalsegment

Vergrößerung des Aortenschattens

Aorta ascendens

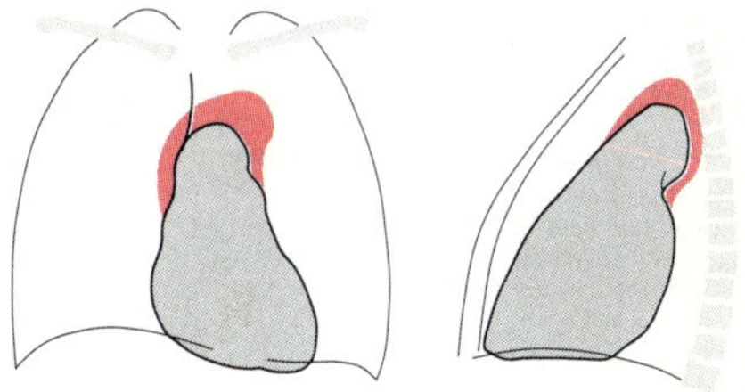

1. Aortenrand nach rechtslat. verbreitert, ragt über den rechten Vorhofrand hervor (ap)
2. Aorta kann die V. cava sup. komprimieren, Sternum und Rippen arrodieren
3. bei Aneurysma expansive Pulsation (DL)
4. scharfe Begrenzung (außer bei Ruptur)

Arcus aortae

1. Aortenknopf > 4 cm Durchmesser
2. Trachea und Ösophagus nach rechts hinten verlagert
3. linker Hauptbronchus nach unten rechts verlagert und komprimiert
4. evtl. Phrenikuslähmung links mit Zwerchfellhochstand
5. bei Aneurysma expansive Pulsation (DL)
6. scharfe Begrenzung (außer bei Ruptur)

Aorta descendens

1. Ösophagus oben nach rechts vorn verlagert, unten nach links (hängt beides von Ausdehnung der Aortenverbreiterung ab)
2. Aorta kann die V. cava sup. komprimieren, Sternum und Rippen arrodieren
3. bei Aneurysma expansive Pulsation (DL)
4. scharfe Begrenzung (außer bei Ruptur)

➤

➤ Vergrößerung des Aortenschattens

Diagnose/Kommentar	Röntgenbefund
Arteriosklerose degenerative Altersveränderung; bei Jüngeren durch Hypertonie, Diabetes und Fettstoffwechselstörungen	Elongation und Dilatation; lineare Intimaplaqueverkalkungen
Hypertonus Belastung des linken Ventrikels mit konzentrischer Hypertrophie, kann dilatieren, dann linker Ventrikel vergrößert	Aorta geschwungen (v.a. Aorta ascendens)
Aortenaneurysma Ursachen: Arteriosklerose, Medianekrose (Marfan-Syndrom), Lues, mykotisches Aneurysma, Trauma	spindelförmige oder ovale, homogen dichte Raumforderung in untrennbarem Zusammenhang mit dem Aortenschatten; evtl. allgemeine Aortenektasie; Wandverkalkungen
Aneurysma dissecans Ursachen: Arteriosklerose, Hypertonus, Trauma, Aortenstenose, Aortenisthmusstenose, Medianekrose (Marfan-Syndrom) Stadieneinteilung s.S. 352	zunehmende Verbreiterung des Aortenschattens, evtl. Konturunregelmäßigkeit; Intimaverkalkung von der Wandkontur distanziert (über 4 mm)
Aortitis luetica kann Entzündung des Aortenklappenrings und Aorteninsuffizienz verursachen; in 1/3 Koronarostienstenosen, ischämische Herzkrankheit	verbreiterte Aorta ascendens, häufig Wandverkalkung
Takayasu-Syndrom Arteriitis, Medianekrose; angiographisch glatte Gefäßverengungen, „pulseless disease"	Ektasie und Konturunregelmäßigkeit (v.a. Arcus aortae)
Kollagenosen Marfan-Syndrom, Pseudoxanthoma elasticum, bei Osteogenesis imperfecta, Ehlers-Danlos-Syndrom	allgemeine Verbreiterung des Aortenschattens; Aneurysma, Dissektion
Aortenstenose angeborener oder rheumatischer Klappenfehler, oder degenerative idiopathische kalzifizierende Stenose; verbreiterter linker Herzrand	valvuläre Aortenstenose mit poststenotischer Dilatation der Aorta ascendens
Aorteninsuffizienz meist rheumatisch; infektiös (Endokarditis), Syphilis, Marfan-Syndrom, Aortendissektion; im Verlauf oft relative Mitralinsuffizienz, Vergrößerung des linken Atriums und pulmonalvenöse Stauung	Aorta ascendens und Aortenbogen mäßig erweitert; linker Ventrikel vergrößert
Aneurysma des Sinus Valsalvae meist Sinus über der rechten Tasche der Aortenklappe; bei Ruptur (v.a. in rechten Ventrikel) Links-rechts-Shunt	glatte Vorwölbung am rechten vorderen Herzrand; evtl. bogige Verkalkung

9

➤

➤ Vergrößerung des Aortenschattens

Diagnose/Kommentar	Röntgenbefund
Aortenisthmusstenose „Erwachsenentyp“ mit Einengung dicht unterhalb des Ductus arteriosus, „infantiler“ Typ mit längerstreckiger Einengung oberhalb des Ductus (dabei Rechts-links-Shunt obligatorisch); häufig bei Turner-Syndrom	verbreiterte Aorta ascendens, typische Aortenkontur mit doppelter Vorwölbung links im prä- und poststenotischen Segment („Zeichen der 3“; „Epsilonzeichen“ oder „umgekehrte 3“ im Ösophagogramm), Rippenusuren
Pseudocoarctatio aortae Vorwölbung der Aorta am Lig. arteriosum, Dilatation vor und hinter dem Ligament; kann wegen hoher Lage einen Mediastinaltumor vortäuschen	Doppelbogen wie bei Aortenisthmusstenose; keine Rippenusuren
Offener Ductus arteriosus verbreiterter Aortenbogen als DD-Kriterium gegenüber anderen Links-rechts-Shunts (ASD, VSD)	Vergrößerung von linkem Vorhof, Ventrikel, Aortenbogen, pulmonalem Ausflußtrakt, vermehrte Lungengefäßzeichnung; kleine umschriebene Vorwölbung am linken Aortenrand unterhalb des Arkus durch das dilatierte aortale Ende des Ductus (Infundibulum)
Persistierender Truncus arteriosus gemeinsamer Abgang aus den beiden Ventrikeln, durch fehlende Unterteilung des Truncus arteriosus in Aorta und Truncus pulmonalis	Aorta ascendens vorgewölbt
Fallot-Tetralogie mit schwerer Pulmonalstenose Abfluß aus beiden Ventrikeln in die Aorta; ähnlich bei Truncus arteriosus Typ IV (Pseudotruncus arteriosus); bei Fallot-Mißbildung auch Lageanomalien des Aortenbogens	Vorwölbung der Aorta ascendens und des Aortenbogens
Korrigierte Transposition Transposition der Abgänge von Truncus pulmonalis und Aorta mit gleichzeitiger Inversion der Ventrikel und Atrioventrikularklappen	glatte Vorwölbung am oberen linken Herzrand statt normaler Doppelkontur von Pulmonalsegment und Aortenbogen

Aortenbogenanomalien

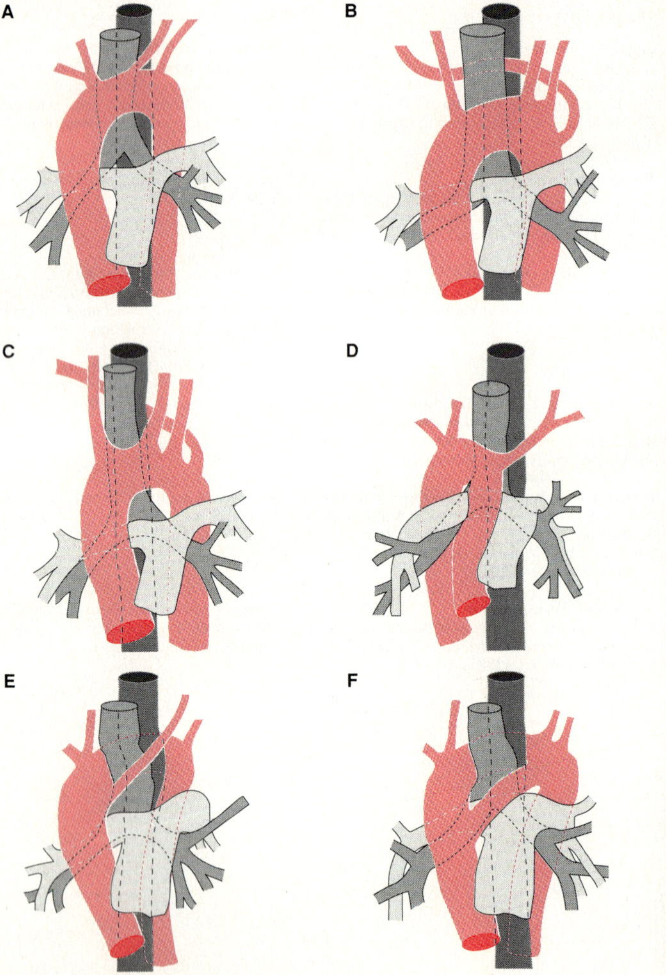

A Arcus aortae sinister (Normalfall)
B Arcus aortae sinister mit aberrierender A. subclavia dextra, anteösophageale Kreuzung
C Arcus aortae sinister mit aberrierender A. subclavia dextra, retroösophageale Kreuzung
D Arcus aortae dexter, vorderer Typ (=Typ 1)
E Arcus aortae dexter, hinterer Typ (=Typ 2)
F Arcus aortae duplex

Entstehung von Aortenbogenanomalien nach Edwards

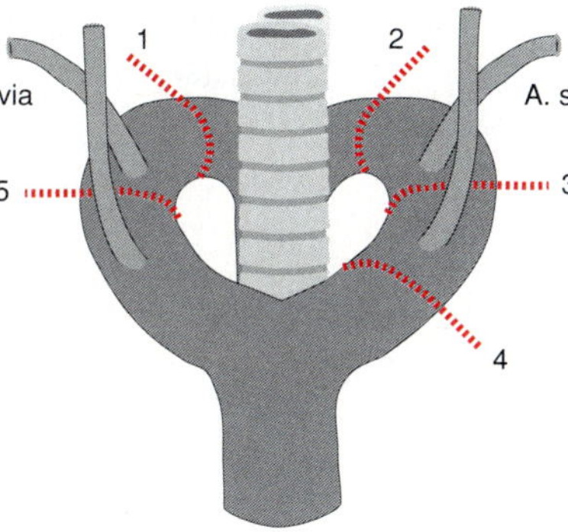

Modell des hypothetischen doppelseitigen Aortenbogens nach Edwards

Unterbrechung an den bezeichneten Positionen 1-5 führt zu:

1 normaler linker Aortenbogen, normale Abgänge
2 rechtsseitiger Aortenbogen, Abgänge spiegelbildlich zu 1
3 rechtsseitiger Aortenbogen, aberrierende linke A. subclavia (als letzter Abgang des Bogens)
4 rechtsseitiger Aortenbogen, aberrierender Truncus brachiocephalicus (als letzter Abgang des Bogens)
5 linksseitiger Aortenbogen, aberrierende rechte A. subclavia (als letzter Abgang des Bogens)

Arcus aortae dexter

nach Chapman/Nakielny (1995)

Rö:

1. Aortenknopf liegt rechts
2. Aortenknopf fehlt links
3. Trachea in Mittelposition oder leicht nach links verlagert

Vorkommen bei	Relative Häufigkeit (%)
Einfacher VSD	3
Pulmonalatresie mit VSD	25
Fallot-Tetralogie	25
Transposition der großen Gefäße	20
Trikuspidalatresie	5
Truncus arteriosus	50

Anomalien der großen Gefäße/Gefäßring: Impression von Trachea und Ösophagus

Anomalie	Verlauf	Rö-Zeichen/ Impression	Untersuchung
Arcus aortae duplex	beidseitig von Trachea/ Ösophagus	Trachea ventral rechts, Ösophagus dorsal links	Thorax pa., seitl., DL, Ösophagogramm
Anomaler Truncus brachiocephalicus	Ursprung links der Trachea, kreuzt diese ventral	Trachea ventral	Thorax seitl., DL
Aberrierende rechte A. subclavia (A. lusoria)	Ursprung als letzter Aortenbogenast, kreuzt dorsal des Ösophagus	Ösophagus dorsal von links unten nach rechts oben	Ösophagogramm
Arcus aortae dexter mit aberrierender linker A. subclavia	Spiegelbild zu A. lusoria	Ösophagus dorsal	Ösophagogramm
Distaler Anteil des Arcus aortae dexter	Aorta kreuzt von rechts der Trachea nach links prävertebral	Ösophagus dorsal	Ösophagogramm
Zervikaler Aortenbogen	hoher Verlauf des Aortenbogens, rechts oder links apikal bis zervikal	Aortenknopf fehlt, hohe Trachealimpression dorsal	Thorax seitl.
Aberrierende linke Pulmonalarterie (Pulmonalarterienschleife, „pulmonary sling")	Abgang nach rechts mit der rechten Pulmonalarterie, kreuzt im Bogen zwischen Trachea und Ösophagus nach links	Trachea dorsal, Ösophagus ventral	Thorax seitl., Ösophagogramm
Isolierte linke A. subclavia	Abgang aus linker Pulmonalarterie oder linker A. vertebralis (angeborenes Subclavian-steal-Syndrom)	–	–
Alle o.g.			auch in Angiographie, CT und MRT sichtbar

9

Kleine Aorta (Pars ascendens und Arcus)

Diagnose/Kommentar	Röntgenbefund
Links-rechts-Shunt (ASD) Aortendurchfluß vermindert durch intrakardialen Shunt	kleine Aorta, vermehrte Lungengefäßzeichnung, rechtes Atrium und rechter Ventrikel und Ausflußtrakt vergrößert
Links-rechts-Shunt (VSD) Aortendurchfluß vermindert durch Shunt vom linken Herzen zur Lunge	kleine Aorta, vermehrte Lungengefäßzeichnung, rechter Ventrikel und Ausflußtrakt vergrößert, linkes Atrium vergrößert
Aortenisthmusstenose (infantiler Typ) präduktale Aorteneinengung; offener Ductus arteriosus, oft VSD	kleine oder normal große Aorta, pulmonalvenöse Stauung, biventrikulär rechts betont vergrößertes Herz
Endokardkissendefekt Links-rechts-Shunt, verminderter Aortendurchfluß	kleine Aorta, kugelförmiges Herz, vermehrte Lungengefäßzeichnung
Hypoplastisches linkes Herz linke Herzhälfte unterentwickelt, mit Aortenklappen- oder Mitralklappenhypoplasie oder -atresie; intrakardialer Links-rechts-Shunt über offenes Foramen ovale, proximale Aorta (vor dem Duktus) wird retrograd durchflossen	kleine Aorta, kugelförmig vergrößertes linkes Herz, schwere pulmonalvenöse Stauung
Aortenstenose supravalvulär supravalvulärer Aortenbogen stenosiert (DD: valvuläre Aortenstenose hat poststenotische Dilatation der proximalen Aorta)	kleiner Aortenknopf
Mitralstenose verminderter linksventrikulärer Auswurf in die Aorta	kleine Aorta, vergrößertes linkes Atrium, pulmonalvenöse Stauung; evtl. vergrößerter rechter Ventrikel, pulmonale Ausflußbahn und zentrale Pulmonalarterien
Transposition der großen Gefäße Superprojektion von Aorta und Truncus pulmonalis; in seitl. Projektion verbreiterter Gefäßstiel durch die vor der Pulmonalarterie liegende Aorta	Gefäßstiel eng (ap-Bild) durch Rotation
Endokardfibroelastose, Kardiomyopathie häufig pulmonalvenöse Stauung	kleine Aorta, vergrößertes Herz
Obstruktive Perikarditis Perikardverkalkungen	kleine Aorta, Herz normal groß oder klein

Coarctatio aortae

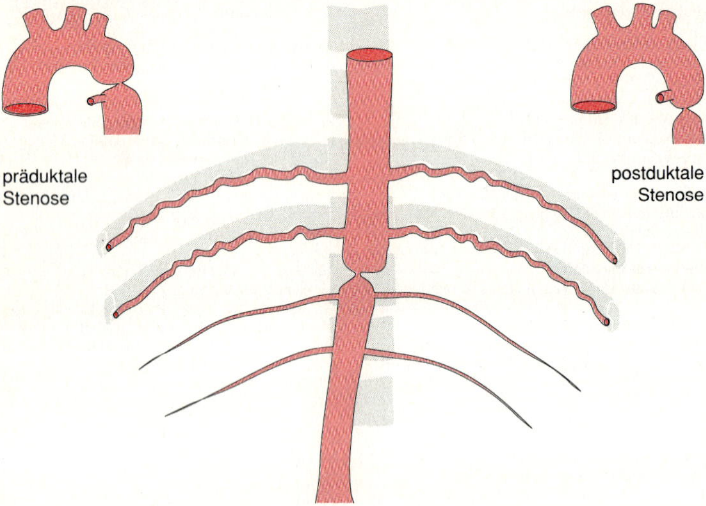

Rippenusuren durch elongierte und verbreiterte Interkostalgefäße (Kollateralkreislauf zur poststenotischen Aorta)

9

Disseziertes Aortenaneurysma nach DeBakey

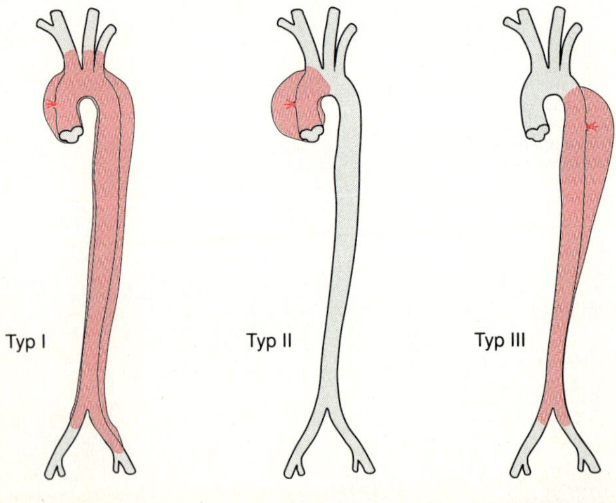

Disseziertes Aortenaneurysma

Klassifikation nach DeBakey (1964)

Typ I: Die Dissektion umfaßt die Aorta ascendens, den Arkus und die Aorta descendens
(distale Ausdehnung variabel)
Häufigkeit etwa 30-65%

Typ II: Die Dissektion umfaßt die Aorta ascendens bis zum Abgang des Truncus brachiocephalicus
Häufigkeit etwa 15-25%

Typ III: Die Dissektion umfaßt die Aorta descendens, Ursprung in Höhe des Aortenisthmus, distal vom linken A.-subclavia-Abgang
(distale Ausdehnung variabel)
Häufigkeit etwa 20-50%

Stanford-Klassifikation

Unterscheidungskriterium ist Beteiligung der Aorta ascendens, unabhängig von Ursprungslokalisation oder Ausdehnung

Typ A: Die Dissektion umfaßt dieAorta ascendens, Ausdehnung nach distal beliebig

Typ B: Die Dissektion umfaßt Aortenbogen und/oder Aorta descendens, sie spart die Aorta ascendens aus

Untersuchungstechniken: Rö-Thorax und DL, US, CT mit KM, MRT, Angiographie

Zeichen: Verbreiterter Aortenschatten, evtl. rasche Veränderung im Verlauf, unregelmäßiger Rand, Separation von Intimaverkalkungen vom Rand (über 4 mm); im US, CT und MRT doppeltes Lumen und Intimadissekat; im Angiogramm wahres und falsches Lumen, Kommunikationsstelle zwischen beiden, Beziehung zu den Gefäßabgängen

Aortenruptur

Ursachen:

1. Aortenaneurysma, Dissektion
2. Trauma (v.a. Dezelerationstrauma bei Aufprall bzw. Verkehrsunfall), Prädilektionsstelle in der Aorta ascendens direkt oberhalb der Klappe und am Aortenisthmus

Rö:

1. Mediastinalverbreiterung
2. Trachealverdrängung nach rechts
3. Verlagerung des linken Hauptbronchus nach kaudal
4. evtl. Verlagerung einer Magensonde nach rechts
5. abnorme Aortenkontur
6. unscharfe Grenze des Aortenknopfes
7. Doppelkontur des Aortenbogens
8. Pleuraerguß links (Hämatothorax)
9. Verschattung der linken Pleurakuppel, durch Erguß bzw. Blut (engl.: „left apical cap“)

Pulmonalarterien als hiläre Raumforderungen

nach Reed (1991)

Große Pulmonalarterien

1. Linksherzversagen, Mitralstenose, Vorhofmyxom (links)
2. Emphysem
3. chronisch-interstitielle Lungenerkrankungen
4. Lungenembolie (akut, chronisch)
5. portale Hypertension
6. metastatische Tumorembolie
7. idiopathische pulmonalaterielle Hypertonie
8. kardiale Shunts (Ventrikelseptumdefekt, Atriumseptumdefekt, Ductus arteriosus Botalli apertus, Truncus arteriosus, Transposition der großen Gefäße)

Pulmonale Hypertonie

Formen, Rö-Zeichen

1. **Widerstandserhöhung im Lungenparenchym bzw. in der Lungenstrombahn:**
   zentral verbreiterte Pulmonalarterien, peripher schmale Pulmonalarterien;
   Kalibersprung, „helle" Lungenperipherie;
   akute Ursachen (z.B. Lungenarterienembolien),
   chronische Ursachen (z.B. Emphysem, interstitielle Fibrose);
   auch nach längerer Druckerhöhung (s.u.).

9

2. **Druck-, Volumenerhöhung infolge Links-rechts-Shunt:**
   Verbreiterung der Pulmonalarterien von zentral bis in die Peripherie, dort verstärkte arterielle Vaskularisation;
   zentral hyperkinetische Hili („Hilustanzen");
   langanhaltende Druckerhöhung führt zu peripherer Vasokonstriktion und zu Widerstandserhöhung (s.o.); Mechanismus der Shuntumkehr.

Das Ausmaß der zentralen Dilatation gibt graduell die Schwere der Druckerhöhung an.

Der Übergangspunkt zwischen zentraler Dilatation und peripherer Konstriktion liegt auf dem Niveau der Lobärarterienabgänge; wenn vorher eine Dilatation der Arterien vorlag, liegt der Übergangspunkt zur Konstriktion weiter peripher.

Situs und kardiale Position

„Situs" beschreibt die Lage der Vorhöfe, des Tracheobronchialbaumes, der Pulmonalarterien, Thorax- und Baucheingeweide.
„-Version" beschreibt die Position des kardialen Apex.

Situs solitus (normaler Situs)

Links liegen: das morphologisch linke Atrium, der Aortenbogen, die Magenblase, der hyparterielle Bronchus und die bilobäre Lunge.
Rechts liegen: das morphologisch rechte Atrium, der eparterielle Bronchus und die trilobäre Lunge.
Abdomineller Situs solitus: Leber und V. cava inferior liegen rechts.

➤

➤ Situs und kardiale Position

Kardialer Situs solitus: das morphologisch linke Atrium liegt links;
mit Lävokardie (normal): angeborener Herzfehler unwahrscheinlich,
mit Dextrokardie: angeborener Herzfehler wahrscheinlich.

Situs inversus (Spiegelbild der Normalposition)

Abdomineller Situs inversus: spiegelbildliche Position der Abdominalorgane.
Kardialer Situs inversus: das morphologisch linke Atrium liegt rechts, das morphologisch rechte Atrium links;
mit Dextrokardie: angeborener Herzfehler unwahrscheinlich,
mit Lävokardie: angeborener Herzfehler wahrscheinlich.

Situs ambiguus (indeterminiert)

Abdomineller Situs ambiguus: Leber kann in der Mittellinie liegen und symmetrisch sein. Malrotation des Darmes ist typisch.
Kardialer Situs ambiguus: Morphologie der Atrien unbestimmt:
- bilateral rechtes Atrium heißt **rechts-atrialer Isomerismus,**
- bilateral linkes Atrium heißt **links-atrialer Isomerismus;**

mit bilateral rechtem Isomerismus (trilobäre Lunge, eparterieller Bronchus): Aspleniesyndrom,
mit bilateral linkem Isomerismus (bilobäre Lunge, hyparterieller Bronchus): Polyspleniesyndrom.

Dextroversion: wie Situs solitus, aber Apex des Herzens nach rechts gerichtet.

Lävoversion: wie Situs inversus, aber Apex des Herzens nach links gerichtet.

9

Verbreiterte Pulmonalvenen

Verbreiterung aller Venen

Linksherzversagen
Umverteilung mit Kranialisierung

Obstruktion der Mitralklappe oder des linken Atriums
1. Mitralstenose
2. Vorhofmyxom (linkes Atrium)
3. intraatrialer Thrombus (Ventilmechanismus)
4. Cor triatriatum

Obstruktion vor dem Atrium
1. totale Lungenvenenfehlmündung (TAPVR = total anomalous pulmonary venous return)
2. konstriktive Perikarditis
3. Mediastinalfibrose

Isolierte Verbreiterung

Varixknoten der Lungenvene
angeborene aneurysmatische Erweiterung; meist stabile Größe; Ruptur als sehr seltene Komplikation;
meist infrahilär gelegen

Kardiale und perikardiale Verkalkungen

nach Reeder/Bradley (1993); Chapman/Nakielny (1995)

A. Klappen

1. Aortenklappe
a) rheumatische Endokarditis
b) bikuspidale Klappe
c) Sinus-Valsalvae-Aneurysma
d) Altersveränderung
e) Aortitis (Lues, Takayasu-Syndrom)
f) Spondylitis ankylosans

2. Mitralklappe
a) rheumatische Endokarditis

3. Pulmonalklappe
a) pulmonale Hypertension
b) Klappenstenose
c) Fallot-Tetralogie
d) Klappenprothese (nach Op. wegen Fallot-Tetralogie oder Pulmonalatresie)

4. Trikuspidalklappe
a) isolierte Trikuspidalinsuffizienz
b) ASD
c) Pulmonalstenose mit hohem systolischem Druck

B. Myokard/Wand

v.a. im Apex des linken Ventrikels oder seltener in der Wand des linken Ventrikels

1. verkalkter Infarkt
2. Aneurysma
3. nach Myokarditis (v.a. rheumatisches Fieber)
4. Echinokokkus
5. Endokardfibroelastose
6. metastatische Kalzinose (z.B. Hyperparathyreoidismus, Hypervitaminose D)

C. Intrakardial

1. verkalkter Thrombus (mit Infarkt oder Aneurysma)
2. Atriummyxom: größer, gelappt, beweglicher als ein verkalkter Thrombus

D. Perikard

1. nach Perikarditis: rheumatisches Fieber, Tuberkulose, viral, pyogen bzw. bakteriell
2. Urämie
3. posttraumatisch und postoperativ
4. nach Hämoperikard
5. vorgetäuscht durch Koronarverkalkung oder anliegenden verkalkten Asbestoseplaque

E. Anderes

1. Ductus arteriosus oder Lig. arteriosum
2. Koronararterienaneurysma (z.B. angeboren, Atheromatose, Kawasaki-Syndrom)

Herz: Verkalkungen

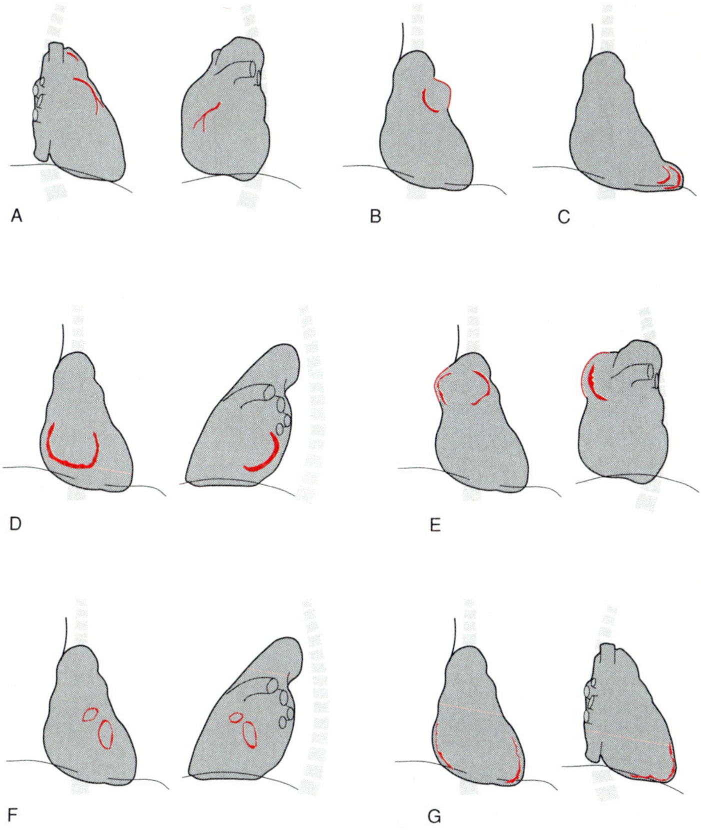

A verkalkte Koronararterien
B verkalkter offener Ductus arteriosus Botalli
C verkalktes linksseitiges Ventrikelaneurysma
D verkalkte linke Atriumwand
E verkalktes Aneurysma des Sinus Valsalvae
F verkalkter Mitral- und Aortenklappenring
G verkalktes Perikard

Angeborene Herzfehler: Anatomische Klassifikation

A. Position
1. Situs inversus
2. Dextroversion
3. Lävoversion

B. Septumdefekte
1. ASD (Ostium primum)
2. ASD (Ostium secundum oder offenes Foramen ovale)
3. Lutembacher-Syndrom (ASD mit Mitralstenose)
4. VSD (hochliegend im membranösen Bereich, kann auch Verbindung von linkem Ventrikel zum rechten Atrium bilden)
5. VSD (tiefliegend im muskulären Bereich)
6. persistierendes Ostium atrioventriculare commune (membranöser VSD mit Primumdefekt des Atriumseptums)

C. Anomalie der großen Gefäße
1. rechtsliegende Aorta (nach vorn oder hinten verlagert, oder doppelter Arkus)
2. Stenose / Atresie der Aorta
3. offener Ductus arteriosus
4. ektope rechte A. subclavia
5. Truncus arteriosus Typ I-III und Typ IV (Pseudotruncus arteriosus)
6. Transposition der großen Gefäße (Aorta entspringt aus dem rechten Ventrikel, Pulmonalarterie aus dem linken Ventrikel; jeweils Kurzschluß im großen und kleinen Kreislauf; Kreuzshunt erforderlich, z.B. offener Ductus arteriosus, ASD oder VSD)
7. korrigierte Transposition der großen Gefäße (Aorta entspringt aus dem arteriellen Ventrikel, die Pulmonalarterie aus dem venösen; beide Ventrikel liegen in etwa vertauschter Position, Aorta aszendiert links, Pulmonalarterie aszendiert rechts)
8. Taussig-Bing-Anomalie (Aorta entspringt dem rechten Ventrikel, Pulmonalarterie reitet auf VSD)
9. ektope linke Pulmonalarterie
10. Aplasie oder Hypoplasie der Pulmonalarterie
11. ektope linke Koronararterie
12. AV-Fistel im Lungenkreislauf

9

D. Klappendefekte
1. Mitralstenose (oft mit Endokardfibroelastose)
2. Lutembacher-Syndrom (Mitralstenose mit ASD)
3. Aortenisthmusstenose, subaortale Stenose (oft mit Klappendefekten)
4. Eisenmenger-Komplex (VSD mit reitender Aorta)
5. Trikuspidalatresie mit Transposition der großen Gefäße
6. Trikuspidalatresie ohne Transposition der großen Gefäße (mit offenem Ductus arteriosus)
7. Ebstein-Anomalie (Trikuspidalklappe tief in den rechten Ventrikel hinein positioniert)
8. isolierte einfache Pulmonalstenose
9. Pulmonalstenose mit ASD (Fallot-Trilogie)
10. Pulmonalstenose mit VSD (Stenose meist infundibulär, mit reitender Aorta = Fallot-Tetralogie)

E. Venenanomalien
1. ektope Lungenvenenmündung (in V. cava sup. oder inf., persistierende linke V. cava, den rechten Vorhof, den Sinus coronarius, die V. azygos oder die V. portae)
2. ektope V. cava sup. oder inf.
3. AV-Fisteln im Lungenkreislauf

F. Angeborene Erkrankungen der Wand
1. Fibroelastose
2. Speicherkrankheiten (Glykogenosen)

Angeborene Herzfehler

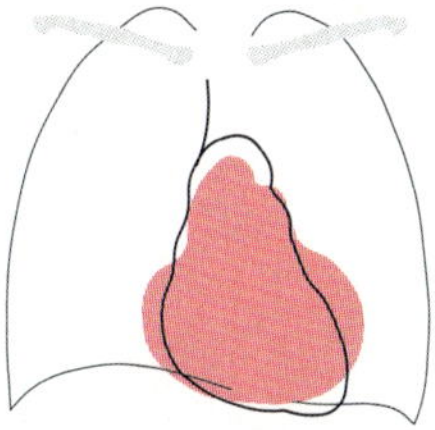

Atriumseptumdefekt (ASD)

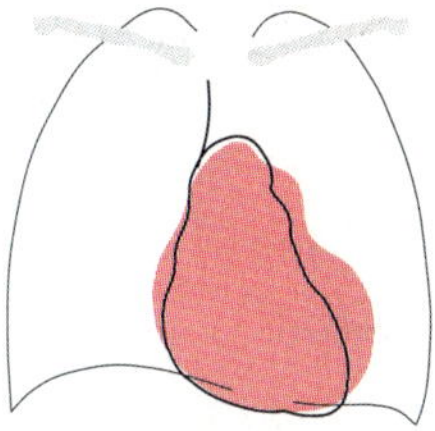

Ventrikelseptumdefekt (VSD)

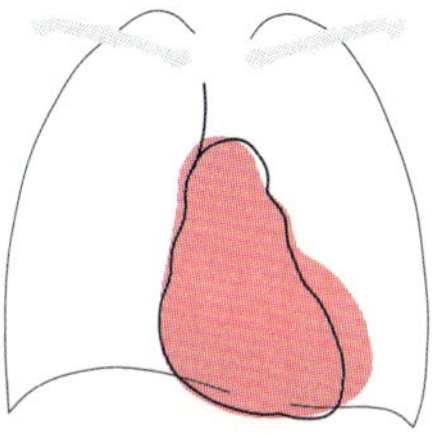

offener Ductus arteriosus

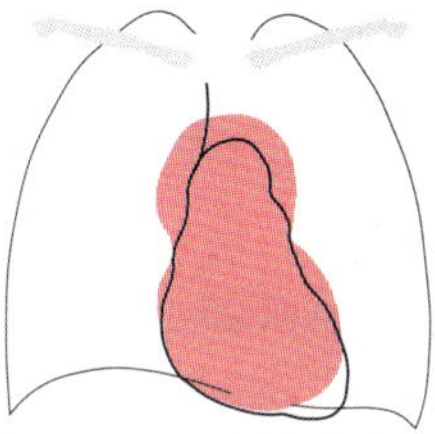

Lungenvenenfehlmündung („Schneemann“)

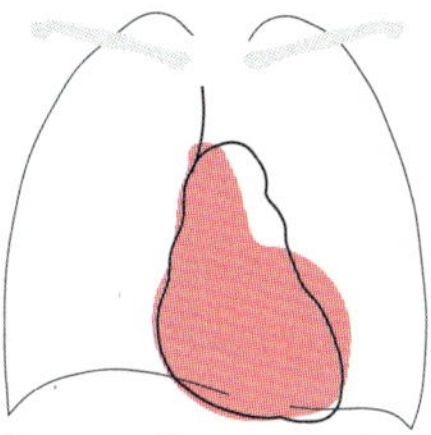

Transposition der großen Gefäße

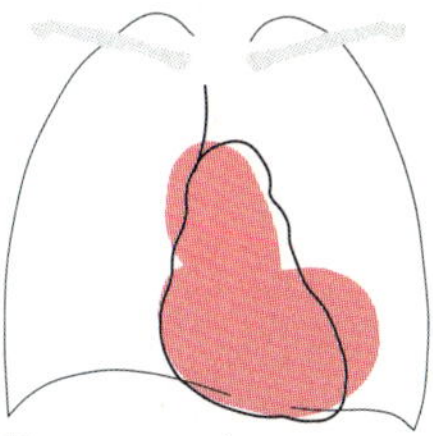

Truncus arteriosus

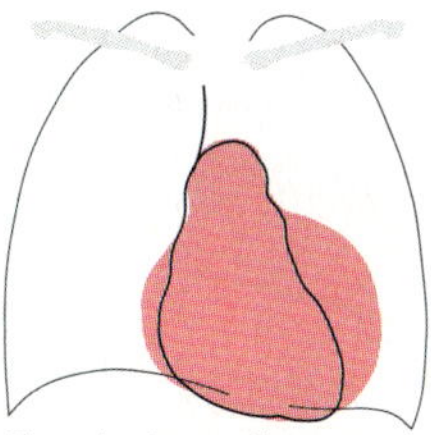

Ebstein-Anomalie

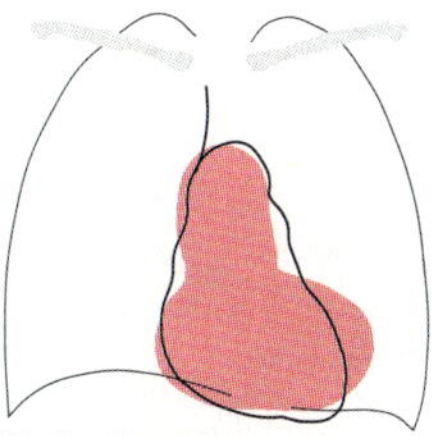

Fallot-Tetralogie

Angeborene Herzfehler: Konturveränderung

nach der Lokalisation: „Was wirkt sich wo aus?“

Rechter Herzrand bzw. rechter Atriumrand (nach rechts verbreitert):
1. ASD mit VSD
2. komplette Transposition der großen Gefäße
3. Taussig-Bing-Anomalie
4. Eisenmenger-Komplex
5. Situs inversus
6. fehlender Aortenbogen

Linker Herzrand (nach links verbreitert):
1. ASD
2. Trikuspidalatresie
3. Pulmonalstenose mit ASD
4. Aortenstenose
5. Truncus arteriosus communis
6. komplette Transposition der großen Gefäße
7. Fallot-Tetralogie
8. Eisenmenger-Komplex
9. Coarctatio aortae

Pulmonalarterien (vermindert):
1. Fallot-Tetralogie
2. Truncus arteriosus Typ IV.

Pulmonalarterie und pulmonaler Ausflußtrakt (vergrößert):
1. ASD
2. VSD
3. reine Pulmonalstenose
4. Trikuspidalatresie mit Transposition der großen Gefäße
5. offener Ductus arteriosus
6. Taussig-Bing-Anomalie
7. Eisenmenger-Komplex

Aortenknopf (vergrößert):
1. offener Ductus arteriosus (mit Links-rechts-Shunt)
2. Fallot-Tetralogie
3. Trikuspidalatresie ohne Transposition
4. Aortenstenose

Aortenknopf (verkleinert):
1. ASD
2. VSD
3. Truncus arteriosus
4. anomaler Rückfluß der Pulmonalvenen
5. Endokardfibroelastose
6. Pulmonalstenose
7. Trikuspidalatresie mit Transposition

Aortenknopf (nicht sichtbar):
1. Pulmonalvenenfehlmündung mit Überlagerung des Aortenbogens durch V. cava sup. oder linksseitige persistierende V. cava

Aortenknopf (Fehllage):
1. Arcus aortae dexter
2. Arcus aortae duplex
3. Coarctatio aortae
4. komplette Transposition der großen Gefäße

Angeborene Herzfehler

	Lungengefäßzeichnung vermehrt	Lungengefäßzeichnung vermindert oder normal
Zyanotisch	**vermehrt** Truncus arteriosus I -III komplette Transposition der großen Gefäße Taussig-Bing-Anomalie Double-Outlet-Right-Ventricle univentrikuläres Herz (= gemeinsamer Ventrikel) Aortenatresie Atrium commune vollständiger Endokardkissendefekt (= AV-Kanal) totale Lungenvenenfehlmündung (TAPVR) Eisenmenger-Reaktion (Umkehr eines Links-rechts-Shunts) hypoplastisches linkes Herz	**vermindert** Fallot-Mißbildung (Trilogie, Tetralogie, Pentalogie) Pseudotruncus arteriosus (= Truncus arteriosus IV) Trikuspidalatresie, -stenose Ebstein-Anomalie (bei offenem Foramen ovale) M. Uhl Pulmonalatresie oder schwere Pulmonalstenose (isoliert oder kombiniert mit ASD, Transposition oder univentrikulärem Herzen) Transposition der großen Gefäße (komplett oder korrigiert) mit VSD und Pulmonalstenose oder -atresie Aspleniesyndrom
Azyanotisch	**vermehrt** ASD VSD offener Ductus arteriosus Endokardkissendefekt (= AV-Kanal-Defekt) aortopulmonales Fenster partielle Lungenvenenfehlmündung Koronararterienfistel Sinus-Valsalvae-Aneurysma mit Ruptur in rechtes Atrium/rechten Ventrikel	**normal** Aortenstenose Aortenisthmusstenose Pulmonalstenose Endokardfibroelastose **normal bis zur Linksherzinsuffizienz im Säuglingsalter** Aortenstenose hypoplastisches linkes Herz Mitralstenose, -insuffizienz Cor triatriatum Fehlabgang der linken Koronararterie aus der Pulmonalarterie Myokardiopathie (Glykogenose, Mukopolysaccharidose)

Links-rechts-Shunt: DD der Röntgenzeichen

nach Reeder/Bradley (1993)

	ASD	VSD	Offener Ductus arteriosus
Pulmonalgefäße peripher	↑	↑	↑
Pulmonalsegment	↑	↑	↑
Linkes Atrium	→	↑	↑
Linker Ventrikel	→	↑, →	↑
Rechtes Atrium	↑	↑, →	→
Rechter Ventrikel	↑	↑	↑, →
Aorta	↓	↓, →	↑
V. cava superior	↓	→	→

↑ = verstärkt
↓ = vermindert
→ = normal

Fallot-Mißbildungen

	Trilogie	Tetralogie	Pentalogie
Pulmonalstenose	+	+	+
Hypertrophie des rechten Ventrikels	+	+	+
Atriumseptumdefekt	+	-	+
Ventrikelseptumdefekt	-	+	+
(Auf dem Defekt) reitende Aorta	-	+	+

+ = gehört zur Mißbildung

9

Truncus arteriosus

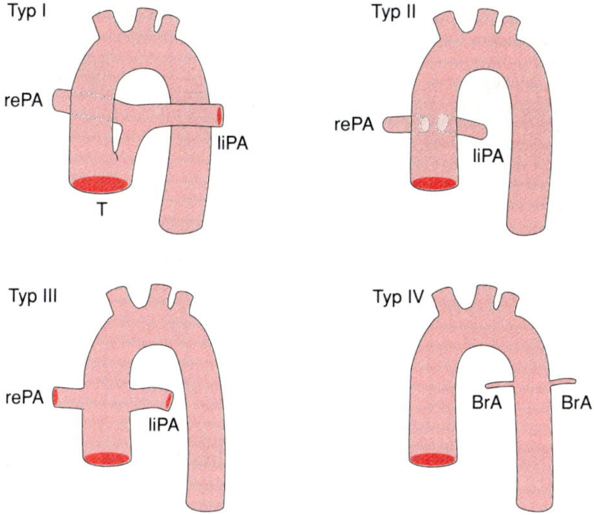

T Truncus
liPA linke Pulmonalarterie
rePA rechte Pulmonalarterie
BrA Bronchialarterie

Gemeinsamer Ursprung von aortaler und pulmonalarterieller Versorgung aus beiden Ventrikeln (Septumdefekt)

Typ I: Ein kurzer Pulmonalarterienstamm entspringt direkt aus dem Truncus arteriosus und gibt den linken und rechten Pulmonalarterienast ab

Typ II und III: Beide Pulmonalarterienäste gehen direkt aus der Hinter- bzw. Seitenwand der Aorta ab

Typ IV: („Pseudotruncus arteriosus"): zentrale Pulmonalarterien fehlen, pulmonalarterielle Versorgung der Lungen aus Bronchialarterien oder anderen systemischen Ästen der Aorta, mit denen periphere Pulmonalarterien anastomosieren

Perikard: Angeborener Defekt

3 Hauptformen:

1. Linksseitiges Fehlen (35-60%): Herz und linke Lunge in gemeinsamer Höhle.
2. Foramen-ähnlicher Defekt (20-35% links, < 5% rechts): Verbindung von Perikardhöhle und Pleuraraum: Gefahr der Einklemmung des linken Vorhofes.
3. Vollständiges Fehlen (9-20%): Verlagerung der Herzachse; Lävoposition; abnorme Herzposition bei Thoraxaufnahmen im Liegen. Volvulus möglich.

Perikarderguß

nach Weiss/Weiss (1990)

Menge nach Sonogramm (Breite systolisch; zirkuläre Verteilung angenommen)

Breite des Flüssigkeitssaums im Perikard	Ergußmenge (ungefährer Richtwert)
2-4 mm	150 ml
5-8 mm	200 ml
9-14 mm	300-500 ml
15-18 mm	600-1000 ml

Raumforderungen im rechten Herz-Zwerchfell-Winkel

nach Reed (1991)

1. epikardiales Fett
2. Perikardzyste (mesotheliale Zyste)
3. Aneurysma
4. verbreitertes rechtes Atrium
5. Zwerchfelläsion
6. primärer Lungentumor
7. Morgagni-Hernie

Verbreiterte Vena cava superior: Ursachen

Volumenbelastung
1. Trikuspidalinsuffizienz
2. totale Pulmonalvenenfehlmündung (suprakardialer Typ)

Obstruktion (Kompression, Infiltration)
1. Mediastinaltumor (primär, sekundär)
2. zentrales Bronchial-Ca.
3. fibrosierende Mediastinitis (idiopathisch, Histoplasmose, nach Strahlentherapie)
4. konstriktive Perikarditis, großer Perikarderguß
5. starkes Mediastinalemphysem
6. Thrombose (nach Operation, Hirnventrikelshunt, Lymphknoteneinbruch)

Idiopathisch

Verbreiterte Vena azygos

Normal: bis 1 cm Durchmesser im Stehen; Verschmälerung bei aufrechter Position, tiefer Inspiration und bei Valsalva-Manöver

Verbreitert: > 1 cm Durchmesser

Ursachen:

1. Herzversagen
2. portalvenöse Hypertonie
3. Obstruktion der V. cava superior unterhalb der Azygosmündung: V. azygos als Kollaterale zu infradiaphragmalen Venen
4. Azygos-Kontinuitäts-Syndrom („azygos continuation"): Kollaterale bei Verschluß der V. cava inferior; Rö: breiter senkrechter Gefäßschatten rechts hinter dem Herzrand (von infradiaphragmal zur V.-azygos-Mündung)
5. Trikuspidalklappeninsuffizienz
6. Schwangerschaft (physiologisch, reversibel)
7. Aneurysma oder AV-Fistel posttraumatisch

Angiographie: KM-Dosis, Flußraten

nach Kadir (1991); Neufang/Beyer (1988)

Region/ Gefäß	Konventionelle Blattfilmangiographie		DSA i.v. zentral-venös (peripher-venös)		DSA i.a.	
	Dosis (ml)	Flußrate (ml/s)	Dosis (ml)	Flußrate (ml/s)	Dosis (ml)	Flußrate (ml/s)
Aorta ascendens/ Aortenbogen u. supraaortale Äste	60	30	30-40 (40-50)	18-20 (10-12)	20-30	15-20
A. carotis comm.	10	10/Hand	25-40	18-20	5-10	Hand
A. carotis int./ext.	8	Hand	25-40	18-20	5-8	Hand
A. vertebralis	4-8	Hand	25-40	18-20	2-8	Hand
A. subclavia	20-25	8	25-40	18-20	15	Hand
A. brachialis	20	5	25-40	18-20	8-15	Hand
Handarterien	20	5	25-40	18-20	15	Hand
Aorta thoracica descendens	50	25	30-40 (40-50)	18-20 (10-12)	20-25	15-18
A. bronchialis	4-6	Hand	–	–	2-4	Hand
Aorta abdominalis	40-50	20-25	30-40 (40-50)	18-20 (10-12)	20-30	10
Aortenbifurkation, Becken-Bein	60	10-20	30-40 (40-50)	18-20 (10-12)	30	18-20
Truncus coeliacus	40-50	8-12	–	–	15-30	8-10
A. hepatica	40	6-12	–	–	15-20	8-10
A. lienalis (indir. Splenoportographie)	30-40	6-12	–	–	15-20 (-25)	8-10
A. mesenterica sup.	40-50	8-12	–	–	20-30	8-10
A. mesenterica inf.	25-30	4-6	–	–	10-15	8-10
A. gastroduodenalis	15-20	4	–	–	10-15	8
A. iliaca interna	70	12	–	–	20-30	10-12
A. renalis	10	8	30-40 (40-50)	18-20 (10-12)	10-15	6-8
A. pulmonalis	20-25 pro Seite	20-25	20-25 (40-50)	15-20	10-15 pro Seite	10
V. cava sup.	je 25 bds. kubital	8/Hand	je 20 bds. kubital	Hand	–	–
Arm-/Schultervenen	30 distal/ kubital	Hand	20-30	Hand	–	–
V. cava inf.: direkt/ bds. femoral	40/ je 25	18-20/ 10	30-40/ je 20	18-20/ 10/Hand	–	–
V. renalis retrograd/ Thrombose	30/ 2-5	15/ 5/Hand	2-5	Hand	–	–
V. spermatica	5-10	Hand	5-10	Hand	–	–
Dialyseshunt	15-20	Hand	40	20	15-20	5-10/ Hand

DSA i.v.: Wegen der besseren Bolusgeometrie ist die zentral-venöse der peripher-venösen Applikation vorzuziehen!

Die digitale Angiographie erlaubt auch die Auswertung unsubtrahierter Bilder.

Hand = Handinjektion

9

Aorta thoracalis und ihre Äste

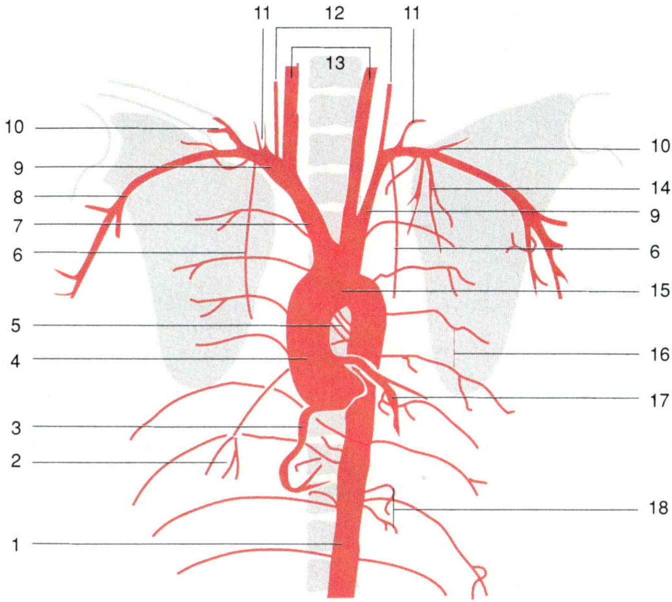

1 Aorta descendens
2 Rr. bronchiales (Unterlappen)
3 A. coronaria dextra
4 Aorta ascendens
5 Rr. bronchiales (Oberlappen)
6 A. thoracica interna
7 Truncus brachiocephalicus
8 A. axillaris
9 A. subclavia
10 Truncus costocervicalis
11 Truncus thyreocervicalis
12 A. vertebralis
13 A. carotis communis
14 A. intercostalis suprema (aus Truncus costocervicalis)
15 Arcus aortae
16 Aa. intercostales
17 A. coronaria sinistra
18 Rr. oesophagei

A. carotis externa und ihre Äste

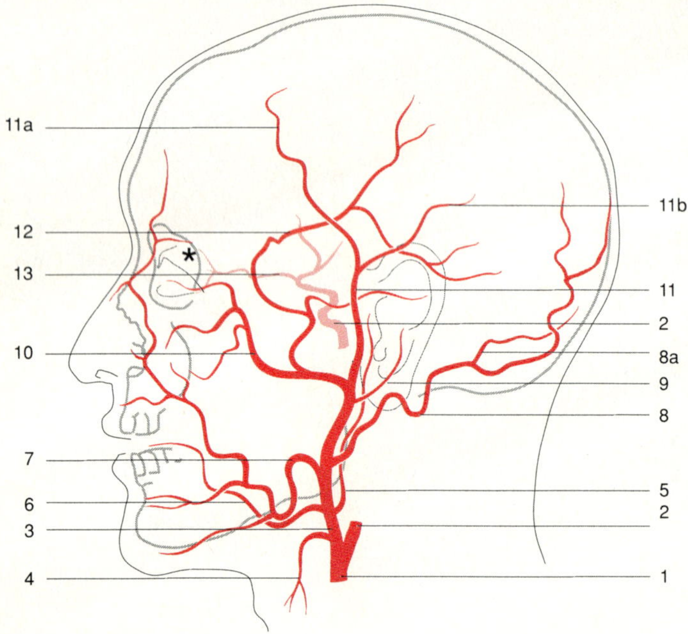

9

1 A. carotis communis
2 A. carotis interna
3 A. carotis externa
4 A. thyreoidea superior
5 A. pharyngea ascendens
6 A. lingualis
7 A. facialis
8 A. occipitalis
8a meningealer Ast
9 A. auricularis posterior
10 A. maxillaris
11 A. temporalis superficialis
11a frontaler Ast
11b parietaler Ast
12 A. meningea media
13 A. ophthalmica (aus A. carotis interna)
* Anastomose von Externa- zu Interna-Kreislauf, im inneren Augenwinkel, bei Verschluß der A. carotis interna vor dem A.-ophthalmica-Abgang (A. facialis → A. angularis → A. supratrochlearis → A. ophthalmica → A. carotis interna)

Aorta abdominalis und ihre Äste

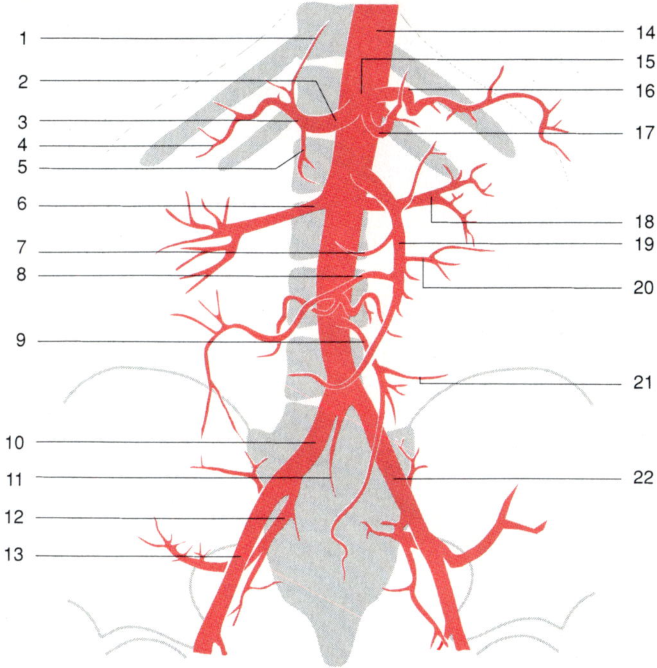

1 A. hepatica sinistra
2 A. hepatica communis
3 A. hepatica propria
4 A. hepatica dextra
5 A. gastroduodenalis
6 A. renalis (dextra)
7 A. colica dextra
8 A. colica media
9 A. mesenterica inferior
10 A. iliaca communis (dextra)
11 A. sacralis mediana
12 A. iliaca interna
13 A. iliaca externa
14 Aorta abdominalis
15 Truncus coeliacus
16 A. lienalis
17 A. gastrica sinistra
18 A. renalis (sinistra)
19 A. mesenteria superior
20 Aa. jejunales
21 A. colica sinistra
22 A. iliaca communis

9

Eingeweidearterien als Anastomosen

bei Aortenstenose, -verschluß

Hoher Aortenverschluß (zwischen Abgang der A. mesenterica sup. und inf.):
Kollateralfluß über A. mesenterica sup. - A. colica media - marginale Arterie der linken Kolonflexur (Riolan-Anastomose) - A. colica sinistra - A. mesenterica inf. - Aorta

Tiefer Aortenverschluß (unter dem Abgang der A. mesenterica inf.):
Kollateralfluß über A. mesenterica inf. - A. rectalis sup. - A. rectalis media - A. iliaca interna - A. iliaca externa - A. femoralis
(zusätzlich Kollateralfluß über Lumbalarterien u.a.)

Epigastrium: Arterien I

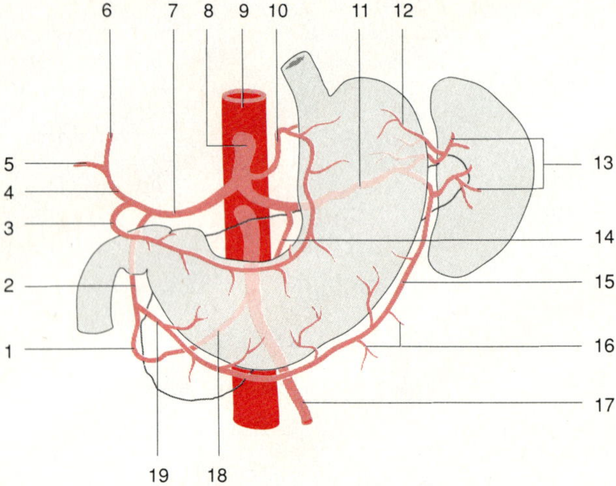

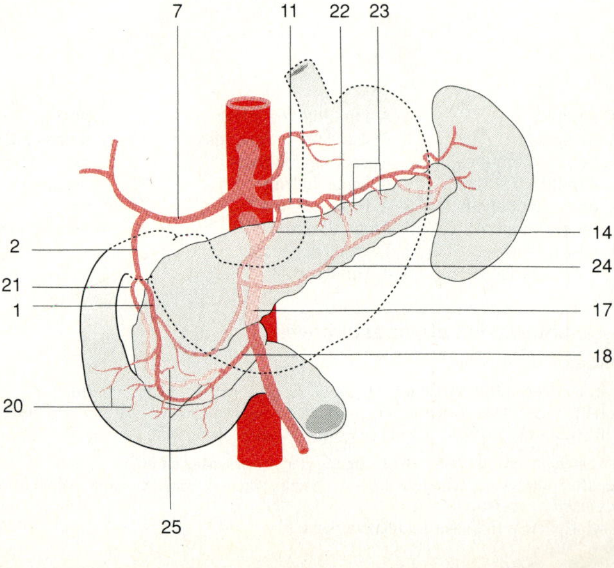

Epigastrium: Arterien II

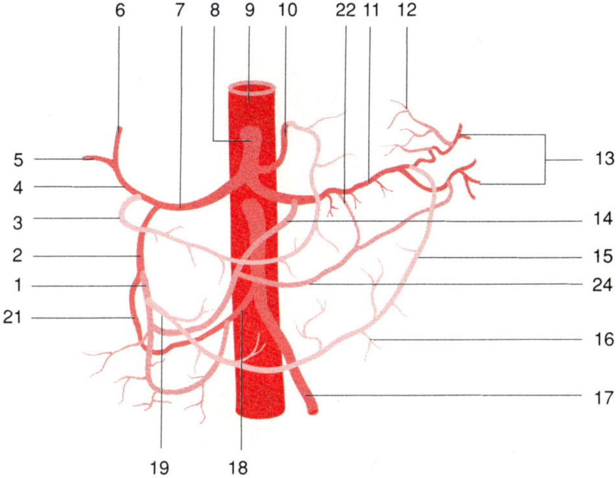

1 A. pancreaticoduodenalis superior
2 A. gastroduodenalis
3 A. gastrica dextra
4 A. hepatica propria
5 A. hepatica dextra
6 A. hepatica sinistra
7 A. hepatica communis
8 Truncus coeliacus
9 Aorta
10 A. gastrica sinistra
11 A. lienalis
12 Aa. gastricae breves
13 Rr. lienales
14 A. pancreatica dorsalis
15 A. gastroepiploica sinistra
16 Rr. epiploici
17 A. mesenterica superior
18 A. pancreaticoduodenalis inferior
19 A. gastroepiploica dextra
20 Rr. duodenales (der A. pancreaticoduodenalis superior)
21 A. retroduodenalis
22 A. pancreatica magna
23 Rr. pancreatici (der A. lienalis)
24 A. pancreatica inferior
25 Rr. pancreatici (der A. pancreaticoduodenalis superior)

Beckenarterien

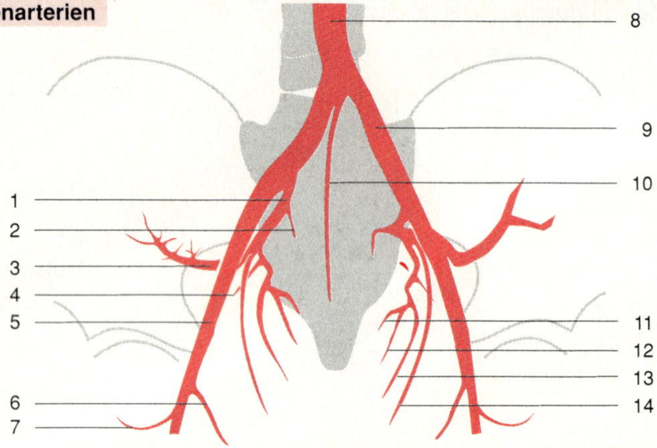

1 A. iliaca int.
2 A. sacralis lat.
3 A. glutaea sup.
4 A. glutaea inf.
5 A. iliaca ext.
6 A. circumflexa femoris med.
7 A. circumflexa femoris lat.
8 Aorta abdominalis
9 A. iliaca communis
10 A. sacralis mediana
11 A. rectalis med.
12 A. uterina
13 A. pudenda int.
14 A. vesicalis sup.

Beinarterien

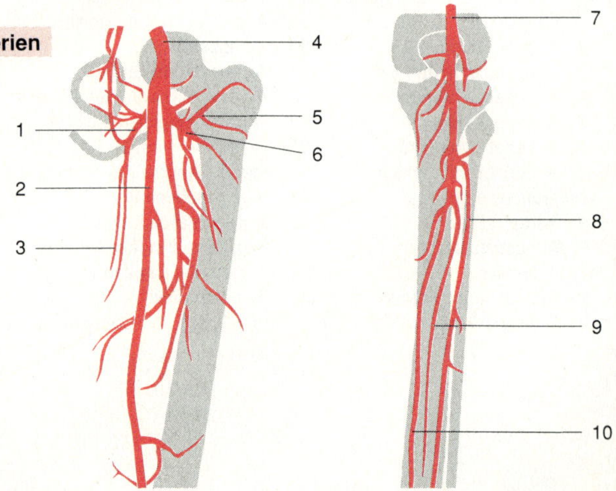

1 A. circumflexa femoris med.
2 A. femoralis superficialis
3 A. saphena
4 A. femoralis
5 A. circumflexa femoris lat.
6 A. profunda femoris
7 A. poplitea
8 A. tibialis ant.
9 A. fibularis (A. peronaea)
10 A. tibialis post.

Armarterien

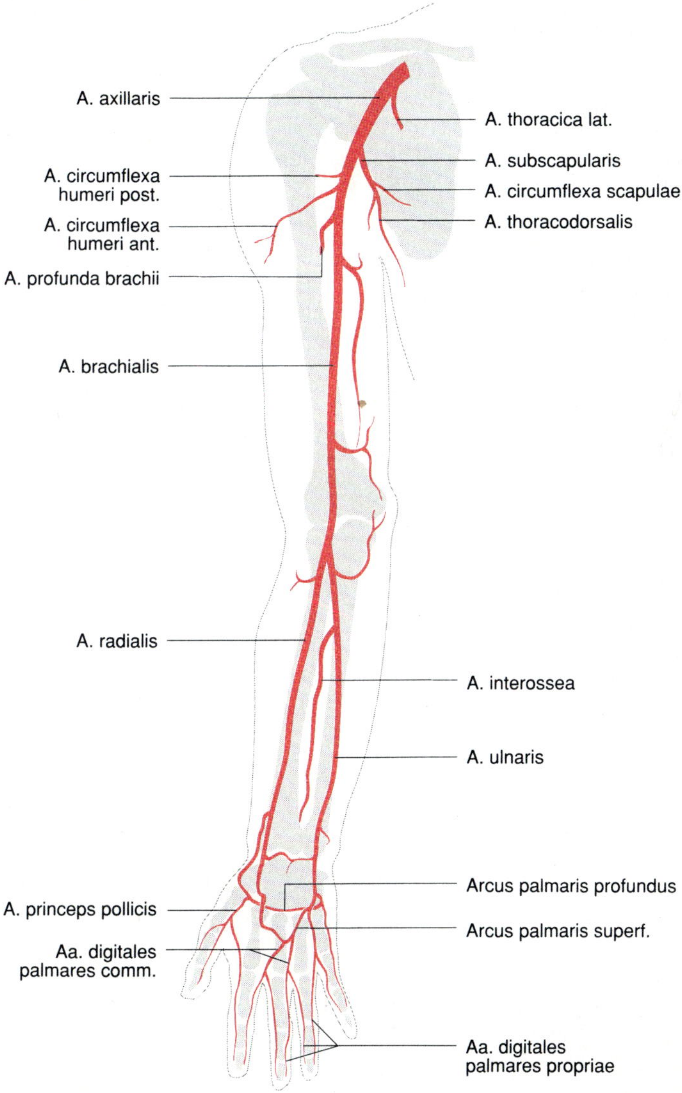

Subklavia-Anzapf-Syndrom

(engl.: subclavian steal syndrome)

Verschluß oder Stenose der A. subclavia proximal (vor dem Abgang der A. vertebralis) führt zu Kollateralkreislauf.

Der Circulus arteriosus der Hirnbasis wird normal orthograd versorgt über A. carotis bds. und A. vertebralis der Gegenseite. Die **A. vertebralis** der befallenen Seite versorgt durch **Strömungsumkehr** den betroffenen Arm arteriell.

Klinisch: schwächerer Puls dieses Armes; Entzug von Blut aus dem basilären Gefäßgebiet, v.a. bei körperlicher Belastung des Armes: passagere Hirnstammischämie.

Allgemeine Pathomorphologie der Gefäße

arteriell (a), venös (v)

kongenitale Stenose (a,v)
Verschluß (a,v)
Malformation (a,v,av)
Kurzschluß (av)
Aneurysma (mehrere Formen) (a,v)
Atheromatose (a)
chron. Verschlußkrankheit mit Kollateralen (a)
Thrombose (a,v)
Embolie (a)
Varikose (v)

Formen der arteriellen Stenose

ringförmig-symmetrisch
asymmetrisch-glatt
asymmetrisch-höckrig
asymmetrisch-höckrig mit Wandausbuchtung kontralateral
segmental-röhrenförmig
sanduhrförmig

Kollateraltypen

im Verlauf des Ursprungsgefäßes
direkt vom verschlossenen Gefäß auf sich selbst außerhalb des ursprünglichen Verlaufs
indirekt über Seitenäste (deren Abgang proximal des Verschlusses liegt)

Angiographische Veränderungen an Kollateralen

Stenose am Abgang
Stenose am Zufluß
Ausbuchtung des wiederaufgefüllten Gefäßes gegenüber der Kollateraleinmündung („Sinus-Phänomen“)

➤ Allgemeine Pathomorphologie der Gefäße

Gefäßtrauma: Folgen

Spasmus
Kompression (durch Skelettfragmente oder Ödem)
Intimazerreißung (kann sich im Lumen aufrollen und okkludieren oder Thromben anlagern)
subintimale Blutung
Intimazerreißung mit Ausbildung eines Aneurysma dissecans
Wandeinriß mit Ausbildung eines Aneurysma spurium
Wandeinriß oder Gefäßabriß mit diffuser Blutung (bzw. KM-Austritt) in die Umgebung
AV-Fistel
vollständiger Abriß
venöser Verschluß mit sekundärem Arterienverschluß

Gefäßaneurysma: Formen

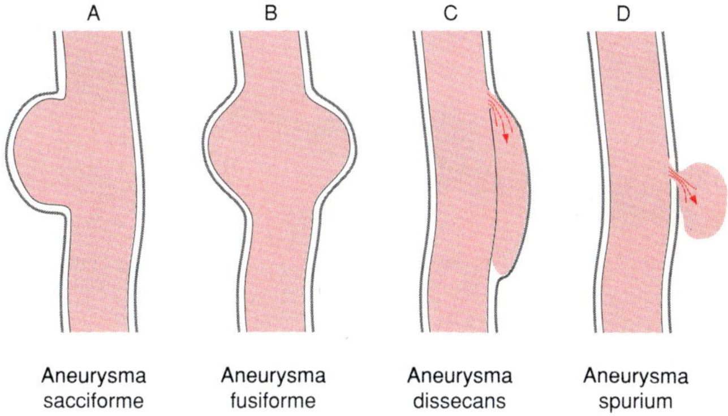

A und B mit Erweiterung des Lumens

C auf dem Boden eines Aneurysma verum (A/B), mit Intimaeinriß und Entstehung eines „falschen Lumens“ zwischen den getrennten Wandschichten

D mit Einriß aller Wandschichten und Ausbildung eines Hohlraums in der Umgebung des Gefäßes

A und B sind ein Aneurysma verum

9

Vena cava superior sinistra persistens: Mündungsvarianten

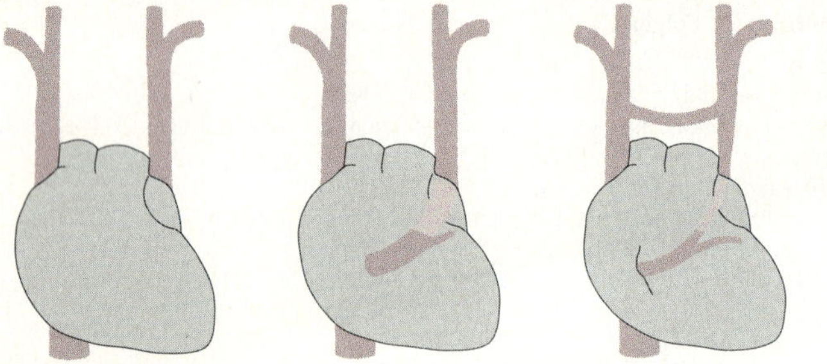

in das linke Atrium — in den Sinus coronarius — in den verschlossenen Sinus coronarius, Abfluß über Kollateralen

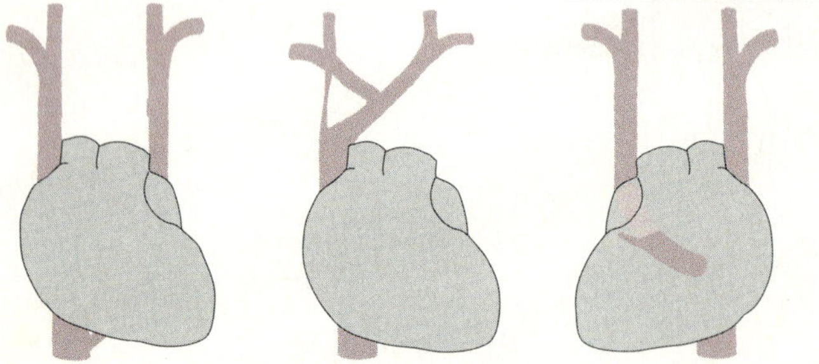

in die V. cava inferior — in das rechte Atrium bei Verschluß der V. cava inferior — in den Sinus coronarius bei Situs inversus

Vena azygos und hemiazygos: Varianten

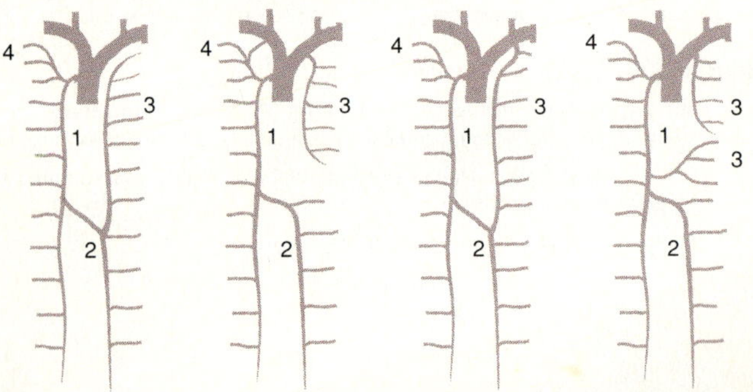

1 V. azygos 2 V. hemiazygos 3 V. hemiazygos acc. 4 V. intercostalis sup. dextra

Armvenen: Tiefes und oberflächliches System

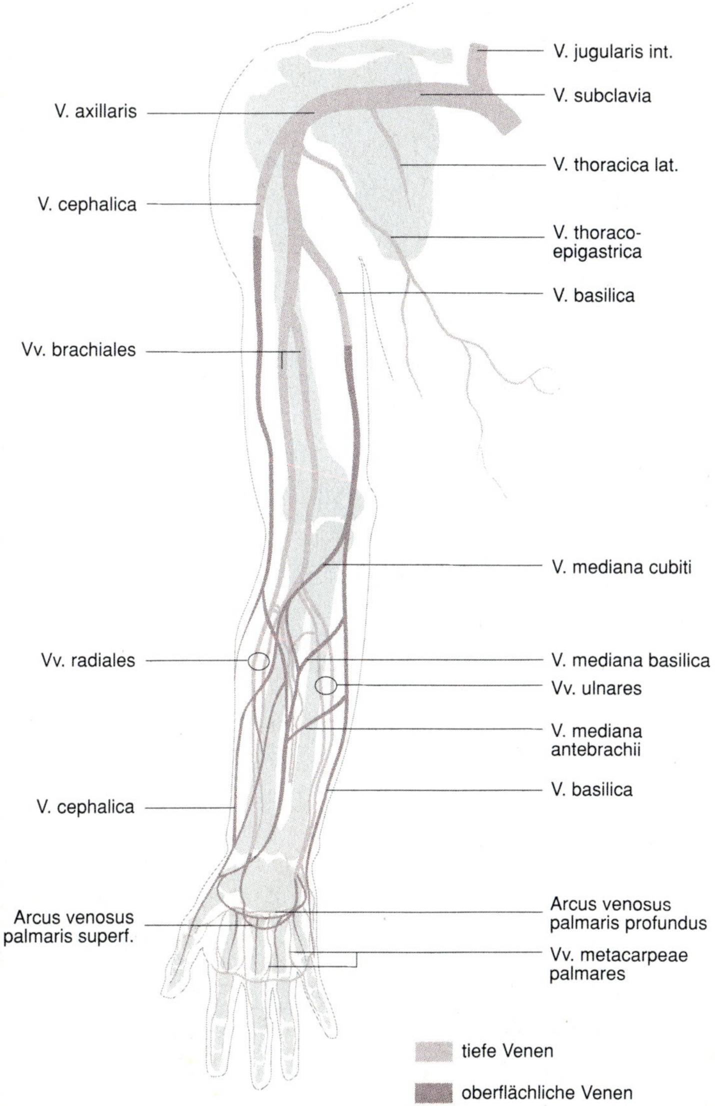

Vena cava inferior und ihre Zuflüsse

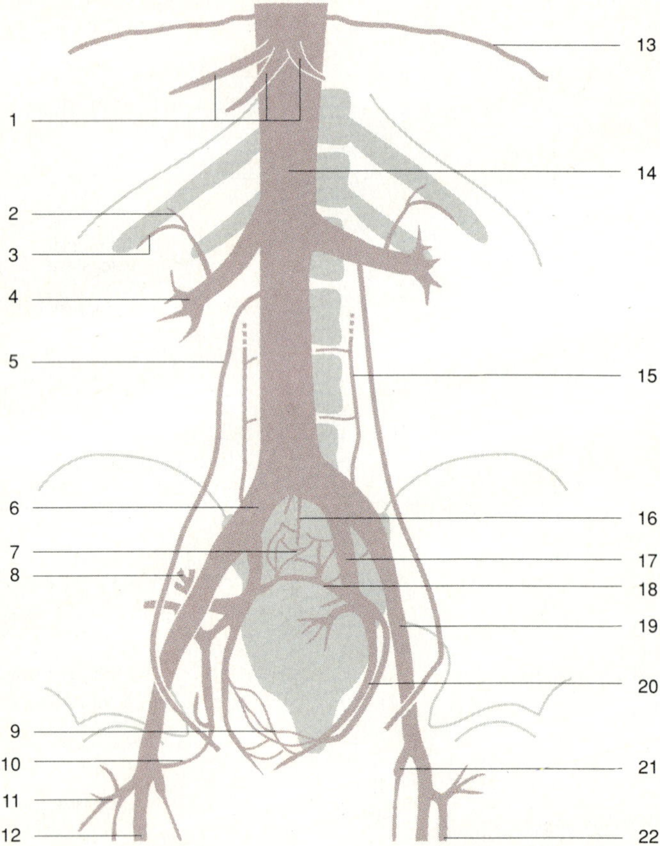

1 Vv. hepaticae (dextra/med./sinistra)
2 V. capsularis renis
3 V. suprarenalis
4 V. renalis
5 V. ovarica / testicularis
6 V. iliaca communis
7 Plexus venosus sacralis
8 V. glutaea superior
9 Plexus venosus vesicalis / prostaticus
10 V. circumflexa femoris medialis
11 V. circumflexa femoris lateralis
12 V. femoralis superficialis
13 V. phrenica inferior
14 V. cava inferior
15 V. lumbalis ascendens
16 V. sacralis mediana
17 V. iliaca interna
18 V. sacralis lateralis
19 V. iliaca externa
20 Vv. obturatoriae
21 V. saphena magna
22 V. profunda femoris

Vena cava inferior und Zuflüsse: Varianten

1. doppelläufige V. cava inf. (von linker V. iliaca meist bis zur linken V. renalis)
2. retroaortale linke V. renalis
3. doppelte linke V. renalis (normal präaortal + zusätzlich retroaortal)
4. hohe Unterbrechung (meist intrahepatisches Segment); Abfluß über V. azygos/hemiazygos („Azygos-Kontinuitäts-Syndrom“, engl.: „azygos continuation“)

Beinvenen

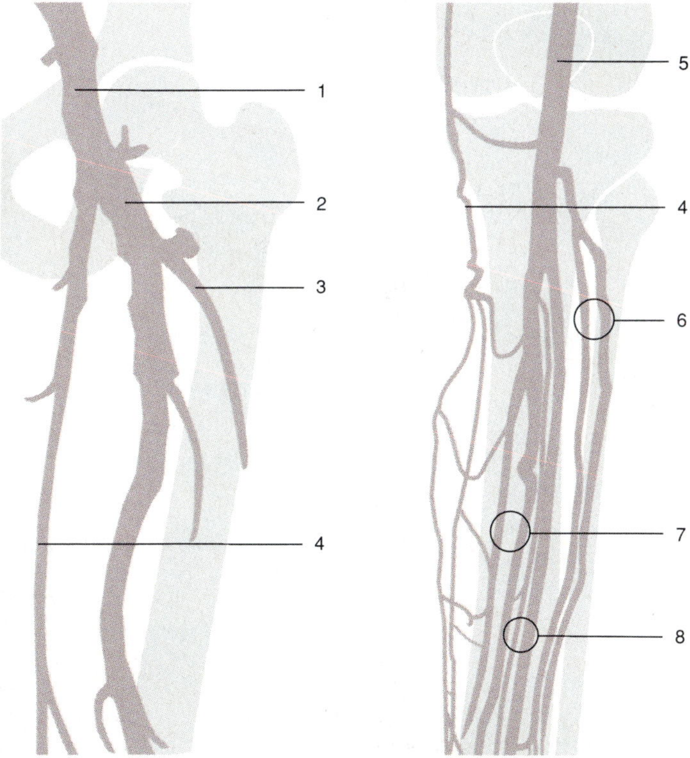

1 V. femoralis communis
2 V. femoralis superficialis
3 V. profunda femoris
4 V. saphena magna
5 V. poplitea
6 Vv. tibiales anteriores
7 Vv. tibiales posteriores
8 Vv. fibulares (= peronaeae)

Beinvenen: Tiefe (subfasziale) Venengruppen

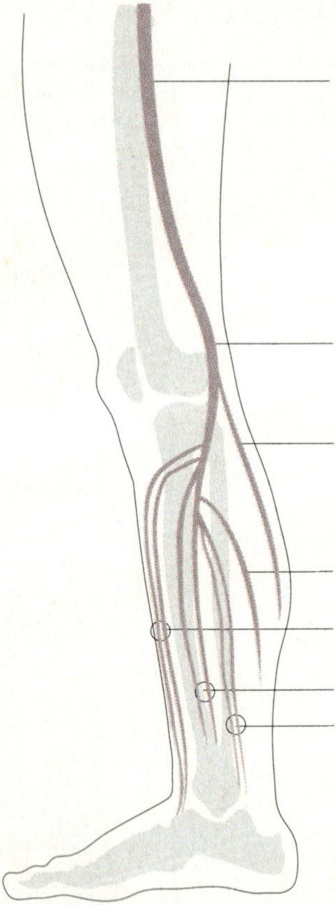

Die Vv. tibiales und fibulares sind Begleiter der gleichnamigen Arterien

Varikose

nach Hach (1985), Kappert (1981)

Primäre Varikose

Def.: Krampfaderbildung der oberflächlichen extrafaszialen Venen und der Vv. perforantes, idiopathisch

Einteilung der Formen:

Stammvarikose, komplett oder inkomplett
Seitenastvarikose, transfaszial oder extrafaszial
retikuläre Varikose
Perforansvarikose

Vena saphena magna: Seitenäste und Perforansvenen

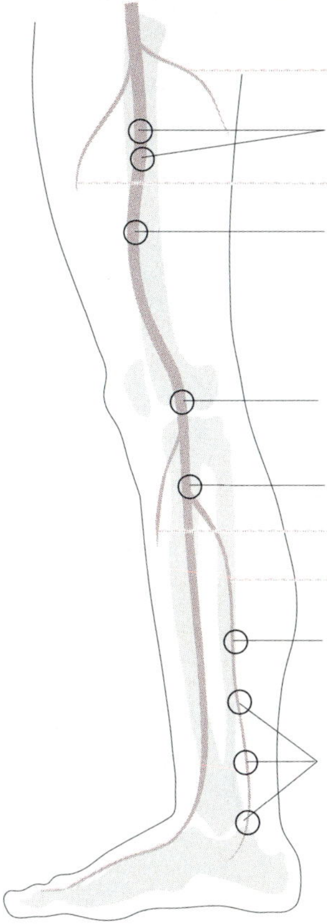

9

➤ Varikose

nach Hach (1985), Kappert (1981)

Sekundäre Varikose

Def.: Krampfaderbildung als Funktionsstörung von Wand und Klappen bei bekannter anderer Ursache, v.a. postthrombotisch, durch proximale Kompression, AV-Fisteln, Schwangerschaft (Kappert).

Auch als sekundäre Stammvarikose durch folgenden Mechanismus: Durch Kollateralkreislauf hervorgerufene Ektasie einer extrafaszialen Vene (z.B. V. saphena magna) hat zunächst noch kompetente Klappen, die durch zunehmende Dehnung inkompetent werden, daraus folgt variköse Degeneration (Hach).

Stammvarikose

Def.: Variköse Degeneration der V. saphena magna oder parva

Komplette Stammvarikose:
Insuffiziente Mündungs- und Schleusenklappe. Die Erweiterung schreitet von der Mündung nach distal fort.

Inkomplette Stammvarikose:
Suffiziente Mündungsklappe. Die Erweiterung schreitet von einem „proximalen oder oberen Insuffizienzpunkt", der unterhalb der Mündungs- und Schleusenklappe im Verlauf des Venenstamms liegt, nach distal fort. Der obere Insuffizienzpunkt wird von einem insuffizienten Seitenast oder einer insuffizienten Perforansvene mit retrogradem Zufluß erreicht.

Stadieneinteilung

Richtet sich für die komplette und inkomplette Form nach der Ausdehnung der Erweiterung im Stamm der V. saphena magna/parva nach distal , bis zum „distalen oder unteren Insuffizienzpunkt". Eine weiter nach distal reichende Varikose eines Seitenastes ändert nicht das Stadium der Stammvarikose.

Für die V. saphena magna:

Stadium I:	insuffiziente Schleusenregion
Stadium II:	unterer Insuffizienzpunkt am distalen Oberschenkel
Stadium III:	unterer Insuffizienzpunkt am Unterschenkel
Stadium IV:	Insuffizienz in ganzer Länge bis zum Fuß

Für die V. saphena parva:

Stadium I:	insuffiziente Schleusenregion
Stadium II:	unterer Insuffizienzpunkt am Unterschenkel
Stadium III:	Insuffizienz in ganzer Länge bis zum Fuß

Beispiel: Mündung der V. saphena magna suffizient, V. perforans Dodd erweitert, darunter die V. saphena magna erweitert bis zum proximalen Unterschenkel, darunter erweiterte V. perforans Boyd.

Beschreibung:	**Stadieneinteilung:**
Mündung der V. saphena magna suffizient,	inkomplette Stammvarikose
V. perforans Dodd erweitert,	Perforanstyp
V. saphena magna erweitert bis zum proximalen Unterschenkel,	Stadium III
darunter erweiterte V. perforans Boyd	(ohne Einfluß auf das Stadium)

➤ Stammvarikose

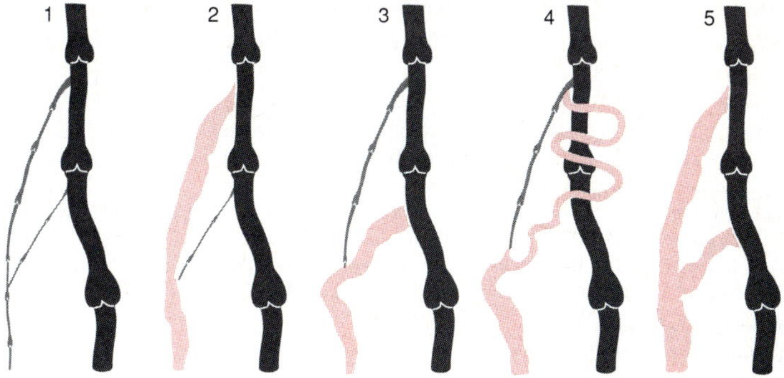

1 normal
2 komplette Stammvarikose
3 inkomplette Stammvarikose, Perforanstyp
4 inkomplette Stammvarikose, Seitenasttyp
5 komplette Stammvarikose mit insuffizienter Perforansvene

Perforansinsuffizienz (spezielle Formen)

nach Hach (1985)

Insuffiziente V. perforans	Form der Varikose
Dodd-Vene	inkomplette Stammvarikose der V. saphena magna
Boyd-Vene	inkomplette Stammvarikose der V. saphena magna
Cockett-Venen	Insuffizienz der V. arcuata cruris post.
Profunda-Perforans-Vene (Hach)	Varikose an der Oberschenkelaußenseite
May-Vene	inkomplette Stammvarikose der V. saphena parva

Venenthrombose und postthrombotisches Syndrom

Phlebographische Zeichen der Venenthrombose:

Aufnahme des Thrombus möglichst in 2 Ebenen, um Verwechslung mit Strömungseffekten zu verhindern!

Direkte Zeichen:
Kuppelzeichen: KM umfließt die proximale Thrombusspitze.
Konturzeichen: KM umfließt entlang der Wand längs des Thrombus (Doppelkontrasteffekt in der Vene).
Radiergummizeichen: KM kann den an der Wand festsitzendenThrombus nicht umfließen; keine Venendarstellung in diesem Abschnitt.
Monokelzeichen und Brillenzeichen: KM-Aussparung in einer oder beiden Taschen einer Venenklappe (häufig noch nach Abfluß des KM aus dem Lumen sichtbar).

Indirekte Zeichen:
Kollateralfluß: KM fließt über extrafasziale Venen ab (v.a. V. saphena magna/parva), am Oberschenkel auch über V. profunda femoris).

Meist treten die Zeichen kombiniert auf.

Phlebographische Zeichen des postthrombotischen Syndroms:

Destruktion der Venenklappen, Rekanalisation, Kollateralen, perivaskuläre Fibrosierung, veränderte Strömungsdynamik.

9

Phlebographische Zeichen der Rekanalisation:

Unregelmäßige Wandkonturen, Destruktion der Klappen, unregelmäßige Lumenweite, längliche Aussparungen durch Septierungen und narbige Inseln im Lumen, bizarrer Gefäßverlauf.

Stadieneinteilung des postthrombotischen Syndroms:

Stadium I:	vollständige Rekanalisation (Destruktion der Klappen)
Stadium II:	vollständige Rekanalisation (Destruktion der Klappen), mit Kollateralen
Stadium III:	unvollständige Rekanalisation, mit Kollateralen
Stadium IV:	keine Rekanalisation der Thrombose, nur („wirre" oder netzförmige) Kollateralen

Akute Venenthrombose und Verlauf des postthrombotischen Syndroms

nach Hach (1985)

Krankheit	Thrombotischer Gefäßverschluß	Rekanalisation	Kollateralen	Peripheres Ödem
Akute Thrombose bis 4 Wochen	+++	-	(+)	+++
Postthrombotisches Frühsyndrom 4 Wochen bis 1 Jahr	++	+	+	++
Postthrombotisches Syndrom 5-20 Jahre	+	++(+)	+++	+
Postthrombotisches Spätsyndrom bis über 20 Jahre	+	++(+)	dekompensiert	+++

Verschluß, Thrombose und postthrombotisches Syndrom der Vena cava inferior

nach Ferris (1973); Hach (1985)

Verschluß der V. cava inferior

Ursachen: Thrombose, postthrombotisches Syndrom
postoperativ
extravasale Kompression
Venensporn (linke V. iliaca communis)
angeborene Septen (hoher Verschlußtyp)

Partieller Verschluß durch Fortsetzung einer Beckenvenenthrombose, Diagnose phlebographisch durch Untersuchung der (gesunden) Gegenseite möglich.

Unterer Verschlußtyp:
Thrombusspitze unterhalb der Nierenvene; untere Einflußstauung.

Mittlerer Verschlußtyp:
Thrombusspitze zwischen Nierenvenen und Lebervenen; untere Einflußstauung und nephrotisches Syndrom.

Oberer Verschlußtyp:
Thrombusspitze oberhalb der Lebervenen; untere Einflußstauung, Budd-Chiari-Syndrom (posthepatischer Block).

➤

➤ Verschluß, Thrombose und postthrombotisches Syndrom der Vena cava inferior

nach Ferris (1973), Hach (1985)

Kollateralkreisläufe bei Vena-cava-Thrombose

Zur V. cava

1. V. iliaca interna → V. uterina → Plexus uterinus → Plexus pampiniformis → V. ovarica → V. renalis
2. V iliaca int. → Vv. vesicales → Plexus vesicalis → V. ureterica → V. renalis

Zur V. portae (primär)

1. Vv. rectales inf. et med. → V. rectalis superior
2. Plexus venosus rectalis → V. mesenterica inf.
3. V. ovarica/spermatica sin., Vv. colicae sinistrae → Vv. mesentericae inf.
4. Vv. lumbales, Vv. renales und capsulares renis, Vv. suprarenales → Vv. mesentericae superiores et inferiores

Zur V. portae (sekundär, peritoneale Anastomosen)

1. Beckenvenenplexus → Vv. ilei, V. mesenterica sup.
2. Beckenvenenplexus, V. epigastrica inf. → Vv. gastroepiploicae, Vv. epiploicae

Oberflächlich (bei unterem Cavaverschlußtyp bzw. Beckenvenenverschluß)

1. V. femoralis → V. circumflexa ilium superf./V. epigastrica superf. → V. thoraco-epigastrica → V. axillaris
2. V. femoralis → V. epigastrica inf. → Vv. paraumbilicales → V. epigastrica superior → V. thoracica int. → V. subclavia → V. brachiocephalica

Zentral (bei unterem Verschlußtyp)

1. V. iliaca → V. lumbalis ascendens → Vertebralvenenplexus→ V. cava inferior
2. V. iliaca → V. lumbalis ascendens → V. hemiazygos/V. azygos → V. cava superior
3. V. iliaca → V. lumbalis ascendens → V. hemiazygos → V. hemiazygos acc. → V. brachiocephalica sinistra
4. V. iliaca → V. lumbalis ascendens → V. azygos → V. intercostalis superior → V. brachiocephalica dextra

Lymphographie

Indikation

Untersuchung in 2 Phasen: Lymphangiogramm und Lymphadenogramm nach 24 h. Heute deutlich reduziert durch Sonographie, CT und MRT; noch bei Lymphabflußstörungen, traumatischer, iatrogener oder tumoröser Destruktion der Lymphwege mit Lymphozelen oder Chylothorax; evtl. bei malignem Lymphom oder Hodentumoren. CAVE: kontraindiziert bei erheblich eingeschränkter Lungenfunktion (Lymphographie ist limitierte Ölembolie)! Bei Vorbestrahlung von Lymphknoten oder vorausgegangener Lymphadenektomie Dosis reduzieren (2 x 3-4 ml)! Anaphylaxie auf Patentblau oder Lipiodol möglich!

Untersuchungstechnik

1. Tag (Lymphangiogramm): sterile Bedingungen. Patentblau/Lokalanästhetikum-Injektion (je 0,5 ml) in den 1. und 3. Interdigitalraum bds. Nach 5-10 min Hautschnitt über einem kontrastierten Lymphgefäß in Höhe des Tarsometarsalgelenks, Gefäß über Klemme (oder Kragenstäbchen) von allem umgebendem Bindegewebe isolieren, mit Nahtfaden anschlingen. Punktion des über der Klemme gestreckten Gefäßes über wenige mm, nach Rückzug des Mandrins weiteres Vorschieben der Nadel über einige mm; fixieren, vorbereiteten Faden über der im Gefäß liegenden Nadel ligieren. Spannungsfreier Anschluß der Verbindungsschläuche. Injektion von je 5-7 ml Lipiodol pro Seite über 1-2 (-3) h.

Erste Rö-Kontrolle nach 5 min (beide Unterschenkel/Knie): KM in feinen Lymphgefäßen oder Fehlpunktion einer Vene (KM-Tropfen intravasal)? Nach Injektionsende Nadeln mit Ligaturen entfernen, Hautnaht. 9
Rö (im Liegen):
Becken ap, tief eingestellt mit inguinalen LK,
LWS ap, evtl. schräg (paraaortale Lymphbahn bis Cisterna chyli),
Thorax ap (Ductus thoracicus bis Angulus venosus), evtl. schräg.
Bei Suche nach Leck Aufnahmen noch während der Injektion angeraten.

2. Tag (Lymphadenogramm): nicht nötig bei Untersuchung wegen Lecks.
Rö (im Liegen):
Becken ap, tief eingestellt mit inguinalen LK,
LWS ap,
Abdomen schräg LAO/RAO,
Thorax ap;
weitere Zielaufnahmen nach Bedarf.

➤

➤ Lymphographie

Befunde

Normal	Lymphbahnen nach 3-4 h weitgehend KM-frei; feingranuläre ovale/runde LK
Leck	KM-Austritt in scharfen/unscharfen feinen Straßen; kleine KM-Seen oder lineare Kontrastierung der pleuralen Umschlagsfalte beim Chylothorax; Chylaskos bei Entzündung oder Tumor; Chylurie
Lymphödem	Patentblau-Abfluß über die Haut; verminderte Zahl der Lymphbahnen, evtl. varikoseähnliche Ektasie und Extravasat
Lymphozele (nach Op.)	scharf begrenzter KM-See in Position der Läsion
Fibrolipomatose	durchgehender linearer Kontrast im Rand, Zentrum fettig transparent
Entzündung (follikuläre Hyperplasie, reaktive Sinushyperplasie)	LK-Vergrößerung, grob granuliert bis zu kleinen Speicherdefekten; hyperdens bei der follikulären Hyperplasie
Malignes Lymphom	erhöhte Zahl dargestellter LK, oft rundlich; LK-Vergrößerung mit unterbrochener perlschnurartiger Anreicherung im Randsinus, Stanzdefekten im Speichermuster; bei vollständigem Befall Gefäßobstruktion; vorgetäuschte maligne Veränderungen durch begleitende unspezifische Reaktionen
Metastasen	exzentrische Defekte, „Mottenfraß", grobe Granulation mit fehlenden efferenten Gefäßabschnitten (DD zu benignen Speicherdefekten); bei vollständigem Befall fehlende KM-Speicherung mit Gefäßobstruktion und Kollateralen; LK-Befall kann Stationen überspringen

Da KM-Speicherung in LK über 6-12 Monate anhält, ist Anreicherung als evtl. Lokalisationsmarkierung für Strahlentherapie nutzbar.

10 Mamma

Benigne Mammaerkrankungen: inflammatorisch: Mastitis nonpuerperalis/ puerperalis, Abszeß, Tuberkulose. **Tumorös: (häufig)** Mastopathie, Fibroadenom, Zyste, intraduktales Papillom, Lipom. **(Selten)** LK, Cystosarcoma phylloides (maligne Entartung möglich), Adenom, Angiom, Leiomyom, Fibrom, Neurofibrom, Fibroepitheliom.

Maligne Mammaerkrankungen: (häufig) duktales Ca. invasiv/in situ (ca. 80%!), lobuläres Ca. invasiv/in situ (ca. 18%). **(Selten)** medulläres Ca. (1%), inflammatorisches Ca. (1%), Sarkom, MH, NHL, Leukämie, Metastase.

Inspektion: Haut und Mamillen bei gesenkten/erhobenen Armen. Größe, Form, Seitendifferenz der Mammae. Größen- und Höhendifferenz, Einziehung, Oberflächenveränderung der Mamillen, pathologische Sekretion. Hautveränderungen, Plateaubildung, Einziehung, Vorwölbung, Orangenhaut, Verfärbung, Venenzeichnung.

Palpation: stehend/sitzend/liegend, bimanuell, Seitenvergleich, Axillae, Supra-/Infraklavikularregionen.

prozentuale Verteilung bei Mamma-Ca.

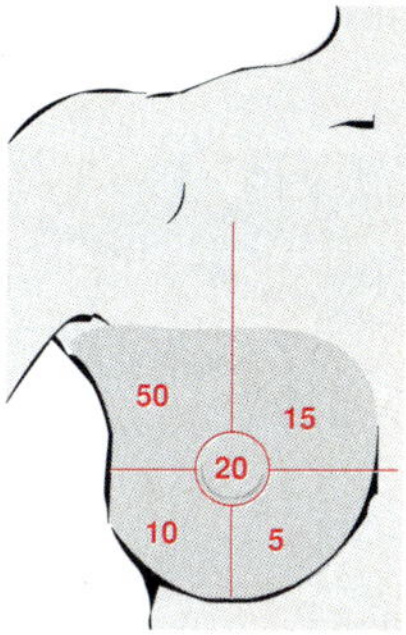

Mammographie

Technik: Standard: Molybdän-Anode/-Filter, alternativ Rhodium-Anode/-Filter bei großen Mammae. 25-33 kV, Fokus 0,4-0,6 mm. Systemempfindlichkeit 12 für Film-Folien-Kombination. Standardaufnahmen: schräg mediolateral (ML) und craniocaudal (CC), zusätzlich streng ML, zusätzlich Vergrößerungszielaufnahmen.

Bewertungskriterien: Parenchymasymmetrie (Verdichtung/Einziehung), Herdbefund (transparent/dicht, homogen/inhomogen, glatt/polyzyklisch/gelappt/, scharf/unscharf), Verkalkungen (makro/mikro/gruppiert/polymorph/disseminiert/Gefäßsklerose), Kometenschweif, prominente Vene, Haut-/Unterhautverdickung (diffus/lokalisiert/Einziehung), axilläre LK.

Indikationen: Palpationsbefund mit/ohne Schmerz **(Ausnahme: sonographisch eindeutig Zyste!),** klinischer Hinweis auf Mamma-Ca., suspekter mammographischer Vorbefund ohne Klärung.

Screening (empfohlen): Basisuntersuchung zwischen 30. und 35. Lj., regelmäßige Untersuchung alle 2(-3) Jahre nach dem 40. Lj., nach dem 50. Lj. jährlich. Bei Risikopat.: jährlich bei kontralateralem Mamma-Ca., bei positiver Familienanamnese nach dem 40. Lj. alle 2 Jahre/nach dem 50. Lj. jährlich, bei histologisch gesicherter proliferativer Mastopathie jährlich.

Galaktographie: bei **einseitig** (blutig) sezernierender Mamma (unklarer Genese).

Technik: vorsichtige (!) Kanülierung des sezernierenden Milchgangs nach Reinigung der Mamille. Langsame Injektion von 1-2 ml KM, Entfernung der Kanüle und Verschluß des Milchgangs durch Sprühverband. Aufnahmen CC/ML.

Bewertung: harmonische Gangaufzweigung (max. 3 mm weit), Konturunregelmäßigkeiten? KM-Aussparung? Gangabbruch? Fistelgänge? Gangverlagerung? KM-Depots?

Sonographie/Doppler

Kein Screening-Verfahren! (**Ausnahmen: Gravidität, Laktationsperiode, Primärdiagnostik vor 25. Lj. Verlauf bei Zysten, zystische Mastopathie, Trauma).**

Technik: 7,5-13 MHz-Schallköpfe. Bildkontrastregelung über Tiefenausgleich, Fokussierung im Nahbereich. Farbkodierte Dopplertechnik zur Beurteilung der Vaskularisation und Messung von Flußgeschwindigkeiten.
Standardisierter Untersuchungsgang: Rückenlage des Pat., sagittal von innen nach außen, anschließend horizontal von cranial nach caudal. Alternativ radiär von peripher zur Mamille. Axilla in 2 Ebenen. Dokumentation von Herdbefunden statisch/unter Kompression, **immer (!)** 2 Ebenen. In Op.-Rückenlage präop. Lagemarkierung mit Farbstift direkt kutan, Tiefenangabe!

Indikationen: statt Mammographie: Gravidität, Laktationsperiode, Primärdiagnostik vor 25. Lj. Verlauf bei Zysten, bei zystischer Mastopathie, bei Trauma.

Komplementär: alle Palpationsbefunde (!), alle mammographischen Herdbefunde (!), Mikrokalzifikationen ohne Herdbefund, unklare mammographische Befunde, „dichte" Mamma, postoperative Kontrolle, onkologische Nachsorge. Zystenpunktion, Biopsie, **Markierung von nicht palpablen Herdbefunden,** Verlaufskontrolle nach Zystenpunktion, Axillaabklärung.

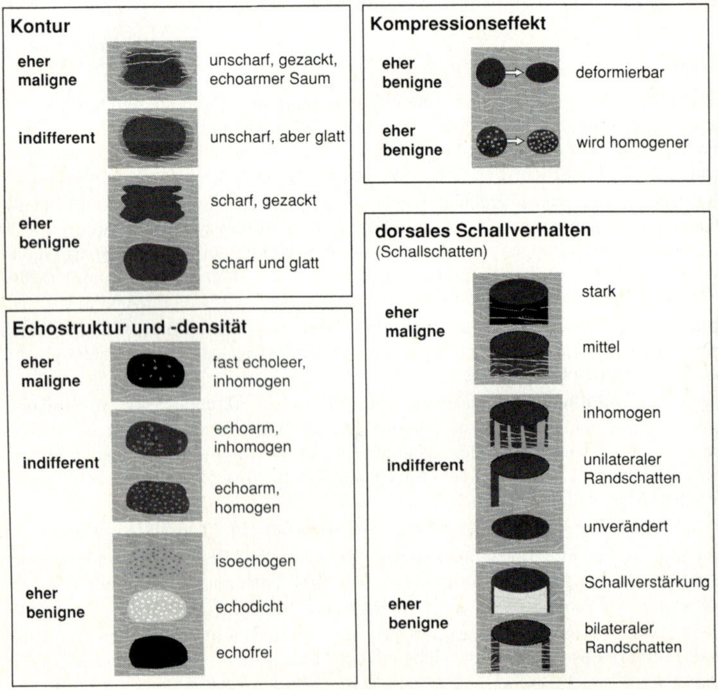

Bewertungskriterien:

Kontur: scharf, Halo, (partiell) glatt, (partiell) unscharf, gezackt, echoarmer Saum. **Binnenstruktur:** homogen, irregulär/inhomogen. **Echogenität:** echofrei, echoarm, isoechogen, echoreich. **Schallveränderung dorsal:** Verstärkung, (zentrale) Auslöschung, laterale Auslöschung (Tischtuchphänomen) einseitig/beidseitig. **Sonstiges:** Kutiseinziehung, -vorwölbung, -abflachung, -verdickung, -unterbrechung. Fasziendefekt, LK, selten Leberherde, Pleuraerguß/-prozeß. **Unter Kompression:** deformierbar (zu 95% benigne), nicht deformierbar (indifferent), homogener (über 90% benigne), unverändert (indifferent). **Schallauslöschung ohne Herdbefund:** Cooper-Ligamente, Verkalkungen, Narben/Fibrose, Fremdkörper, Luft (hier Spiegeleffekt).

L/T-Quotient (Verhältnis Längsachse zu Querachse): > 1 eher maligne, < 1 eher benigne. **Farbdoppler:** Anzahl der tumorversorgenden Gefäße, Messung der mittleren Flußgeschwindigkeit, Summe der Flußgeschwindigkeiten.

Schema: L / T-Quotient

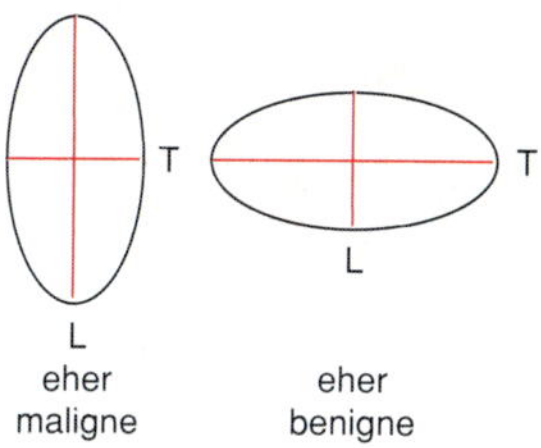

Sonographische Malignitätskriterien: unscharfe gezackte/irreguläre Kontur, echoarm, inhomogen, größere Tiefenausdehnung als breit, dorsale Schallauslöschung, nicht deformierbar ⇒ >90% Prävalenz.

Sonographische Benignitätskriterien: glatt und scharf berandet, saumförmige (Pseudo-)Kapsel, ovalär-breit, homogen, echoreich/echofrei, dorsale Schallverstärkung, deformierbar/homogener unter Kompression ⇒ >95% Prävalenz.

Magnetresonanzmammographie (MRM)

Technik: empfohlen: Untersuchung in der ersten Zyklushälfte! Doppel-Mammaspule in Bauchlage.

Gradientenechosequenzen, keine Fett-/Wassertrennung, Tausch (swap) Phasen-/Auslesegradient, 3D-Technik (dynamisch/semidynamisch), transversale Schnittebene, Bildausschnittsgröße (FOV) 28-33 cm, Volumendicke 128 mm (32/64 Volumenanteile), 0,2-0,4 ml KM/kg Körpergewicht, Subtraktionstechnik/MIP- (maximal intensity projection)-Technik.

Sequenzprotokoll für unterschiedliche MRT-Feldstärken

(Empfehlungen nach Heywang-Köbrunner / Oellinger)

Feldstärke	1,5 T (dyn./semidyn.)	1 T (dyn./semidyn.)	0,5 T (semidyn.)
TR (ms)	12	14	26
TE (ms)	5	7	13,8
Flipwinkel (Grad)	25	25	60
Schichtdicke (mm)	4/2	4/2	4
Matrix	192 · 256	192 · 256	192 (160) · 256
Dauer (s)	74/148	86/172	160 (133)
Post-KM-Serien	5/3	5/3	3

10

Bewertungskriterien: Herdbefunde, Signalverhalten, KM-Anr. (insbes. bei Dynamik), prominente Gefäße, Hautverdickung, Asymmetrien/Auffälligkeiten im Seitenvergleich. Malignitätshinweise: unscharfe Kontur, inhomogene KM-Anr. von Herdbefunden, ringförmige KM-Anr., > 70% Signalanstieg innerhalb der ersten 3 min nach KM-Bolusinjektion, signifikanter washout innerhalb von 10 min nach KM-Bolusinjektion.

MRM: KM-Anreicherungsverhalten

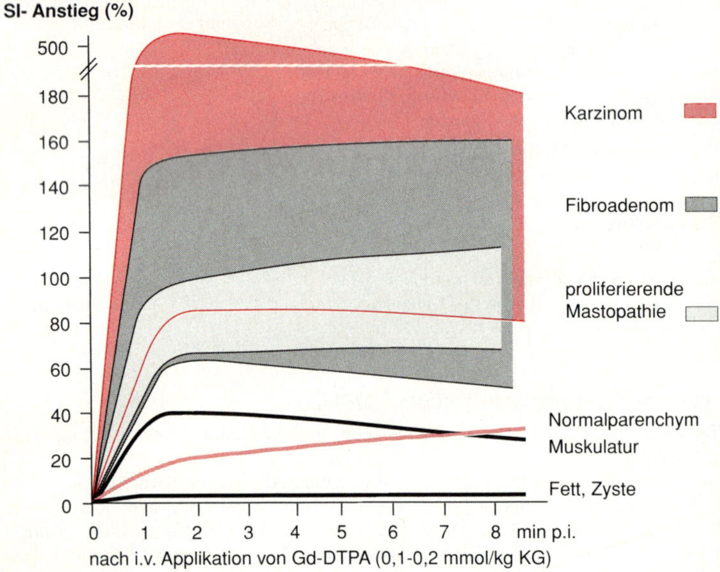

10

Keine KM-Anr. ⇒ keine Malignität! (> 98% Spezifität)
CAVE!: physiologisch intensive KM-Anr. der Mamillen ⇒ kein Malignitätsaspekt!

MRM-Indikationen:
anerkannt: unklare mammo- und sonographische Befunde, insbes. bei Risikopat., Verdacht auf multilokuläres Ca./Ausschluß Multifokalität, postop. Mamma mit narbigen Veränderungen, Prothese/Implantat.
Kontrovers: „dichte" Mamma, unklare Mikroverkalkungen, unklare nichtzystische Herdbefunde mit benignem Aspekt, Karzinophobie, Gravidität, Laktationsperiode, < 25. Lj.

Keine Indikation für MRM bei proliferierender Mastopathie, sezernierenden/ entzündlichen Erkrankungen

Zustand nach Mammaplastik

Reduktionsplastik: typische mammographische/sonographische Befunde ⇒ Parenchymdefekte, Fibrosen, Narben, (Mikro-)Verkalkungen.
Aufbauplastik: Silikon-, Flüssigkeitsbeuteleinlagen ⇒ Sonographie, MRM (weitgehend Methode der Wahl), (Xeroradiographie).
Derma-Fett-Einlagen: Mammographie (typisch: verkalkte Fettgewebsnekrosen), Fibrose.

Pathologische Veränderungen

Richtungweisender Befund: Herdförmige Läsion

Diagnose/ Kommentar	Mammographie	Sonographie/Doppler	MRM
Fibrozystische Mastopathie häufig zyklusabhängige Schmerzen, mittel- bis grobknotiger Aspekt	mittel- bis grobnoduläre Struktur, streifige Zeichnung, solitäre/multiple Herde, meist inhomogen verdichtet, glatt konturiert. Meist rundlich/ovalär, zur Mamille ausgerichtet. Kalk möglich, charakt. Befund: Teetassenphänomen (s. S. 400). „Dichte" Mamma bei Fibrosierung, Pneumozystographie	echodichtes, vergröbertes Parenchym, inhomogen, echofreie Anteile mit dorsaler Schallverstärkung. Im Farbdoppler vermehrte Vaskularisation, hohe Flußsumme, bei vermehrter Proliferation zunehmend. Mittlere Flußgeschwindigkeit hoch	T1: vermehrte hypointense Strukturen bis Herdbefunde. T2: multiple hyperintense Herdbefunde, inhomogene Struktur. KM: meist diffuse inhomogene Anr., gering bis deutlich. MIP: oft multiple signalreiche Herdbefunde. Insgesamt unspezifische pathologische Veränderungen
Fibroadenom häufigster Herdbefund vor dem 30. Lj., tastbarer Knoten, oft oben außen, kann schmerzhaft sein	glatt konturiert, scharf polyzyklisch, meist relativ dicht, häufig Halo, oft Verkalkungen, grobschollig, eierschalenförmig, irregulär (s. S. 397)	scharfe, glatte Kontur. Meist homogen, echoarm. Meist keine dorsale Schallverstärkung, uni-/bilaterales Schallphänomen möglich. Unter Kompression nicht / gering deformierbar, homogener. Im Farbdoppler vermehrte Vaskularisation, mittelhohe Flußsumme, mittlere Flußgeschwindigkeit hoch	T1: hypo- bis isointenser Herd, glatt begrenzt, rundlich. T2: gering bis mäßig hyperintens, selten inhomogen, glatt. KM: Anr. variabel, von gering bis intensiv, Maximum nach 2 min, nur geringer Abfall/Plateau. MIP: hyperintenser Herd, glatt, kein Gefäßbezug
Zyste sehr häufig, bei älteren Pat. häufigster Herdbefund	glatt konturiert, scharf, mittlere Dichte, oft Halo, Sicherung durch Pneumozystographie	charakt. Befund, homogen echofrei, glatt begrenzt, scharf, rundlich. Dorsale Schallverstärkung. Unter Kompression deformierbar	T1: hypointenser Herd, glatt, rund. T2: deutlich hyperintens, glatt, rund. KM: in der Regel keine Anr., sehr selten randständig (ohne pathologische Relevanz)

➤

10

➤ Richtungweisender Befund: Herdförmige Läsion

Diagnose/ Kommentar	Mammographie	Sonographie/Doppler	MRM
Lipom palpatorisch meist subkutaner weicher, verschieblicher Knoten. Benigner Aspekt	glatt, scharf begrenzt, minderdicht, oft Pseudokapsel, meist Halo. Manchmal nur indirekt durch Verlagerung von Bindegewebssepten erkennbar	scharfe, glatte Kontur. Homogen, fett-isoechogen. Dorsale Schallverstärkung möglich. Deformierbar, homogener unter Kompression	T1: typisch homogen hyperintens, glatt, rundlich. T2: fett-isointens, glatt, homogen. KM: keine Anr.
Papillom(atose) meist einseitige pathologische Sekretion, selten palpable(r) Knoten	retromamillär/zentral ausgerichtet, himbeerartige Kontur, meist innerhalb eines dilatierten Milchgangs ⇒ Galaktographie: hier Gangabbruch, -aussparungen. Intrazystische Lage ⇒ Pneumozystographie. Makrokalk möglich	selten sonographisch darstellbar. Dann scharf, eher gezackt konturiert. Echofreie(r) Herd(e) mit dorsaler Schallverstärkung und intraluminalen echogenen Strukturen, deformierbar unter Kompression, erschwerte DD zu Zyste. Im Farbdoppler geringe Vaskularisation, niedrige Flußsumme. Mittlere Flußgeschwindigkeit niedrig	keine charakt. Veränderungen. T1/T2: unspezifische, gering vermehrte Hypo-/Hyperintensitäten. KM: minimale bis mäßige Anr., unspezifisch. MIP: unspezifisch vermehrte hyperintense Strukturen
LK, intramammär selten	unter 3 cm, geringe bis mittlere Dichte, zentrale transparente Anteile, glattbegrenzt	glatt/gering wellig konturiert, inhomogen, echoarm bis isoechogen, homogener unter Kompression, nicht deformierbar	T1: hypo- bis isointenser Herd, rundlich-oval, glatt. T2: gering- bis mäßig hyperintens, glatt, meist homogen. KM: keine Anr. bei kleinen, deutliche Anr. bei größeren LK, meist homogen. MIP: hyperintenser Herdbefund möglich, benigner Aspekt, glatt
Duktales/ lobuläres/ medulläres Ca. häufigste maligne Mammatumoren, meist Knoten tastbar, schnelles Wachstum möglich (insbes. medulläres Ca.)	rundlich/polyzyklisch/irregulär, unscharf konturiert, hohe Dichte, kein Halo. Duktales/Komedo-Ca. ⇒ polymorpher gruppierter Mikrokalk in ca. 50% (s. S. 397), multifokal möglich. Lobuläres Ca. ohne typische Verkalkungen. Medulläres Ca. oft wie Fibroadenom	Kontur unscharf, gezackt (duktal, lobulär), unscharf glatt (medullär). Echoarm, inhomogen. Meist dorsale Schallauslöschung. Mikrokalk bei 13 MHz ⇒ kleine echoreiche Reflexe typisch, Schallauslöschung dorsal nur bei Gruppierung. Unilaterales Schattenphänomen möglich. Unter Kompression nicht deformierbar, inhomogen. Im Farbdoppler meist deutlich vermehrte Vaskularisation, sehr hohe Flußsumme. Mittlere Flußgeschwindigkeit sehr hoch	T1: Herd(e), meist hypointens, unscharf (duktal, lobulär) oder eher glatt (medullär) begrenzt. Meist homogen. T2: Herd(e), gering bis deutlich hyperintens, unscharf (duktal, lobulär), eher glatt (medullär) begrenzt. KM: meist intensive, schnelle Anr., Maximum nach 3 min, meist langsamer Abfall. MIP: solitäre/multiple hyperintense Herd(e), unscharf (duktal, lobulär) oder eher glatt (medullär) begrenzt. Gefäßbezug zunehmend mit der Größe der(s) Herde(s)

➤

10

➤ Richtungweisender Befund: Herdförmige Läsion

Diagnose/ Kommentar	Mammographie	Sonographie/Doppler	MRM
Zysten-Ca. sehr selten. Palpatorisch benigner Aspekt **(CAVE!)**	wie Zyste, rundlich/ovalär, glatt, oft Unschärfe/ Konturunregelmäßigkeit an einer Stelle. Mittlere bis hohe Dichte, Halo möglich. Meist kein Kalk. Sicherung durch Pneumozystographie	wie Zyste, jedoch irreguläre randständige intraluminale Struktur/Wandverdickung. Im Farbdoppler durch vermehrte Vaskularisation (Flußsumme/mittlere Flußgeschwindigkeit hoch) Malignomdiagnose möglich	T1/T2: wie Zyste, jedoch randständige Unschärfe mit geringer bis deutlicher Signaldifferenz möglich. KM: meist deutliche Anr. des randständigen Weichteilgewebes. MIP: meist bessere Abgrenzbarkeit des randständigen hyperintensen Tumors
Sarkom, Metastase, Leukämie, NHL, MH selten, Grunderkrankung hinweisend	wie duktales/medulläres Ca., Kalk möglich	wie duktales/medulläres Ca. Im Farbdoppler durch vermehrte Vaskularisation (Flußsumme/mittlere Flußgeschwindigkeit hoch). Malignomdiagnose möglich	wie duktales/medulläres Ca., bei Leukämie/Lymphom oft flächigere Ausdehnung
Adenom, Fibrom, Neurofibrom, Leiomyom, Fibroepitheliom selten	wie Fibroadenom, kein Kalk	wie Fibroadenom, kein Kalk	wie Fibroadenom
Hämangiom sehr selten	meist wie Fibroadenom, selten wie intramammärer LK, dichte schollige/plaqueartige Verkalkung möglich	meist wie Fibroadenom, selten wie intramammärer LK, gröbere Verkalkung möglich. Im Farbdoppler vermehrte Vaskularisation, Flußsumme und mittlere Flußgeschwindigkeit hoch	T1: meist hypointens, inhomogen bei Verkalkungen, nach Einblutung und bei Thrombosierung partielle Hyperintensität möglich. T2: meist intensiv hyperintens, zunehmend mit längerer Echozeit ⇒ charakt. Befund. KM: intensive Anr., schneller Signalanstieg bei Dynamik, langes Plateau, Irisblendenphänomen möglich. MIP: intensiv hyperintens, glatt, meist homogen
Cystosarcoma phylloides (Riesenfibroadenom) große Raumforderung (bis 10 cm), oft livide Haut, Entzündungszeichen möglich	großer, homogener Herd, Konglomerattumor möglich	großer Herd, sonst wie Fibroadenom, echoarmer Randsaum möglich als Hinweis auf Ödemsaum. Im Farbdoppler vermehrte Vaskularisation, hohe Flußsumme und relativ hohe mittlere Flußgeschwindigkeit	T1/T2: großer inhomogener hypo-/hyperintenser Herd, hyperintenser Ödemsaum in T2 möglich. KM: variabel, meist inhomogene Anr., bei Entzündung Umgebungs-/ Kutis-Anr. MIP: inhomogener hyperintenser Herd, bei Entzündung diffuse Hyperintensität angrenzend

10

Richtungweisender Befund: Sternförmige Läsion

Diagnose/ Kommentar	Mammographie	Sonographie/Doppler	MRM
Szirrhöses Ca. häufig, oft Haut-/ Mamillenretraktion	zentral dichter Herd mit radiären Spiculae (s. S. 397). Oft Kutiseinziehung und -verdickung, manchmal Parenchymeinziehung/ -asymmetrie nur im Seitenvergleich. Oft polymorpher gruppierter Mikrokalk, „Kometenschweif" zur Mamille möglich. Manchmal weite Hautvene	unscharf, gezackt konturiert. Meist zentral betonter dorsaler Schallschatten, inhomogen, echoarm, nicht deformierbar, gleichbleibend unter Kompression. Im Farbdoppler durch vermehrte Vaskularisation (Flußsumme/mittlere Flußgeschwindigkeit hoch). Malignomdiagnose möglich	T1/T2: Herd(e), unscharf, selten irregulär konturiert, hypo-/hyperintens. KM: meist intensive, schnelle Anr., Maximum nach 3 min, meist langsamer Abfall. MIP: hyperintense(r) Herd(e), solitär/multipel, manchmal Bezug zu Mamille/Haut. Selten Gefäßbezug
Sklerosierende Dukthyperplasie typischerweise kein (!) Palpationsbefund, keine Klinik. **CAVE! szirrhöses Ca.**	radiäre Spiculae, z.T. konfluierend mit ovalärem/ rundlichem transparenten Zentrum, kein Tumorkern! (s. S. 397). Sehr lange Ausziehungen möglich mit parallelen Aufhellungslinien, typischerweise keine Reproduzierbarkeit in der zweiten Ebene	keine typischen Befunde, uncharakt. Kein (!) Herdbefund. Farbdoppler nicht auffällig	uncharakt. Befunde
Fettgewebsnekrose anamnestisch Trauma, postop. Situs, nicht selten blande. **CAVE! szirrhöses Ca.**	charakt. eierschalenförmige Verkalkungen unterschiedlicher Größe (s. S. 397). Sonst wie kleine Zyste	variabel, manchmal kein Herdbefund nachweisbar. Oft deutlicher Schallschatten ⇒ Kalk. Im Farbdoppler gering vaskularisiert, Flußsumme niedrig	T1/T2: selten hypointense Struktur(en), unspezifisch. KM: keine Anr.
Narbe anamnestisch Trauma, Op. Kutiseinziehung möglich. **CAVE! Ca.**	streifige Verdichtung, oft radiäre Ausläufer, Kalk möglich. Kutisverdickung und -einziehung möglich	variables Bild, echoreicher Herd möglich. Dorsaler Schallschatten bei Kalk. Im Farbdoppler gering vaskularisiert, Flußsumme niedrig. Bei Malignom: hohe Vaskularisation/ Flußsumme ⇒ postop. Rezidivverdacht!	T1: meist hypo-, selten isointense, oft irregulär-streifig konfigurierte Struktur, unscharf, oft Kutiseinziehung. T2: irregulär-streifig konfiguriert, bis zu ca. 3 Monaten nach Trauma/Op. hyperintens, anschließend Signalverlust. KM: bis 6 Monate Anr. möglich. Spätere Anr. postop. bei Malignom rezidivsuspekt. MIP: altersabhängig hyperintens mit Signalabnahme im Verlauf

10

Parenchymveränderungen/Verkalkungen

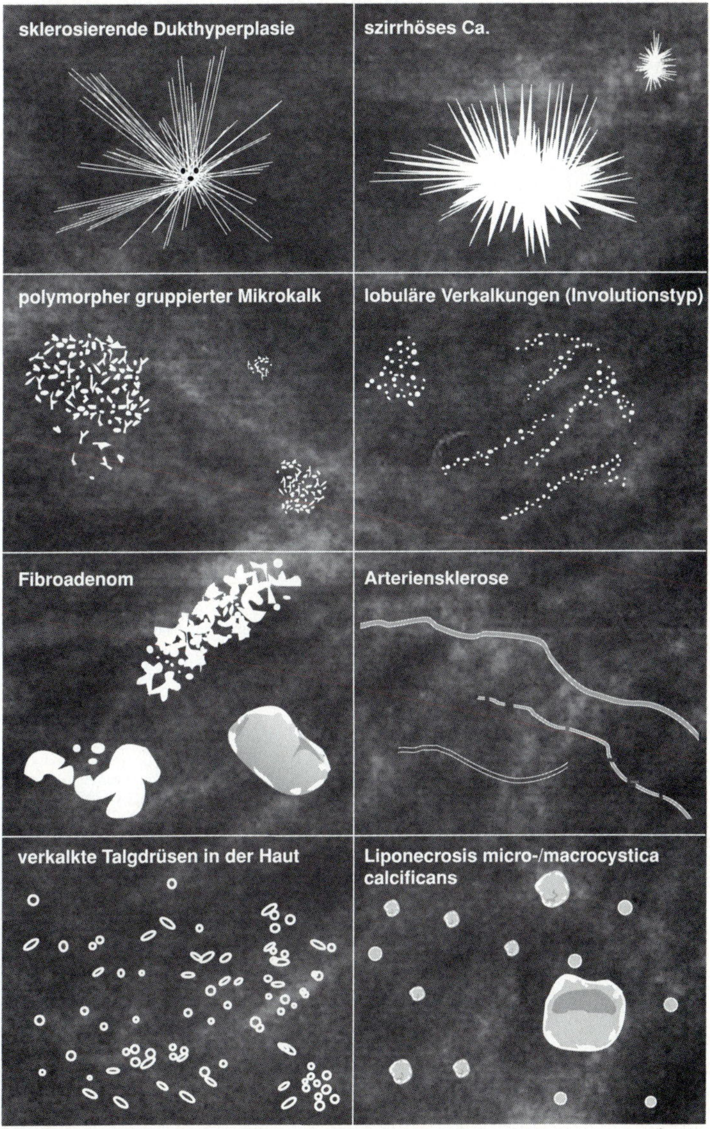

Richtungweisender Befund: Hautverdickung

Diagnose/ Kommentar	Mammographie	Sonographie/Doppler	MRM
Mastitis puerperalis klinischer Befund wegweisend, Laktationsperiode (s. S. 399)	entfällt fast immer	variabel, inhomogenes Parenchym, bei Abszeßbildung scharfe, (gezackte) Kontur, pseudokapsuläre echoreiche Begrenzung möglich. Einschmelzung wie echoarmer/-freier Herd. Meist distale Schallverstärkung, echoarmer Randsaum möglich. Deformierbar, homogener unter (dosierter) Kompression. Im Farbdoppler hypervaskularisiert, Flußsumme hoch, mittlere Flußgeschwindigkeit erhöht	T1: hypo- bis isointenser Herd, hypointenser Ödemsaum möglich. T2: hyperintenser Herd mit zentral hyperintenserem Anteil, oft mäßig intense Umgebung bei Ödemsaum. KM: ring- bis herdförmige/irreguläre Anr. MIP: herdförmige bis diffuse Hyperintensität, selten Gefäßbezug
Mastitis nonpuerperalis Blickdiagnose! Schmerzen, Rötung, Überwärmung, Schwellung, Peau d'orange. Oft mamillennah (s. S. 399). **CAVE! inflammatorisches Ca.**	dichter Herdbefund, häufig retromamillär. Kutis/Subkutis lokal verdickt über Herdbefund, kein Kalk!	wie Mastitis puerperalis	wie Mastitis puerperalis
Mastitis tuberculosa selten, Entzündungszeichen weniger ausgeprägt. Palpationsbefund, Ulzera/ Fisteln möglich	variabel, meist wie Mastitis nonpuerperalis/ inflammatorisches Ca.	variabel, meist wie Mastitis nonpuerperalis/inflammatorisches Ca.	variabel, meist wie Mastitis nonpuerperalis/inflammatorisches Ca.
Inflammatorisches Ca. Blickdiagnose! einseitige Schwellung, Peau d'orange, Überwärmung, Schmerzen, Rötung häufig. **CAVE!** Mastitis nonpuerperalis ⇒ keine Besserung unter Antibiose. Sicherung durch Hautbiopsie	retikuläre Zeichnung in der gesamten Mamma ⇒ breite Lymphspalten. Verdickte Kutis/ Subkutis meist bis in die Axilla (s. S. 399). Selten Herdbefund!	inhomogene Parenchymstruktur, aufgelockert. Echoarmut, verdickte Kutis/Subkutis, meist kein Herdbefund. Im Farbdoppler Hypervaskularisation, Flußsumme hoch, mittlere Flußgeschwindigkeit erhöht	T1: diffus hypointens, eher homogener wirkende Binnenstruktur. T2: verdickte hyperintense Kutis, insgesamt inhomogenes diffus hyperintenses Parenchym, einzelne intensere Herdbefunde möglich. KM: diffuse, meist inhomogene Anr. großer Parenchymanteile, oft intensive Kutis-Anr. MIP: meist diffuse, inhomogene Hyperintensität des gesamten Parenchyms, bandförmig hyperintense Kutis

➤

➤ Richtungweisender Befund: Hautverdickung

Diagnose/ Kommentar	Mammographie	Sonographie/Doppler	MRM
Fortgeschrittenes Ca. mit Lymphangiosis	wie inflammatorisches Ca., jedoch meist Herdbefund abgrenzbar	wie inflammatorisches Ca., jedoch meist Herdbefund abgrenzbar	wie inflammatorisches Ca., jedoch meist Herdbefund abgrenzbar
M. Paget (duktales Ca. mit Mamillenbeteiligung) klinischer Aspekt wegweisend: nässendes (therapieresistentes) Ekzem der Mamille, selten Rötung/ Schwellung, oft Blickdiagnose! **CAVE! inflammatorisches Ca.**	selten Herdbefund retromamillär/ in der Tiefe, oft unauffällig bis auf perimamilläre Kutis-/Subkutisverdickung ⇒ wegweisend	selten Herdbefund retromamillär/in der Tiefe, Kutis-/ Subkutisverdickung. Im Farbdoppler Hypervaskularisation subkutan perimamillär möglich, Flußsumme hoch, mittlere Flußgeschwindigkeit erhöht	T1/T2: selten hypo-/hyperintenser irregulärer Herdbefund retromamillär/in der Tiefe, Kutis-/Subkutisverdickung hypo-/hyperintens. KM: herdförmige/ irreguläre Anr., Kutis-Anr. möglich. MIP: irreguläre/ diffuse Hyperintensität, bandförmig hyperintense Kutis
Rechtsherzinsuffizienz Anamnese wegweisend, weitere Zeichen der Rechtsherzinsuffizienz vorhanden	nur Kutis-/Subkutisverdickung, unauffälliges Parenchym	nur Kutis-/Subkutisverdickung, Parenchymstruktur regelrecht	T1/T2: nur Kutis-/Subkutisverdickung hypo-/hyperintens, Parenchym unauffällig

10

Synopsis: mastitische Abszesse

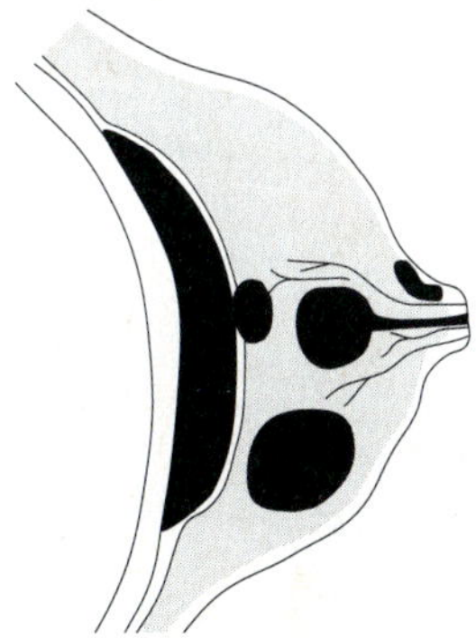

Inflammatorisches Ca.

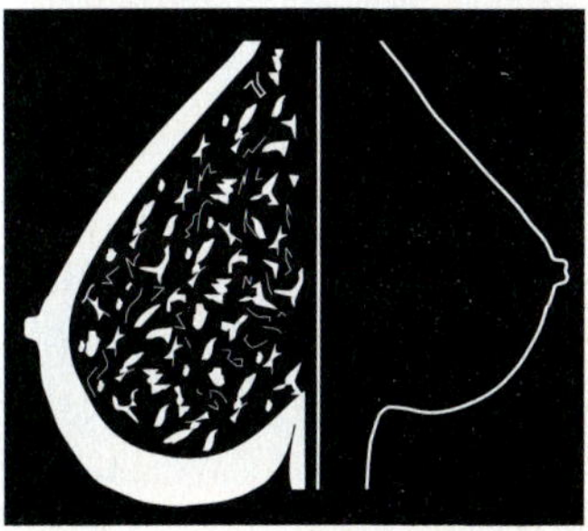

Degenerative Duktusveränderungen

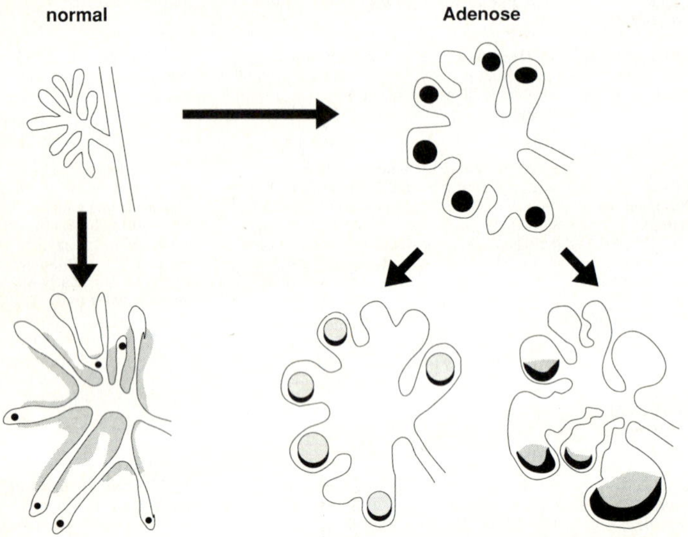

10

Plasmazellmastitis

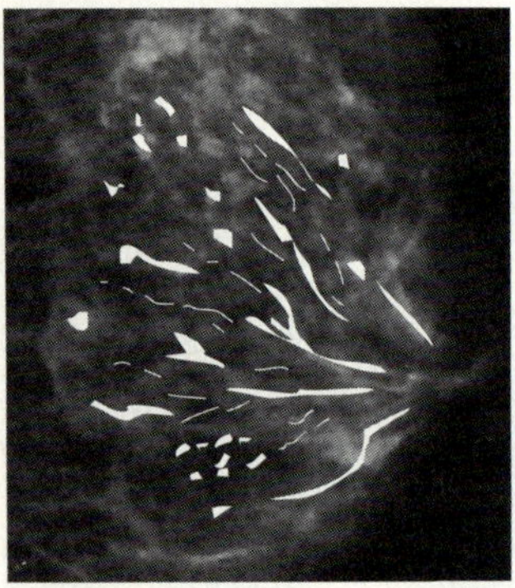

Mamma-Ca.: Stadieneinteilung

Stadium	T	N	M
0	Tis	N0	M0
I	T1	N0	M0
IIA	T0 T1 T2	N1 N1 N0	M0 M0 M0
IIB	T2 T3	N1 N0	M0 M0
IIIA	T0 T1 T2 T3	N2 N2 N2 N1, N2	M0 M0 M0 M0
IIIB	T4 jedes T	jedes N N3	M0 M0
IV	jedes T	jedes N	M1

11 Abdomen: Allgemeines und Sonographie

Abdomen-Sonographie: Standardschnittebenen

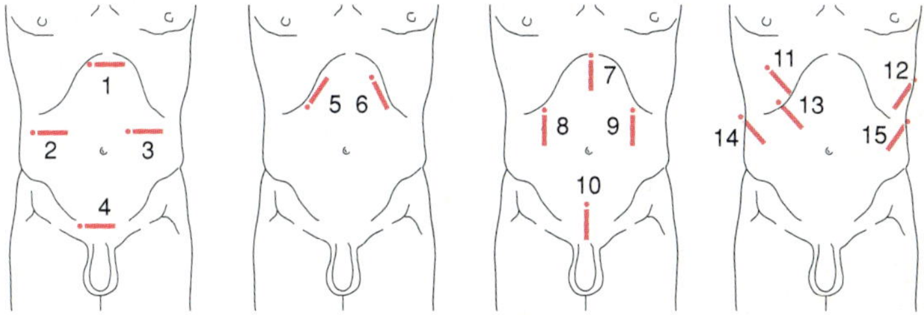

1	Oberbauchquerschnitt
2, 3	Mittelbauchquerschnitt re./li.
4	Unterbauchquerschnitt
5, 6	subkostaler Schrägschnitt re./li.
7	Oberbauchlängsschnitt
8, 9	paramedianer Längsschnitt re./li.
10	Unterbauchlängsschnitt
11, 12	hoher seitl. Interkostalschnitt bzw. hoher Flankenschnitt re./li.
13	verlängerter Interkostalschnitt
14, 15	Flankenschnitt re./li.

Ultraschall-Anatomie des Oberbauches (Standardschnitte)

nach Meckler/Hennemann/Caspary (1992); Schmidt (1994)

Oberbauch-Sonographie: Standardschnittebenen

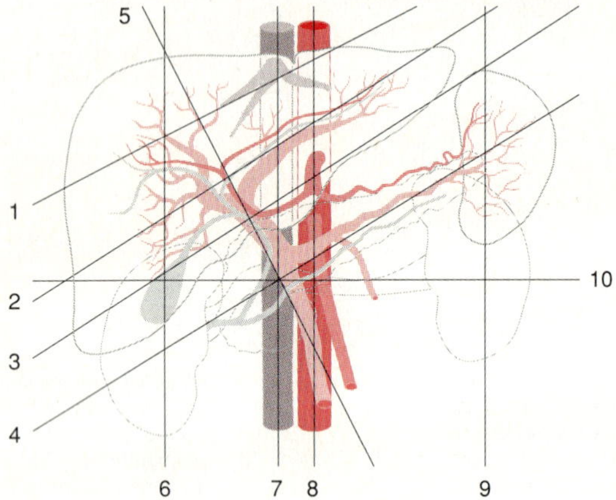

Schnitt 1-3: subkostale Schrägschnitte, von cranial nach caudal gekippt.

Schnitt 1: „Lebervenenstern"

11

Mündung der linken (1), mittleren (2) und rechten (3) Lebervene in die V. cava (4) unterhalb des rechten Atriums (5). Die mittlere Lebervene teilt die Leber in den linken und rechten Lappen; die linke Lebervene teilt den linken Lappen in das laterale Segment (ganz links) und das mediale Segment (zwischen linker und mittlerer Lebervene); die rechte Lebervene teilt den rechten Lappen in ein anteriores und ein posteriores Segment. Diese Nomenklatur der Ultraschall-Anatomie der Leber entspricht nicht exakt der detaillierteren funktionellen Leberanatomie nach Couinaud!

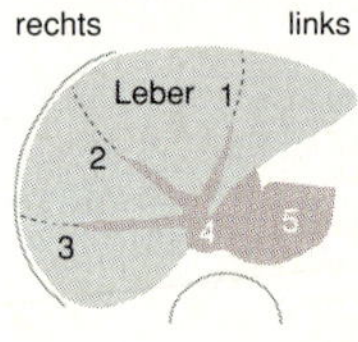

Schnitt 2: Intrahepatische Pfortaderverzweigung („Geweihform")

Zufluß der V. portae (6), Aufzweigung in rechten und linken Hauptast und Verzweigung in die vier Segmente; davor liegen Gallengänge, als echoreiche Doppellinie (7), und Leberarterien (8); vor dem linken Pfortaderast das Ligamentum teres hepatis (quer) (9).

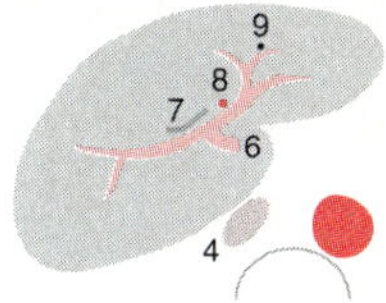

Schnitt 3: Leberpforte quer

Die drei Strukturen der Porta hepatis; V. portae (6), rechts davor der Ductus (hepato)choledochus (7), links davon die A. hepatica propria (8); rechts von der Porta Anschnitt der Gallenblase (quer) (10); Abgang des Truncus coeliacus (11) mit Aufzweigung aus der Aorta (12); Anschnitt der rechten Niere quer (13).

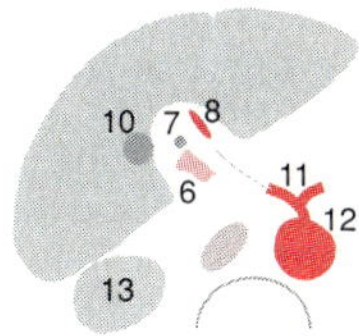

Schnitt 4: Oberbauchquerschnitt (Pankreas, V. lienalis)

Als Leitstruktur die V. lienalis (14) von der V. portae aus zurückzuverfolgen, davor das Pankreas (Korpus, Übergang zur Cauda) (15), darin evtl. Ductus pancreaticus längs; rechts der Pankreaskopf, davor evtl. Duodenum (16), weiter rechts Leber mit Gallenblase (quer); etwas weiter caudal umgreift der Proc. uncinatus des Pankreas die V. mesenterica sup. vor ihrem Zusammenfluß mit der V. lienalis; weiter links hinter der V. lienalis die A. mesenterica sup. (quer) (17), dahinter die linke Nierenvene (18) mit Verlauf vor der Aorta in die V. cava (4).

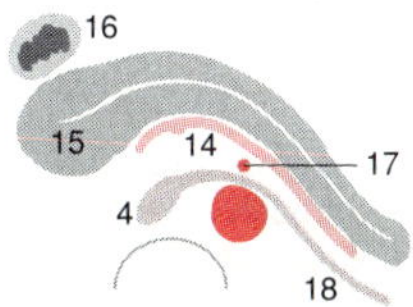

11

Schnitt 5: Leberpforte längs

Schallkopf schräg zur Körperlängsachse („Nabel-Schulter-Schnitt"); dorsal die V. cava (4) schräg angeschnitten, davor in Fortsetzung der V. mesenterica sup. die V. portae (6) längs; vor ihr der Gallengang und A. hepatica; Gallenblase (10) längs unter der Leberhinterfläche.

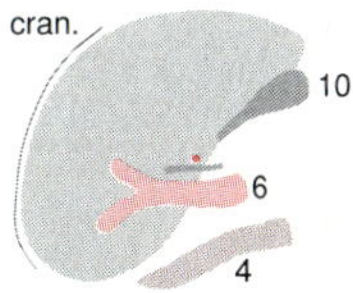

Schnitt 6: Lateraler Längsschnitt rechts, Flankenschnitt rechts

Rechter Leberlappen längs, als Schallfenster für die Niere (13) in der Längsachse (oberen und unteren Pol erfassen); Parenchymsaum und Zentralreflex der Niere; Vergleich der Echodichte von Leber und Nierenparenchym.

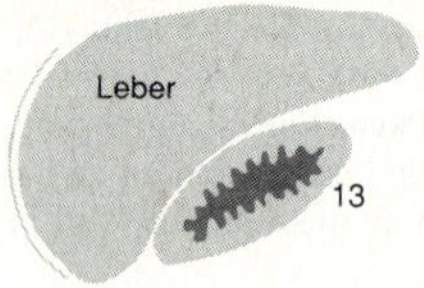

Schnitt 7: Längsschnitt über der V. cava inferior

Dorsal die V. cava (4) (Doppelschlag!), cranial die Lebervenenmündung in die V. cava; vor der V. cava die V. mesenterica sup. (19), ihr Confluens venosum mit der V. lienalis, die Fortsetzung in die V. portae vor dem Lobus caudatus (20) der Leber; bogenförmiger Verlauf des linken V.-portae-Astes mit Fortsetzung zum Lig. teres (9); Anschnitt des Gallenganges vor der V. portae; hinter der V. cava die rechte Nierenarterie (quer) (21).

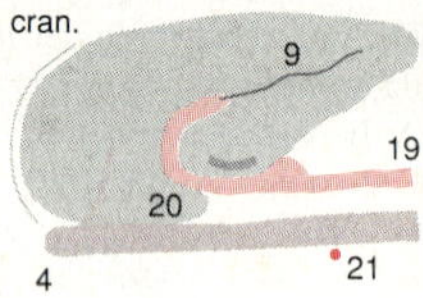

Schnitt 8: Längsschnitt über der Aorta

Dorsal die Aorta mit Abgang des Truncus coeliacus (11), daraus A. hepatica und A. lienalis (jeweils quer) nach rechts bzw. links, A. gastrica sinistra kurzbogig vor der Aorta nach cranial; caudal des Truncus der spitzwinklige Abgang der A. mesenterica sup. (17); Pankreaskorpus (quer) (15) zwischen Truncus und A. mesenterica sup., an seiner Rückseite die V. lienalis (quer); ventral der linke Leberlappen; caudoventral Magen und Kolon; cranial hinter der Leber die Kardia (22) des Magens.

11

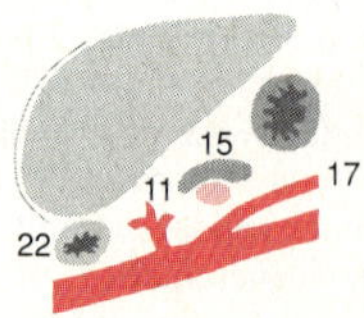

Schnitt 9: Längsschnitt/Flankenschnitt/Interkostalschnitt links

Unter dem Diaphragma die Milz (23) mit V. lienalis (14); daran anliegend die linke Niere längs (13) (Parenchymsaum und Zentralecho wie rechts).

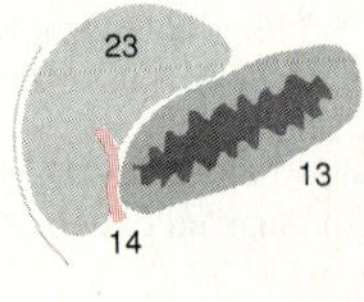

Schnitt 10: Querschnitt(e) in Höhe der Nierenhili

Das Parenchym der Nieren (13) umgibt C-förmig das Zentralecho und den Nierenhilus; Abgang der Nierenarterien (24) aus der Aorta, ventral davon Mündung der Nierenvenen (18) in die V. cava.

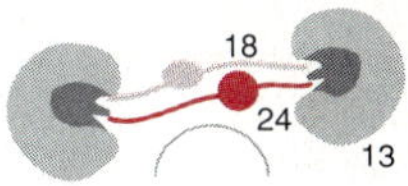

Die Oberbauchorgane werden, soweit anschallbar, in zwei Ebenen vollständig durchgemustert, pathologische Befunde möglichst in 2 Ebenen dokumentiert. Schallhindernisse wie Luft und Knochen werden möglichst umgangen. Die Standardschnitte zeigen die Leitstrukturen bzw. dienen als Orientierung für die Bilddokumentation. Am linken Bildrand wird die rechte Seite bzw. der craniale Abschnitt des Pat. abgebildet. Am oberen Bildrand liegen oberflächennahe Strukturen, am unteren Bildrand tiefe, schallkopfferne Strukturen (deshalb z.B. bei subkostalen Schrägschnitten die nach caudal hängende Gallenblase „oben im Bild").

11

Oberbauch-Sonographie: Maße

nach Schmidt (1994)

Alle Werte sind Mittelwerte bzw. Richtwerte; konstitutionelle Schwankungen möglich. Gefäßmaße sind Innendurchmesser.

Leber	Länge, craniocaudal in der MCL	120-140 mm
	Winkel des linken lateralen Leberrandes	< 30 Grad
	Winkel des rechten Leberunterrandes	< 45 Grad
Gallenblase/Gallenwege	längs	< 100 mm
	quer	< 40 mm
	Wanddicke	< 3 mm
	Volumen	< 100 mm
	Gallenwege, extrahepatisch	< 7 mm
	Gallenwege, extrahepatisch nach Cholezystektomie	<10 mm
Milz	Länge von (Pol zu Pol)	< 110 mm
	Breite	< 70 mm
	Dicke	< 40-50 mm
Pankreas (Durchmesser)	Kopf	25-30 mm
	Körper	< 20 mm
	Schwanz	25-30 mm
	Gang	< 2 mm
Gefäße	Aorta, subdiaphragmal	< 25 mm
	Aorta über der Bifurkation	< 20 mm
	V. portae im Lig. hepatoduodenale	< 13 mm
	V. portae, intrahepatisch	< 11 mm
	Vv. hepaticae, zentral	< 10 mm
	V. coronaria ventriculi (V. gastrica)	< 4 mm
Niere	Länge	100-120 mm
	Breite	50-70 mm
	Dicke	30-50 mm
	Parenchymdicke	> 15 mm

Hernien der vorderen Bauchwand

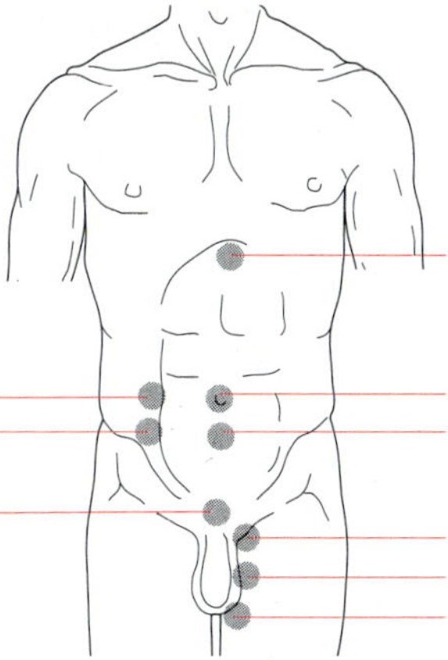

Zwerchfell: Abnorme Position, Motilitätsstörung

Bilateral symmetrisch	- Liegeposition - schlechte Inspiration - Schmerzzustand (abdominelle Operation) - bilaterale Zwerchfellähmung - erhöhter abdomineller Druck oder abdominelle Vergrößerung (Obesitas, Schwangerschaft, Aszites, abdominelle RF) - diffuse basale Pneumonie - bilaterale basale Lungenembolien
Einseitig angehobenes Zwerchfell	- abhängige Seite bei Seitlagerung - Skoliose - Erweiterung von Magen oder Kolon - subphrenische RF oder Infektion - einseitige Lungenembolie - Lungenhypoplasie - Lungenkollaps - einseitige Pneumonie - einseitige Zwerchfellähmung - Eventration - einseitiger Schmerzzustand (z.B. Rippenfraktur)
Fokale Anhebung (Zwerchfellbuckelung)	- fokale Zwerchfelldysfunktion (Lähmung, Eventration, Relaxatio) - fokale Zwerchfelladhäsion - Hernie - Zwerchfelltumor - Pleuratumor - peripherer Lungentumor

Zwerchfell: Pathologie

nach Verschakelen (1995)

Zwerchfellhernien

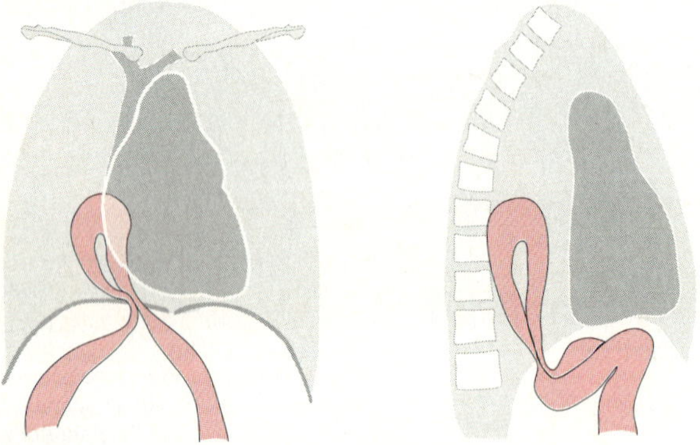

Bochdalek-Hernie

Bochdalek-Hernie: große Hernien auffällig bei Neugeborenen; bei Erwachsenen rundliche RF 4-5 cm vor dem dorsalen Zwerchfellansatz (Rö-Thorax); im CT subdiaphragmale Gewebe über der dorsalen Zwerchfellkontur (posteromedial).

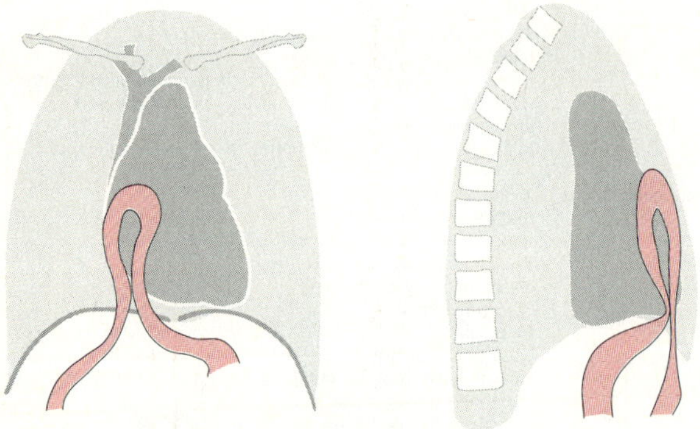

Morgagni-Hernie

Morgagni-Hernie: häufig Zufallsbefund; Ursachen: umschriebene Schwäche und erhöhter abdomineller Druck (Trauma, Obesitas u.a.); evtl. Luftgehalt im Rö-Thorax; sonst Sono, CT, MRT.

Hiatushernie: Verlagerung von Magen, evtl. Fett oder Pankreas nach thorakal durch den Hiatus oesophageus; Rö-Thorax, Barium-Untersuchungen, CT-Zufallsbefund.

➤

➤ Zwerchfell: Pathologie

nach Verschakelen (1995)

Traumatische Zwerchfellruptur

Stumpfes und penetrierendes Trauma; abdominelle Organe treten nach thorakal; Einklemmung oder Herniation möglich; enterale Gas-Flüssigkeits-Spiegel im Thorax, Barium-Untersuchungen; im CT abdominelle Organe im Pleuraraum oberhalb des Zwerchfells.

Tumoren des Zwerchfells

Selten; maligne Tumoren häufiger als benigne; mesenchymale Histologie; im CT Dichte von Zyste und Lipom eindeutig, Sono oft auch; Infiltration maligner Tumoren in Rekonstruktionen des Spiral-CT oder in MRT.

Eventration (s. a. Relaxatio diaphragmatica)

Abnorm hohe oder angehobene Position des Zwerchfells oder eines Abschnitts durch Verdünnung (Atrophie) der Muskulatur, es verbleibt eine Bindegewebsmembran; totale Eventration eher links, partielle eher rechts anteromedial; multifokal möglich; partiell paradoxe Bewegung im Schnupfversuch; hilfreich ist die Kontrolle der funktionsfähigen Muskelansätze dorsal/dorsolateral (DL in schräg-seitlicher Position!).

Relaxatio diaphragmatica (s. a. Eventration)

Verdünnung des Zwerchfells, wie Eventration (von einzelnen Autoren als konnatal, von anderen als Folge eines Nervenschadens angesehen, mit evtl. Entwicklung zur vollständigen Lähmung).

Zwerchfellähmung

Meist durch Phrenikuslähmung (idiopathisch, traumatisch in Thorax oder HWS, infektiös); transitorisch oder permanent; 4 Zeichen (mehrere oder alle treten auf): 11

1. Anhebung des Zwerchfells über die normale Position
2. verminderte, fehlende oder paradoxe Atembewegung
3. Mediastinalwandern mit der Atmung
4. paradoxe Bewegung im Schnupfversuch

Fehlermöglichkeiten durch andere Erkrankungen, v.a. thorakal; paradoxe Bewegung auch bei Gesunden in kleinem Ausmaß möglich, bis etwa 2 cm, v.a. anterior; bilaterale Zwerchfellähmung schwierig zu erkennen, beachte Diskrepanz zur Thoraxwandbewegung.

Andere Ursachen der Dysfunktion

Lokale Irritation, v.a. angrenzender Infekt; Schluckauf.

Synopsis: Abdomenübersicht – Pathologie

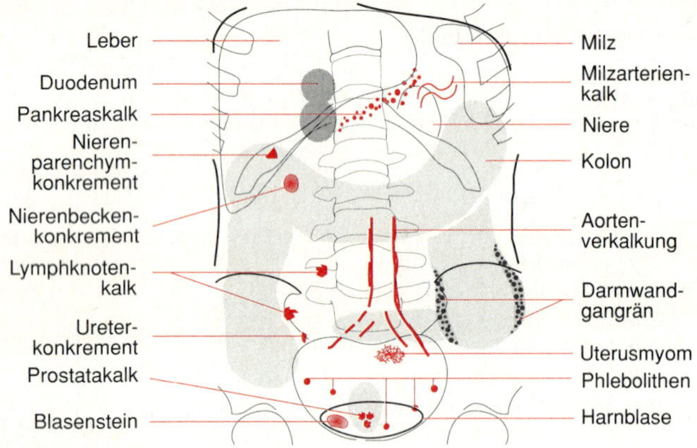

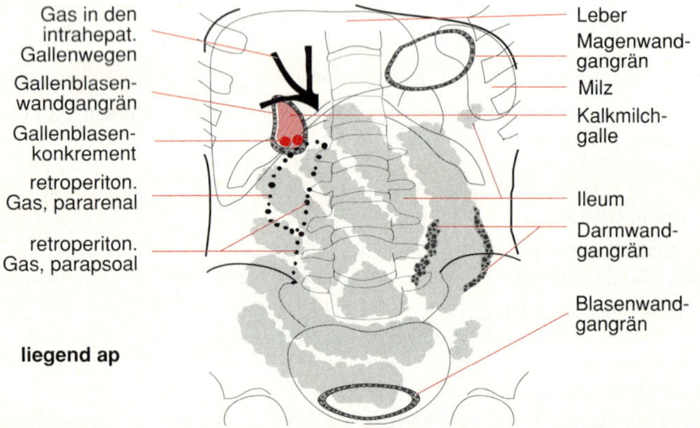

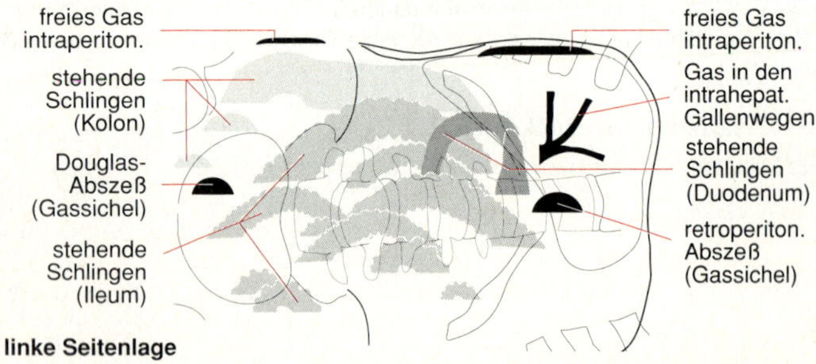

Analyse der Abdomen-Leeraufnahme

Stehend/linke Seitenlage:

Intestinale Gasverteilung – „stehende" Schlingen? Dünndarm/Dickdarm/beide?
Spiegelbildung?
Freie Luft?

Liegend (Rückenlage):

Abstand der Darmschlingen – verbreitert? Freie Flüssigkeit? Wandödem?
Retroperitoneales Gas?
Verkalkungen? Skelettkonturen?
Organkonturen?
Freie abdominelle Flüssigkeit?
Psoaskonturen?

Liegend/stehend/linke Seitenlage:

Darmwandveränderung – intramurale Gasbildung/Gangrän?
Verlagerung – Tumor/Abszeß/Gallenblasenhydrops? Organkonturen?
Feine Gasblasen (Entzündung) – Appendixregion? Gallenblasenregion?
Bursa omentalis?

Darmblähung

Isolierte Dünndarmblähung:
Pankreatitis, retroperitoneales Hämatom.

Duodenalblähung und Dünndarmblähung:
Pankreatitis mit Enzymausbreitung in die Bauchhöhle.

Duodenalblähung und Kolonblähung:
Pankreatitis mit Blutung/Enzymausbreitung ins Mesokolon/retroperitoneal, retroperitoneale Blutung.

Duodenal-, Dünndarm- und Kolonblähung:
Pankreatitis mit intra- und retroperitonealer Enzymausbreitung, Blutung retroperitoneal. Peritoneale stippchenförmige Verkalkungen?

Duodenalblähung und einzelne Spiegel im rechten Mittel-/Unterbauch:
phlegmonös-eitrige Appendizitis, Dünndarminfekt, mesenteriale Lymphadenitis, Yersiniose.

Isolierte Dünndarmblähung:
mechanischer Verschluß, Enteritis, gemischter Ileus (mechanisch/entzündlich), primärer/sekundärer Gefäßprozeß.

Isolierte Dickdarmblähung:
Obstruktion, akuter retroperitonealer Prozeß, Appendizitis mit perityphlitischem Abszeß, Kolitis, urologischer/gynäkologischer Prozeß, Ureterkonkrement, extraabdomineller Prozeß (Pleuritis, Pneumonie, Pulmonalarterienembolie, Azidose, Hypokaliämie, Intoxikation), posttraumatisch (WK-Fraktur, Nierenruptur, Nierengefäßabriß).

➤

➤ Analyse der Abdomen-Leeraufnahme

Isolierte kleine Spiegel im rechten Unterbauch:
Appendizitis mit/ohne Perityphlitis.

Dünndarm- und Kolonblähung:
Appendizitis mit diffuser Peritonitis, Cholezystitis/Gallenblasenempyem, Adnexitis, Azidose, Hypokaliämie, akute Vena-portae-Thrombose, akuter extraabdomineller/retroperitonealer Prozeß.

Verkalkungen

Verkalkungen, feinfleckig im mittleren/linken Oberbauch:
chronische Pankreatitis.

Verkalkungen, länglich/parallelstreifig/gekrümmt im linken Oberbauch:
Milzarterienverkalkung.

Verkalkungen, griesartig/rundlich/schalig geschichtet im rechten Ober-/Mittelbauch:
Gallenblasen-, Gallengangskonkremente.

Verkalkungen, feinfleckig/rundlich/geschichtet/korallenförmig in Nierenposition:
Nierenparenchymverkalkungen, Nierenkelchsteine, Nierenbecken(ausguß)steine.

Verkalkungen, beidseitig im unteren Mittelbauch paravertebral/präsakral:
Ureterkonkrement, Uterusmyom, Arteriosklerose (Aorta/A. iliaca).

Verkalkung im rechten Unterbauch:
Appendikolith.

Verkalkungen im Unterbauch/Becken:
Prostata, Samenblase, -wege, Uterusmyom, Phlebolithen, Harnblasenkonkrement.

Gasansammlungen

Gas intraluminal unterhalb des Zwerchfells:
Chilaiditi-Syndrom (Interpositio coli).

Gas(blasen) retroperitoneal:
Perforation (retroperitoneales Duodenum, Dünndarm am Mesenterialansatz, Rektosigmoid, Colon ascendens, Coecum), retroperitonealer Abszeß, infiziertes Hämatom, fortgeleitetes Mediastinalemphysem, Trauma.

Gas(blasen) im kleinen Becken:
Douglas-Abszeß (Appendizitis, Adnexitis), Tubenpertubation.

Gassichel in der freien Bauchhöhle:
Ulkus-/Gangränperforation (Magen/Darm), Tumorzerfall, Darmruptur nach Trauma/rektaler Luftinsufflation, Mekoniumperitonitis, Peforation bei Pneumatosis cystoides intestinalis ohne Peritonitis, Z.n. Operation/Laparoskopie.

Gas in der Bursa omentalis:
Perforation bei Ulcus ventriculi/duodeni.

➤

➤ Analyse der Abdomen-Leeraufnahme

Gas in den intra-/extrahepatischen Gallenwegen:
Z.n. Sphinkterotomie, Steindurchgang, Choledocho-/-zystoenterostomie, Steinperforation (Gallenblasen-Darm-Fistel), Perforation durch Duodenalulkus.

Gas in den Portalvenen:
Mesenterialinfarkt, nekrotisierende Enterokolitis, Luftembolie bei Kolon-Doppelkontrastuntersuchung.

Gas intramural im Magen:
erhöhter intragastraler Druck (Obstruktion), Z.n. Gastroskopie, peptisches Ulkus, nekrotisierende Enterokolitis, emphysematöse Gastritis.

Gas intramural im Darm:
Gangrän (Infarkt, Strangulation, Inkarzeration, Invagination, Volvulus, nekrotisierende Enterokolitis), Pneumatosis intestinalis, toxisches Megakolon, Kollagenose, Steroidtherapie, immunsuppressive Therapie, Leukämie.

Gas in der Gallenblasenwand/Harnblasenwand:
Mukosagangrän bei Diabetes.

Gas im Harntrakt (intravesikal):
vesikointestinale Fistel, Zystitis, Z.n. Endoskopie/Instrumentation, penetrierende Verletzung.

Gas im Harntrakt (Harnblasenwand):
emphysematöse Zystitis (Diabetes).

Gas im Harntrakt (Ureter, Nierenhohlsystem):
Fistel, Infekt, Ureterimplantation in Darm oder Blasenwand, aufsteigend von intravesikal (s.o.).

Gasfreies/-armes Abdomen:
Aszites, akute Pankreatitis, starkes Erbrechen, aktive Kolitis, früher Mesenterialinfarkt, hohe Obstruktion.

Gasfreies/-armes Abdomen bei Kindern:
hohe Obstruktion durch Ösophagusatresie, Duodenalatresie, hypertrophische Pylorusstenose, Pancreas anulare, Volvulus, Choledochuszyste.; kongenitaler Zwerchfelldefekt (Darmschlingen intrathorakal), starkes Erbrechen, Kolitis.

Akutes Abdomen: Differentialdiagnose nach Swart (1)

Isolierte Dünndarmblähung (1)	
Weicher Bauch Geräusche verstärkt (Hyperperistaltik) Puls normal Kein diffuser Druckschmerz	Lokale Défense Geräusche verstärkt (Hyperperistaltik) Puls erhöht (Fieber)
Mechanischer Verschluß ohne Gefäßbeteiligung: Obturation Apfelsinen-, Gallenstein-, Mekoniumileus Okklusion Tumor, chron. Entzündung Strangulation Inkarzeration innere, äußere, Littré-Hernie Invagination ileozökal an einer Anastomose über einem Tumor noduläre lymphoide Hyperplasie Volvulus	**Sekundärer mechanischer Dünndarmverschluß bei Entzündung:** Appendizitis Cholezystitis Divertikulitis o.ä.
Geblähte Dünndarmschlingen mit Spiegeln? Keine Veränderung der Darmwand? Gallenstein, Obstrückstände?	Impression der Darmwand durch Abszeß? Gasbildung in Abszeß? Gallenstein, Kotstein ileozökal, im kleinen Becken?
Mechanischer Dünndarmileus	**Gemischter Dünndarmileus**

11

➤

➤ Akutes Abdomen: Differentialdiagnose nach Swart (2)

Isolierte Dünndarmblähung (2)	
Weicher Bauch Geräusche vermindert (Totenstille) Puls > 100/min Diffuser Druckschmerz	Lokale Défense Geräusche uncharakteristisch Puls erhöht (Fieber)
Primärer Gefäßprozeß: Arterielle Thrombose/Embolie in A. mesenterica sup. Venöse Thrombose in V. mesenterica sup. Nichtokklusive Ischämie Digitalisintoxikation o.ä. Linksherzversagen Hypovolämie, Schock **Sekundärer Gefäßprozeß bei mechanischem Verschluß:** Invagination: ileozökal, über einem Tumor, in einer Anastomose, noduläre lymphoide Hyperplasie Inkarzeration: innere, äußere, Littré-Hernie Volvulus Strangulation	**Entzündlicher Oberbauchprozeß:** Cholezystitis/Pericholezystitis Appendizitis bei subhepatisch liegender Appendix Subhepatischer/subphrenischer Abszeß **Entzündlicher Prozeß im Mittel-/Unterbauch:** Appendizitis mit/ohne Abszeß ileozökal Divertikulitis mit/ohne Abszeß perisigmoidal (Appendicitis sinistra) Infektion mit Yersinia pseudotuberculosis/ enterocolitica mit Lymphadenitis mesenterialis
Lokale Distanz von Schlingen? Einengung des Lumens und „thumb prints" am Dünndarm? Gas: in Darmwand subperitoneal, intravasal? retroperitoneal? in Portalvenen?	Impression der Darmwand durch Abszeß? Gasbildung in Abszeß? Gallenstein, Kotstein ileozökal? Duodenalatonie bei Lymphadenitis mesenterialis?
Dünndarmgangrän	**Lokale Entzündung**

11

➤

➤ Akutes Abdomen: Differentialdiagnose nach Swart (3)

Isolierte Dickdarmblähung (1)	
Weicher Bauch Geräusche normal Puls normal Kein diffuser Druckschmerz	Weicher Bauch Geräusche uncharakteristisch Puls normal/beschleunigt Druckschmerz lokal
Mechanischer Verschluß ohne Gefäßbeteiligung: Obturation Apfelsinen-, Gallensteinileus Okklusion Tumor, chron. Entzündung Abszeß am Sigma (Divertikulitis) im Douglas-Raum (Appendizitis) Invagination ileozökal Volvulus Zökum, Sigma, Entwicklungsanomalie Inkarzeration innere, äußere, Littré-Hernie Strangulation	**Stein-/Koagelkolik in den Ureteren, Hämatom:** Wirbelkompression Querfortsatzabriß Nierenruptur Gefäßabriß Hämorrhagische Pankreasnekrose mit Enzymstreuung in Retroperitonealraum **Basale Pleuritis** **Pneumonie** **Herzinfarkt** **Lungeninfarkt basal** **Akuter Urogenitalprozeß im kleinen Becken**
Impression der Darmwand durch Tumor? „fecal impaction"? Gallenstein? Obstrückstände?	Steinnachweis? Frakturen? Weichteilschatten des flüssigkeitsgefüllten Retroperitonealraumes? Duodenalblähung? Gas in Abszeß? Arrosion an der Kolonkontur? Herz-Lungen-Befund?
Mechanischer Dickdarmileus	**Retroperitonealer Prozeß**

➤ Akutes Abdomen: Differentialdiagnose nach Swart (4)

Isolierte Dickdarmblähung (2)	
Weicher Bauch! Geräusche herabgesetzt (bis Totenstille) Puls > 100/min Diffuser Druckschmerz	Lokale Défense? Geräusche uncharakteristisch, bei Hyperperistaltik gemischter Ileus (s. dort) Puls beschleunigt
Primärer Gefäßprozeß: Arterielle Thrombose/Embolie in A. ileocolica und colica dextra der A. mesenterica sup. A. mesenterica inf. Venöse Thrombose (zentral, peripher, kapillär): hämorrhagische Infarzierung des Kolons toxisches Megakolon (Colitis ulcerosa, M. Crohn, Amöbiasis, Salmonellose, nekrotisierende Enterokolitis) Nichtokklusive Ischämie Digitalisintoxikation o.ä. Linksherzversagen Hypovolämie, Schock **Sekundärer Gefäßprozeß:** Venöse Okklusion bei Volvulus (Zökum, Sigma, Entwicklungsanomalien) Invagination (ileozökal, Tumor) Inkarzeration (innere, äußere, Littré-Hernie) Strangulation	**Entzündlicher Oberbauchprozeß:** Cholezystitis/Pericholezystitis Appendizitis bei subhepatisch liegender Appendix Subhepatischer/subphrenischer Abszeß **Entzündlicher Prozeß im Mittel-/Unterbauch:** Appendizitis/Periappendizitis: Abszeß ileozökal Appendizitis mit Douglas-Abszeß: Stenose rektosigmoidal Divertikulitis/Peridivertikulitis: Abszeß sigmoidal (Appendicitis sinistra) Divertikulitis mit Abszeßstenose sigmoidal
„thumb prints" am Kolon? Extreme Kolonblähung? Gas in Darmwand? retroperitoneal? in Portalvenen?	Impression der Darmwand durch Abszeß? Gas in Abszeß? Gallenstein? Kotstein ileozökal/im kleinen Becken? Durchfälle: Abszeßstenose rektosigmoidal durch divertikulitischen/Douglas-Abszeß?
Dickdarmgangrän	**Kolonnahe Entzündung**

11

➤

➤ Akutes Abdomen: Differentialdiagnose nach Swart (5)

Dünndarm- und Dickdarmblähung (1)	
Weicher Bauch Geräusche herabgesetzt (Hypoperistaltik) Puls normal Kein Druckschmerz	Diffuse Défense Keine Geräusche Puls beschleunigt (> 100/min)
Zentrale Lähmung: Azidose metabolisch: Diabetes, Fieber, Hyperthyreose respiratorisch: obstruktives Emphysem, Asthma bronchiale, Hemmung des Atemzentrums (Morphine, Barbiturate) Alkalose metabolisch: Erbrechen, Alkalitherapie, NNR-Hormone, Saluretika respiratorisch: Hyperventilation, psychogen, zerebrale Störung, Leberzirrhose Coma diabeticum, hepaticum, uraemicum Schlafmittelvergiftung **Lähmung regulatorischer Nerven:** Schädel-Hirn-Trauma Neuroplegika Operation an Ösophagus oder BWS **Störung der neuromuskulären Übertragung:** Hypokaliämie (s. Alkalose) **Akuter Blutrückstau :** Rechtsherzversagen Portalthrombose	**Perforation:** Ulcus duodeni/ventriculi Darmtumor Darmgangrän Entzündung Gallenblasenruptur **Akute hämorrhagische Pankreatitis:** von Bursa omentalis zum freien Bauchraum **Hämatogen**
Distanzierung von Dünndarmschlingen? „thumb prints" bei akutem Blutrückstau (Wandödem, keine Gangrän!) Starke Magenblähung? Vertiefte Atmung? Tetanie?	Freie Luft? Gas in Abszeß? Distanzierung von Schlingen?
Paralytischer Ileus bei extraabdominellem Prozeß	**Paralytischer Ileus bei diffuser Peritonitis**

➤

➤ Akutes Abdomen: Differentialdiagnose nach Swart (6)

Dünndarm- und Dickdarmblähung (1)	
Weicher Bauch! Geräusche herabgesetzt (bis Totenstille) Puls > 100/min Diffuser Druckschmerz	Weicher Bauch Geräusche verstärkt (Hyperperistaltik) Puls beschleunigt Kein diffuser Druckschmerz
Primärer Gefäßprozeß: Arterielle Thrombose/Embolie in A. mesenterica mit A. ileocolica und A. colica dextra, A. mesenterica inf. Venöse Thrombose: V. mesenterica sup. und inf. V. portae Koagulationssyndrom bei toxischem Megakolon orale Kontrazeptiva diabetische Sklerose immunsuppressive Therapie Vaskulitis bei Allergie, Urämie, Kollagenose Nichtokklusive Ischämie Digitalisintoxikation o.ä. Linksherzversagen Hypovolämie, Schock **Sekundärer Gefäßprozeß:** Mechanische venöse Okklusion bei Volvulus Invagination (ileozökal, Tumor) Inkarzeration (innere, äußere, Littré-Hernie) Strangulation	**Mechanischer Verschluß ohne Gefäßbeteiligung:** Gleiche Ursachen wie bei mechanischem Dickdarmileus (s. dort), jedoch Reflux von Gas aus dem Dickdarm durch die insuffiziente Ileozökalklappe in den Dünndarm Hyperperistaltik des Dünndarms (Reaktion auf die starke Dünndarmdehnung durch den Gasreflux)
„thumb prints" am Kolon? Extreme Kolonblähung? Gas in Darmwand? retroperitoneal? in Portalvenen?	Impression der Darmwand durch Tumor? „fecal impaction"? Gallenstein, Obstrückstände?
Dünndarm-Dickdarm-Gangrän	**Mechanischer Dickdarmileus mit Gasreflux in den Dünndarm**

11

Mechanischer Ileus beim Neugeborenen, Säugling und Kleinkind

nach Swart (1995); Chapman/Nakielny (1995)

Neugeborenes

Ursachen im Duodenum:
Stenose, Atresie: „double bubble sign"; evtl. kombiniert mit Pancreas anulare u.a. Anomalien des Gastrointestinaltraktes;
Pancreas anulare: in Kombination mit Duodenalatresie; isoliert oft unerkannt bis ins Erwachsenenalter;
Membranstenose: infra- und suprapapillär, intraluminal;
Kongenitales intraperitoneales Band (Ladd): kreuzt das Duodenum;
Choledochuszyste;
präduodenale Portalvene.

Ursachen im Jejunum:
Atresie;
Malrotation, Volvulus.

Ursachen im Ileum:
Atresie;
Inguinalhernie;
Mekoniumileus;
paralytischer Ileus;
eingedickte Milch: 3 Tage bis 6 Wochen Lebensalter.

Ursachen im Kolon/Anus:
Atresie im Kolon, Rektum, Anus;
M. Hirschsprung;
Reifestörung (z.B. schmales linkes Kolon).

Säugling/Kleinkind

Ursachen im Magen/Duodenum:
hypertrophe Pylorusstenose.

Ursachen im Dünndarm:
inkarzerierte innere/äußere Hernie;
Invagination;
Strangulation, Volvulus;
Obturationsileus.

Ursachen im Kolon:
aganglionäres Megakolon.

Mechanischer Ileus: Sonographische Kriterien

Dünndarmdistension, segmental > 3 cm
(+ „Klaviertasten- bzw. Strickleiterzeichen" der Dünndarmfalten)

Dickdarmdistension, segmental > 5 cm
(Gastroenteritis: geringere Distension in Dünn- und Dickdarm)

Darmkokarde > 5 mm;

Pendelperistaltik
(bei komplettem Verschluß; noch propulsive Peristaltik bei inkomplettem Verschluß. DD: rege propulsive Peristaltik bei der Gastroenteritis).

Freie Flüssigkeit

Drei oder mehr pathologische segmentale Befunde oder umschriebene intraperitoneale Befunde erreichen einen hohen positiven Vorhersagewert für mechanischen Ileus.

Abdominelle Faszienräume

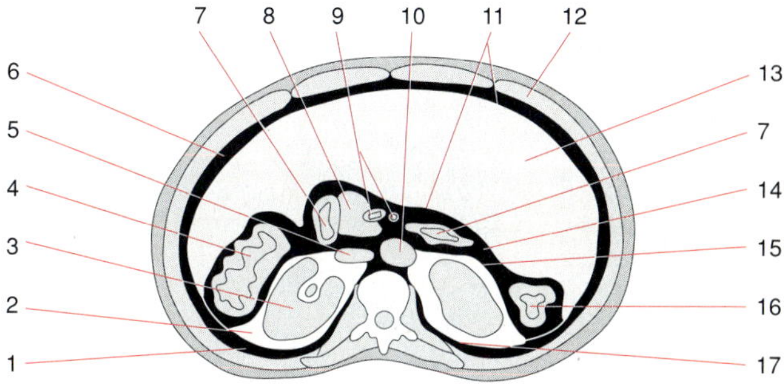

1 hinterer Pararenalraum
2 Perirenalraum
3 Niere
4 Colon ascendens
5 VCI
6 (prä)peritoneales Fett
7 Duodenum
8 Pankreas
9 V.+A. mesenterica sup.
10 Aorta abdominalis
11 Peritoneum
12 Bauchwandmuskulatur
13 Peritonealraum
14 vorderer Pararenalraum
15 Fascia renalis ant.
16 Colon descendens
17 Fascia renalis post.

Peritonealhöhle und Mesenterialansätze

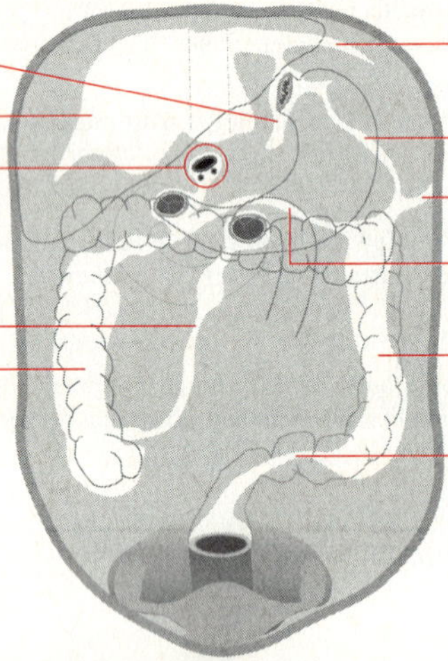

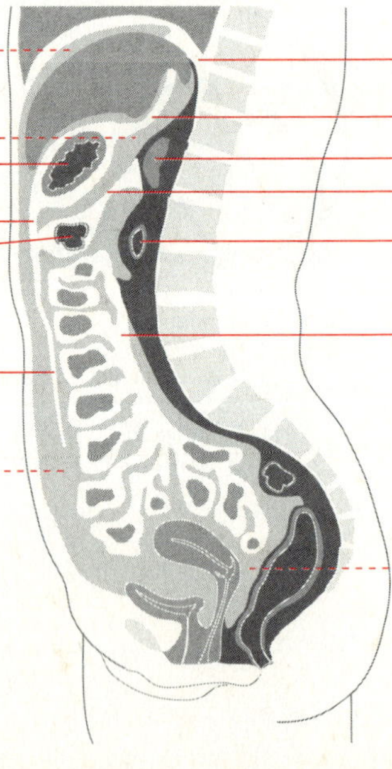

11

Abdominelle und retroperitoneale Flüssigkeit: Sonomorphologie, Klinik, Ursachen

nach Hall (1993)

Flüssigkeitsansammlungen (Allgemeines)

Variable Form, echofrei, -arm; veränderlich mit Positionswechsel des Patienten. Komplizierte Flüssigkeit mit komplexem Muster, septiert.
Innerhalb der Peritonealhöhle orientiert an den Konturen des Hohlraumes. Retroperitoneale Flüssigkeit meist linsenförmig oder elliptisch, verdrängt Niere oder M. psoas. Distale Schallverstärkung v.a. bei Hämatom und Serom, weniger bei Abszeß.
Klinik: Mit oder ohne Schmerz; evtl. Vorwölbung der Bauchwand.
Ursachen: Seröser oder entzündlicher Prozeß, Abszeß, Malignom, Trauma.

Aszites

Frei bewegliche echofreie Flüssigkeit, wandert bei Bewegung an die jeweils tiefste Stelle der Bauchhöhle. Zuerst zu sehen in parakolischer Rinne, Douglas-Raum und subhepatisch (Fossa hepatorenalis, Morrison-pouch/Morrison-Tasche). Darmschlingen innerhalb des Aszites.
Klinik: Bei größerer Menge schwappende schmerzlose Schwellung des Bauchraumes. Hypalbuminämie.
Ursachen: Exsudat durch Entzündung. Transsudat durch venösen Rückstau (z.B. Herzinsuffizienz, Nephrose, Zirrhose).

Abszeß

Komplexe Menge mit Debris. Unregelmäßige Grenzen, evtl. dickwandig begrenzt oder septiert. Echoreicher; vollständiger Reflex bei Gaseinschlüssen. DD Hämatom.
Klinik: Schmerz, Fieber, Leukozytose. Verdrängung von Nachbarorganen.
Ursachen: Perforation, Trauma, Operation.

Hämatom

Echomuster hängt vom Alter der Blutung ab. Echoarm (akut oder chronisch), homogen oder komplex (Gerinnsel, Verflüssigung). Evtl. Verdrängung von Organen oder großen Gefäßen. Scharf abgegrenzt oder schlecht abgegrenzt infiltrativ. Rektusscheidenhämatom behält die Form des Muskels, wölbt sie vor. 11
Klinik: Schmerz, sinkender Hämatokrit.
Ursachen: Operation, Trauma, Aortendissektion, blutender Tumor, Gerinnungsstörung, Vaskulitis.

Lymphozele

Echofreie Flüssigkeit, distale Schallverstärkung. Evtl. unregelmäßige Grenzen, Septen, Debris. Evtl. im Perirenalraum oder vor dem M. psoas.
Klinik: Lymph-Extravasat in den Retroperitonealraum. Asymptomatisch oder lokale Beschwerden durch Druck.
Ursachen: Trauma, operative Läsion der Lymphwege.

Urinom

Echofreie Flüssigkeit, distale Schallverstärkung. Evtl. unregelmäßige Grenzen, Septen, Verdrängung angrenzender Strukturen. Meist im Perirenalraum.
Klinik: Urinausscheidung normal oder vermindert. Asymptomatisch oder abdominelle Beschwerden. Flankenschwellung.
Ursachen: Trauma, Operation, subakute oder chronische Urinobstruktion mit Folge der Perforation des NBKS und Extravasat.

Peritonealhöhle: Räume, Flüssigkeitsstraßen

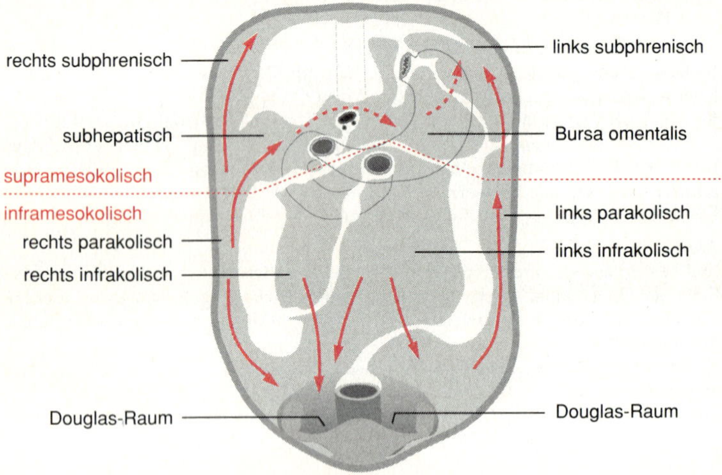

Bauchhöhle: Benigner und maligner Aszites

nach Meckler/Caspary/Hennemann (1992)

Struktur	Benigne	Maligne
Parietales Peritoneum	glatt	knotige Herde an der vorderen Bauchwand, z.T. druckschmerzhaft; evtl. Darmschlingen adhärent
Omentum majus	mobil, dünn, kompressibel	starr, dicke plattenartige Schicht, kaum kompressibel
Darmschlingen	frei beweglich („wie Wasserpflanzen“)	fixiert, zum Konglomerattumor verbacken, evtl. an der Bauchwand adhärent
Darmwand	dünn, mit peristaltischen Wellen	verdickt, schlecht abgrenzbar
Mesenterium	schmal, nicht verkürzt	verdickt, verkürzt
Aszites	frei beweglich, variabel bei Umlagerung	gekammert, septiert, abgekapselt

Intra- und retroperitoneale Abszesse

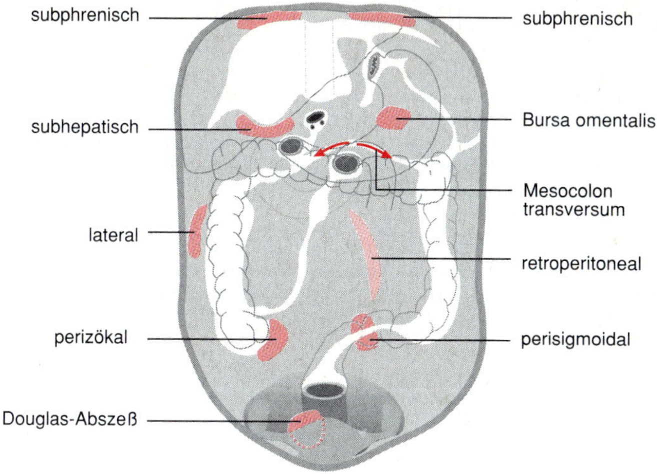

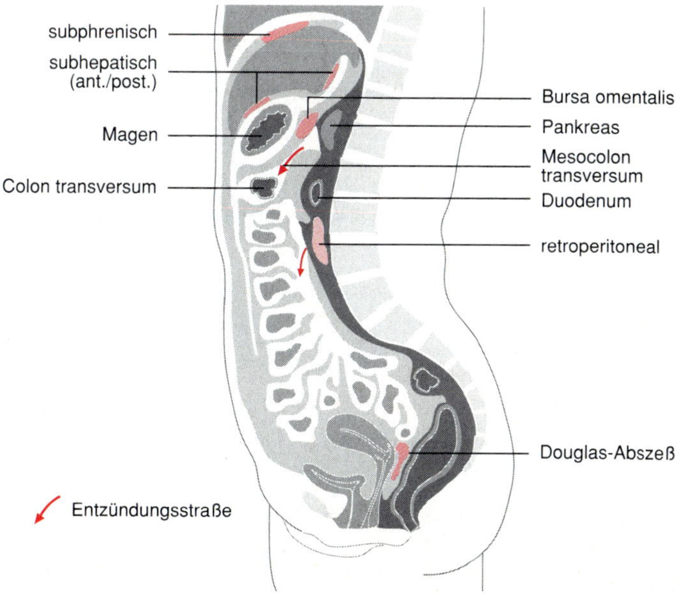

Rotationsanomalien

nach Kirkpatrick (1991); Silverman (1993); Chapman/Nakielny (1995)

Normale Rotation in der Embryonalphase:
Die A. mesenterica superior ist die Achse, um die sich der Darm dreht. Ausgangspunkt: Darm verläuft längs ventral, A. mesenterica sup. kommt von dorsal heran.
Die präarterielle duodenojejunale Schleife rotiert hinter der Arterie um 270 Grad nach links (zunächst nach rechts, dann dorsal und hinter dem Gefäß nach links).
Die postarterielle zökokolische Schleife rotiert vor dem Gefäß nach rechts (zunächst nach links, dann nach vorn und vor dem Gefäß nach rechts), insgesamt um 270 Grad gegenüber der Ausgangsposition.

Normale Position:
Flexura duodenojejunalis links der Mittellinie, etwa in Höhe des ersten Duodenalsegmentes, Zökum im rechten Unterbauch; Dünndarm-Mesenterium verbindet beide Punkte. V. mesenterica sup. verläuft rechts der A. mesenterica sup., die vor der Aorta verläuft.

Nonrotation:
Ungenauer Begriff; eigentlich unvollständige Rotation um 90 Grad.
Flexura duodenojejunalis und Jejunum rechts der Mittellinie; Zökum meist links oder vor der Wirbelsäule; Kolon links der A. mesenterica sup. Die V. mesenterica sup. verläuft links der A. mesenterica sup.

Malrotation I:
Rotation um 180 Grad.
Flexura duodenojejunalis liegt rechts der Mittellinie; das Zökum liegt höher als normal, dadurch oft Duodenalkompression; die V. mesenterica sup. liegt vor der A. mesenterica sup. Häufig mit linksseitiger Zwerchfellhernie.

Malrotation II:
11 Umgekehrte Rotation (zunächst orthograd nach rechts um 90 Grad, dann umgekehrt um 180 Grad).
Zökum und Kolon liegen hinter der A. mesenterica sup., die Pars inferior duodeni und Jejunum vor ihr.

Interne abdominelle Hernien

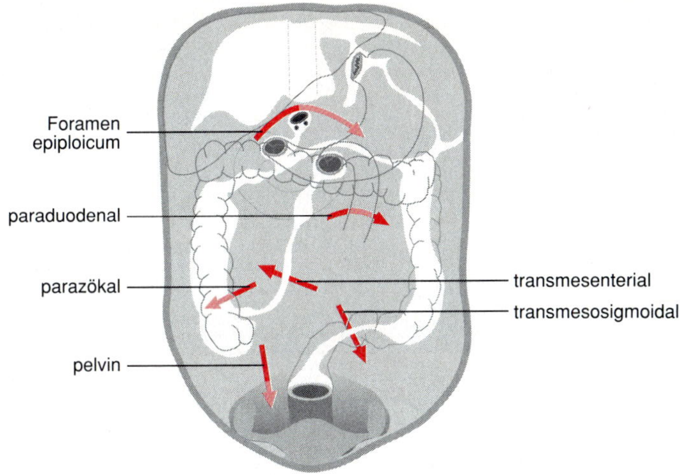

Abdominelle Lymphknotenstationen

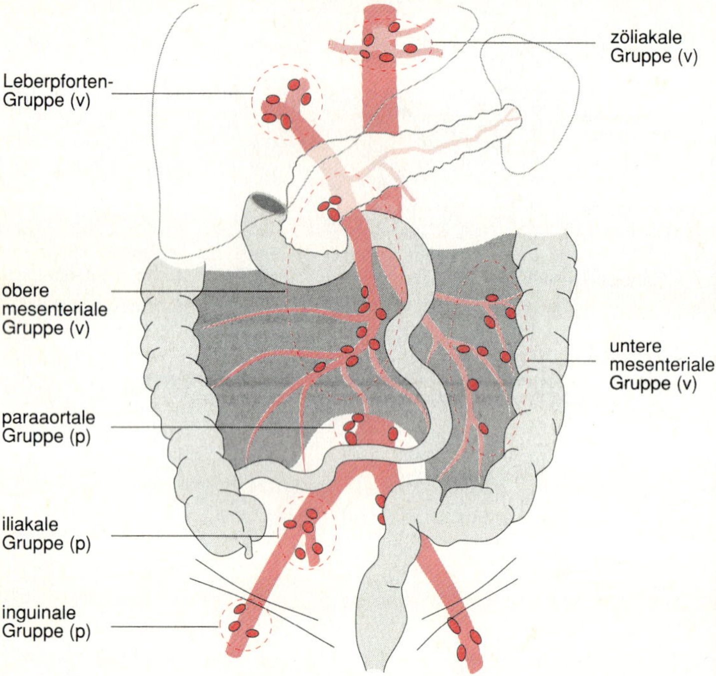

p parietale Lymphknoten v viszerale Lymphknoten

Abdominelle Raumforderung bei Neugeborenen: DD

nach Chapman/Nakielny (1995)

Gastrointestinaltrakt (15%)

1. Duplikationszyste
2. Mesenterialzyste

Leber/Milz/Gallenwege (5%)

1. Hepatoblastom
2. Leberzyste
3. Choledochuszyste
4. Milzhämatom

Niere (55%)

1. Hydronephrose (25%), z.B. subpelvine Stenose, Urethralklappe, ektope Ureterozele, Obstruktion der Uretermündung
2. multizystische Niere (15%)
3. infantile polyzystische Nieren
4. mesoblastisches Nephrom (Hamartom)
5. Nierenvenenthrombose (Komplikation von Sepsis oder Dehydration)
6. renale Ektopie
7. Wilms-Tumor

Übriges Retroperitoneum (10%)

1. Nebennierenblutung
2. Neuroblastom
3. Teratom

Genitale

1. Ovarialzyste
2. Hydrometrokolpos

Abdominelle Raumforderung bei Kindern: DD

nach Chapman/Nakielny (1995)

Gastrointestinaltrakt, Leber und Gallenwege (18%)

1. Appendizitis mit perityphlitischem Abszeß
2. Hepatoblastom
3. Hämangiom
4. Choledochuszyste

Niere (55%)

1. Wilms-Tumor
2. Hydronephrose
3. Zyste

Übriges Retroperitoneum (23%)

1. Neuroblastom
2. Teratom

Genitale (4%)

1. Ovarialzyste
2. Teratom

12 Verdauungstrakt
einschl. Ösophagus, Leber, Galle und Pankreas

Pharynx/Ösophagus: Untersuchungstechnik

Monokontrast, ggf. Doppelkontrast.
Mitbeurteilt werden orale und pharyngeale Passage.
Pharyngogramm auch als getrennte Untersuchung (s. Hypopharynx, in: Kapitel Orbita, HNO, Schilddrüse, Kiefer/Zähne, S. 166).

Oro-, Hypopharynx

im Stehen; pa., seitl., evtl. Schrägdurchmesser, Röntgenfilm oder Serienaufnahmen.

Zervikothorakaler Ösophagus

im Stehen und Liegen; pa., seitl., Schrägdurchmesser, als Filmaufnahmen (oder Serie); Monokontrastprallfüllung, evtl. Doppelkontrast; Schleimhautreliefaufnahmen; ggf. Detailaufnahme verdächtiger Abschnitte.

Distaler Ösophagus, ösophagogastraler Übergang

im Stehen Passage; im Liegen (Verlagerung von Magenanteilen nach oben?). Zur Refluxprüfung Preßversuch im Liegen (Rückenlage, leicht in LAO gedreht); evtl. nach reichlich KM-Gabe etwas Wasser in flacher oder gering aufgerichteter Position nachtrinken lassen, dabei evtl. Reflux dokumentierbar.

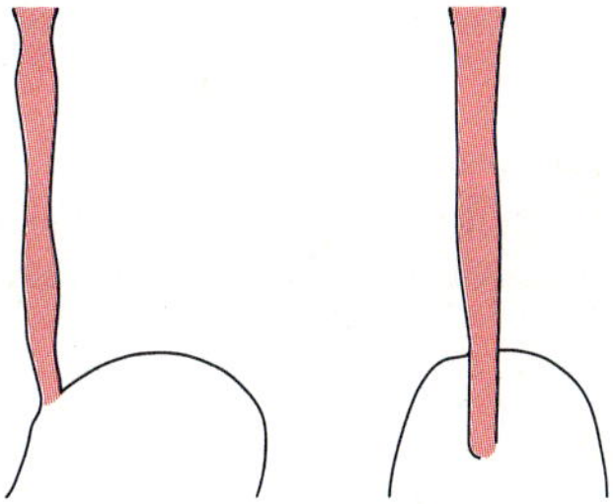

➤

➤ Pharynx/Ösophagus: Untersuchungstechnik

Zu achten ist auf:

Mundhöhle/Oropharynx
- Boluskontrolle durch Abschluß des Nasopharynx (Gaumensegel)?
- Passage durch den Hypopharynx symmetrisch?
- Entfalten sich Valleculae und Sinus piriformes regelrecht?
- Pars-cricopharyngea-Spasmus? Dann auf Hernie und Reflux prüfen!
- Überschlucken in die Luftwege? Kleinste Mengen in seitl. Position als Beschlag an der Epiglottisunterfläche! Danach als Beschlag an der Seitenwand des Vestibulum laryngis, dann in der Glottis, nachfolgend subglottisch/Trachea.
- Zenker-Divertikel in Höhe des Ösophagusmundes?

Ösophagus
- Peristaltik? Tertiäre Peristaltik?
- Aufweitung? Stenosen?
- Membranen?
- Gefäßimpressionen? Impression durch das Herz?
- Schleimhautunregelmäßigkeit (Ulzera, kleine Malignome, Soor-Rasen)?
- Unregelmäßige Einengung oder Wandstarre durch Tumor?
- Striktur durch Entzündung?
- Divertikel im mittleren/unteren Drittel?
- Varixknoten (dann auch Kardia prüfen)? Andere submuköse Impressionen?
- Impression durch extraösophageale Raumforderung (Lymphom, anderes Neoplasma)?

Ösophagogastraler Übergang

- Position des Sphinkters und der Ampulla oesophagei?
- Verlagerung von Magenteilen nach supradiaphragmal? Fix oder verschieblich? Axial oder paraösophageal?
- KM-Reflux?

Ösophagusatresie und ösophagotracheale Fistel

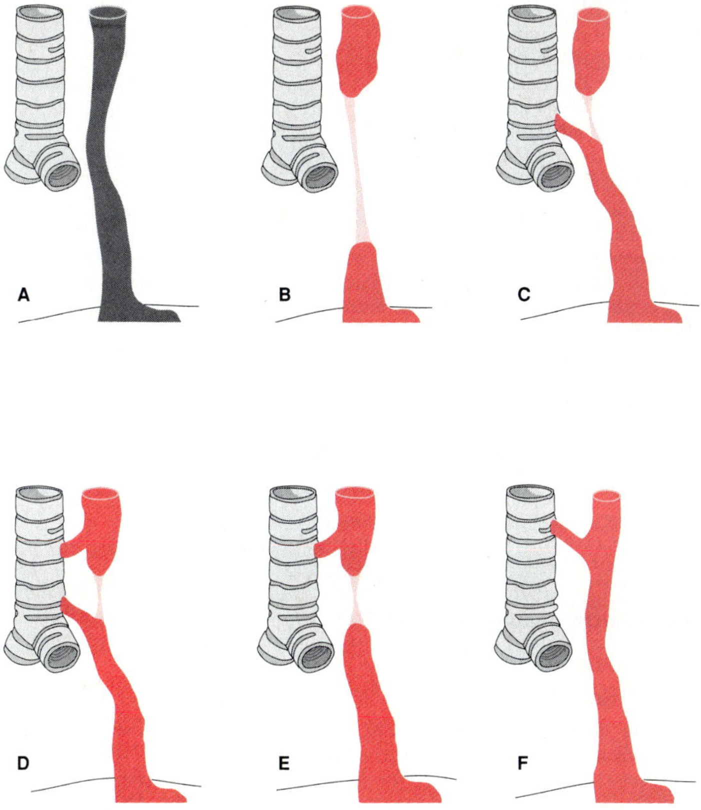

A Normal

B Ösophagusatresie ohne Fistel (3-10%)

C Ösophagusatresie mit unterer Fistel (80-95%)

D Ösophagusatresie mit oberer und unterer Fistel (1-3%)

E Ösophagusatresie mit oberer Fistel (1%)

F Ösophagotracheale Fistel ohne Atresie (1-10%)

Ösophagus: Engen

Physiologisch:

1. oberer Ösophagusmund;
2. Aortenbogen, Impression von links;
3. Kreuzung des linken Hauptbronchus; schräg verlaufende geringere Impression kurz unterhalb der Aortenbogenimpression;
4. Zwerchfelldurchtritt.

Pathologisch:

1. A. lusoria: aberrierende rechte A. subclavia, geht als letzter Ast aus dem Arcus aortae sinister ab, kreuzt und imprimiert den Ösophagus dorsal, schräg von links unten nach rechts oben;
2. Arcus aortae dexter: spiegelbildliche Impression der normalen linksseitigen Aortenbogenimpression; vorderer/hinterer Typ, im Seitenbild ventrale bzw. dorsale Impression;
3. Arcus aortae duplex: Impression von beiden Seiten;
4. Pulmonalschlinge: linke Pulmonalarterie geht vor der Trachea nach rechts ab, im Bogen zwischen Trachea und Ösophagus nach links; Ösophagusimpression vorn quer;
5. weitere Einengungen durch Raumforderungen (Struma, Lymphome, bronchogene Zysten etc.) je nach deren Position.

s. auch Kapitel Herz/Gefäße: Aortenbogen: Anomalien (S. 348);
Anomalien der großen Gefäße (S. 350)

Pharynx/Ösophagus: Divertikel

Echte Divertikel

Oberes Drittel/Ösophagusmund:

1. laterale Pharyngozele; angeboren bzw. Kiemenbogendefekt; erworben bei Blasinstrumentalisten, Glasbläsern etc.;
2. Zenker-Divertikel; Pulsionsdivertikel dorsal bis links laterodorsal, in dorsaler Muskellücke; Dysphagie, Regurgitation, Kompression des Ösophaguslumens, Luft-Flüssigkeits-Spiegel, Mediastinalverbreiterung.

Mittleres Ösophagusdrittel:

1. Traktionsdivertikel; evtl. durch fibrotische/Lymphknotenschrumpfung hinter der Trachealbifurkation; später zusätzliche Pulsionskomponente;
2. entwicklungsbedingt; unvollständiger Schluß in der Embryonalentwicklung;
3. intramural; zahlreiche kleine Aussackungen; selten.

Unteres Drittel:

1. epiphrenisches Divertikel; Pulsionsdivertikel; ventral bis ventrolateral gerichtet;
2. nach Schleimhautläsion (iatrogen; Mallory-Weiss-Syndrom).

➤ Pharynx/Ösophagus: Divertikel

Pseudodivertikel

Tertiäre Kontraktionen, unkoordinierte, nichtpropulsive Kontraktionen

1. bei Refluxösophagitis;
2. Kardiaobstruktion;
3. neurogen: frühe Achalasie vor der Dilatation; diabetische Neuropathie; Alkoholismus; Chagas-Krankheit.

Ösophagus: Ulkus

nach Eisenberg (1990); AFIP (1990)

Form: herdförmig-rund, linear, geschlängelt.

Ursachen:

Refluxösophagitis (oft mit Hiatushernie; **Rö:** Fundusfalte oberhalb des gastroösophagealen Übergangs, Erosion, Ulkus; Erbrechen; Chalasie des Säuglings; Sklerodermie). Rö: punktförmige oder lineare Ulzera, Strikturen;

Barrett-Ösophagus (Magenschleimhautinseln im Ösophagus; peptisches Ulkus). **Rö:** Striktur distal, Ulkus im mittleren Ösophagusdrittel!, retikuläre Schleimhautoberfläche;

Infektion (Candida, Herpes simplex, Cytomegalievirus, Tuberkulose, Syphilis, Histoplasmose, akut alkoholische Ösophagitis, M. Behçet). **Rö:** Candida: diffuse und fokale Plaques, mit/ohne Ulzera; Herpes: multifokale Ulzera zwischen normaler Schleimhaut, mit/ohne Ulzera; Cytomegalievirus: großes solitäres Ulkus oder multiple kleine Ulzera, diffuse Faltenverdickung;

M. Crohn. Rö: aphthöse Ulzera, lineare Fissuren, Fistel, Striktur;

Malignome (Ca., Lymphom, Metastase);

Verätzung;

Radiatio;

Intoxikation (Tetracyclin, Kaliumchlorid u.a.);

Sklerosetherapie von Varizen.

Ösophagus: Striktur

nach Chapman/Nakielny (1995); Eisenberg (1990)

Form: glatt, unregelmäßig.

Glatte Striktur: Ursachen

Entzündlich

1. peptische bzw. Refluxösophagitis: im distalen Ösophagus, oft bei Hiatushernie; im oberen/mittleren Drittel bei heterotoper Magenschleimhaut (Barrett-Ösophagus);
2. Sklerodermie: Striktur durch Refluxösophagitis; Reflux über den lange Zeit weit klaffenden Sphinkter; Rö: kaum Peristaltik;
3. Verätzung: oberhalb physiologischer Engen; stärker durch Laugen als durch Säuren;
4. iatrogen: entlang einer langliegenden Magensonde.

Neoplasma

1. Karzinom (glatt beim submukösen Wachstum);
2. Leiomyom (groß, glatt, evtl. mit zentralem Ulkus);
3. Einengung von außen durch anderen (mediastinalen) Tumor.

Andere

Achalasie (mit proximaler Dilatation, enthält Speisereste).

Unregelmäßige Striktur: Ursachen

Neoplasma

1. Karzinom (tritt vermehrt auf bei Achalasie, Plummer-Vinson-Syndrom, Barrett-Ösophagus; meist Plattenepithel-Ca., seltener Adeno-Ca. Rö: unregelmäßiger, exzentrischer oder ringförmiger Füllungsdefekt; schulterförmige Einengung; Ulzeration; extraluminale Weichteilraumforderung; proximale Dilatation); Karzinom des Ösophagus oder des Magens;
2. Leiomyosarkom;
3. Sarkom;
4. Lymphom.

Entzündung

1. Refluxösophagitis (selten unregelmäßig);
2. M. Crohn.

Andere

1. Radiatio;
2. durch Fundoplicatio.

Ösophagus: Motilitätsstörungen/Verletzung

Achalasie (Kardiospasmus)

Neurologische Störung; unterer Ösophagussphinkter öffnet nur unzureichend. Hypo-/aperistaltischer Ösophagus, im langjährigen Verlauf zunehmend aufgeweitet und elongiert; Speiseretention. Dysphagie, pulmonale Aspiration. DD: Chagas-Krankheit.
Rö: aperistaltischer dilatierter Ösophagus, spitz zulaufender ösophagogastraler Übergang, läßt nur kleine Mengen Barium passieren (in Einzelfällen rasche Entleerung durch Bikarbonatgabe provozierbar). KM-Spiegel im Ösophagus, kaum Magenblase. DD zu Kardia-Ca. nicht sicher (auch dort glatte spitze Stenosen; seltener rasche Entleerung provozierbar).

(Idiopathischer) diffuser Ösophagospasmus

Kontraktionen im tubulären Ösophagus, unauffälliger unterer Sphinkter. Schmerzen, Dysphagie. Ähnlich der „Nußknacker-Ösophagus" mit manometrisch raschen peristaltischen Kontraktionen im distalen Ösophagus.
Rö: normal weiter oder erweiterter Ösophagus. Korkenzieherartiger Ösophagus mit nicht-propulsiven segmentalen Kontraktionen (v.a. distaler Ösophagus), von Schmerzen begleitet. Evtl. + Hiastushernie, + Wandverdickung.
„Nußknacker-Ösophagus" röntgenologisch unspezifisch.

Sklerodermie

Muskelatrophie, Fibrose. Dysphagie, Ösophagitis.
Rö: normaler bis erweiterter Ösophagus ohne Peristaltik (Rückenlage!); KM persistiert minutenlang, läuft bei aufrechter Position in den Magen; rosettenförmiger Übergang; im Verlauf oft Reflux mit Ösophagitis und narbiger Sphinkter- oder distaler Stenose.

Motilitätsstörungen bei Divertikeln: s. Pharynx/Ösophagus: Divertikel (S. 434)

Perforation, Trauma durch Erbrechen

1. Mallory-Weiss-Läsion (Mukosaverletzung), häufiger distal des gastroösophagealen Übergangs. **Rö:** evtl. lineares Ulkus. 12
2. intramurale Dissektion (bis in Submukosa). **Rö:** „Doppellumen".
3. Boerhaave-Syndrom (Ösophagusperforation durch plötzlichen Überdruck, Leck).
   Rö: Extravasat durch ungleichmäßigen Defekt.
   Häufigste Ursache der Ösophagusperforation: iatrogen (proximal, distal) bei Endoskopien und Dilatationen.

Ösophagus: Karzinom

Röntgenologische Formen
(s.auch Ösophagus: Striktur, S. 436)

Klassifikation

(nach Japanese Society for Esophageal Diseases, JSED)

Submuköse Karzinome:

- oberflächlich flach
- oberflächlich versenkt
- oberflächlich erhaben
- tumorös erhaben
- tumorös gestielt

Submuköse Karzinome:

- einfach
- komplex (multizentrisch, Mischtyp, multipel)

Fortgeschrittene Karzinome:

- gezähnelt (= polypös)
- trichterförmig (Lumen)
- spitz zulaufend (Lumen)

CT-Klassifikation

(nach Moss)

I. Intraluminale Raumforderung
II. Ösophaguswandverdickung > 5 mm
III. Ösophaguswandverdickung mit direkter Ausbreitung in umgebende mediastinale Strukturen einschließlich Trachea, Bronchien, Aorta, Perikard
IV. Lokaler Tumor mit Fernmetastasen

Thoraxübersicht seitl.

Mögliche indirekte Rö-Zeichen:

1. verdickter Retrotrachealstreifen
2. Vorwölbung der Trachealhinterwand

➤

Endosonographie

Normale Wandschichten des Ösophagus (von innen nach außen):

echoreich + echoarm	Mukosa + Muscularis mucosae
echoreich	Submukosa
echoarm	Muscularis propria
echoreich	Adventitia

Endosonographische Stadieneinteilung des Ösophaguskarzinoms

nach Röthlin/Bouillon/Klotter (1991)

uT1	Tumor auf Submucosa beschränkt	mittlere echoreiche Schicht nicht durchbrochen
uT2	Tumor auf Muscularis propria beschränkt	äußere echoreiche Schicht nicht durchbrochen
uT3	Tumor durchbricht Ösophaguswand	äußere echoreiche Schicht durchbrochen
uN0	Unspezifische Entzündung der benachbarten Lymphknoten	keine oder nur echoreiche Lymphknoten
uN1	Metastasen	echoarme Lymphknoten

Magen

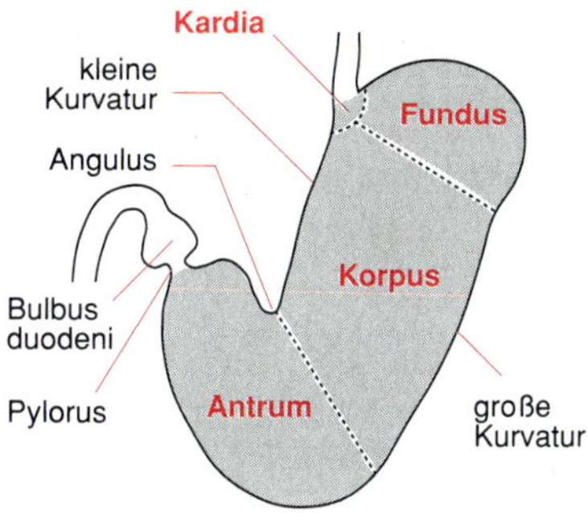

12

Röntgenuntersuchung des Magens und Duodenums (MDP)

Untersuchung in Hypotonie und Doppelkontrasttechnik; Hypopharynx und Ösophagus werden mitbeurteilt.
Vorbereitung: Pat. bleibt seit dem Vorabend nüchtern, am Morgen auch nicht Zähne putzen, Rauchen, Kaugummi. Untersuchung früh am Morgen.
High-density-Barium-KM (z.B. Micropaque oral, EZ-HD); Buscopan (20-40 mg) oder Glucagon (0,5 mg) i.v.; gasbildendes Brausepulver (Bikarbonat, z.B. Gastrovison) mit wenig Wasser.

Kurze orientierende DL von Thorax (Lunge, Diaphragma, Pleuraraum) und Oberbauch (KM-Reste, Verkalkungen, OP-Clips, Gasspiegel);

stehend 1 Schluck (20-30 ml) KM — DL: Schluckakt, Kardiapassage;

flach kippen, Linksdrehung in

Bauchlage (24/30) — Faltenrelief der Vorderwand

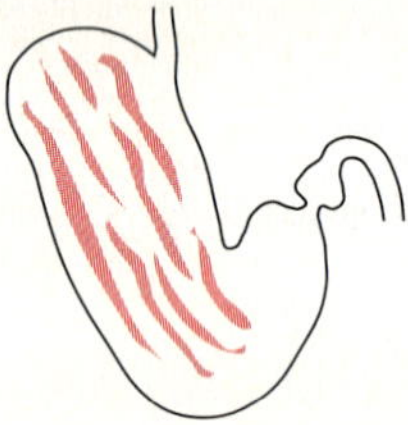

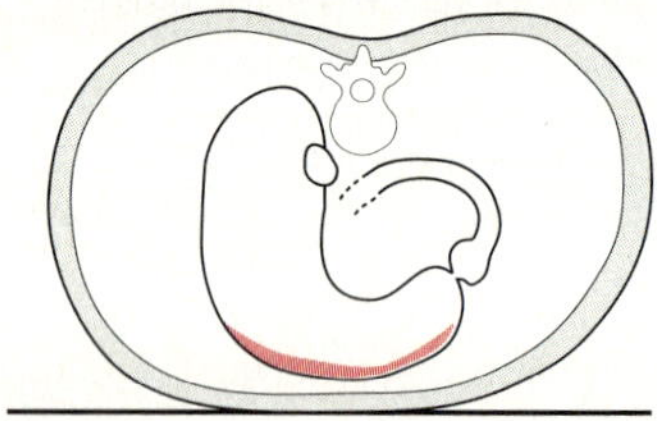

Rechtsdrehung in Rückenlage (evtl. halb aufgerichtet), Spasmolytikum i.v., Brausepulver/ Schluck Wasser, Flachlage, 2mal Linksdrehung um die Körperachse in die

Rückenlage/
leichte RAO-Pos. (24/30) — Korpus/Antrum/Angulus im Doppelkontrast;

12

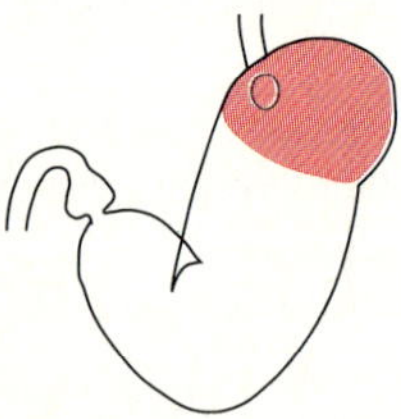

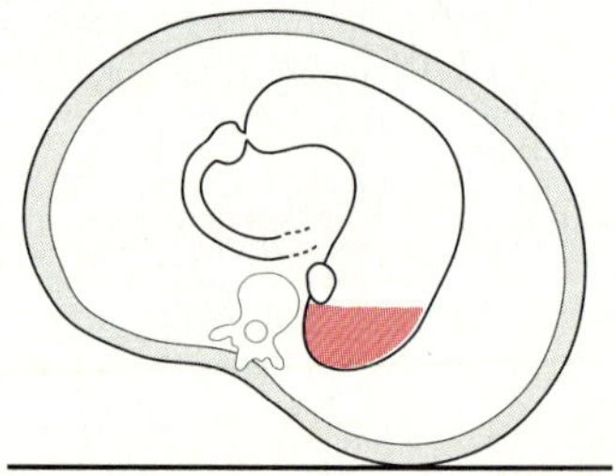

➤

➤ Röntgenuntersuchung des Magens und Duodenums (MDP)

durch Rechtslage Monokontrast des Duodenums, durch Linkslage steigt Luft ins Duodenum, beim Zurückkippen in

RAO (24/30 geteilt) Bulbus/Duodenum im Doppelkontrast;

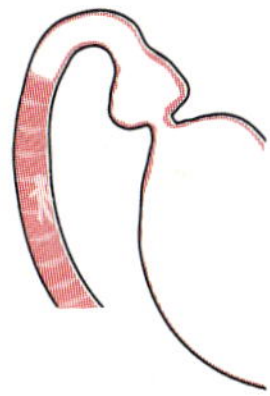

RAO (24/30 viergeteilt) Zielaufnahmen Bulbus, Antrum mit kleiner Kurvatur;

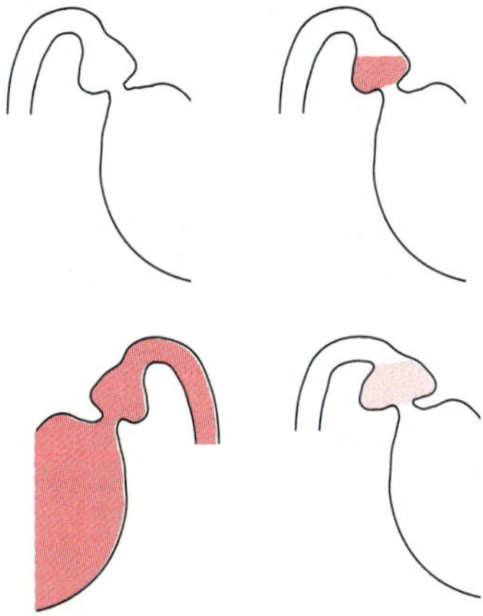

12

➤

➤ Röntgenuntersuchung des Magens und Duodenums (MDP)

evtl.

RAO (24/30 geteilt) Zielaufnahmen Korpus/Kurvaturen in LAO (Schatzki-Position);

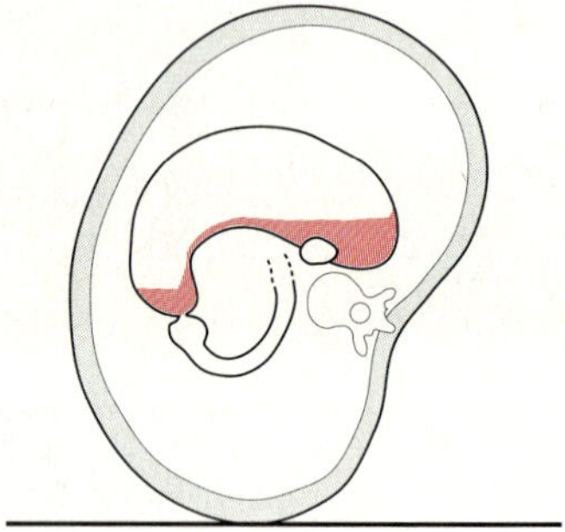

evtl. weitere Zielaufnahmen Bulbus, Duodenum, Antrum in Bauchlage;

aufrichten, bis zu 200 ml KM

stehend (35/35) Prallfüllung ap (Angulusform?), mit Fundus/Kardia im Doppelkontrast;

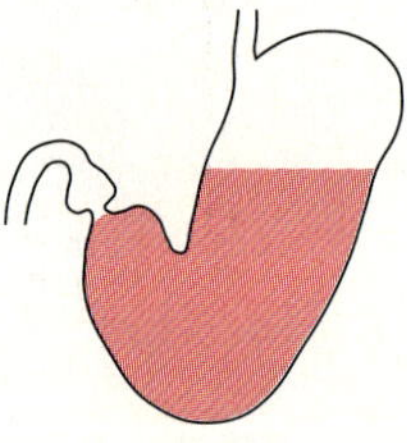

12

➤

➤ Röntgenuntersuchung des Magens und Duodenums (MDP)

stehend (24/30) dto. seitl.;

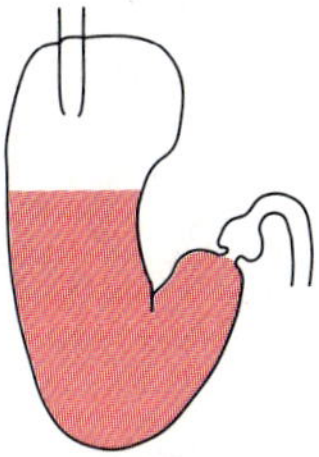

stehend/liegend (24/30 viergeteilt) Kompressionsaufnahmen Antrum, Bulbus;

stehend/liegend/Kopftieflage (35/35 dreigeteilt) Ösophagus, gastroösophagealer Reflux;

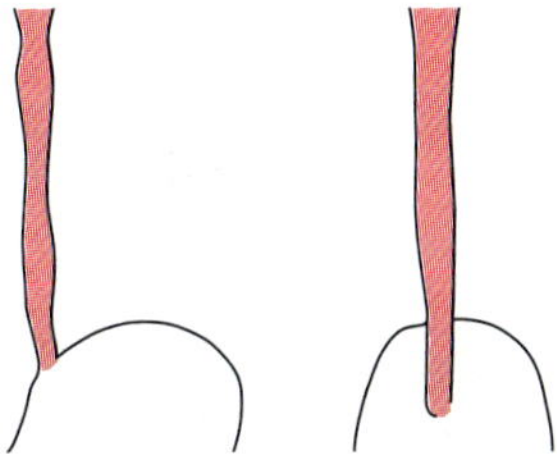

Pathologische Befunde werden gezielt in möglichst mehreren Ebenen dokumentiert.

Varianten im Ablauf:

Spasmolytikum vor Untersuchung i.m.
Zu Beginn Brausepulver geben, Ösophagusdokumentation vor der Vorderwandaufnahme des Magens.
LAO-Aufnahme (Schatzki-Position) mit der Prallfüllung (Technik der „fließenden Schicht").
Gute Bulbusaufnahmen gelingen evtl. erst nach der Prallfüllungsphase.
Der weniger Erfahrene sollte zunächst den distalen Magen mit Duodenum dokumentieren, da dies später nicht mehr ohne Überlagerung durch nachfolgende Schlingen (Jejunum) möglich ist; proximaler Magen und Ösophagus können auch bei Untersuchungsende noch gut im Doppelkontrast dargestellt werden.

Weiterführende Literatur zum o.g. Untersuchungsgang siehe:

Chapman/Nakielny (1995); Fuchs/Jacobi, Arbeitsanleitung zur Röntgenuntersuchung des Magens (o.J., o.O.); Kauffmann/Rau/Roeren/Sartor (1995); Laufer/Levine (1992); Reeders/Tytgas (1991); Treichel (1990)

Ösophagogastraler Übergang und Hernien

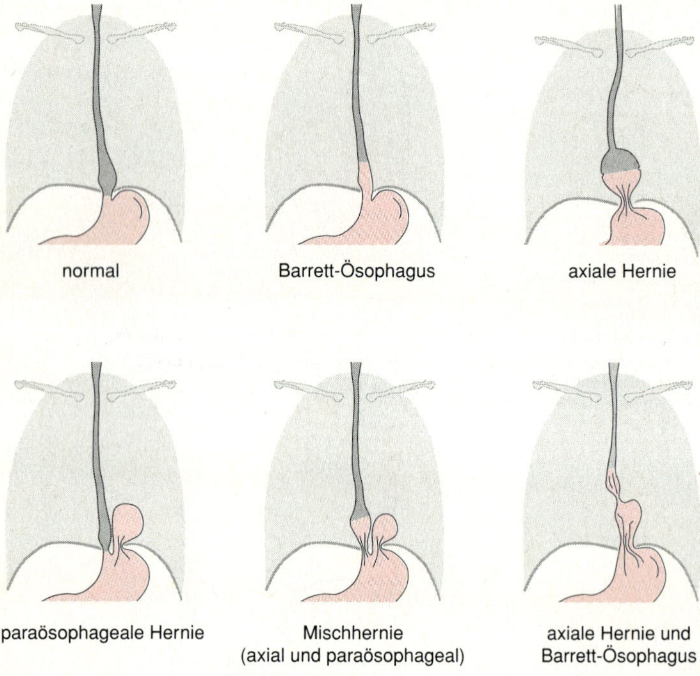

Ösophagogastraler Übergang, Hiatushernien

Normal:

histologische Grenze zwischen Ösophagus (Plattenepithel) und Magen in Höhe der Diaphragmaimpression; hier auch unterer Ösophagussphinkter. Antrum cardiacum zwischen Cardia superior und inferior (Übergangsepithel), dahinter Zylinderepithel des Magens.

Variante: Aufweitung des distalen Ösophagus oberhalb des Zwerchfells als Normvariante: Ampulla epiphrenica, „epiphrenische Glocke".

Axiale Hiatushernie:

Schleimhautgrenze und unterer Sphinkter nach intrathorakal verlagert. Fixierte oder reversible („Gleithernie") Verlagerung. Den verlagerten Anteil umkleidet die Membrana oesophagodiaphragmatica.

Paraösophageale Hernie:

Kardia in normaler Position zum Diaphragma. Magen (meist nur Fundus) neben dem distalen Ösophagus nach intrathorakal verlagert, von Peritoneum umkleidet. Fixierte und Gleithernie.

Mischhernie:

Kombination von axialer und paraösophagealer Form; Kardia und daneben Fundus nach thorakal verlagert.

(Endo)Brachyösophagus:

hoch endoösophageal liegende Schleimhautgrenze von Platten- zu Zylinderepithel. Folgen: peptische Ulzera, Stenosen.

Barrett-Ösophagus:

metaplastische Inseln von Magenschleimhaut im distalen Ösophagus; können nach rezidivierendem Reflux entstehen.
Folgen: peptische Ulzera, Stenosen.

Magen: Lageveränderung

Verdrängung durch benachbarte Raumforderung/Organe

durch	Verlagerung nach
vergrößerte Leber	links - posterior
vergrößerte Milz	rechts - posterior
vergrößerte linke Niere oder retroperitonealen Tumor	rechts - anterior
Aorta (Aneurysma oder erhebliche Elongation)	rechts - anterior
Pankreas (v.a. Pseudozyste)	anterior - (links)
Abszeß in der Bursa omentalis	anterior; dahinter Gas oder Spiegel

Volvulus:

Die große Kurvatur tritt nach oben über die kleine Kurvatur.

2 Formen:

Organoaxialer Volvulus:
Der Magen rotiert um eine gedachte Achse von der Kardia zum Pylorus.

Mesoaxialer Volvulus:
Der Magen rotiert um eine gedachte Achse von der kleinen zur großen Kurvatur.

Magen: Faltenrelief

12

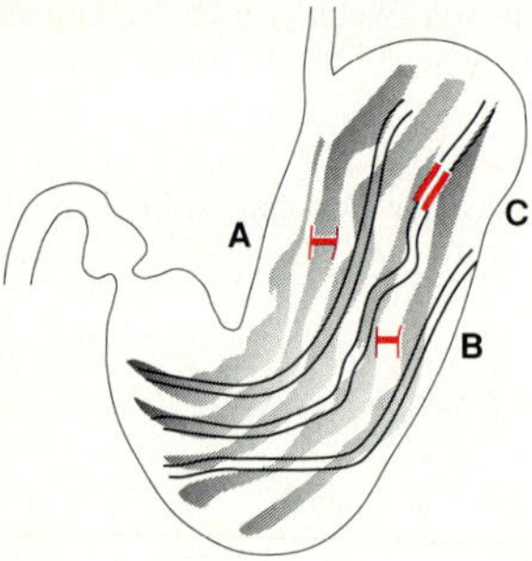

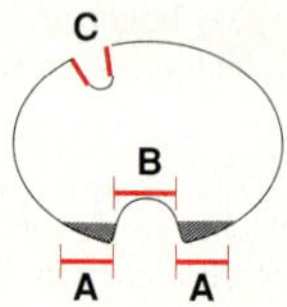

A Faltental der Hinterwand (tischnah, kontrastgefüllt)

B Faltenberg der Hinterwand (tischnah, erhaben)

C Falte der Vorderwand (tischfern, KM-Beschlag der Flanken)

Magen: Faltenverdickung, Linitis plastica

nach AFIP (1990)

Linitis plastica:

Verdickung der Magenwand führt zu einem eingeengten Magenlumen.

Ursachen der Faltenverdickung und der Wandverdickung (Linitis plastica)

1. akute (hämorrhagische) Gastritis
2. chronische (unspezifische) Gastritis
3. hypertrophische Gastritis (2 Formen: foveoläre Hyperplasie des M. Ménétrier; glanduläre Hyperplasie des Zollinger-Ellison-Syndroms)
4. korrosive Gastritis (Säuren-, Laugenverätzung)
5. infektiöse Gastritis (Bakterien, Viren, Pilze, Parasiten)
6. granulomatöse Gastritis (Syphilis, Tuberkulose, M. Crohn, Sarkoidose)
7. eosinophile Gastritis
8. Amyloidose
9. Magenvarizen
10. Karzinom (Adeno-Ca.)
11. Lymphom, Pseudolymphom
12. Metastasen in der Magenwand:
    - „target lesion" = schießscheibenähnliche Läsion: v.a. malignes Melanom;
    - diffuse Infiltration mit Linitis plastica: v.a. Mamma-, Bronchial-, Pankreas-Ca.)
13. Strahlentherapie

DD zur „target lesion":

Neurofibrom, ektopes Pankreasgewebe, Leiomyom, submuköse Metastase (Melanom, Lymphom, Mamma-, Bronchial-, Pankreas-Ca., Karzinoid)

Fragen bei diffusen Magenwandveränderungen:

1. Besteht eine pathologische Veränderung/Mitbefall des Dünndarms?
2. Besteht eine pathologische Veränderung/Mitbefall des Ösophagus?
3. Wegweisende klinische Befunde?

Magen: Entzündung

Hypertrophische Gastritis:
Rö: dichte, verbreiterte Schleimhautfalten (DD: verbreiterte Falten bei Zollinger-Ellison-Syndrom, M. Ménétrier, Lymphom der Magenwand und diffuser Tumor-infitration).

Erosive Gastritis:
Rö: flache aphthöse Läsionen mit punktförmigem KM-Depot innerhalb eines Schwellungshofes („komplette Erosionen").

Gastritis bei M. Crohn:
Rö: Ulzerationen, verdickte Falten, Polypen, Strikturen.

Benignes und malignes Ulcus ventriculi: Röntgenzeichen

nach Treichel (1990)

	Benignes Ulkus (peptisches Ulkus)	**Malignes Ulkus (ulzeriertes Karzinom)**
Lokalisation	eher kleine Kurvatur	eher große Kurvatur
Profilansicht	Nische außerhalb der Magenkontur symmetrischer Randwall Ulkuskragen (s.u.), Hampton-Linie (s.u.)	„versenkte Nische"(s.u.) asymmetrischer, unregelmäßiger Randwall Unregelmäßigkeit der angrenzenden Wandkontur, Halbschatten
Aufsicht	kontralaterale Wandeinziehung („Ulkusfinger", s.u.), Sanduhrmagen	Wandstarre der Umgebung
	scharfe Begrenzung der Nische, regelmäßige Kontur der Nische	unregelmäßige Nischenkontur
	konzentrischer Randwall	ungleichmäßiger Randwall
	konvergierende Falten ohne abrupten Abbruch	deformierte Faltenenden, abrupter Faltenabbruch
	glatte Schleinhautoberfläche der Umgebung	unregelmäßige Schleimhautoberfläche der Umgebung
Verlauf	Abheilungstendenz, Umwandlung zu Trichterform	keine Heilungstendenz: Karzinomverdacht!

Ulkuskragen: gleichmäßige Schwellung der Schleimhaut um das Ulkus, projiziert auf den Eingang der Nische.
Hampton-Linie: Aufhellungslinie am Eingang der KM-gefüllten Nische, durch die in den Ulkuskrater hineinragende unterminierte Mukosa.
„Ulkusfinger": die gegenüberliegende Wand zeigt mit ihrer - durch Narbenzug entstandenen - Einschnürung auf das Ulkus.
„Versenkte Nische" meint eine in das Magenlumen hinein verlegte Basis des malignen Ulkus; Basis innerhalb der Fortsetzung der normalen Lumenkontur; entsteht durch Ulzeration in einem hineingewölbten Tumor. Andere Formen unregelmäßiger Nischen sind „Meniskus-Komplex", „Niche en plateau" und „Niche encastré".

Die einzelnen Röntgenzeichen sind als isolierte Befunde für die DD nicht völlig zuverlässig.

Benignes Ulcus ventriculi im Profil

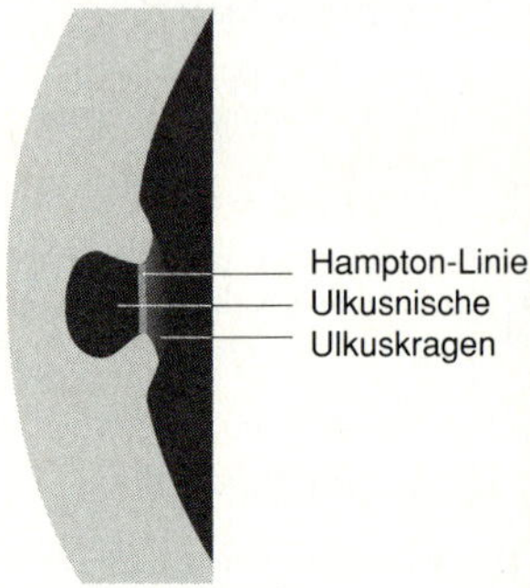

12

Benignes Ulcus ventriculi in Abheilung: Röntgenzeichen in Aufsicht und Profil

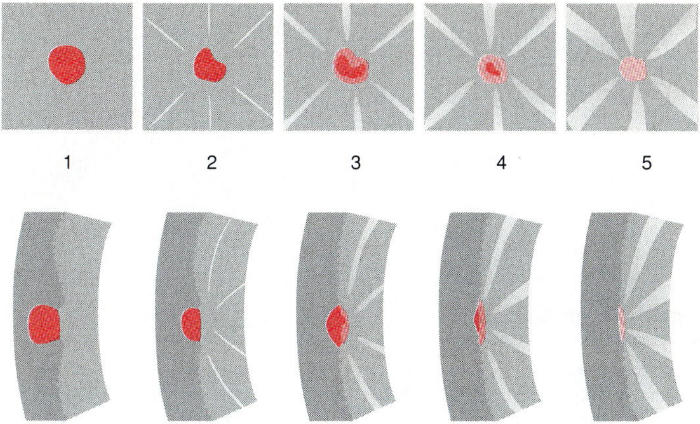

1 Frisches florides Ulkus, ohne Falteneinstrahlung, mit Randwall.

2 Florides Ulkus, mit beginnender Falteneinstrahlung und Formveränderung der Nische.

3 Abheilungsstadium, Durchmesser und Tiefe des Ulkus nehmen ab, die Nische verformt sich weiter; deutliche Faltenkonvergenz, mit gleichmäßigen harmonischen Faltenspitzen, die vor der Restulzeration in das abgeheilte Gebiet übergehen.

4 Fortschreitende Abheilung, weitere Verkleinerung der Nische.

5 Narbenstadium; die konvergierenden Falten verdämmern im Narbengebiet.

Malignes Ulcus ventriculi: Röntgenzeichen in der Aufsicht

Unregelmäßiger Ulkusgrund mit kleinnodulären Vorwölbungen.
Unregelmäßiger Verlauf der Falten auf die Nische zu.
Faltendeformierung: Falten fusioniert, Faltenspitzen arrodiert, unregelmäßig zugespitzt mit abgesenkter Spitze oder kolbig aufgetriebenem Ende.

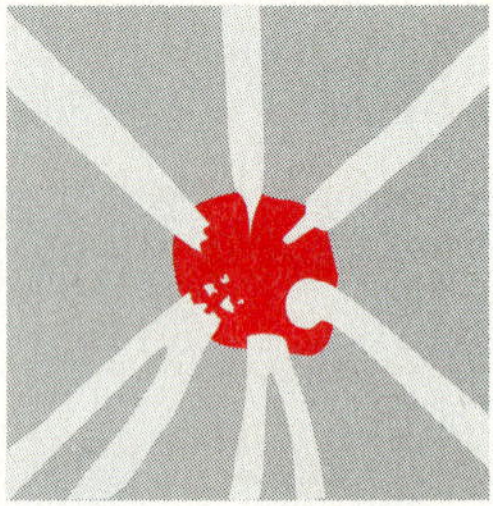

Magen: Malignes Ulkus

nach Treichel (1990)

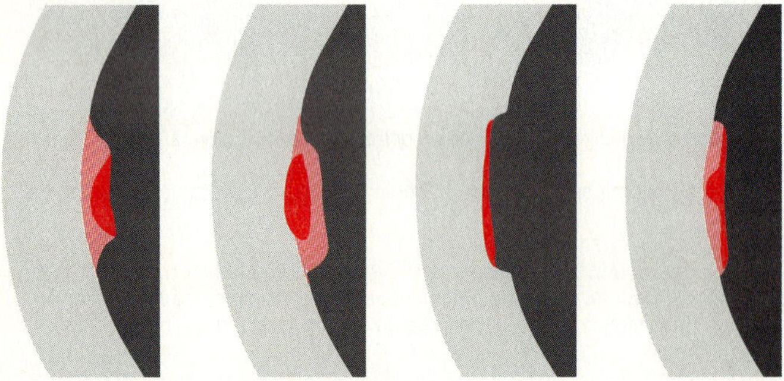

versenkte Nische | Meniskus-Komplex | Niche en plateau | Niche encastré

Magen: Vorgewölbte Läsionen

Original-Yamada-Klassifikation (Typ I-IV) erweitert, nach Treichel (1990)

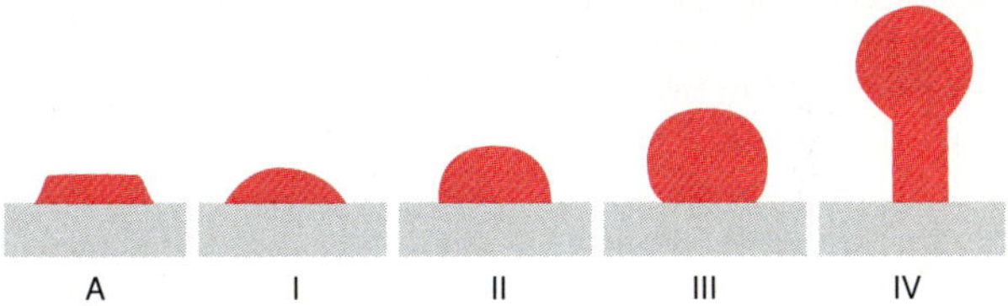

Typ	Morphologie
A	Flach plateauartig
I	Flachbogig, kein scharfer Rand zur Umgebung
II	Bogig, scharfer Rand zur Umgebung
III	Spitzwinkliger, eingekerbter Übergang von Polypenoberfläche zur Schleimhautoberfläche der Umgebung
IV	Gestielter Polyp

Magenkarzinom

Fortgeschrittenes Magenkarzinom

Makroskopische Klassifikation nach Borrmann (1926)

Stadium	Morphologie	Häufigkeit
Borrmann I	polypös	5%
Borrmann II	schüsselförmig	35%
Borrmann III	ulzerös/infiltrierend	50%
Borrmann IV	diffus infiltrierend	10%

Das **fortgeschrittene Magenkarzinom** hat bereits die **Submukosa überschritten** und sich in die Muscularis propria, die Serosa oder außerhalb davon ausgedehnt.

Magenfrühkarzinom

Klassifikation der Japanischen Gesellschaft für Endoskopie (1962)

Stadium	Morphologie
I	vorgewölbt
II	oberflächliche Form
IIa	flach erhaben
IIb	im Niveau
IIc	flach eingesenkt
III	exkaviert

Bei kombinierten Formen wird der überwiegende Anteil vorangestellt,
z.B. größere flach eingesenkte Zone mit kleinem Ulkus: IIc + III,
größeres Ulkus mit kleinerer umgebender, flach eingesenkter Zone: III + IIc.

12

Die Definition des **Magenfrühkarzinoms** (engl.: early gastric cancer) bezieht sich ausschließlich auf die **Infiltrationstiefe:** sie beschränkt sich auf die Mukosa allein oder die Mukosa mit Submukosa.

➤ Magenkarzinom

A Fortgeschrittenes Magenkarzinom

I

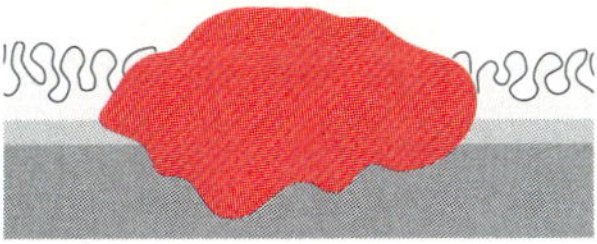

II

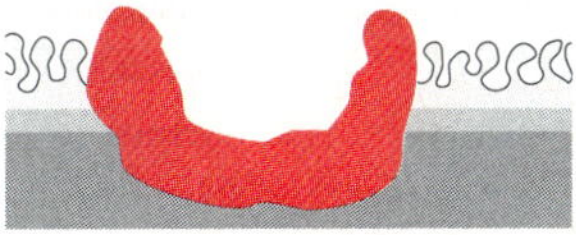

III

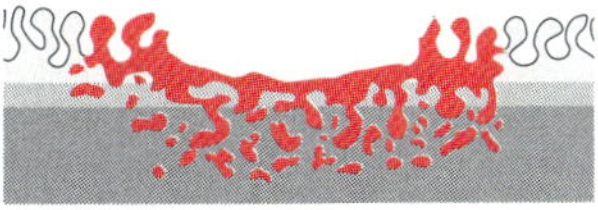

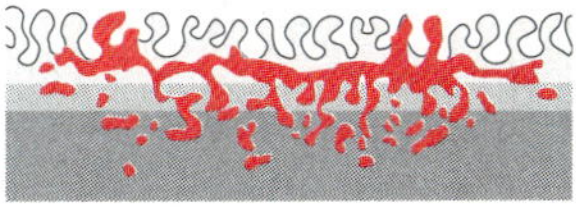

B Magenfrühkarzinom

I

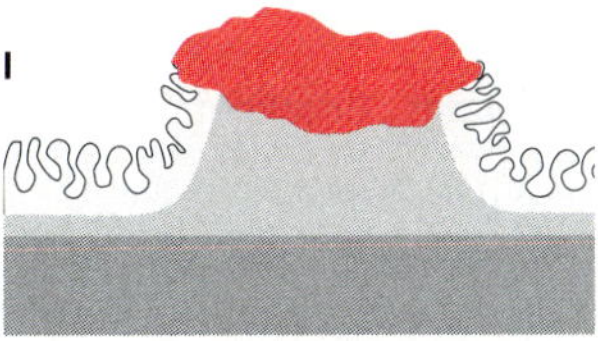

II a

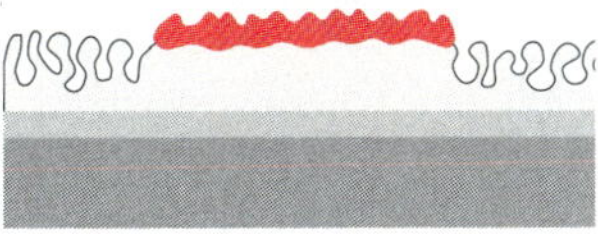

II b

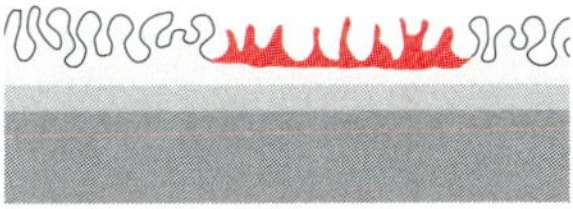

II c

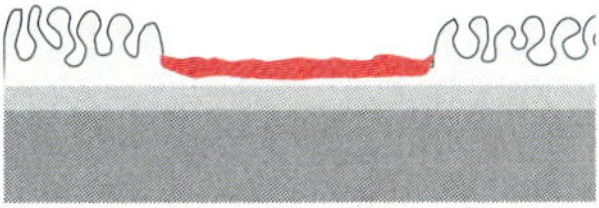

III

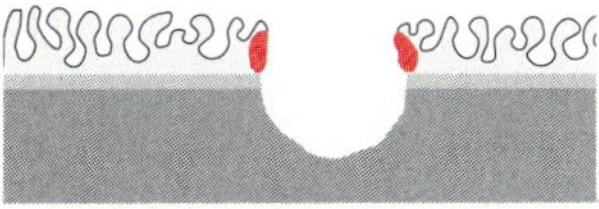

Magenkarzinom: Endosonographie

5 normale Wandschichten des Magens (von innen nach außen):

echoreich + echoarm	Mukosa + Submukosa
echoreich	Submukosa
echoarm	Muscularis propria
echoreich	Serosa

Endosonographische Stadieneinteilung des Magenkarzinoms

nach Röthlin/Bouillon/Klotter (1991)

uT1	Tumor auf Submucosa beschränkt	mittlere echoreiche Schicht nicht durchbrochen
uT2	Tumor auf Muscularis propria beschränkt	äußere echoreiche Schicht nicht durchbrochen
uT3	Tumor durchbricht Magenwand	äußere echoreiche Schicht durchbrochen
uN0	unspezifische Entzündung der benachbarten Lymphknoten	keine oder ausschließlich echoreiche Lymphknoten
uN1	Metastasen	echoarme Lymphknoten

Die Endosonographie des Magens ist analog zur Endosonographie des Ösophagus.

Submuköse und extramurale Raumforderungen: „Brückenfalten"

nach Dähnert (1993)

Die randständige Raumforderung erhebt sich flachwinklig in das Magenlumen, ist glatt, scharf begrenzt.

Die darüberliegenden Magenfalten sind nicht unterbrochen, sondern gestreckt und bogenförmig („Brücke") gespannt, evtl. flach breitgedrückt. Zentrale Ulzeration bei einzelnen Formen möglich, ebenso im langen Verlauf Entwicklung zu polypöser oder gestielter Form.

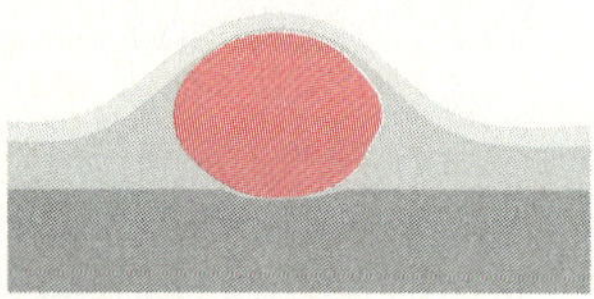

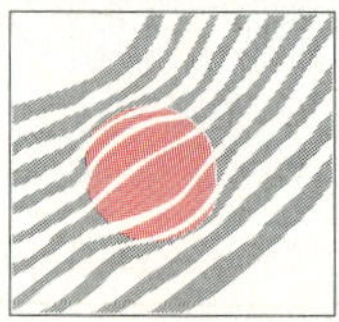

➤ Submuköse und extramurale Raumforderungen: „Brückenfalten“

Ursachen

Neoplasmen:

1. Leiomyom (48% relative Häufigkeit);
2. neurogene Tumoren (14%);
3. heterotopes Pankreasgewebe (12%);
4. Fibrom (11%);
5. Lipom (7%);
6. Hämangiom (7%);
7. andere (Glomustumor, Karzinoid, Metastasen).

Entzündung:

1. Granulome (Fremdkörpergranulome, Sarkoidose, M. Crohn, Tuberkulose, Histoplasmose);
2. eosinophile Gastritis;
3. Lues;
4. Echinokokkus.

Pankreasveränderung:

1. ektopes Pankreas (s.o.);
2. Pankreaspseudozyste.

Einlagerungen:

1. Amyloid;
2. Endometriose;
3. umschriebenes Hämatom.

Sonstiges:

1. Varizen (v.a. im Fundus);
2. Duplikationszysten des Magen-Darm-Traktes.

Operierter Magen

A

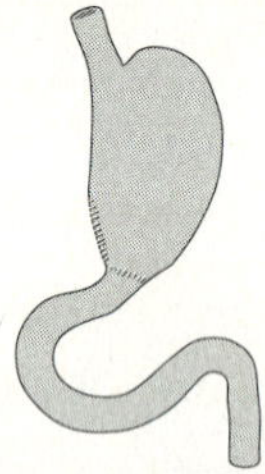

B

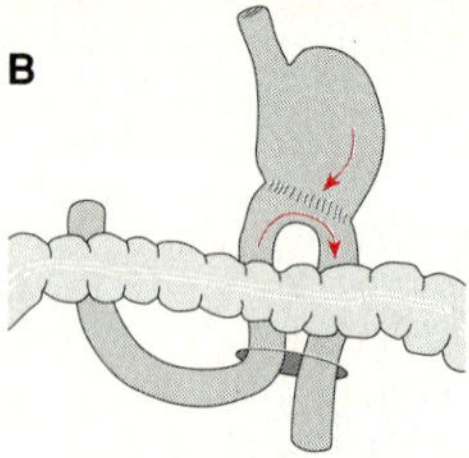

C

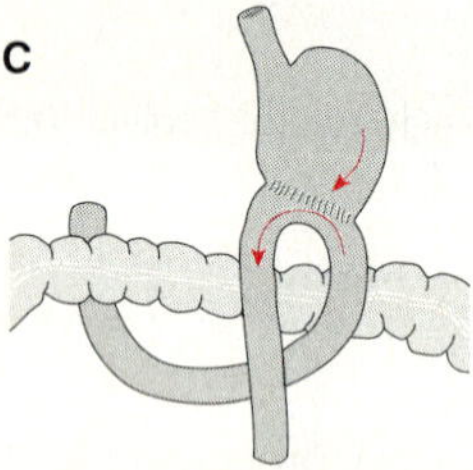

D

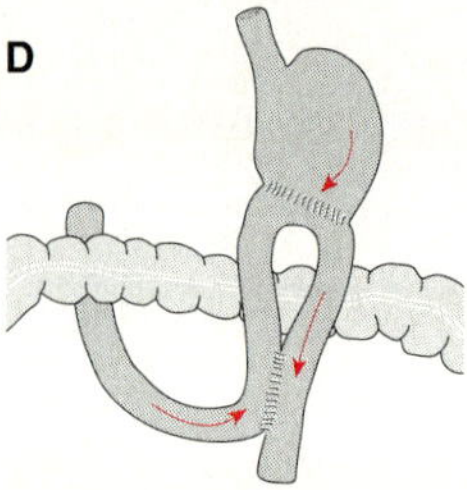

E

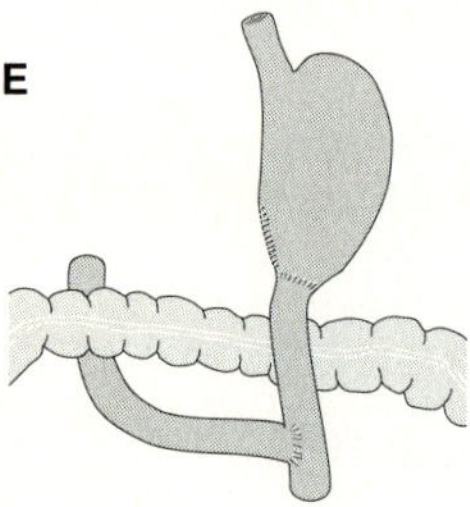

F

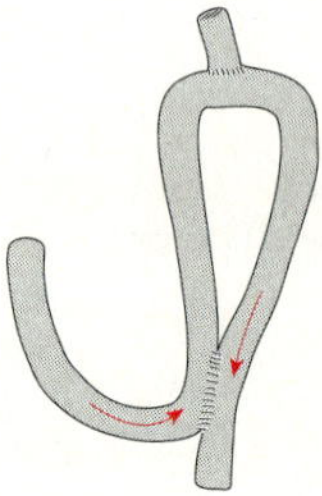

G

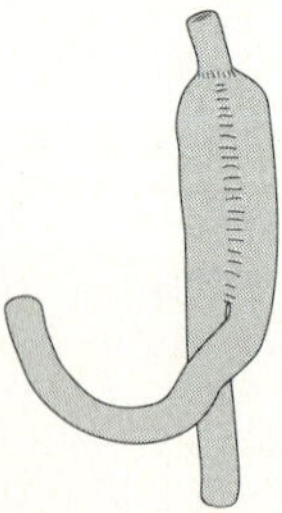

H

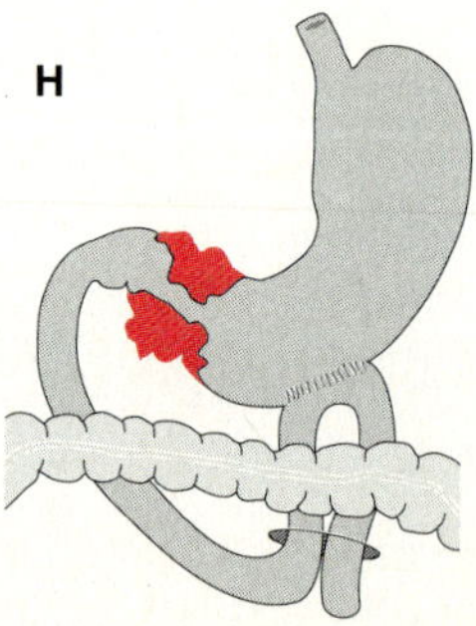

12

➤ Operierter Magen

A Magenteilresektion nach Billroth I

B Magenteilresektion nach Billroth II, hier anisoperistaltisch, retrokolisch

C Magenteilresektion nach Billroth II, hier isoperistaltisch, antekolisch

D Magenteilresektion nach Billroth II, mit Braun-Fußpunktanastomose

E Magenteilresektion nach Billroth II, mit ausgeschalteter Jejunumschlinge nach Roux (Y-Gastrojejunostomie)

F Magenresektion, Jejunumhochzug mit Braun-Enteroanastomose

G Magenresektion, Ersatzmagen

H Gastroenterostomie (ohne Resektion)

Zur Röntgenuntersuchung des operierten Magens ist die genaue Kenntnis der durchgeführten Operation erforderlich, da bei der verkürzten Verweildauer des KM rasch unübersichtliche Überlagerung durch zu- und abführende Schlingen auftreten kann; bei Frage nach Rezidivulkus insbesondere die Anastomosen gründlich überprüfen! Schmerzanamnese, gezielte Palpation des Schmerzpunktes hilfreich.

Duodenum: Segmente, Ulkus

Segmente ab Pylorus:

Bulbus duodeni
Pars superior
Flexura duodeni superior
Pars descendens (darin Plica longitudinalis duodeni mit Papilla major und minor)
Flexura duodeni inferior
Pars horizontalis
Pars ascendens
Flexura duodenojejunalis

Lokalisation des Ulcus duodeni:

90% im Bulbus duodeni
10% in den nachfolgenden Segmenten (selten distal der Papille)

Duodenum: Falten

nach Eisenberg (1990); Chapman/Nakielny (1995)

Falten vermindert/abwesend bei:

- Amyloidose
- M. Crohn
- Mukoviszidose (zystische Fibrose)
- Strongyloides-Infekt
- Sklerodermie

Falten verdickt/vergröbert bei:

- Ödem (venöse oder lymphatische Obstruktion, Hypoproteinämie)
- Gefäßprozeß (Ischämie, intramurales Hämatom, duodenale Varizen)
- Entzündung (Ulkus, Pankreatitis, Duodenitis, Cholezystitis, M. Crohn, bei Zollinger-Ellison-Syndrom, Tuberkulose und Mycobacterium avium intracellulare) Parasitose (Hakenwurm, Bandwurm, Strongyloides, Giardiasis)
- Gewebsinfiltration (Amyloidose, Mastozytose, M. Whipple, eosinophile Enteritis, intestinale Lymphangiektasie)
- Mukoviszidose (zystische Fibrose)
- Neoplasma (Lymphom, Metastasierung in peripankreatische Lymphknoten, Kaposi-Sarkom)
- Urämie (chron. Dialyse)

Duodenum: Füllungsdefekte

nach Eisenberg (1990)

Maligne Tumoren

Primäres Adeno-Ca.: selten! meist distal der Papille; Sarkom, Kaposi-Sarkom, Lymphom, Metastase.

Semimaligne Tumoren

Villöses Adenom, Karzinoid/Inselzelltumor.

Benigne Tumoren

Adenomatöser Polyp, Leiomyom, Lipom, Hamartom (Peutz-Jeghers-Syndrom), Neurinom, kavernöses Lymphangiom, prolabierter Antrumpolyp.

Nichtneoplastische Raumforderungen

Hyperplasie der Brunner-Drüsen, lymphoide Hyperplasie, ektope Magenschleimhaut, nichterosive Duodenitis, Sprue, ektopes Pankreas, prolabierte Antrumschleimhaut, Papillenhyperplasie, Choledochozele, Duplikationszyste, Pankreaspseudozyste, Varizen, intramurales Hämatom.

Pseudotumoren

Impression durch Gallenblase oder nichtkontrastiertes Duodenaldivertikel, Blutkoagel, Fremdkörper.

Duodenum: Tumoren

nach AFIP (1990)

Benigne Tumoren

1. Adenom (tubuläres Adenom: klein, solitär, asymptomatisch, erhöhte Inzidenz für Adeno-Ca.; villöses Adenom: häufiger, meist periampullär, 2-5 cm groß, Schmerzen, Blutung, evtl. Ikterus, häufig Entwicklung eines villösen Adeno-Ca.).
2. Mesenchymale Tumoren (Leiomyom, Lipom u.a.).
3. Gangliozytisches Paragangliom/nichtchromaffines Paragangliom (neuroektodermaler Tumor ohne hormonelle Symptome; Symptome: Blutung, Schmerz, evtl. Obstruktion).

Maligne Tumoren

1. Adeno-Ca. des Duodenums (villöses Adeno-Ca. meist periampullär, kann Ikterus verursachen; Rö: infiltrativ, stenosierend, „Apfelgriebs"-Form im distalen Duodenum).
2. Ampullen-Ca./Papillen-Ca. (Symptome: Schmerz, Ikterus, Blutung; kleine Tumoren bis 2 cm Größe oft direkt nicht sichtbar, aber Zeichen der Obstruktion von Ductus choledochus und pancreaticus).
3. Karzinoid/Inselzelltumor des Duodenums (vermehrt mit Neurofibromatose; keine Karzinoidsymptome, auch bei Metastasierung in die Leber; Karzinoidsymptome stammen von Tumoren des Jejunums/Ileums mit Lebermetastasen).
4. Metastasen.
5. Malignes Lymphom.

Nichtneoplastische Tumoren

1. Heterotope Magenschleimhaut.
2. Hyperplasie und Hamartom der Brunner-Drüsen (Hyperplasie: diffuse Proliferation der submukösen Drüsen; Hamartom: fokale glanduläre Proliferation, submuköse RF mit/ohne Ulzeration).
3. Choledochozele (s. Gallengänge: angeborene Veränderungen, Zysten, S. 491).
4. Intraduodenales Divertikel (Windsacksyndrom).

Pseudotumoren

1. Prolabierte Magenschleimhaut.
2. Prolabierter Magentumor.
3. Pseudotumor in der Duodenalflexur (Innenkurve postbulbär).

Duodenum: Einengung, Verbreiterung

nach Eisenberg (1990)

Einengung

(führt evtl. zu proximaler Dilatation)

Kongenitale Obstruktion (Duodenalatresie, Pancreas anulare, intraduodenale Membran oder Divertikel, Volvulus, intraperitoneales fibrotisches Band [Ladd], Duplikationszyste, präduodenale Portalvene).

Malignome (primäres Pankreas-, Gallen- oder Duodenal-Ca., Metastase).

Entzündung (im Duodenum: Ulkus, M. Crohn, Tuberkulose, Strongyloides, Sprue; im Pankreas: akute u. chron. Pankreatitis, Pankreaspseudozyste).

Varia (intramurales Hämatom, Strahlenreaktion, Syndrom der A. mesenterica sup. [distales Duodenum]).

Verbreiterung

im Rahmen der o.g. Stenosen als **prästenotische Dilatation.**

Paralytischer Ileus.

Sklerodermie.

Dünndarm: Monokontrastdarstellung

Fraktionierte Dünndarmpassage
Vorbereitung: am Vortag leichte Kost; am Morgen des Untersuchungstages wie zur Magenuntersuchung nüchtern, nicht rauchen. Harnblase entleeren. Abführmaßnahmen bzw. Dickdarmreinigung verbessert die Passagezeit nicht, kann bei obstipierten Patienten die Kolonentleerung verbessern. Untersuchung kann evtl. an eine Röntgenuntersuchung des Magens/Duodenums angeschlossen werden.

35/43 Abdomenleeraufnahme;

250-300 ml Bariumsuspension trinken (evtl. weniger nach Magenröntgen); Rechtsseitenlage oder herumlaufen lassen. Nach 15-20 min

35/35 oder 35/43 Bauchlage Übersicht;

12

dann etwa alle 20-30 min weiter mit

35/43 Bauchlage Übersicht.

Diese Übersichten sind jeweils sofort zu bewerten, so daß je nach Befund unmittelbar Zielaufnahmen mit DL durchgeführt werden können!

Währenddessen weiter Barium („fraktioniert") trinken lassen, bis das terminale Ileum/Zökum erreicht ist. Dann

24/30 (geteilt/ungeteilt) **Rückenlage/evtl. Bauchlage** mit Pelotte
Zielaufnahmen des terminalen Ileums, evtl. Kompression; evtl. rektale Luftinsufflation.

Die normale Passagezeit durch den Dünndarm beträgt 30-120 min; da im Einzelfall bis 4 Stunden Passagezeit auftritt, sollte Patient auf längere Untersuchung eingestellt sein.

Die meisten Untersucher ziehen heute die Doppelkontrastdarstellung nach Sellink vor.

Weiterführende Literatur zum o.g. Untersuchungsgang siehe:
Chapman/Nakielny (1993); Reeders/Tytgat (1991)

Dünndarm: Normales Faltenmuster

nach Schütt (1983)

Falten parallel, abgerundet.

Im Jejunum zirkulär, im Ileum spiralig; im terminalen Ileum longitudinal am Mesenterialansatz, zirkulär an der Gegenseite.

Im terminalen Ileum Lymphnoten bei Kindern bis 14 Jahren, Peyer-Plaques bei jungen Erwachsenen (kissenartige Aussparungen am Mesenterialansatz).

Dünndarm: Doppelkontrast-Röntgenuntersuchung nach Sellink/Herlinger

Vorbereitung: am Vortag leichtes Frühstück (ohne Brot), leichtes Mittagessen (ohne Fett, Gemüse, Obst, Brot oder Reis), zum Abendessen klare Suppe; mehrere Liter Wasser oder klare Getränke; abführende Maßnahmen während des Vortages. Am Morgen nicht rauchen. Tee zum Frühstück. Blase möglichst nicht entleeren.
Zweiphasige Untersuchung; Kontrastlösung: 300 ml Barium-KM (z.B. Micropaque) + 600 ml Wasser; Distensionslösung: Methylzellulose (z.B. Tylose), 10 g in 200 ml heißem Wasser anrühren, mit 1800 ml kaltem Wasser auffüllen. Lösungen mit Körpertemperatur anwenden, zumindest nicht unter Raumtemperatur.
Optimale Applikation: konstant 75 ml/min, erlaubt Aussagen zur Passagezeit.
Kurze orientierende DL vonThorax (Diaphragma, Pleuraraum) und Abdomen (KM-Reste, Verkalkungen, OP-Clips, Gasspiegel).
Dünndarmsonde (am besten transnasal) in das distale Duodenum legen, bei Passageproblemen im Magen evtl. geringe Probeinjektion von KM. Alle Röntgenaufnahmen liegend.

1. Phase (Bariumphase)

KM-Injektion, 300 ml mit 75 ml/min, d.h. in 4 min, unter Beobachtung mit DL:
bei normaler Peristaltik ist Jejunum weitgehend gefüllt, etwa ein Drittel der Schlingen mit Kontraktionen; bei Hypoperistaltik nur wenige prox. Jejunumschlingen gefüllt, nur geringe Kontraktion; bei Hyperperistaltik bis Ileum gefüllt, etwa zwei Drittel der Schlingen mit Kontraktionen.
Die Einlaufgeschwindigkeit ist evtl. zu ändern:
Verringerung (etwa 50 ml/min) bei Sondenposition im prox. Duodenum und Reflux in den Magen, bei signifikanter Hypoperistaltik im prox. Jejunum;
Erhöhung(100-150 ml/min) bei Hypermobilität, bei Kollagenosen oder Karzinoid; es resultiert ausreichende Dehnung mit reaktiver Verminderung der Peristaltik.

35/35	Übersicht

2. Phase (Methylzellulosephase)

Unmittelbar anschließend weiter mit Methylzelluloselösung, bis terminales Ileum und prox. Kolon kontrastiert ist; dabei Dokumentation, dem Kontrastmittel unter DL folgend

24/30 oder **35/35**	Duodenum und oberes Jejunum im Doppelkontrast
24/30	terminales Ileum im Monokontrast
35/35	Jejunum im Doppelkontrast
35/35	Ileum im Doppelkontrast
24/30 (ungeteilt/geteilt, evtl. mehrere Filme)	Zielaufnahmen Jejunum/Ileum in dosierter Kompression bzw. unterschiedlichen Kontraktions- und Füllungszuständen
24/30	Zielaufnahme terminales Ileum, durch Lagerung/Kompression freiprojiziert

➤

➤ Doppelkontrast-Röntgenuntersuchung des Dünndarms

Zu beachten im Ablauf/Varianten:
kurzstreckige Dünndarmstenosen oft nur in Bariumphase sichtbar, später überdeckt: sorgfältige DL, mit früher Zielaufnahme!
Bei peripherer Dilatation und Hypoperistaltik evtl. während der Methylzellulosephase nochmals Barium nachgeben, um ausreichende Kontrastierung aufrechtzuerhalten.

Kontraindikationen: Ileus oder Subileus, wenn eine Kolonobstruktion noch nicht ausgeschlossen ist! Akute Op.-Indikation! Schwere dekompensierte Herz- oder Niereninsuffizienz!

Weiterführende Literatur zum o.g. Untersuchungsgang:
Antes (o.J); Antes/Eggemann (1986); Chapman/Nakielny (1993); Fuchs/Jacobi (o.J); Kauffmann/Rau/Roeren/Sartor (1995); Laufer/Levine (1992); Reeders/Tytgat (1991)

Dünndarm: Motilität

Hyperperistaltik

	Allgemein, propulsiv	Nichtpropulsiv (Pendelperistaltik)	Lokal
Normales oder vermindertes Lumen	- psychogen - Hyperthyreose - Allergien - Laktoseintoleranz - Dermatitis herpetiformis - Mastozytose - intestinale Lymphangiektasie - intestinale noduläre lymphatische Hyperplasie - Lambliasis - bakterielle/virale Enteritis - Zollinger-Ellison-Syndrom - nach Vagotomie - Zöliakie - Amyloidose - gastrointestinale Blutung	- Ischämie (bei Diabetes, Arteriosklerose, Vaskulitis, Thrombose) - eosinophile Enteritis - bakterieller Überwuchs - Hypalbuminämie	- Karzinoid - Ulkus - segmentale Ischämie - Strahlenenteritis - Adhäsionen - Briden - Hernien - Amyloidose - M. Crohn - Tumoren - Entzündungen der Umgebung - Parasiten
Normales oder vermehrtes Lumen	Zöliakie (auch Hypoperistaltik)	- chronische Pankreasinsuffizienz - Naish-Syndrom (auch Hypoperistaltik) - Diabetes	

12

➤

➤ Dünndarm: Motilität

Hypoperistaltik

Allgemein	Lokal
- chronische Medikation (Laxantia, Psychopharmaka, Spasmolytika, Schmerzmittel, Vincristin)	- mechanische Obstruktion
- Hypothyreose	- Zöliakie
- Kollagenosen (Sklerodermie u.a.)	- Ischämie (Trauma, Hämatom)
- Amyloidose	- Amyloidose
- diabetische Angio- und Neuropathie	
- chronischer Alkoholismus	
- amyotrophe Lateralsklerose	
- Encephalomyelitis disseminata	
- Hyperkalzämie	
- Hypokaliämie	
- Sepsis	
- Peritonitis	
- starke abdominelle Schmerzen	
- Lymphödem	
- Urämie	
- chronische Bleiintoxikation	
- Schwangerschaft	
- Fasten	
- kongenitale idiopathische intestinale Pseudoobstruktion	
- starke Zöliakie oder Sprue	

Dünndarm: Kaliber, Faltendicke

Normales Kaliber des Dünndarms

	Bariumpassage	Enteroklysma
Proximales Jejunum	bis 3,5 cm	bis 4,5 cm
Mittlerer Dünndarm	bis 3,0 cm	bis 4,0 cm
Ileum	bis 2,5 cm	bis 3,0 cm

Normale Faltendicke

Jejunum	bis 2,5 mm
Ileum	bis 2 mm

12

Dünndarm: Dilatation, Faltenverdickung

	Falten normale Dicke	Falten verdickt
Lumen normal weit	Normalbefund	**glatte/gleichmäßige Falten:** - intramurales Hämatom - Ischämie - nach Radiatio - Ödem (venöse oder lymphatische Stauung, angioneurotisch, Hypoproteinämie, benachbarte Entzündung) - Amyloidose, eosinophile Enteritis - Zöliakie - Abetalipoproteinämie
		unregelmäßige Falten: lokal: - Entzündung (M. Crohn, Zollinger-Ellison-Syndrom) - Neoplasma (Karzinoid, Lymphom, Metastase) - Tuberkulose diffus: - Entzündung (M. Crohn, Wurminfekte) - Infiltration (Amyloidose, Mastozytose, eosinophile Enteritis, M. Whipple)
Lumen erweitert	- mechanische Obstruktion - paralytischer Ileus - Zöliakie, Sprue, Dermatitis herpetiformis - Sklerodermie - iatrogen (Vagotomie, Gastrektomie)	- Ischämie - M. Crohn - nach Radiatio - Lymphom - Amyloidose - Zollinger-Ellison-Syndrom - kompensatorisch (nach Dünndarmteilresektion)

12

Dünndarm: Entzündung

nach Lassrich/Prévôt (1983)

Veränderung des Reliefs durch entzündliche Schwellung

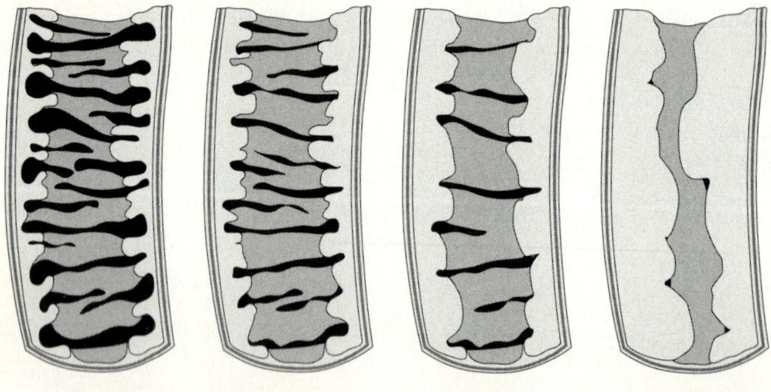

Normal — Falten vergröbert — Ödem der Submukosa, Querfalten geschwollen — Starkes Ödem der Submukosa, erhebliche Faltenschwellung

Dünndarm: Pathologische Faltenmuster

nach Schütt (1983)

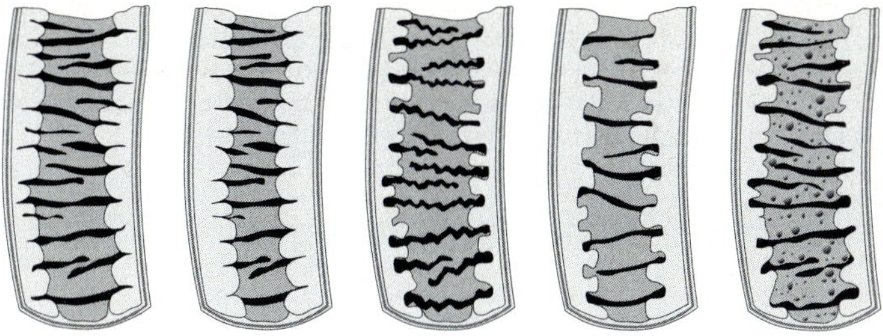

1 2 3 4 5

1 Lymphödem
Lumen eng, Falten verdickt, spitz ausgezogen, dünne Kontrastmittelstraße im Faltental, große Darmabschnitte befallen

2 Gefäßprozeß
Falten dicker als bei Lymphödem, Raum zwischen den Falten kleiner, spitz ausgezogen, Lumeneinengung, Wandverdickung. Bei Blutung ungleicher Schlingenabstand, Unschärfen

3 Ödematöse Schwellung / Eiweißverlust
Basis der Falten normal, bikonvexe Begrenzung. Im terminalen Ileum welliger Verlauf der longitudinalen Falten

4 Atrophie
in allen Abschnitten abgerundet, Falten scheinen voneinander weiter entfernt zu sein. Falten insgesamt kürzer

5 Lymphknotenvergrößerung
kleinknotige Vorwölbungen ohne Änderung des Faltenmusters

Dünndarm: Noduläre Schleimhaut

nach AFIP (1990); Chapman/Nakielny (1995)

Ursachen:

1. Polyposis (Peutz-Jeghers-Syndrom, überwiegend im Dünndarm (95%), auch Kolon (30%), Magen (25%); Gardner-Syndrom, überwiegend im Kolon; Cronkhite-Canada-Syndrom, auch im Dünndarm, aber überwiegend in Magen und Kolon; familiäre adenomatöse Polyposis coli, überwiegend im Kolon)
2. malignes Lymphom
3. Metastasen
4. noduläre lymphoide Hyperplasie (mit Hypogammaglobulinämien, mit Infekten; Malabsorption)
5. Mastozytose (mit Faltenverdickung)
6. M. Waldenström (multiple sehr kleine Knoten)
7. M. Whipple (multiple sehr kleine Knoten)
8. M. Crohn (Phase der Pseudopolypen)

Dünndarm: Strikturen

nach Chapman/Nakielny (1995)

Ursachen

1. Lymphom (primär: meist Non-Hodgkin-Lymphom; sekundär: Ausbreitung aus befallenen Lymphknoten)
2. Karzinoid (90% im Ileum; Metastasierung in 30%, bei Tumoren ab 2 cm Größe oder invasiven Karzinoiden; Karzinoidsyndrom bei Lebermetastasen)
3. Karzinom (v.a. im Duodenum; selten im Ileum, außer bei M. Crohn). Rö: kurze segmentale Stenose, Mukosadestruktion, Ulzeration oder Polypen
4. Sarkom. Rö: exzentrisches Lumen, Faltenverdickung; große RF möglich mit Verdrängung der Nachbarschlingen und bariumgefülltem Hohlraum
5. Metastasen. Rö: rund, mit abgeflachten Falten
6. M. Crohn. Rö: Ulzera
7. Adhäsionen
8. Ischämie
9. Strahlenenteritis

Kolon: Röntgenuntersuchung (Kolon-KE)

Untersuchung in Hypotonie und Doppelkontrasttechnik.

Die Qualität der Untersuchung hängt entscheidend von der disziplinierten Vorbereitung des Patienten ab!

Vorbereitung: 2 Tage vor der Untersuchung schlackenarme Kost (ohne Gemüse, Obst, Salate, Vollkornprodukte, Reis, Fleisch), möglichst viel trinken (2-3 Liter/Tag). 1 Tag vor der Untersuchung nur leichtes Frühstück (Zwieback, Toast), kein Mittag- oder Abendessen, sonst nur klare Flüssigkeiten (Getränke, Brühe; keine Milch), 2-3 Liter; Abführmaßnahmen (z.B. Prepacol o.a. nach Vorschrift). Am Untersuchungstag morgens Kaffee, Tee oder Wasser, keine Milch; rektales Klysma. Barium-KM (z.B. Micropaque, Unibaryt); Buscopan (20-40 mg) oder Glucagon (0,5 mg) i.m.

Linksseitenlage: Palpation des Rektums, Einführen der Sonde, Einlaufen des KM in das Rektosigmoid

Linksseitenlage (24/30 quer)	Rektum/Sigma seitl. Monokontrast

KM weiterlaufen lassen bis etwa Mitte Querkolon; durch Umlagerung in Rücken- und Rechtsseitenlage Verteilung des KM bis Zökum;
KM ablaufen lassen, unter DL Luftinsufflation

Linksseitenlage (24/30 quer)	Rektum/Sigma seitl. Doppelkontrast
Bauchlage	
links angehoben	
rechts angehoben (je 24/30 hoch)	Rektum/Sigma Doppelkontrast in 3 Ebenen
Rückenlage (24/30 hoch)	Rektum/Sigma Doppelkontrast
Rückenlage (35/43)	Übersicht
stehend (35/43) evtl. erganzen	Übersicht
stehend schräg LAO/RAO (35/43 oder kleiner)	mit aufgedrehten Flexuren
Rückenlage (RAO?) (24/30 hoch)	Zökum/terminales Ileum (evtl. unter Kompression)

Pathologische Befunde ggf. in Zusatzaufnahmen dokumentieren; bei Problem „DD kleiner Polyp/Auflagerung“: evtl. Kontrolle nach Umlagerung oder Palpation.

Varianten im Ablauf:
Einphasiger Doppelkontrast: KM nur bis Mitte Descendens/linke Flexur einlaufen lassen, danach mit Luftinsufflation vorantreiben; abschnittweise Dokumentation.

Weiterführende Literatur zum o.g. Untersuchungsgang siehe:
Chapman/Nakielny (1993); Fuchs/Jacobi (o.J.); Kauffmann/Rau/Roeren/Sartor (1995); Laufer/Levine (1992); Reeders/Tytgas (1991); Welin/Welin (1980); Wenz (1988)

Kolon: Röntgenuntersuchung (Kolon-KE) bei Invagination

CAVE! Je länger die Invagination besteht, desto größer die Gefahr der Ischämie, Gangrän und Perforation. Nach 12 h chirurgische Intervention vorrangig. Bei Peritonitiszeichen kein Rö-Maßnahme. Rö-Untersuchung in Abstimmung mit dem Chirurgen! Perforationsgefahr! Einverständnis der Eltern!

Bariumsuspension (z.B. Micropaque, 1:1 mit heißem Wasser verdünnt, handwarm verwenden.

Übersicht(en) Abdomen nativ	Überblähte Schlingen prox. der Stenose, freie Luft?

Vorsichtiger Reinigungseinlauf; kann schon therapeutisch wirken.

Rektale Bariuminfusion aus Vorratsbehälter, der mit der Hand gehoben und gesenkt werden kann. Maximal 80-100 cm über Niveau der Tischplatte.
DL-Kontrolle des Einlaufs in RAO-Position in das Colon descendens. Invagination stellt sich als Stopp mit Kokardenform dar.

18/24 oder 24/30 hoch	Kolon aboral der Invagination

Versuch der Reposition durch intermittierendes Heben und Senken des KM-Vorratsbehälters. Höchstens 3-4 Versuche zu je 5 min Dauer. Falls kein Erfolg der Reposition oder nach anfänglichem Teilerfolg keine vollständige Desinvagination: Chirurgie!

Vollständige Entfaltung bewiesen durch KM-Füllung des terminalen Ileums. Evtl. Aussparung im Zökum durch geschwollene Ileozökalklappe.

24/30 hoch oder 35/35	Kolon einschließlichdes terminalen Ileums

Varianten im Ablauf:
Einige Autoren empfehlen alternativ statt Barium eine Luftinsufflation, andere Autoren warnen davor.

Invagination bei Kindern meist spontan, bei Erwachsenen als Ursache ein Darmtumor, der ggf. in zweiter Sitzung zu untersuchen ist.

Literatur zum o.g. Untersuchungsgang siehe:
Chapman/Nakielny (1993); Kauffmann/Rau/Roeren/Sartor (1995)

12

Doppelkontrastuntersuchung: DD Polyp vs. Nische/Divertikel

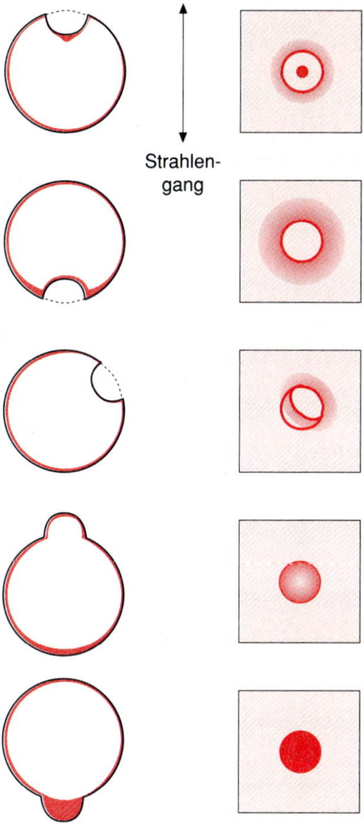

hängender Polyp:
Wandbeschlag außen unscharf,
eventuell hängender Tropfen

liegender Polyp:
Wandbeschlag außen unscharf
in KM-Pfütze

Polyp (schräg):
Wandbeschlag außen unscharf
„Bowler-Hat"

Divertikel oben:
Wandbeschlag innen unscharf

Divertikel unten:
KM-Füllung

Kolon: Polypen

Polyp

Definition: Fokale Raumforderung, die von der Wand in das Lumen vorragt. Keine histologische Bedeutung an sich.

Pseudopolyp

Definition: Verbliebene (hyperplastische) Schleimhautinsel, umgeben von Ulkus, ragt über die Ulzeration hinaus. Entspricht nicht dem „entzündlichen Polypen".

Klassifikation der Polypen

nach Morson u. Sobin /WHO

Neoplasmen

Adenom

Benignes Neoplasma, tubuläre, tubulovillöse oder villöse Oberfläche; präkanzerös; Malignisierung abhängig von
Größe (<1 cm bis 1%, 1-2 cm bis 10%, >2 cm 40-50% Malignität),
Oberfläche (Malignität steigt mit Zunahme des villösen Anteils),
Breite der Basis (breitbasige maligner als gestielte).

Adenomatosis coli (familiäre adenomatöse Polyposis coli)

Im Dickdarm > 100 Adenome, eher tubulär; autosomal-dominant; Beginn in Adoleszenz; Malignität nach 20 Jahren 100%; 50% der Karzinome multifokal. Gardner-Syndrom: Adenomatosis coli mit Beteiligung des Dünndarms + Osteome, Hauttumoren, Entwicklung von Karzinomen auch im Duodenum möglich; Karzinoide, Karzinome in Schilddrüse und Nebennieren.

Nichtneoplastische Polypen

Hyperplastischer Polyp

Breitbasige Polypen meist bis 5 mm Größe, selten größer und gestielt; mehr links als rechts verteilt.

Hamartom

12

Hauptformen: Peutz-Jeghers-Polyp und juvenile Polyposis.
Peutz-Jeghers-Polyp: v.a. im Dünndarm, dort multipel; mit Peutz-Jeghers-Syndrom (Hautnävi) vergesellschaftet; im Kolon eher solitär, ohne Syndrom; selten Entartung, aber bei Peutz-Jeghers-Syndrom allgemeine Karzinomrate erhöht (Magen, Duodenum, Ovar).
Juvenile Polyposis: Proliferation der Lamina propria; Kindheit; meist im Rektum.

Lymphoider Polyp (noduläre lymphoide Hyperplasie)

benigne, meist im Rektum.

Inflammatorischer Polyp

Schwellung der Mukosa, Granulationsgewebe, Narbengewebe. DD: Pseudopolyp.

Kolon: Divertikulose, Divertikulitis

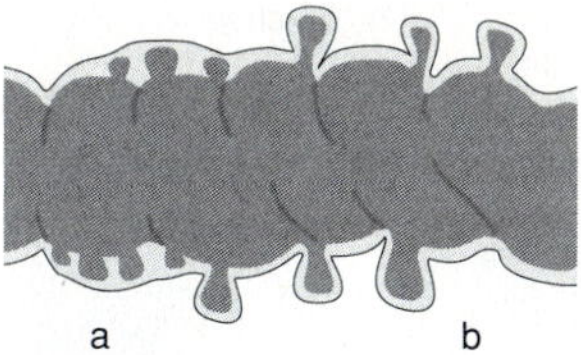

a b

Divertikulose

a inkomplette (intramurale) Divertikel
b komplette (transmurale) Divertikel

Glatte Aussackungen,
Haustrierung in normalen Abständen

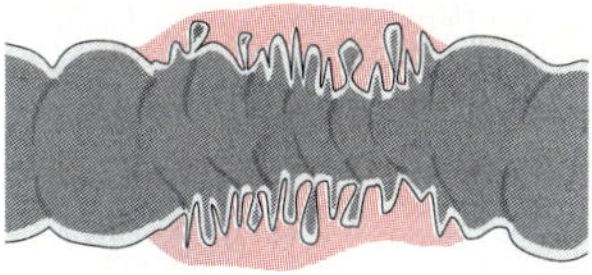

Divertikulitis

mit Pseudotumor

Ungleichmäßige Aussackungen,
unvollständige Füllung,
spitz zulaufende Divertikelhälse,
verkürzte Abstände der Haustrierung,
Darmlumen nicht vollständig dehnbar;
entzündlicher Pseudotumor distanziert Nachbarstrukturen, wie z.B. andere Darmschlingen.

12

Colitis ulcerosa

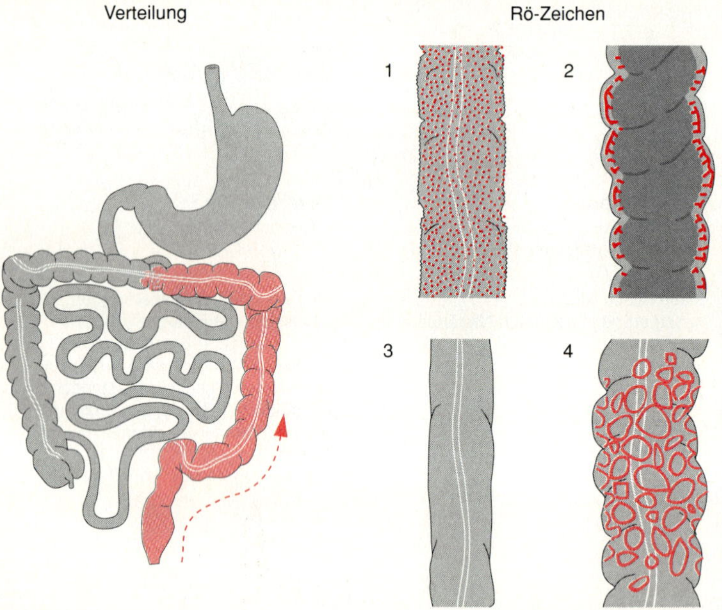

Verteilung Von aboral nach oral, Beginn im Rektum, kontinuierliche Ausdehnung, Befall des terminalen Ileums möglich („Backwash-Ileitis")

Rö-Zeichen
1 Oberflächliche Ulzera, feingranuläres Relief
2 Tiefe Ulzeration, mit submuköser Unterminierung, Verbindungen untereinander („Kragenknopf-Ulzera")
3 Enges rohrartiges Lumen im Spätstadium („Gartenschlauch")
4 Pseudopolypen („Pflastersteinrelief") mit Gefahr der malignen Entartung

Sonographie
Wandverdickung in der Mukosa
mäßig verdickte, echoarme Wand
Wandschichtung erhalten
Verlust der Haustrierung
keine Peristaltik

Morbus Crohn

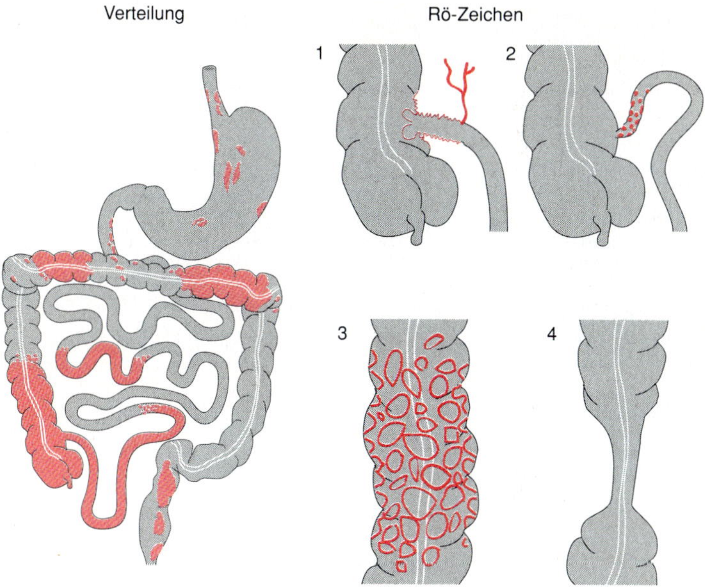

Verteilung Ungleichmäßig, segmental („skip lesions"), in allen Abschnitten des Verdauungstraktes möglich, häufig Befall des terminalen Ileums („Ileitis terminalis")

Rö-Zeichen

1 Spiculae, Befall tiefer Wandschichten, Fisteln in die Umgebung, verdickte Ileozökalklappe
2 Knotige Schwellungen durch lymphatische Hyperplasie, verzogenes terminales Ileum („Schwanenhalsdeformität")
3 Pseupolypöses Bild („Pflastersteinrelief") durch regenerierte Mukosa
4 Segmentale Stenosen

Sonographie

Wandverdickung in der Submukosa
stark verdickte, echoarme Wand
evtl. Verlust der Wandschichtung
Verlust der Haustrierung
keine Peristaltik
verminderte Komprimierbarkeit

Colitis ulcerosa/Morbus Crohn: Komplikationen

Colitis ulcerosa	Morbus Crohn
Fisteln selten	Fisteln häufiger
Keine Perforation oder Abszesse	(umschriebene) Perforation, führt meist zu lokalem Abszeß
–	Konglomerattumoren
Segmentale Stenosen selten; dann DD Karzinom!	segmentale Stenosen
Toxisches Megakolon	toxisches Megakolon seltener
Kolonkarzinomrate erhöht (10 Jahre Latenzzeit)	Kolon-Ca. seltener als bei Colitis ulcerosa; im Dünndarm erhöhte Malignomrate!
	Lymphom
Begleiterkrankungen: - Erythema nodosum - Arthritis - Zirrhose - chronisch-aktive Hepatitis - Pericholangitis - sklerosierende Cholangitis - Gallengangs-Ca. - Harnkonkremente (Oxalsäure)	Begleiterkrankungen: - Erythema nodosum - Arthritis - Zirrhose - chronisch-aktive Hepatitis - Pericholangitis - sklerosierende Cholangitis - Gallengangs-Ca. - Harnkonkremente (Oxalsäure) - Gallenkonkremente

Appendix vermiformis: Lagevarianten

nach Meyers (1994)

Normal:

1. intraperitoneal, nach caudal gerichtet.

Varianten:

2. intraperitoneal, retrozökal ansteigend;
3. extraperitoneal, retrozökal ansteigend, daneben eine parazökale Fossa;
4. extraperitoneal, retrozökal ansteigend;
5. extraperitoneal, retrozökal ansteigend, vor der Niere, mit hochliegendem Zökum.

Kolonkarzinom

Form: polypös oder ringförmig stenosierend
(„Apfelgriebs, Apfelbutzen" oder „Serviettenring").

Verteilung: v.a. Rektosigmoid (70%) und Zökum, sonst übriges Kolon.

Stadieneinteilung nach Dukes

A	Tumor auf Darmwand begrenzt, verschieblich; Lymphknoten frei
B	Tumor durchdringt die Darmwand, nicht verschieblich; Lymphknoten frei
C I	Lymphknoten befallen
C II	Fernmetastasen

Rektumkarzinom: Endosonographie

nach Röthlin/Bouillon/Klotter (1991)

5 normale Wandschichten des Rektums (von innen nach außen):

echoreich + echoarm	Mukosa + Muscularis mucosae
echoreich	Submukosa
echoarm	Muscularis propria
echoreich	Grenzlinie Muscularis/perirektales Fett

Endosonographische Stadieneinteilung des Rektumkarzinoms

uT1	Tumor auf Submukosa beschränkt	mittlere echoreiche Schicht nicht durchbrochen
uT2	Tumor auf Muscularis propria beschränkt	äußere echoreiche Schicht nicht durchbrochen
uT3	Tumor durchbricht Rektumwand, infiltriert perirektales Fett	äußere echoreiche Schicht durchbrochen
uT4	Tumor bricht in umliegende Organe ein	
uN0	Unspezifische Entzündung der benachbarten Lymphknoten	keine oder nur echoreiche pararektale Lymphknoten
uN1	Metastasen	echoarme pararektale Lymphknoten

Leber: Funktionelle Segmentanatomie nach Couinaud

Aufteilung in vertikale Ebenen durch die 3 Lebervenen:
Die mittlere Lebervene teilt auf in linken und rechten Lappen;
die rechte Lebervene teilt den rechten Lappen in medialen und lateralen Sektor;
die linke Lebervene teilt den linken Lappen in medialen und lateralen Sektor (entspricht anteriorem und posteriorem Segment der „Ultraschall-Anatomie", s. S. 402).

Eine horizontale Ebene, gebildet durch den rechten und linken Portalvenenhauptast, teilt in obere und untere Segmentgruppen. Dadurch ist jeder der 4 Sektoren geteilt in 2 Segmente (craniodorsal und ventrocaudal).

Diese 8 Segmente sind bei Ansicht von hinten-unten im Gegenuhrzeigersinn (Beginn an der V. cava inf.) angeordnet, bei Ansicht von vorn annähernd im Uhrzeigersinn.
Das Segment 1 (Lobus caudatus) liegt dorsal von Segment 4a.

Linker Lappen

Segment 1	Lobus caudatus	med. Sektor	oben
Segment 2	links-posterior	lat. Sektor	oben
Segment 3	links-anterior	lat. Sektor	unten
Segment 4 a/b	links-medial	med. Sektor	oben/unten

Rechter Lappen

Segment 5	rechts medial-anterior	med. Sektor	unten
Segment 6	rechts lateral-anterior	lat. Sektor	unten
Segment 7	rechts lateral-posterior	lat. Sektor	oben
Segment 8	rechts medial-posterior	med. Sektor	oben

Die Bezeichnung der Portalvenenäste folgt der Segmentnumerierung.

Leber: Segmente/ Lebervenen/Portalvenen

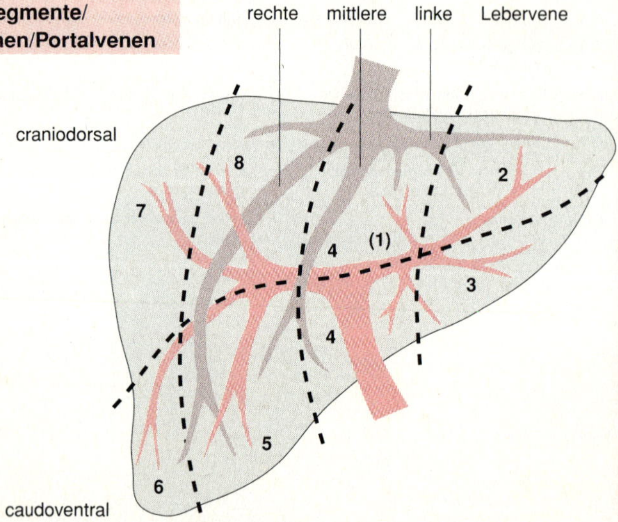

12

Leber quer: Segmente/Lebervenen/Portalvenen

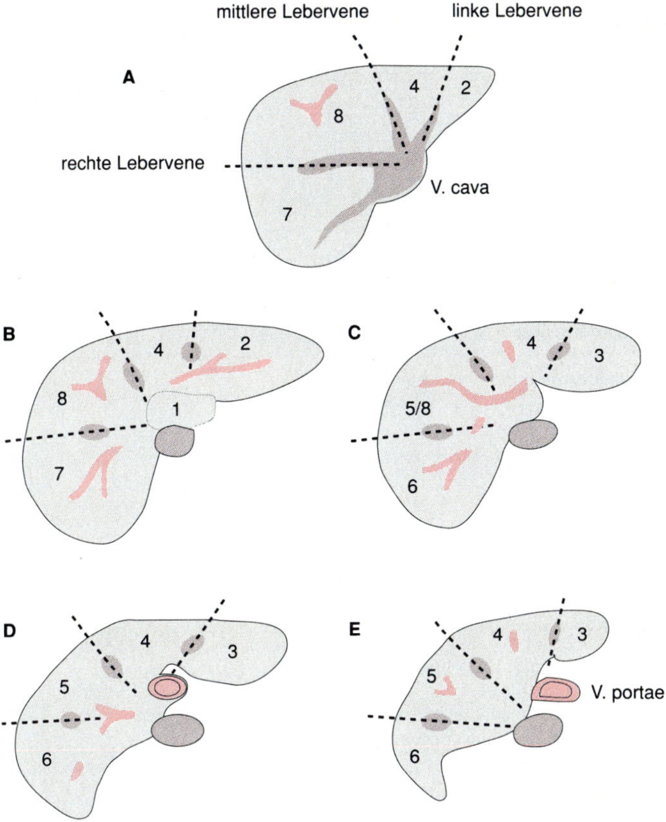

A - E von cranial nach caudal

Hepatomegalie: Differentialdiagnosen

nach Chapman/Nakielny (1995)

Kongenital

1. polyzystische Leber
2. Riedel-Lappen

Degenerativ

1. Fettinfiltration
2. Zirrhose

Erhöhter Venendruck

1. Budd-Chiari-Syndrom (Lebervenenblock)
2. kongestives Herzversagen
3. konstriktive Perikarditis
4. Trikuspidalstenose

Myeloproliferative Erkrankungen

1. Polycythaemia rubra vera
2. Myelofibrose

Speicherkrankheiten

1. Amyloidose
2. Hämochromatose
3. M. Gaucher
4. M. Niemann-Pick

Infekt

1. Bakterien (Abszeß, Brucellose)
2. Parasiten (Echinokokkus)
3. Protozoen (Amöbenabszeß, Malaria, Trypanosoma, Kala-Azar)
4. Virus (Hepatitis, Mononukleose)

Neoplasma

1. Leberzell-Ca.
2. Lymphom
3. Metastase

Leber: Fokal hypodense Läsionen im Nativ-CT

nach Ros (1991)

Normale Dichte der Leber nativ: um 60 HU (55-70).

Läsion	während/nach KM i.v.	Kommentar
Maligner Tumor primär (hepatozelluläres oder fibrolamelläres Ca., intrahepatisches Cholangio-Ca., Hämangiosarkom, Lymphom) sekundär (Metastase)	unregelmäßig-fleckige Anreicherung; Hämangiosarkom mit zentripetalem KM-Fluß und KM-Pool	fibrolamelläres Ca. mit zentraler, manchmal verkalkter Narbe; Hämangiosarkom evtl. mit Thorotrastresten durchsetzt
Hämangiom	meist peripheres Enhancement mit langsamer KM-Umverteilung nach zentral; in Spätphase isodens; evtl. anhaltend hypodens (Thrombosierung)	solitär/multipel; meist scharf begrenzt
Adenom	arteriell hyperdens; zentripetaler KM-Fluß; nach 1 min iso-/hypodens	junge Frauen (Kontrazeptiva!); evtl. primär hyperdens durch Blutung
Zyste	unverändert; besser abgrenzbar	
Abszeß	periphere Anreicherung möglich; Pilzabszeß mit Doppelring als Randsaum, oft multipel	
Echinokokkuszyste	uni-/multilokulär; Tochterzysten am Rand	
FNH (fokal-noduläre Hyperplasie)	arteriell hyperdens; nach 1 min iso-/hypodens; zentrale hypodense Narbe ohne Verkalkung	meist nativ nur gering hypodens; meist keine Nekrose oder Blutung
Fokale Verfettung	unverändert	
Vaskulärer Prozeß (altes Hämatom, Infarkt)	unverändert	
Gallenwegserweiterung (Caroli-Syndrom, Choledochuszyste)	unverändert	

Leber: Diffuse und fokale Dichteänderung im CT

Nativuntersuchung

	Dichte niedrig	Dichte hoch
Verteilung diffus	Fettinfiltration maligne Infiltration Budd-Chiari-Syndrom (akut/chron.) Amyloid	Hämochromatose Hämosiderose Eisendeposition Glykogenspeicherkrankheit Amiodaron-Therapie M. Wilson
Verteilung fokal	maligner Tumor (primär/sekundär) benigner Tumor (Hämangiom, Adenom, Zyste) Abszeß FNH (fokal-noduläre Hyperplasie) fokale Verfettung vaskulärer Prozeß Gallenwegserweiterung	Verkalkung (Primärtumor, Metastase) Infekt akute Blutung

Leber: Diffuse und fokale Läsionen im Ultraschall

DD-Kriterium: Echodichte gegenüber normalem Leberparenchym, Verteilung, Form/Grenze, distales Schallverhalten.

Echodichte	Verteilung	Form/Grenze (der Leber)	distaler Reflex (im Organ)	(Differential-) Diagnose
Norm				
normal dicht (fein, gleichmäßig)	homogen	Organ normal groß (10-14 cm Länge in der MCL), Fläche ventral flach, dorsal konkav, Kante spitz	–	normale Leber
Diffuse Läsionen				
vermehrt (grob, dicht, gleichmäßig)	diffus (auch fokal möglich)	Organ vergrößert, Flächen konvex, Kante abgerundet	vermehrt abgeschwächt	Fettleber
vermehrt (grob, dicht, unregelmäßig)	diffus (inhomogen)	Organ vergrößert oder verkleinert, Flächen konvex, Kante verplumpt	vermehrt abgeschwächt	Zirrhose
vermindert (fein, gleichmäßig)	diffus	Organ vergrößert, Flächen konvex, Kante abgerundet	vermindert abgeschwächt	akute Stauung, akute Hepatitis

12

➤

➤ Leber: Diffuse und fokale Läsionen im Ultraschall

DD-Kriterium: Echodichte gegenüber normalem Leberparenchym, Verteilung, Form/Grenze, distales Schallverhalten.

Echodichte	Verteilung	Form/Grenze (der Läsion)	distaler Reflex (hinter der Läsion)	(Differential-) Diagnose
Fokale Läsionen				
vermehrt, ungleichmäßig, oft mit echoarmem Randsaum	solitär/multipel	unregelmäßig/ glatt	abgeschwächt	Metastase (s.u.)
vermehrt, ungleichmäßig	solitär/multipel	unregelmäßig/ unregelmäßig	abgeschwächt	Leberzell-Ca. (s.u.)
vermehrt, ungleichmäßig	solitär	unregelmäßig/ glatt	abgeschwächt	Cholangio-Ca.
vermehrt, gleichmäßig oder vermindert	solitär/multipel	regelmäßig/ glatt	leicht verstärkt verstärkt	Hämangiom
vermehrt, gleichmäßig	solitär/multipel	evtl. segmental/ unregelmäßig	abgeschwächt	fokale Verfettung
vermehrt, gleichmäßig	solitär	variabel/ unregelmäßig	abgeschwächt	organisiertes Hämatom
schwach vermehrt, ungleichmäßig	meist solitär	rund, oval/ unregelmäßig	abgeschwächt	Leberzell-Ca. (s.o.)
schwach vermehrt, ungleichmäßig	multipel	rund, oval/ unregelmäßig	verstärkt/ abgeschwächt	Metastase (s.o., s.u.)
schwach vermehrt, gleichmäßig	meist solitär	rund, oval/ regelmäßig	abgeschwächt	Leberadenom
schwach vermehrt, gleichmäßig	meist solitär	rund, oval/ unregelmäßig	abgeschwächt	fokal-noduläre Hyperplasie
schwach vermehrt, gleichmäßig	multipel	rund, oval/ regelmäßig	abgeschwächt/ verstärkt	Lymphom
schwach vermehrt, ungleichmäßig	meist solitär (Pilzabszeß oft multipel)	rund, oval/ unregelmäßig	abgeschwächt	Abszeß (s.u.)
echofrei	solitär/multipel	rund/regelmäßig	verstärkt	(cholangioläre) Zyste

➤

12

➤ Leber: Diffuse und fokale Läsionen im Ultraschall

DD-Kriterium: Echodichte gegenüber normalem Leberparenchym, Verteilung, Form/Grenze, distales Schallverhalten.

Echodichte	Verteilung	Form/Grenze (der Läsion)	distaler Reflex (hinter der Läsion)	(Differential-) Diagnose
echofrei	meist solitär	unregelmäßig/ gleichmäßig	verstärkt	posttraumatische Zyste
echofrei, multizystisch (Tochterzysten)	solitär/multipel	rund/gleichmäßig	verstärkt	Echinokokkus
echofrei/ vermindert	solitär	unregelmäßig/ ungleichmäßig	verstärkt	frisches Hämatom
echofrei/ vermindert, evtl. echodichter Randsaum	solitär/multipel	unregelmäßig/ ungleichmäßig	verstärkt	Abszeß (s.o.)
echofrei, echogener Randsaum	oft multipel	unregelmäßig/ ungleichmäßig	verstärkt	Metastase (s.o.)

Leber: Tumoren in der MRT

nach Weissleder/Starck (1989)

DD-Kriterium: Signalintensität (SI)

SI	Differentialdiagnose
T1-gewichtete Sequenzen	
Tumor hypointens gegenüber Lebergewebe	alle Leberneoplasmen
Tumor isointens gegenüber Lebergewebe	Leberzell-Ca. fokal-noduläre Hyperplasie Leberadenom hämorrhagische Zyste
Tumor hyperintens gegenüber Lebergewebe	Leberzell-Ca. Melanom hämorrhagischer Tumor Eisendeposition im Gewebe Regeneratknoten
T2-gewichtete Sequenzen	
Tumor hypointens gegenüber Lebergewebe	Regeneratknoten
Tumor isointens gegenüber Lebergewebe	Leberzell-Ca. Leberadenom fokal-noduläre Hyperplasie
Tumor hyperintens gegenüber Lebergewebe	alle Leberneoplasmen
Tumor isointens gegenüber Milzgewebe	Leberzell-Ca. Metastasen
Tumor isointens gegenüber Liquor	Zyste zystische Metastase Hämangiom

➤ Leber: Tumoren in der MRT

nach Weissleder/Starck (1989)

DD: Inhomogenität als morphologisches Kriterium

Zentrale Tumorinhomogenität	Differentialdiagnose
T1-gewichtete Sequenzen	
hypointenses Tumorzentrum	Metastase (Nekrose) Hämangiom (Gefäße)
hyperintenses Tumorzentrum	Tumorblutung
hypointense Septen	fokal-noduläre Hyperplasie (zentrale Narbe) Leberadenom (zentrale Narbe) Hämangiom (Thrombosierung)
T2-gewichtete Sequenzen	
hyperintenses Tumorzentrum	Metastase (Nekrose)
hypo-/hyperintense Septen	Hämangiom (Thrombosierung) Leberadenom (Narbe) fokal-noduläre Hyperplasie (Narbe)

Periphere Tumorinhomogenität	Differentialdiagnose
T1-gewichtete Sequenzen	
hypointenser Ring	Leberzell-Ca. (Tumorkapsel) Leberadenom (Tumorkapsel) verlagerte Gefäße
hyperintenser Ring	peritumorale Blutung
T2-gewichtete Sequenzen	
hypointenser Ring	verlagerte Gefäße
hyperintenser Ring	Metastasen (Ödem, Stauung, Blutung)

Vena portae, ihre Äste und Zuflüsse

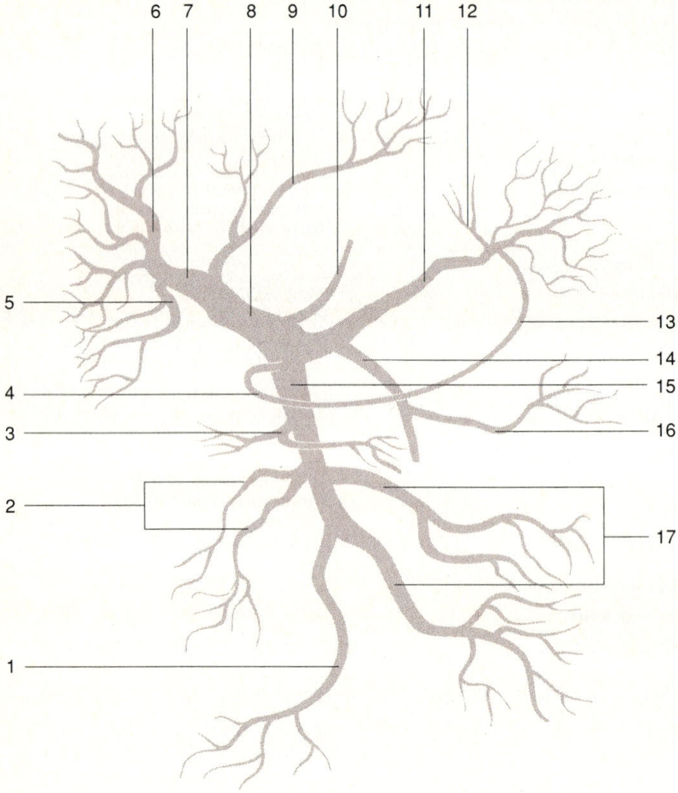

12

1 V. ileocolica
2 V. colica dextra
3 V. colica media
4 V. gastroepiploica dextra
5 V. portae (R. posterior)
6 V. portae (R. anterior)
7 V. portae (R. dexter)
8 V. portae
9 V. portae (R. sinister)
10 V. gastrica sinistra (= V. coronaria ventriculi)
11 V. lienalis
12 Vv. gastricae breves
13 V. gastroepiploica sinistra
14 V. mesenterica inferior
15 V. mesenterica superior
16 V. colica sinistra
17 Vv. jejunales et ilei

Portokavale Anastomosen

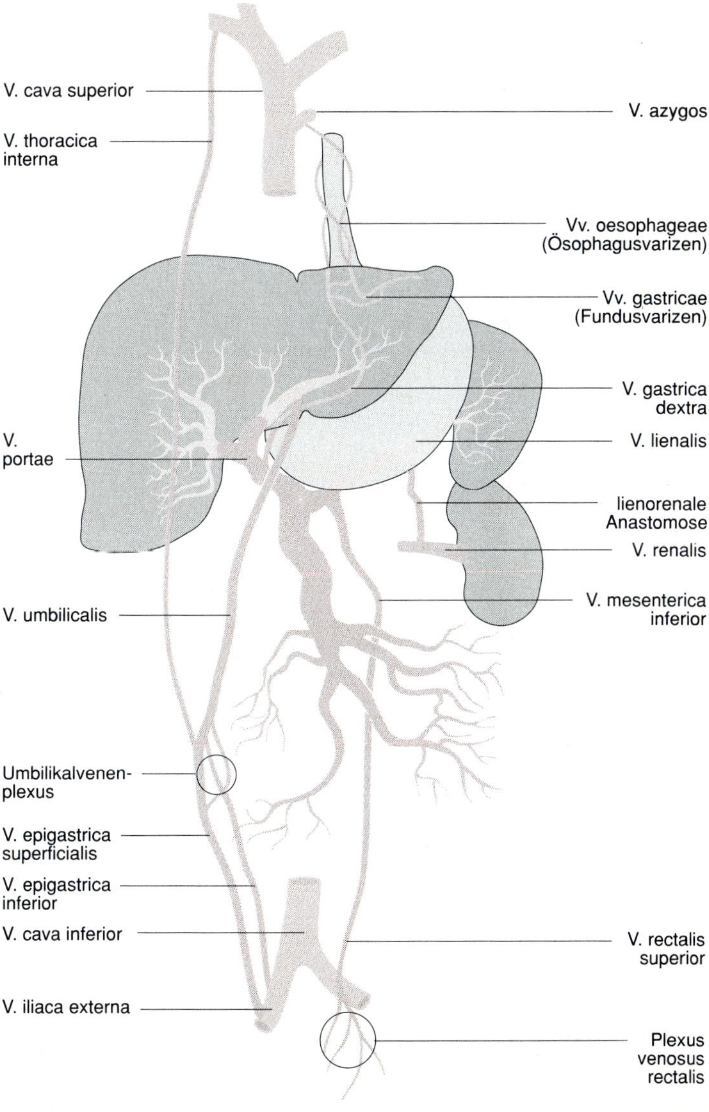

Pankreas/Leberpforte

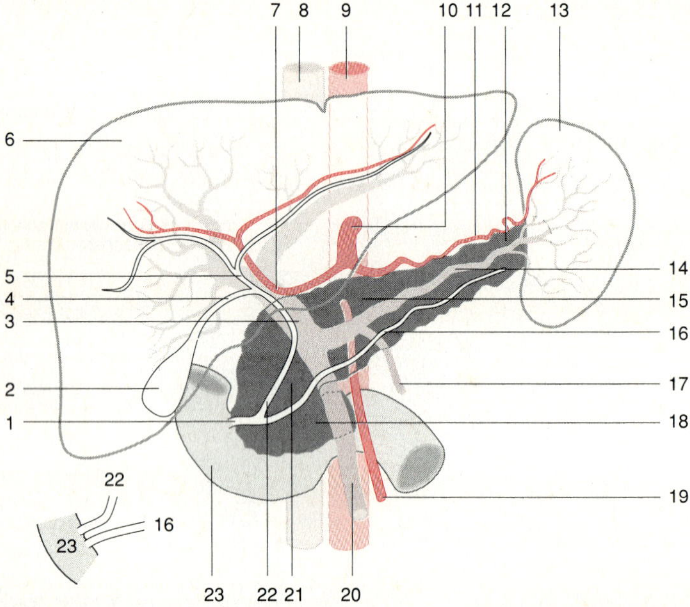

1 Papilla duodeni
2 Gallenblase
3 V. portae
4 Ductus cysticus
5 Ductus hepaticus
6 Leber
7 A. hepatica
8 V. cava inferior
9 Aorta abdominalis
10 Truncus coeliacus
11 A. lienalis
12 Pankreasschwanz
13 Milz
14 V. lienalis
15 Pankreaskorpus
16 Ductus pancreaticus
17 V. mesenterica inferior
18 Processus uncinatus
19 A. mesenterica superior
20 V. mesenterica superior
21 Pankreaskopf
22 Ductus choledochus
23 Duodenum

Ductus choledochus, A. hepatica und V. portae laufen gemeinsam im Lig. hepaticum in die Leberpforte.

Variante der Mündung: Ductus choledochus und Ductus pancreaticus münden getrennt (Papilla duodeni major und minor)

Cholegraphie

(Derzeit durch Sonographie als Erstuntersuchung weitgehend verdrängt, wird aber in der intravenösen Form wegen minimal-invasiver Gallenblasenoperationen wieder eingesetzt.)

Orale Cholezystographie

(stellt nur die Gallenblase dar)

Am Vorabend orales KM einnehmen (z.B. Biloptin)

18/24 oder 24/30 quer, Bauchlage, rechte Seite etwa 10 Grad angehoben	Übersicht der Gallenblasenregion
18/24 oder 24/30 quer, geteilt	Zielaufnahmen im Liegen und Stehen; Gallenblase aus dem Wirbelsäulenschatten und aus Luftüberlagerung herausdrehen. Bei unklarem Befund
Tomographie (Bauchlage),	etwa 7-10 cm Tiefe

Bei Konkrementnachweis Ende der Untersuchung; falls nicht, Fortsetzung mit Reizmahlzeit; 15-30 min später erneut Zielaufnahmen

18/24 oder 24/30 quer, geteilt;	Zielaufnahmen im Liegen und Stehen. Bei unklarem Befund
Tomographie (Bauchlage),	etwa 7-10 cm Tiefe.

Infusionscholegraphie

18/24 oder 24/30 hoch, Bauchlage, rechte Seite etwa 10 Grad angehoben	Nativaufnahme rechter Oberbauch (Leber nativ; Verkalkungen bzw. Konkremente? Bei Luft in Gallenwegen Untersuchung beenden! Dann Darstellung retrograd)

Intravenöse KM-Gabe über Verweilkanüle (!), 7 ml/min.
Absolute Kontraindikation: IgM-Paraproteinämie. Bei Ende der Infusion

18/24 hoch, Bauchlage, rechte Seite etwa 10 Grad angehoben	Übersicht der Gallenwege. Aufnahmeposition des Patienten jetzt konstant!
18/24 hoch	orientierende Schichtaufnahme, anschließend endgültige
Tomographie, 18/24 hoch,	etwa 7-10 cm Tiefe, falls ausreichender Kontrast sichtbar;

sonst noch etwa 20 min warten, dann erst Kontrolle und Tomographie. Darstellung des gesamten extrahepatischen Gallenweges von Hepatikusgabel bis Papille.

Etwa 60 min nach Infusionsende Aufnahme der Gallenblase,

18/24 hoch, Bauchlage, rechte Seite etwa 10 Grad angehoben

Weiter mit Zielaufnahmen, Tomographie und Reizmahlzeit wie bei oralem Cholezystogramm.

Infusionscholegraphie bei Z. n. Cholezystektomie

nach Kauffmann/Rau/Roeren/Sartor (1995)

Leeraufnahme wie o.g.
KM-Infusion aber schon auf dem Untersuchungstisch in der Bauchlage, 10 und 20 min nach Infusionsbeginn

18/24 hoch, Bauchlage, rechte Seite etwa 10 Grad angehoben,

bis eine dieser Aufnahmen den Kontrast zeigt. Dann sofort

Tomographie, 18/24 hoch, etwa 7-10 cm Tiefe,

falls nach 20 min noch kein Kontrast sichtbar, dennoch

Tomographie, 18/24 hoch, etwa 7-10 cm Tiefe.

Spätere Aufnahmen meist vergebens.

Negatives Cholezystogramm in der Cholezysto-/Cholangiographie

nach Chapman/Nakielny (1995)

Orale Cholezystographie:

1. Obstruktion des Ductus cysticus
2. Cholezystitis
3. ektope Gallenblase (nicht im Bild erfaßt)
4. Z.n. Cholezystektomie
5. Bilirubinerhöhung
6. Fehler bei der Einnahme (Fasten, falscher Zeitpunkt, Erbrechen oder Diarrhöe)

Intravenöse Cholangiographie:

1. Obstruktion des Ductus cysticus
2. Cholezystitis
3. ektope Gallenblase (nicht im Bild erfaßt)
4. Z.n. Cholezystektomie
5. Bilirubinerhöhung
6. Fehler bei der Applikation (zu rasch: renale Ausscheidung!)

Gallenblase: Wandverdickung, Füllungsdefekte

nach Schmidt (1994)

Sonographische Differenzierung

Akute Cholezystitis	bandförmige oder geschichtete Wand; begleitende Pericholezystitis: echoarmer umgebender Flüssigkeitssaum
Chronische Cholezystitis	echoreiche Wandverdickung
Wandödem bei Herz-/ Niereninsuffizienz, Hyponatriämie	echoarme Wandverdickung
Dekompensierte Leberzirrhose	echoreiche (oder echoarme) Wandverdickung
Adenomyomatose	fleckig echoarme/-reiche Wandverdickung, bis zur Lumenausfüllung möglich
Wandadhärenter pseudotumoröser Sludge	beweglicher Bolus
Cholesterinpolyp	umschriebene wandadhärente polypöse Aussparung (bis etwa 4 mm), ohne Schallschatten; DD: Adenom
Adenom	umschriebene wandadhärente polypöse Lumenaussparung (> 5 mm), ohne Schallschatten, keine Wandinfiltration; DD: Cholesterinpolyp
Gallenblasenstein(e)	beweglicher echogener Füllungsdefekt, solitär/multipel, mit Schallschatten
Gallenblasen-Ca.	asymmetrische umschriebene Wandverdickung; Infiltration

Leber/Gallenwege: Periportale Echos (US)

nach Chapman/Nakielny (1995)

Ursachen:

1. Luft in den Gallenwegen; lageveränderlich bei Umlagerung
2. Schistosomiasis
3. orientalische Cholangitis
4. Cholezystitis

Cholestase: Sonographie/Cholangiographie

Ursachen, sonographische und cholangiographische Zeichen
(intra- und extrahepatische Lokalisationen)

Gallengangskonkremente
Ovale oder längliche Aussparung, mit/ohne Schallschatten, Gangerweiterung.

Mirizzi-Syndrom
(Zystikusstein komprimiert den Ductus hepaticus communis)
Steingallenblase/gallenblasennaher Stein, Gangerweiterung.

Caroli-Syndrom
Abschnittweise erweiterte intrahepatische Gallengänge, Konkrementaussparung mit/ohne Schallschatten.

Primär sklerosierende Cholangitis
Kaliberschwankungen, intrahepatische Gangerweiterung, Wandverdickungen der Gänge.

Gallengangspapillomatose
Echoreiche Struktur im Gallengang ohne Schallschatten, Gangerweiterung.

Gallengangs-Ca.
Schwach echogene intraluminale Raumforderung, Konturabbruch, Stenose, unregelmäßige Aussparung, häufiger extrahepatisch.
Gallengangs-Ca. der Hepatikusgabel (intrahepatisch) = Klatskin-Tumor.

Papillentumor
Gallen- und Pankreasgang bis zur Papille erweitert, dort konvexe Aussparung.

Infiltration oder Kompression durch externen Tumor
Konturabbruch, spitz zulaufende Einengung, umgebende Raumforderung.

Cholelithiasis: Komplikationen

1. Gallenblasenhydrops
2. Schrumpfgallenblase
3. Mirizzi-Syndrom (Kompression des Ductus hepaticus communis durch Zystikusstein)
4. Perforation mit „Steingeburt“ in Duodenum oder Kolon
5. Gallenblasenempyem
6. Cholangitis
7. Papilleninsuffizienz nach Steindurchgang

Gallengänge: Angeborene Veränderungen, Zysten

Einfache Leberzysten
Keine eigentliche Kommunikation mit den Gallengängen, aber von Gallenepithel ausgekleidet.
Symptome erst bei besonderer Größe, Blutung, Infekt.
Sono: unilokulär, echofrei (außer bei Einblutung)
CT: dünnrandig, wasserdicht; kleine Zysten erscheinen dichter (Teilvolumeneffekt mit Leberparenchym), Dichtemessung problematisch, Schichtdicke der Meßschicht < als Zystendurchmesser erforderlich. MRT: T1-SI niedrig, T2-SI hoch.

Polyzystische Leber
Multiple einfache Leberzysten. Symptomlos. Etwa 50% mit polyzystischen Nieren.

Choledochuszyste
Angeborene Erweiterung der extrahepatischen Gänge mit/ohne intrahepatischer Erweiterung. 25% mit Schmerz, Ikterus, Raumforderung; 10% (ältere Patienten) mit Cholangio-Ca. Drei Formen:

I	(95%)	Ductus cysticus mündet in das erweiterte Segment
II	(1-2%)	Erweiterter divertikulärer Blindgang des Ductus choledochus
III	(3-4%)	Erweiterung im Papillenbereich in Duodenumwand: Choledochozele

Sono/CT: zystische RF in der Leberpforte, getrennt von der Gallenblase; meist echofrei, kommuniziert mit dem Gangsystem. Cholangiographie!

Caroli-Syndrom
Dilatierte intrahepatische (+/- extrahepatische) Gallengänge. Symptomfrei, außer bei Konkrementbildung. Assoziiert mit kongenitaler Leberfibrose und Markschwammniere.
Cholangiographie: bizarres Muster von Kaliberschwankungen mit/ohne Obstruktion.
Sono/CT: verzweigte, kommunizierende zystenartige Räume.

Angeborene Leberfibrose
Intrahepatische periportale Fibrose mit/ohne Leberzellnekrose. Portale Hypertension, Splenomegalie. Assoziiert mit Caroli-Syndrom und infantilen polyzystischen Nieren.
Sono: echoreiche Leber mit Gangerweiterung.

Extrahepatische biliäre Atresie
Fetal, erworbene obliterative Cholangitis (Virus); betrifft alle extrahepatischen Gänge mit/ohne Gallenblase. Mit anderen Anomalien assoziiert. Persistierender obstruktiver Ikterus (über den postnatalen hyperbiliären Ikterus hinaus). DD: Choledochuszyste, extrahepatische Obstruktion, neonatale Hepatitis, biliäre Hypoplasie. Chirurgische Therapie (Hepatoportoenterostomie), entwickelt aber biliäre Zirrhose (später LTX?).

Biliäre Hypoplasie
Vermindert ausgebildete intrahepatische Gallengänge. Infantile Cholestase. Bei Alagille-Syndrom mit peripheren Pulmonalarterienstenosen kombiniert.

Neonatale Hepatitis
Meist idiopathisch, evtl. nach Virusinfekt. Schwierige DD zu biliärer Atresie. Sonstige DD: Alpha-1-Antitrypsinmangel, zystische Fibrose.

Milz: Maße, Splenomegalie

Normalmaße

im linken Flankenschnitt („4711-Regel")

Länge	(entlang der Körperoberfläche) bzw. Dicke in der Mitte	4 cm
Breite	(entlang dem Diaphragma)	7 cm
Länge	(von Pol zu Pol)	11 cm

Splenomegalie

Dicke über 4,5-5 cm

Starke Vergrößerung	chronisch-myeloische Leukämie malignes Lymphom Myelofibrose Infekt (Malaria, Kala-Azar) M. Gaucher
Mäßige Vergrößerung	alle oben genannten andere Speicherkrankheiten hämolytische Anämie portale Hypertension Leukämie
Leichte Vergrößerung	alle oben genannten Infekt (bakteriell: Tuberkulose, Brucellose, Typhus; viral: Hepatitis, Mononukleose, Cytomegalie; Pilze: Histoplasmose) Sarkoidose Amyloidose Lupus erythematodes rheumatische Arthritis

Pankreas: Maße

(Sonographie/CT/MRT)

Pankreas: Durchmesser

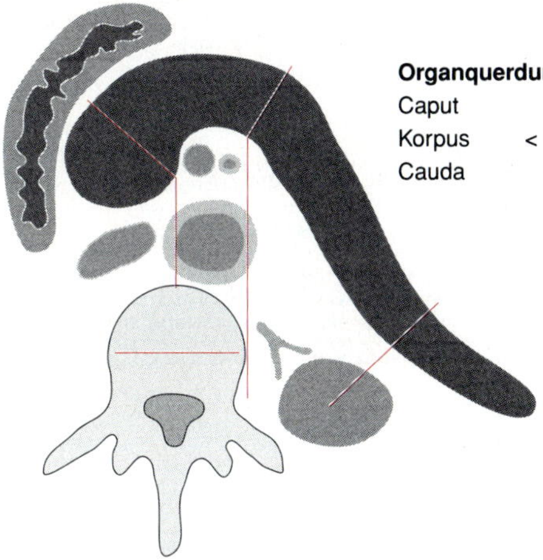

Organquerdurchmesser in

Caput	2,5-3 cm	
Korpus	< 1,8-2 cm	
Cauda	2,5-3 cm	nach Schmidt (1994)
	1,5 cm	nach Wegener (1992)

Der maximale Organquerdurchmesser soll kleiner als der WK-Querdurchmesser sein; nimmt im Alter weiter ab, auf etwa 50% des WK-Querdurchmessers.

12

Pankreastumoren: CT-Morphologie

Benigne Tumoren	
Mikrozystisches Adenom („seröses Zystadenom“)	- Konglomerat kleiner Zysten, wirkt evtl. homogen; - Zystenwände mit KM i.v. besser sichtbar; - häufig Verkalkungen
Makrozystisches Adenom („muzinöses Zystadenom“)	- Konglomerat größerer Zysten (> 2cm) oder größere multilokuläre Zysten in Pankreaskorpus oder -schwanz - dickere Septen
Maligne Tumoren	
Pankreas-Ca.	- umschriebene Vergrößerung - isodens gegenüber gesundem Pankreasgewebe oder hyperdens gegenüber Pankreaslipomatose; - unharmonische Kaliberschwankung des Organs - Gangerweiterung distal; - peripankreatische Tumorinfiltration: Tumorgewebe - infiltriert die Fettmanschette der Gefäße (A. mesenterica sup.!, ferner V. mesenterica sup., V. cava und Aorta: **inoperabel!**)
Zystadeno-Ca.	- zystische Form im Schwanz, ähnelt dem makrozystischen Adenom; - eher gefäßarme bzw. hypodense solide Anteile, - Suche nach LK-Metastasen!
Inselzelltumor	- in Schwanz oder Kopf; - nativ isodens, bei größeren Tumoren; - Konturverformung; - KM i.v.: hyperdens, bei größeren Tumoren zentrale hypodense Nekrosen; - (mit KM) hyperdense Metastasen (Leber, LK)

Pankreatitis/Pankreaskarzinom: DD in Sonographie/CT

	Sonographie	CT
Akute Pankreatitis	diffuse Vergrößerung verwaschene Konturen aufgelockerte Binnenstruktur homogen/inhomogen echoarm	**ödematöse und serös-exsudative Verlaufsform:** mäßige Vergrößerung, Organkontur erkennbar, Gewebedichte vermindert, Faszien verdickt; **hämorrhagisch-nekrotisierende Verlaufsform:** erhebliche Auftreibung, unscharfer Übergang in umgebende Exsudation und Nekrose, hyperdense Hämorrhagie oder isodense Mischung aus Blut und Ödem, Inhomogenität ist nekroseverdächtig; KM i.v. demarkiert vitales Gewebe; iso-/hypodense Zonen in der Umgebung (vorderer/hinterer Pararenalraum): Exsudatstraßen entlang der (verdickten) Faszien, evtl. überschreitend; nicht resorbierte abgekapselte hypodense Exsudation: Pseudozyste, darin evtl. Dichtezunahme durch Einblutung; Abszeß schwer von Exsudat/Pseudozyste zu unterscheiden, nur Gaseinschlüsse eindeutig. Begleitaszites bei akuter Pankreatitis
Chronische Pankreatitis	diffuse Vergrößerung unregelmäßige Kontur Vergröberung des Binnenreflexmusters, grobfleckige Echos, Schallschatten (Verkalkungen) Zysten, Gangerweiterung	Vergrößerung Spätstadium: Verschmälerung mit glatter Kontur Verkalkungen Gangerweiterung (besser mit KM i.v. sichtbar)
Segmentale chronische Pankreatitis (z.B. „Kopfpankreatitis“)	umschriebene Konturvorwölbung (pseudotumoröse Pankreatitis) inhomogene grobfleckige Binnenstruktur im umschriebenen Organabschnitt unscharfe Grenze zum übrigen Pankreas (darin geringere Zeichen der Pankreatitis, s.o.)	segmentale Vergrößerung
Pankreas-Ca.	meist homogen echoarmes Muster, vom übrigen Pankreas abgrenzbar evtl. inhomogen durch Nekrose, Begleitentzündung und chron. Pankreatitis Gangerweiterung, Gefäßverdrängung, -infiltration schwierige DD zur segmentalen chronischen Pankreatitis!	umschriebene Vergrößerung isodens gegenüber gesundem Pankreasgewebe oder hyperdens gegenüber Pankreaslipomatose unharmonische Kaliberschwankung des Organs: Karzinomverdacht! KM-Bolus i.v.! Gangerweiterung distal zystische Form im Schwanz: Zystadeno-Ca. peripankreatische Tumorinfiltration: Tumorgewebe infiltiert die Fettmanschette der Gefäße (A. mesenterica superior!, ferner V. mesenterica superior, V. cava und Aorta: **inoperabel!**

Chronische Pankreatitis: Gangerweiterung

Stadium	Morphologie der Pankreasgänge
normal	zarte Gänge, harmonische Verjüngung zur Peripherie, harmonische Verzweigung
I	Kaliberschwankungen der Seitenäste des Pankreashauptganges
II	Kaliberschwankungen des Pankreashauptganges (Ductus wirsungianus) und seiner Seitenäste
III	starke Kaliberschwankungen des Ductus wirsungianus, zystische Erweiterung der Seitenäste Pseudozysten, Verkalkungen, Gangkonkremente

Pankreas: Inselzelltumoren

nach Kadir (1991)

Syndrom	aktive Hormone	durchschnittliche Tumorgröße	Lokalisation	Malignität (%)
Zollinger-Ellison (Gastrinom)	Gastrin	bis 10 cm	50% solitär, Kopf/Schwanz; 10% diffus, Hyperplasie; selten ektop	60
Insulinom	Insulin	1-2 cm	gleichmäßig von Kopf bis Schwanz verteilt; < 10% multipel, 2-5% ektop	5-10
Glukagonom	Glukagon	> 5 cm	Körper/Schwanz	80
Vipom	vasoaktive intestinale Polypeptide	> 5 cm oder Hyperplasie	Körper/Schwanz	60
Somatostatinom	Somatostatin	> 4 cm	Kopf	90
Nicht endokrin aktiv	keine	> 6 cm	Kopf	25

13 Urogenitaltrakt
Retroperitoneum einschl. endokriner Organe

Niere: Ausscheidungsurogramm

Untersuchungsablauf:

1. **Leeraufnahme (35/43)**
2. evtl. **Leertomographie** oder **Schrägaufnahme** (bei V.a. schattengebendes Konkrement)

Kompression (**nicht** bei Steinverdacht bzw. Kolik!)
KM-Gabe (Injektion/Infusion)

3. **5-min-Aufnahme (24/30)**
4. **10-min-Aufnahme (24/30)**
5. evtl. **Tomographie** oder **Schrägaufnahmen**

Kompression entfernen

6. **Abflußaufnahme (35/43),** evtl. in Bauchlage
7. evtl. **Zielaufnahmen** (Ureteren unter DL, Harnblase seitl., Miktionsaufnahmen)
8. **Harnblase nach Miktion (18/24 oder 24/30)**
9. evtl. **Spätaufnahmen** (Harnstauung)

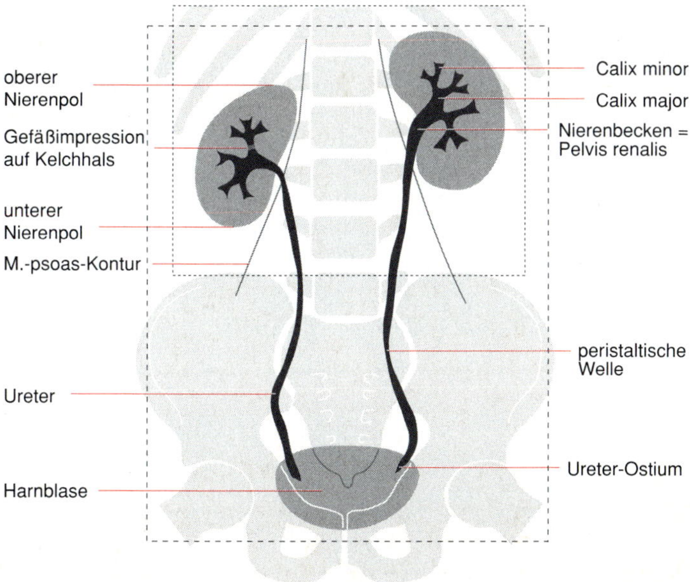

Nierenbecken

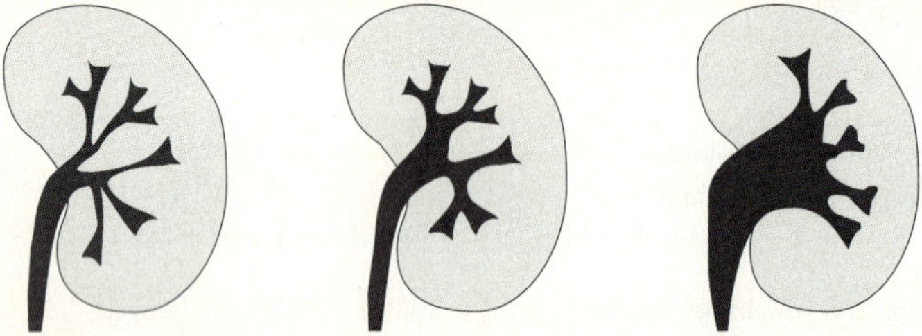

dendritischer Typ | Übergangstyp | ampullärer Typ

Nierenbeckenkelchsystem (NBKS)

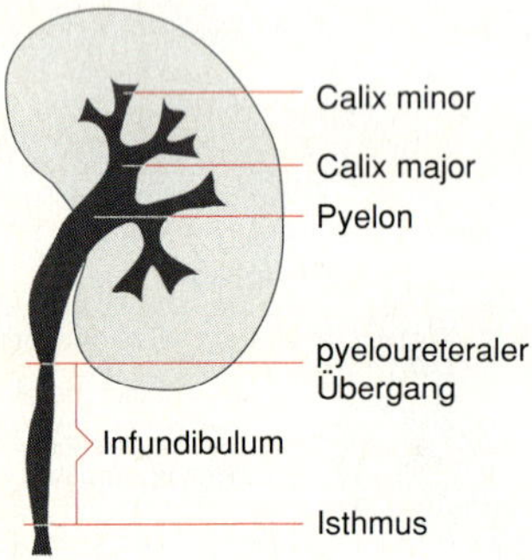

Niere: Maße

(Abdomenleeraufnahme, Sonographie, Urogramm, CT/MRT)

Länge	10-12 cm 3-4,5 WK-Höhen	maximale Seitendifferenz 2 cm
Breite	5-7 cm	
Dicke	3-5 cm	
Parenchymdicke	> 1,5 cm	altersabhängig
Parenchym-Pyelon-Index (= Parenchymdicke ventral + dorsal/ Pyelondicke)	1,7 (bis 60 Jahre) 1,1 (über 60 Jahre)	altersabhängig

Niere: Anatomie

Schichtweiser Aufbau von außen nach innen:

Capsula adiposa
Capsula fibrosa
Kortex (enthält die Glomeruli, ragt als Columna renalis auch zwischen die Markpyramiden)
Medulla (enthält die Markpyramiden, darin die Sammelröhrchen)
Papillen (Pyramidenspitzen; ragen in die Kelche des Hohlsystems)
Kelche
Kelchhälse
Nierenbecken
Ureter

Nierenarterien:

A. renalis
Aa. segmenti
Aa. columnares (in Höhe der Pyramiden)
Aa. interlobares (in Höhe der Pyramiden)
Aa. arcuatae (verlaufen in Höhe der Mark-Rinden-Grenze parallel zur Rinde)
Aa. rectae (verlaufen von den Aa. arcuatae nach zentral zwischen den Sammelröhrchen)
Aa. interlobulares (verlaufen von den Aa. arcuatae nach außen im Kortex)
Aa. capsulares (Abgang zentral, verlaufen entlang der Kapsel)

Nierenfehlbildungen

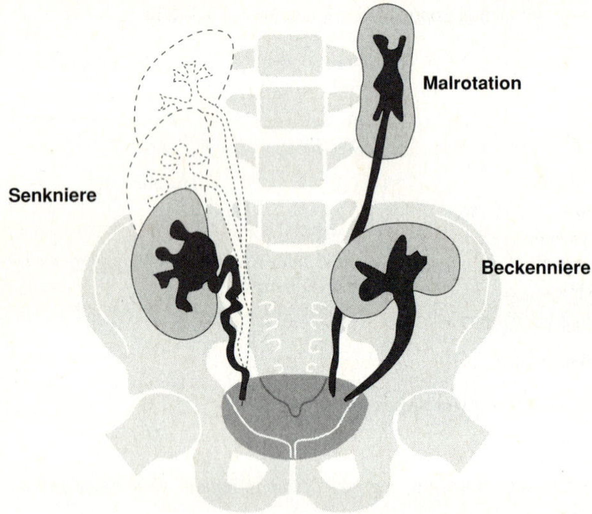

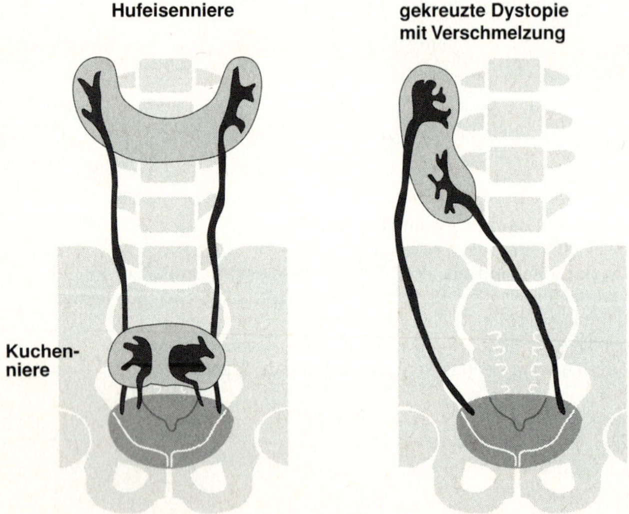

Nieren: Nephrogramm

nach AFIP (1990)

Parenchymphase des Ausscheidungsurogramms (oder des Nierenangiogramms)

Initial hohe, dann abfallende Dichte
normal

Initial niedrige, konstant niedrige Dichte
chronische Glomerulonephritis
Urämie

Initial hohe, anhaltend hohe Dichte
akute Tubulusnekrose (häufiger)
akute bakterielle Nephritis

Initial niedrige, kontinuierlich ansteigende Dichte
akute extrarenale Obstruktion
Ischämie
akute Hypotension
akute Glomerulonephritis
intratubulärer Block (Hyperurikämie, Plasmozytom)
akute Tubulusnekrose (seltener)
akute Papillennekrose
Amyloid
akute Nierenvenenthrombose

Streifiges Nephrogramm
akute extrarenale Obstruktion
infantile polyzystische Niere
akute Pyelonephritis
bakterielle Nephritis
Markschwammniere (streifig in der Medulla)
(evtl. Hypotension, intratubuläre Obstruktion, Nierenvenenthrombose, Nierenkontusion)

Rindennephrogramm
akuter vollständiger Nierenarterienverschluß (nur Kapselarterien kontrastieren die Peripherie)
schwere Hydronephrose

Fleckiges Nephrogramm
Polyarteriitis nodosa
Sklerodermie
nekrotisierende Angiitis
Sichelzellenanämie
katheterinduzierter Vasospasmus

Fokale Defekte im Nephrogramm
Raumforderungen (Zyste, avaskulärer Tumor)
Hydronephrose

Stumme Niere im Ausscheidungsurogramm

nach Chapman/Nakielny (1995)

Ursachen:
1. fehlende Niere (angeboren, Nephrektomie)
2. ektope Niere (suche an anderer Position! Verschmelzungsniere?)
3. Harnstauungsniere (Spätaufnahmen!)
4. Mißbildung (multizystische Niere)
5. Nierenarterienverschluß (intravasale Obstruktion, extravasale Kompression, Abriß)
6. chronischer Nierenvenenverschluß
7. Neoplasma (avaskuläre Tumoren, Tumorverschluß von Gefäßen oder NBKS
8. Infektion (Tuberkulose, Pyonephrose, xanthogranulomatöse Pyelonephritis)

Füllungsdefekte im Nierenbeckenkelchsystem

Technisch bedingt
1. Überlagerung von Luft: Tomographie oder Schrägprojektion klärt das Problem
2. inkomplette Füllung: v.a. im Liegen höher liegende untere Kelchgruppe; besser mit externer Kompression

Intraluminale Defekte
1. Koagel: auch wandadhärent; Wechsel von Form, Größe und Lage im Verlauf; evtl. begleitende Hämaturie durch Trauma, Tumor, Gerinnungsstörung
2. abgestoßene Papille: Kegelform; Kelchdefekt als Ausgangspunkt
3. Konkrement: meist rundlich; solitär, multipel; nicht schattengebend oder röntgendicht: Leeraufnahme? Steinanamnese?
4. Luft: bei retrograder Pyelographie; durch enterale oder vaginale Fisteln; selten bei Cystitis emphysematosa

Defekte an der Innenwand mit unregelmäßigem Rand
1. primäres Karzinom des Nierenhohlsystems: Plattenepithel-Ca., Transitionalzell-Ca.; Deformierung, irregulärer Defekt
2. primäres Karzinom des Nierenparenchyms: Nierenzell-Ca. (Hypernephrom); infiltriert das Hohlsystem; irregulärer Defekt, Verlagerung, Deformierung
3. Metaplasie: Leukoplakie, Cholesteatom; durch chronische Infekte

Defekte an der Innenwand mit glattem Rand
1. Koagel: auch frei im Lumen; Wechsel von Form/Größe im Verlauf; evtl. begleitende Hämaturie durch Trauma, Tumor, Gerinnungsstörung
2. Papillom: solitär, multipel
3. Pyeloureteritis cystica: multiple wandständige hirsekorngroße Füllungsdefekte; bei chronischem Infekt

Defekte von außen mit glattem Rand
1. Zyste
2. Gefäß: Nierenarterie: bandförmige Impression; Nierenvarix: auch geschlängelte Impression
3. Kollateralgefäße: A. ureterica als Kollaterale bei Nierenarterienstenose: zahlreiche kleine Impressionen im Nierenbecken

Niere: Parenchymerkrankungen

Kriterien der Differentialdiagnose im Urogramm (nach Davidson):

Größe (normal, klein, vergrößert)
Kontur (glatt, narbig eingezogen, multifokal vorgewölbt)
Seite (unilateral, bilateral)

Nierenerkrankungen mit normaler Größe und Kontur

Nephrokalzinose
- Hyperparathyreoidismus
- Milchalkalisyndrom, lange Immobilisation
- D-Hypervitaminose
- Sarkoidose
- renale tubuläre Azidose
- Hyperoxalurie
- metastatisches Karzinom mit Skelettmetastasen
- Markschwammniere

Parenchymerkrankungen, die primär als Kelchabnormalität auftreten
- Tuberkulose
- Brucellose
- Diabetes insipidus

Einseitig narbige kleine Niere

chronisch-atrophische Pyelonephritis (Refluxnephropathie)
lobärer Infarkt

Einseitig glatte kleine Niere

Ischämie
chronische Infarkte
Strahlennephritis
kongenitale Hypoplasie
postobstruktive Atrophie
postentzündliche Atrophie
Refluxatrophie

Beidseitig kleine glatte Niere

allgemeine Arteriosklerose
benigne/maligne Nephrosklerose
atheroembolische Nierenerkrankung
chronische Glomerulonephritis
Papillennekrose
hereditäre Nephropathien
- Alport-Syndrom (hereditäre chronische Nephritis)
- medulläre zystische Nierenerkrankung

Amyloidose (Spätstadium)
arterielle Hypotension

13

➤

➤ Niere: Parenchymerkrankungen

Beidseitig große glatte Niere
Proliferative/nekrotisierende Erkrankungen
- akute Glomerulonephritis
- Polyarteriitis nodosa
- systemischer Lupus erythematodes
- Wegener-Granulomatose
- allergische Angiitis
- diabetische Glomerulonephritis
- Goodpasture-Syndrom (Lungenhämorrhagie und Glomerulonephritis)
- Purpura Schoenlein-Henoch (anaphylaktoide Purpura)
- thrombozytopenische Purpura
- fokale Glomerulonephritis mit subakuter Endokarditis

Amyloidose
multiples Myelom
akute tubuläre Nekrose
akute Uratnephropathie
akute kortikale Nekrose
Leukämie
akute interstitielle Nephritis
Akromegalie mit allgemeiner Viszeromegalie
Nephromegalie bei Zirrhose, Hyperalimentation und Diabetes mellitus
Sichelzellenanämie
Hämophilie
M. Fabry
physiologische Reaktion auf KM und Diuretika

Einseitig große glatte Niere
Nierenvenenthrombose
akuter arterieller Infarkt
obstruktive Uropathie
akute bakterielle Nephritis
kompensatorische Hypertrophie
doppeltes Nierenbecken

Beidseitig multifokal vergrößerte Niere
polyzystische Nierenerkrankung vom Erwachsenentyp (Potter III)
M. Hodgkin, malignes Lymphom

Einseitig multifokal vergrößerte Niere
xanthogranulomatöse Pyelonephritis
multizystische (dysgenetische) Nierenerkrankung (Typ Potter II)

➤

➤ Niere: Parenchymerkrankungen

Einseitig unifokal vergrößerte Niere

Solide Raumforderung
- Maligne Raumforderung
  - Adeno-Ca.
  - Nephroblastom des Erwachsenen
  - Sarkom
  - Metastase
  - invasives Nierenbecken-Ca.
- Benigne Raumforderung
  - Hamartom
  - mesenchymaler Tumor
- Entzündliche Raumforderung

Flüssigkeitsgefüllte Raumforderung
- einfache Nierenzyste
- fokale Hydronephrose
- multilokuläres zystisches Nephrom
- AV-Malformation

Urotuberkulose

nach Lange (1983)

Rö-Zeichen

Schrumpfniere
gruppierte renale Kalkherde
Mörtel-, Kittniere
Angiographie: lokale Gefäßrarefizierung, -schlängelung, -verschlüsse, avaskuläre Zonen mit bogiger Verlagerung
Nephrogramm: avaskuläre Zonen mit peripherem Kontrastsaum
Urogramm: Markkavernen, Papillenerosionen, Pseudokavernen (durch Kelchhalsstenose), Kelchamputation
Ureteritis segmentalis (Stenosen und Hydroureter)
Ureteritis calcarea
Cystitis calcarea
Prostatitis calcarea
Vesiculitis calcarea
Schrumpfblase

Konturveränderungen (Varianten, Entzündung, Tumor, Trauma)

nach Lange (1983)

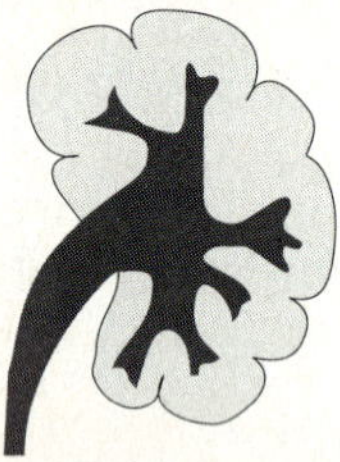
Renculi

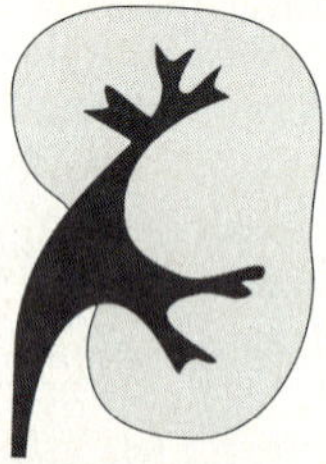
Columna Bertini = lobärer Dysmorphismus

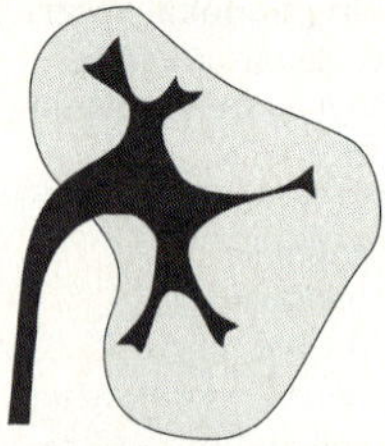
Milzimpression u. Dromedarniere

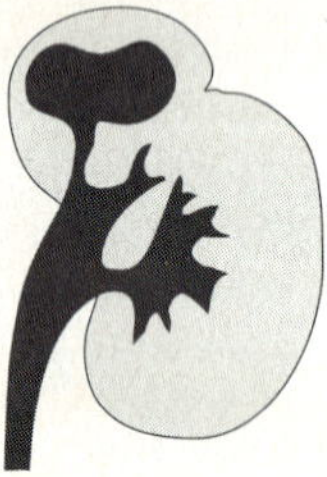
Hydrocalix

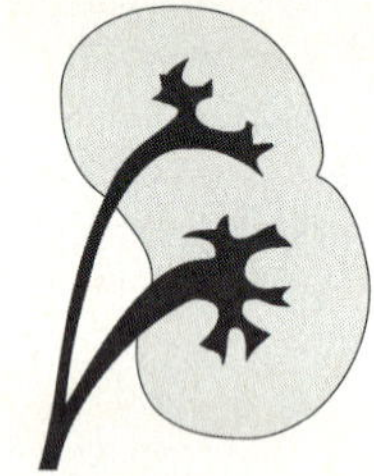
Doppelniere

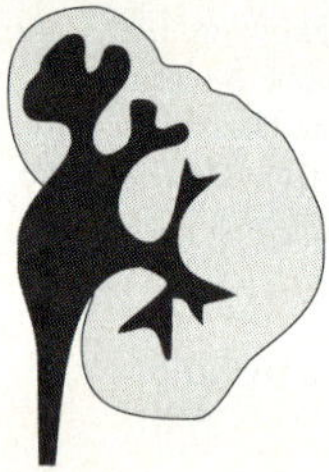
chron. Pyelonephritis m. Pseudotumor

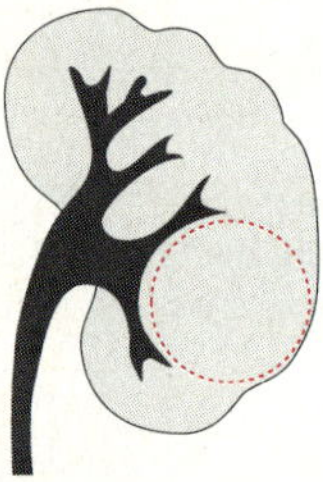
Nierenzyste

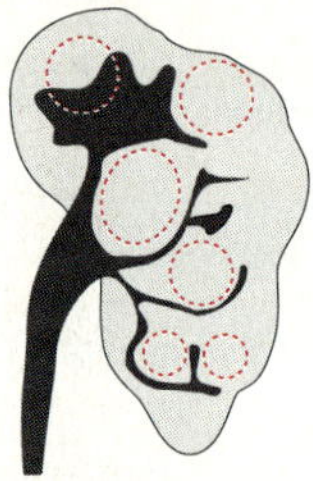
Zystenniere

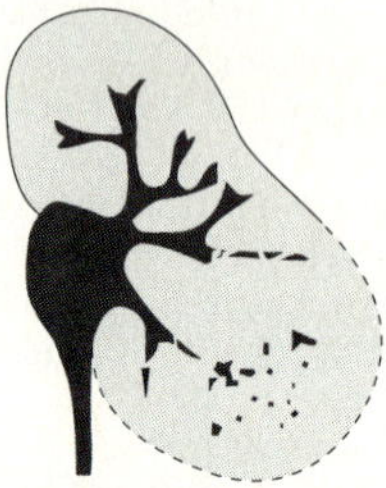
Malignom

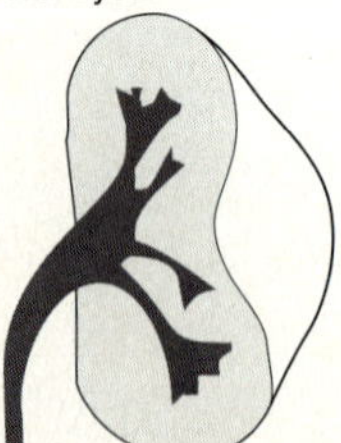
subkaps. Hämatom

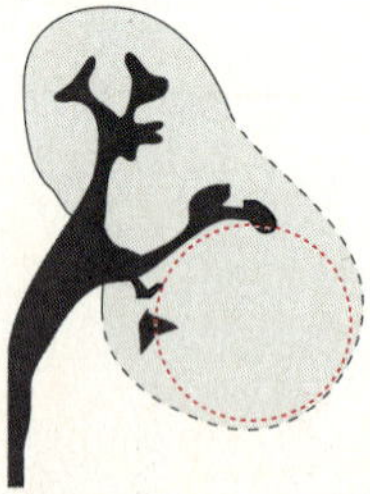
Abszeß

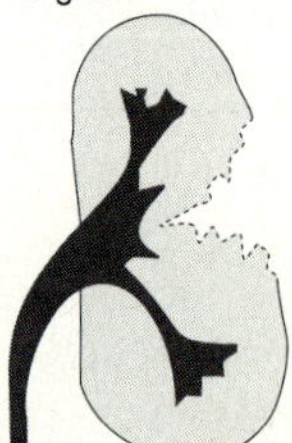
Ruptur

Niere/Nebenniere: Verkalkungen

nach Burgener/Kormano (1991)

bei Leeraufnahme, CT nativ

Niere

Im Hohlsystem

Nephrolithiasis: häufigste Ursache von Nierenverkalkungen; 90% der Nierenkonkremente sind verkalkt. Dichte nach der Substanz in absteigender Folge: Calciumoxalat, Calciumphosphat, Magnesium-Ammonium-Phosphat, Cystin; Harnsäurekonkremente sind nicht schattengebend.
Kelchkonkrement, Nierenbeckenkonkrement; rund, eckig, gezackt, auch als Ausgußstein im Kelch oder Becken, z.B. Geweihform/Korallenform.
Position im peripheren Parenchym möglich: Kelchzystenkonkrement.

Nephrokalzinose in den Pyramiden

Markschwammniere: feine punktförmige Verkalkungen in zystisch erweiterten Sammelröhrchen der Pyramidenspitzen, fächer- oder doldenförmig; meist bilateral;

im i.v. Urogramm von reiskorngroßen KM-Depots überlagert.

Hyperparathyreoidismus: klein nodulär oder streifig; oft mit Konkrementen vergesellschaftet.

Tubuläre Azidose: primär oder bei Systemerkrankungen; oft mit Konkrementen, insbesondere Ausgußsteinen.

Papillennekrose: dreieckig, in Papillenposition, evtl saumförmig mit aufgehelltem Zentrum.

Hyperoxalurie: mit Konkrementen vergesellschaftet.

Verkalkung im Mark

Nierentuberkulose: herdförmig, krümelig, einzeln oder multipel, unregelmäßig begrenzt; evtl. ganze Niere verkalkt, dabei oft unregelmäßig geschrumpft: „Mörtelniere“, „Kittniere“.

Disseminiert im Kortex

nach akuter kortikaler Nekrose: punktförmig oder linear.

Chronische Glomerulonephritis, Dialysetherapie.

Verkalktes Kapselhämatom: linear um die Niere.

13

➤

➤ Niere/Nebenniere: Verkalkungen

nach Burgener/Kormano (1991)

Fokal im Kortex

Tuberkulose: einzeln oder multipel, s.o. (Verkalkungen im Mark).

Adeno-Ca. (Hypernephrom): etwa 10% verkalken; auch als Zystenwandverkalkung möglich: Verkalkung in oder an einer Zyste: Malignomverdacht!

Nephroblastom (Wilms-Tumor): bei jungen Kindern selten; eher bei älteren Kindern oder Erwachsenen; zystisch-ringförmig oder streifig.

Xanthogranulomatöse Pyelonephritis: in der peripheren entzündlichen Raumforderung; meist peripher eines Ausgußsteins.

Zystisch bzw. bogenförmig

Einfache Nierenzyste: verkalkt selten.

Polyzystische oder multizystische Nierenerkrankung: wie bei einfacher Nierenzyste möglich.

Nephroblastom (Wilms-Tumor): ringförmig in der Tumorperipherie.

Adeno-Ca. (Hypernephrom): bogenförmige Verkalkung am Kapselrand oder in der Wand zystischer Anteile.

Echinokokkus: meist komplett ringförmig verkalkt.

Organisiertes Hämatom/alter Abszeß: große zystische Verkalkung im Rand.

Nierenarterienaneurysma: schalenförmig im Hilus.

Kelchzyste/Kelchdivertikel: Kalkmilch; Sedimentation mit Spiegel im Stehen.

Nebenniere

Dreieckig

Nebennierenblutung des Neugeborenen: einige Wochen nach der Blutung bei Geburt; Mütter mit Diabetes; komplizierte Schwangerschaft.

M. Addison: kleinstfleckig entlang der Nebennierenrinde.

Zystisch-linear

Nebennierenzysten: nekrotische Pseudozyste, zystisches Adenom, Echinokokkus, alte Blutung; dünner bogenförmiger Saum oberhalb des Nierenschattens.

Fleckig

Nebennieren-Ca., Phäochromozytom, Rindenadenom: Gruppe kleiner Kalkflecken.

Niere: Zysten

Lokalisationen:

Pararenale Zyste	Raumforderung außerhalb der Nierenkontur mit Kontakt zum Rand
Kortikale Zyste	Raumforderung innerhalb der Nierenkontur, evtl. Konturvorwölbung, „Rindensporn“ in der nephrographischen Phase des Urogramms
Medulläre Zyste	zentral, z.T. keine raumfordernde Wirkung (Markschwammniere)
Parapelvine Zyste	Raumforderung zentral; glattbogige Verlagerung des Hohlsystems, auch mit extrapelvinem Anteil neben dem Nierenbecken

Niere: Klassifikation zystischer Nierenerkrankungen

nach Hartman (1989)

Einfache Nierenzyste	typisch kompliziert atypisch
Zystische Nierenerkrankung mit multiplen Neoplasmen	Hippel-Lindau-Syndrom Tuberöse Sklerose (M. Bourneville-Pringle) erworbene multizystische Nierenveränderung
Polyzystische Nierenerkrankung	autosomal-rezessiv (Kind) autosomal-dominant (Erwachsene)
Zysten der Medulla	Markschwammniere medulläre Zystenniere
Multizystische dysplastische Niere	hydronephrotische multizystische Niere Pelvoinfundibularatresie
Zysten des Nierensinus	
Sonstige zystische Erkrankungen (selten)	plurizystische Niere (bei anderen Malformationssyndromen) glomerulozystische Niere mikrozystische Niere (kongenitales nephrotisches Syndrom)

Niere: Klassifikation zystischer und zystenähnlicher Raumforderungen

nach Hartman (1989)

Neoplasma	Nierenzell-Ca. multilokuläres zystisches Nephrom Wilms-Tumor andere solide Neoplasmen mit Nekrosen
Nierenzystenerkrankung	umschriebene Nierenzysten septierte Zysten segmentale multizystische Niere
Infekt/Entzündungen	Echinokokkus segmentale xanthogranulomatöse Pyelonephritis Abszeß Malakoplakie
Trauma	organisiertes Hämatom
Gefäßprozeß	AV-Malformation

Niere: Komplizierte Zysten

nach Bosniak (1994)

Kategorie I:	einfache Zysten (eindeutig gutartige Veränderungen); glatt, rundlich, homogen wasserdicht.
Kategorie II:	leicht komplizierte Zysten (geringe Auffälligkeiten, insgesamt als benigne einzuschätzen); septierte Zysten, geringe Randverkalkung, gering infizierte Zysten und Zysten mit höherer Dichte.
Kategorie III:	stärker komplizierte Zysten (mit Zeichen wie bei malignen Tumoren, insgesamt nicht mehr klar benigne einzuordnen, meist chirurgische Klärung erforderlich); graduell stärkere Veränderung gegenüber Kategorie II. Hämorrhagische und komplex septierte Zysten, stärker verkalkte Zysten, multilokuläres zystisches Nephrom und zystische Nierenzellkarzinome.
Kategorie IV:	(Läsionen mit zystischen Komponenten, aber eindeutigen Malignomzeichen); unregelmäßige Ränder, solide und vaskuläre Anteile.

13

Verkalkungen

10% aller Nierenzellkarzinome enthalten Kalzium.
20% aller Läsionen mit Verkalkungen am Rand sind Karzinome.
90% aller RF mit nicht randständiger Verkalkung sind Karzinome.

Nierentumoren: Klassifikation/pathologische Befunde/DD

nach AFIP (1990)

Benigne Tumoren

1. **Mesoblastisches Nephrom**
   Meist benigne, sehr selten maligne; solide mesenchymal; akutes Polyhydramnion, RF bei Geburt nachweisbar. **Rö, Sono:** große RF, nierenförmig, gleichmäßiges Echomuster.

2. **Multilokuläres zystisches Nephrom**
   RF mit dicker Kapsel und multiplen, unterschiedlich großen Zysten und Stroma; evtl. Symptome: Schmerz, Hämaturie, Infektion. **Rö/Sono:** intrarenale expansive RF mit multiplen Läsionen, echofrei, im CT wasserdicht oder leicht darüber erhöhte Dichte; Verkalkungen. Zysten hernieren in das Becken.

3. **Adenom/Onkozytom**
   Expansive RF, rund, selten verkalkt, gleichmäßiges Echomuster; **CT** nativ hyperdens gegenüber Nierenparenchym, durch geringeres diffuses Enhancement nach i.v. KM relativ hypodens; bei größerem Onkozytom (>3 cm) zentrale Narbe **(CT/Sono)**, speichenartige Gefäße; keine Nekrosen (DD: Nierenzell-Ca. neigt zu Nekrosen); sonst DD zum Hypernephrom schwierig.

4. **Hamartom (Angiomyolipom)**
   Solitär/multipel (bilateral bei M. Bourneville-Pringle bzw. tuberöser Sklerose); fettdichte Anteile **(Sono/CT/MRT T1-SI)**, sonst Gefäße, Muskel- und Bindegewebe; kein Enhancement in den fetthaltigen Zonen; hypervaskulär mit Aneurysmata, ohne AV-Shunts; bei höherem Muskelanteil schlechter von anderen weichteildichten RF zu differenzieren.

5. **Juxtaglomerulärer Tumor**
   Solider, reninproduzierender Tumor; peripher, expansiv, echogen; **CT:** isodens zu Nierenparenchym, Einblutung, geringeres KM-Enhancement als normales Parenchym.

6. **Andere mesenchymale Tumoren**
   Leiomyom, Lipom, Fibrom, Hämangiom, Hämangioperizytom.

Maligne Tumoren

1. **Nierenzell-Ca. (Adeno-Ca. der Niere/Hypernephrom)**
   Symptome: abdominelle RF, Hämaturie, Hypertonus, Flankenschmerz.
   Sono: konturüberschreitende, evtl. polyzyklische RF, inhomogenes Binnenmuster (echoarm bis echoreich), Pyelon verformt/verlagert. **Urogramm/CT:** kleine Tumoren innerhalb der Organkontur, sonst Organgrenzen überschritten; NBKS ungleichmäßig kontrastiert, z.T. verlagert, z.T. destruiert; inhomogene KM-Dichte des Parenchyms. Verkalkungen im Inneren der RF. **Bolus-CT/Angiogramm:** frühe hypervaskuläre Phase, Gefäßabbrüche, -einengungen und -erweiterungen, AV-Shunts mit früher Venenfüllung; Tumoreinbruch in Nierenvene/V. cava möglich. **CAVE:** hypovaskuläre Formen mit angiographisch fast zystischem Verhalten. Evtl. **MRT** bei Unklarheit über Invasion in die Umgebung.

➤

➤ Nierentumoren: Klassifikation/pathologische Befunde/DD

nach AFIP (1990)

2. **Wilms-Tumor (Nephroblastom)**
   Sono: solide echoarme RF mit echofreien Zonen (zystische Degeneration, Nekrosen), verdrängt oft einen restlichen schmalen Saum von normalem Parenchym. **CT:** hypodens weichteildicht, geringeres Enhancement als normales Nierenparenchym, fokal hypodense Nekrosezonen. Nierenveneninfiltration?
   Frühkindliche Vorstufe: Nephroblastomatose (nicht maligne).
3. **Malignes Lymphom**
   Eher Non-Hodgkin-Lymphom; RF, Flankenschmerz, Hypertonus, Nierenversagen, Hämaturie. **Rö:** bilateral vergrößerte Nieren, multipel-knotig. **Angiogramm:** palisadenförmig angeordnete Gefäße. **CT:** fokale oder diffuse schwach hypodense Vergrößerung der Niere, mit KM deutlicher hypodens, gefleckt.
4. **Leukämische Infiltration**
   Diffuse Vergrößerung, evtl. asymmetrisch, RF im Nierenhilus.
5. **Metastasen**
   Bronchial- und Mamma-Ca..
6. **Mesenchymale Tumoren**
   Leiomyo-, Rhabdomyo-, Lipo-, Angio-, Fibrosarkom, osteogenes Sarkom, malignes Hämangioperizytom.

Nierentumoren: Weitere Kriterien zur Differentialdiagnose

nach AFIP (1990)

Kriterien: Alter (und z.T. Geschlecht), Echodichte (flüssigkeitshaltig, solide)

Alter < 1 Jahr

Flüssigkeitshaltig	**Solide**
Hydronephrose	mesoblastisches Nephrom
multizystisch-dysgenetische Niere	Nephroblastomatose
multilokuläres zystisches Nephrom	Wilms-Tumor (Nephroblastom)
Zysten, multizystische Niere	

Alter 1-10 Jahre

13

Flüssigkeitshaltig	**Solide**
Hydronephrose	Wilms-Tumor (Nephroblastom)
multizystisch-dysgenetische Niere	Nephroblastomatose
multilokuläres zystisches Nephrom	Karzinom
Zysten, multizystische Niere	

Erwachsenenalter

männlich	**weiblich**
Karzinom	Angiomyolipom
Adenom	multilokuläres zystisches Nephrom
	juxtaglomerulärer Tumor

Nieren: Akute Entzündung

nach AFIP (1990)

Verlaufsformen
(abhängig von Alter, Geschlecht, vesikoureteralem Reflux, Obstruktion, Infektabwehr bestehen verschiedene Formen)
akute Pyelonephritis
chronische Pyelonephritis/Refluxnephropathie
akute bakterielle Nephritis (Parenchymnephritis)
Abszeß

Akute Pyelonephritis des Erwachsenen
(meist Frauen; Fieber)
50-75% ohne urographische Veränderungen, ohne morphologische Folgen
25-50% mit urographischen Veränderungen, z.T. ohne morphologische Folgen, z.T. mit Destruktionen (Papillennekrosen)
Sono: meist unauffällig; sonst einseitig vergrößert, Echomuster im Kortex erniedrigt, leichte Hydronephrose, evtl. fokal echoarme (keilförmig-lobäre) Zonen
Rö: Urogramm meist unauffällig; sonst Vergrößerung, verminderte nephrographische Kontrastdichte, verzögerte Ausscheidung in das NBKS, Ektasie der Kelche oder des Beckens, fokale Polschwellung, fokale Kelchkompression

Akute bakterielle Nephritis
(meist Frauen; evtl. Diabetes; Fieber)
Sono: einseitig fokal oder global vergrößert, Echomuster vermindert, evtl. fokal echoarme Zonen, keine Obstruktion
Rö: im Urogramm große glatte Niere, verminderte nephrographische KM-Dichte, verminderte oder fehlende Kontrastierung des NBKS, Kollaps des NBKS; früh treten Papillennekrosen auf. Späte Befunde: glatte Kontur, Destruktionen mit Papillennekrosen
CT: große glatte Niere, ungleichmäßiges Nephrogramm, schlecht kontrastiertes NBKS, fokal dichtevermindertes Parenchym
Angiographie (nicht primär indiziert!): Zahl/Kaliber der Arterien vermindert, streifiges Nephrogramm, fokal gestreckte Gefäße, fokale Füllungsdefekte

Abszeß
(hämatogen oder durch Reflux)
Sono: früh fokale Vergrößerung, iso- oder hyporeflexiv; spät umschriebene Raumforderung, echoleer oder -arm, unregelmäßige Grenze, dickwandig, evtl. septiert, Spiegel von Flüssigkeit/Debris, distale Schallverstärkung
Rö: Urogramm: fokale RF, nephrographischer Defekt, verminderte Beweglichkeit (Veratmungspyelogramm), Psoaskontur evtl. ausgelöscht (perirenale Ausdehnung), evtl. Skoliose (pathologische Seite konkav)
CT: früh fokale RF, normale bis verminderte Dichte, normale bis verminderte Anreicherung; spät RF, niedrige Dichte (> 0 HU), keine Anreicherung, Septierung, Debris, evtl. subkapsulär/perirenal niedrig dichte Flüssigkeit (subkapsulär Eiter)

Nieren: Refluxnephropathie

n AFIP (1990)

Pathogenese:
vesikoureteraler Reflux, intrarenaler Reflux, Infekt

Auswirkungen:
- beschränkt auf Nierenmark oder gesamte Parenchymdicke betroffen
- dilatierter Kelch mit glattem Rand, normales oder hypertrophiertes angrenzendes Gewebe
- Rindennarbe über verkürzter Papille
- unifokal, multifokal
- ein-, beidseitig
- verminderte Nierenmasse
- Fibrosierung

Vesikoureteraler/vesikorenaler Reflux

Stadium	Reflux in:	Formveränderung
I	Ureter	
II	Ureter, Nierenbecken, Kelche	keine Erweiterung, normaler Fornix
III	Ureter, Nierenbecken, Kelche	leichte Erweiterung, normaler Fornix
IV	Ureter, Nierenbecken, Kelche	mäßige Erweiterung, Schlängelung, unscharfer Fornix, normale Papillen
V	Ureter, Nierenbecken, Kelche	starke Erweiterung, ausgelöschte Papillenkontur

Refluxnephropathie: Zeichen

Früh	verminderte Kontrastanreicherung, verminderte Radionuklidaufnahme, **Sono:** Echomuster vermehrt
Intermediär	Wachstumsstopp der Niere, keine Narben
Spät (ab Alter von 4 Jahren)	fokale Rindennarbe, erweiterter Kelch, uni-/multifokal, ein-/beidseitig

13

Untersuchungsmethoden

Entdeckung mit Miktionszystourethrogramm, Radionuklid-Miktionsurogramm Verlaufskontrolle mit Sonogramm, Ausscheidungsurogramm, Szintigramm.

Refluxnephropathie **entsteht** bei Erwachsenen nur bei Infekt und zusätzlich Obstruktion oder neurogener Blase mit vesikoureteralem Reflux.

Nieren: Chronische Pyelonephritis

Pathogenese:
meist Folge der Refluxnephropathie
sonst durch inadäquat behandelte akute Pyelonephritis
Sonderform: xanthogranulomatöse Pyelonephritis (fokal, oft distal einer Obstruktion, v.a. eines Kelchausgußsteins, Ausdehnung nach perirenal).

Sonographie:
verkleinerte Niere, Nierengrenzen schlecht sichtbar, Parenchymverschmälerung, fokal erhöhtes Echomuster durch Narben, evtl. verformtes NBKS; xanthogranulomatöse Pyelonephritis sonographisch ähnlich einem soliden Tumor, echoreiche und -arme Zonen mit unscharfen Grenzen.

Rö/Urogramm:
zunächst Abflachung und Verplumpung der Kelche, Kelchhalsstenosen.
Später verkleinerte Niere; Parenchymnarben mit Einziehung der Rindenkontur über deformierten, abgeflachten oder kolbenförmig aufgetriebenen Kelchen; Papillennekrosen.
Xanthogranulomatöse Pyelonephritis als meist fokale RF, mit vermindertem/fehlendem Nephrogramm und Füllungsdefekten, im CT niedrig dichte Raumforderung im peripheren Parenchym (Konkrement?).

Kompensatorische Hypertrophie der kontralateralen Niere möglich.

Harnstauungsniere

Urogramm

Normal
Kelche und Kelchhälse schmal; Nierenbecken caudal konkav.

Akute Stauung
Nierenbecken caudal konvex.

Chronische Stauung
Rundliche Aussparungen in der nephrographischen Phase oder nur schmales Nephrogramm der Rinde. Zunehmende Erweiterung von Kelchen, Kelchhälsen und Nierenbecken. Nierenbecken lagert sich längs am M. psoas an mit geradliniger Kontur (Hutter-Psoaszeichen). Zunehmende Schlängelung und Verbreiterung des Ureters: Parenchymverschmälerung. Stumme Niere.

Sonographie

Vergrößerte echofreie/echoarme intrarenale Kelchektasien (täuschen Zysten vor). Evtl. Parenchymverschmälerung. Dilatierter proximaler Ureter bei distalem Hindernis, normal weiter proximaler Ureter bei subpelviner Stenose.

CT

Parenchymverschmälerung, Erweiterung des NBKS, Spiegelbildung der KM-Urinsedimentation. Proximale Ureterdilatation bei distaler Stenose.

Harnabflußbehinderung: Ursachen

Niere:
Kelchhalsstenose, Konkrement, Nierenbeckentumor.

Ureter:
entzündliche Stenose, Konkrement, Tumor intern/extern, retroperitoneale Fibrose (M. Ormond).

Blase:
entzündliche Ureterostienstenose, Konkrement, Tumor, Sphinkterstenose.

Urethra:
Urethralklappen, entzündliche Stenose, Prostatahyperplasie, Prostata-Ca., Meatusstenose, Phimose.

Transplantatniere

Kontrolle mit Sonographie, farbkodierter Dopplersonographie, dynamischer Perfusionsszintigraphie, ggf. Ausscheidungsurogramm, Angiographie, CT

Normal

Sono: homogener Kortex, vergrößerte echoarme Pyramiden, dicker, dichter Nierensinus;
Dopplersono: Fluß zu allen Abschnitten.

Anastomosenruptur

Sono: Form des Transplantats verändert, umgeben von echofreier/-armer Flüssigkeit (Hämatom, Urinom), evtl. Aufweitung des Sinus durch Ureterobstruktion

Postrenale Stenose

(Ureterstriktur, Konkrement, externe Kompression u.a.)
Sono: aufgeweiteter Sinus; evtl. Konkrementreflex mit Schallschatten.

Akute Abstoßung/hyperakute Abstoßung

Sono: Niere vergrößert, hyperreflexiver Kortex, vergrößerte, prominente und echoärmere Pyramiden, prominentes NBKS, fleckiges Echomuster im Parenchym, unscharfe Grenze von Kortex zu Medulla.
13
Angiographie: akute Abstoßung: Arterien rarefiziert, Kaliberschwund, Parenchymkontrastierung vermindert, verlangsamte oder fehlende Kontrastierung der Nierenvene; hyperakute Abstoßung: Gefäßspasmen und intraarterielle Thromben, Parenchym und Nierenvene nicht kontrastiert.

Chronische Abstoßung

Sono: Niere normal groß oder verkleinert, Echoerhöhung im Parenchym, Abgrenzung von Parenchym zu Nierensinus erschwert.
Angiographie: Nierenarterien rarefiziert, Lumen unregelmäßig, fleckige Parenchymkontrastierung.

Akute Tubulusnekrose

Sono: Niere vergrößert, geschwollen, Pyramiden geschwollen, Parenchym sonst normal (nicht gefleckt wie bei Abstoßung).

Ureter: Varianten, Mißbildungen

nach Lange (1983)

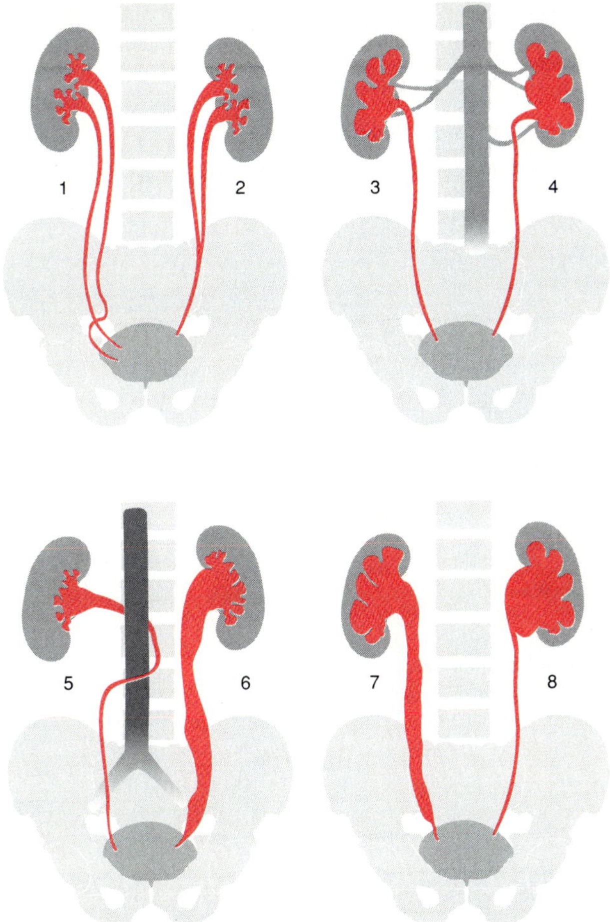

1 Ureter duplex
2 Ureter fissus
3 Vas aberrans
4 Vas accessorium
5 retrokavaler Ureter
6 Ureterachalasie
7 prävesikale Striktur
8 subpelvine Striktur

Erweiterter Ureter: Ursachen

nach Chapman/Nakielny (1995)

Nichtobstruktiv

1. primärer Megaureter
2. post partum
3. Harnwegsinfekt
4. nach Obstruktion (v.a. nach Konkrementpassage)

Vesikoureteraler Reflux

Obstruktion

im Lumen

1. Konkrement
2. Gerinnsel
3. abgestoßene Papille

in der Ureterwand

1. Ödem oder Striktur durch Konkrement
2. Tumor (benigne/maligne)
3. Striktur durch Tuberkulose
4. Schistosomiasis
5. postoperativ
6. Ureterozele
7. Megauretermündung

außerhalb der Ureterwand

1. retroperitoneale Fibrose (Medialverlagerung der Ureteren)
2. retrokavaler Ureter (Schleifenbildung nach medial)
3. Karzinom (Blase, Prostata)

Ureter/Blase/übriger Urogenitaltrakt/ Retroperitoneum/Peritoneum: Verkalkungen

nach Burgener/Kormano (1991)

bei Leeraufnahme, CT nativ

Ureter

Fokal

Ureterkonkrement: Aussehen und Dichte wie bei Nierenkonkrementen (s. Niere/ Nebenniere: Verkalkungen, S. 507); häufigste Positionen: subpelvin, in Höhe des Beckenrandes, prävesikal; Spontanabgang je nach Größe (bis 4 mm in 80%, 4-6 mm in 50%, darüber selten spontan); DD des distalen Ureterkonkrements: Phlebolith.

➤

➤ Ureter/Blase/übriger Urogenitaltrakt/ Retroperitoneum/Peritoneum: Verkalkungen

nach Burgener/Kormano (1991)

Linear/tubulär

Urotuberkulose: seltener als tuberkulöse Nierenverkalkung; gleichseitige Nierenverkalkung möglich; starre Ureterform, segmentale Stenosen.

Schistosomiasis: im distalen Ureter; mit Blasenwandverkalkungen!

Harnblase

Fokal

Blasenkonkremente: primär in der Harnblase entstanden oder von renal gewandert; zirkulär oder oval; evtl. (mehr)schalige Struktur; DD kleiner Blasenkonkremente: Phlebolithen.

Linear (Blasenwand)

Schistosomiasis: ringförmig oder segmental (meist basal); Volumen der Blase oft normal; Unterbrechung der Verkalkung verdächtig auf Karzinom (Komplikation der Schistosomiasis).

Urotuberkulose: selten; Volumen der Blase oft geschrumpft; mit Nieren- und Ureterverkalkung vergesellschaftet.

Sonstige Zystitiden: unspezifischer Infekt; Strahlenzystitis.

Kleines Becken

Fokal (beide Geschlechter)

Phlebolith: klein, rund; homogen oder ringförmig; bei lokaler Häufung evtl. in Hämangiom.

Verkalkter Lymphknoten: gröber als ein Phlebolith oder Konkrement; verkalktes Granulom; intraperitoneale Lymphknotenverkalkungen lagevariabel.

Blasen-Ca.: Plattenepithel- oder Transitionalzell-Ca.; mit Raumforderung im Blasenlumen; Verkalkung oft am Tumorrand; linear, punktförmig oder unregelmäßig; gruppiert.

Strangförmige fokale Verkalkungen.

Salpingitis tuberculosa: ein-/beidseitig.

Tuberkulose des Vas deferens: intraluminal; typischer Verlauf zur Prostata.

Gruppiert in Raumforderung (weiblich)

Uterusmyom: rundlich-ovale Gruppe von Fleckschatten; maulbeerförmig.

Dermoidzyste: zystisch-bogenförmig; Zahnstruktur.

Ovarialtumor (Zystadenom, Zystadeno-Ca.): amorph, gefleckt.

Schwangerschaft: fetale Skelettanteile. ➤

➤ Ureter/Blase/übriger Urogenitaltrakt/ Retroperitoneum/Peritoneum: Verkalkungen

nach Burgener/Kormano (1991)

Gruppiert in Raumforderung (männlich)

Prostataverkalkung: ältere Männer; 2-4 mm große Verkalkungen hinter oder über der Symphyse.

Samenblasenverkalkung: selten; fleckförmig, einzeln oder gruppiert; kraniolateral der Prostataposition.

Retroperitoneum oder Peritoneum

Fokal/gefleckt

Neuroblastom: feingranulär, gefleckt oder massiv.

Retroperitoneales Teratom: verkalkte Spiculae; enthält evtl. Zähne.

Retroperitoneales kavernöses Hämangiom: Gruppe von Phlebolithen.

Retroperitoneales Hämatom: grobe amorphe Verkalkung möglich.

Linear/tubulär

Atherosklerose: plaqueartige Verkalkung der wandständigen Gefäßthromben.

Arterielle Mediasklerose: feiner als atheromatöse Plaques; „Gänsegurgel"-Form.

Aortenaneurysma: längliche Wandverkalkung mit Kalibererweiterung bzw. wechselnder Distanz

Diffus verteilt

Peritonitis tuberculosa: fleckige verstreute Verkalkungen; evtl. mit Lymphknotenverkalkungen oder Organverkalkungen vergesellschaftet (urogenital, Leber, Milz).

Mekoniumperitonitis: diffus verteilte Fleckschatten (Kleinkinder, Säuglinge).

Metastasen eines Ovarialkarzinoms: granulär.

Pseudomyxoma peritonei: Ruptur eines pseudomuzinösen Zystadenoms des Ovars oder einer Appendixmukozele; Fremdkörpergranulombildung mit ringförmigen Verkalkungen

Harnblase: Volumen

Sonogramm: 1/2 x Länge x Breite x Höhe

Urogramm (wenn keine seitl., sondern nur ap-Blasenaufnahme vorliegt):

1/2 x Breite x Breite x Höhe

Volumen: Frauen: 250-550 ml
Männer: 350-750 ml

Restharnvolumen nach spontaner Miktion: 10-30 ml

Harnblase

Restharnvolumen

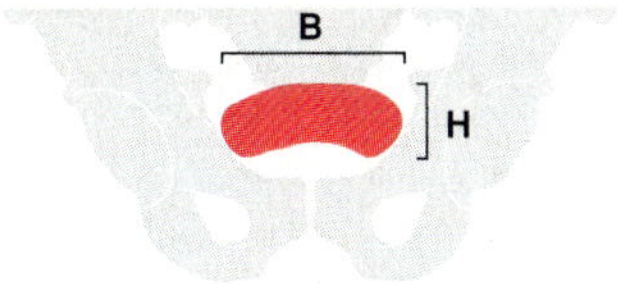

Restharnvolumen:
1/2 x B x B x H

Deformierung

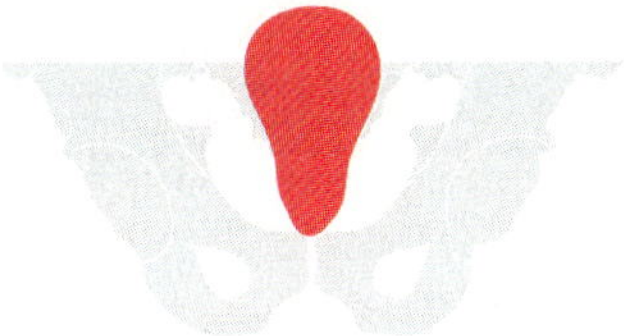

„Birnenform" (pelvine Lipomatose, Hämatom, Lymphome)

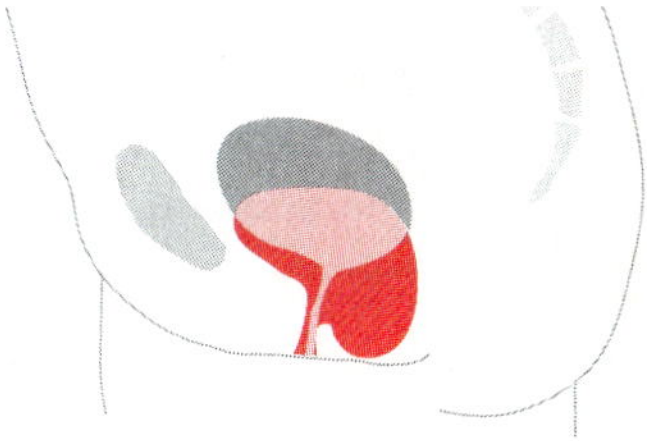

Zystozele (seitlich im Stehen)

Neurogene Blase

„Kienapfel"-Form (spastische Blase, trabekuläre Hypertrophie)

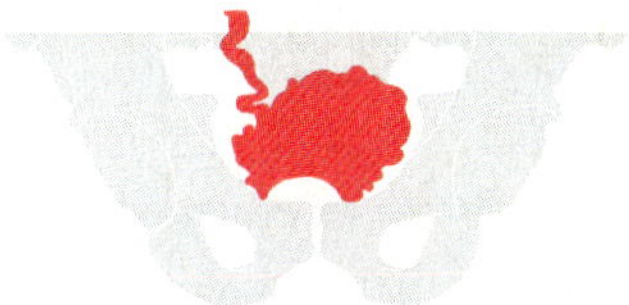

„Balkenblase"
(trabekuläre Hypertrophie, vesikoureteraler Reflux; hier zusätzlich Prostataimpression)

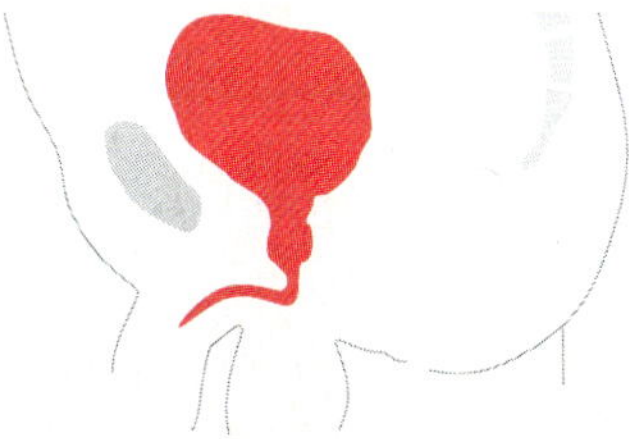

atonischer Sphinkter und Blasenhals

Harnblase und Urethra: Mißbildungen

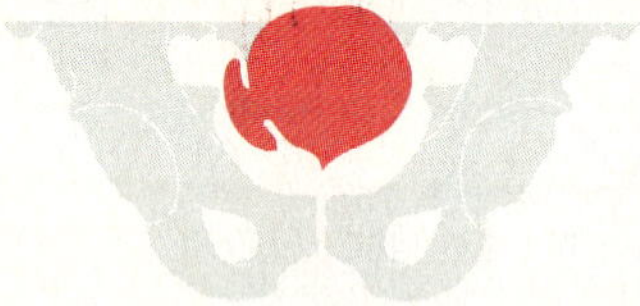

Blasendivertikel

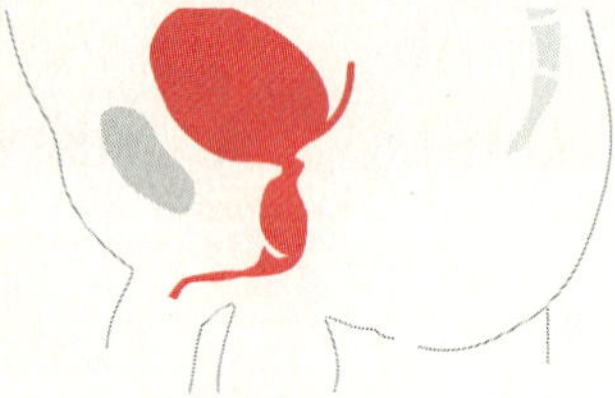

Urethraklappe (hinteres Ventil)

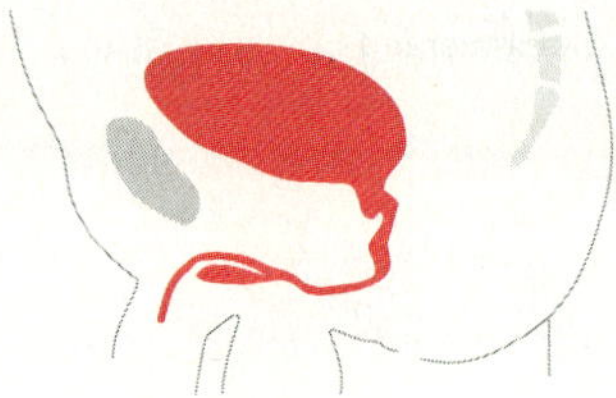

Urethradivertikel (vorderes Ventil)

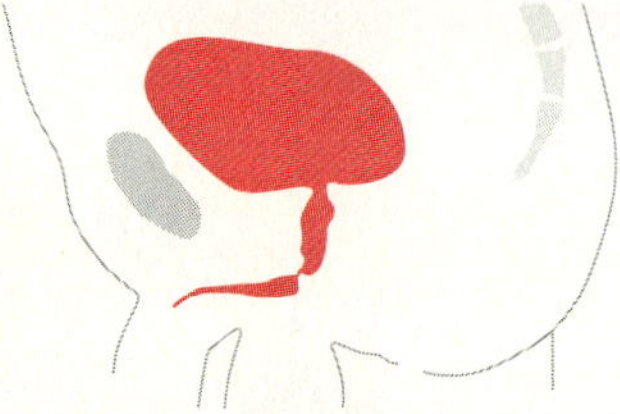

Striktur der Pars bulbosa

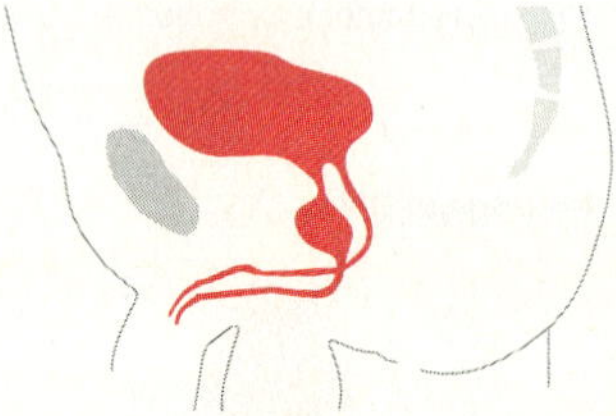

Urethra duplex

Harnblase: Füllungsdefekte

im Urogramm (z.T. auch im CT)

1. Prostata (physiologisch)
2. Torus interuretericus (physiologischer Wulst zwischen den Uretermündungen)
3. Uterusimpression (glattbogig von cranial), Kolonimpression (seitlich, schräg)
4. Luftblase (nach Instrumentierung oder bei Fistel)
5. Fremdkörper (iatrogen: Katheter, -ballons; nicht iatrogen: andere eingebrachte FK, oft inkrustiert)
6. Koagel (unscharf, bei Makrohämaturie)
7. Konkrement (schattengebend, nicht schattengebend; geschichtet, homogen)
8. Prostataadenom/benigne Prostatahypertrophie (stärkere Anhebung des Blasenbodens, sägezahnartige Wandkontur durch Muskelhypertrophie, „Balkenblase"; hockeystockartige Form der prävesikalen Ureteren)
9. Ureterozele (Mündung des Ureters wölbt sich in das Lumen vor, „Schlangenkopf"-Figur, darin das kontrastierte Ureterlumen)
10. Entzündung (Cystitis glandularis, Cystitis cystica, Tuberkulose, Granulome bei Bilharziose, Malakoplakie)
11. Endometriose
12. Blasentumor, benigne/maligne (glatter oder ungleichmäßiger Defekt mit/ohne Ureterobstruktion; evtl. Wandstarre)
13. Tumorinfiltration von außerhalb (Prostata, Uterus, Kolon)
14. postoperativ (Teilresektion, Divertikeloperation)

Harnblasenkarzinom

Stadien

Tis	Carcinoma in situ
Ta	papillär, nicht invasiv
T1	Tumorinfiltration subepithelial
T2	Tumorinfiltration in die innere Muskelschicht
T3A	Tumorinfiltration in die äußere Muskulatur
T3B	Tumorinfiltration in das perivesikale Fettgewebe
T4	Tumorinfiltration in Prostata; Vagina, Uterus, Becken, Bauchwand

Sonographie
Wandständige echodichte Herde, unregelmäßig begrenzt; polypöse und breitbasige Formen; auch flächenhaft wachsende Formen, die eine abschnittweise diffuse verdickte, wellige Blasenwand verursachen; etwa 40% ostiennah: Ureterdilatation?

Urogramm
Wandständiger Füllungsdefekt der Harnblase; unregelmäßige Oberfläche

CT
Große Tumoren nativ sichtbar, hyperdens gegenüber Urin; Blasenwand im i.v. KM-Bolus durch Enhancement hyperdens gegen Umgebung und noch nicht kontrastierten Urin, Tumor hyperdens mit der Wand gemeinsam; Wandüberschreitung (T3) mit Vorwölbung des Tumors über die benachbarte Blasenwandkontur; Blasendach/-boden durch tangentiale Erfassung schlechter beurteilbar; weichteildichte Obliteration des Fettkeils zwischen Blasenhinterwand und Samenblase: Verdacht auf Tumorinfiltration in die Samenblase.
Urachus-Ca.: extravesikale Lage, zwischen Nabel und Harnblase; zystisch oder weichteildicht; oft Verkalkungen.
Mesenchymale Tumoren (Sarkome): knollig, ulzeriert, rasches Wachstum.

MRT
Blasendach/-boden besser als mit CT beurteilbar; Wandverdickung; wandüberschreitendes Wachstum mit Infiltration in das (normal T1-SI hyperintense) Fettgewebe durch niedrigere SI des Tumors bzw. Infiltration in die Nachbarorgane (Samenblasen, Prostata, Rektum)

Urogenitaltrakt: Angeborene Fisteln

nach Lange (1983)

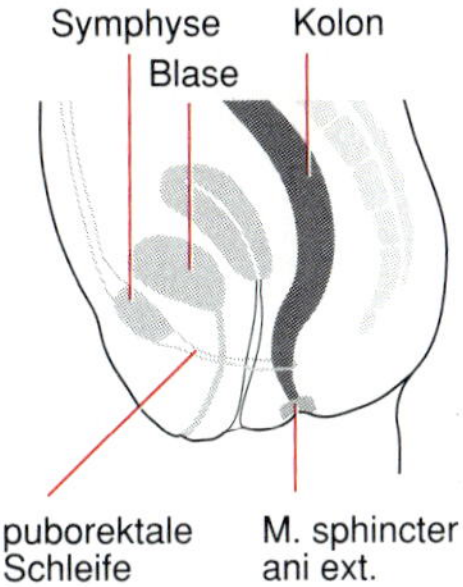

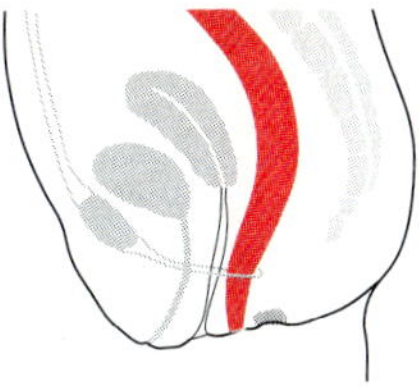

anoperineale Fistel

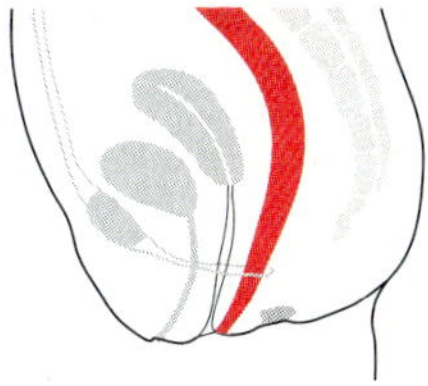

rektovestibuläre Fistel

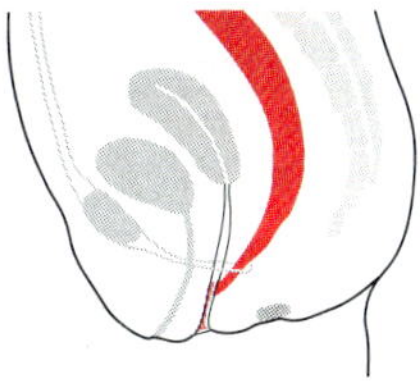

rektovaginale Fistel (tief)

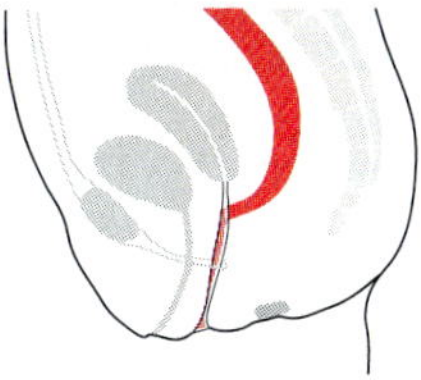

rektovaginale Fistel (hoch)

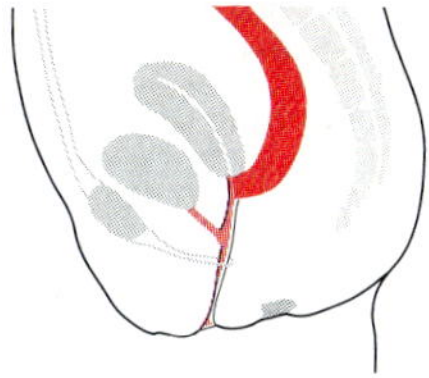

rektokloakale Fistel

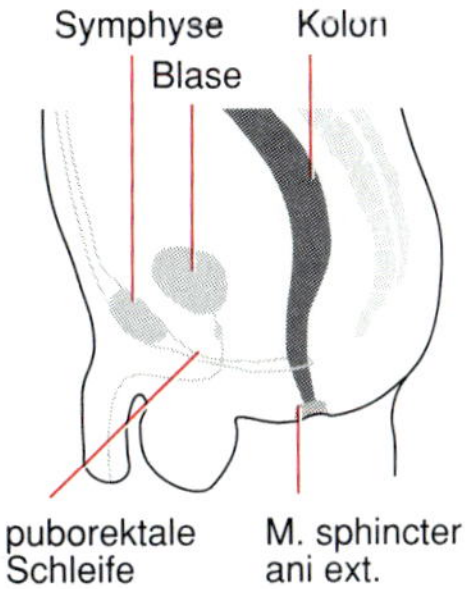

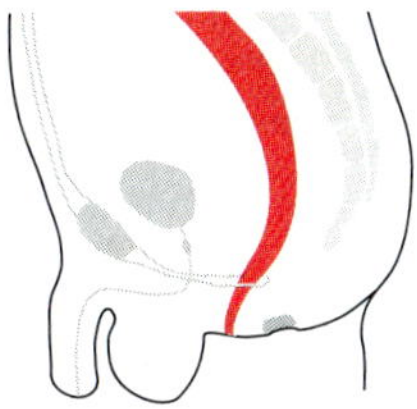

anoperineale Fistel

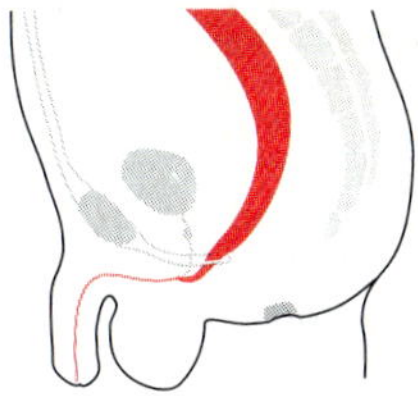

rektourethrale Fistel (tief)

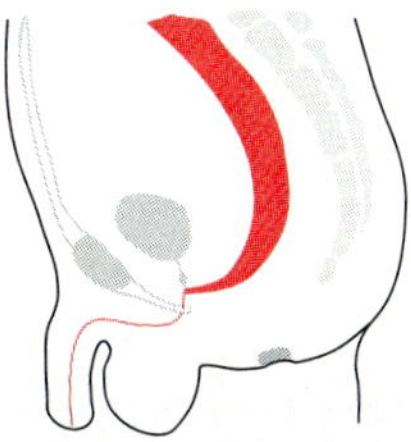

rektourethrale Fistel (hoch)

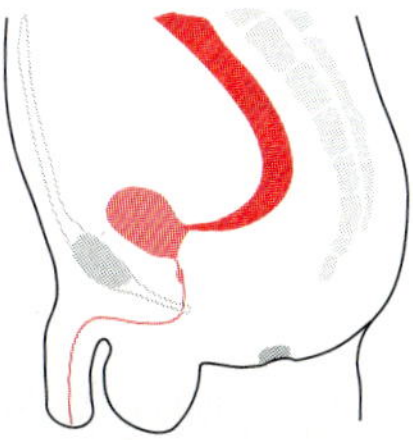

rektovesikale Fistel

Urethra

Weibliche Urethra

Anatomie:
Sphincter internus
Pars muscularis urethrae
Incisura intermuscularis
Pars fibrosa urethrae
Orificium urethrae externum

Methoden:
antegrades (Miktions-)Urethrogramm, retrogrades Urethrogramm, Sonographie, evtl. MRT

Pathologie:
Urethradivertikel
Diagnostik: Sonographie, retrograde Urethrographie (Doppelballonkatheter): KM-Austritt aus Seitenlöchern zwischen den Ballons, Füllung des Divertikels

Entzündung
keine eigentliche Indikation; umgebendes Ödem sonographisch als Verbreiterung des echoarmen Saums um die Urethra

Neoplasmen
Plattenepithel-Ca. distal, Transitionalzell-Ca. proximal (oft mit Blasen-Ca.); Staging im Rahmen des pelvinen MRT

Männliche Urethra

Anatomie:
posteriore (prostatische) Urethra:
Sphincter internus (Blasenhals)
Pars prostatica urethrae mit Colliculus seminalis (Verumontanum)
Sphincter externus
Pars membranacea (Durchtritt durch das Diaphragma urogenitale)
anteriore Urethra:
Pars bulbosa urethrae (Ampulla urethrae)
penoskrotaler Übergang
Pars spongiosa (Pars pendulans)
Fossa navicularis (distaler, leicht verbreiterter Endteil der Urethra)
Orificium urethrae externum

Methoden:
retrogrades Urethrogramm, antegrades (Miktions-)Urethrogramm
Im retrograden Urethrogramm sind Sphincter internus und externus enggestellt, im antegraden weit.

Pathologie:
kongenitale Anomalien
hintere Urethralklappe Typ I - III
Typ I und II als Membran vom Verumontanum nach distal bzw. proximal, Typ III als subtotaler membranöser Verschluß der distalen prostatischen Urethra

➤

➤ Urethra

Urethrapolyp
in der Pars prostatica, gestielt am Verumontanum, kann bis in Pars bulbosa reichen

Vordere Urethralklappe und Divertikel der anterioren Urethra
Lippe des bei Miktion gefüllten Divertikelhalses funktioniert als Ventil, wie eine vordere Urethralklappe (Membran) ohne Divertikel

Retentionszyste des Ausführungsgangs der Cowper-Drüsen

Urethraduplikatur

Epispadie, Hypospadie
verkürzte Harnröhre, endet mit ihrem Meatus im Verlauf des Penisschaftes, dorsal (Epispadie) oder ventral (Hypospadie)

Verkalkung (urethral und periurethral)
Urethrakonkrement
aus oberem Harntrakt oder Blase gewandert

Prostataverkalkung
bei Harnobstruktion (mit Reflux) oder idiopathisch

Plaqueverkalkung
bei Induratio penis plastica

Striktur
meist postinflammatorisch, v.a. nach Gonorrhoe; betrifft die vordere Urethra (v.a. Pars bulbaris); unregelmäßige Enge durch Granulationsgewebe; andere Erreger: Chlamydien, Mykoplasmen, Tuberkulose, Schistosomiasis, Viren (Condyloma acuminatum)

Neoplasmen
benigne selten: fibroepitheliale Polypen
maligne: meist in vorbestehender entzündlicher Striktur; Plattenepithel-Ca. in der hinteren, Adeno-Ca. in der vorderen Urethra

Trauma
hintere Urethra: meist bei Beckenfrakturen
Typ I: Dehnung der Urethra,
Typ II: Ruptur der prostatomembranösen Urethra oberhalb des Diaphragmas,
Typ III: komplette Ruptur in Höhe des Diaphragmas, Riß des Diaphragmas, perineales Extravasat;
vordere Urethra: Kompression oder Einklemmung mit Kontusion, Einriß oder kompletter Ruptur;
Trauma durch Instrumentation (iatrogen) oder eingeführten Fremdkörper

Neurogene Erkrankungen
distale Sphinkterdyssynergie; Detrusorinstabilität

Harntrakt: Trauma

nach Lange (1983)

Methoden:
Abdomenleeraufnahme, Sonographie, i.v. KM-Gabe in Urographie, CT; Angiographie; evtl. retrogrades Urogramm.

Nierenkontusion: ödematöse Schwellung, subkapsuläre Einblutungen; Nierenkontur glatt.

Nierenruptur: Parenchymeinriß, meist radiär; subkapsuläres Hämatom u./o. Nierenfragmentation; evtl. Blutaustritt in das Retroperitoneum: pararenales Hämatom.

Abriß des Nierenstiels: massive Gefäßruptur, akutes massives retroperitoneales Hämatom, Lebensgefahr! Gefäßeinrisse: AV-Fistel, Aneurysma spurium, Wandhämatom, Gefäßverschluß durch Thrombose bei Intimaeinriß.

Pyelonruptur: retroperitoneales Urinextravasat (Urinom).

Ureterruptur, -leckage (oft iatrogen, sonst penetrierende Wunde): retroperitoneale (flüssigkeitsdichte bzw. echofreie) Raumforderung, glatt begrenzt: Urinom; KM-Extravasat.

Harnblasenruptur (häufig stumpfes Trauma):
Kontusion: Blutung submukös, Wand nicht perforiert;
extraperitoneale Ruptur (meist basal, am Os pubis, Fraktur): Extravasate im umgebenden Weichteilgewebe, Verlagerung der Blase, Hämaturie;
intraperitoneale Ruptur: freie Flüssigkeit intraperitoneal, z.B. zipflig-dreieckig beidseitig über der Harnblase („Hundekopf mit Ohren“; diese Konfiguration auch für andere freie Flüssigkeit im Unterbauch möglich).

Urethraruptur: supra- und infradiaphragmale Ruptur (s. auch Urethra, S. 526).

Nebenniere: Größe/Form

Norm (variabel, Richtwerte):

links	Länge	2,2-2,6 cm
	Breite	1,4-1,8 cm
rechts	Länge	2,2-2,6 cm
	Breite	1,2-1,6 cm

Form dreieckig oder V-förmig, rechts auch oft linear

Nebennierentumoren: Morphologische Kriterien

nach Falke (1991); Wegener (1992)

Nebennieren-Ca. (adrenokortikales Karzinom) (NNR)
50% mit Überfunktion (Cushing, AGS)
einseitig
meist > 6 cm Durchmesser
unregelmäßige Grenzen
CT: inhomogene Weichteildichte (Nekrosen), 1/3 verkalkt; geringes Enhancement
MRT: mäßig erhöhte SI in T2-gewichteten Sequenzen
lokale Invasion

Nebennierenmetastase
oft bilateral
sehr variable Größe
unregelmäßige Grenzen
CT: inhomogene Weichteildichte, mäßig inhomogenes, randbetontes Enhancement
MRT: mäßig erhöhte SI in T2-gewichteten Sequenzen

Phäochromozytom (NNM)
bei multiplen endokrinen Neoplasien (MEN)
sehr variabel in Größe, Begrenzung und Konsistenz
CT: Weichteildichte, hypodense Zonen durch Nekrose oder zystische Degeneration; deutliches KM-Enhancement
MRT: sehr hohe SI in T2-gewichteten Sequenzen
„10er-Regel": 10% außerhalb der Nebenniere
10% bilateral
10% maligne

Aktive Adenome (NNR)
meist einseitig
2-5 cm Durchmesser (Cushing-Adenome > Conn-Adenome)
glatt, rund
CT: deutlich verminderte Dichte (fettreich, -50 bis -20 HU; auch ca. 0 HU, dann DD gegenüber Zysten mit i.v. KM)

Nicht aktive Adenome (NNR)
oft multipel ein- oder beidseitig
klein (< 3 cm Durchmesser)
glatt begrenzt
keine sichtbare Kapsel
CT: homogen verminderte Dichte (um 20 HU)
MRT: isointens zu Lebergewebe in T2-gewichteten Sequenzen
(fast) kein Enhancement
kein Wachstum im Verlauf (> 1 Jahr)

Myelolipom (NNM)
sehr selten
bis 12 cm Durchmesser
CT: Fettdichte, Kapsel, selten Verkalkungen; weichteildichte Anteile, nur diese mit deutlichem KM-Enhancement

Multiple endokrine Neoplasien (MEN)

nach Kadir (1991)

Typ I **Werner-Syndrom**	**Typ II (IIa)** **Sipple-Syndrom**	**Typ III (IIb)** **Sipple-Syndrom**
Konstante Befunde		
Hypophysenadenom Nebenschilddrüsenadenom/ -hyperplasie Inselzelltumoren des Pankreas	medulläres Schilddrüsen-Ca. Gl.-parathyreoidea-Hyperplasie Phäochromozytom	medulläres Schilddrüsen-Ca. Phäochromozytom Mukosaneurinome Kolon-Ganglioneuromatose Neurofibromatose marfanoider Habitus
Inkonstante Befunde		
bronchiales/intestinales Karzinoid Schilddrüsenadenom Nebennierenrindentumor Lipome Thymome	Nebennierenrindenhyperplasie	

Becken mediosagittal

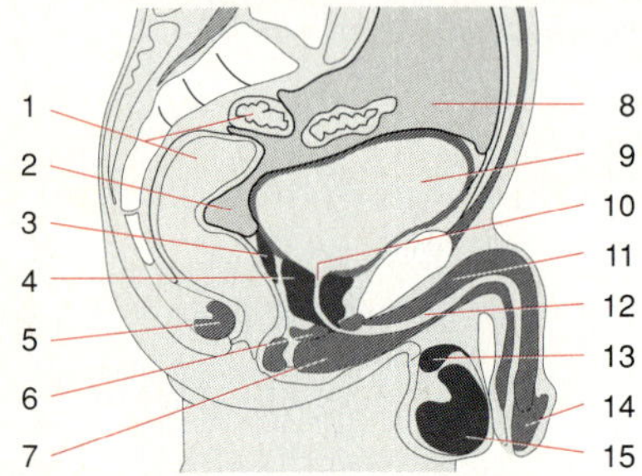

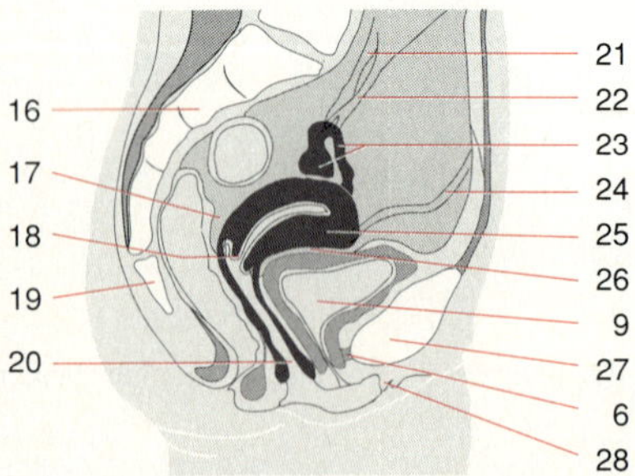

1 Sigma/Rektum
2 Spatium retrovesicale
3 Vesicula seminalis
4 Prostata
5 M. sphincter ani
6 M. transversus perinei prof. (Diaphragma urogenitale)
7 Corpus cavernosum urethrae
8 Bauchhöhle
9 Harnblase
10 Ostium urethrae
11 Corpus cavernosum penis
12 Urethra
13 Nebenhoden
14 Glans penis
15 Hoden
16 Os sacrum
17 Excavatio rectouterina
18 Cervix uteri
19 Os coccygis
20 Vagina
21 Ureter
22 Lig. suspensorium ovarii
23 Tube/Ovar
24 Lig. teres uteri
25 Uterus
26 Excavatio vesicouterina
27 Symphyse
28 Klitoris

13

Prostata: Maße

(Sonographie, CT/MRT)

Breite	< 4,5 cm
Tiefe	< 3,5 cm
Länge	< 3,5 cm
Volumen	< 25 ml

Prostata: Benigne Hypertrophie und Karzinom

Anatomie

Lobäre Anatomie:
Lobus dexter/sinister (Seitenlappen, caudal gelegen)
Isthmus prostatae (verbindet die beiden Seitenlappen vor der Urethra)
Lobus medius (zwischen Urethra und Ductus ejaculatorii gelegen)
Basis (zur Harnblase gelegen)
Apex (zur Urethramündung gelegen)

Zonale Anatomie:

1. zentrale Zone	umgibt die Ductus ejaculatorii von ihrem Eintritt an der Prostatabasis bis zum Colliculus seminalis (Verumontanum) 25% des Drüsengewebes
2. periphere Zone	von der Prostatabasis entlang der dorsalen bzw. rektalen Fläche bis zum Apex 70% des Drüsengewebes
3. Transitionalzone	beiderseits des Sphincter internus 4% des Drüsengewebes (vergrößert sich bei der benignen Prostatahyperplasie)
4. periurethrale Zone	umgibt die Urethra 1% des Drüsengewebes
5. fibromuskuläre Zone	ventral

1. + 2. : äußere Anteile der Drüse
3. + 4. : innere Anteile der Drüse

Prävalenz des Prostatakarzinoms nach der zonalen Anatomie:

70-80%	in der peripheren Zone
5-10%	in der zentralen Zone
10-20%	in der Transitionalzone

➤

➤ Prostata: Benigne Hypertrophie und Karzinom

Sonographie

Normale Prostata: homogene, symmetrische, echoarme Struktur hinter der Harnblase, caudal der echoreicheren Samenblasen; periphere und (echoreichere) zentrale Zone können unterschieden werden.

Benigne Prostatahypertrophie: variable Form, meist symmetrisch, scharf begrenzte, glatte Ränder; Samenblasen normal; innere und äußere Anteile unterscheidbar; zunehmend Vergrößerung der inneren Anteile (Transitionalzone); Echomuster heterogen (Knotenbildung, Konkremente mit/ohne Schallschatten, Infarktareale, Ductuserweiterung).

Prostata-Ca.: (asymmetrische) Vergrößerung, variable Form; echoarm, aber variables Echomuster, (häufig Verkalkungen, unregelmäßig verteilt, mit umgebenden echoreichen entzündlichen Arealen; irreguläres Echomuster der inneren und äußeren Zonen bei kapselüberschreitendem Wachstum; Doppler: evtl. erhöhter Flow.
Akute Prostatitis: vergrößert mit normaler oder deformierter Kontur; variables Echomuster, echoarm bis echoreich; das abnorme Echomuster kann nach erfolgreicher Therapie bestehenbleiben (Form/Größe normalisieren sich).
Chronische Prostatitis: normal groß, unauffällig geformt oder Kapselverdickung und Unregelmäßigkeit; unregelmäßiges Echomuster, fokal oder diffus echoreich; punktförmige Verkalkungen (z.B. Samenwege).

Sonographische Muster

echoarme Knoten:	Prostata-Ca., Hyperplasie, Prostatitis
echoreiche Knoten:	Prostatitis, Hyperplasie, Infarkt, große Prostatakarzinome

Prostata-Ca. mit zunehmender Größe echoreicher

Urogramm

Benigne Prostatahypertrophie: runder Füllungsdefekt der Harnblase; Verformung der distalen Ureteren („Hockeystock"-Form); Entwicklung von Muskelhypertrophie der Blasenwand („Balkenblase"), evtl. Divertikel; punktförmige Verkalkungen in der Leeraufnahme.

Prostata-Ca.: Einengung/Obstruktion der distalen Ureteren; Prostatavergrößerung mit stummer Niere verdächtig auf Prostata-Ca.

➤ Prostata: Benigne Hypertrophie und Karzinom

CT

wichtig ist gute Füllung der Harnblase zur Untersuchung.

Benigne Prostatahypertrophie: Vergrößerung, Grenzen gegenüber umgebenden Fett und M.-levator-ani-Schenkeln scharf; asymmetrische Anhebung des Blasenbodens möglich; mit i.v. KM gleichmäßiges Enhancement.

Prostata-Ca.: Vergrößerung, knotig-exzentrische Konturvorwölbung (bis Tumorstadium T2); schwierig zu differenzieren gegenüber beginnendem T3, bei streifiger Verdichtung in das periprostatische/perirektale Fett eindeutige Infiltration; asymmetrische Samenblasen dann als Zeichen der Infiltration; T4 (Rektum, Blase, Ureter infiltriert); mit i.v. KM Stadium T1/T2 (intrakapsulärer Tumor) nicht von Hyperplasie zu unterscheiden, T3/4 Enhancement in der Blasenwand läßt Infiltration abgrenzen.

Prostatitis: harmonische Vergrößerung, Urethra nicht verlagert; keine Differenzierung zur Hyperplasie; Einschmelzungen hypodens, können Kontur vorwölben und durchbrechen; Periprostatitis mit unscharfer Grenze zum Fett; mit i.v. KM hypodense Zone, evtl. randständiges Enhancement einer Abszeßmembran.

MRT

T1-SE-Sequenzen: Prostata homogen, gute Aussagen zu Kontur, Abgrenzung zum periprostatischen Gewebe, neurovaskuläres Bündel oft in T1 am besten sichtbar;
T2-SE-Sequenzen: Prostata inhomogen, zonale Anatomie sichtbar.

Normal: äußere und innere Drüsenanteile in T1-SE-Sequenzen gleich; äußere Drüsenanteile mit hoher SI, innere Anteile mit niedrigerer SI.
Samenblasen in T1-Sequenzen relativ niedrige SI, in T2-Sequenzen hohe SI.

Benigne Prostatahypertrophie: hypertrophe innere Drüsenanteile bleiben niedrig bei T2-Sequenzen oder mit gemischter SI (niedrig/hoch); äußere Anteile komprimiert.

Prostata-Ca.: T1-Sequenzen zeigen kapselüberschreitendes Wachstum; T2-Sequenzen zeigen im Karzinom niedrige SI (normal hohe SI der äußeren Zonen); Samenblasen bei Befall niedrigere T2-SI.

Hodensonographie

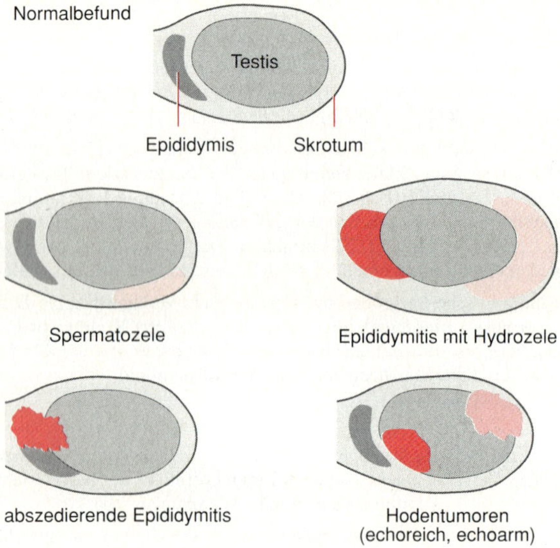

Hoden/Skrotum: DD/Sonographie

nach Hall (1993)

Art	Sonographie	evtl. andere Verfahren	Kommentar
Normal			
Hoden/ Nebenhoden	Ovale Struktur dicht am Skrotum, homogenes Echo; evtl. lineare Septen; Epididymis liegt am Hinterrand, verbreitert sich am oberen Pol zum Kopf der Epididymis; Echomuster gleich oder etwas gröber		3,0-5,0 cm sagittal, 2,5-3,0 cm quer, 3,0 cm ap.

➤ Hoden/Skrotum: DD/Sonographie

nach Hall (1993)

Art	Sonographie	evtl. andere Verfahren	Kommentar
Trauma			
Ruptur	echoreiche Blutung, verliert im Verlauf an Echogenität; verlagert den Inhalt des Skrotums; subkapsuläre Hämatome pelottieren die Tunica albuginea; Hämatozelen echoarm mit Septen		bis zum Vernichtungsschmerz; Ruptur der Tunica albuginea: Blutung in Tunica vaginalis, Hämatozele Kontusion: einfache Kontusion mit unauffälligem Verlauf; schwerere Form: evtl. intrakapsuläres Hämatom bei erhaltener Tunica albuginea, Blutzufuhr durch Druckerhöhung gedrosselt, Atrophie. Diskrepanz zwischen akutem Schmerz und relativ blandem Tastbefund. Hodenruptur: Hoden in Riß eingeklemmt, Blutzufuhr behindert, Atrophie, Fibrose
Torsion	Binnenmuster des Hodens evtl. zunächst normal, Epididymis verlagert; sonst akut Hoden und v.a. Epididymis geschwollen, echoarm, Skrotalhaut und Samenstrang verdickt; im Verlauf inhomogenes Muster; alte Torsion: Hoden atrophisch, inhomogen echoarm	Doppler: fehlender Blutfluß; evtl. reaktiv vermehrte Vaskularisation in Skrotalhaut	unbehandelt Hodeninfarkt wegen gedrosselter Perfusion; **CAVE:** Fehldiagnose: akute Epididymitis
Entzündung			
Akute Epididymitis	Epididymis vergrößert, heterogen, Echos gering bis fehlend; Hoden normal oder mit kleinen echoarmen Zonen (fokale Orchitis); evtl. mit Hydrozele	Doppler: vermehrter Blutfluß im Seitenvergleich	einseitige schmerzhafte Hodenschwellung
Chronische Epididymitis	Epididymis vergrößert, diffus inhomogenes Echo; häufig fokal oder allgemein verdickte Epididymis; evtl. Verkalkungen; evtl. mit Hydrozele. Mitbefallener Hoden inhomogen, unregelmäßig		langsame Hodenvergrößerung; harte palpable Raumforderung, schmerzhaft

13

➤

➤ Hoden/Skrotum: DD/Sonographie

nach Hall (1993)

Art	Sonographie	evtl. andere Verfahren	Kommentar
Primärtumoren			
Seminom	kleine echoarme Zone im umgebenden Hodengewebe, scharf und glatt begrenzt; evtl. retroperitoneale Lymphome	CT: hyperdens	häufigster Primärtumor; derbe Hodenschwellung; 3.-5. Dekade
Embryonal-zell-Ca.	kleine echoarme Zone im umgebenden Hoden mit unregelmäßigen Grenzen; echoreichere Zonen (Verkalkungen); evtl. Invasion der Epididymis		schmerzhafte Hodenschwellung; Blutung und Nekrose; 3. Dekade
Teratom	komplex, primär zystisch oder solide im vergrößerten Hoden; echoreiche Zonen mit Schallschatten (Knorpel-, Knochenteile)	CT: inhomogen	1.-3. Dekade; Blutung und Nekrose untypisch; maligne Form: AFP ↑
Chorion-Ca.	irregulärer Tumor; komplexes Muster mit zystischen und echoreichen Zonen (Nekrose und Verkalkungen); weite Metastasierung		2.-3. Dekade; hochmaligne mit fataler Prognose; Beginn mit schmerzloser Schwellung; kleine harte Raumforderung, Blutung
Keimzell-Mischtumor	komplexes Muster, gemischt solide und zystisch		2. und 3. Dekade
Anderes			
Hydrozele	echofreie Flüssigkeitszonen um den Hoden, innerhalb der Tunica vaginalis; dahinter evtl. Schallverstärkung mit echoreicherem Hoden; Debris oder Septen in der Flüssigkeit	MRT: T1-SI niedrig, T2-SI hoch	einseitige schmerzlose Hodenschwellung; evtl. nach Trauma/Infekt
Spermatozele	2-3 cm große echofreie Läsion, wie Hydrozele; meist am Kopf der Epididymis	Doppler: unauffällig; MRT: höheres Signal durch Proteingehalt	Retentionszyste der Epididymis; Kinder und Erwachsene
Varikozele	geschlängelte , erweiterte tubuläre echofreie Strukturen (Venen) cranial und dorsal des Hodens	Doppler: venöser Fluß; Verlauf mit Samenstrang zum Leistenkanal	eher links; verbreiterte Venen des Plexus pampiniformis
Skrotalhernie	normaler Hoden; daneben Raumforderung mit Peristaltik, die zum Leistenkanal orientiert ist; evtl. mit Hydrozele kombiniert (s.o.)		häufige Ursache der Schwellung; Eingeweide oder Omentum im Skrotum

Weibliches Genitale: Raumforderung/DD (Sonographie)

nach Reeder/Bradley (1993)

Solide Struktur:

1. maligner Uterustumor (Zervix-Ca., Endometrium-Ca., Leiomyosarkom u.a.)
2. Ovarialtumor (Karzinom, Dysgerminom u.a.)
3. Leiomyom des Uterus
4. malignes Lymphom
5. Lymphknotenhyperplasie
6. extraperitonealer Tumor
7. ektope Niere
8. intraperitoneales Fettgewebe

Komplexe Struktur (solide/zystisch):

1. Ovarialtumor, benigne/maligne (muzinöses Zystadenom, Zystadeno-Ca. u.a.)
2. Schwangerschaft
3. ektope Schwangerschaft
4. Leiomyom des Uterus
5. Tuboovarialabszeß
6. Endometriom (Endometrioseherd)
7. hämorrhagische Corpus-luteum-Zyste
8. maligner Uterustumor (Endometrium-Ca., Leiomyosarkom u.a.)
9. Varia: Echinokokkus, polyzystisches Ovar, Pyometra, Trophoblastentumor (Chorion-Ca.)

Zystische Struktur (homogen, septiert, mit kleinen soliden Herden):

1. Dermoidzyste
2. Ovarialzyste (physiologisch, Corpus-luteum-Zyste)
3. zystischer Ovarialtumor, benigne/maligne, serös oder muzinös (Zystadenom, Zystadeno-Ca.)
4. Endometriumzyste
5. Hydrosalpinx
6. ektope Schwangerschaft
7. Raumforderung des Harntrakts (Harnblase, Blasendivertikel, Urinom, Hydroureter, Uereterozele, Urachuszyste)
8. Abszeß
9. umschriebener Aszites
10. Hämato-/Hydrometrokolpos
11. Hämatom
12. Echinokokkus
13. Lymphozele
14. Parovarialzyste
15. Mesenterialzyste

Uterustumoren

* Abdominal-, Vaginal-, Hystero(kontrast)-, Rektosonographie

** SI; nativ bzw. mit KM [=Gd-DTPA]

Art/Kommentar	Sonographie*	CT	MRT**
Normal		gleichmäßig weichteil-/muskelisodense Dichte; evtl. Sekret im Cavum leicht hypodens	T1: Corpus und Cervix uteri homogen niedrige SI; T2: Corpus uteri dreischichtig, Endometrium schmal hyperintens, Myometrium mit hypointenser Zwischenschicht und äußerer Schicht mittelintens; Cervix uteri zweischichtig, Mucus und Epithel hyperintens, Stroma hypointens (wie Übergangszone des Corpus)
Benigne Tumoren			
Polyp **CAVE:** postmenopausal auch mit Korpus-Ca.!	Vorwölbung im Cavum uteri, evtl. gestielt; Kanal evtl. verbreitert	kaum erfaßbar	T1/T2 nativ: isointens zu Myometrium; KM: deutliches Enhancement
Leiomyom häufigster Uterustumor; nicht degenerative und degenerative Form	solitär/multipel, variable Größe; Uterus gelappt, vergrößert; Lage intramural, submukös, subserosal oder intraligamentär; evtl. gestielt; Endometriumkanal evtl. disloziert; geflecktes Echomuster, komplex bis echoarm (Nekrosezonen); Verkalkungen mit Reflex und Schallschatten. DD: maligner Uterustumor	Vergrößerung oder exzentrische Auftreibung von Uterus/Zervix; nativ isodens zum Uterus, bindegewebsreiche Zonen oder Kalk dichter; degenerative Zonen hypodens bis flüssigkeitsdicht; i.v. KM: meist relativ hypodens, auch iso-/hyperdens	nicht degenerativ: nativ T1 iso- bis schwach hypointens gegen Myometrium, T2 deutlich hypointens gegen Myometrium, scharf begrenzt; KM: kein Enhancement. Degenerativ: nativ T2 heterogene, oft erhöhte SI; KM: inhomogenes Enhancement
Endometriose interne genitale, externe genitale und extragenitale Lokalisation	diffus: unspezifische Konturveränderung der betroffenen Beckenstrukturen; lokal: umgrenzte dickwandige Raumforderung, unregelmäßige Grenze, geringe Binnenechos; zystisch, komplex, solide; ein-/beidseitig; meist im Ovar gelegen. DD: Entzündung, ektope Schwangerschaft, chron. Salpingitis, hämorrhagische Zyste	diffus intragenital: gleichmäßige Vergrößerung des Corpus uteri; fokal: Buckelung des Corpus uteri; hypodense Zonen (Einblutung, Nekrose)	diffus intragenital: Uteruskorpus, -fundus vergrößert; T2 hypointense, verdickte Übergangszone; hohe SI in T1 und T2: Einblutung; hohe SI nur T2: Endometriumnester. KM: unspezifisch, homogen oder leicht inhomogen mit fokal hypointensen Zonen

13

➤

➤ Uterustumoren

* Abdominal-, Vaginal-, Hystero(kontrast)-, Rektosonographie

** SI; nativ bzw. mit KM [=Gd-DTPA]

Art/Kommentar	Sonographie*	CT	MRT**
Adenomyose Endometriuminseln im Myometrium; diffuse und fokale Verteilung	echoarme fokale Verbreiterung des Myometriums; unregelmäßige Uteruskontur mit Verlagerung des verdickten Endometriums	meist nicht von Leiomyom zu unterscheiden	diffus: in T1 Vergrößerung des Uterus, in T2 verbreiterte hypointense Zwischenschicht des Myometriums; fokale Herde unscharf gegen Myometrium, in T2 hypointens
Maligne Tumoren			
Zervix-Ca. Frühdiagnose klinisch! Ausbreitung kontinuierlich in die Umgebung, diskontinuierlich über Lymphbahn; hämatogene Aussaat selten (Spätstadien)	Frühstadium unauffällig; später vergrößerter Uterus mit unregelmäßigem Echomuster der Zervix; evtl. Hämatometra bei Tumorstenose der Zervix; Spätstadium evtl. mit Hydronephrose durch Ureterkompression	verbreiterte Zervix, Luft im Kanal durch Zerfall; evtl. Uteruskavum hypodens durch Sekretstau; i.v. KM: inhomogen-hypodense Zonen, ab Stadium IIb verbreitertes Parametrium	T1: Abgrenzung gegen umgebendes Fett; T2: hohe SI gegen umgebende Zervix (niedrige SI); KM: keine Verbesserung
Endometrium-Ca. höheres Lebensalter; Blutung in der Postmenopause! v.a. lymphogene Aussaat	Uterus normal groß/vergrößert, mit unregelmäßigem Echomuster (geringer als Leiomyom); evtl. verlagerter Kanal oder erweiterter Kanal mit erhöhtem Echomuster	nativ isodens zum Myometrium; evtl. hypodenses Cavum uteri durch Sekretstau; i.v. KM (Infusion): Tumor zentral minderdicht gegenüber peripherem Myometrium	nativ: T1/T2 schlechte Abgrenzung gegen Blutung, benigne Tumoren oder adenomatöse Hyperplasie; T2 oft isointens, selten hypointens zu normalem Endometrium. KM: Enhancement iso-/hypointens gegen Myometrium, hypointens gegen Endometrium. Infiltration in Blase/Rektum/Vagina: deren normal niedrige SI der Wände fokal erhöht
Sarkom auch jüngere Frauen und Kinder; v.a. Corpus uteri; Myosarkom und Endometriumsarkom; rasches Wachstum und Ausbreitung in die Umgebung, frühe hämatogene Metastasen	ähnlich wie Leiomyome; Übergriff auf Nachbarstrukturen	expansives rasches Wachstum	–

Uterus: Endometriumkarzinom/MRT

Stadieneinteilung (TNM, FIGO)

TNM	FIGO	pathologischer Befund	MRT-Kriterien
Tis	**0**	Carcinoma in situ	nicht diagnostizierbar
T1	**I**	Karzinom auf Corpus uteri begrenzt	
T1a	**Ia**	auf Endometrium begrenzt	T2: hypointense Zwischenzone erhalten, scharfe Grenze Endo-/Myometrium
T1b	**Ib**	Invasion der inneren Hälfte des Myometriums	T2: segmental unterbrochene hypointense Zwischenzone oder irreguläre Grenze Endo-/Myometrium
T1c	**Ic**	Invasion der äußeren Hälfte des Myometriums	Tumor in äußerer Myometriumschicht
T2	**II**	Zervix befallen, Uterusgrenze nicht überschritten	
	IIa	Zervixstroma nicht befallen	
	IIb	Zervixstroma befallen	T2: SI-Erhöhung in Zervixstroma
T3	**III**	Uterusgrenze überschritten, Tumor bleibt innerhalb des kleinen Beckens	Kontinuität der äußeren myometralen Schicht unterbrochen
T4	**IVa**	kleines Becken überschritten, und/oder Infiltration in Wand von Harnblase, Rektum, Vagina	T2: SI-Erhöhung in den befallenen, sonst hypodensen Organwänden von Blase, Rektum oder Vagina
M1	**IVb**	Fernmetastasen	

Achtung: T1, T2 bezeichnen einerseits Stadien des TNM-Systems, andererseits Wichtungen von MRT-Sequenzen.

Uterus: Zervixkarzinom/MRT

Stadieneinteilung (TNM, FIGO)

TNM	FIGO	pathologischer Befund	MRT-Kriterien
Tis	**0**	Carcinoma in situ	nicht diagnostizierbar
T1	**I**	Karzinom auf Uterus begrenzt	
T1a	**Ia/Ia1/Ia2**	präklinisch, mikroinvasiv (bis 5 mm Invasionstiefe und 7 mm Breite)	nicht diagnostizierbar
T1b	**Ib**	größer als T1a2	T2: signalreiche Raumforderung in Zervix, hypointenses Stroma nicht unterbrochen
T2	**II**	Zervix überschritten, Beckenwand und unteres Vaginadrittel noch nicht erreicht	T2: hypointenses Zervixstroma an einer oder mehreren Stellen durchbrochen; hyperintense Raumforderung in caudalem Uteruskorpus, mit Unterbrechung der hypointensen Zwischenschicht; SI-Erhöhung in Vaginawand
	IIa	ohne Infiltration der Parametrien	T1: regelrechte Parametrien
	IIb	Infiltration der Parametrien	T1: hypointense Raumforderung in Parametrien; T2: hochgradiger Verdacht bei vollständig durchbrochenem Zervixstroma
T3	**III**	Ausbreitung zur Beckenwand und/oder unteres Vaginadrittel befallen und/oder Hydronephrose oder stumme Niere	
	IIIa	unteres Vaginadrittel befallen, Beckenwand noch nicht erreicht	T2: SI-Erhöhung der hypointensen Vaginawand im unteren Drittel
	IIIb	Ausbreitung zur Beckenwand und/oder Hydronephrose oder stumme Niere	T1: Fettlamelle zur Beckenwand nicht mehr sichtbar
T4	**IVa**	kleines Becken überschritten und/oder Infiltration in Wand von Harnblase oder Rektum	T2: SI-Erhöhung in den befallenen, normal hypodensen Organwänden von Blase oder Rektum
M1	**IVb**	Fernmetastasen	

Achtung: T1, T2 bezeichnen einerseits Stadien des TNM-Systems, andererseits Wichtungen von MRT-Sequenzen.

Ovarien: Raumforderung/DD (Sonographie)

nach Chapman/Nakielny (1995)

Solide Struktur:
1. Adeno-Ca.
2. solides Teratom, maligne
3. Fibrom
4. malignes Lymphom
5. Metastase
6. Arrhenoblastom

Komplexe Struktur (solide/zystisch, eher solide):
1. Zystadeno-Ca.
2. Dermoid
3. Granulosazelltumor
4. ektope Schwangerschaft

Komplexe Struktur (solide/zystisch, eher zystisch):
1. Zystadeno-Ca.
2. Dermoid
3. Abszeß
4. Endometriose
5. ektope Schwangerschaft

Zystische Struktur:
1. follikuläre Ovarialzyste
2. Zystadenom
3. polyzystisches Ovar
4. zystisches Teratom

Ovarien/Tuben: Tumoren

* Abdominal-, Vaginalsonographie
** SI; nativ bzw. mit KM (=Gd-DTPA)

Art/Kommentar	Sonographie*	CT	MRT**
Normal:	echoarme, ovale glatte Strukturen mit zystischen Follikeln; Größe altersabhängig: präpubertär bis 2,5 x 2,5 x 2,5 cm, geschlechtsreif bis 4 x 2,5 x 2,5 cm, postmenopausal bis 3 x 1,5 x 1,5 cm; Follikel bis 2,5 cm. Eileiter normal kaum sichtbar. Tuben schmale, 4-5 cm lange Strukturen	Ovarien häufig nicht vom Darm abzugrenzen; weichteildicht, etwa 3 x 1,5 cm, in der Fossa ovarica, aber auch variabel	nativ T1: geringe SI, hoher Kontrast zum umgebenden Fett; T2: höhere SI als umgebendes Fett KM: intensive SI-Erhöhung

13

➤

➤ Ovarien/Tuben: Tumoren

* Abdominal-, Vaginalsonographie
** SI; nativ bzw. mit KM (=Gd-DTPA)

Art/Kommentar	Sonographie*	CT	MRT**
Benigne Tumoren:			
Ovarialzysten Follikelzysten (> 3 cm, bis 10 cm), Corpus-luteum-Zysten, bilaterale polyzystische Ovarien	glatter oder gekammerter, echofreier Raum mit echoreicher Grenze; evtl. echogene Septen; meist dorsale Schallverstärkung	runde Strukturen, etwa Wasserdichte (0 -15 HU), glatt begrenzt; keine Binnenstruktur, kein Enhancement; polyzystische Ovarien: vergrößertes Organ mit kleinen Binnenzysten	einfache Zysten (zystischer Follikel, Follikelzyste) T1: SI niedrig T2: SI hoch ähneln der Harnblase. polyzystische Ovarien: Organ vergrößert, multiple Zysten mit niedriger T1-SI, hoher T2-SI
Hämorrhagische Ovarialzysten	inhomogen-wabenförmiges Binnenmuster; Echoreichtum steigt mit dem Anteil von Blut und Fibrinbildung	eingeblutete Zysten mit höheren Dichtewerten	SI in T1/T2 variabel, abhängig vom Alter der Blutung
Endometriosezysten „Schokoladenzysten“: Zysten, v.a. Endometriosezysten mit Abbauprodukten im Inneren	Adhäsionen, erschwert vom Uterus abgrenzbar; im Douglas-Raum auch als solide echogene Knoten; sonst homogen mäßiges Echomuster mit peripher echoreicheren Zonen	größerer Durchmesser, höhere Dichte	Adhäsion zur Nachbarschaft, dicke Kapsel; verschiedenes Signalverhalten: T1/T2 niedrig; T1/T2 hoch (v.a. bei Blutung); sehr niedrige T2-SI; typisch ist T1-SI niedrig, mit hoher T2-SI
Serös-papilläres Zystadenom meist unilokulär; ein Drittel bilateral	glatt, septiert, sonst echofreies Binnenmuster; bis 20 cm groß	glatt abgegrenzt, dünne Kapsel, Septen, Hohlräume mit soliden Anteilen; Wandverkalkungen; kein Enhancement	T1-SI sehr niedrig, T2-SI sehr hoch
Muzinöses Zystadenom meist einseitig, multilokulär	glatt, stärker septiert (Radspeichen), sonst echofreies oder schwach echogenes Binnenmuster; 15-20 cm groß	ähnlich wie seröses Zystadenom; höhere, fast weichteildichte HU; gröbere, unregelmäßige Wand; keine Verkalkung	T1-SI niedrig, T2-SI hoch

13

➤

➤ Ovarien/Tuben: Tumoren

* Abdominal-, Vaginalsonographie

** SI; nativ bzw. mit KM (=Gd-DTPA)

Art/Kommentar	Sonographie*	CT	MRT**
Fibroma thekocellulare (Thekom) meist im Douglas-Raum; enthalten Zysten und Blutungen Meigs-Syndrom: Pleuraerguß, Aszites und Ovarialtumor (meist Fibrom)	glatt, solide, echoarmes Muster	solide; evtl. peripher kleine Verkalkungen, zystische Anteile	T2-SI inhomogen (solide Anteile: mittlere/hohe SI, zystische Anteile: sehr hohe SI)
Dermoidzyste (zystisches Teratom) kugelig, glatt; innen zapfenartige Leisten; enthält ölige Substanz mit Haaren, Zähnen, Knochen; 2% maligne Entartung	sehr variabel; leicht echogen, dichtere Binnenreflexe durch die Einschlüsse, auch echofreie Zonen	glatt, rundlich-oval, dünne Kapsel; Zapfen, Fettanteile; Fett-Flüssigkeits-Spiegel; Zähne und Knochen pathognomonisch	zystische Anteile: T1-SI niedrig, T2-SI sehr hoch; Dermoidanteil T1-SI mittel; Fett T1-SI hoch, T2 oft mit Schichtungen; Zähne/Knochen signalfrei
Semimaligne Tumoren:			
Pseudomyxoma peritonei histologisch benigne, mit malignem Wachstums- und Implantationsverhalten	große zystische, echoarme Massen	zystische, septierte Strukturen im gesamten Peritonealraum	septierte Räume; T1-SI niedrig, T2-SI hoch; Signale inhomogen
Endometroide Tumoren Endometrioseherde im Ovar können zu Endometriosezysten werden; endometroide Karzinome eher solide	zystisch, komplex oder solide; ein-/beidseitig	vorwiegend zystisch, verdickte Wände um Zystenlumina; z.T. deutliches Enhancement	variable SI
Granulosazelltumor gelappt, glatt begrenzt; hormonaktiv (Östrogene); solide, kleine zystische Hohlräume	kleine mäßig echogene Struktur oder zystische echoarme Struktur	zentral minderdicht (Zysten, Nekrosen, Blutung), Verkalkungen; Enhancement	variable SI

13

➤

➤ Ovarien/Tuben: Tumoren

* Abdominal-, Vaginalsonographie
** SI; nativ bzw. mit KM (=Gd-DTPA)

Art/Kommentar	Sonographie*	CT	MRT**
Maligne Tumoren:			
Serös-papilläres Zystadeno-Ca. ein-/beidseitig	unscharfe Grenze, unregelmäßige Kontur, komplexes Binnenmuster; oft Aszites	zystisch-solide oder solide-inhomogen; bizarre, solide, knotige Anteile, Septen, papilläre Formen; Verkalkungen (empfindliches Zeichen bei Tumorrezidiv); evtl. Peritonealmetastasen (Enhancement!)	T1/T2-SI inhomogen; zystische Anteile: T1-SI niedrig, T2-SI hoch; Enhancement in soliden Anteilen
Muzinöses Zystadeno-Ca. gekammert; meist einseitig, multilokulär; postmenopausal	unscharfe Grenze, unregelmäßige Kontur, komplexes Binnenmuster; oft Aszites	wie seröses Zystadeno-Ca. (s.o.); Verkalkung eher selten	T1/T2-SI inhomogen; zystische Anteile: T1-SI niedrig, T2-SI hoch; Enhancement in soliden Anteilen
Dysgerminom einseitig, meist rechts; solide-teigig, Nekrosen, Blutungen, zystische Räume	solide; gelegentlich zystische Nekrosen	solider Tumor; frühe iliakale/inguinale Metastasen	unspezifisch
Metastasen meist bilateral, aus Karzinomen des Uteruskorpus, der Zervix und der Tuben; selten bei malignem Lymphom Krukenberg-Tumor: Metastase aus Magen-Darm-Kanal, Mamma, Schilddrüse	solide Strukturen	meist solide, auch mit Nekrose oder Blutung; Krukenberg-Tumoren: solide, zystisch-wasserdicht oder zystisch-solide; KM-Enhancement der soliden Anteile	
Tuben-Ca. kaum präoperativ von Ovarial-Ca. zu unterscheiden		evtl. unilaterale Hydrosalpinx als indirekter Hinweis	–

13

Ovar: Karzinom

Stadieneinteilung (TNM, FIGO)

TNM	FIGO	pathologischer Befund
T1	I	Karzinom auf Ovarien begrenzt
T1a	Ia	auf ein Ovar begrenzt, kein Aszites
T1b	Ib	auf beide Ovarien begrenzt, kein Aszites
T1c	Ic	auf ein oder beide Ovarien begrenzt; Aszites mit malignen Zellen oder positive peritoneale Spülung
T2	II	ein oder zwei Ovarien befallen, mit Ausdehnung ins Becken
T2a	IIa	Ausdehnung u./o. Metastasen zu Uterus u./o. einer oder beiden Tuben; kein Befall des viszeralen Peritoneums; kein Aszites
T2b	IIb	Ausdehnung auf andere Beckengewebe u./o. viszerales Peritoneum; kein Aszites
T2c	IIc	Ausdehnung auf Uterus u./o. eine oder beide Tuben u./o. anderes Beckengewebe; Aszites mit malignen Zellen oder positive peritoneale Spülung
T3	III	Tumor befällt eine oder beide Ovarien mit Ausdehnung auf Dünndarm oder Omentum, aber makroskopisch auf kleines Becken beschränkt, oder intraperitoneale Metastasen außerhalb des kleinen Beckens oder positive peritoneale Spülung
M1	IV	Befall entfernterer Organe

Hysterosalpingographie

nach Tristant/Benmussa (1984)

Indikation

V.a. Tubenverschluß, postinflammatorische Tubenverklebung, Fehlbildung des Uterus, intraluminäre Myome.
Kontraindiziert bei Infekt der Zervix und des Uterus, bei tumorsuspekter Zytologie bzw. Präkanzerose (Abstrichzytologie).

Untersuchungstechnik

13

Ansatz des Portioadapters bzw. des starren Bestecks (nach Schulz); Handinjektion von nichtionischem KM unter kurzer intermittierender DL (eingeblendetes Feld!) bis zum KM-Austritt aus der Tube in die Bauchhöhle (Kontrastierung von Darmschlingen an der Außenseite) bzw. bis zur Darstellung einer Obstruktion.

➤

➤ Hysterosalpingographie

nach Tristant/Benmussa (1984)

Befunde

Normal	schlanker Zervixkanal; dreieckiges Cavum uteri; zarte, in voller Länge kontrastierte, geschlängelte Tuben; Austritt in Peritonealraum
Uterusmißbildungen	unilaterale/bilaterale Aplasie, Uterus bicornis (unicollis/bicollis), septierter/subseptierter Uterus, Hypoplasie
Karzinome, Sarkom	diffuse intraluminäre RF, Lumen vergrößert; auch in der Tube
Fibrome	subserös (meist nicht erkennbar, evtl Fixation des Uterus oder Diskrepanz zwischen Lumen und evtl. kontrastierter Außenkontur), submukös (rundliche wandständige Aussparung), interstitiell (Innenkontur deformiert), isthmisch (submukös und interstitiell, behindern KM-Fluß)
Endometriumhyperplasie	polypoid, villös, pseudotumorös
Polypen	rundliche Aussparungen ohne Randkonturdeformation; auch in der Tube
Synechien	bandförmige oder rundliche KM-Defekte
Endometriose	kleine kontrastierte Spiculae und Divertikel („Mistelstrauß"-Form); ähnliche Zeichen bei Endometriose der Tube
Tubenverschluß	proximal bzw. intramural (CAVE: DD Spasmus), isthmisch, distal; jeweils Abbruch der KM-Straße in dem betroffenen Abschnitt bzw. fehlender Austritt
Hydrosalpinx	uni-/bilateral; sackförmige Aufweitung der Tubenampulle, kein KM-Austritt, KM-Retention; evtl. KM-Verdünnung durch Flüssigkeit in der Hydrosalpinx
Tuberkulose	dilatierter isthmischer Tubenabschnitt, Divertikel der Tube, „Kleeblatt"-Form des Uterus durch Synechien

14 Knochen, Gelenke und Weichteile

Skelettreife

Knochenkernauftreten (5.-95. Perzentile)	Mädchen (Lj./-monate)	Jungen (Lj./-monate)
Tibia, prox.	Geburt	Geburt bis 0/1
Caput humeri	Geburt bis 0/4	Geburt bis 0/4
Korakoid	Geburt bis 0/5	Geburt bis 0/5
Kuboid	0/1 bis 0/2	0/1 bis 0/4
Os capitatum	0/2 bis 0/7	0/3 bis 0/7
Os hamatum	0/2 bis 0/7	Geburt bis 0/10
Caput femoris	Geburt bis 0/7	0/1 bis 0/8
Cuneiforme III	0/3 bis 1/3	0/1 bis 1/7
Tuberculum majus	0/2 bis 1/2	0/3 bis 2/4
Radius, dist.	0/5 bis 1/8	0/6 bis 2/4
Cuneiforme I	0/6 bis 2/10	0/11 bis 3/9
Os triquetrum	0/3 bis 3/9	0/6 bis 5/6
Cuneiforme II	0/10 bis 3/0	1/2 bis 4/3
Trochanter majus	1/0 bis 3/0	1/11 bis 4/4
Os naviculare (pedis)	0/9 bis 3/7	1/1 bis 5/5
Fibula, prox.	1/4 bis 3/11	1/10 bis 5/3
Patella	1/6 bis 4/0	2/7 bis 6/0
Os lunatum	1/1 bis 5/8	1/6 bis 6/9
Radiusköpfchen	2/3 bis 6/3	3/0 bis 8/0
Os naviculare (manus)	2/4 bis 6/0	3/7 bis 7/10
Os trapezium	1/11 bis 6/4	3/6 bis 9/0
Os trapezoideum	2/5 bis 6/0	3/1 bis 8/6
Condylus humeri, med.	2/1 bis 5/1	4/3 bis 8/5
Ulna, dist.	3/3 bis 7/8	5/3 bis 9/1
Apophysis calcanei	3/6 bis 7/4	5/2 bis 9/7
Olecranon ulnae	5/7 bis 9/11	7/9 bis 11/11
Condylus humeri, lat.	7/2 bis 11/3	9/3 bis 13/8
Tuberculum tibiale	7/11 bis 11/10	9/11 bis 13/5
Akromion	10/4 bis 13/9	12/2 bis 15/6
Apophysis coracoidea	10/4 bis 14/4	12/9 bis 16/4
Tuberositas ischii	11/9 bis 16/0	13/7 bis 17/1

Skelettreife (f früher als m)

Auftreten (Lj. / M = Lebensjahr / Monat), in () Fusionszeitraum in Lebensjahren

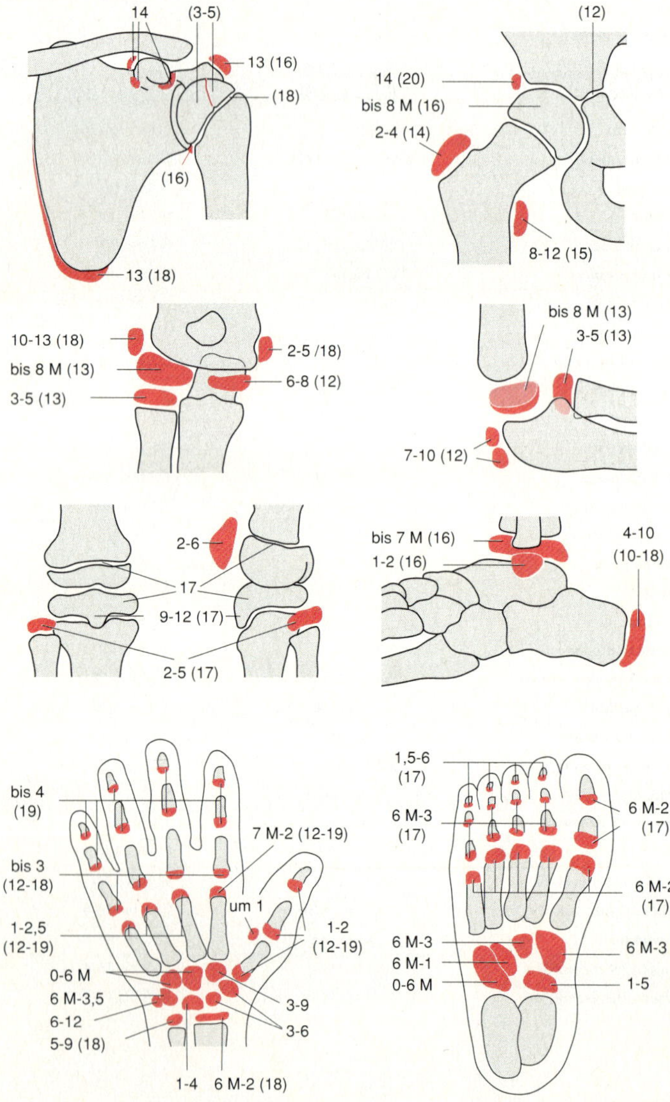

Skelettreife: Pelvis

Auftreten in Lebensjahren, in (): Fusionszeitraum

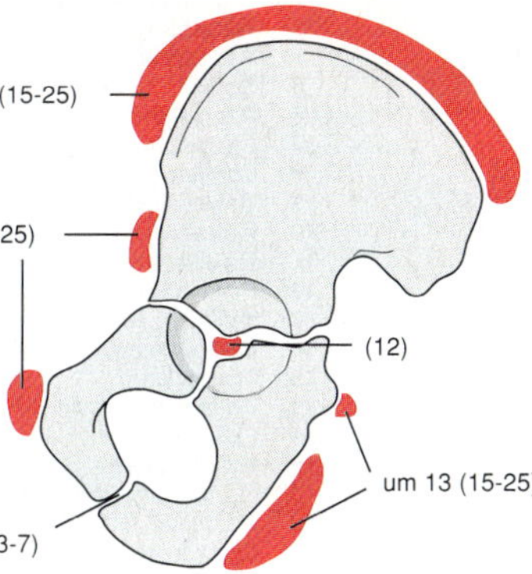

Rö-Befund: Normale Gelenkspaltenbreite

Gelenk	Breite (mm)
Kiefergelenk	2
ACG	3-8
Sternoklavikulargelenk	3-5
Kleine Wirbelgelenke	2
Schultergelenk	4
Ellbogengelenk	3
Radiokarpalgelenk	2 - 3
Interkarpalgelenk	1,5 - 2
MCP	1,5
PIP/DIP	1
ISG	3
Symphyse	4 - 6
Hüftgelenk	4.- 5
Kniegelenk	3 - 5
OSG	3 - 4
Intertarsalgelenk	2 - 2,5
MTP	2 - 2,5
Zehengelenk	1 - 1,5

Synopsis: Akzessorische Knochen / ossäre Veränderungen

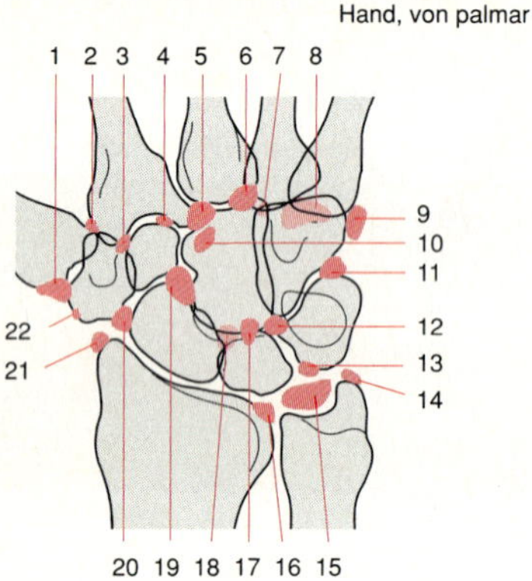

1 Paratrapezium
2 Trapezium secundarium
3 Trapezoides secundarium
4 Parastyloid
5 Styloid
6 Capitatum secundarium
7 Ossiculum Gruberi
8 Os hamuli proprium
9 Os vesalianum
10 Metastyloid
11 Os ulnare ext.
12 Epitriquetrum
13 Pisiforme secundarium
14 Os styloides ulnae
15 Triangulare
16 Os radiale dorsalis
17 Epilunatum
18 Hypolunatum
19 Os centrale carpi
20 Os radiale ext.
21 Os styloides radii
22 Epitrapezium

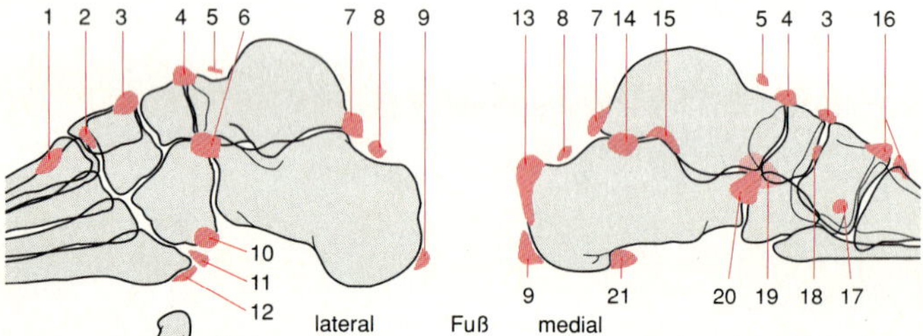

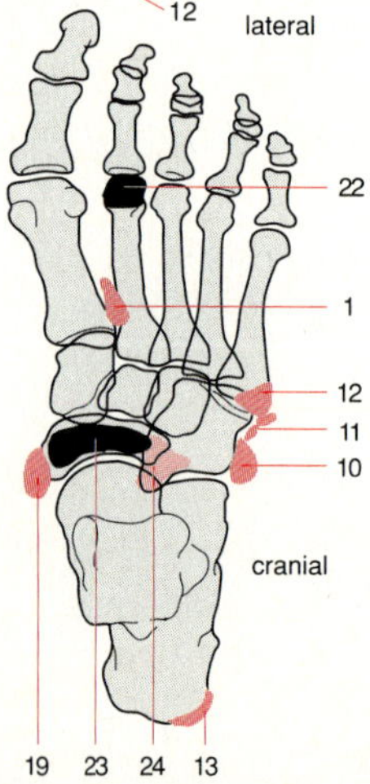

1 Os intermetatarsale
2 Os cuneometatarsale II dors.
3 Os intercuneiforme
4 Os supranaviculare
5 Os supratalare
6 Calcaneus secundarium
7 Trigonum
8 Os supracalcaneum
9 Os subcalcis
10 Os peronaeum (fibulare)
11 Os vesalianum
12 peristierende Apophyse
13 Haglund-Exostose
14 Talus accessorius
15 Os sustentaculi
16 Silfverskjøld-Exostose
17 Sesamum tibiale post.
18 Paracuneiforme
19 Os tibiale ext.
20 Coalitio calcaneonavicularis
21 Plantarsporn
22 M. Köhler II
23 M. Köhler I
24 Cuboides secundarium

Osteoporose (Osteopenie)

Minderung der Knochendichte bei **normalem** Kalksalzgehalt ⇒ Osteopenie!

Klinik: chronischer Rückenschmerz, Minderung der Körpergröße, Kompressionsfraktur von WK, Spontanfraktur Schenkelhals/Radius.

Rö-Aspekt: typische „Rahmenwirbel" in der BWS/LWS, Transparenzerhöhung der WK mit scharfer Zeichnung der rarefizierten Trabekel, Abschlußplatteneinbrüche, Keilwirbel, „Fischwirbel" (s. S. 195).

Primär:
idiopathisch-juvenil, postmenopausal, präsenil, senil.

Sekundär:

kongenital: Osteogenesis imperfecta, Marfan-Syndrom, Ehlers-Danlos-Syndrom, Homozystinurie, Mukopolysaccharidosen, Hyper-/Hypophosphatasie, Trisomie 13/18;

gastrointestinal: nach Gastrektomie/Dünndarmresektion, Malabsorption, Leber-/ Gallen-, Pankreaserkrankungen;

alimentär: Mangelernährung, Kaliummangel;

endokrin: Hyperthyreose, Cushing-Syndrom, Hypogonadismus, Ovarektomie (Östrogenmangel), Akromegalie, Hypopituitarismus;

metabolisch: Alkoholismus, Diabetes mellitus, chronische Anämie, Lipidspeichererkrankungen, schwerer Nikotinabusus;

renal: glomeruläre/tubuläre Insuffizienz;

iatrogen: Kortison-/Heparintherapie;

tumorös: Karzinom, Plasmozytom, Leukämie;

Inaktivität.

Osteomalazie

Mineralisationsstörung im Knochen durch Provitamin-D_3-Mangel.

Klinik: „Watschelgang", Thorax-/Beckenschmerz, sonst unspezifisch.

Rö-Aspekt: Transparenzerhöhung der WK mit flauen unscharfen Trabekeln, selten Tonnenwirbel, „Spongiosierungs"-Tendenz der kortikalen Knochen, wabiger Aspekt in den WK, „Looser"-Umbauzonen (⇒ quer zur Längsachse, meta-/diaphysäre Verdichtungslinien).

Ursachen: Niereninsuffizienz, Malabsorption (Rachitis), chronische Azidose, Z.n. Uretersigmoidostomie, Laxanzienabusus, Lebererkrankung, Mangelernährung, iatrogen (Phenytoin u.a.), tumorös (Hämangioperizytom/nichtossifizierendes Knochenfibrom/Riesenzelltumor/Osteoblastom/selten fibröse Dysplasie).

Osteodensitometrie

(DPA: Dual Energy Photon Absorptiometry, DXA/DPX/QDR): Dual Energy X-ray Absorptiometry, QCT: Quantitative CT)

	DPA	DXA	QCT
Meßvolumen	groß	groß	klein
Spongiosamessung, selektiv	-	-	+
Morphologie	-	angedeutet	genau
Fehleranfälligkeit	+	+	-
Zeitaufwand	25-30 min	10 min	10 min
Effektive Dosis	0,2 mSv (ohne LWS-Übersicht)	0,2 mSv (ohne LWS-Übersicht)	0,07 mSv (ohne Topogramm)

Osteomyelitis

Einteilung: Säugling/Kind/Erwachsener.
Ursache: primär (hämatogen), sekundär (postop./-traumatisch, per continuitatem).
Verlauf: akut/subakut/chronisch.
Erreger: Bakterien, Viren, Pilze, Mykobakterien, Protozoen u.a.
Sonderformen: chronisch sklerosierende Osteomyelitis Garré, Brodie-Abszeß, chronisch rekurrente multifokale Osteomyelitis/Plasmazellenosteomyelitis.
Lokalisation: lange Röhrenknochen, platte Knochen, Wirbelsäule, meist peripheres Skelett.
Diagnostik: Röntgen, konventionelle Tomographie, Sonographie (nur bei akuter Osteomyelitis ⇒ paraossales Ödem), CT, MRT, Nuklearmedizin (z. B.: 3-Phasen-Skelettszinti., Galliumszinti., Immunszinti., (Leukozyten-)Antigranulozytenszinti.).

Form	Rö	CT/MRT	Nuklearmedizin
Akute Osteomyelitis primär hämatogen, sekundär durch Op./Trauma/direkte Penetration. Primär vom Markraum ausgehend, eher im KA, Epiphyse < 1 Lj., Metaphyse > 1 < 16 Lj. Sekundär eher Kortikalisdestruktion	< 3 Tage ⇒ paraossales Ödem mit Fettseptenverlagerung und Weichteilschwellung. > 10 Tage periostale Reaktion, feinfleckige Lysen, Trabekeldestruktion Danach subepiphysäre Aufhellungslinien mit/ohne sklerotischem Randsaum. Involucrum ⇒ manschettenartige Knochenneubildung, Spätzustand: Sequester, Fistel, Gelenkdestruktion	**CT:** geringe Wertigkeit, nur zur besseren ossären Querschnittsdiagnostik. **MRT:** hohe Sensitivität bei KM-Gabe, insbes. Methode der Wahl im KA. T1: befallenes Mark/Ödem hypointens, T2: hyperintenses Mark/Ödem. Nach KM meist intensive Anr. des befallenen Knochenmarks	**3-Phasen-Skelettszinti.:** sehr sensitiv ⇒ entzündliche ossäre Affektion bis zu 10 Tage früher als Rö. Methode der Wahl bei Befall. Bei Säuglingen besser Pinhole-Technik. Bei Problemfällen **Leukozytenszinti.:** peripher 100% sensitiv, zentral Überlagerungseffekte!
Chronische Osteomyelitis bei Dauer > 6 Wochen/histologisch chronische Veränderungen. Hämatogen oder sekundär. Nach Jahren Wiederauftreten möglich	oft „buntes Bild" mit Sklerose/Destruktion/Auftreibung/Verdikkung/Konturunregelmäßigkeiten. Osteolysen/periostale Reaktion/Sequester hinweisend auf Aktivierung. Tomographie bei Sequestersuche	**CT:** besonders sensitiv für Sequestersuche. **MRT:** deutlich inhomogenes Knochenmark in T1/T2. Nach KM bessere Abgrenzung von Infektherden/Fistelgängen/Weichteilabszessen	**3-Phasen-Skelettszinti.:** fast immer unspezifisch positiv. **Leukozytenszinti.:** bei Herdbefund (peripher!) bis > 90% sensitiv und spezifisch! Anreicherungsgrad korreliert mit Floridität (DD Hämatom/Trauma). Zentrale chronische Herde als Speicherdefekt ⇒ eingeschränkte Wertigkeit! ➤

➤ Osteomyelitis

Form	Rö	CT/MRT	Nuklearmedizin
Osteomyelitis nach Metallimplantat wesentliche DD: aseptische/septische Lockerung!	Lockerungszeichen: progrediente Lysesäume > 2 mm um Implantat nach 6 Monaten postop. Keine sichere Differenzierung septisch/aseptisch möglich	**CT:** eingeschränkte Wertigkeit durch Metallaufhärtungsartefakte. **MRT:** eingeschränkte Wertigkeit durch Magnetfeldinhomogenitäten mit Signalauslöschungen	**3-Phasen-Skelettszinti.:** fast immer unspezifisch positiv. **Leukozytenszinti.:** > 90% sensitiv (peripher!), zusammen mit Skelettszinti. bis ca. 85% Spezifität
Brodie-Abszeß (zystische Osteomyelitis) subakute/chronische umschriebene mono-/polytope Knocheninfektion bei guter (!) Abwehrlage. Meist Kinder, Metaphysen der langen Röhrenknochen	umschriebene Osteolyse mit innen scharf und außen unscharf begrenztem Sklerosesaum. Pathognomonisch: Verbindungsgang zur Epiphyse. DD Osteoidosteom/eosinophiles Granulom/primäre Knochentumoren/Metastasen/Streßfrakturen	**CT:** exakte Ausdehnungs- und Lagebestimmung des Abszesses/der Verbindungsgänge. **MRT:** T1/T2: exakte Ausdehnungs- und Lagebestimmung des Abszesses/der Verbindungsgänge (deutlich hyperintens in T2). Nach KM deutliche Anr.	**3-Phasen-Skelettszinti.:** fast immer mit Herdbefund. **Leukozytenszinti.:** kann negativ sein bei abgekapselten Herden
Chronisch sklerosierende Osteomyelitis Garré primär chronischer Verlauf, sklerosierend. Prädilektionen lange Röhrenknochen, Mandibula, WS	dichte Sklerosierung des Knochens mit Volumenzunahme, keine Abszedierung, keine Weichteilschwellung, keine Sequester, keine lokale Destruktion. DD Osteoidosteom/Osteosarkom/Ewing-Sarkom/Streßfrakturen	**CT:** ausgeprägte Dichtezunahme der Spongiosa durch Markobliteration, mit kleinen zystischen Osteolysen. **MRT:** T1: hypointens, T2 mäßig hyperintens, mäßige KM-Anr. der befallenen Areale. T1/T2: signallose Sklerosezonen	**3-Phasen-Skelettszinti.:** fast immer mit pathologischem Befund. **Leukozytenszinti.:** meist negativ bei nur geringer entzündlicher Aktivität
Chronisch rekurrente multifokale Osteomyelitis/ Plasmazellenosteomyelitis Genese noch kontrovers. Hämatogen, Kinder/Jugendliche/lange Röhrenknochen. Meist subakut bis chronisch	feinfleckige, anteilig konfluierende Osteolysen epiphysenfugennah, schalenförmige Periostauflagerungen ⇒ **CAVE! Sarkom!** Oft sterile Begleitarthritis	**CT:** keine wesentliche Befunderweiterung. **MRT:** durch multiplanare Darstellung sichere Identifikation der Herde, insbes. multifokal. T1: hypointense Herde, T2: Herde meist deutlich hyperintens. Nach KM intensive Anr.	**3-Phasen-Skelettszinti.:** sichert polytopes Befallmuster. **Leukozytenszinti.:** meist positiv

14

Frakturformen

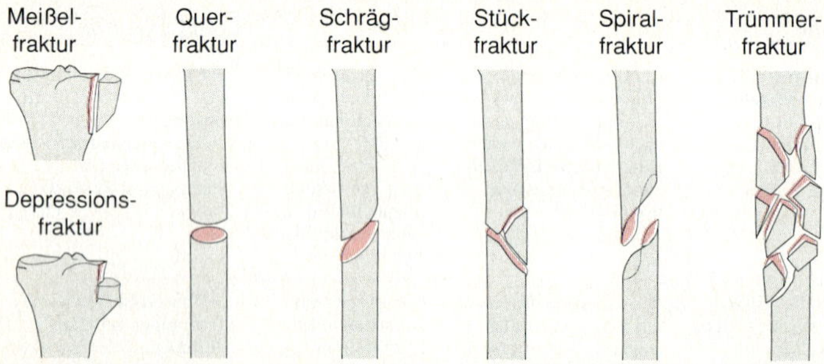

Dislokationen

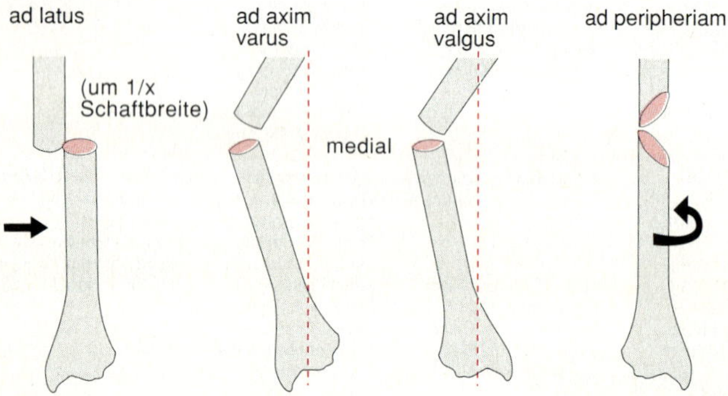

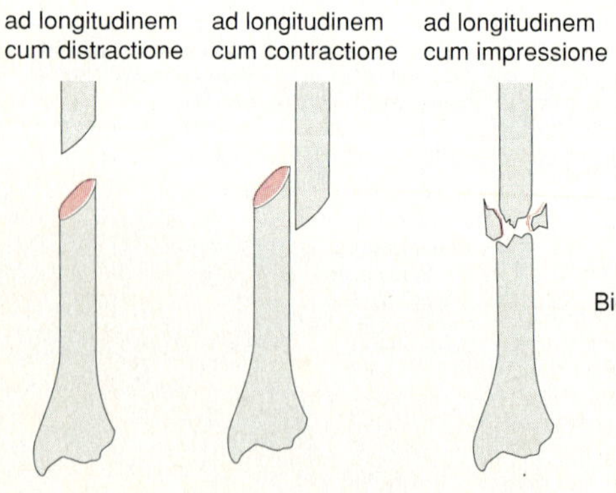

Kindliche Frakturen

(Grünholzfrakturen)

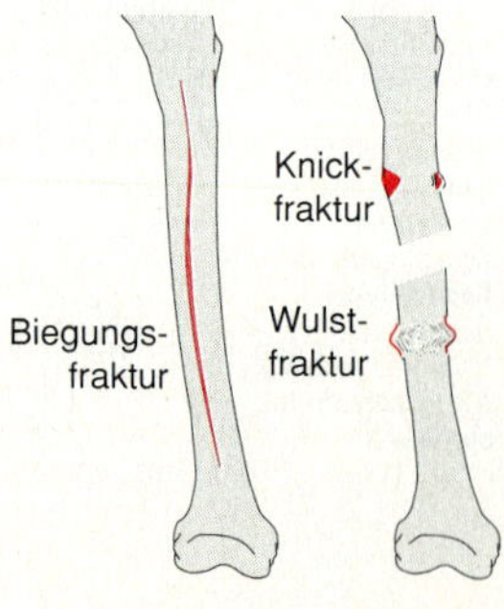

14

Diaphysäre Frakturen

nach AO-Klassifikation/Müller (1992)

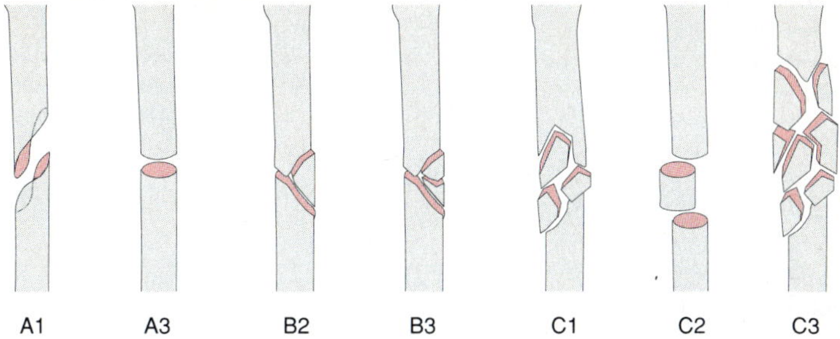

A- Einfachfrakturen	**B- Keilfragmentfrakturen**	**C- komplexe Frakturen**
1 - Spiralfraktur	1 - Spiralkeilfraktur	1 - Spiralstückfraktur
2 - Schrägfraktur	2 - Biegungskeil	2 - 2-Etagen-Querfraktur
3 - Querfraktur	3 - fragmentierter Keil	3 - Trümmerfraktur

Epiphysentrauma

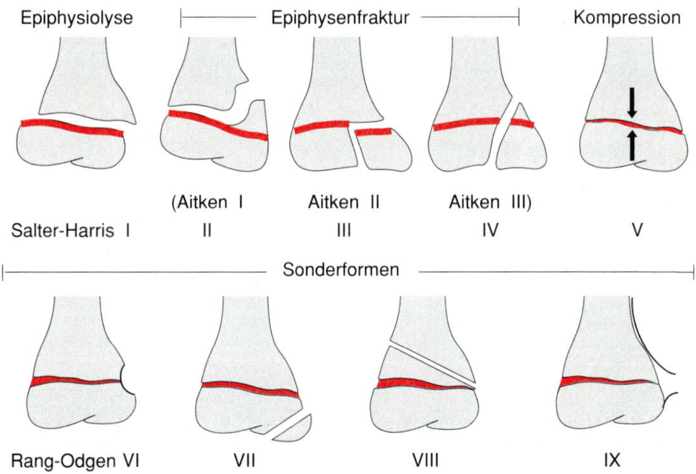

Durchschnittliche Frakturkonsolidierungszeit

Region	Kinder (Wochen)	Erwachsene (Wochen)
Schenkelhals	8 bis 10	12 bis 20
Femurdiaphyse	4 bis 8	12 bis 16
Unterschenkel mit Dislokation	4 bis 6	12 bis 16
Os naviculare (manus)	-	12 bis 16
WK	6 bis 10	12 bis 16
Tibia	4 bis 6	8 bis 14
Unterarm mit Dislokation	3 bis 4	10 bis 12
Malleolus lat./med.	4 bis 6	6 bis 12
Radius/Ulna	3 bis 4	8 bis 10
Pelvis	3 bis 4	4 bis 10
Humerusdiaphyse	2 bis 4	6 bis 8
Humerus, supratrochleär	3 bis 4	4 bis 6
Fibula	2 bis 4	4 bis 6
Metatarsalia	3 bis 4	4 bis 6
Humerusmetaphyse, prox.	2 bis 4	4 bis 5
Clavicula	2 bis 3	4
Metacarpalia	3 bis 4	4
Patella	2 bis 4	4
Olecranon	4 bis 6	3 bis 4
Radiusköpfchen	4 bis 6	3 bis 4
Radius, dist. (loco typico)	2 bis 4	3 bis 4
Finger	2 bis 3	3 bis 4
Zehen	-	2 bis 3

Kutane Verletzungen

nach AO-Klassifikation/Müller (1992)

Geschlossene Fraktur	1 - keine Kutisverletzung 2 - Kontusion ohne Kutisverletzung 3 - umschriebenes Décollement 4 - ausgedehntes, geschlossenes Décollement 5 - tiefe Kontusion mit Nekrose
Offene Fraktur	1 - Kutisperforation von innen nach außen 2 - Kutisperforation von außen < 5 cm/Randkontusion 3 - Kutisläsion > 5 cm/fokales Décollement mit Randkontusion 4 - Kutisverlust/tiefe Kontusion/Schürfwunde 5 - ausgedehntes Décollement

14

Muskel-/Sehnenverletzungen

nach AO-Klassifikation/Müller (1992)

1 - keine Verletzung
2 - auf eine Muskelgruppe beschränkte Verletzung
3 - 2 oder mehr Muskelgruppen verletzt
4 - Ausriß/Verlust ganzer Muskelgruppen, Sehnenrisse
5 - Logen-/Crush-Syndrom

Neurovaskuläre Verletzungen

nach AO-Klassifikation/Müller (1992)

1 - keine Verletzung
2 - solitäre Nervenverletzung
3 - solitäre Gefäßverletzung
4 - kombinierte Verletzung
5 - subtotale/totale Amputation

Pseudarthrosen

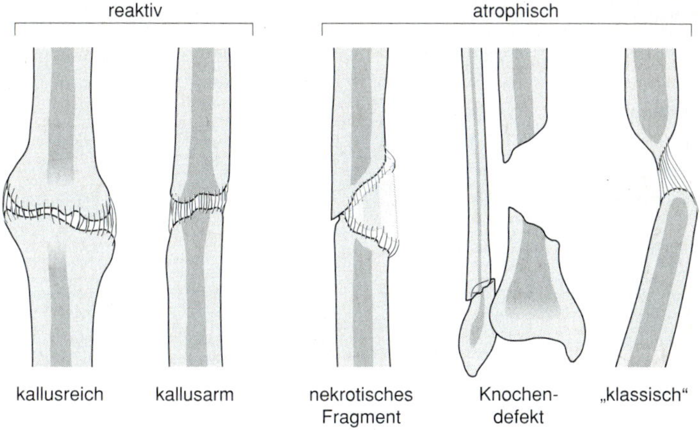

Aseptische Knochen-/Epiphysennekrosen*

Prolongierter Verlauf, Progredienz durch Belastung.

Häufigste:

- M. Perthes (Calvé-Legg): Caput femoris, m > f, 3.-9. Lj.;
- *M. Osgood-Schlatter: Tuberositas-tibiae-Nekrose, m > f, 8.-15. Lj.;
- Osteochondrosis dissecans: Knie, m > f, 6.-20. Lj.;
- M. Köhler I: Os-naviculare-pedis-Osteochondrose, m > f, 3.-8. Lj.;
- M. Köhler II: Metatarsaleköpfchen-II/(III/IV)-Osteochondrose, f > m, 10.-18. Lj.;
- Lunatummalazie (M. Kienböck): vibrationstraumatische Osteomalazie;
- *M. Scheuermann: WK-Abschlußplatten;
- Caisson-Krankheit: Humeruskopf/Femurkopf/Tibiakopf.

Seltener:

- Friedreich-Syndrom: Sternoklavikulargelenk;
- Kümmell-Verneuil: WK (posttraumatisch, verzögert);
- Calvé: WK;
- Pierson-Krankheit: Symphyse;
- van Neck-Odelberg-Syndrom: Os pubis (R. inf.);
- Büdinger-Ludloff-Läven-Syndrom: Patella;
- Larsen-Johannsson-Krankheit: Patella;
- Ahlbäck-Krankheit: Femurkondylen;
- Dietrich-Krankheit: Metakarpalköpfchen;
- *Thiemann-Krankheit: Grundphalanxköpfchen;
- Preiser-Krankheit: Os trapezium;
- Panner-Krankheit: Humeruskondylen;
- Hegemann-Syndrom: Humeruskondylen.

MRT-Aspekt: Normale/path. Gewebe (relativ zu Muskelgewebe)

Gewebe	T1	Protonendichte	T2
Kortikalis	deutlich hypointens	deutlich hypointens	deutlich hypointens
Bänder/Sehnen	deutlich hypointens	deutlich hypointens	deutlich hypointens
Bindegewebe	hypointens	hypointens	hypointens
Muskelgewebe	mäßig hypointens	mäßig hypointens	mäßig hypointens
Fettgewebe	hyperintens	hyperintens	mäßig hyperintens
Fettmischgewebe	iso- bis gering hyperintens	mäßig hyperintens	gering hyperintens
Knorpel	iso- bis gering hyperintens	gering hyperintens	hyperintens
Tumorgewebe	hypointens	gering hyperintens	mäßig bis deutlich hyperintens
Blutung (bis 48 h)	hypo- bis isointens	gering hyperintens	hypointens
Blutung (älter 72 h)	hyperintens	hyperintens	hyperintens

Metabolisch/endokrin bedingte ossäre Störungen

Familiäre idiopathische Hyperphosphatasie: ähnlich M. Paget, jedoch Aussparung der Epiphysen!

Hyperostosis corticalis generalisata (Van-Buchem-Syndrom): ähnlich M. Paget, Aussparung der Epiphysen!

Akromegalie: Kalottendickezunahme, NNH-Vergrößerung, Prognathie, charakt. Vergröberungen/Vergrößerungen an den Endphalangen, Zunahme der kalkanearen Weichteildicke, Vergrößerung der WK, Zunahme der Höhe der ZWR. Sekundäre Arthrose durch hypertrophierten Gelenkknorpel!

M. Gaucher: typische Erlenmeyer-Kolbendeformität der dist. Femora, Femurkopfnekrose, multiple Knochen(mark)infarkte in langen Röhrenknochen mit periostaler Reaktion, generalisierte Osteopenie.

Hypothyreose: verzögerte Skelettreife, fragmentierte Ossifikationszentren, epiphysäre/metaphysäre Dichtezunahme, Femurkopfnekroseaspekt.

Skorbut: generalisierte Osteopenie, typische epiphysenparallele Verdichtungslinien, peripher vermehrte Dichte um Ossifikationszentren (Wimberger-Ringzeichen), typische marginale Metaphysenfrakturen, subperiostale Einblutung mit periostaler Reaktion.

Kongenitale und entwicklungsbedingte Anomalien

Achondroplasie: verkürzte Röhrenknochen (Humeri/Femora), verrundete Ossa ilii, Pfannendächer horizontal, Incisura ischiadica hypotroph, WK-Hinterkanten ausgekehlt, kurze Wirbelbögen, Bogenwurzelabstand verkleinert, spinale Stenose, verkürzte Finger, Mittelfinger isoliert stehend.
Down-Syndrom: Denshypoplasie, Hüftdysplasie, Kleinfinger-Clinodaktylie/Hypoplasie, atlantoaxiale Subluxation, 11 Rippenpaare.
Neurofibromatose: kortikale Erosionen der langen Röhrenknochen, Pseudarthrose dist. Fibula/Tibia, Rippenusuren, (Kypho)Skoliose, For.-intervertebralia-Aufweitung, WK-Hinterkantenauskehlung, intraspinale/-cranielle Neurofibrome, Duraektasie, Volumenvergrößerung des Subarachnoidalraums.
Osteogenesis imperfecta: Osteopenie, metaphysäre Dysplasien, Biegungsdeformitäten langer Röhrenknochen, Frakturen, Suturenknochen, Kyphoskoliose.
Morquio-Syndrom: Dysplasie prox. Femora, Ossa ilii dysplastisch, ovaläre/hakenartige WK-Dysplasie mit schnabelartigem Aspekt.
M. Pfaundler-Hurler: WK-Verrundung, schnabelartiger Aspekt, Stirnhöcker vergröbert, Kalottenverbreiterung, Sagittal- und Lambdanahtsynostosen, Sella turcica J-förmig, Ossa-ilii-Dysplasie, abgeflachte schräge Acetabuli.
Fibrodysplasia ossificans progressiva: multiple Weichteilossifikationen muskulär/periartikulär, Gelenkankylose, Daumen- und Großzeh-Mikrodaktylie/-Agenesie.
Osteopetrosis: Osteosklerose, „Knochen-im-Knochen"-Aspekt, Rugger-Jersey-Aspekt, Ossa ilii mit abnormen ossären Anteilen.
Arthrogryposis multiplex congenita: multiple Gelenke in Luxations-/Subluxationsstellung.
Pyknodysostose: Osteosklerose, Akroosteolysen, Suturenknochen, Fontanellenpersistenz, Mandibulawinkel stumpf.
Osteopoikilie: Röhrenknochen mit fleckförmigen Verdichtungen meta-/epiphysär.
Osteopathia striata: metaphysär betonte streifige Verdichtungen.
Progressive diaphysäre Dysplasie: Kortikalisverbreiterung unter Aussparung der Epiphysen, symmetrisch spindelförmig.
Melorheostose: asymmetrische hyperostotische (kerzenwachsähnliche) Veränderungen, periartikuläre Weichteilossifikationen.

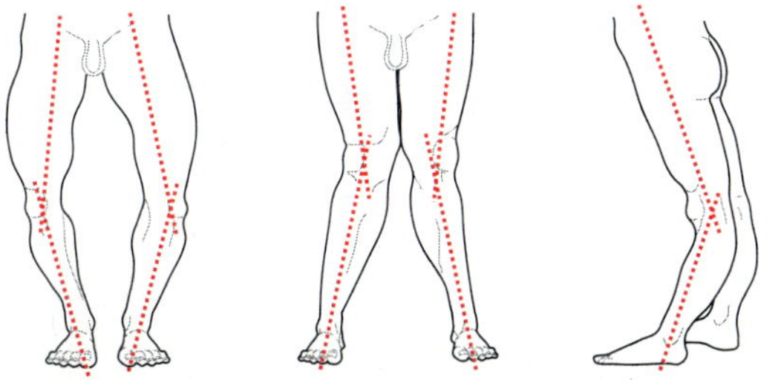

Genu varum „O-Beine" Genu valgum „X-Beine" Genu recurvatum

14

Osteosynthese

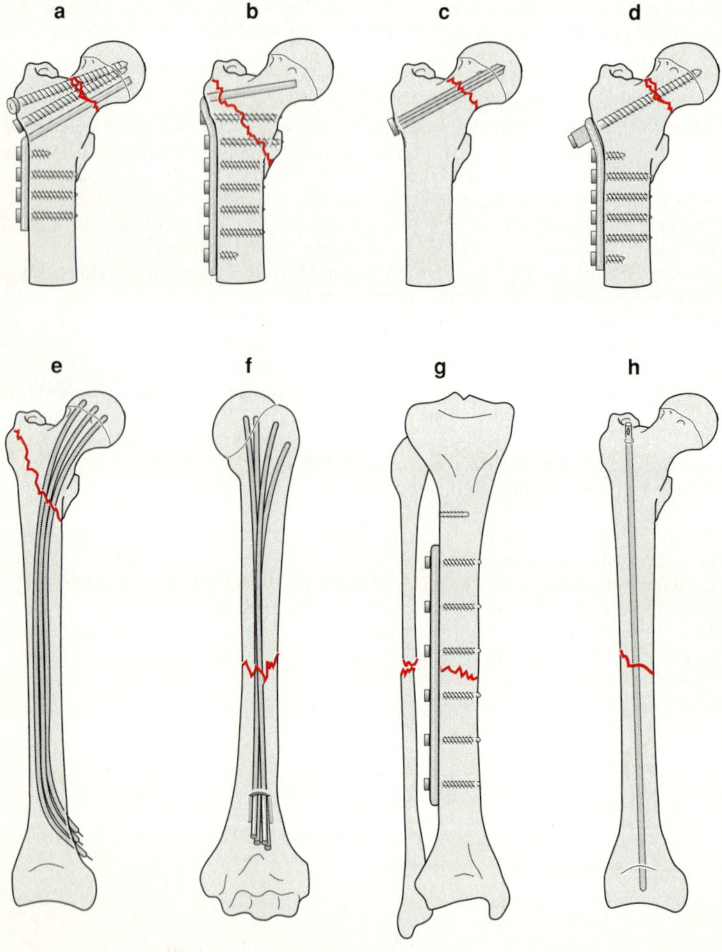

➤ Osteosynthese

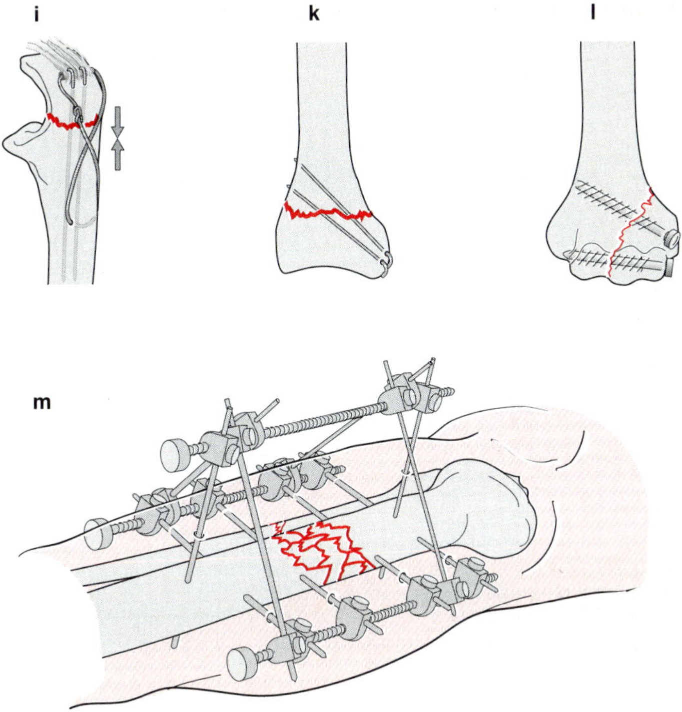

a Winkelplatte und Spongiosaschrauben
b Kondylenplatte
c 3-Lamellen-Nagel
d dynamische Hüftschraube (DHS)
e Ender-Nägel
f Hackethal-Bündelnagelung
g Kompressionsplatte (bei Pseudarthrose)
h Marknagel
i Spickdrähte und Drahtzuggurtung
k Spickdrahtung/Spickung
l Verschraubung
m Fixateur externe

Schultergelenk/Clavicula/Scapula/prox. Humerus

Schulter: Maße und Kennlinien

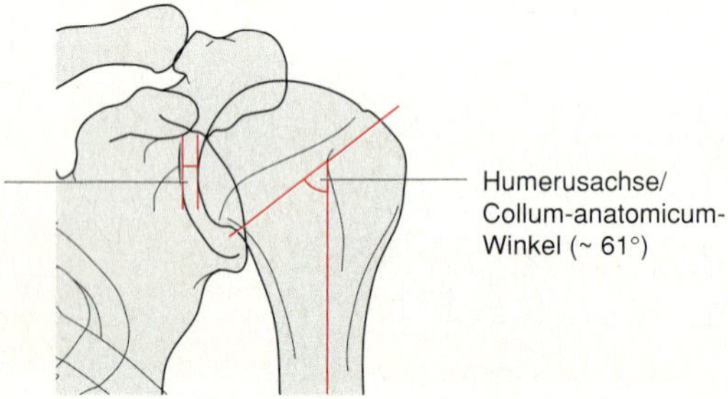

Schultergelenk/Scapula: Rö-Spezialaufnahmen

Aufnahme ap in 60°-Innenrotation: Hill-Sachs-Defekt.
Aufnahme ap in Außenrotation: Caput-Impressionsfraktur.
Glenoid-tangential-Aufnahme: Gelenkspalt (15°-20° craniocaud./40°-Drehung des Pat. ipsilat.).
Axilläre (axiale) Aufnahme: Gelenkflächenkongruenz, ant./post. Luxation, Caput-humeri-Impressionsfrakturen.
West-Point-Aufnahme: Glenoid, anterocaud. Rand.
Transthorakal: ant./post. Luxation, prox. Humerusfrakturen.
Caput humeri tangential: Bizepssehnensulkus.
Y-Scapula-Aufnahme: ant./post. Luxation, Scapulafrakturen.
Subakromiale Aufnahme: Supraspinatussehnenverkalkungen, subakromiale Osteophyten (Impingementsyndrom).

Merkschema: Rotatorenmanschette

14

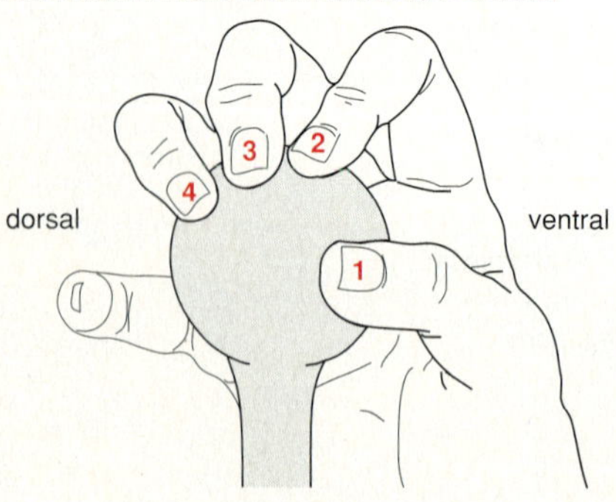

1 M. subscapularis
2 M. supraspinatus
3 M. infraspinatus
4 M. teres minor

Claviculafrakturen/Luxatio acromioclavicularis

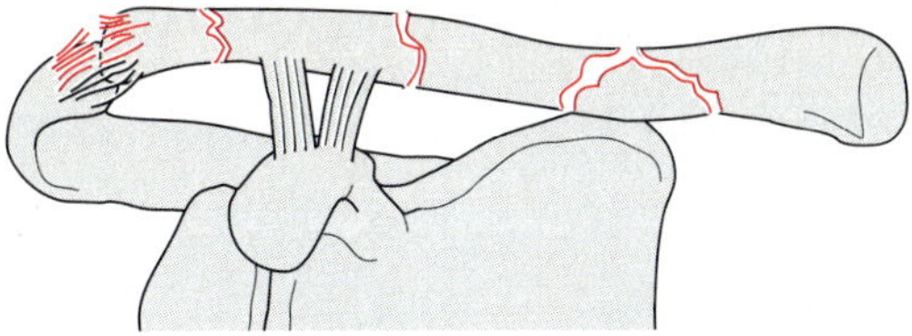

Tossy I
Zerrung / partielle Ruptur des Lig. acromioclaviculare

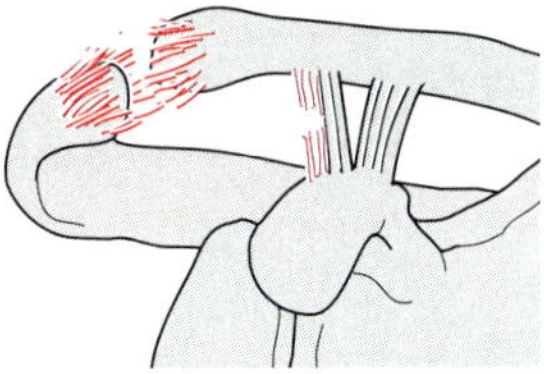

Tossy II
Riß Lig. acromioclaviculare
Zerrung Lig. coracoclaviculare

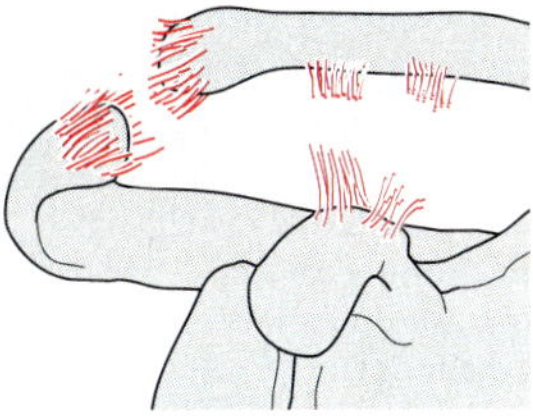

Tossy III
Riß Lig. acromioclaviculare
Riß Lig. coracoclaviculare

ACG-Sprengung nach Tossy

Grad I: ACG-Spalt < 10 mm (normal: ACG 0,3-0,8 mm/Korakoid-Clavicula-Distanz < 13 mm).

Grad II: ACG-Spalt 10-15 mm, Korakoid-Clavicula-Distanz bis 50% größer.

Grad III: ACG-Spalt > 15 mm, Zunahme Korakoid-Clavicula-Distanz > 50%, ACG-Luxation/Cranialverlagerung der dist. Clavicula (Klaviertastenphänomen).

Risikofaktoren bei Rotatorenmanschettenläsionen

Präop.: Schwäche in der Außenrotation, aktive Beweglichkeit > 30° eingeschränkter als passive Beweglichkeit, passive Elevation < 130°, Symptome länger als 6 Monate bei ausgeprägtem Einriß, multiple Steroidinjektionen, Cranialverlagerung des Caput humeri, biologisches Alter > 65 Lj. 14

Intraop.: geschädigte Sehnen oder Knochen, ausgeprägte Einrisse mit Substanzverlust der Sehnen, Einrisse mit schweren Vernarbungen und Schrumpfung, Druck auf den operativen Situs, inkompletter Manschettenschluß.

Postop.: deltoider Abriß, axilläre/supraskapuläre Nervenläsion, Verzögerung der Schulterfrühmobilisation, vorzeitige Bewegungsradiusausdehnung/Kräftigungsübungen.

Schultergelenksonographie

Beurteilbare Strukturen: Rotatorenmanschette, angrenzende Muskulatur, Bursa subdeltoidea, lange Bizepssehne, Sulcus bicipitalis, Humeruskopfoberfläche, Labrum glenoidale post.

Zeichen der Rotatorenmanschettenruptur:
- Sehnenstruktur nicht abgrenzbar (Humeruskopf„glatze");
- segmentale Sehnenverdünnung mit konkaver Einsenkung (Querschnitt);
- Sehnenoberfläche mit Stufe;
- gesamter Sehnenquerschnitt echofrei;
- Dysfunktion bei dynamischer Untersuchung.

Schultergelenkarthrographie

Rotatorenmanschettenruptur: partiell - KM-Eintritt in die Rotatorenmanschette aus dem cranialen Gelenkspaltanteil, Eintrittsstelle nachweisbar. **Vollständig -** KM-Austritt in Bursa subacromialis und/oder Bursa subdeltoidea, Verbindung zweier getrennter Räume, Austrittsstelle sichtbar.

Kapselschrumpfung: deutlich verringertes Füllungsvolumen, Bursa subscapularis nicht/kaum kontrastiert, kleiner Recessus axillaris.

Bizepssehnenveränderungen: Dislokationen durch Sulcus-intertubercularis-Aufnahme nachweisbar.

Kapselveränderungen nach Luxation: Kapseldeformierung.

Freie Gelenkkörper: Füllungsdefekte im kontrastierten Gelenk, ventr./dors.

Rotatorenmanschettenläsion/-ruptur: MRT-Kriterien

- Rotatorenmanschettensehnen unterbrochen;
- Supraspinatussehnenretraktion;
- T1: Alteration/Aufbrauchen der subakromialen/subdeltoidalen Fettlamelle;
- T2: hyperintense Sehnen, verdickt/ausgedünnt;
- Atrophie/fettige Degeneration des M. supraspinatus;
- Bursitis subacromialis/subdeltoidea.

Impingementsyndrom: MRT-Kriterien

- Perimuskuläres/peritendinöses Ödem (T2);
- Volumenabnahme der Supraspinatussehne;
- T2/Protonendichte: hyperintense Supraspinatussehne;
- subakromiale Osteophyten;
- Bursa-subacromialis-Erguß/-Verdickung;
- zystische/sklerotische Tub.-majus-Veränderungen.

Labrum glenoidale

Verletzungstypen: Limbusdeformität, Limbuseinriß, Limbusabriß, fehlender Limbus.

Glenohumerale Instabilität

Traumatisch: durch Alteration mit hoher Geschwindigkeit.
Atraumatisch: wiederholtes Niedriggeschwindigkeitstrauma, unwillkürlich.
Luxationsrichtung: ant.-inf./post.-inf. Komponente möglich, multidirektional.
Pathologische Veränderungen: Bankart-Läsion, labral/ossär, Kapselschwäche, Hill-Sachs-Läsion, Ruptur des M. subscapularis, humerale/glenoidale Deformation, hypoplastisches Glenoid, Rotatorenlücke, (partieller) Rotatorenmanschettenriß, Gelenkknorpeldegeneration, Rotatorenmanschettendegeneration.
Instabilitätstypen:
I - unwillkürlich, traumatisch, unidirektional
II - unwillkürlich, atraumatisch, unidirektional
III - unwillkürlich, multidirektional
IV - willkürlich, uni-/multidirektional

Hintere Instabilität

Begünstigende Faktoren: Pfannenretroversion > 10°, Humeruskopfretroversion > 40°, hypoplastisches Glenoid, Muskelungleichgewicht, generalisierte Bandschwäche.

Schultergelenk: Luxationsmechanismus nach Glas

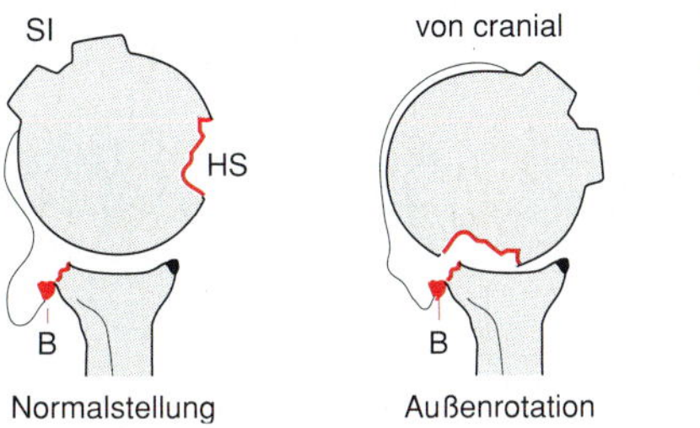

HS Hill-Sachs-Defekt
B Bankart-Läsion
SI Sulcus intertubercularis

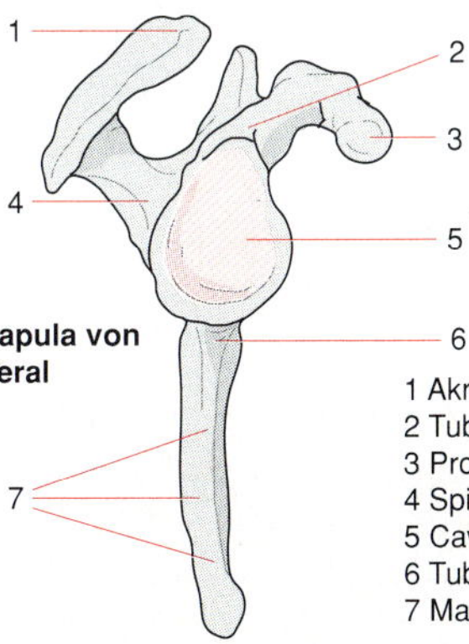

Scapula von lateral

1 Akromion
2 Tuberculum supraglenoidale
3 Proc. coracoideus
4 Spina scapulae
5 Cavitas glenoidalis
6 Tuberculum infraglenoidale
7 Margo lat.

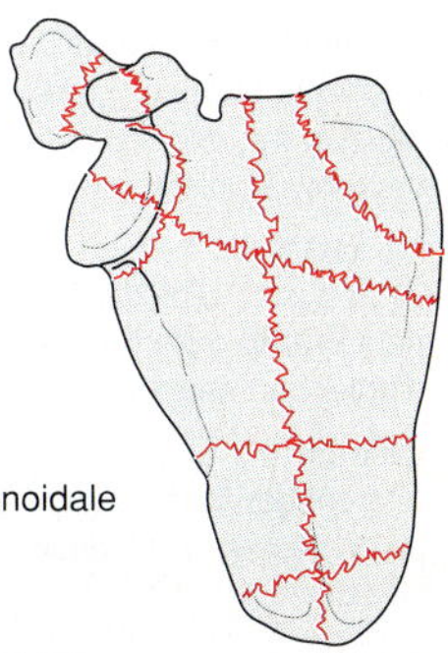

Scapulafrakturen

14

Periarthropathia humeroscapularis (PHS)

Pathologie/Komplikationen: Tendinitis supraspinatus, Tendinitis calcarea, Rotatorenmanschettenruptur, adhäsive Bursitis, adhäsive Capsulitis, Degeneration der langen Bizepssehne, Bizepssehnenruptur, Impingementsyndrom.

Frakturen des prox. Humerus

nach AO-Klassifikation/Müller (1992)

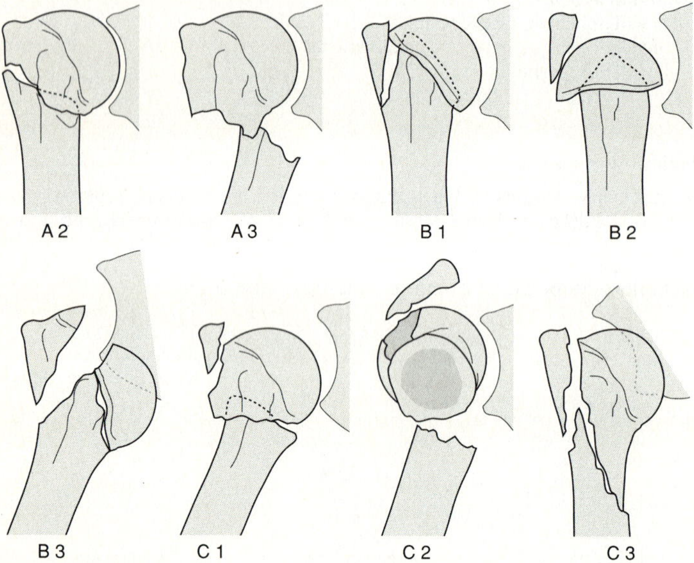

A - extraartikulär unifokal

1 - tuberkulär (majus) (glenohumerale Luxation möglich)
2 - metaphysär, impaktiert (varus/valgus)
3 - metaphysär, nicht impaktiert

B - extraartikulär bifokal

1 - metaphysär, impaktiert
2 - metaphysär, nicht impaktiert
3 - mit glenohumeraler Luxation (Fraktur des Tub. majus/minus möglich)

C - artikulär

1 - mit geringer Dislokation
2 - mit deutlicher Dislokation
3 - mit Luxation

Dist. Humerus/ Ellbogengelenk/prox. Unterarm

Frakturen des dist. Humerus

nach AO-Klassifikation/Müller (1992)

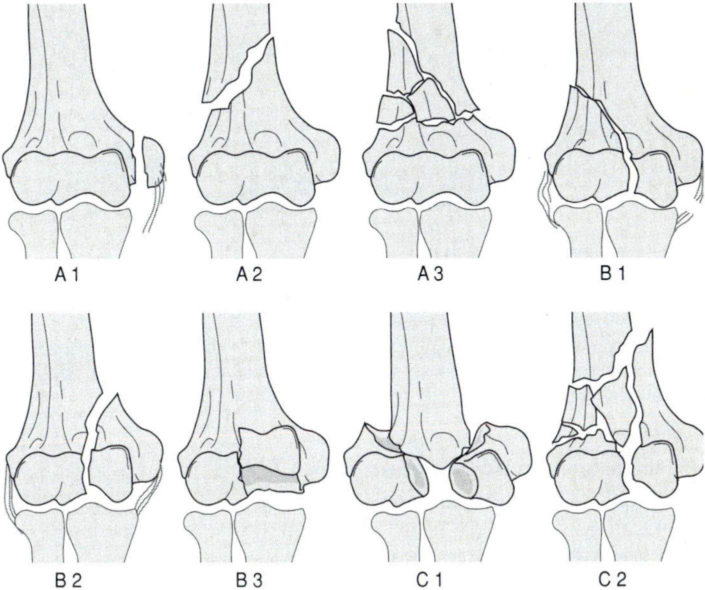

A - extraartikulär

1 - apophysärer Ausriß
2 - metaphysär einfach
3 - metaphysär mehrfragmentär

B - partiell artikulär

1 - lat.-sag.
2 - med.-sag. transtrochleär
3 - frontal

C - komplett artikulär

1 - artikulär/metaphysär einfach (bis epiphysär möglich)
2 - artikulär einfach/metaphysär mehrfragmentär
3 - mehrfragmentär metaphysär

Ellbogengelenk: Maße und Kennlinien

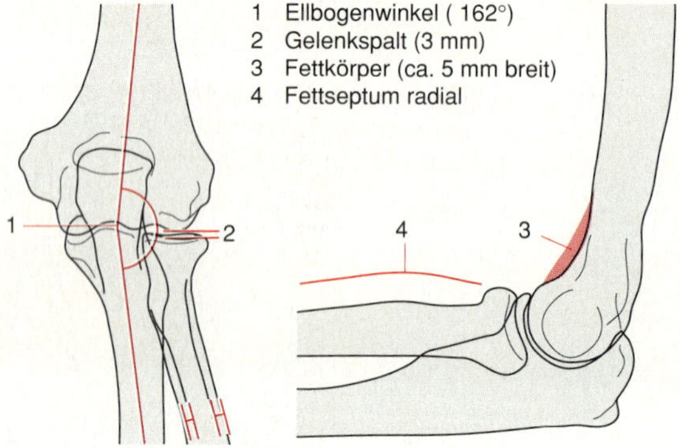

1 Ellbogenwinkel (162°)
2 Gelenkspalt (3 mm)
3 Fettkörper (ca. 5 mm breit)
4 Fettseptum radial

Valguswinkel humeroulnar 15°, ventr. Abwinkelung des dist. Humerus 140°, bei Kindern bis 4 Ossifikationszentren dist. humeral (Capitulum 1.-2. Lj./Epicondylus med. 5. Lj./Trochlea 9. Lj./Epicondylus lat. 10./11. Lj.).
Bei Kindern häufig suprakondyläre dist. Humerusfraktur, Fettpolsterzeichen positiv ⇒ Frakturverdacht; Ulnafraktur + Radiusköpfchenluxation = Monteggia-Fraktur; Radiusfraktur + dist. Ulnaluxation = Galeazzi-Fraktur.

Ellbogengelenk: Rö-Spezialaufnahmen

Schrägaufnahme/Radius außenrotiert:
Frakturen von Radiusköpfchen, Epicondylus lat.

Schrägaufnahme/Radius innenrotiert:
Frakturen von Epicondylus med., Proc. coronoideus ulnae.

Radiusköpfchen-/Capitulum-humeri-Aufnahme:
Frakturen von Radiusköpfchen, Capitulum humeri, Proc. coronoideus ulnae, Gelenkanomalien humeroradial/humeroulnar.

Ellbogengelenk

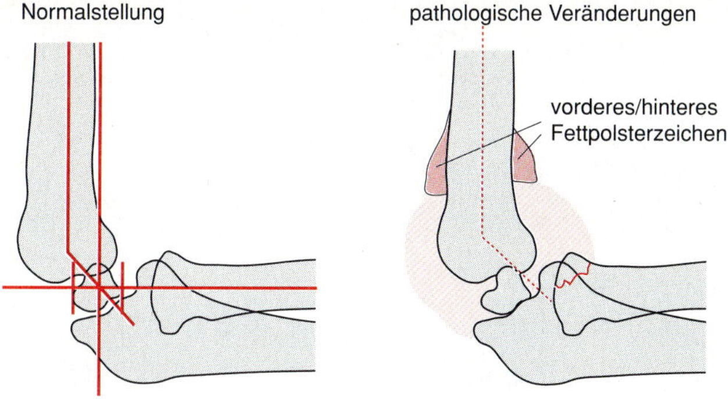

Radiusköpfchenfrakturen

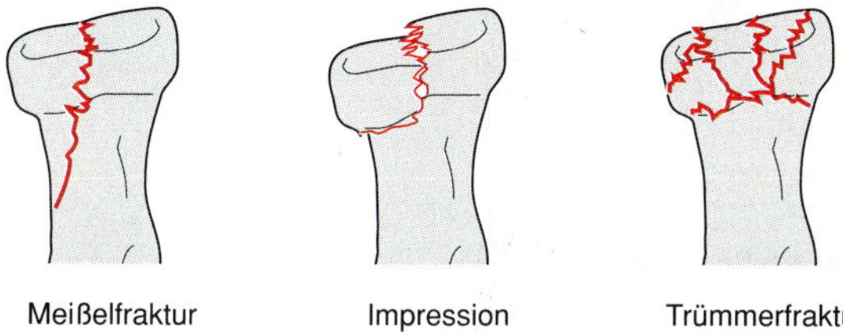

Radiusköpfchenfrakturen

Typ I: ohne Dislokation

Typ II: Dislocatio ad latus

Typ III: Dislocatio ad axim < 30°

Typ IV: Dislocatio ad axim > 30°

Frakturen des(r) prox. Radius/Ulna

nach AO-Klassifikation/Müller (1992)

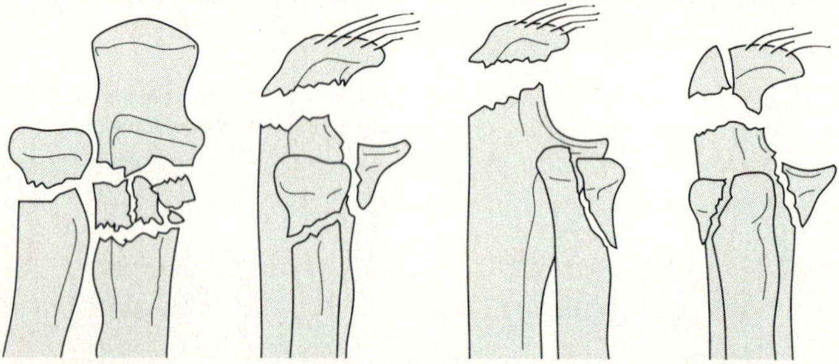

A 3 B 3 C 1 C 2

A - beide extraartikulär

1 - Ulnafraktur/Radius intakt (Trizepsausriß möglich)
2 - Radiusfraktur/Ulna intakt (Bizepsausriß/ Colliumfraktur möglich
3 - Radius-/Ulnafraktur

B - ein Knochen artikulär

1 - Radius intakt
2 - Ulna intakt (Impression möglich)
3 - artikulär einer/extraartikulär der andere

C - beide artikulär

1 - einfach
2 - einer einfach/der andere mehrfragmentär
3 - beide mehrfragmentär

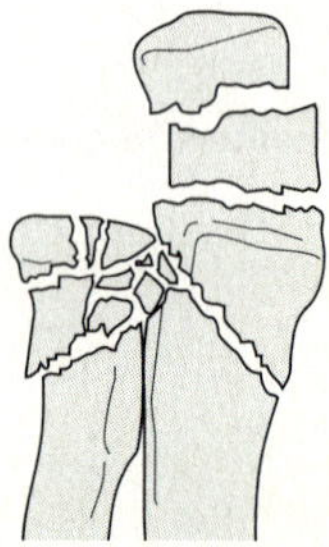

C 3

Frakturen der Ulna-/Radiusdiaphyse

nach AO-Klassifikation/Müller (1992)

A - einfache Fraktur:

1 - Ulna (Monteggia möglich)
2 - Radius (Galeazzi möglich)
3 - beide

B - Keilfraktur:

1 - Ulna (Monteggia möglich)
2 - Radius (Galeazzi möglich)
3 - Keilfraktur eines Knochens, einfache Fraktur/Keilfraktur des anderen

C - komplexe Fraktur:

1 - Ulna
2 - Radius
3 - beide

Dist. Unterarm/Handgelenk/Hand

Frakturen des(r) dist. Radius/Ulna

nach AO-Klassifikation/Müller (1992)

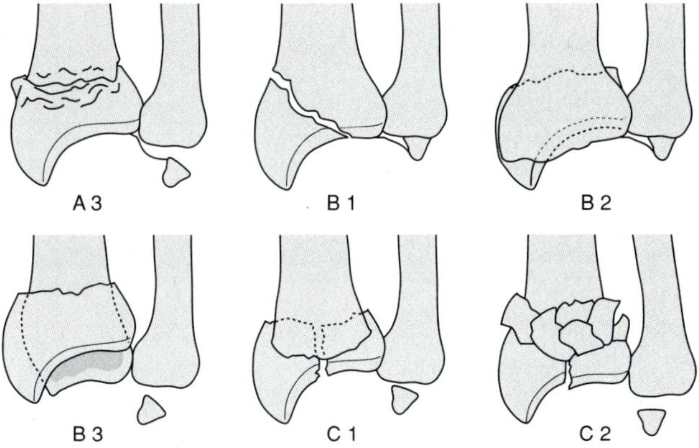

A - extraartikulär

1 - Ulnafraktur/Radius intakt
2 - Radiusfraktur einfach/impaktiert (Fehlstellung: dors. - **Colles**/volar - **Smith**)
3 - Radiusfraktur/mehrfragmentär

B - partiell artikulär

1 - Radiusfraktur/sag.
2 - Radiusfraktur/dors. Kante (**Barton**) (dors. karpale Dislokation möglich)
3 - Radiusfraktur/volare Kante (**reverse-Barton, Smith II**)

C - vollständig artikulär

1 - artikulär/metaphysär einfach
2 - Radiusfraktur/artikulär einfach/metaphysär mehrfragmentär
3 - Radiusfraktur/mehrfragmentär

Radiusfraktur (Colles-Fraktur)

Radiusverkürzung, Fehlstellung dist. Fragment, Gelenkbeteiligung, Ulnafraktur, Ausschluß anderer Frakturtypen: Barton dors./volar, Hutchinson, Smith, Galeazzi. Ausschluß Lunatum-/perilunäre Luxation, DD: Rolando-/Bennett-Fraktur, Subluxationsbestimmung.

Radiusfrakturen loco typico

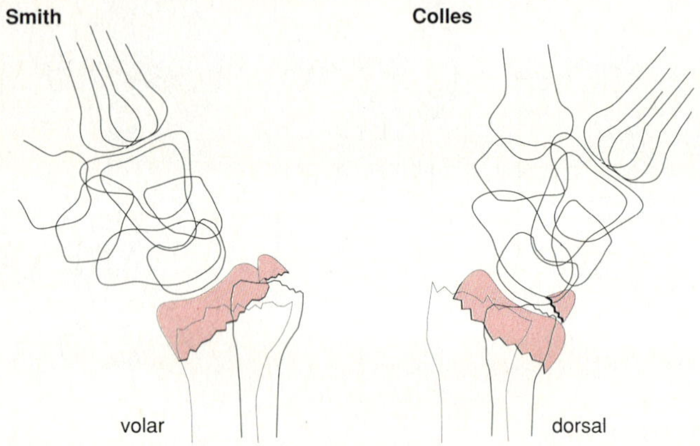

Dist. Radiusfrakturen

Radiusfraktur Lokalisation	Fraktur der dist. Ulna nicht vorhanden	 vorhanden
extraartikulär	I	II
intraartikulär (radiokarpal)	III	IV
intraartikulär (radioulnar)	V	VI
intraartikulär (radiokarpal/-ulnar)	VII	VIII

Handgelenk/Hand: Maße und Kennlinien

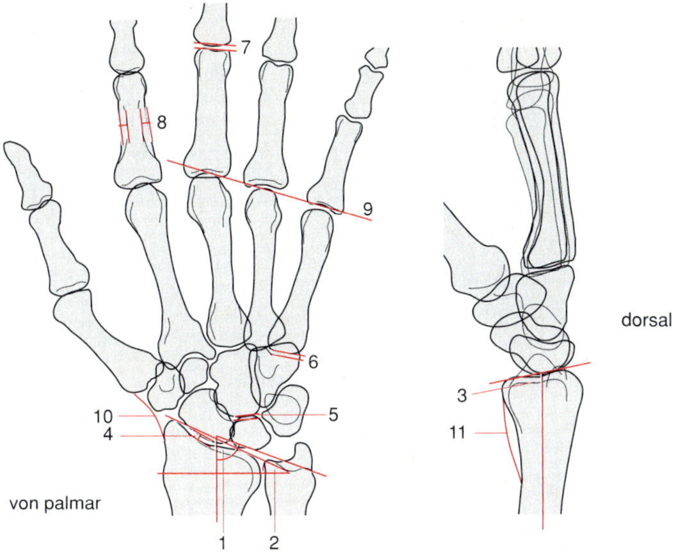

1 Handgelenkwinkel ap (72°-95°)
2 Radiokarpalwinkel ap (30°)
3 Handgelenkwinkel seitl. (79°-94°)
4 Gelenkspalt radiokarpal (2-2,5 mm)
5 Gelenkspalt interkarpal (1,5-2 mm)
6 Gelenkspalt metakarpokarpal (1-2 mm)
7 Gelenkspalt interphalangeal (1-2 mm)
8 Kompaktadicke Grundphalanx II (4-5 mm)
9 Metakarpaltangente an IV + V schneidet III nicht
10 Fettsepte radial
11 Fettsepte (Pronator-quadratus-Zeichen)

Ulnavariante (neutral/minus/plus), Radiuswinkel (normal: 15°-25°), radiale Volarneigung (normal 10°-25°).

Handgelenk/Hand: Rö-Spezialaufnahmen

Handgelenkschrägaufnahme, supiniert: Pisiforme-Frakturen, Pisiforme-Triquetrum-Gelenk.
Handgelenkschrägaufnahme, proniert: Frakturen von Triquetrum/Hamatum/Scaphoid, Scaphoid-Trapezium-Gelenk, Trapezium-Trapezoideum-Gelenk.
Handschrägaufnahme: Frakturen von Metacarpalia/Phalangen, Boxerfraktur.
Karpaltunnelaufnahme: Trapezium volar, Frakturen: Hamulus ossis hamati/Pisiforme.
Gehaltene Abduktionsaufnahme I. Strahl: Riß des ulnaren Längsbandes (Torhüterdaumen).
Tomographie: Carpaliafrakturen insbes. Scaphoid/Lunatum/Hamulus ossis hamati, Rolando-Fraktur, M. Kienböck, Scaphoidpseudarthrose.

Carpalia

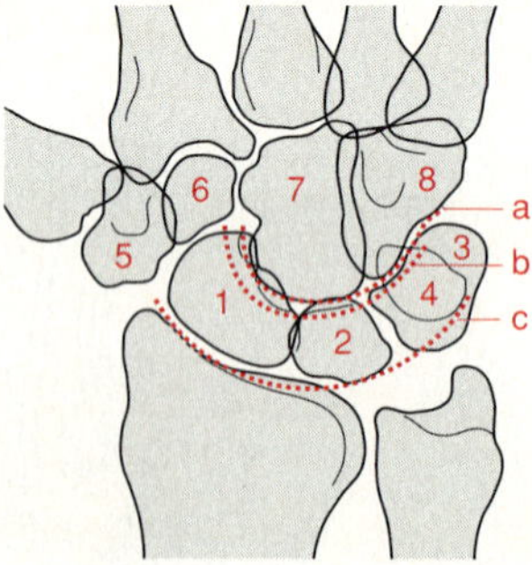

a 1. Bogen
b 2. Bogen
c 3. Bogen

1 Os naviculare
2 Os lunatum
3 Os triquetrum
4 Os pisiforme
5 Os trapezium
6 Os trapezoideum
7 Os capitatum
8 Os hamatum

Synopsis: Handtrauma (Skelett/Ligamente)

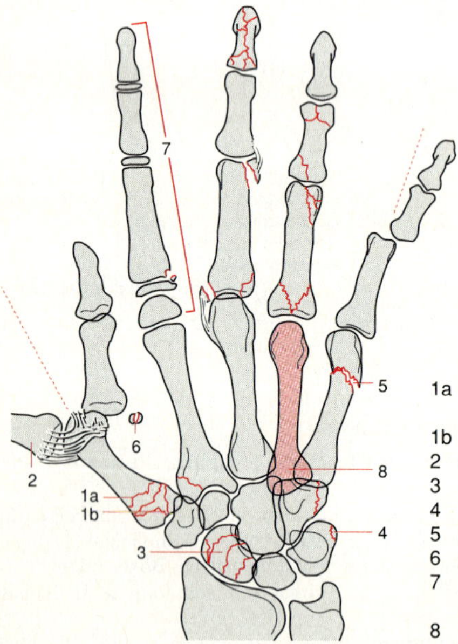

1a T-Fraktur, Rolando-Fraktur, bei Luxation = Bennett-Fraktur
1b extraartikuläre Basisfraktur
2 Luxation MCP I
3 Navikularefrakturen
4 Triquetrumausriß dorsal
5 Boxerfraktur Metacarpale V
6 Sesambeinfraktur
7 Epiphysenfrakturen/ Epiphysiolyse bei Kindern
8 CMC-Luxation

14

Pelvis / Acetabulum / Hüftgelenk / prox. Femur

Pelvis/Hüftgelenk: Maße und Kennlinien

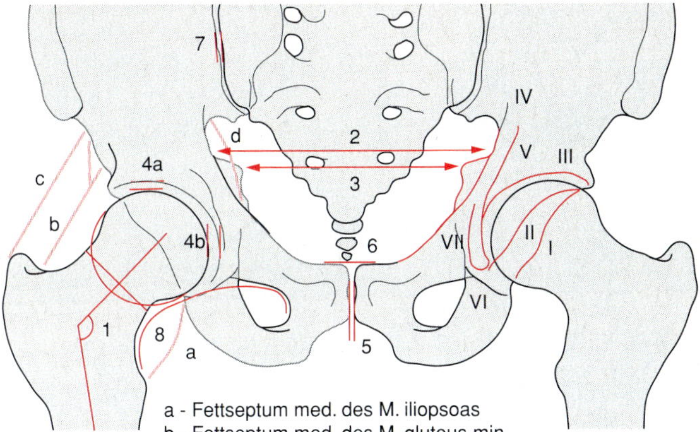

a - Fettseptum med. des M. iliopsoas
b - Fettseptum med. des M. gluteus min.
c - Fettseptum zwischen Mm. gluteus min. + med.
d - M. obturatorius int.

1	Collum-Diaphysen-Winkel (120°-130°)	I	Acetabulumrand post.
2	Diameter transversa (13,5 cm)	II	Acetabulumrand ant.
3	Diameter interspinalis (10,5 cm)	III	Acetabulumdach
4a/b	Gelenkspalt (3-4 mm/4-5 mm)	IV	Linea terminalis
5	Symphyse (< 6 mm)	V	Linea ilioischiadica
6	Differenz < 2 mm	VI	Köhler-Tränenfigur
7	ISG (3-4 mm)	VII	Spina ischiadica
8	Ménard-Shenton-Linie		

Rö-Techniken: Frakturen von Pelvis und prox. Femur

Einstellung	Beurteilung/Nachweis von
ap	Collum-Diaphysen-Winkel, Varus-/Valgusdeformität, Abrißfraktur, Malgaigne-Fraktur, Frakturen von Os ischii/Os pubis/Os ilium/Os sacrum/Caput femoris/Schenkelhals, Luxationen
Ferguson	Frakturen von Os sacrum/Os pubis, ISG
Judet-Obturator-aufnahme	Frakturen der vorderen Säule, hinteres Acetabulum
Ala-Aufnahme	Frakturen der hinteren Säule, vorderes Acetabulum
Lauenstein-Aufnahme	Frakturen von Caput femoris, Schenkelhals, Trochanter major/minor
Axial (seitlich)	ant./post. Schenkelhalskortikalis, Spina ossis ischii, Rotation/Dislokation des Caput femoris

Pelvisfrakturen (stabil)

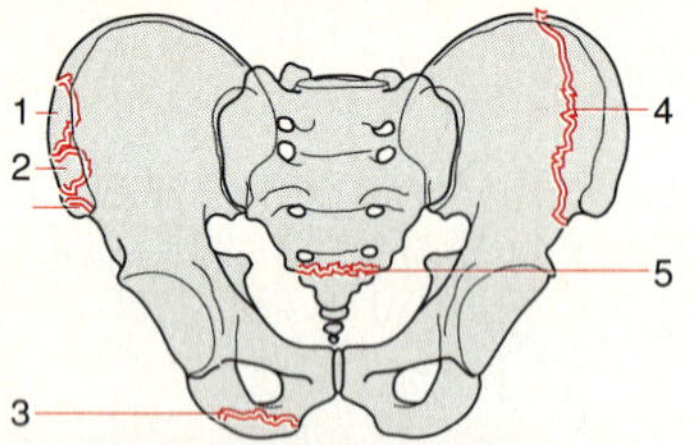

vordere Pelvisringfrakturen

1 - 3 Abrißfrakturen
4 Duvernay-Fraktur
5 Sakrumquerfraktur

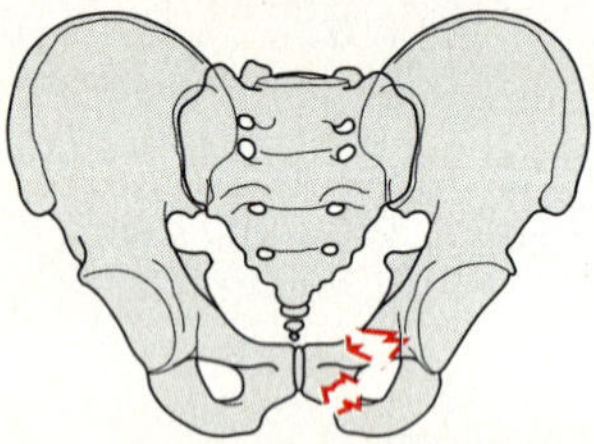

unilateral

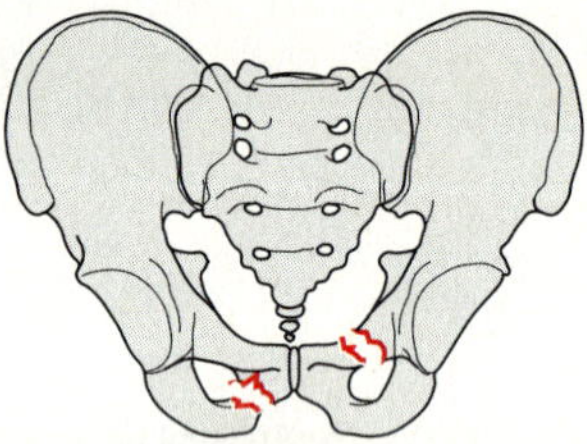

bilateral

3D-Spiral-CT mit Rekonstruktion bei Pelvisfrakturen mit Acetabulumbeteiligung!

Zeichen der pelvinen Gefügelockerung

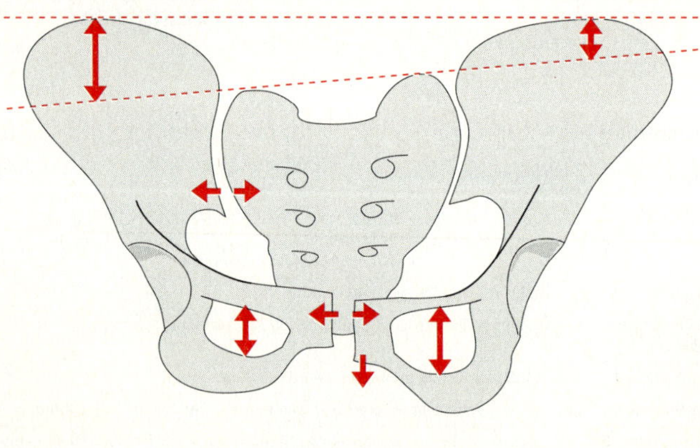

Pelvisfrakturen (instabil)

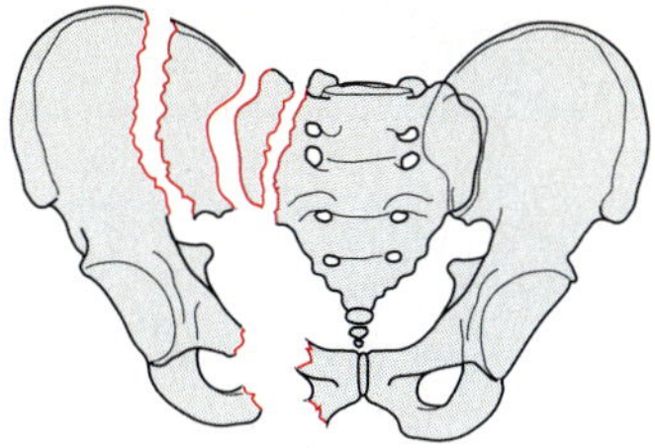

Malgaigne-Fraktur

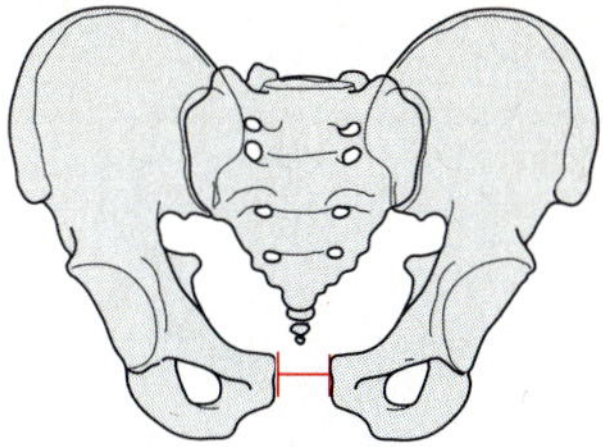

Symphysensprengung (open book)
(Dislokation < 25 mm)

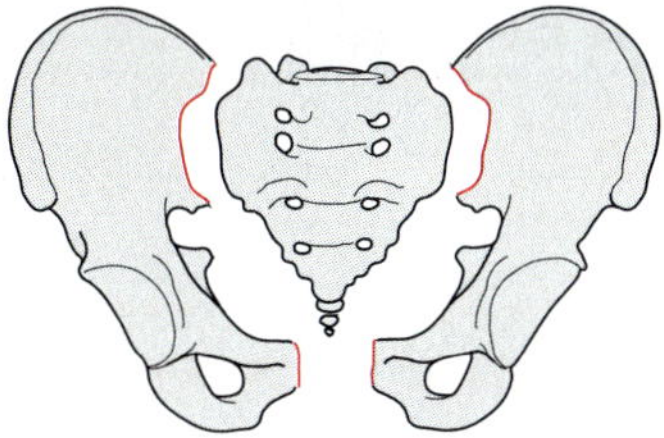

Symphysensprengung + ISG-Sprengung

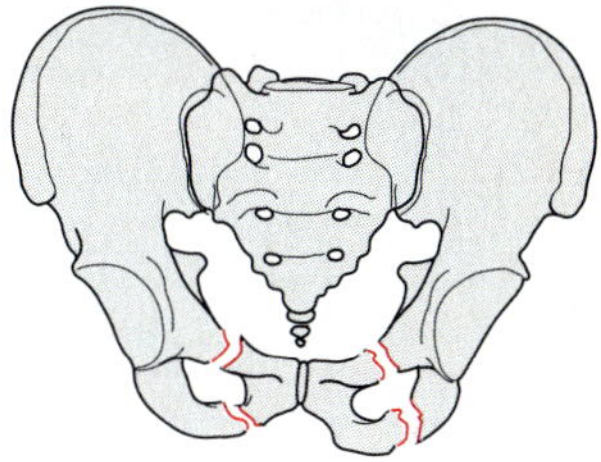

Schmetterlingsfraktur

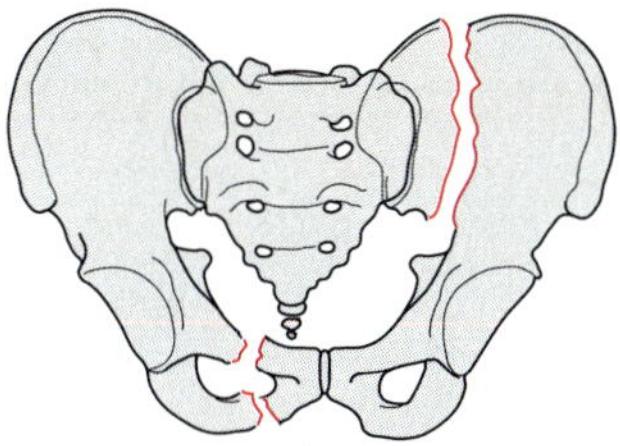

gekreuzte Malgaigne-Fraktur

Pelvine Begleitverletzungen nach Fraktur

Lokal: intraartikuläre Fragmente, Protrusio acetabuli, Luxation post./ant., Fraktur/ Impression Caput femoris.
Ant. Beckenring: Fraktur Os pubis/Os ischii/Os ilium, Schmetterlingsfraktur, Symphysensprengung.
Post. Beckenring: Fraktur Os sacrum, ISG-Sprengung.
Weichteile/Organe: periartikuläre/muskuläre Hämatome, Harnblasen-/Urethra-/ Urterverletzung.

Pelvis/Acetabulum

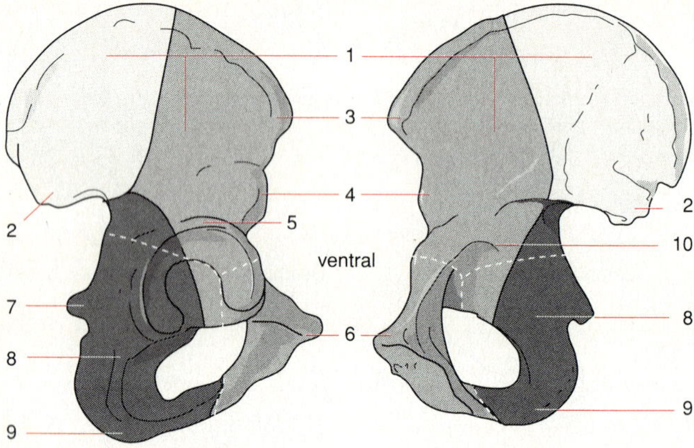

von außen | von innen

- hinterer Pfeiler
- vorderer Pfeiler

1 Os ilium
2 Spina iliaca post. inf.
3 Spina iliaca ant. sup.
4 Spina iliaca ant. inf.
5 Acetabulumdach
6 Os pubis
7 Spina ischiadica
8 Os ischii
9 Tuber ischiadicum
10 Lamina quadrigemina acetabuli

Acetabulumfrakturen

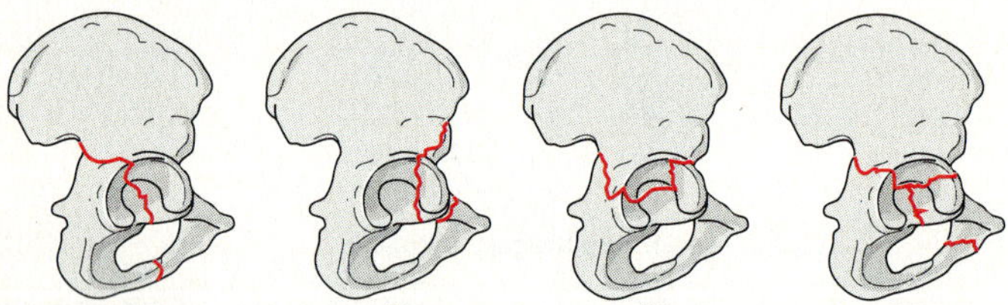

A2 A3 B1 B2

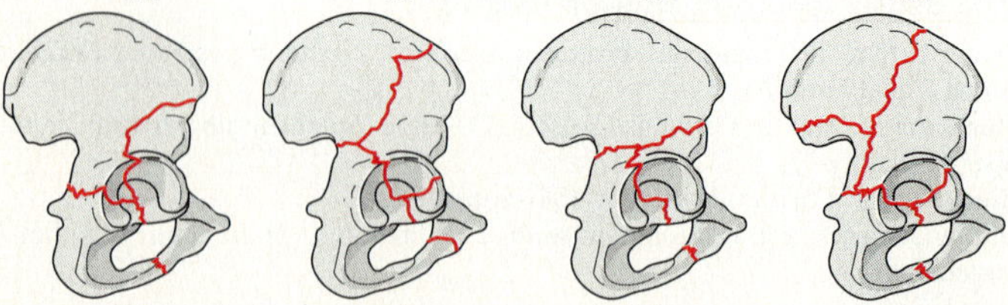

B3 C1 C2 C3

14

➤ Acetabulumfrakturen

nach AO-Klassifikation/Müller (1992)

A - auf einen Pfeiler beschränkt

1 - hintere Pfannenrandfrakturen
2 - Frakturen des hinteren Pfeilers
3 - Frakturen des vorderen Pfannenrandes und Pfeilers

B - Querfrakturen mit anteilig intakter Pfannendach-Os-ilium-Verbindung

1 - Acetabulumquerfraktur mit/ohne Fraktur des hinteren Pfannenrandes
2 - T-Frakturen
3 - Frakturen des vorderen Pfeilers oder Pfannenrandes mit hinterer Hemiquerfraktur

C - Frakturen des vorderen/hinteren Pfeilers und Ausbruch des Pfannendachfragments mit fehlender Verbindung zum Os ilium

1 - vordere Pfeilerfraktur bis zur Crista iliaca
2 - vordere Pfeilerfraktur bis ins anteriore Os ilium
3 - Querfrakturen bis in das ISG

Hüftgelenk: Dysplasie/Luxation

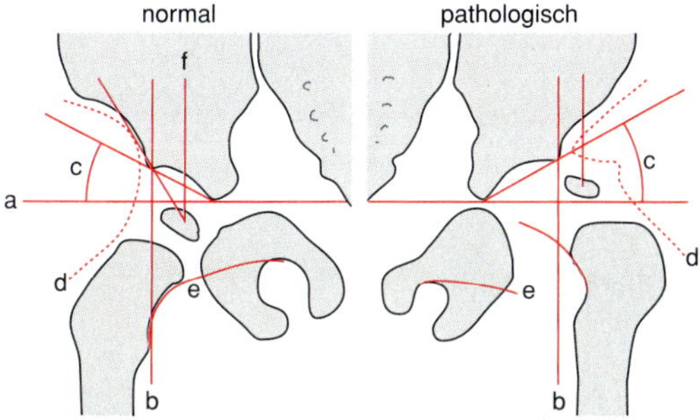

a	Hilgenreiner-Linie	d	Calvé-Linie
b	Ombrédanne-Lot	e	Ménard-Shenton-Linie
c	Pfannendachwinkel	f	Zentrum-Ecken-Winkel

Hüftgelenkreife: sonographische Klassifikation nach Graf

Ia/b	physiologischer Befund
IIa	physiologische Unreife (< 3. Monat)
IIb	Dysplasie (> 3. Monat)
III	Luxation und Dezentrierung des Caput femoris
IV	hohe Luxation

Hüftgelenkluxation

Luxatio iliaca: nach hinten/oben (90%), leichte Innenrotation, geringe Adduktion.

Luxatio ischiadica: nach hinten/unten, deutliche Innenrotation, deutliche Adduktion.

Luxatio pubica: nach vorn/oben, leichte Außenrotation, leichte Abduktion.

Luxatio obturatoria: nach vorn/unten, deutliche Außenrotation, deutliche Abduktion.

Luxation nach unten mit größerer Beugung im Hüftgelenk!

Schenkelhalsfrakturen

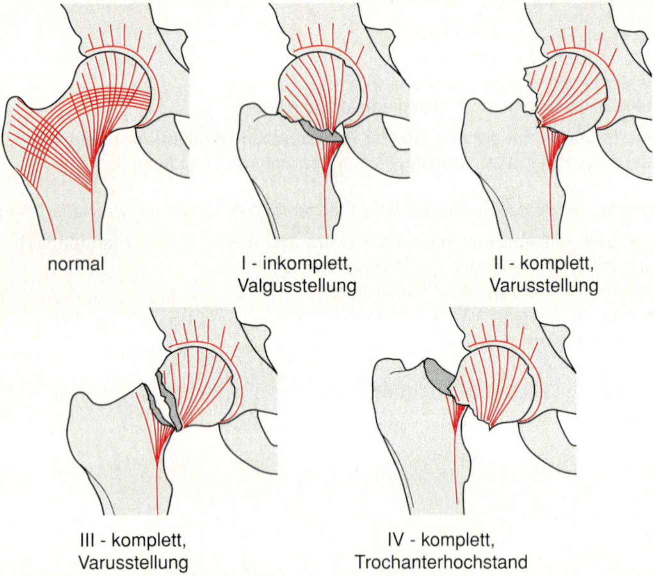

Mediale Schenkelhalsfrakturen nach Pauwels

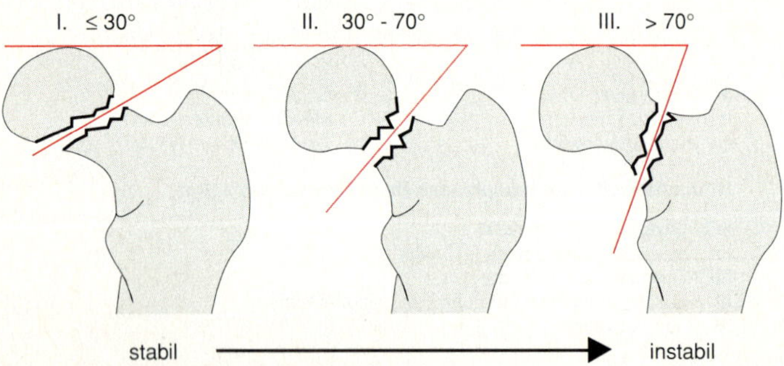

Schenkelhals-/Femurschaftfraktur

Schockgefahr durch starken Blutverlust in die Weichteile, Fettemboliegefahr, N.-ischiadicus-Läsion.

Subtrochantäre Frakturen

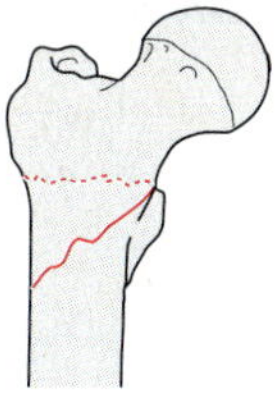

Typ I
kurze Schrägfraktur

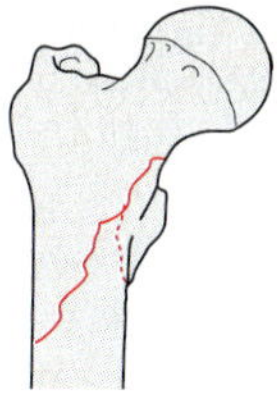

Typ II
lange Schrägfraktur

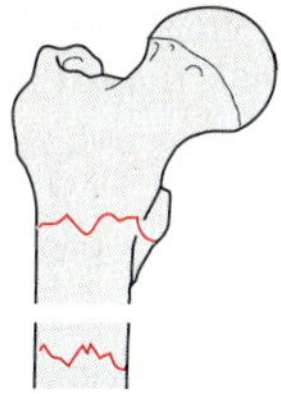

Typ III
hohe/tiefe Querfraktur

Frakturen des prox. Femurs

nach AO-Klassifikation/Müller (1992)

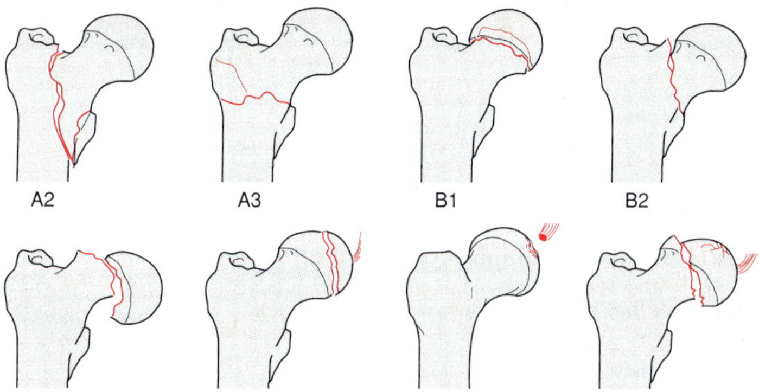

A - Trochanter
1 - pertrochantär/einfach
2 - pertrochantär multifragmentär
3 - intertrochantär

B - Schenkelhals
1 - subcapital/wenig disloziert
2 - transzervikal
3 - subcapital/nicht impaktiert/disloziert

C - Caput
1 - Spaltung (Lig.-teres-Ausriß/-Ruptur möglich)
2 - mit Impression (Spalt möglich)
3 - mit Schenkelhalsfraktur (Impression möglich)

Optimale Winkel bei TEP

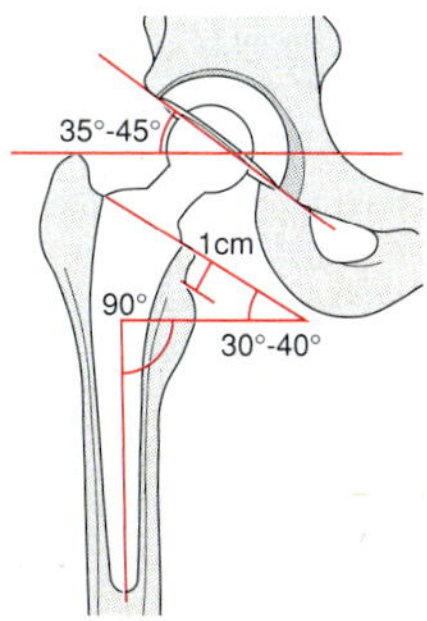

M. Perthes

Aseptische Osteochondronekrose des Caput femoris, 3.-9. Lj., m > f, meist unilat., Abduktion/Rotation eingeschränkt.

Rö-Stadien:

I: Gelenkspalt verbreitert, Epiphysenrand usuriert.

II: Caputkern fragmentiert, sklerosiert, abgeflacht.

III: Caputkern schollig fragmentiert.

IV: Regeneration des Caputkerns mit/ohne Defekt, Verplumpung/Verbreiterung/Verkürzung von Caput und Schenkelhals.

Femurkopfnekrose: Sichelzeichen

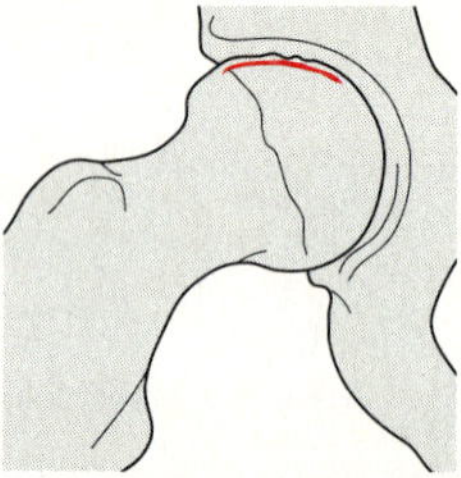

Femurkopfnekrose: MRT-Zeichen

Stadium	T1	T2	path. Äquivalent
A	deutlich hyperintens	mäßig hyperintens	Fettgewebe
B	deutlich hyperintens	deutlich hyperintens	Blut (Alter > 4 d)
C	hypointens	deutlich hyperintens	Flüssigkeit
D	hypointens	hypointens	Fibrose

Dist. Femur/Kniegelenk/prox. Unterschenkel

Frakturen des dist. Femurs

nach AO-Klassifikation/Müller (1992)

A - extraartikulär

1 - einfach

2 - mit metaphysärem Keil

3 - metaphysär komplex (bis diaphysär möglich)

B - partiell artikulär

1 - lat. Condylus, sag.

2 - med. Condylus, sag.

3 - front. (unikondylär dors.: **Hoffa**)

14

C - vollständig artikulär

1 - artikulär/metaphysär einfach (bis epiphysär möglich)

2 - artikulär einfach/metaphysär mehrfragmentär

3 - mehrfragmentär

➤ Frakturen des dist. Femurs

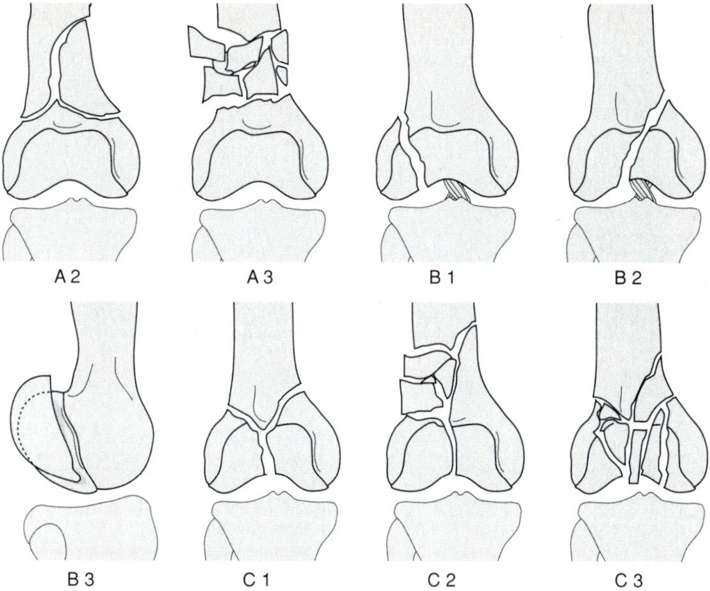

Kniegelenk: Ligamente/Menisci

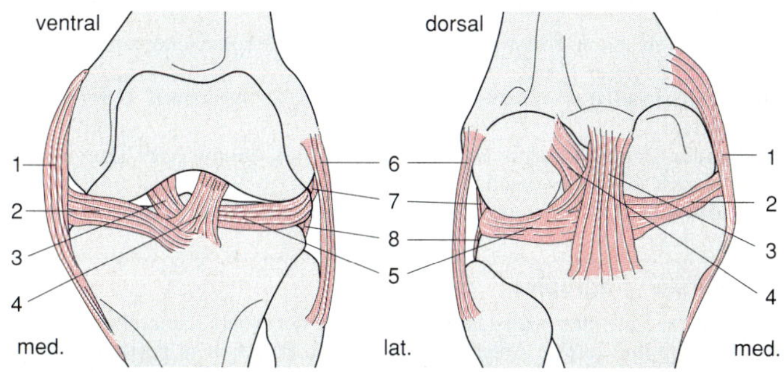

1 Lig. coll. med. (tibiale) (mit Meniscus med. verwachsen)
2 Meniscus med.
3 Lig. cruciatum post.
4 Lig. cruciatum ant.
5 Meniscus lat.
6 Lig. coll. lat. (fibulare)
7 Lig. meniscofemorale
8 Lig. meniscotibiale

Kniegelenk: Maße und Kennlinien

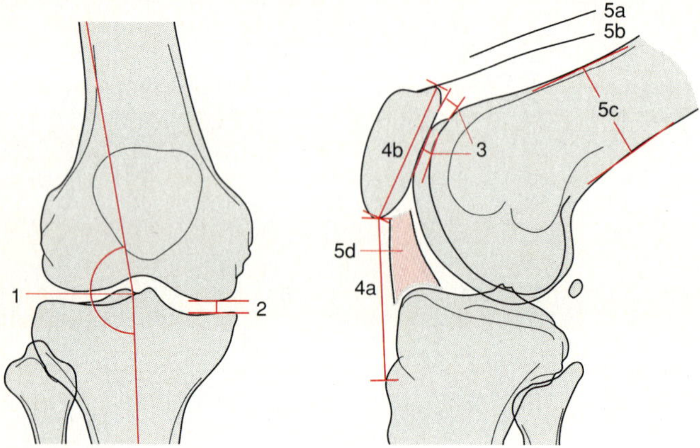

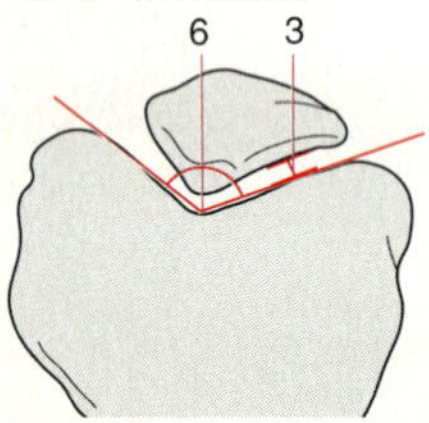

1 Kniegelenkwinkel (173°)
2 Genkspalt (3-5 mm)
3 Patellagelenkspalt (< 5 mm)
4 Patellahypo-/-hyperplasie (Norm: a/b = 0,8-1,2)
5a Fettsepte M. rectus femoris
5b M. vastus intermedius/Bursa suprapatellaris
5c kortikal anliegende Fettlamellen
5d Hoffa-Fettkörper
6 Sulkuswinkel (138°)

Kniegelenk: Rö-Spezialaufnahmen

Tunnelaufnahme nach Frik: Kondylenhinterflächen, Fossa intercondylaris, Eminentiae intercondylares tibiae.
Patella axial: Patellagelenkflächen, Subluxationen, Sulkuswinkel, Kongruenzwinkel, Frakturen.
Tomographie: Depressionsfrakturen des Tibiaplateaus, komplexe Frakturen des dist. Femurs/der prox. Tibia/der Patella.
Schrägaufnahme: Differenzierung Patellafraktur/Patella bi-/tri-/multipartia.

Kniegelenkarthrographie

Rückenlage des Patienten, vollständige Streckung der Beine, Neutralposition. Lateralverschiebung und leichte Anhebung der Patella, Punktion in Patellamittenniveau von lat. Zunächst Aspiration von Synovialflüssigkeit, dann Injektion von 5-7 ml KM mit ca. 0,3-0,5 ml Adrenalin 1:1000, zur Doppelkontrastarthrographie bis 50 ml Luft.

Kniegelenk: O'Donoghue-Trias

Valgusbelastung ⇒ Riß von Meniscus med., Lig. coll. med. und Lig. cruciatum ant.

Meniskus-/Seitenbandzeichen

Steinmann I: Schmerzen med. Gelenkspalt bei Außenrotation/lat. Gelenkspalt bei Unterschenkelinnenrotation ⇒ **Meniscus med.**
Steinmann II: wandernder Druckschmerz bei passiven Kniegelenkbewegungen ⇒ **Meniscus med./lat.**
Payr-Zeichen: Schmerzen am med. Gelenkspalt bei Schneidersitz ⇒ **Meniscus med.**
Apley-Zeichen: bei Bauchlage in 90°-Beugung bei Innen-/Außenrotation unter Extension Schmerzen im Bereich der Gelenkspalte ⇒ **Lig. coll. med./lat.**

Meniskusläsionen in der MRT

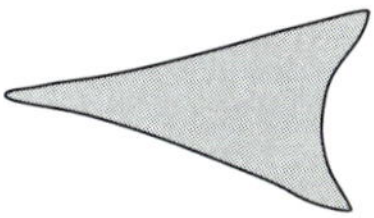
normal

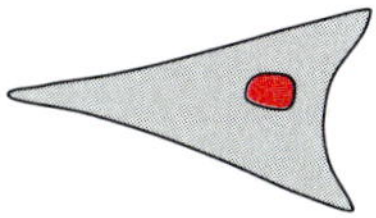
Typ I - Riß/Läsion

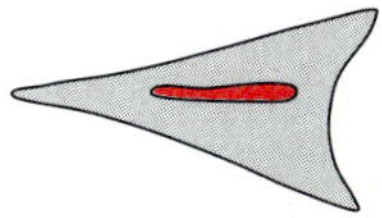
Typ II - Riß/Degeneration

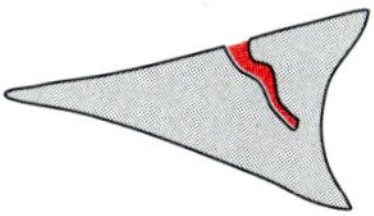
Typ III - frischer Riß mit Gelenkkontakt

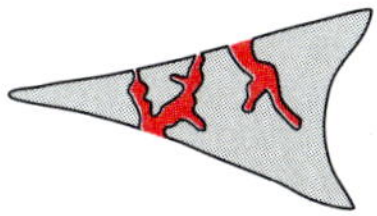
Typ IV - Destruktion/ ältere Läsion in Reparation

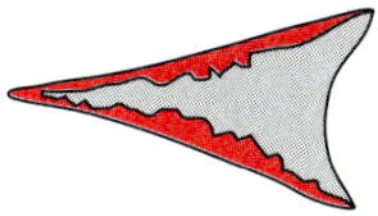
oberflächliche Degeneration

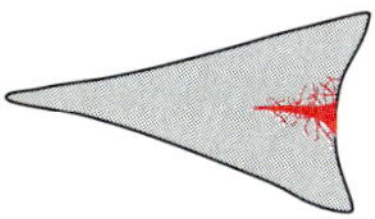
fibrovaskuläre Einsprossung

Meniskusveränderungen

Stadium	MRT - T2	Kommentar
Normal	homogen signalfrei	normaler Befund > 20. Lj.
Grad I (asymptomatisch)	Binnenstrukturen punktuell/anteilig hyperintens, keine Verbindung zur Oberfläche	normaler Befund im Alter, entspricht Chondrozytendefizit, frühe mucoide Degeneration
Grad II (sichtbare Veränderungen)	hyperintense horizontale intrameniskale Läsion ohne Verbindung zur Oberfläche, regelmäßig bis zur meniskulokapsulären Verbindung nachweisbar	bei Kindern/Jugendlichen < 20. Lj. ohne pathologische Relevanz, entspricht ausgeprägten muzinösen degenerativen Veränderungen
Grad III (vollständige degenerative Einrisse)	linear/irregulär konfiguriert hyperintens, Läsion in Verbindung zur Oberfläche, horizontale/schräge Einrisse eher degenerativ, posttraumatische Läsionen eher vertikal/komplex	

Osteochondrosis dissecans: Prädilektionen

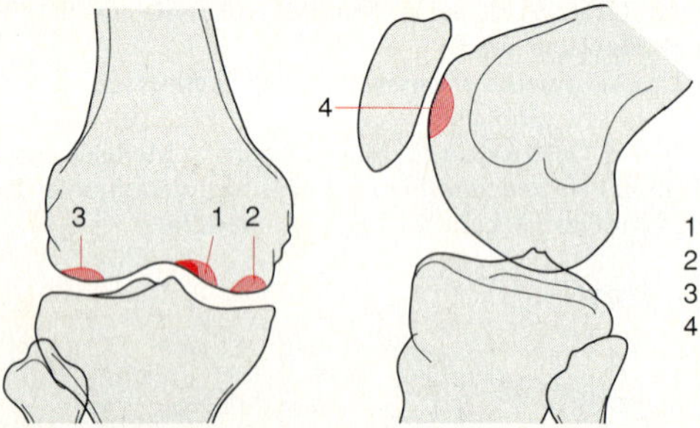

1 gering/ausgedehnt (75%)
2 inferozentral med. (10%)
3 inferozentral lat. (13%)
4 ventral (2%)

Patellaformen (tangential)

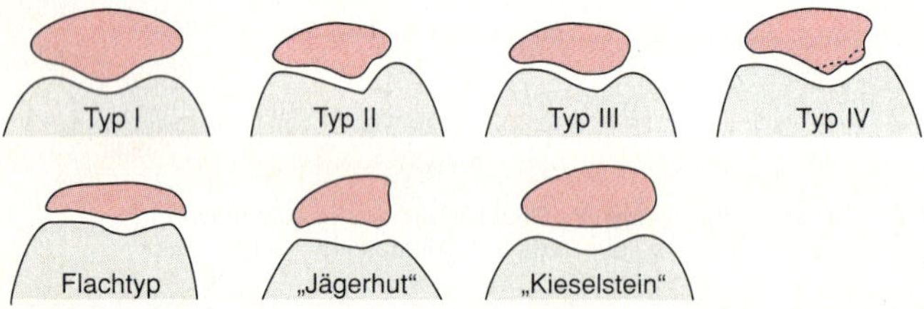

Patellafrakturen

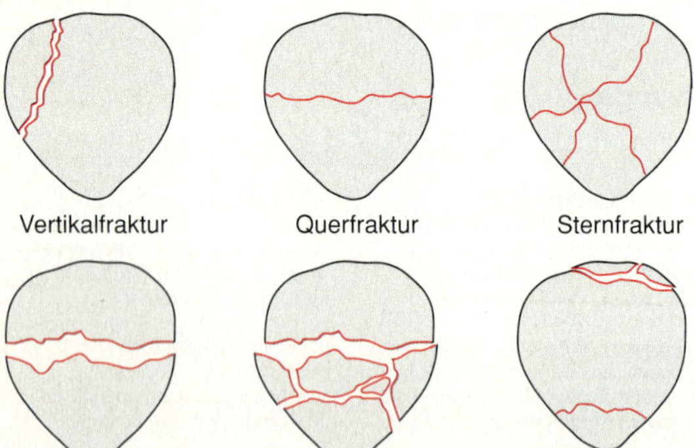

Vertikalfraktur | Querfraktur | Sternfraktur

klaffende Querfraktur | Trümmerfraktur | ligamentäre Ausrißfrakturen

14

Frakturen der prox. Tibia/Fibula

nach AO-Klassifikation/Müller (1992)

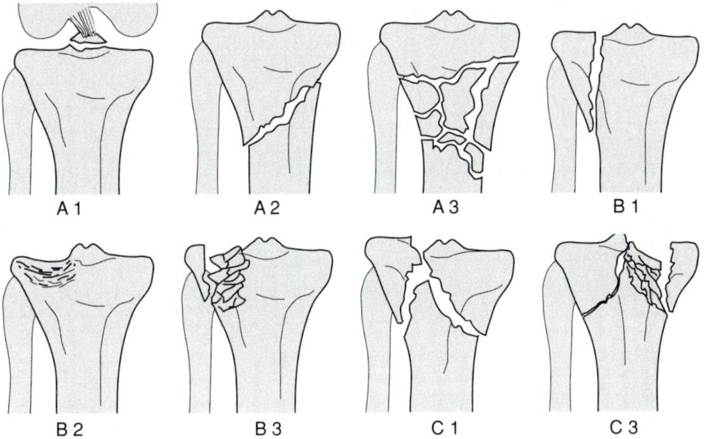

A - extraartikulär

1 - Ausriß (Fibulaköpfchen/Tuberositas tibiae/Eminentiae)
2 - metaphysär einfach
3 - metaphysär mehrfragmentär

B - partiell artikulär

1 - reine Spaltung (Eminentiaebeteiligung möglich)
2 - mit Impression
3 - Spaltimpression

C - vollständig artikulär

1 - artikulär/metaphysär einfach (Dislokation beider Kondylen möglich)
2 - artikulär einfach/metaphysär mehrfragmentär
3 - mehrfragmentär

Tibiaplateaufrakturen

Typ I: Spaltfraktur lat. ohne Dislokation
Typ II: lokale lat./zentrale Impression
Typ III: Spaltfraktur lat. mit Impression
Typ IV: med. Impressionsfraktur mit Dislokation
Typ: V: post./ant. Spaltfraktur ohne Dislokation/Impression
Typ VI: mehrfragmentäre Fraktur beider Tibiaplateaus mit Dislokation/Impression

Dist. Unterschenkel/OSG/Fuß

Frakturen der dist. Tibia/Fibula

nach AO-Klassifikation/Müller (1992)

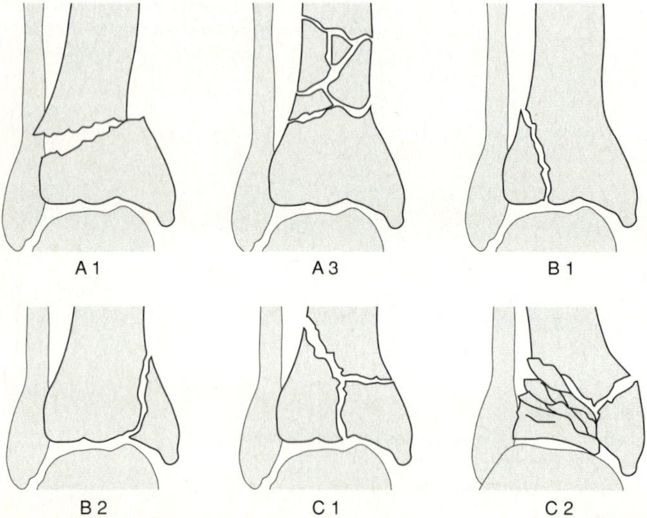

A - extraartikulär

1 - metaphysär einfach
2 - mit metaphysärem Keil (bis diaphysär möglich)
3 - metaphysär komplex (bis diaphysär möglich)

B - partiell artikulär

1 - reine Spaltung
2 - Spaltimpression
3 - mehrfragmentäre Impression

C - vollständig artikulär

1 - artikulär/metaphysär einfach (bis diaphysär möglich)
2 - artikulär einfach/metaphysär mehrfragmentär (bis diaphysär möglich)
3 - mehrfragmentär

Pott-Fraktur: Fibulafraktur suprasyndesmal bei intakter Syndesmose/Lig.-coll.-med.-Ruptur/lat. Talussubluxation.

Dupuytren-Fraktur:

(I): Fibulafraktur suprasyndesmal (2-7 cm cran. des OSG)/Syndesmosenruptur/Lig.-tibiofibulare-Ruptur.

(II): Malleolus-lat.-Fraktur/Lig.-coll.-med.-Ruptur/Syndesmose intakt.

OSG/Fuß: Maße und Kennlinien

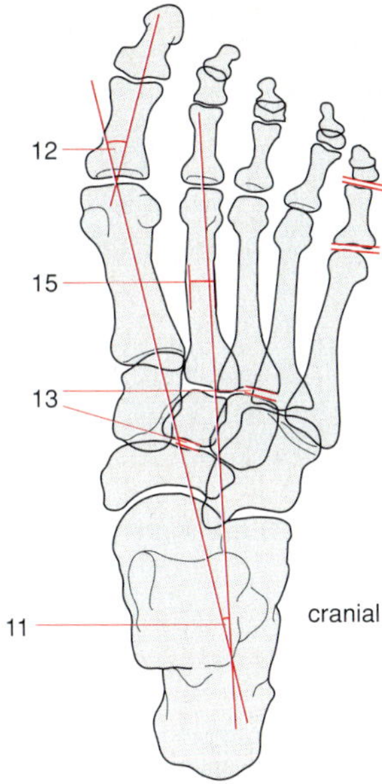

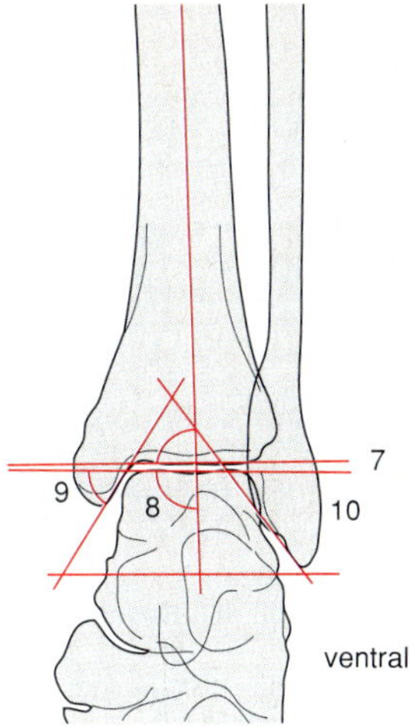

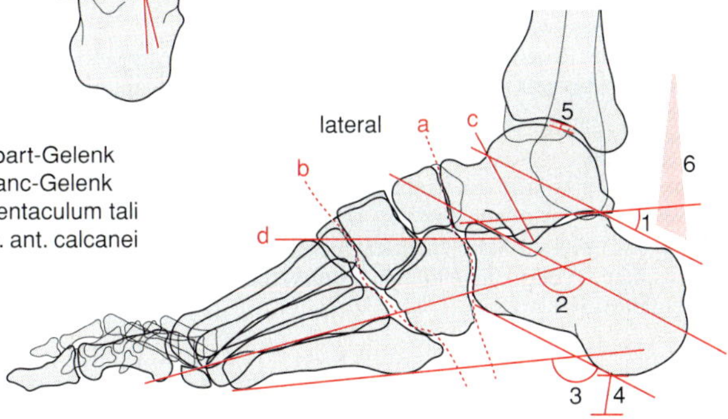

a Chopart-Gelenk
b Lisfranc-Gelenk
c Sustentaculum tali
d Proc. ant. calcanei

1 Tuber-Gelenk-Winkel (30°-40°)
2 Kalkaneus-Fußachsen-Winkel (140°-150°)
3 Fußgewölbewinkel (150°-170°)
4 Kalkaneusweichteilschatten (f/m < 23/25 mm)
5 Gelenkspalt OSG (3-4 mm)
6 Achillessehnenkontur
7 tibiotalarer Winkel (unter Belastung ~ 15 kp Öffnung unter 5° normal)
8 Johnson-Winkel (92°)
9 Tibiawinkel (45°-65°)
10 Fibularwinkel (43°-63°)
11 Hallux valgus (> 9°)
12 Hallux-Phalanx-Valgität (< 20°)
13 Gelenkspalt intertarsal (2-2,5 mm)
14 Gelenkspalt metatarsophalangeal/interphalangeal (1-2 mm)
15 Kompaktadicke Metatarsale II (5 mm)

Malleolarfrakturen

(nach Weber/Danis)

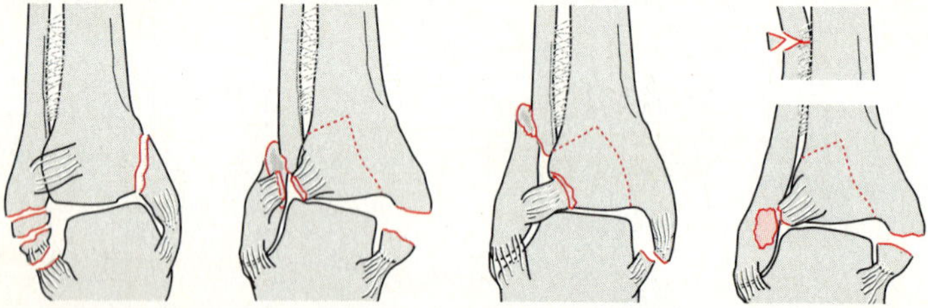

Frakturen der Tibia-/Fibulamalleolen

nach AO-Klassifikation/Müller (1992)

A - infrasyndesmal
(mit Lig.-coll.-lat.-Ruptur/Fibulaausriß/Malleolus-lat.-Querfraktur)
1 - isoliert
2 - mit Malleolus-med.-Fraktur
3 - mit dorsomed. Fraktur

B - transsyndesmale Fibulafraktur
1 - isoliert (Ruptur der vorderen Syndesmose möglich)
2 - mit med. Läsion (Ruptur Lig. coll. med./der vorderen Syndesmose möglich)
3 - mit med. Läsion/Volkmann-Fraktur (Lig.-coll.-med.-Ruptur/Malleolus-med.-Fraktur)

C - suprasyndesmal
1 - mit diaphysärer Fibulafraktur/einfach (Malleolus-med.-/Volkmann-Fraktur: **Dupuytren**)
2 - mit diaphysärer Fibulafraktur/mehrfragmentär (Malleolus med.-/Volkmann-Fraktur: **Dupuytren**)
3 - prox. Fibulaläsion

OSG/Fuß: Rö-Spezialaufnahmen

14

Schrägaufnahme: Frakturen des Malleolus med., Talus, Tuber calcanei.

Kalkaneus tangential: Frakturen des mittleren/post. unteren Sprunggelenks, Kalkaneusfrakturen.

Broden-Aufnahme: Frakturen des post. unteren Sprunggelenks, Kalkaneus, Sustentaculum tali.

Axiale Aufnahme: Sesambeinfrakturen.

Tomographie: komplexe Frakturen.

OSG: Ligamente

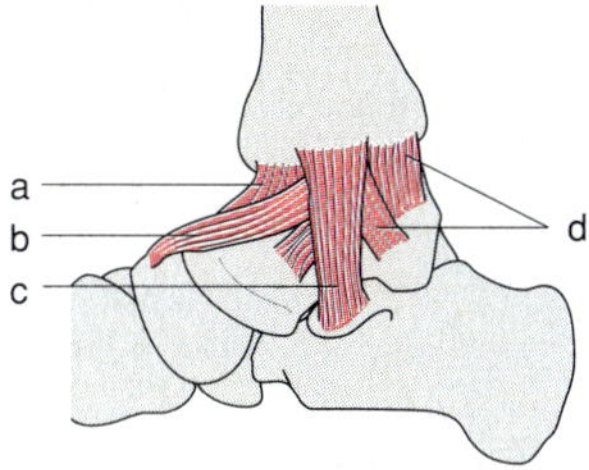

Lig. deltoideum (coll. med.)

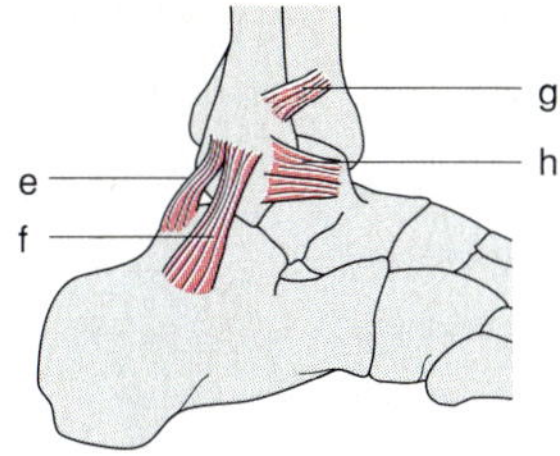

Lig. coll. lat.

a Lig. tibiotalare ant.
b Lig. tibionaviculare
c Lig. tibiocalcaneare
d Lig. tibiotalare post.

e Lig. talofibulare post.
f Lig. calcaneofibulare
g Lig. tibiofibulare
h Lig. talofibulare ant.

OSG: Verletzungen

Pronation-Abduktion

Stadium I: Lig. deltoideum-Ruptur oder Fraktur des Malleolus med.
Stadium II: Ausriß des dist. Lig. tibiofibulare ant./post.
Stadium III: Fibulaschrägfraktur in Gelenkhöhe

Pronation-Außenrotation

Stadium I: Lig.-deltoideum-Ruptur oder Fraktur des Malleolus med.
Stadium II: Lig.-tibiofibulare-ant.-Ausriß und Ruptur der Membrana interossea
Stadium III: Fibulafraktur 6 cm oberhalb des OSG
Stadium IV: Schalenfraktur der post. Tibia oder Lig.-tibiofibulare-post.-Ruptur

Supination-Adduktion

Stadium I: Lig.-coll.-lat.-Ruptur oder Querfraktur des Malleolus lat.
Stadium II: steile Malleolus-med.-Schrägfraktur

Supination-Außenrotation

Stadium I: Lig.-tibiofibulare-Ausriß
Stadium II: Spiralfraktur der dist. Fibula in Gelenkhöhe
Stadium III: Lig.-tibiofibulare-post.-Ruptur
Stadium IV: Malleolus-med.-Querfraktur

OSG: Arthrographie

Riß des Lig. talofibulare ant.: KM-Austritt an der Spitze des Malleolus lat.
Riß des Lig. calcaneofibulare: Kontrastierung der Peronäussehnenscheide.
Riß des dist. Lig. tibiofibulare ant.: KM-Austritt > 25 mm in den tibiofibularen Syndesmosenrezessus.
Riß des Lig. deltoideum: KM caudal des Malleolus med.

Tarsalia

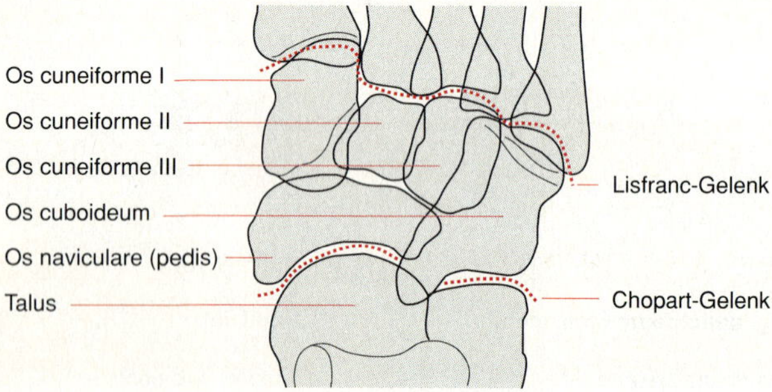

Lisfranc-Luxationsfraktur

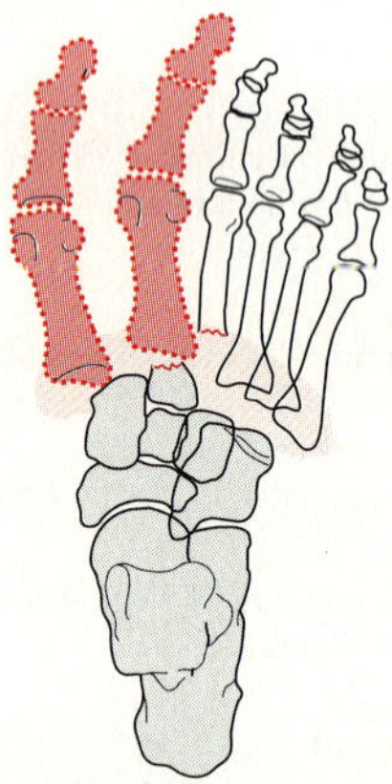

gleichsinnige/divergierende
Luxation des 1. Strahls

Arthrose/Arthitis

Synopsis: Arthrose

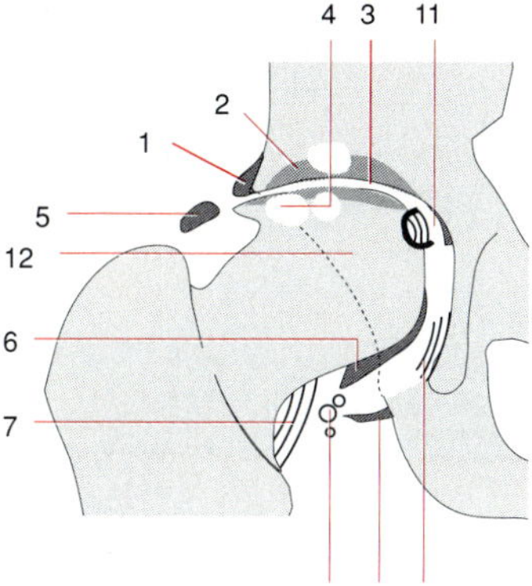

Coxarthrose

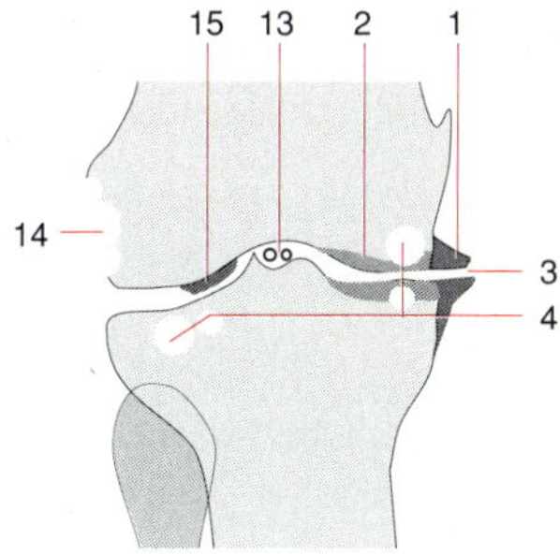

Gonarthrose

1 Osteophyt
2 endomarginale Sklerose
3 Gelenkspaltverschmälerung (asymmetrisch)
4 subchondrale Zyste (Geode)
5 Kapselverkalkung
6 subfovealer Osteophyt
7 Wiberg-Zeichen (Dezentrierung)
8 Synovialchondrome
9 Labrum-acetabulare-Verkalkung
10 Pfannenbodendoppelung
11 verkalkte Fovea capitis femoris mit konsekutivem Osteophyt
12 Caput-femoris-Entrundung
13 Bandansatzverkalkungen
14 randständiger Resorptionsdefekt
15 exomarginale Sklerose

Arthrose (große Gelenke): Rö-Zeichen

Gelenkspaltverschmälerung, subchondrale Sklerose, Osteophyten, (Pseudo)Zystenbildung, Deformierung der artikulierenden Knochen (insbes. Humerus-/Femurkopf), **keine** fokale Osteoporose!

Omarthrose/Arthrose des Ellbogen-/Hand-/Sprunggelenks: insgesamt eher selten, primäre Arthrose selten/geringgradig, meist sekundär ⇒ posttraumatisch/postinflammatorisch/genetisch/habituell/metabolisch.

Coxarthrose: häufig, oft primär, Gelenkspaltverschmälerung (apikolat. > zentromed. > mediocaudal), subchondrale Sklerose azetabulär, Gelenkkapselansatzosteophyten, (Pseudo)Zystenbildung subchondral (Egger-Zysten), abflachende Deformierung des Caput femoris, Subluxation (craniolat. > craniomed. > med. > axial), Protrusio acetabuli, Synovialchondrome.

Gonarthrose: häufig, oft primär, Gelenkspaltverschmälerung (med. ⇒ Varusstellung > lat. ⇒ Valgusstellung), subchondrale Sklerose kondylär/tibial/femoropatellar, Randkanten-/Gleitlagerrandosteophyten tibial/kondylär/patellar, (Pseudo)Zystenbildung subchondral, abflachende Deformierung der Kondylen/Auskehlung des Caput tibiae, Enthesiopatie des Quadrizepssehnenansatzes, Ausziehungen der Eminentiae intercondylares, Synovialchondrome.

14

Synopsis: Arthrose

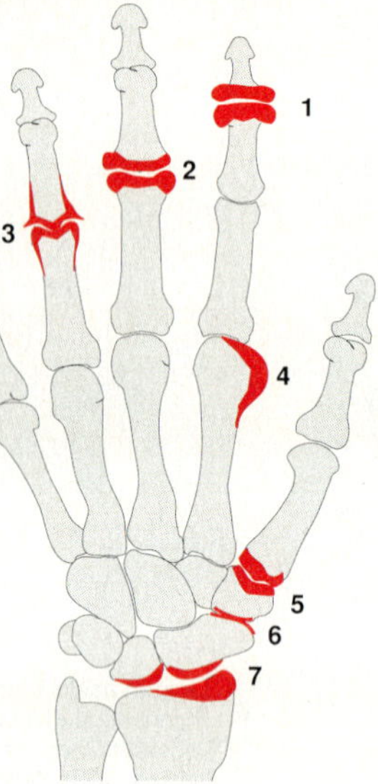

1 Heberden-Knoten
2 Bouchard-Knoten
3 erosive Arthrose
4 Karpometakarpalarthrose
5 Rhizarthrose
6 Interkarpalarthrose
7 Radiokarpalarthrose

Synopsis: Arthritis

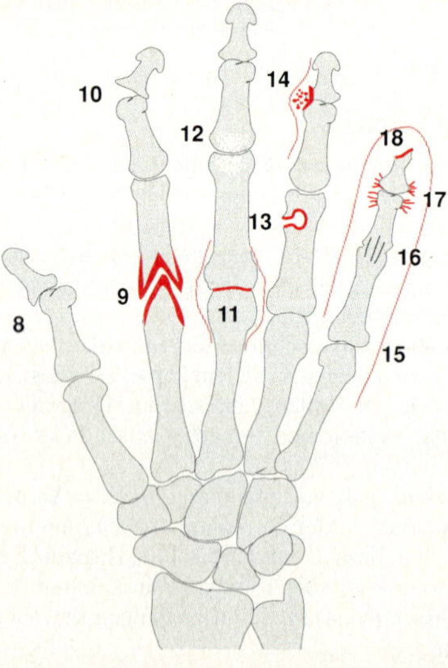

Arthritis bei SLE

8 Subluxation („Anhalterdaumen")

Rheumatoide Arthritis (cP)

9 Mutilation
10 (Sub)Luxation
11 Gelenkspaltverschmälerung symm. Gelenkschwellung
12 gelenknahe Osteoporose

Gicht-Arthritis

13 asymmetrische Erosion mit überhängendem Rand
14 Weichteilschwellung mit/ohne Verkalkung (Tophus)

Psoriasis-Arthritis

15 Daktylitis („Wurstfinger")
16 interphalangeale Ankylose
17 flauschartige Periostitis
18 Erosion des Nagelkranzfortsatzes

Arthrose (kleine Gelenke): Rö-Zeichen

Hand: häufigste Arthrose, Leitzeichen: Heberden-Knötchen (DIP)/Bouchard-Knötchen (PIP), Rhizarthrose (MCC I).

Arthrose (Sonderformen)

Charcot-Gelenke (neuropathische Arthropathie): schwerste arthrotische Veränderungen: Knochen-/Knorpelfragmentierung mit Ausfüllung des ehemaligen Gelenkraumes (Débris), Gelenkerguß bei chronischer Synovialitis, (Sub)Luxation bei Gelenkinstabilität. Ursachen: Diabetes mellitus/Syringomyelie/Spina bifida mit Myelomeningozele/Lepra/Tabes dorsalis (Lues)/kongenitale Schmerzempfindungsstörung.

Symphyse

Arrosion/Verbreiterung: kongenital (Dysplasie/Blasenekstrophie/Epispadie/Analatresie), Spondylitis ankylosans, Hyperparathyreoidismus, rheumatoide Arthritis, Ostitis pubis, neurogene Osteolyse, Osteonekrose, Gravidität, Trauma, Tumordestruktion.
Verknöcherung: idiopathisch, geheilter Hyperparathyreoidismus, Fluorose, geheilte Ostitis, Spondylitis ankylosans, Ochronose, Arthrosis deformans, posttraumatisch, rheumatoide Arthritis, postop., nach Radiatio.

Symphyse: Knöcherne Veränderungen

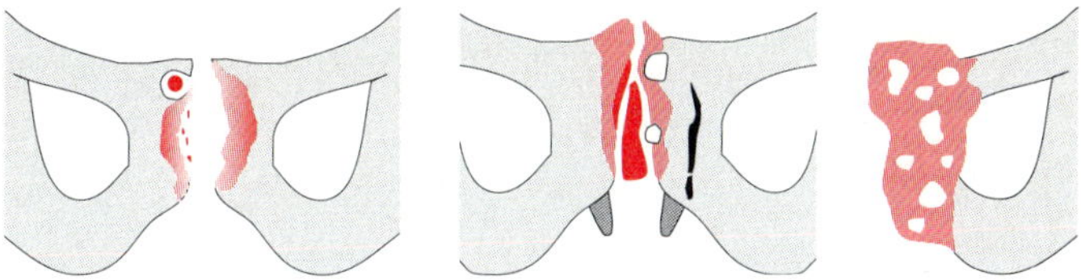

floride Entzündung (spezifisch, bakteriell, gummös) — **Ochronose, Arthrose** — **M. Paget**

Kalkaneusarthritis: Rö-Morphologie

Degenerative Arthritis: Zugosteophyten am Achillessehnenansatz (Fersensporn), Plantaraponeurosenansatzosteophyten (Plantarsporn), post. Talokalkanearosteophyten.
Rheumatoide Arhritis: fokale Osteoporose, Achillessehnenverdickung, Bursitis retrocalcanearis mit angrenzender Kalkaneushinterflächenerosion.
Arthritis psoriatica, M. Bechterew, M. Reiter:
breitbasige Osteophyten im Bereich des Plantaraponeurosenansatzes, flaue Periostitis, Erosionen an Kalkaneushinter-/-unterfläche.

ISG: Knöcherne Veränderungen

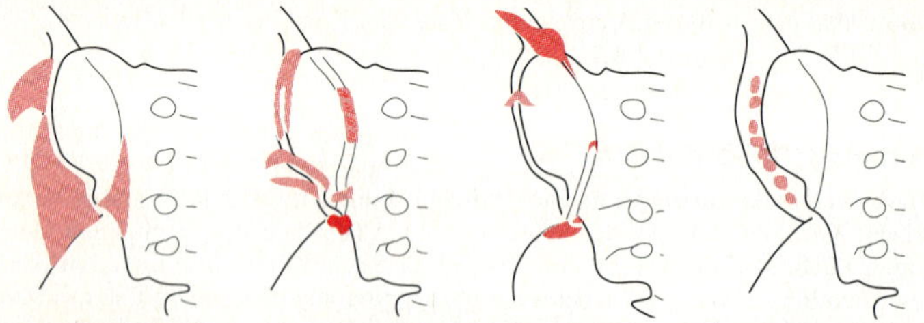

Hyperostosis triangularis ilii — reparative Ossifikation — Osteochondrosis sacri

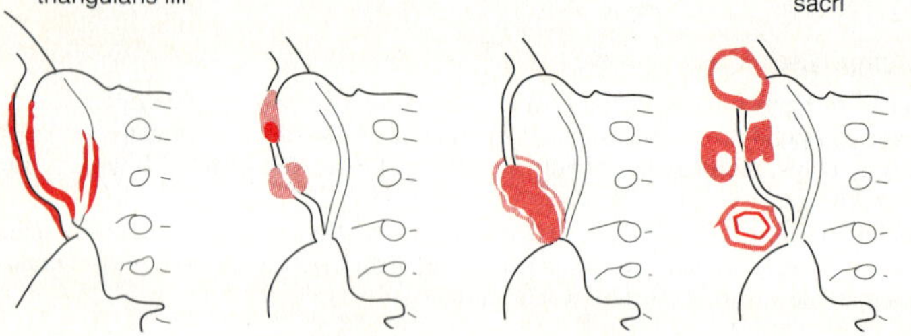

Sakroiliakalarthrose — Sacroiliitis circumscripta — Sacroiliitis tuberculosa — Osteolyse, Osteomyelitis

Spondylosis ankylosans

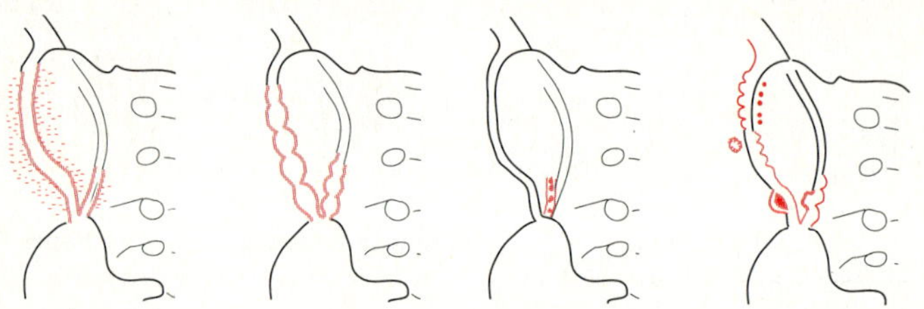

destruktive Veränderungen

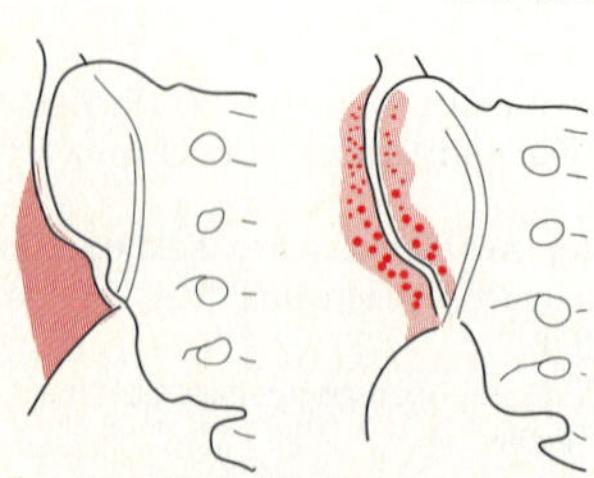

sklerotische Veränderungen

Symphysen-/Os-pubis-Läsionen bei Hyperparathyreoidismus

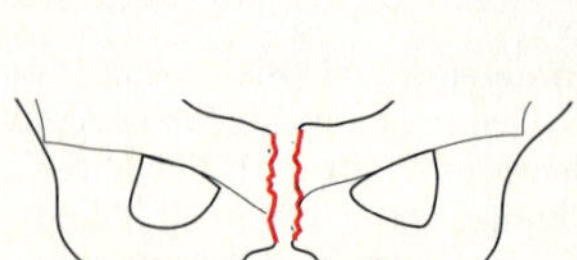

ISG-Veränderungen

Arrosion/Verbreiterung: Dysplasie, Spondylitis ankylosans, M. Crohn, Gicht, Hyperparathyreoidismus, Ostitis (condensans ilii/pyogen/spezifisch), Tumordestruktion, Arthrosis deformans, Osteochondrosis sacri, Arthritis psoriatica, Reiter-Syndrom, Sacroiliitis circumscripta, Paraplegie, Trauma.

Verknöcherung: idiopathisch, Spondylitis ankylosans, geheilter Hyperparathyreoidismus, rheumatoide Arthritis, geheilte Arthritiden (Psoriasis/M. Crohn/Gicht etc.), Fluorose, geheilte Ostitis, Ochronose, Arthrosis deformans, postop., nach Radiatio.

Gonarthritiden: Rö-Synopsis

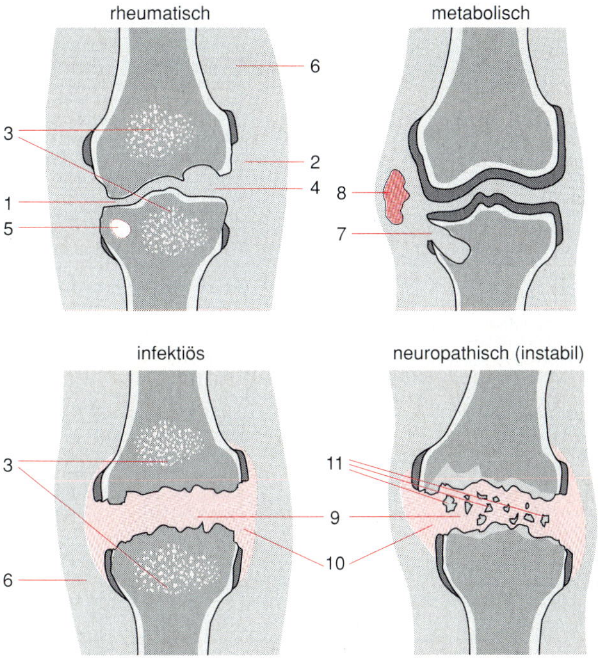

1 Gelenkspaltverschmälerung
2 Knorpeldestruktion
3 Osteoporose
4 zentrale / marginale Erosion
5 zystoide Veränderungen
6 periartikuläre Schwellung
7 marginale Erosion (überhängender Rand)
8 weichteilige RF
9 Gelenkraumdestruktion
10 Gelenkerguß
11 ossärer Débris

Arthritis: inflammatorisch

Typ	Lokalisation	Befallmuster
Erosive Osteoarthritis f >> m, 4.-5. Dekade	DIP, PIP	charakt. „Mövenschwingen"-Form der interphalangealen Gelenkerosionen, Heberden-Knötchen, Ankylose möglich
Rheumatoide Arthritis f > m, 80% positive Rheumaserologie, typisch: Morgensteifigkeit, Beweglichkeitsbesserung im Tagesverlauf	bevorzugt Knie, Hüfte, MCP, PIP, Interkarpalgelenke, Handgelenk, unteres Sprunggelenk, HWS, **DIP meist ausgespart**	zentrale/marginale Erosionen, diffuse symmetrische Gelenkspaltverschmälerung, periartikuläre Osteoporose, spindelförmige Weichteilschwellung, (Sub)-Luxationen, periartikuläre Synovialiszysten, Schwanenhals-/Knopfloch-/Anhalterdaumendeformität, Mutilansdeformität, Rheumaknoten (Hand-/Ellbogengelenk), Protrusio acetabuli, med./axiale Subluxatio capitis femoris, Kalkaneuserosionen, ulnare Deviation, Densarrosion, atlantoaxiale Subluxation, Erosionen der kleinen Wirbelgelenke (HWS bevorzugt), Arrosion der Proc. spinosus, (Spondylo)Diszitis, Spondylitis, Rotatorenmanschettenläsion/-ruptur, Hallux valgus, Baker-Zyste
Juvenile rheumatoide Arthritis f > m, 3 Unterformen: M. Still/ polyartikulärer Typ/oligoartikulärer Typ	Epiphysenfugen, Periost der Grundphalangen/ Metacarpalia, HWS	Ankylosen der kleinen Wirbelgelenke (bevorzugt HWS), Ankylosen interkarpal/ PIP, periostale Reaktionen, Wachstumsverzögerung/-beschleunigung (charakt.: femorokondyläre Hypertrophie)
Rheumatoide Nodulose Variante der rheumatischen Arthritis, hohe Rheumafaktortiter	meist keine Gelenkveränderungen, Knochenbefall	charakt. multiple subkutane Knötchen (Ellbogen, Streckseite Hände/Füße bevorzugt)
M. (Marie-Strümpell-) Bechterew, Spondylitis ankylosans 95% HLA-B27 positiv, m:f = 7:1, meist < 30. Lj., oft extraartikuläre Manifestation (Iritis/Lungenfibrose/kardiale Reizleitungsstörungen/Aortenklappeninsuffizienz/Myelonkompression/ Amyeloidose/Fieber/Anorexie/ Schwäche/Gewichtsverlust), Rheumafaktor negativ	WK, ISG, Symphyse, seltener periphere Gelenke	Rechteckform der WK, Syndesmophytenbildung, paravertebrale Ossifikation, fortschreitende Ankylosierung mit Bambusstabwirbelsäule, buntes Bild der bilateralen Sakroiliitis, Periostitis calcanei. Peripherer Gelenkbefall wie bei rheumatoider Arthritis
M. Reiter m:f = 5:1, 60% HLA-B27 positiv, 2 Formen: sporadisch-endemisch/ epidemisch (mit Shigellen-/ Yersinienenteritis)	Haut, Schleimhaut, Augen, Gelenke, WS	Urethritis, Arthritis, Konjunktivitis, Ceratoderma blenorrhagicum, Uveitis, Iritis, Episkleritis, meist uni-/seltener **bilaterale** Sakroiliitis. Meist asymmetrische periphere Arthritis (Zehen/ Kalkaneus), grobe solitäre Syndesmophyten, paravertebrale Spangenbildung, Zehengrundgelenk (DD Gicht)

14

➤

➤ Arthritis: inflammatorisch

Typ	Lokalisation	Befallmuster
Arthritis psoriatica HLA-B27 positiv, 5 Formen: psoriatisch/mutilans/rheumatoid-symmetrisch/oligo-asymmetrisch/ M.-Bechterew-ähnlich	Fingernägel, DIP, PIP, MCP	subungale Keratosen, Ölflecke, „Wurstfinger", flaue Periostitis, „Pencil-in-cup"-Arthritis mutilans, Oligoarthritis, asymmetrische Sakroiliitis, DIP-/PIP-Ankylose, kalkaneare Periostitis/Osteophyten, vertebrale solitäre grobe Osteophyten
Enteropathische Arthritis Colitis ulcerosa, M. Crohn, M. Whipple (intestinale Lipodystrophie, m, 4.-5. Dekade), gastrointestinale Bypass-Op., seltener gastrointestinale Infektionen. Meist HLA-B27 positiv	ISG, WS, periphere Gelenke	symmetrische Sakroiliitis, periphere Oligoarthritis, Rechteckform der WK
Löfgren-Syndrom (akute Sarkoidose) f > m, meist < 4. Dekade, Erythema nodosum, Husten, Fieber, Hilus-LK vergrößert	periphere Gelenke	bevorzugt Sprunggelenk betroffen, wie rheumatische Arthritis

Arthritis: Kollagenosen

Typ	Lokalisation	Befallmuster
SLE f:m = 4:1, Gipfel 2./3. Dekade, Schwarze > Weiße, Multiorganbefall, Schmetterlingserythem, Nierenbefall, Pleura-/Perikarderguß, Fieber, Anti-DNS-AK. 90% Gelenk-/Skelettmanifestation	Hände, Hüftgelenke, Sprunggelenk, Schulter	symmetrische flexible Kontrakturen in den MCP und PIP (Seitaufnahme!), akrale Sklerosen, Akroosteolysen, Osteonekrosen (auch als Folge der Kortikoidtherapie)
Sklerodermie (progrediente systemische Sklerose) f > m, meist 3.-4. Dekade, **CREST**-Syndrom (**C**alcinose/**R**aynaud-Syndrom/ Oe[**E**]sophagusbefall/**S**klerodaktylie, **T**eleangiektasien)	Hände, DIP, PIP, GIT, Haut	Weichteilverkalkungen subkutan/periartikulär, Akroosteolysen, akrale Resorption. Charakt.: Weitstellung und Hypokinesie des Ösophagus (Megaösophagus), pseudoobstruktiver Aspekt von Duodenum/Jejunum/Ileum mit Weitstellung, Pseudodivertikulose des Kolons
Polymyositis/Dermatomyositis Störungen der quergestreiften Muskulatur, der Haut, Gelenkbefall eher selten	Knie, Sprunggelenk, Füße, Ellbogen, Handgelenk, Hände	Weichteilverkalkung in den großen rumpfnahen Muskeln von oberer/unterer Extremität, subkutane Verkalkungen möglich. Periartikulär betonte Osteoporose. Selten Akroosteolysen
MCTD (mixed connective tissue disease, SHARP-Syndrom) Merkmale von SLE/Sklerodermie/ Dermatomyositis/rheumatoider Arthritis/Raynaud-Phänomen/ Polyarthralgie/inflammatorische Myopathie/Ösophagushypokinesie/ Lungenveränderungen	Hände, Handgelenke, Thorax	Erosionen, Destruktionen von PIP, MCP, Handgelenk, Interkarpalgelenke, Gelenkspaltverschmälerung, symmetrische Weichteilschwellungen, Weichteilatrophie, Weichteilverkalkungen, Pleura-/Perikarderguß

Arthritis: metabolisch/endokrin/infektiös/sonstige

Typ	Lokalisation	Befallmuster
Gicht Harnsäurestoffwechselstörung mit rezidivierenden Arthritiden, m > f	Großzehe, Knie, Ellbogen, Hand	scharf begrenzte periartikuläre/artikuläre Erosionen mit Zeichen des „überhängenden Randes", teilweise erhaltener Gelenkspalt, asymmetrische Tophi, **keine Osteoporose**, periartikuläre Schwellung
CPPD (Kalziumpyrophosphatablagerungserkrankung) 3 Typen: Chondrokalzinose/Kalziumpyrophosphatarthropathie/Pseudogichtsyndrom. DD Hyperparathyreoidismus/Hämochromatose/M. Wilson	Femoropatellargelenk, Handgelenk, Ellbogen, Schulter, Sprunggelenk	Chondrokalzinose (Gelenkknorpel/Menisci), Sehnen-/Bänder-/Kapselverkalkung, Gelenkspaltverschmälerung, subchondrale Sklerose, degenerative Veränderungen
CHA (Kalziumhydroxylapatit)-Ablagerungserkrankung f > m, HLA-A2/HLA-BW35 kann positiv sein	Gelenkbefall variabel, Schulter bevorzugt	PHS-Aspekt, Sehnen-/Bursa-/perikapsuläre Verkalkungen
Hämochromatose selten, m:f = 10:1, meist 4.-6. Dekade, Eisenstoffwechselstörung, endogen/idiopathisch, sekundär durch Transfusionen/Diät. Oft Alkoholabusus	Hände, große Gelenke, HWS, LWS	langsam progrediente Arthrose, typisch MCP II/III mit schnabelförmigen Osteophyten, seltener DIP/PIP/Interkarpalgelenke. Subchondrale Zysten, Chondrokalzinose, BS-Verkalkungen
Alkaptonurie (Ochronose) selten, autosomal-rezessiv, Stoffwechselstörung beim Tyrosin-/Phenylalaninabbau	WS, ISG, Symphyse, Disci, Bänder, Sehnen	Spondylose, periphere Arthropathie, dystope Verkalkungen in Sehnen/Bändern/Gelenkknorpel/Menisci. Sakroiliakale/symphysäre Arthrose, Gelenkspaltverschmälerung, Osteophyten
Hyperparathyreoidismus Parathormonüberschuß durch Hyperplasie oder Adenom, selten Ca.	Hände, variable Knochen, Schädel, WS, ACG	Destruktionen in den DIP/PIP, braune Tumoren, Pfeffer-und-Salz-Schädel, Rugger-Jersey-spine. Subperiostale/subchondrale Resorption an verschiedenen Knochen (Phalangen/Clavicula/Rippen/Schenkelhals)
Akromegalie übermäßiges Knorpelwachstum, resultierende Sekundärarthrose	dist. Gelenke, Hände, Füße, WS	Gelenkspaltverbreiterung vor allem MCP, Knochenhypertrophie (Sesambeinhypertrophie, Prognathie, NNH-Vergrößerung) anschließend Sekundärarthrose, schnabelartige Osteophyten an der Unterseite des Caput humeri/lat. acetabulär/symphysär/radial metakarpal
Amyloidose Stoffwechselstörung, m > f	Hüfte, Knie, Schulter, Ellbogen	wie rheumatoide Arthritis, Destruktionen der Gelenkenden, Subluxationen, pathologische Frakturen, fokale Osteolysen (prox. Femur bevorzugt), subkutane Knötchen, pathognomonisch Weichteilamyloidmassen im Schulterbereich, Karpaltunnelsyndrom

14

➤

➤ Arthritis: metabolisch/endokrin/infektiös/sonstige

Typ	Lokalisation	Befallmuster
Hämophilie X-chromosomal-rezessiv, überwiegend m, Gelenkveränderungen durch chronische/rezidivierende Hämatome	große Gelenke	Gelenkerguß, Osteoporose, symmetrisch/konzentrische Gelenkspaltverschmälerung, Erosionen, Patellaverbreiterung, kondyläre Hypertrophie, Fossa-intercondylaris-Aufweitung, Aspekt wie bei juveniler rheumatoider Arthritis **(keine Ankylose!)**, typisch „hämophile Pseudotumoren"
Jaccoud-Arthritis rezidivierendes rheumatisches Fieber mit wandernden Arthralgien	Hände	MCP-Versteifung, periartikulär, Ulnardeviation, meist IV./V. Strahl. Keine Erosionen
AIDS-korrelierte Arthritiden gehäuftes Auftreten: M. Reiter/Psoriasisarthritis/Arthralgien/Myositis	variabel	variabel, wie jeweilige Arthritiden
Infektiöse Arthritiden bakteriell/spezifisch/fungoid/viral/luetisch	variabel	zunächst Destruktion von Knorpel/subchondralem Knochen mit Gelenkspaltverschmälerung, vollständige Gelenkdestruktion typisch, alle kommunizierenden Anteile betroffen. Diffuse Osteoporose, Gelenkerguß, periartikuläre Weichteilschwellung

Effloreszenzen bei Arthritiden

Ölflecke auf den Nägeln	Psoriasis
Schorfige Hautveränderungen	Psoriasis
Schmetterlingserythem im Gesicht	SLE
Lilafarbenes Erythem im Gesicht	Dermatomyositis
Sklerodaktylie und Lippenverschmälerung	Sklerodermie
Kleine schmerzhafte Knoten	Purpura nodosa
Tastbare Purpura	M. Schoenlein-Henoch.
Schleimhauttrockenheit mit sekundärer Entzündung	Sjögren-Syndrom
Pusteln um arthritische Gelenke	Gonokokkensepsis
Balanitis, schmerzlose Ulzera oral/genital	M. Reiter
Erythema nodosum	Löfgren-Syndrom, Tbc, rheumatisches Fieber
Erythema marginatum	rheumatisches Fieber

Knochentumoren/tumor-like-lesions

Rö-Aspekt knöcherner Veränderungen

Zystisch: einfache Knochenzyste, aneurysmatische Knochenzyste, andere Knochenzysten (synovial, degenerativ), intraossäres Lipom, „brauner Tumor“ beim Hyperparathyreoidismus, Echinokokkuszyste, hämophiler Pseudotumor, intraossäres Ganglion, Knochenabszeß, M. Paget (osteolytische Phase), Plasmozytom, Riesenzelltumor, eosinophiles Granulom.
Solide: Osteoidosteom, Osteoblastom, teleangiektatisches Osteosarkom, Enchondrom, Chondroblastom, Chondromyxofibrom, Chondrosarkom, nichtossifizierendes Fibrom, (osteo)fibröse Dysplasie, desmoplastisches Fibrom, Fibrosarkom, malignes fibröses Histiozytom, malignes Lymphom, Ewing-Sarkom, Metastase, M. Paget (osteosklerotische Phase).

Altersverteilung ossärer Tumoren/tumor-like-lesions

Neuroblastommetastasen	1. bis 3. Lj.
(Osteo)fibröse Dysplasie	2. bis 5. Lj.
Einfache Knochenzyste	2. bis 20. Lj.
Fibröser Kortikalisdefekt	3. bis 20. Lj.
Nichtossifizierendes Fibrom	3. bis 20 Lj.
Eosinophiles Granulom	5. bis 10. Lj.
Aneurysmatische Knochenzyste	5. bis 20. Lj.
Fibröse Dysplasie (polyostotisch)	5. bis 20. Lj.
Chondroblastom	5. bis 25. Lj.
Ewing-Sarkom	5. bis 25. Lj.
Fibröse Dysplasie (monostotisch)	5. bis 50. Lj.
Periostales Desmoid	10. bis 20. Lj.
Chondromyxofibrom	10. bis 20. Lj.
Osteosarkom	10. bis 20. Lj.
Multiple Enchondrome (M. Ollier)	10. bis 30. Lj.
Multiple kartilaginäre Exostosen	10. bis 30. Lj.
Osteoblastom	10. bis 35. Lj.
Osteoidosteom	10. bis 35. Lj.
Osteochondrom	10. bis 35. Lj.
Solitäres Enchondrom	15. bis 40. Lj.
Fibröses Histiozytom	20. bis 40. Lj.
Riesenzelltumor	20. bis 40. Lj.
Fibrosarkom	20. bis 60. Lj.
Malignes fibröses Histiozytom	20. bis 60. Lj.
Parossales Osteosarkom	25. bis 40. Lj.
Adamantinom	30. bis 50. Lj.
Chondrosarkom	30. bis 60. Lj.
Plasmozytom	30. bis 70. Lj.
Histiozytisches Lymphom	30. bis 85. Lj.
Metastasen	> 40. Lj.
Induziertes Osteosarkom	60. bis 80. Lj.

Synopsis: Ossäre Tumoren

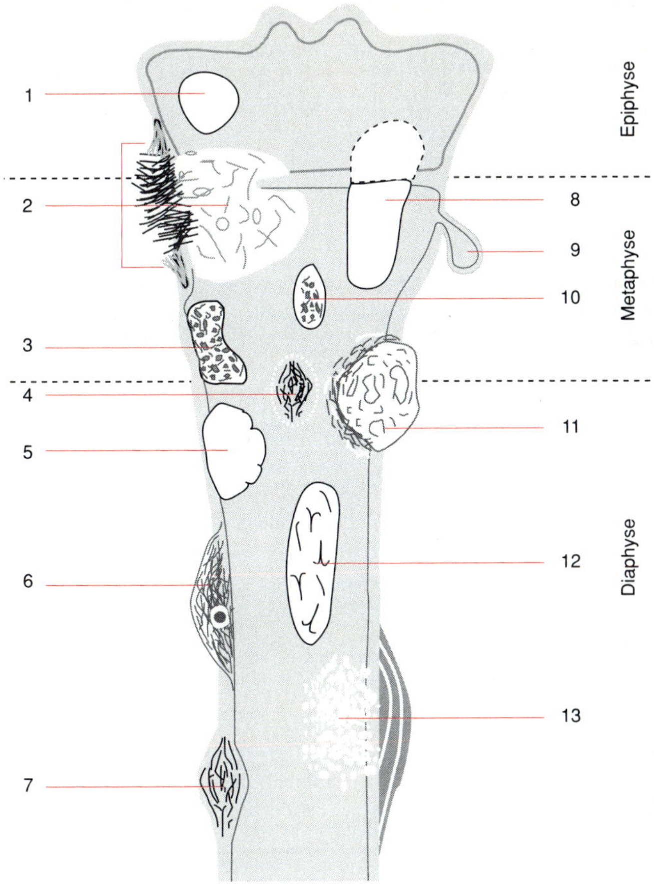

1 Chondroblastom
2 Osteosarkom mit Codman-Dreieck und Spiculae
3 Chondrosarkom
4 Fibrosarkom / malignes fibröses Histiozytom
5 nichtossifizierendes Fibrom
6 Osteoidosteom
7 kortikale fibröse Dysplasie
8 Riesenzelltumor
9 Osteochondrom
10 Enchondrom / Knocheninfarkt
11 Chondromyxoidfibrom
12 fibröse Dysplasie
13 Retikulumzellsarkom / Ewing-Sarkom mit lamellärer Periostreaktion

Benigne Veränderungen mit malignem Rö-Aspekt

Veränderung	Rö
Osteoblastom	ossäre Destruktion, Weichteilinvasion, Osteosarkomaspekt
Desmoplastisches Fibrom	ossäre Destruktion, expansiv, Trabekulierung
Periostales Desmoid	unruhige/unscharfe Kortikalis, Osteo-/Ewing-Sarkom-Aspekt
Riesenzelltumor	selten invasiver Aspekt mit osteolytischer Destruktion, Kortikalis- und Weichteilinvasion
Aneurysmatische Knochenzyste	Weichteilinvasion, ossäre Destruktion, Osteosarkomaspekt
Osteomyelitis	ossäre Destruktion, maligne Periostreaktion, Osteo-/Ewing-Sarkom-Aspekt
Eosinophiles Granulom	ossäre Destruktion, maligne Periostreaktion, Ewing-Sarkom-Aspekt
Hämophiliepseudotumor	ossäre Destruktion, selten maligne Periostreaktion
Myositis ossificans	kann parossales Osteosarkom/Weichteil-/ Liposarkom imitieren
„Brauner Tumor"	malignomsuspekte Osteolyse

Rö-Kriterien: DD benigne/maligne ossäre Veränderung

benigne	maligne
Randsaum sklerotisch	breite periphere Übergangszone
Randsaum gut abgrenzbar	Randsaum unscharf
Kein Weichteiltumor	Weichteiltumor möglich
Solide, kontinuierliche Periostreaktion	unterbrochene Periostreaktion
Ossäre Destruktion, geographisch	mottenfraßartige/permeative ossäre Destruktion

Benigne Veränderungen mit potentieller Malignisierung

Enchondrom, Osteochondrom, fibröse Dysplasie, Knochen(mark)infarkt, chronisch sezernierende Fistel bei Osteomyelitis, plexiforme Neurofibromatose, M. Paget, alle benignen ossären Strukturen nach Radiatio > 30 Sv.

Keine Biopsie!

Tumorartig: fibröser Kortikalisdefekt, nichtossifizierendes Fibrom, periostales Desmoid, solitäre fibröse Dysplasie, intraossäres Ganglion, Enchondrom.

Nicht tumorartig: Ermüdungsfraktur, Ausrißfraktur, Knocheninfarkt, Osteom, Kompaktainsel, Myositis ossificans, degenerative/posttraumatische Zysten, „brauner Tumor".

Prädilektionen von ossären Tumoren/Veränderungen

Prozeß	Lokalisation
Einfache Knochenzyste	prox. Humerusmetaphyse/prox. Femurdiaphyse, zentral
Aneurysmatische Knochenzyste	Tibia-/Humerusmetaphyse/WK, Wirbelbogen, exzentrisch
Osteoidosteom	Schenkelhals/Tibia/Wirbelbogen
Chondroblastom	Epiphyse, exzentrisch
Parossales Osteosarkom	dist. Femur, Hinterfläche
Chordom	Clivus/Axis/Os sacrum, zentral
Osteofibröse Dysplasie	Tibiavorderkante
Riesenzelltumor	Epi-/Metaphysen von Radius/Tibia/Femur, exzentrisch
Chondromyxofibrom	Tibiametaphyse, exzentrisch
Plasmozytom	Becken/WK/Schädelkalotte/prox. Femur/prox. Humerus/Rippen

Ossäre Tumoren/Veränderungen: benigne/semimaligne

(*Densität/Intensität im Vergleich zu Muskelgewebe)

Tumor/Veränderung	Rö/Szinti./DSA	CT/MRT*
Osteochondrom (osteokartilaginäre Exostose) häufigste benigne ossäre Veränderung, Gipfel 2.-4. Dekade, m:f = 2:1, eigene Epiphysenfuge, Wachstum endet mit Skelettreife. Meist prox. Humerus/Tibia, dist. Femur. Komplikationen durch Druck auf Nerven/Gefäße, Fraktur. DD Myositis ossificans, juxtakortikales/periostales Osteosarkom, juxtakortikales Osteom, periostales Chondrom. Maligne Entartung möglich ⇒ Schmerz, Progredienz nach Skelettreife. Multiple Manifestationen möglich ⇒ bis 15% maligne!	**Rö:** juxtakortikale Läsion, charakt. Bild, pfeilerartige Periostreaktion, gestielt/breitbasig, Markhöhlen stehen in Verbindung, Verkalkungen typisch. Maligne Entartungszeichen: Wachstum, Knorpelkappe > 2 cm Dicke mit Verkalkungen, Weichteiltumor mit/ohne Kalk. **Szinti.:** variable, meist geringe Anr. Keine sicheren Malignitätskriterien	**CT:** juxtakortikal, gestielt/breitbasig, Kontinuität der Markhöhlen, variable Verkalkungen typisch. Kompression/Verlagerung von Gefäßen/Nerven typisch. Maligne Entartung: Wachstum, dicke Knorpelkappe mit feinen Verkalkungen > 20 mm, Weichteiltumor, geringe KM-Anr. möglich. **MRT:** juxtakortikal, gestielt/breitbasig, Kontinuität der Markhöhlen, Verkalkungen nicht erkennbar. Kompression/Verlagerung von Gefäßen/Nerven, bei multiplanarer Darstellung besser beurteilbar. Maligne Entartung: Wachstum, dicke Knorpelkappe > 20 mm, Weichteiltumor, oft deutliche KM-Anr.
Enchondrom zentral, Gipfel 2.-4. Dekade, meist kurze Röhrenknochen, meist asymptomatisch, oft erst nach pathologischer Fraktur manifest. DD Knocheninfarkt (sklerotischer Saum, keine Kortikalisverdünnung!). Bei M. Ollier multiple Enchondrome, überwiegend unilat. Oft sarkomatöse Umwandlung	**Rö:** lobulierte Kontur (Muschelschalenform), Matrixverkalkungen (punkt-/strich-/kommaförmig), multiple Läsionen möglich. Typische Ausdünnung des inneren Kortikalisrandes. Kein Sklerosesaum. **Szinti.:** nur bei alten Prozessen keine, sonst regelmäßig starke Anr.	**CT:** dünne lamellierte Begrenzung, Kortikalisausdünnung. Verkalkungen variabel. Keine KM-Anr. **MRT:** T1: hypo- bis isointens, bei Verkalkungen zentrale Signalaussparungen. T2: meist intensiv hyperintens, bei Verkalkungen zentrale Signalaussparungen. Keine KM-Anr.

14

➤

➤ Ossäre Tumoren/Veränderungen: benigne/semimaligne

(*Densität/Intensität im Vergleich zu Muskelgewebe)

Tumor/Veränderung	Rö/Szinti./DSA	CT/MRT*
Chondrom exzentrisch, meist periostal, langsam wachsend, keine Alterspräferenz, meist prox. Humerus, Schmerz/Schwellung. Maligner Übergang in Chondrosarkom möglich	**Rö:** strahlentransparent, oft Kortikaliserosion. Periostale Knochenneubildung möglich. Scharfer sklerosierender Saum, oft eingestreute Verkalkungen. **Szinti.:** meist starke periostale Anr.	**CT:** dünne, scharf sklerosierte Begrenzung, Kortikaliserosion. Periostale Ossifikationen möglich. Keine signifikante KM-Anr. **MRT:** T1: hypo- bis isointens, bei Verkalkungen zentrale Signalaussparungen. T2: meist intensiv hyperintens, bei Verkalkungen zentrale Signalaussparungen. Allenfalls geringgradige zentrale, jedoch deutliche perifokale KM-Anr.
Chondroblastom (Codman-Tumor) fraglich semimaligne, Auftreten vor der Skelettreife, Epiphysenbefall langer Röhrenknochen, selten, m > f, selten Rezidiv nach Kürettage. Sehr selten Lungenfiliae (keine Malignität!)	**Rö:** typisch strahlentransparente Epiphysenläsion meist exzentrisch, sklerotischer Rand, Kortikalisverdünnung, keine zentralen Trabekel. Schmale Übergangszone, bis 25% Verkalkungen, solide Periostreaktion möglich. **Szinti.:** meist intensive Anr.	**CT:** meist exzentrische Läsionen in der Epiphyse, sklerosierter Rand, feine Verkalkungen meist nur im CT, keine zentralen Trabekel. Solide Periostverdickung. Keine signifikante KM-Anr. **MRT:** meist exzentrische Läsionen in der Epiphyse, breiter signalfreier Randsaum, Verkalkungen nicht erfaßbar, solide Periostverdickung. T1: zentral hypointens, inhomogen möglich. T2: meist intensiv hyperintens, inhomogen. KM-Anr. möglich, variabel
Chondromyxoidfibrom semimaligne, selten, meist 2.-3. Dekade, m:f = 2:1, meist untere Extremität (dist. Femur/prox. Tibia) und Finger, klinisch auffällig mit lokaler Schwellung, Schmerz, bis 10 cm Größe. Oft Rezidive, bis 80%	**Rö:** exzentrisch, meist (anteilig) strahlentransparent, bogiger sklerotischer Rand. Kortikalisvorwölbung/-erosion, DD aneurysmatische Knochenzyste, Riesenzelltumor, desmoplastisches Fibrom. Pfeilerartige periostale Neoossifikation möglich. **Szinti.:** meist intensive Anr.	**CT:** meist metaphysäre Läsionen, sklerosierter Rand, meist exzentrisch, Kortikalisvorwölbung/-erosion, feine Verkalkungen nur im CT, pfeilerartige periostale Neoossifikation möglich. Keine signifikante KM-Anr. **MRT:** meist exzentrische Läsionen in der Metaphyse, signalfreier Randsaum, Verkalkungen nicht erfaßbar. T1: zentral hypointens, inhomogen möglich. T2: meist intensiv hyperintens, inhomogen. KM-Anr. möglich, variabel
Osteom Gipfel 5.-6. Dekade, bis 20 mm groß. Häufig Tabula ext. der Kalotte, Sinus front., Ethmoidalzellen, selten lange und kurze Röhrenknochen. Langsam wachsend, symptomlos, nach operativer Entfernung kein Rezidiv. Häufige Assoziation mit Gardner-Syndrom	**Rö:** (halb)rundlich, exzentrisch, typisch scharf begrenzt, elfenbeinartig dicht, keine periostalen Veränderungen, jedoch Druckusuren möglich. **Szinti.:** variabel, minimale bis deutliche Anr.	**CT:** kompaktadicht, glatt, rundlich, angrenzend an Kortikalis. Keine KM-Anr. **MRT:** T1/T2: signalfrei, scharf begrenzt. Keine KM-Anr.

14

➤

➤ Ossäre Tumoren/Veränderungen: benigne/semimaligne

(*Densität/Intensität im Vergleich zu Muskelgewebe)

Tumor/Veränderung	Rö/Szinti./DSA	CT/MRT*
Osteoidosteom/ Osteoblastom bis 10 mm Osteoidosteom, 10 mm Osteoblastom. Größe meist 5-25 mm. Bis zu 10% aller benignen ossären Prozesse, m:f = 1:2, 60% kortikal, 35% spongiös, 5% subperiostal. Prädilektion lange Röhrenknochen (Tibia/ Femur/Fibula/Humerus/Ulna), hinterer WK/Wirbelbogen (eher Osteoblastom!), selten Rippen/Kalotte! Gipfel 1.-3. Dekade. Klinisch typisch nächtlicher lokaler Schmerz, drastische Besserung nach ASS. Begleitende Arthritiden bei gelenknaher Manifestation möglich. DD Ermüdungsfraktur, Brodie-Abszeß, Kompaktainsel	**Rö:** meist zentraler Nidus mit variablem Sklerosesaum (kortikal ⇒ dick, subperiostal ⇒ zart). Reaktive Periostverdickung. Nidusverkalkung möglich. Ossäre Destruktion mit Weichteilinvasion möglich, selten Osteosarkomaspekt. Begleitarthritis bei gelenknaher Manifestation möglich. **Szinti.:** intensive fokale Mehrbelegung!	**CT:** typischer Befund mit sklerosiertem Herd und zentralem, selten exzentrischem Nidus, variabler Sklerosesaum (kortikal ⇒ dick, spongiös ⇒ geringer, subperiostal ⇒ zart). Reaktive Periostverdickung. Nidusverkalkung möglich. Ossäre Destruktion mit Weichteilinvasion möglich, selten Osteosarkomaspekt. Begleitende Arthritiden bei gelenknaher Manifestation. Keine signifikante KM-Anr. **MRT:** T1: Sklerosesaum signalfrei, Nidus gering hypointens. T2: Sklerosesaum signalfrei, Nidus gering hyperintens, Periostverdickung gering bis deutlich hyperintens. Geringe bis deutliche KM-Anr. peritumorös, Nidus nur sehr selten mit Anr.
Desmoplastisches Fibrom selten, < 40. Lj., 50% in 2. Dekade. Aggressive Läsion, Schmerz/Schwellung. Meist lange Röhrenknochen, Becken, Mandibula. Meist Diaphyse, aber bis metaphysär. Epiphysenbefall selten, nach Skelettreife! Hohe Rezidivrate, keine Metastasen!	**Rö:** meist scharf begrenzt, transparent, expansiv, von zentral ausgehend. 90% innere Pseudotrabekel, ausgedünnte Kortikalis, nichtsklerosierter Rand, Übergangszone, keine Periostreaktion. Ossäre Destruktion und Weichteilinvasion möglich, geographischer Typ. DD Desmoid, Fibrosarkom! **Szinti.:** intensive Anr.	**CT:** transparent, expansiv, Pseudotrabekulierung, Kortikalis ausgedünnt, nichtsklerosierter Rand, meist scharf begrenzt. Übergangszone, KM-Anr. diskret möglich. **MRT:** Weichteilinvasion besser erkennbar. T1: meist hypointens, T2: Läsion meist deutlich hyperintens, Ödemsaum möglich. Mäßige bis deutliche KM-Anr. insbes. bei Weichteilinvasion
Osteofibröse Dysplasie (Kempson-Campanacci)/ ossifizierendes Fibrom selten, bis 20. Lj., eher aggressiv, rezidivierend. Meist Tibia, prox./mittleres Drittel der ventr. Kortikalis. Typisch Krümmung nach ventr. (> 80%). Subtyp ossifizierendes Fibrom: f, 3.-4. Dekade, Mandibula/ Maxilla!	**Rö:** strahlentransparent, expansiv, exzentrisch, meist Tibiavorderfläche, gelappter sklerotischer Saum, sonst wie nichtossifizierendes Fibrom/ fibröse Dysplasie. Subtyp ausschließlich mit Mandibula-/ Maxillaläsionen. **Szinti.:** meist deutliche Anr.	**CT:** transparent, exzentrisch, expansiv, meist tibial ventral. Lobulierter Sklerosesaum, Keine KM-Anr. Subtyp mandibulär/ maxillär, glatt begrenzt. Keine KM-Anr. **MRT:** T1: Sklerosesaum signalfrei, Läsion sonst deutlich hypointens. T2: Sklerosesaum signalfrei, Läsion meist gering bis mäßig hyperintens. Keine KM-Anr.

➤

➤ Ossäre Tumoren/Veränderungen: benigne/semimaligne

(*Densität/Intensität im Vergleich zu Muskelgewebe)

Tumor/Veränderung	Rö/Szinti./DSA	CT/MRT*
Fibröse Dysplasie vermutlich entwicklungsbedingt, a) monostotischer Typ: keine Alterspräferenz, meist Femur, Tibia, Rippen, meist zentral, nicht epiphysär; b) polyostotischer Typ: m < f, 2.-30. Lj., aggressiverer Aspekt, ca. 90% unilat., meist Becken, lange Röhrenknochen (prox. Femur), Schädel, Rippen. Progredienz meist nur bis Skelettreife, 5% weiter progredient. Sarkomatöse Entartung, insbes. nach Radiatio möglich. Bei Kombination mit endokrinen und (Coast-of-Maine) Pigmentstörungen ⇒ **Albright-McCune-Syndrom**	**Rö:** a) variabel transparent je nach ossärem Anteil, typischer Milchglasaspekt. Pathologische Fraktur möglich. Oft trabekuläre/septierte Läsion, typisch breite Sklerose„kapsel". Selten Matrixverkalkungen; Typ b) im Vergleich zu a) meist expansiver, Kortikalisausdünnung, glatt begrenzt, vollständig sklerosierte Läsionen möglich. „Hirtenstab"-Deformität bei Schenkelhalsbefall, oft pathologische Frakturen, oft begleitende ossäre Hypertrophie/Knorpelhypertrophie. **Szinti.:** regelmäßig intensive Anr., Screening bei polyostotischem Typ	**CT:** a) variabler Aspekt, zentral transparent, breiter Sklerosesaum, selten zentrale Matrixverkalkungen. Keine KM-Anr. Typ b) im Vergleich zu a) meist expansiver, Kortikalisausdünnung, glatt begrenzt, vollständig sklerosierte Läsionen möglich. Erhebliche ossäre Deformierung möglich, oft pathologische Frakturen, oft begleitende ossäre Hypertrophie/Knorpelhypertrophie. **MRT:** a) T1: Sklerosesaum signalfrei, Läsion sonst deutlich hypointens. T2: Sklerosesaum signalfrei, Läsion meist mäßig hyperintens. Keine KM-Anr. b) im Vergleich zu a) oft hyperintenser in T2, nach KM geringe Anr. möglich
Fibröser Kortikalisdefekt/ nichtossifizierendes Fibrom häufigste fibrotische Knochenläsionen, meist 1.-3. Dekade, m > f. Prädilektion lange Röhrenknochen, asymptomatisch, bis 30% aller Normalpersonen. **Keine Biopsie!**	**Rö:** meist strahlentransparent, typisch exzentrisch, dist. Femur/Tibia (Hinterfläche). Muschelartig/elliptisch, schmaler sklerotischer Saum, oft multipel, bei Übergreifen auf Markraum ⇒ nichtossifizierendes Fibrom! **Szinti.:** variabel, diskrete bis intensive Anr.	**CT:** exzentrisch, dist. Femur/Tibia (oft Hinterfläche). Muschelartige Kontur/elliptisch, schmaler Sklerosesaum, oft multipel, bei Übergreifen auf Markraum ⇒ nichtossifizierendes Fibrom! Keine Matrixverkalkung. Keine KM-Anr. **MRT:** T1/T2: hypointens bis signalfrei, keine KM-Anr.
(Benignes) fibröses Histiozytom wie nichtossifizierendes Fibrom, jedoch klinisch schmerzhaft, Beschwerden. Meist > 25. Lj., aggressiverer Verlauf, oft rezidivierend. Pathologische Fraktur möglich! **Keine Biopsie!**	**Rö:** strahlentransparent, meist exzentrisch, dist. Femur/Tibia. Scharf begrenzt, muschelartig/elliptisch, oft gering expansiv, meist schmaler sklerotischer Saum, keine Matrixmineralisation! **Szinti.:** meist deutliche bis intensive Anr.	**CT:** meist exzentrisch, dist. Femur/Tibia. Scharfe muschelartige Kontur/gelappt/elliptisch, oft gering expansiv, meist schmaler Sklerosesaum. Keine Matrixverkalkung. Keine KM-Anr. **MRT:** T1/T2: meist hypointens bis signalfrei, selten T2 gering hyperintens. Keine KM-Anr.
Periostales Desmoid fibröse benigne Periostneubildung, meist 1-2 cm, meist zwischen 12.-20. Lj., angrenzend an die Epiphysenfuge, meist med. Rückfläche des Femurinnenkondylus! Fraglich Trauma prädisponierend. Selten maligner Aspekt. **Keine Biopsie!**	**Rö:** überwiegend dist. Femur, strahlentransparent, untertassenartig, sklerosierte Basis, unruhige/unscharfe Kortikalis, Erosion möglich. Osteo-/Ewing-Sarkom-Aspekt möglich. **Szinti.:** variabel, meist mäßige bis deutliche Anr.	**CT:** kortikal, überwiegend dist. Femur. Oft untertassenartige unscharfe Kortikalisarrosion. Meist schmaler basaler Sklerosesaum. Keine Matrixverkalkung. Keine KM-Anr. **MRT:** T1/T2: meist hypointens bis signalfrei, selten T2 hyperintens. Keine KM-Anr.

➤

➤ Ossäre Tumoren/Veränderungen: benigne/semimaligne

(*Densität/Intensität im Vergleich zu Muskelgewebe)

Tumor/Veränderung	Rö/Szinti./DSA	CT/MRT*
Riesenzelltumor (Osteoklastom) 3 Typen: I-III, benigne/semimaligne/maligne. Gipfel 3.-4. Dekade, f:m = 2:1, überwiegend exzentrisch meist kombiniert epiphysär-metaphysär in langen Röhrenknochen (prox. Tibia/Humerus, dist. Femur/Radius). Manifestation nach abgeschlossener Skelettreife. Bis 10% maligne (keine spezifischen Merkmale). DD erschwerte Abgrenzung zu Metastasen/Plasmozytom/malignem fibrösen Histiozytom/Osteo- und Chondrosarkom. Nach Resektion häufig Rezidive. Metastasen möglich (auch bei benignen Formen!) Maligne Entartung nach Radiatio möglich	**Rö:** typisch rein osteolytisch mit Septierungen und groben Trabekeln, strahlentransparent, keine Sklerose, meist keine Periostreaktion. Beteiligung der Epiphysenfuge (!) **nach** Epiphysenfugenschluß nahezu immer. Selten aggressiver Aspekt, osteolytische Knochendestruktion, Kortikalis-/Weichteileinbruch. **Szinti.:** mäßige Herd-Anr. bei deutlicher perifokaler Anr. ⇒ charakt. Befund. **DSA:** meist hypervaskularisiert, maligner Aspekt mit irregulären Gefäßneubildungen, AV-Shunts mit früher Venenfüllung und KM-Seen im Tumorbereich möglich	**CT:** ausgedehntes tumoröses Weichteilgewebe intra- und extraossär, aggressiver Aspekt möglich, Kortikalis-/Weichteileinbruch. Typisch rein osteolytische Läsion meta-/epiphysär mit Septierungen und groben Trabekeln, transparent, keine Sklerose, meist keine Periostreaktion. Charakt. Beteiligung der Epiphysenfuge (!) **nach** Epiphysenfugenschluß. Oft deutliche KM-Anr. **MRT:** T1: meist inhomogen hypointens, phasenverschoben mäßig hyperintens. T2: mäßig bis deutlich hyperintens. Geringe bis deutliche KM-Anr. möglich, phasenverschoben gut abgrenzbare hyperintense Läsion
Lipom selten, oft Kalkaneus. Zentrale Verkalkungen möglich	**Rö:** strahlentransparent, scharfe, meist glatte Begrenzung, geringgradig sklerosierter Saum. **Szinti.:** keine Anr.	**CT:** charakt. Dichtewerte, zentrale Verkalkungen möglich. **MRT:** fettäquivalent, Verkalkungen nicht abgrenzbar. T1: hyperintens. T2: mäßig hyperintens
Aneurysmatische Knochenzyste meist 1.-2. Dekade, m = f, meist Metaphyse langer Röhrenknochen, aber auch Scapula/Becken/Wirbelbogen. Neubildung oder aus vorbestehenden zystischen Läsionen. Hoher Vaskularisationsgrad. Häufig Rezidive nach Exzision	**Rö:** exzentrisch, meist (anteilig) strahlentransparent, expandierend, Kortikalisvorwölbung, DD Chondromyxoidfibrom. Pfeilerartige Periostreaktion (DD einfache Zyste!), Prädilektion hinterer Wirbelbogen ⇒ erschwerte DD zu Osteosarkom möglich. **Szinti.:** überwiegend deutliche bis intensive Anr.	**CT:** variable Dichtewerte, meist unter 40 HE, Spiegel in septierten Anteilen möglich, periostale Abstützreaktionen, nach KM deutliche Anr. möglich, bessere Abgrenzung zu Umgebungsstrukturen. Kein Kalk, keine Ossifikation, DD Osteosarkom bei atypischer Lokalisation und destruktivem Aspekt. **MRT:** T1: meist inhomogen hypointens, T2: meist gemischt/inhomogen hyperintens. Meist intensive KM-Anr. Erschwerte DD zu Osteosarkom insbes. spinal
Einfache Knochenzyste Genese unbekannt, < 20 Lj., m > f, meist prox. Tibia-/Femurdiaphyse, > 20 Lj. atypische Lokalisation: Scapula/Becken/Kalkaneus/Talus	**Rö:** deutlich strahlentransparent, typisch zentral, gut abgrenzbar, sklerosierter Rand, keine Periostreaktion (**Ausnahme:** pathologische Fraktur ⇒ charakt. herabgefallenes Fragment!), Abbruch an der Epiphysenfuge (DD Knochenabszeß!) **Szinti.:** meist keine Anr. (Ausnahme: Fraktur)	**CT:** meist flüssigkeitsäquivalente Dichtewerte um 10 HE, keine Septen, keine periostale Reaktion (Ausnahme: Fraktur), epiphysäre Aussparung. Nach KM keine Anreicherung! Kein Kalk, DD aneurysmatische Knochenzyste. **MRT:** keine Indikation, T1: meist hypointens. T2: meist deutlich hyperintens, überwiegend flüssigkeitsäquiintens

➤

➤ Ossäre Tumoren/Veränderungen: benigne/semimaligne

(*Densität/Intensität im Vergleich zu Muskelgewebe)

Tumor/Veränderung	Rö/Szinti./DSA	CT/MRT*
Hämangiom benigne, meist 5.-7. Dekade, f:m = 2:1, Einteilung in - kapillär/kavernös/venös/ gemischt. Prädilektion WK der BWS, Schädel. Multilokulärer Befall möglich. Neurologische Symptomatik bei spinaler Alteration möglich	**Rö:** im WK pathognomonischer Befund mit vertikalem Wabenmuster (s. S. 195). In der Kalotte Speichenradmuster, Weichteilphlebolithen möglich. In Röhrenknochen ebenfalls Streifen-/Wabenmuster. **Szinti.:** überwiegend deutliche Anr.	**CT:** meist charakt. quergeschnittene Trabekel mit Punktemuster. Dichtewerte nicht signifikant auffällig. Übergreifen auf Wirbelbogen möglich. Nach KM deutliche Anr. möglich. DD M. Paget/Plasmozytom/eosinophiles Granulom. **MRT:** T1: meist hypointens, homogen. T2: meist deutlich hyperintens, Inhomogenitäten durch Flußartefakte möglich. Venöse MRA kann Gefäßmuster nachweisen. Nach KM intensive Anr.
Eosinophiles Granulom Komplex Histiocytosis X/ Hand-Schüller-Christian-(Xanthomatose) und Abt-Letterer-Siwe-Erkrankung ⇒ granulomatöse Proliferation von Retikulumzellen. Meist 1.-15. Lj., m > f, meist Schädel, Rippen, Wirbelsäule, Becken, lange Röhrenknochen (hier > 5 cm möglich). Klinisch Schmerzen, Schwellung	**Rö:** oft multiple Läsionen, in der Kalotte typischer „Stanzdefekt", scharf berandet, allenfalls flaue Sklerose. Ungleiche Beteiligung von Tabula ext./int. Bild der „flottierenden Zähne" im Maxillabereich, Vertebra plana „Calvé". Röhrenknochen mit zentraler transparenter expansiver Läsion. Lamelläre Periostreaktion, im Verlauf mehr sklerosierend. DD Ewing-Sarkom/malignes Lymphom. **Szinti.:** bei nahezu fehlender Anr. DD hilfreich vs. Sarkom	**CT:** in der Kalotte typischer Befund mit unterschiedlicher Tabulabeteiligung, sonst unspezifisch. Zunächst transparenter, später inhomogen sklerosierender Herd mit lamellierter Periostreaktion. Destruktiver Aspekt. Lymphom-/Osteo-/Ewing-Sarkom-Aspekt. Nach KM allenfalls geringe Anr. **MRT:** unspezifisch. T1: meist inhomogen hypointens, phasenverschoben mäßig hyperintens. T2: mäßig bis deutlich hyperintens. Geringe bis deutliche KM-Anr. möglich, phasenverschoben gut abgrenzbare hyperintense Läsion
„Brauner" Tumor bei Hyperparathyreoidismus, solitäre/multiple Osteolysen, meist lange/kurze Röhrenknochen	**Rö:** Diagnose meist sicher bei Koinzidenz mit Osteopenie, Resorptionszonen, Weichteilverkalkungen. **Szinti.:** meist saumförmige mäßige Anr.	**CT:** meist osteolytische Herde, Dichtewerte 10-30 HE, oft multiple Läsionen, in Koinzidenz mit Resorptionszonen meist sichere Diagnostik. Nach KM keine signifikante Anr.! DD: Plasmozytom/eosinophiles Granulom. **MRT:** T1: meist hypointens. T2: meist hyperintens. Keine KM-Anr.
Intraossäres Ganglion meist 3.-7. Dekade, Epiphysen der Röhrenknochen (nichtbelastete Abschnitte). DD Chondro- und Osteoblastom/Enchondrom/ villonoduläre Synovitis/ Knochenabszeß	**Rö:** runder/ovalärer transparenter Herd, exzentrisch, feiner Sklerosesaum. Meist keine Verbindung zum Gelenk (DD arthrotische Zyste). **Szinti.:** geringe bis mäßige Anr. möglich	**CT:** transparenter Herd mit sklerosiertem Saum/reaktiver Sklerosezone, exzentrisch. Keine Periostreaktion. Selten Osteoblastomaspekt. Keine signifikante KM-Anr. **MRT:** T1: meist mäßig hypointens. T2: meist mäßig hyperintens. Geringe bis deutliche KM-Anr. möglich

14

➤

➤ Ossäre Tumoren/Veränderungen: benigne/semimaligne

(*Densität/Intensität im Vergleich zu Muskelgewebe)

Tumor/Veränderung	Rö/Szinti./DSA	CT/MRT*
M. Paget (Osteitis deformans) benigne, aber potentielle Malignisierung. Genese unklar, fraglich virusinduziert. Mosaikartige ungeordnete ossäre Veränderung durch gleichzeitige Resorption und Ossifikation. Meist > 40. Lj., m:f = 3:2. Oft ausgeprägte Klinik mit Schmerzen/Rötung/Schwellung/Allgemeinsymptomen. Becken/Femur/Schädel/Tibia/WK/Clavicula/Rippen. Pathologische Frakturen häufig, oft begleitarthrotische Veränderungen. DD sekundärer Hyperparathyreoidismus/WK-Hämangiom/familiäre idiopathische Hyperphosphatasie. Neurologische Komplikationen durch spinale Stenose, basiläre Impression, For.-magnum-Einengung	**Rö:** Epiphysenbefall eines langen Röhrenknochens und Biegungsdeformität, Vergrößerung und Vergröberung der befallenen Knochen, Kortikalisverbreiterung, Trabekel vergröbert, „Rahmen"aspekt des befallenen WK. Akutphase: osteolytische Läsion(en) ⇒ Osteoporosis circumscripta (Kalotte/flacher Knochen) oder flammen-/halmähnlich (lange Röhrenknochen). Intermediärphase: gemischte Resorption/Ossifikation, typisch „cotton wool"/„Watte"-Schädel (s. S. 83). Spätphase: Knochenhypertrophie, Kortikalisverbreiterung, Diploeverlust der Kalotte. **Szinti.:** deutliche Anr. aller befallenen Regionen, Screening-Methode	**CT:** in der Akutphase osteolytische Läsionen, später Kortikalisverbreiterung, wolkige gemischte Resorptions-/Ossifikationszonen mit wattebauschähnlichen sklerosierten Herden. Keine signifikante KM-Anr. **MRT:** Frühphase: T1: homogen hypointens, T2: meist hyperintens. KM-Anr. möglich. Später T1/T2: meist hypointens, selten saumartig flau hyperintens in T2. Keine KM-Anr.
Knochen(mark)infarkt mit zunehmendem Alter häufiger, oft prox. Humerus/Tibia	**Rö:** typische granuläre/stippchenförmige Verkalkungen im Markraum, gut abgrenzbarer, oft sklerosierter Randsaum. DD Enchondrom. Selten zystische Umwandlung in langen Röhrenknochen, dann expansiv mit Kortikalisausdünnung. Selten maligner Aspekt, DD Chondrosarkom. **Szinti.:** frischer Infarkt mit Anr., später keine Anr. ⇒ DD Enchondrom!	**CT:** transparenter Herd mit kleinen stippchenförmigen Verkalkungen, typisch im prox. Humerus. Oft sklerosierter Saum, zentral. Keine Periostreaktion. Enchondromaspekt. Zystische Umwandlung mit expansivem Aspekt möglich. Keine KM-Anr. **MRT:** T1: meist deutlich hypointens. T2: meist hypointens, bei frischem Infarkt mäßig bis deutlich hyperintens. Meist keine KM-Anr.

Ossäre Tumoren/Veränderungen: maligne

(*Densität/Intensität im Vergleich zu Muskelgewebe)

Tumor/Veränderung	Rö/Szinti./DSA	CT/MRT*
Chondrosarkom überwiegend primär. Mehrere Formen: a) konventionell medullär (25% aller ossären Malignome, 4.-7. Dekade, m > f, Becken/Femur/Humerus/kleine Röhrenknochen, selten Metastasen), b) klarzellig (selten, 3.-5. Dekade, m:f = 2:1, bessere Prognose, proximaler Femur/Humerus), c) mesenchymal (sehr selten, sehr aggressiv, m > f, 2.-3. Dekade, hohe Metastasierungsrate), d) entdifferenziert (selten, schlechteste Prognose, sehr aggressiv, imitiert Osteosarkom, klinisch Schwellung/diffuser Schmerz), e) periostal (erschwerte Abgrenzung vom medullären Typ, radiologisch idem). Sekundäre Osteosarkome aus (multiplen) kartilaginären Exostosen (eher niedrigmaligne, 3.-5. Dekade) oder bei M. Ollier/Maffucci-Syndrom	**Rö:** expansiv, Kortikalisverbreiterung/-vorwölbung, medullär lobulierte Kortikalisarrosion (Muschelschalenform), Matrixverkalkungen (punkt-/strich-/kommaförmig, popkornartig), Weichteiltumor möglich. In der Frühform DD Enchondrom! Selten pathologische Frakturen. Bei b) überwiegend osteolytisch, sklerotischer Rand, nur selten Kalk ⇒ Chondroblastomaspekt. Bei Manifestation an Epiphysen häufig wenig Kalk und Riesenzelltumoraspekt! **Szinti.:** regelmäßig ausgedehnte intensive Anr. bei medullärem Typ, bei periostalem Typ mäßige Anr. **DSA:** eher hypovaskularisiert, einzelne irreguläre Gefäßneubildungen, AV-Shunts mit früher Venenfüllung, selten KM-Seen im Tumorbereich	**CT:** meist ausgedehntes tumoröses Weichteilgewebe intra- und extraossär, destruktiver Aspekt mit charakt. lobulierten Kortikalisarrosionen medulläreitig. Typische Matrixverkalkungen, selten signifikante Sklerose. Bei gelenknaher Manifestation transparente Läsionen ohne Kalk möglich. Oft nekrotische Anteile. Periostale reaktive Veränderungen selten. Mäßige bis deutliche KM-Anr. mit ausreichender Abgrenzung der Infiltrationstiefe. Bei b) DD Chondroblastom. **MRT:** Kalzifikationen: T1/T2: signalfrei. Weichteilanteile: T1: meist inhomogen hypointens, bei Nekrosen deutlich hypointens, phasenverschoben Läsion mäßig hyperintens. T2: meist inhomogen hyperintens. Ödemsaum möglich. Intensive KM-Anr., phasenverschoben bessere Abgrenzung der Weichteilläsion/-invasion. Verlaufskontrolle nach Radiatio/Chemotherapie mit MRT Methode der Wahl. Bei periostalem Typ bessere DD vs. periostales Osteosarkom und Beurteilung der intraossären Ausbreitung, insbes. phasenverschoben
Fibrosarkom 3.-6. Dekade, meist prox. Tibia/dist. Femur/Becken, m > f, pathologische Frakturen möglich. Rezidive nach Resektion häufig, LK-Metastasen möglich. Auftreten als sekundäre Tumoren nach Radiatio möglich	**Rö:** osteolytischer Mottenfraßaspekt, exzentrisch, breite Übergangszone, keine/geringe reaktive Sklerosierung, meist keine Periostreaktion. Fraglich pathognomonisch: kleine sequestriforme trabekuläre/kortikale Fragmente. (Ausgedehnter) Weichteiltumor häufig. Breite Weichteilinfiltration, Schwellung. DD ossäre Metastasen/Riesenzelltumor/teleangiektatisches Osteosarkom. **Szinti.:** regelmäßig intensive Anr., selten multipel. **DSA:** meist hypovaskularisiert, in Einzelfällen maligner Aspekt mit irregulärer Gefäßneubildung, AV-Shunts mit früher Venenfüllung	**CT:** tumoröses Weichteilgewebe intra- und extraossär, exzentrisch, destruktiver Aspekt mit breiter Übergangszone, keine wesentliche Sklerosierung. Nekrotische Anteile möglich. Periostale reaktive Veränderungen selten. Fraglich pathognomonisch: kleine sequestriforme trabekuläre/kortikale Fragmente. Nach KM mäßige bis deutliche Anr. mit ausreichender Abgrenzung der Weichteilinfiltrationstiefe. DD ossäre Metastasen/Riesenzelltumor/teleangiektatisches Osteosarkom. **MRT:** T1: meist inhomogen hypointens, phasenverschoben Läsionen mäßig hyperintens. T2: meist inhomogen hyperintens, bei Nekrosen deutlich hyperintens. Ossärer/muskulärer Ödemsaum möglich. Nach KM mäßige bis intensive Anr., insbes. phasenverschoben, bessere Abgrenzung der Läsionen/Invasion. MRT-Verlaufskontrolle nach Radiatio/Chemotherapie Methode der Wahl

➤

➤ Ossäre Tumoren/Veränderungen: maligne

(*Densität/Intensität im Vergleich zu Muskelgewebe)

Tumor/Veränderung	Rö/Szinti./DSA	CT/MRT*
Malignes fibröses Histiozytom wie Fibrosarkom	wie Fibrosarkom	wie Fibrosarkom
Osteosarkom überwiegend primär: mehrere Formen: a) konventionell medullär (35% aller ossären Malignome, Gipfel 2. Dekade, prox. Tibia/dist. Femur), b) niedrigmaligne (selten, > 40. Lj., bessere Prognose), c) teleangiektatisch (selten, sehr aggressiv, m > f, 2.-3. Dekade, d) kleinzellig (selten, imitiert Ewing-Sarkom, dist. Femur/prox. Tibia/Humerus), e) multizentrisch (sehr selten, Entität umstritten), f) juxtakortikal: 2 Typen, 1) parossales Osteosarkom (2-3% aller ossären Malignome/Gipfel 3.-4. Dekade, m > f, dist. Femur dors./prox. Tibia/Humerus), 2) periostal (sehr selten, meist 2. Dekade, meist Diaphysenmitte tibial/femoral, fraglich osteogenes Weichteilsarkom). Sehr selten sekundäre Osteosarkome nach Radiatio, bei M. Paget/fibröser Dysplasie. a) nach dem 30. Lj. auch flache Knochen befallen. Hochmaligne, ungünstige Prognose, frühe Metastasierung	**Rö:** meist ausgedehnter Mottenfraßaspekt, Typ c) osteolytisch transparent, sonst gemischt inhomogen, homogen dichte Anteile möglich. Kortikalisverschiebung, oft typische lamelläre Periostreaktionen (Codman-Dreieck/Spiculae, selten periostale Verdik-kung ⇒ DD Ewing-Sarkom). Breite Weichteilinfiltration, Schwellung, unregelmäßig begrenzte verkalkte/ossifizierte Anteile im Weichteilgewebe möglich. **Szinti.:** regelmäßig intensive Anr., selten multipel. **DSA:** oft typischer maligner Aspekt mit irregulären Gefäßneubildungen, AV-Shunts mit früher Venenfüllung und KM-Seen im Tumorbereich. Bei c) massive diffuse/grobfleckige KM-See-Bildungen möglich	**CT:** meist ausgedehntes tumoröses Weichteilgewebe intra- und extraossär, destruktiver Aspekt. Neoossifikationen/ausgedehnte Sklerose möglich. Oft nekrotische Anteile. Typische periostale reaktive Veränderungen gut abgrenzbar. Bei c) gekammerte Hohlräume typisch, wenig Sklerose, Einblutungen möglich. Nach KM deutliche Anr. mit meist guter Abgrenzung der Infiltrationstiefe. Bei c) DD aneurysmatische Knochenzyste (bei kleinem/ohne Weichteilanteil) insbes. bei Wirbelbefall. **MRT:** Ossifikationen: T1/T2: meist hypointens. Nichtossifizierte Anteile: T1: meist inhomogen hypointens, phasenverschoben mäßig hyperintens, bei Einblutungen hyperintens möglich. T2: meist inhomogen hyperintens. Ödemsaum möglich. Intensive KM-Anr., insbes. phasenverschoben, bessere Abgrenzung der Weichteilläsion/-invasion. MRT-Verlaufskontrolle nach Radiatio/Chemotherapie Methode der Wahl. Bei juxtakortikalem Typ phasenverschoben bessere Beurteilung der intraossären Ausbreitung

14

➤

➤ Ossäre Tumoren/Veränderungen: maligne

(*Densität/Intensität im Vergleich zu Muskelgewebe)

Tumor/Veränderung	Rö/Szinti./DSA	CT/MRT*
Ewing-Sarkom hochmaligne, 5.-25. Lj., PNET-ähnlich. Bei Farbigen sehr selten. Diaphyse langer Röhrenknochen (Femur/Tibia/Fibula), auch flache Knochen (Scapula/Rippen). Schmerzen, Schwellung	**Rö:** mottenfraßartige/permeative Destruktion, unscharfe Begrenzung, aggressive typisch lamellenartige (Zwiebelschalen) Periostreaktion. Oft großer Weichteiltumor und kleiner ossärer Herd. Untertassenähnliche kortikale Mulde typisch. Keine Verkalkung/Ossifikation. DD Osteomyelitis, Neuroblastommetastasen (< 3. Lj.!). **Szinti.:** regelmäßig intensive Anr. **DSA:** meist hypervaskularisiert, oft typischer maligner Aspekt mit irregulären Gefäßneubildungen, AV-Shunts mit früher Venenfüllung und KM-Seen im Tumorbereich	**CT:** tumoröses Weichteilgewebe intra- und extraossär, exzentrisch, oft kleiner ossärer Herd und großer Weichteiltumor. Lamellenartige Periostreaktion typisch. Destruktiver Aspekt, unscharfe Begrenzung. Nekrotische Anteile möglich. Mäßige bis deutliche KM-Anr. mit ausreichender Abgrenzung der Weichteilinfiltrationstiefe. DD Osteomyelitis/Neuroblastommetastasen. **MRT:** T1: meist inhomogen hypointens, phasenverschoben Läsion mäßig hyperintens. T2: meist inhomogen deutlich hyperintens. Muskulärer Ödemsaum möglich. Deutliche bis intensive KM-Anr., insbes. phasenverschoben, bessere Abgrenzung der Läsion/Invasion. MRT-Verlaufskontrolle nach Radiatio/Chemotherapie Methode der Wahl
(Malignes) histiozytäres Knochenlymphom (Retikulumzellsarkom, NHL, MH, Lymphosarkom) primäres ossäres Lymphom selten, Gipfel 5.-7. Dekade, m > f. Lange Röhrenknochen/WK/Becken/Rippen. Schmerzen, Schwellung. MH: selten primär ossär, bis 35% sekundär, Gipfel um 30. Lj. NHL: bis 6% primär, bis 15% sekundär, meist WK/Schädel/Becken/Rippen, Gipfel > 30. Lj.	**Rö:** variabler Aspekt, lytisch/sklerotisch, grobfleckig-destruierend. Mottenfraßaspekt. Auch Elfenbein-WK/fokale Sklerose möglich. Oft maligne Periostreaktionen/Spiculae. DD bei jungen Pat.: Ewing-Sarkom/M. Paget. **Szinti.:** überwiegend deutliche Anr., selten umschriebene Minderbelegung. **DSA:** variabel Hyper-/Hypovaskularisation. Maligner Aspekt mit irregulären Gefäßneubildungen, AV-Shunts mit früher Venenfüllung und KM-Seen im Tumorbereich möglich	**CT:** variable Dichte, meist iso- bis leicht hypodens, jedoch dichte Sklerose möglich. Weichteilprozesse mit meist deutlicher ossärer Destruktion, Periostreaktionen mit Lamellen/Spiculae möglich. Nach KM mäßige Anr. **MRT:** T1: meist homogen hypointens, phasenverschoben Läsionen mäßig hyperintens. T2: meist deutlich homogen hyperintens. Ossärer/muskulärer Ödemsaum möglich. Deutliche bis intensive KM-Anr., insbes. phasenverschoben, bessere Abgrenzung der Läsionen/Invasion. MRT-Verlaufskontrolle nach Radiatio/Chemotherapie Methode der Wahl

➤

➤ Ossäre Tumoren/Veränderungen: maligne

(*Densität/Intensität im Vergleich zu Muskelgewebe)

Tumor/Veränderung	Rö/Szinti./DSA	CT/MRT*
Plasmozytom (M. Kahler/ multiples Myelom) häufigster primärer maligner ossärer Tumor, 4.-8. Dekade, m > f. Achsenskelett am häufigsten befallen, überwiegend multipel, selten solitär. Schmerzen bei Belastung ⇒ Frühsymptom. Pathologische Frakturen häufig	**Rö:** meist multiple Läsionen, typischer „Schrotschußschädel"-Aspekt. Bild der ausgeprägten Osteopenie, WK-Kompressionsfrakturen, kleine Osteolysen in den Röhrenknochenmetaphysen, insbes. im Beckenbereich oft große Weichteiltumoren. Kortikalisarrosionen mit muschelartigem Aspekt. Keine periostale Reaktion, keine Sklerose, keine Verkalkung. **Szinti.:** meist **keine** Anr., selten periossäre Anr., bei größeren Läsionen Minderbelegung möglich! DD sichere Abgrenzung zu ossären Metastasen. **DSA:** in Einzelfällen bei solitären Herden maligner Aspekt mit irregulären Gefäßneubildungen, AV-Shunts mit früher Venenfüllung möglich	**CT:** immer transparent, multiple osteolytische Herde. Diffus osteopenische WK, grobe Trabekulierung. Keine Periostreaktionen. Insbes. pelvin Weichteilprozesse mit meist deutlicher ossärer Destruktion. Nach KM flaue Anr. möglich. **MRT:** Methode der Wahl zur Beurteilung des Stammskeletts. T1: meist homogen hypointens, phasenverschoben Läsionen mäßig hyperintens. T2: meist deutlich homogen hyperintens. Ossärer/muskulärer Ödemsaum möglich. Nach KM deutliche bis intensive Anr., insbes. phasenverschoben, bessere Abgrenzung der Läsionen/Invasion, meist multiple Herde jetzt erst abgrenzbar. MRT-Verlaufskontrolle nach Radiatio/Chemotherapie Methode der Wahl
Adamantinom sehr selten, 2.-5. Dekade, 90% Tibia. Fraglich Verwandtschaft zur fibrösen Dysplasie. Nach Resektion Rezidive möglich	**Rö:** meist Tibiavorderfläche, solitär/multipel, sklerotischer Saum, gut abgrenzbare längliche Osteolysen durch sklerosierte ossäre Strukturen getrennt ⇒ Seifenblasenaspekt. Meist keine Periostreaktion. Selten gesamter Tibiabefall ⇒ sägeblattartige Kortikalisdestruktion. **Szinti.:** meist deutliche langstreckige Anr. **DSA:** maligner Aspekt mit irregulären Gefäßneubildungen möglich	**CT:** typische Lokalisation, seifenblasenähnlicher Aspekt, transparente osteolytische Herde mit sklerosierten Septen, multiple Herde möglich. Nach KM meist keine Anr. **MRT:** T1: meist inhomogen hypointens, phasenverschoben Läsionen mäßig hyperintens. T2: meist deutlich inhomogen hyperintens. Ossärer/muskulärer Ödemsaum möglich. Nach KM deutliche bis intensive Anr., insbes. phasenverschoben, bessere Abgrenzung der Läsionen/Invasion. MRT-Verlaufskontrolle nach Radiatio/Chemotherapie Methode der Wahl

14

➤

➤ Ossäre Tumoren/Veränderungen: maligne

(*Densität/Intensität im Vergleich zu Muskelgewebe)

Tumor/Veränderung	Rö/Szinti./DSA	CT/MRT*
Ossäre Metastasen häufigste maligne ossäre Veränderungen, mit zunehmendem Alter häufiger, meist Achsenskelett, selten dist. von Ellbogen/Knie. Überwiegend Mamma- (70% bei f), Bronchial- und Prostata-Ca. (60% bei m), sonst Nieren-, Kolon-, Magen- und SD-Ca.	**Rö/Szinti./DSA:** oft multiple Läsionen, meist kein/diskreter Weichteilanteil, Periostreaktion nur bei Kortikalisarrosion. Variabler Bildbefund: lytisch/sklerotisch/destruierend/blande. Typische Aspekte bei Prostata-Ca. ⇒ wolkige/diffuse Sklerose mit Knochenunschärfe im Rö, diffuse Komplettanr. im Szinti. Hypernephrom ⇒ expansive rundliche Läsion mit Hypervaskularisation in DSA. Bei Frauen osteosklerotische Läsion fast immer Mamma-Ca. Bronchial-Ca. mit bißähnlichen Kortikalisläsionen. Bei Wirbelbefall oft Bogenwurzeldestruktion	**CT:** variabler Aspekt, transparent bis sklerosiert, oft multiple Läsionen. Periostreaktionen meist nur bei Kortikalisarrosion. Prostata-Ca. ⇒ meist multipel, wolkige/diffuse Sklerose mit Knochenunschärfe. Hypernephrom ⇒ expansive rundliche Läsion mit deutlicher KM-Anr. Bei Frauen osteosklerotische Läsion fast immer Mamma-Ca. Bronchial-Ca. mit bißähnlichen Kortikalisläsionen. Bei Wirbelbefall oft Bogenwurzeldestruktion. Variable KM-Anr. **MRT:** Methode der Wahl zur Beurteilung des Stammskeletts. T1: meist homogen hypointens, phasenverschoben Läsionen mäßig hyperintens. T2: meist mäßig bis deutlich homogen hyperintens. Ossärer Ödemsaum möglich. Nach KM deutliche bis intensive Anr., insbes. phasenverschoben, bessere Abgrenzung der Läsionen/Invasion, oft multiple Herde jetzt erst abgrenzbar

Weichteiltumoren/-veränderungen

Tumoren/ Veränderungen	Sonographie	CT	MRT
Lipome häufigste Tumoren, meist Schulter, Hals, Rücken, Extremitäten selten. Meist subkutan, bei tiefer Lokalisation lokale muskuläre Infiltration möglich	meist glatt abgrenzbare echogene RF, meist subkutan, regelmäßiges Echomuster, bei Verkalkungen echoreiche Binnenmuster mit Schallschatten	charakt. hypodense RF, -60 bis ca. -120 HE. Glatte Kontur. Binnenverkalkungen möglich. Selten Druckarrosion angrenzender ossärer Strukturen. Keine KM-Anr.	T1: charakt. hyperintens, bei Verkalkungen signalfreie Aussparungen. T2: mäßig hyperintens, bei Verkalkungen signalfreie Aussparungen. Keine KM-Anr.
Liposarkome bis 50% an Extremitäten, unterschiedliche Anteile an myxomatösem Gewebe, Fibrosarkomaspekt möglich. Gut differenzierte Liposarkome nur niedrigmaligne	im Vergleich zu - Lipomen deutlich unschärfer begrenzt, diffuse/fokale Infiltrationen von Umgebungsstrukturen, deutlich inhomogener und echoärmer. Im Farbdoppler meist vermehrte Vaskularisation	variable Dichte je nach Fett-/Bindegewebeanteilen, bei scharf abgrenzbaren fetthaltigen Anteilen und invasivem Aspekt pathognomonisch. Oft Nekrosen, selten Einblutungen. Mäßige KM-Anr.	T1/T2: variable SI je nach Zusammensetzung, bei scharf abgrenzbaren fettgewebigen Anteilen und invasivem Aspekt pathognomonisch. T2: hyperintense Strukturen ⇒ Nekrosen. T1/T2: Verkalkungen signallos. Meist deutliche inhomogene KM-Anr.

14

➤

➤ Weichteiltumoren/-veränderungen

Tumoren/ Veränderungen	Sonographie	CT	MRT
Lipofibrom, Fibrolipom, Fibrom benigne, von verschiedenen Bindegewebestrukturen ausgehend	weitgehend unspezifische glatt begrenzte Weichteil-RF mit eher homogenem Echomuster, meist mäßig echoarm	meist mäßig hypodense RF je nach Gewebeanteilen, glatt begrenzt. Keine KM-Anr.	T1/T2: meist hypointens, glatte Konturen. Keine KM-Anr.
Fibrosarkom durch myxomatöse Komponenten inhomogen	im Vergleich zu Fibromen deutlich unschärfer begrenzt, diffuse/fokale Infiltrationen von Umgebungsstrukturen, deutlich inhomogener und eher echoärmer. Im Farbdoppler meist vermehrte Vaskularisation	meist mäßig hypodens, homogen/bei fettgewebigen Anteilen inhomogen, unscharf begrenzt, Invasion von Nachbarstrukturen, sonst unspezifisch maligner Aspekt. Oft Nekrosen, selten Einblutungen. Geringe bis mäßige KM-Anr.	T1: meist hypointens, homogen, bei fettgewebigen Anteilen inhomogen anteilig signalreich. T2: gering bis mäßig hyperintens, inhomogen. Unscharfe Begrenzung, Invasion von Nachbarstrukturen, sonst unspezifisch maligner Aspekt. Oft Nekrosen und selten Einblutungen. Meist mäßige bis deutliche KM-Anr.
Desmoid aggressive Fibromatose. Ausgeprägte Infiltration von Umgebungsstrukturen ohne Metastasierung, fließende Übergänge zum Fibrosarkom	unspezifischer infiltrativer Aspekt mit unscharfer Begrenzung, echoarm	überwiegend hypodense weichteilige RF mit mehr oder weniger ausgeprägtem infiltrativem Aspekt, meist homogen. Nach KM meist geringe, eher randständige Anr.	T1/T2: meist hypointens, unscharfe Konturen, infiltrativer Aspekt. Nach KM meist mäßige bis deutliche Anr.
Leiomyom meist subkutan. In tiefer Lokalisation eher selten	weitgehend unspezifische glatt begrenzte Weichteil-RF mit eher homogenem Echomuster, echoarm	muskelisodense RF, glatt begrenzt, unspezifisch. Keine KM-Anr.	T1/T2: hypointens, muskelisointens, glatte Konturen. Keine KM-Anr.
Leiomyosarkom meist tiefere Lage	im Vergleich zu Leiomyomen deutlich unschärfer begrenzt, diffuse Infiltration von Umgebungsstrukturen, deutlich inhomogener und eher echoärmer. Im Farbdoppler meist vermehrte Vaskularisation	meist flächig hypodens, homogen bis gering inhomogen, unscharf begrenzt, Invasion von Nachbarstrukturen, sonst unspezifisch maligner Aspekt. Nekrosen und Einblutungen möglich. Geringe bis mäßige KM-Anr.	T1: hypointens, meist homogen, anteilig signalreich bei Einblutung. T2: mäßig bis deutlich hyperintens, inhomogen und anteilig deutlich hyperintens bei Einblutung. Unscharfe Begrenzung, Invasion von Nachbarstrukturen, maligner Aspekt. Nekrosen und Einblutungen möglich. Meist mäßige bis deutliche KM-Anr.
Rhabdomyom sehr selten	unspezifisch benigner Aspekt, echoarm	unspezifisch, muskelisodense RF, flächig. Keine KM-Anr.	T1/T2: hypointens, muskelisointens, glatte Konturen. Keine KM-Anr.

➤

➤ Weichteiltumoren/-veränderungen

Tumoren/ Veränderungen	Sonographie	CT	MRT
Rhabdomyosarkom oft an Extremitäten, sehr häufig Nekrose, Hämorrhagie, zystoide Umwandlung	flächige, meist inhomogene RF mit unscharfer Begrenzung, oft echofreie Binnenstrukturen, sonst inhomogen, überwiegend echoarm. Im Farbdoppler oft vermehrte Vaskularisation	meist flächig hypodens, meist inhomogen, unscharf begrenzt, Invasion von Nachbarstrukturen, sonst unspezifisch maligner Aspekt. Nekrosen und Einblutungen möglich. Geringe bis mäßige KM-Anr.	T1: hypointens, meist inhomogen, T2: mäßig bis deutlich hyperintens, inhomogen. Unscharfe Begrenzung, Invasion von Nachbarstrukturen, maligner Aspekt. Nekrosen und Einblutungen möglich. Meist mäßige bis deutli-che KM-Anr.
Extraossäres Ewing-Sarkom seltene Variante, öfter pelvin, vorwiegend vor 25. Lj., hochmaligne	flächige, meist homogene RF mit unscharfer Begrenzung, echofreie Binnenstrukturen möglich, sonst inhomogen, überwiegend echoarm. Im Farbdoppler vermehrte Vaskularisation möglich	meist flächig hypointens, meist homogen, unscharf begrenzt, invasiver Aspekt, Nachbarstrukturen infiltriert, sonst unspezifisch maligne. Nekrosen und Einblutungen möglich. Geringe bis mäßige KM-Anr., meist peripher	T1: hypointens, meist homogen, T2: mäßig bis deutlich hyperintens, inhomogen. Unscharfe Begrenzung, Invasion von Nachbarstrukturen, maligner Aspekt. Nekrosen und Einblutungen möglich. Meist deutliche KM-Anr., eher peripher betont
Malignes (fibröses) Histiozytom relativ häufig, m:f = 3:2, mittleres -Lebensalter, hochmaligne, oft DD erschwert zu Fibro-/Osteosarkom	flächige meist inhomogene RF mit unscharfer Begrenzung, oft echofreie/echodichte Binnenstrukturen, sonst inhomogen, überwiegend echoarm. Im Farbdoppler vermehrte Vaskularisation	meist flächig hypodens, meist inhomogen, unscharf begrenzt, Invasion von Nachbarstrukturen, sonst unspezifisch maligner Aspekt. Nekrosen/Kalk/Einblutungen möglich. Mäßige KM-Anr.	T1: hypointens, meist inhomogen, T2: mäßig bis deutlich hyperintens, inhomogen, Nekrosen hyperintens. Unscharfe Begrenzung, Invasion von Nachbarstrukturen, maligner Aspekt. Nekrosen und Einblutungen möglich. Keine Kalkdarstellung. Meist mäßige bis deutliche KM-Anr.
Malignes Schwannom relativ selten, ausgehend von peripheren Nerven. Keine Prädilektion	flächige, oft zentral inhomogene RF, oft relativ glatt begrenzt, Binnenstrukturen sonst homogen, überwiegend echoarm. Im Farbdoppler vermehrte Vaskularisation möglich	meist flächig hypodens, mit zentraler Dichteminderung, inhomogen, relativ glatt begrenzt, Invasion von Nachbarstrukturen möglich, Nekrosen und zentrale Narbe möglich. Mäßige bis deutliche KM-Anr.	T1: hypointens, zentral inhomogen möglich, T2: meist mäßig bis deutlich hyperintens, zentral hypo-/hyperintens möglich. Selten insgesamt hypointens. Relativ scharfe Begrenzung, Invasion von Nachbarstrukturen möglich, Nekrosen und zentrale Narbe möglich. Meist deutliche KM-Anr.

➤

➤ Weichteiltumoren/-veränderungen

Tumoren/ Veränderungen	Sonographie	CT	MRT
Malignes Paragangliom selten	unspezifisch, meist relativ glatt begrenzte RF, überwiegend echoarm. Im Farbdoppler vermehrte Vaskularisation	unspezifisch, meist hypodens, inhomogen möglich, relativ glatt begrenzt, Invasion von Nachbarstrukturen möglich, mäßige KM-Anr.	unspezifisch, T1: hypointens, zentral inhomogen möglich, T2: mäßig bis deutlich hyperintens. Relativ scharfe Begrenzung, Invasion von Nachbarstrukturen möglich. Meist deutliche KM-Anr.
Myositis ossificans meist posttraumatisch bedingte heterotope Ossifikation in den Weichteilen. Beginnt 3-4 Wochen nach Trauma, nach 8 Wochen meist Ossifikation abgrenzbar. 2 Typen: a) zirkumskript/gut abgrenzbar, mit Zonenphänomen: peripher sklerosiert, zentral transparenter, Spaltbildung zum benachbarten Knochen; b) unscharfe diffuse irreguläre Verkalkungen/Ossifikationen, DD parossales/periostales Osteosarkom	keine suffiziente Evaluation möglich wegen Kalk ⇒ suspekte echoreiche Veränderungen mit Schallauslöschung hinweisend	a) zirkumskripte Form mit transparentem Zentrum und verdichteter Peripherie, gut abgrenzbar von benachbarten Knochen; b) diffuse Form mit charakt. flächigen wolkigen Verkalkungen/Ossifikationen im Weichteilgewebe. Pathognomonisches und DD relevantes „Zonenphänomen". Keine Malignitätshinweise. Fehlendes Weichteilgewebe als DD-Aspekt zu parossalen/periostalen Osteosarkomen. Nach KM keine signifikante Anr.	bei chronischer Form meist nicht suffizient zu diagnostizieren. T1/T2: meist deutlich hypointens. Zentral erhöhtes Signal möglich ⇒ pathognomonisch. Bei florider Form: T1: hypointens, homogen. T2: mäßig bis deutlich hyperintenses inflammatorisches Gewebe. Nach KM diskrete (periphere) Anr. möglich
Lymphangiom eher selten, meist 1./2. Dekade, Einblutung möglich	unspezifisch, glatt begrenzt, echoarm/-frei, bei Einblutung flottierende Binnenechos/Septierungen	meist glatt begrenzt, Dichte abhängig vom Proteingehalt, benigner Aspekt, bei Einblutung hyperdens/inhomogen/Schichtung möglich. Keine KM-Anr.	zystischer Aspekt, glatt begrenzt. T1: hypo- bis isointens, bei Einblutung hyperintens, homogen. T2: meist deutlich bis intensiv hyperintens. Keine KM-Anr.
Hämangiom häufig	relativ unspezifisch, glatt begrenzte RF, echoarm, selten inhomogen, im Farbdoppler ausgeprägte Vaskularisation, Ausnahme: Thrombose	unspezifische hypodense RF, glatt begrenzt, keine Invasion, benigner Aspekt, deutliche KM-Anr., Irisblendenphänomen möglich	charakt. Aspekt, T1: hypointens, homogen. T2: mit zunehmender Echozeit hyperintenser. Intensive KM-Anr.

Panaritien

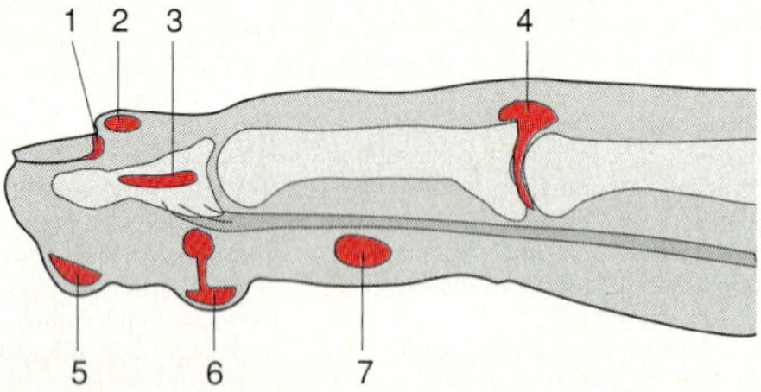

1 subungual
2 im Nagelwall
3 ossär
4 artikulär
5 kutan
6 Kragenknopftyp
7 subkutan

M. Sudeck

Stadium	Klinik	Rö-Befund
I - akute Phase reversibel	Ruhe-/Bewegungsschmerz, Hitze-/Spannungsgefühl, Hautrötung, Überwärmung, derb-teigiges Ödem, Hyperhydrosis, Haar-/Nagelwachstum beschleunigt	2-3 Wochen nach Klinikbeginn klein- bis großfleckige, bandförmige Entkalkung ⇒ Segmentosteoporosen
II - Dystrophie reversibel	Schmerzen, Kältegefühl, zyanotische/blasse Haut, nur noch geringes Ödem, glänzende Haut, Muskelkontrakturen/ -schwund, Nagelveränderungen, Gelenkversteifung	klein- bis großfleckige Atrophie, anteilig herdförmig, Kortikalisauflockerung mit flauem Verdichtungssaum
III - Endatrophie irreversibel	glänzende blasse Haut, Durchblutungsnormalisierung, Muskel/Gelenkversteifung, Muskelatrophie, passiver Bewegungsschmerz	Knochenzeichnung nahezu normalisiert, Spongiosararefizierung

Sprachführer

Deutsch	Italienisch	Spanisch	Griechisch	Serbokroatisch	Türkisch
Guten Tag	Buon giorno	Buenos dias	Kalimera sas	Dobar dan	Merhaba
Bitte	Prego	Por favor	Parakalo	Molim	Lütfen
Danke	Grazie	Gracias	Efcharisto	Hvala	Tesek-kürler
Auf Wiedersehen	Arriveder La	Adios	Adio	Do viđenja	Güle güle
Bitte kommen Sie herein	Prego s'accomodi	Por favor, pase aqui dentro	Peraste messa parakalo	Uđite unutra!	Lütfen içeri geliniz
Bitte nehmen Sie Platz	S'accomodi pure qui!	Tome asiento, por favor	Kathiste edo sas parakalo	Molim, sjednite!	Lütfen oturunuz
Bitte bleiben Sie noch sitzen	Stia comodo	Quédese sentado, por favor	Perimenete akomi sas parakalo	Ostajte još sjediti!	Daha kalkmayınız ve bekleyiniz
Nehmen Sie im Warteraum Platz, bis Sie gerufen werden	S'accomodi in sala d'aspetto finchè verrà chiamato	Tome asiento, por favor, en la sala de espera hasta que sea llamado	Kathiste stin aithousa anamonis, mechri na sas fonaxoume	Počekajte u čekaonici, dok Vas se pozove unutra	Bekleme odasında oturunuz ve çağırılıncaya kadar bekleyiniz
Wie ist Ihr Name, Vorname?	Come si chiama: cognome, nome?	¿Cómo se llama usted? ¿Sus apellidos? ¿Su nombre?	Pos onomasesthe? Eponymon? Onoma?	Kako se zovete? Kako je Vaše prezime? Kako je Vaše rođeno ime?	İsminiz nedir? Soyadınız? Adınız?
Was ist Ihr Beruf?	Qual'è la Sua professione?	¿Què oficio tiene?	Ti doulia kanete?	Šta ste po zanimanju?	Mesleğiniz nedir?
Wann und wo sind Sie geboren?	Luogo e data di nascita per favore!	¿Fecha de nacimiento y lugar?	Pote ke pou genithikate?	Gdje i kada ste rođeni?	Ne vakit ve nerede doğdunuz?
Wie ist Ihre Adresse hier?	Qual'è il Suo indirizzo attuale?	¿Su dirección de aqui?	Pia ine i diefthinsis sas edo?	Kako glasi Vaša adresa ovdje?	Adresinizi söylermisiniz?
In welcher Krankenkasse sind Sie?	Appartiene a qualche Ente Mutualistico? Se si, specificare	¿En qué caja de seguro está usted afiliado?	Pote echete palin exetasthi sto tmima mas?	U kojoj ste bolesničkoj blagajni!	Hangi hastalık sigortasında azasınız?
Auf welcher Station (Klinik) liegen Sie?	In quale stazione (clinica) è degente?	¿En qué enfermeria (clinica) está usted acomodado?	Se poio stathmo (kliniki) vriskosaste?	Na kojem odjelu (u kojoj klinici) ležite?	Hangi kısımda (klinikte) yatıyorsunuz?

➤

S

S

➤ Sprachführer

Deutsch	Italienisch	Spanisch	Griechisch	Serbokroatisch	Türkisch
Wann sind Sie schon einmal in dieser Abteilung untersucht worden?	Quando stato visitato altre volte in questo reparto?	¿Ha sido usted ya examinado en este departamento?	Pote xanaexetastikate sto tmima afto?	Kada ste već jednom bili pregledavani na tom odjelu?	Ne vakit bu dairede muayene edildìniz?
Röntgenuntersuchung	Visita Radiografica	Reconocimiento de Rayos X	Aktinografiki exetassis	Rendgenski pregled	Röntgen muayenesi
Durchleuchtung	Radioscopia	Radioscopia	Aktinoskopissis	Pregledavanje/ prosvjetljavanje rendgenskim zracima	Radioskopi
Bitte gehen Sie in Kabine (1-10)	Vada nella cabina (1-10)	Entre usted en la cabina (1-10)	Pigainete stin kampina (1-10)	Idite u kabinu (1-10)	Kabineye gidiniz (1-10)
Wo haben Sie Schmerzen?	Dove ha i dolori?	¿Dónde tiene usted dolores?	Pou ponate?	Gdje Vas boli? Gdje osjećate bolove?	Nereniz ağrıyor?
Zeigen Sie mir die Stelle	Per favore mi segni il punto	Enséñeme el sitio	Dixte mou to meros	Pokažite mi to mjesto	Lütfen ağrıyan yeri gösteriniz
Machen Sie den Oberkörper frei. Lassen Sie die Hose an	Prego, si spogli fino alla cintola, si tenga pure i calzoni	Desnúdese de medio cuerpo hacia arriba. Déjese los pantalones	Gdithite sas parakalo apo ti messi ke apano. Afiste to panteloni	Oslobodite gornji dio tijela. Ne skidajte hlače/ pantalone!	Üst tarafınızı soyununuz. Pantalonunuzu çıkarmayınız
Ziehen Sie (auch) die Hose aus	Si tolga (pure) i calzoni	Quítase (también) los pantalones	Vgalete (kai) to panteloni sas	Skinite (takođe) i hlače/ pantalone!	Pantalonunuzu (da) çıkarınız
Warten Sie in der Kabine	Aspetti nella cabina per favore	Espere en la cabina	Perimenete stin kabina	Čekajte u kabini!	Kabinede bekleyiniz
Zahnprothese, Haarklammern, Kämme, Ohrringe bitte ablegen	Occorre togliere le dentiere, mollette, pettini, orecchini	Quítese la prótesis dental, las horquillas, las peinetas y los aros	Vgalte sas parakalo tin odontostichia, ta ktenakia, ta skoularikia	Odložite umjetne zube (umjetno zubalo), kopče s kose, češljeve, naušnice/ minduše	Sahte dişlerinizi, saç tokalarını, küpelerinizi çıkarınız
Legen Sie sich auf den Röntgentisch mit dem Kopf hierher	Si sdrai sul tavolo radioscopico con la testa di qua	Tiéndase en la mesa de Rayos X, con la cabeza en esta parte	Xaploste sto aktinografiko trapesi me to kefali pros ta edo	Legnite se na ovaj rendgenski stol, a glavu položite ovamo	Röntgen masasına yatınız, başınızı buraya koyunuz
Legen Sie sich auf den Bauch	Si metta sulla pancia per favore	Tiéndase sobre el vientre	Xaploste me tin kilia pros ta kato (broumita)	Legnite se potrbuške!	Karnınızın üstüne yatınız

➤

➤ Sprachführer

Deutsch	Italienisch	Spanisch	Griechisch	Serbokroatisch	Türkisch
Legen Sie sich auf den Rücken	Si metta sulla schiena adesso	Acuéstese de espalda	Xaploste me tin plati pros ta kato (anaskela)	Legnite se na leđa!	Sırtınızın üstüne yatınız
Legen Sie sich auf die linke Seite	Si giri poggiando fianco e spalla sinistra sul tavolo	Acuéstese sobre la parte izquierda	Xaploste sto aristero plevro	Legnite se na lijevu stranu!	Sol tarafınıza yatınız
Legen Sie sich auf die rechte Seite	Si giri poggiando fianco e spalla destra sul tavolo	Ahora sobre la parte derecha	Xaploste sto dexio plevro	Legnite se na desnu stranu!	Sağ tarafınıza yatınız
Drehen Sie sich langsam nach links (rechts)	Si giri lentamente a sinistra (a destra)	Vuélvase lentamente a la izquierda (a la derecha)	Gyriste arga pros ta aristera (ta dexia)	Okrenite se polagano ulijevo (udesno)	Yavaşca sola (sağa) dönünüz
Stellen Sie sich mit der Brust an die Platte, Schultern nach vorn anlegen	Si appoggi con il petto alla lastra, le spalle in davanti	Póngase con el pecho sobre la placa, incline los hombros hacia adelante	Stithite me to stithos bros stin plaka ke vgalte tous omous sas pros ta embros	Postavite se s prsima na ploču, a ramena pognite naprijed	Göğsünüzü bu kapağa dayayınız, omuzlarınızı öne dayayınız
Tief einatmen und Luft anhalten	Respiri profondamente e trattenga il fiato	Respire profundamente y contenga la respiración	Anapnefste vathia ke kratiste tin anapnoi sas	Duboko i lagano udisati, a uzduh zadržati	Derin nefes alınız ve nefesinizi tutunuz
Einatmen	Respirare	Respire	Kratiste tin anapnoi sas	Udisati	Nefes alın
Ausatmen	Espirare	Expire	Ekpnefste	Izdisati	Nefes verin
Weiteratmen	Continuare respirare	Siga respirando	Anapnefste ke pali	Dalje disati	Nefese devam
Ganz ausatmen und die Luft anhalten	Ora espiri profondamente e trattenga il fiato	Expire usted y contenga la respiración	Ekpnefste, vathia ke kratiste tin anapnoin sas	Duboko i lagano izdisati, a uzduh zadržati	Nefes veriniz ve nefesinizi tutunuz
Nicht atmen, nicht bewegen	Non respiri, non si muova	No respire, no se mueva	Mi anapneete, mi kinisthe	Ne disati i ne micati se	Nefes almayınız. Sallanmayınız
Bitte husten Sie einmal	Tossisca per cortesia	Tose usted, por favor	Parakalo vixte	Zakašljajte	Lütfen öksürünüz
Bitte einmal schlucken	Inghiotta	Trague por favor	Parakalo katapiite	Gutajte/pravite gutljaje	Lütfen yutunuz
Bleiben Sie ruhig liegen	Stia sdraiato	Continue usted tendido y quieto	Minete isicha xaplomenos	Ostanite mirno ležati	Uzanınız ve rahat kalınız

➤

S

S

➤ Sprachführer

Deutsch	Italienisch	Spanisch	Griechisch	Serbokroatisch	Türkisch
Keine Angst, es tut nicht weh	Non abbia paura, non Le fa male	No tenga miedo, esto no duele	Mi fovasthe, den pona	Ne bojte se, ne će Vas boljeti	Korkmayınız, acımıyacak
Der Arzt gibt Ihnen jetzt eine Spritze	Il medico ora le farà l'iniezione	El doctor le pondrá ahora una inyección	O giatros tha sas kani tora mia enessi	Liječnik/doktor će Vam sada dati injekciju	Doktor size bir iğne yapacak
Nehmen Sie diesen Becher in die (linke) Hand	Prenda questo bicchiere con la mano (sinistra)	Tome usted este vaso en la mano (izquierda)	Parte to kypello afto sto (aristero) cheri	Uzmite ovu čašu u (lijevu) ruku	Bu bardağı (sol) elinize alınız
Danke, es ist fertig	Grazie, tutto fatto	Gracias, hemos terminado	Efcharisto teliossame	Hvala, gotovo je	Teşekkür ederim. Bitti
Ziehen Sie sich wieder an	Si rivesta	Vístase de nuevo	Dithite	Obucite se opet	Lütfen giyininiz
Trinken Sie von diesem Brei einen Schluck! Noch einen Schluck	Beva, per cortesia, un po' di questa pappa, ancora un po'!	Beba un sorbo de esta papilla. Otro más, por favor	Pinete sas parakalo mia goulia apo ton polto afton. Akomi mia goulia	Otpijte jedan gutljaj ove kaše! Još jedan gutljaj!	Bu pelteden bir yudum içiniz! Daha bir yudum!
Trinken Sie nur, wenn es Ihnen gesagt wird	Beva solamente, quando Le viene detto	Beba solamente cuando se le diga	Pinete sas parakalo monon otan sas to sitame	Pijte samo tada, kada Vam se kaže	Yalnız size söylediğimiz zaman içiniz
Gehen Sie wieder auf die Station	Ritorni alla stazione	Vaya de nuevo a la enfermería	Pigainete pali sto stathmo	Idite i opet u Vaš odjel	Sizin vardiyeye veya odanıza gidiniz
Sie dürfen essen	Può mangiare	Usted puede comer	Mporeite na fate	Vi ne smijete jesti	Yemek yiyebilirsiniz
Kommen Sie morgen wieder, kommen Sie übermorgen wieder	Torni domani, torni dopodomani	Venga de nuevo mañana, venga de nuevo pasado mañana	Elate avrio pali, elate pali methavrio	Dođite i sutra opet, pa takođe i prekosutra opet	Yarın yine geliniz. Öbürgün yine geliniz
Sie sind hier fertig	Ecco, tutto fatto	Aquí está usted terminado	Teliossate apo edo	Vi ste ovdje gotovi	Burada muayeneniz bitti

Zur türkischen Aussprache:

ı = dumpf ausgesprochenes i, fast wie ö
ş = sch
ç = tsch
c = dsch
ğ = weiches g, fast y
v = w

Quellen

Antes G (o.J.) Enteroclysma - Technik und Ergebnisse. Guerbet, o.O.

Antes G, Eggemann F (1986) Dünndarmradiologie. Springer, Berlin

Armed Forces Institute of Pathology (AFIP) (1990) Radiologic Pathology. AFIP, Washington, D.C.

Becker W, Naumann HH, Pfaltz CR (1989) Hals-Nasen-Ohren-Heilkunde. Thieme, Stuttgart

Bosniak MA (1994) Problematic Renal Masses. in: RSNA Categorical Course in Genitourinary Radiology 1994. Radiologic Society of North America (RSNA), Oak Brook

Burgener FA, Kormano M (1991) Differential Diagnosis in Conventional Radiology. Thieme, Stuttgart

Chapman S, Nakielny R (1993) A Guide to Radiological Procedures. Baillière Tindall, London

Chapman S, Nakielny R (1995) Aids to Radiological Differential Diagnosis. W.B. Saunders, London

Dähnert W (1993) Radiology Review Manual. Williams & Wilkins, Baltimore

Davidson AJ (1985) Radiology of the Kidney. W.B. Saunders, Philadelphia

Davidson AJ, Hartman DS (1994) Radiology of the Kidney and Urinary Tract. W.B. Saunders, Philadelphia

Eisenberg RL (1993) Chest and Cardiac Imaging. Raven, New York

Eisenberg RL (1995) Differentialdiagnose thorakaler und kardialer Bildmuster. Gustav Fischer, Stuttgart

Eisenberg RL (1990) Gastrointestinal Radiology. J.B. Lippincott, Philadelphia

Emami B, Lyman J, Brown A, Coia L, Goitein M, Munzenrider JE, Shank B, Solin LJ, Wesson M (1991) Tolerance of normal tissue to therapeutic irradiation. Int J Radiat Oncol Biol Phys 21(1): 109-122

Falke THM (1991) Endocrine Imaging. in: Abdominal Diseases. Foundation for the Advancement of Education in Medical Radiology, o.O. (Zürich)

Ferris EJ, Hipona FA, Kahn PC, Philipps E, Shapiro JH (1973) Venography of the Inferior Vena Cava and its Branches. Krieger, Huntington

Fuchs H, Jacobi V (o.J.) Arbeitsanleitung zur Röntgenuntersuchung des Dünndarms. Johann-Wolfgang-Goethe-Universität, Zentrum der Radiologie, Frankfurt am Main

Fuchs H, Jacobi V (o.J.) Arbeitsanleitung zur Röntgenuntersuchung des Kolons. Johann-Wolfgang-Goethe-Universität, Zentrum der Radiologie, Frankfurt am Main

Hach W (1985) Phlebographie der Bein- und Beckenvenen. Schnetztor, Konstanz

Harnsberger HR (1995) Handbook of Head and Neck Imaging. Mosby, St. Louis

Hartman DS (1989) Renal Cystic Disease. W.B. Saunders, Philadelphia

Hosten N (1995) Auge und Orbita. Thieme, Stuttgart

Kadir S (1991) Diagnostische Angiographie. Thieme, Stuttgart

Kappert A (1981) Diagnose arterieller, venöser und lymphatischer Erkrankungen. Huber, Bern

Kauffmann GW, Rau WS, Roeren T, Sartor K (1995) Röntgenfibel. Springer, Berlin

Keske U, Pappert D, Neumann K, Hierholzer J, Falke K, Felix R (1995) Acute Respiratory Distress Syndrome: CT Morphology. RSNA 1995. Radiology 197 (P) Suppl 249, Chicago

Keske U, Hierholzer J, Matschke S, Venz S, Hosten N, Felix R (1995) Calculation of Effective Dose in Diagnostic Radiography: Comparison of the Calculation Methods Published in ICRP 26 and 60. RSNA 1995. Radiology 197 (P) Suppl 359, Chicago

Keske U, Hierholzer J, Neumann K, Cordes M, Venz S, Amthauer H, Matschke S, Felix R (1995) Zur Abschätzung der Patientendosis bei radiologischen Untersuchungen. Radiologe (1995) 35: 162-170 Springer, (Berlin)

Kirkpatrick Jr. JA (1991) The Abdomen. in: Abdominal Diseases. Foundation for the Advancement of Education in Medical Radiology, o.O. (Zürich)

Lange S (1983) Niere und ableitende Harnwege. Thieme, Stuttgart

Lassrich MA, Prévot R (1983) Röntgendiagnostik des Verdauungstraktes bei Kindern und Erwachsenen. Thieme, Stuttgart

Laufer I, Levine MS (1992) Double Contrast Gastrointestinal Radiology. W.B. Saunders, Philadelphia

Lemke A-J, Neumann K, Hosten N, Schweiger U, Felix R (1995) Zur Abschätzung der Patientendosis in der Computertomographie. Akt. Radiol. 5 (1995) 249-255, (Stuttgart)

Meckler U, Hennermann KH, Caspary WF (1992) Ultraschall des Abdomens. Deutscher Ärzte-Vlg., Köln

Meyers MA (1994) Dynamic Radiology of the Abdomen. Springer, New York

Müller ME, Allgöwer M, Schneider R,Willenegger H (1992) Manual der Osteosynthese. Springer, Berlin

Neufang KFR, Beyer D (1988) Digitale Subtraktionsangiographie. Springer, Berlin

Rao VM, Flanders AE, Tom BM (1992) MRI and CT Atlas of Correlative Imaging in Otolaryngology. Martin Dunitz, London

Reed JC (1991) Chest Radiology. Mosby Year Book, St. Louis

Reeder MM, Bradley WG (1993) Gamuts in Radiology. Springer, New York

Reeders JWAJ, Tytgat GNJ (1991) Ösophagus - Magen - Darm. Thieme, Stuttgart

Ros PR (1991) Liver Imaging: Focal and diffuse Lesions. in: Abdominal Diseases. Foundation for the Advancement of Education in Medical Radiology, o.O. (Zürich)

Röthlin B, Bouillon B, Klotter HJ (1991) Checkliste Sonographie für Chirurgen. Thieme, Stuttgart

Schinz HR (1987) Radiologische Diagnostik in Klinik und Praxis. Thieme, Stuttgart

Schmidt G (1994) Ultraschall-Kursbuch. Thieme, Stuttgart

Schütt H (1983) Dünndarmerkrankungen. in: Radiologische Fortbildung in Gastroenterologie. Swart/Sektion Strahlendiagnostik der Deutschen Gesellschaft für Medizinische Radiologie, Strahlenbiologie und Nuklearmedizin, Erlangen

Silverman FN (1993) Caffey´s Pediatric X-Ray Diagnosis. Year Book Medical, Chicago

Swart B (1995) Akutes Abdomen. in: Röntgendiagnostische Fortbildung Neuss. Röntgendiagnostische Fortbildung, Neuss

Treichel J (1990) Doppelkontrastuntersuchung des Magens. Thieme, Stuttgart

Tristant H, Benmussa M (1984) Atlas der Hysterosalpingographie. Enke, Stuttgart

Verschakelen J (1995) Diseases of the Diaphragm. in: Imaging of the Heart and Chest. Foundation for the Advancement of Education in Medical Radiology, o.O. (Zürich)

Vogl TJ (1991) Kernspintomographie der Kopf-Hals-Region. Springer, Berlin

Wegener OH (1992) Ganzkörpercomputertomographie. Blackwell, Berlin

Weiss H, Weiss A (1994) Ultraschallatlas 2. Chapman & Hall, Weinheim

Weissleder R, Starck DD (1989) MRI Atlas of the Abdomen. Martin Dunitz, London

Welin S, Welin G (1980) Die Doppelkontrastuntersuchung des Dickdarms. Thieme, Stuttgart

Wenz W (1988) Checkliste Bildgebende Verfahren. Abdomen. Thieme, Stuttgart

Index

I

I

I

I

I

I

I

I

I

I

I

I

I

I

I

Q

R

S

I

I

I

W

I

Indikationen zu bildgebenden Verfahren in Notfällen

Klinik/Symptom	Fragestellung	Untersuchung	Seitenzahlen
Dyspnoe	Pneumothorax, Erguß, Infiltrat, RF	Rö Thorax	240, 275 f., 296 ff., 323 f.
V. a. Lungenarterienembolie	Embolieverdächtige Perfusionsdefekte,	Lungenperfusionsszinti, evtl. Vergleich mit Ventilationsszinti	246
	Vergleich mit Rö Thorax (Infiltrat?)	Rö Thorax	275 f.
	Zentrale bis segmentale Thromben im Spiral-CT mit KM faßbar	(Spiral-)CT mit KM	237 f.
Hämoptysen	Infiltrat bzw. Parenchymeinblutung	Rö Thorax	275 f.
Thoraxtrauma	Verletzung der Thoraxwand, Pneumothorax, Kontusionsherde, traumatische (blutungsbedingte) Mediastinalverbreiterung	Rö Thorax; evtl. CT	234, 243, 352 f.
Stumpfes/ penetrierendes Bauchtrauma	Freie Flüssigkeit (Blut?), Verdrängung/Konturveränderung von Organen bzw. retroperitonealen Konturen;	Abdomenübersicht, Sono	411 f., 423 f.
	Organverletzung, Gefäßverletzung; Ort der Gefäßverletzung	evtl. CT mit KM Angiographie	20-23 366, 369-372
Akutes Abdomen	Freie Luft (Perforation), Ileus	Abdomenübersicht, Sono, (Spiral-)CT	411-421